Inge Kamüller

Gesund durch

Großmutters Hausapotheke

Von Anistee bis Zwiebelwickel

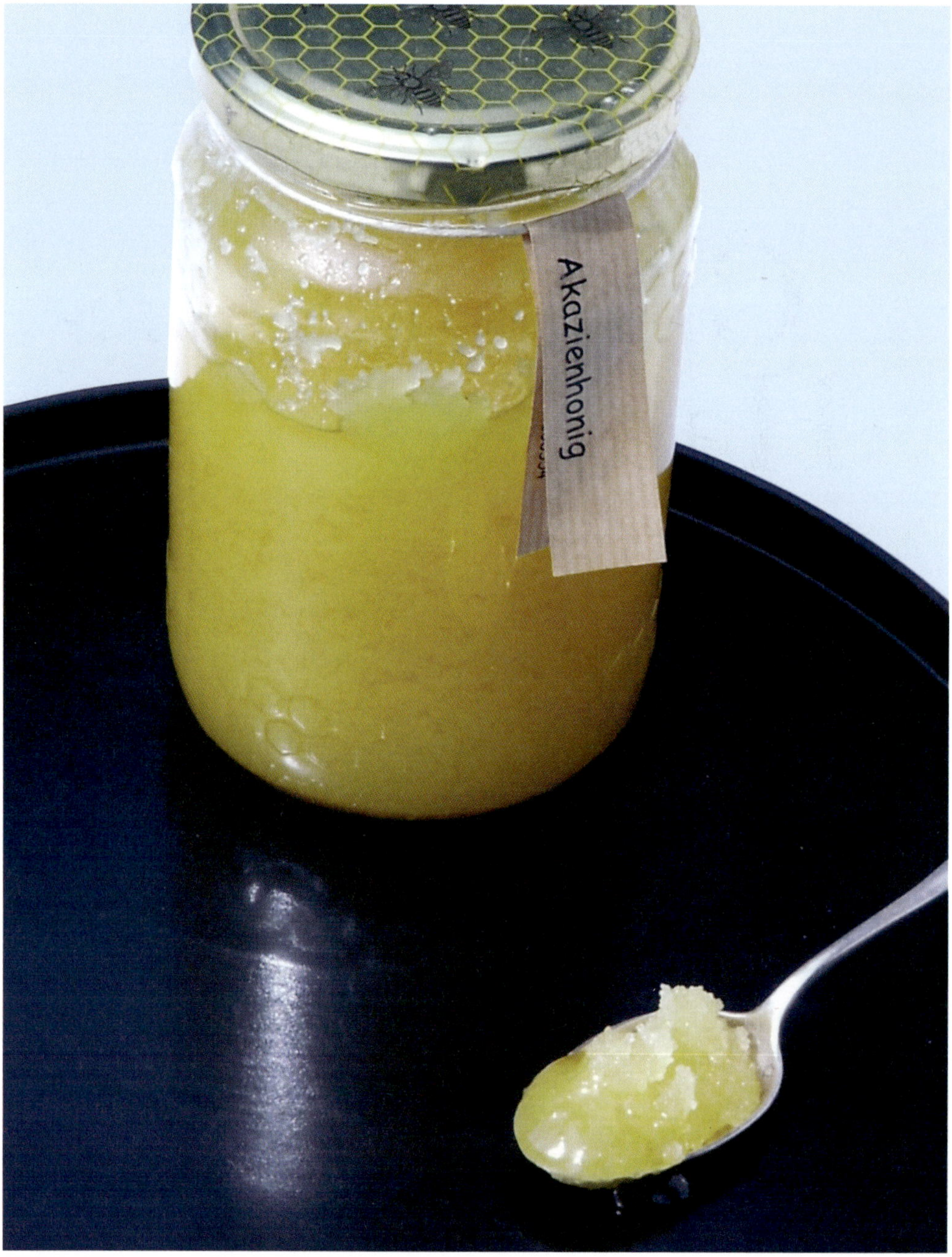
Akazienhonig

Inge Kamüller

Gesund durch

Großmutters Hausapotheke

Von Anistee bis Zwiebelwickel

tosa

Alle hier empfohlenen Mittel und Behandlungen wurden nach bestem Wissen und Gewissen geprüft. Dennoch ist dies kein medizinisches Lehrbuch und kann und will keinen Arztbesuch ersetzen. Eine Haftung der Autorin und des Verlages und ihrer Beauftragten für Personen-, Sach- und Vermögensschäden ist ausgeschlossen.

Fotos: Ulrike Müller-Kaspar
Historische Pflanzendarstellungen: Stübers online library, http//:www.caliban.mpiz-koeln.mpg.de/~stueber mit freundlichem Dank an Kurt Stueber
Satz und Layout: www.textwerkstatt.at
Umschlag von Peter Pinzer, Eppstein

Druck: Tlaciarne BB s.r.o., Slovakia

www.tosa-verlag.com

Vorwort

Was tun Sie, wenn Ihnen etwas wehtut? Sie gehen zum Arzt? – Nein, jedenfalls nicht sofort, denn dann hätten Sie dieses Buch jetzt nicht in der Hand. Sie erinnern sich ganz im Gegenteil: Da gab es doch ein gutes, altes Mittel, das schon Ihre Großmuttter immer angewandt hat und das unfehlbar gewirkt hat. Aber was war das doch gleich?

Großmutters Hausapotheke ist eine wahre Fundgrube. Sie finden hier – nach Anwendungsbereichen geordnet – erprobte und bewährte Behandlungsmethoden für viele Bereiche: vom Schluckauf bis zum Insektenstich, von Migräne bis zur Mittelohrentzündung. Falls Sie etwas nicht auf Anhieb finden, hilft Ihnen das Register am Ende des Buches weiter. Was Sie ständig im Haus haben sollten, damit Ihre Hausapotheke ebenso gut gerüstet ist wie Großmutters, finden Sie gleich im ersten Kapitel. Sie werden sehen: Ihre Küche ist ein wichtiger Teil Ihrer eigenen Hausapotheke.

Manches werden Sie hier vermissen. Um zu einer Diagnose wie Gicht, Morbus Sudeck oder Krebs (um nur einige zu nennen) zu kommen, müssen Sie zum Arzt. Und der Arzt, der Ihnen eine solche Diagnose stellt, schlägt Ihnen zweifellos auch eine Behandlung vor, die er für angemessen hält. Halten Sie sich daran. Großmutter kannte sich prima aus bei Husten und Heiserkeit, bei Warzen und Sonnenbrand, aber mit Arterienverkalkung, Atemnot, Herzbeschwerden und Ähnlichem ging auch sie zum Arzt. Wann Sie ihrem Beispiel folgen sollten, darum geht es gleich im zweiten Kapitel.

> ! Schwere Krankheiten sind kein Fall für die Hausapotheke, sondern für den Arzt.

Danach geht es endlich los mit den Beschwerden und Behandlungen. In diesem Teil des Buches finden Sie in Kästen immer wieder Hinweise, wann Sie zum Arzt gehen sollten. Halten Sie sich daran.

Die allermeisten Heilmittel, die in diesem Buch beschrieben werden, können Sie ganz leicht selbst herstellen. Sie müssen nicht in die Apotheke gehen, um Kamillenblüten zu kaufen, nur weil jene, die sie dort bekommen, eine genormte Menge an Wirkstoffen enthalten. Großmutter ging im Sommer, am liebsten im großen Frauendreißiger, also zwischen Mariä Himmelfahrt und Mariä Geburt, auf die übernächste Wiese und sammelte, was sie für den Winter benötigte. Das können Sie auch. Worauf Sie dabei achten müssen, steht im letzten Teil dieses Buches. Und wie Sie einen Quarkwickel anlegen, einen Pfefferminztee zubereiten oder eine Zwiebelkompresse vorbereiten, auch das wird in diesem Buch beschrieben.

Viele Beschwerden und Krankheiten können Sie mit Hilfe der hier vorgestellten Mittel und Behandlungen lindern oder heilen. Dennoch wäre es am schönsten, wenn Sie sie überhaupt nicht benötigen würden, weil Sie gesund leben, sich gesund ernähren und gesund bleiben. Einige Tipps dazu finden Sie ebenfalls in diesem Buch.

Und so wünschen wir Ihnen abschließend alles Gute für Ihre Gesundheit.

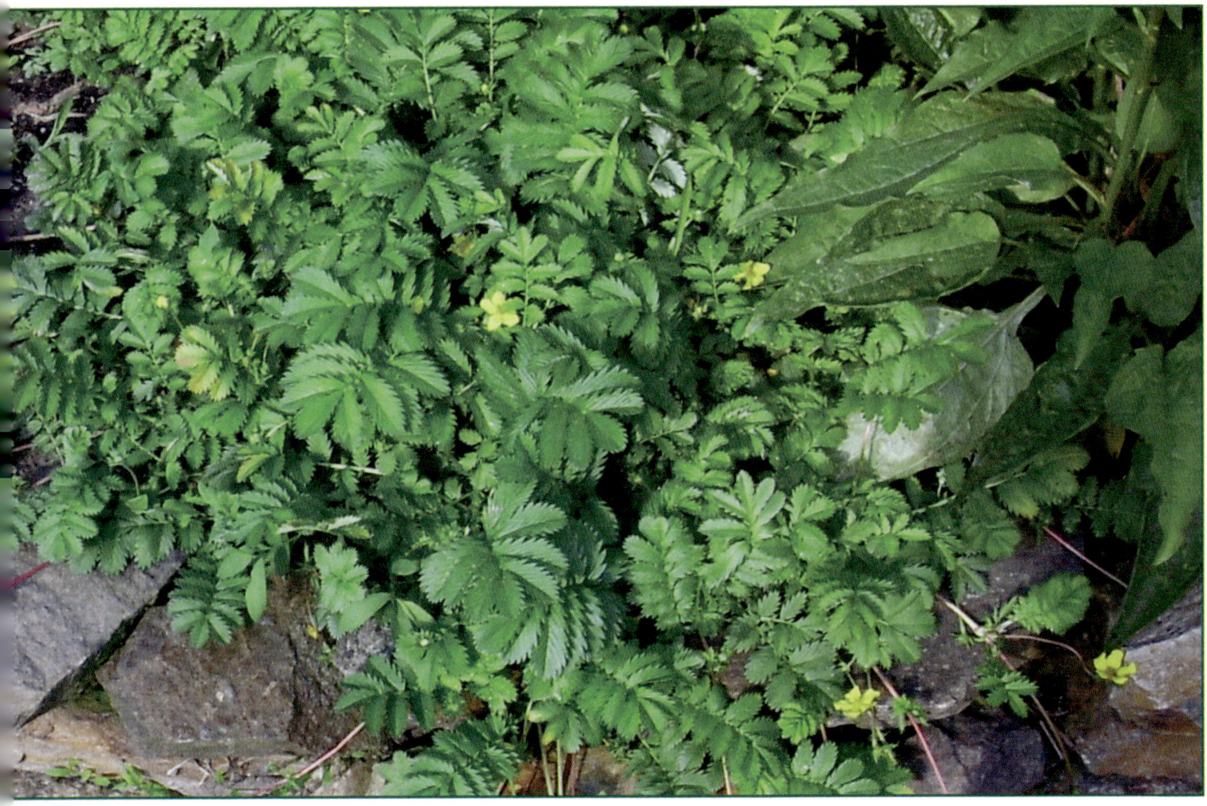

Klein, aber wirksam: Tee vom Gänsefingerkraut (Potentilla anserina) hilft gegen Verstopfung und bei schmerzhafter Menstruation.

Teil I – Das Wichtigste zuerst

Hausapotheken – Sinn und Ziel

Haben Sie sich einmal gefragt, wozu Sie überhaupt eine Hausapotheke benötigen? Von der Antwort auf diese Frage hängt zum Teil ab, was alles in Ihre Hausapotheke hineingehört. Wenn Sie auf dem Standpunkt stehen, ehe Sie selbst einen Verband anlegen, rufen Sie den Notarzt, wird in Ihrer Hausapotheke sicher wenig Verbandsmaterial zu finden sein. Wenn Sie einmal erlebt haben, wie wunderbar es war, dass Ihre Freundin krampflösende Zäpfchen im Hause hatte, wird Ihre Hausapotheke sicher besser bestückt sein.

Unsere Liste will nur eine Anregung sein. Prüfen Sie selbst, ob Sie sich vorstellen können, das auch zu verwenden, was da genannt wird. Ihre Hausapotheke ist schließlich kein Muss und unterliegt keinen gesetzlichen Normen – ganz im Unterschied zur Autoapotheke.

Grundausstattung

- Pflaster,
- elastische Binden oder Bandagen,
- sterile Kompressen,
- (elastische) Mullbinden,
- Einmal-Handschuhe,
- Dreieckstuch,
- Verbandsschere,
- Sicherheitsnadeln,
- Salbe gegen Zerrungen und Sportverletzungen,
- Fieberthermometer, möglichst ohne Quecksilber,
- Splitterpinzette,
- Schmerzmittel (siehe dazu aber Seite 91!),

> ! Arnika-, Ringelblumen- und Beinwellsalbe sollten in jeder Hausapotheke ihren Platz haben.

- Halstabletten,
- Mittel gegen Durchfall,
- Mittel gegen Insektenstiche,
- Wunddesinfektionsmittel,
- Elektrolytpulver (für den Fall einer Darmgrippe).

Ihr persönlicher Bedarf

Zusätzlich zu dieser Grundausstattung gehören in Ihre Hausapotheke all jene Medikamente und Mittel hinein, die Sie immer wieder benötigen. Was das ist? Beobachten Sie sich selbst.

Wenig sinnvoll ist es, Medikamente aufzuheben, die Sie einmal gegen eine bestimmte Erkrankung verschrieben bekommen haben. Diese Erkrankung ist auskuriert und wird Sie höchstwahrscheinlich nicht mehr behelligen. Außerdem sollten Sie Medikamente, die rezeptpflichtig sind, keinesfalls ohne erneute Konsultation eines Arztes einnehmen, auch wenn Ihre Symptome ähnlich sind.

Die folgende Liste will wieder nur eine Anregung sein. Ergänzen Sie sie mit allen rezeptfreien Dingen, die Sie häufiger verwenden:

- Arnikasalbe gegen Prellungen,
- Arnika-D6-Globuli gegen Schwellungen bei Verletzungen aller Art,
- Kalziumtabletten gegen allergische Reaktionen vom Bienenstich bis zur Sonnenallergie,
- entzündungshemmende Nasentropfen und Belladonna-Globuli gegen Mittelohrentzündungen, wenn Sie darauf ansprechen,
- Herpessalbe, falls Sie an Lippenbläschen leiden,
- Magnesium gegen nächtliche Krämpfe und bei Stress,
- Teebaumöl für und gegen fast alles – wenn Sie darauf nicht allergisch reagieren,
- Chinabalsam für und gegen fast alles andere – falls Sie darauf ansprechen,
- Pipette, falls Sie häufiger mit Ohrenschmalz Probleme haben,
- Beinwellsalbe zum Ausheilen von Prellungen u. Ä.,
- Ringelblumensalbe für frische Wunden, eitrige Wunden, schlecht heilende Wunden, Krampfaderngeschwüre und Verstauchungen.

! Arnika vertragen viele Menschen nicht, wenn sie auf die Haut aufgetragen wird. Verwenden Sie in diesem Fall die Globuli.

Ergänzungen aus der Küche

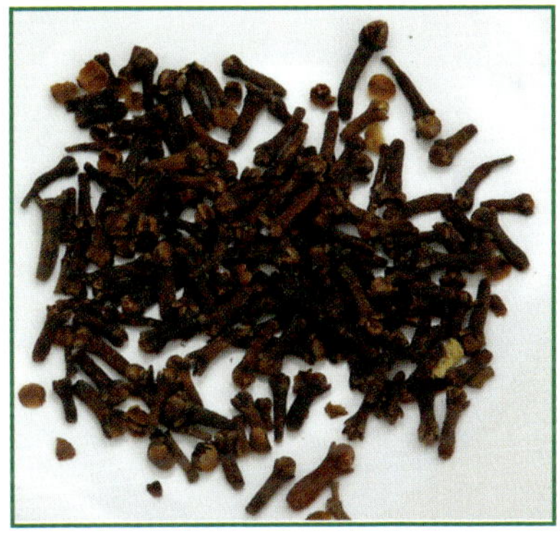

- Gewürznelken gegen Zahnschmerzen,
- Honig – heiße Milch mit Honig tut bei einer beginnenden Erkältung einfach gut!,
- Majoran für einen Verdauungstee,
- Pfefferminze für Tee bei Magen- und bei Kopfschmerzen,
- Salbei zum Gurgeln bei Halsweh und zum Baden der Füße bei Fußpilz,
- Thymian für Hustentee,
- Zitrone für rissige, strapazierte Hände,
- Zwiebeln für eine Kompresse gegen Ohrenschmerzen.

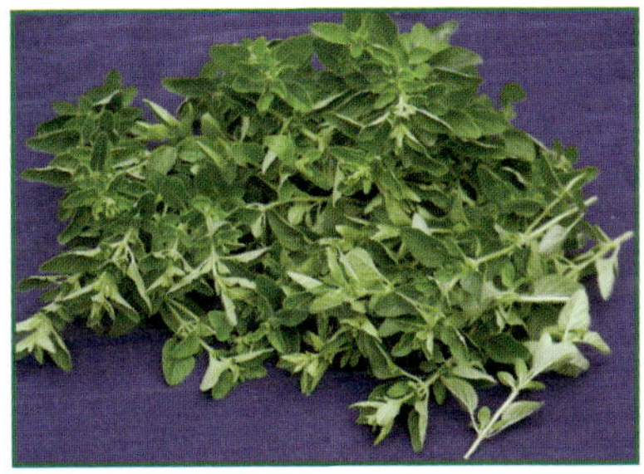

Pflege der Hausapotheke

Kennen Sie das? Einmal im Jahr haben Sie wirklich ernsthafte Kopfschmerzen, so schlimm, dass Sie zu einem Schmerzmittel greifen wollen. Sie gehen also zu Ihrer Hausapotheke, die Sie gleich neben der Eingangstür zu Ihrer Wohnung trocken aufbewahren – und dann ist die Packung leer. Was lernen Sie daraus?

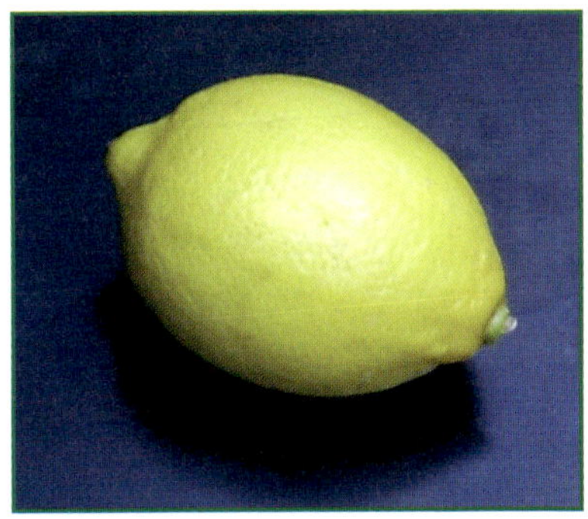

- Verbieten Sie fast leere Packungen in Ihrem gesamten Haushalt. Das gilt für die Milch im Kühlschrank, die gerade nicht mehr für den Morgenkaffee reicht, ebenso wie für Toilettenpapier und Medikamente. Das Haltbarkeitsdatum von Medikamenten ist so lang, dass man auch dann Schmerztabletten auf die Einkaufsliste schreiben kann, wenn noch zwei oder drei davon übrig sind.
- Überprüfen Sie Ihre Hausapotheke regelmäßig – zum Beispiel anlässlich der Uhrenumstellung auf Sommer- bzw. Winterzeit.
- An dem Tag, an dem Sie die Reifen Ihres Autos wechseln lassen, überprüfen Sie auch gleich Ihre Autoapotheke. Auch Pflaster hat ein Ablaufdatum. Müssen Sie etwas nachfüllen?

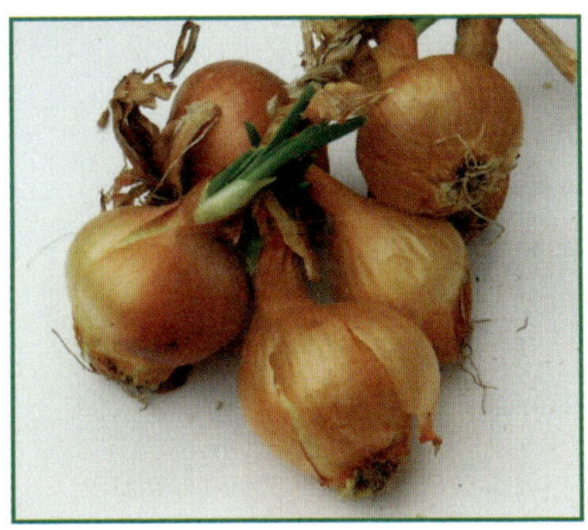

Hier muss Großmutter passen

Was macht einen guten Arzt aus? Er soll zuhören können, sich für seine Patienten Zeit nehmen und sie rasch wieder gesund machen. Und das heißt für Sie einerseits: Er soll erkennen, woran Sie leiden, er soll also eine korrekte Diagnose stellen, und andererseits: Er soll Ihnen eine Behandlung verschreiben, die auch hilft, also eine erfolgreiche Therapie verordnen.

Die Diagnose ist vielleicht das Schwierigste am Arztberuf überhaupt. Und deshalb machen Sie es wie Großmutter: Wenn Sie sich nicht ganz sicher sind, überlassen Sie zumindest die Diagnose dem Arzt. Wenn Sie ausschließen können, dass es sich bei Ihrem bellenden und schmerzhaften Husten um ein Symptom einer Lungenentzündung handelt, können Sie mit einem viel besseren Gefühl zum Ölläppchen greifen, als wenn da ein Rest Zweifel bliebe.

Großmutters guter Rat

Ihr Kind gehört zum Arzt, ...

- wenn es jünger ist als sechs Monate und seine Körpertemperatur mehr als 38,3 °C in der Achsel oder 39,7 °C im After beträgt,
- wenn es den Kopf nach vorn fallen lässt,
- wenn es auf andere Kinder nicht reagiert,
- wenn es sich nicht eigenständig aufsetzen kann,
- wenn es unnatürlich schwach, schläfrig oder verwirrt ist,
- wenn es heftig erbricht,
- wenn es beim Einatmen Schmerzen hat,
- wenn es Atemschwierigkeiten hat,
- wenn es violettfarbige Tupfen aufweist, die nicht blasser werden, wenn Sie mit dem Finger darauf drücken.

Wann gehören Sie zum Arzt?

- Wenn Sie ohne Grund mehr als 3 Kilo abgenommen haben.
- Wenn Sie ein unerklärliches Schwindelgefühl begleitet.
- Wenn Sie Blut husten oder mit dem Urin oder Stuhl Blut verlieren.
- Wenn Ihr Stuhl schwarz wird oder sich Ihre Stuhlganggewohnheiten dauerhaft verändern.
- Wenn sich eines Ihrer Muttermale, einer Ihrer Leberflecke oder eine Warze verändert, wächst, dicker wird, juckt oder blutet.
- Wenn Sie ständig an Verdauungsproblemen leiden oder ständig sauer aufstoßen müssen.
- Wenn Sie länger als drei Wochen Schluckbeschwerden oder eine raue oder heisere Stimme haben.
- Wenn Sie ständig Durst haben.
- Wenn Sie ungewöhnliche oder starke Kopfschmerzen haben.
- Frauen: Wenn sich Ihre Brust irgendwie verändert – hinsichtlich der Größe, der Form oder der Hautbeschaffenheit – wenn Sie eine Verdickung oder Geschwulst spüren, wenn sich Ihre Brustwarze verändert oder blutet.
- Frauen: Wenn Sie nach dem Geschlechtsverkehr, in der Menopause oder zwischen den Zyklen aus der Scheide bluten.
- Männer: Wenn sich Ihre Hoden verändern, anschwellen, wenn Sie eine Geschwulst tasten oder an totaler Erektionsunfähigkeit leiden.
- Wenn Ihre Beine ohne Erklärung schmerzen oder Sie an regelmäßigen und anhaltenden Rückenschmerzen leiden.
- Wenn Sie eine Wunde haben, die nicht heilen will oder anschwillt.

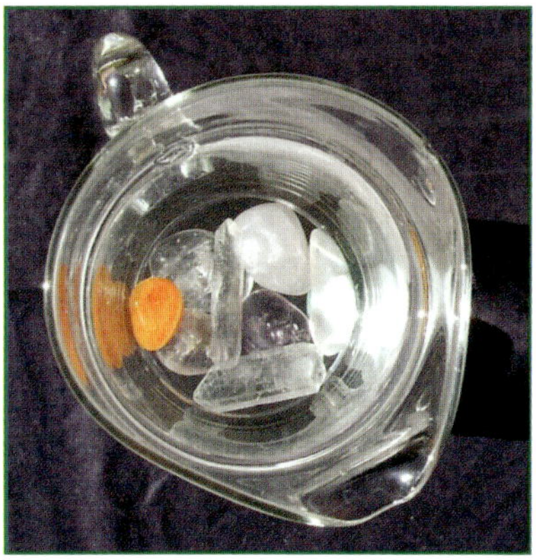

Zwar sollten Sie viel trinken, doch ständiger Durst ist ein Grund, zum Arzt zu gehen.

Wann brauchen Sie den Notarzt?

Vor dem Anruf beim Notarzt schrecken viele Menschen zurück. Ganz gleich, ob es bei Ihnen die Angst ist, sich lächerlich zu machen, oder die

> **!** Blamieren Sie sich lieber einmal im Leben, anstatt sich Ihr Leben lang Vorwürfe zu machen.

Hoffnung, es könnte nicht so schlimm sein, wenn man es auch ohne Notarzt schafft – es gibt Fälle, in denen Sie diese Gedanken beiseite schieben und beherzt die Notarztnummer wählen sollten:

- Wenn Schmerzen in der Brust von Blässe, Übelkeit oder Frieren, Schweißausbrüchen oder länger als zehn Minuten anhaltenden Atemschwierigkeiten begleitet werden.
- Wenn jemand keine Luft bekommt, nur kurze Atemzüge machen kann, keuchend oder pfeifend atmet, zu ersticken droht und weder sprechen noch trinken kann.
- Wenn ein Erwachsener mehr als 40 °C Fieber und vielleicht noch einen steifen Nacken oder Krämpfe hat oder erbricht.
- Wenn eine tiefe Wunde auseinander klafft, schwer zu reinigen ist, wenn sich die Blutung nicht stillen lässt.
- Wenn jemand nach einer Kopfverletzung ohnmächtig wurde, verwirrt ist, doppelt sieht, schläfrig ist, an Schwindel oder an Gedächtnisverlust leidet oder erbricht.
- Wenn ein Knochen nach einer Verletzung oder einem Sturz nicht belastet werden kann oder stark verdreht ist und starke Schmerzen und Übelkeit dazukommen.
- Wenn plötzlich starke Schmerzen auftreten, die länger als 10 Minuten anhalten.
- Wenn jemand bewusstlos ist und nicht aufgeweckt werden kann.
- Wenn bei Brechreiz der Magen schmerzt oder Blut im Erbrochenen ist.
- Wenn jemand sich stark oder großflächig verbrannt hat, bei starker Blasenbildung oder zerstörter Haut; bei Verbrennungen im Gesicht, wenn sich die Haut weiß oder schwarz verfärbt.

Vor dem Arztbesuch

Kennen Sie das? Sie gehen zum Arzt, vielleicht mit Ihrem Kind, sind voller Angst und Unsicherheit, sitzen eine halbe Stunde oder länger im Wartezimmer wie auf glühenden Kohlen – und dann werden Sie lauter Dinge gefragt, die Sie so rasch gar nicht beantworten können. Und als Sie wieder draußen vor der Tür stehen, fällt Ihnen ein, was Sie selbst eigentlich alles fragen wollten – ein unbefriedigendes Gefühl!

Damit Ihnen das nicht passiert, nutzen Sie die Wartezeit. Sie werden höchstwahrscheinlich gefragt werden,

- wann die Schmerzen oder Beschwerden aufgetreten sind,
- ob Sie diese Beschwerden schon vorher einmal hatten,
- ob Ihnen sonst etwas Ungewöhnliches aufgefallen ist,
- welcher Art die Schmerzen sind – stechend, pochend, hämmernd, bohrend, ziehend, stetig oder pulsierend …,
- wann die Beschwerden am stärksten sind – zu bestimmten Tageszeiten, bei bestimmten Bewegungen, nach bestimmten Speisen, bei Wärmeeinwirkung …,
- ob Sie irgendwelche Medikamente nehmen oder eingenommen haben.

Bereiten Sie die Antworten auf diese Fragen vor oder denken Sie zumindest darüber nach, dann kann die Ärztin oder der Arzt Ihnen hinterher gezielter und vielleicht auch rascher helfen.

Und denken Sie auch darüber nach, was Sie selbst alles wissen wollen:

- Ist die Krankheit ansteckend?
- Ist Bettruhe nötig?
- Ist eine bestimmte Diät einzuhalten?
- Was kann getan werden, um die Beschwerden zu lindern?
- Können Sie die geplante Urlaubsreise in 14 Tagen antreten? Wenn nein, lassen Sie sich darüber gleich eine ärztliche Bescheinigung ausstellen. Sie werden sie für die Reiserücktrittsversicherung brauchen.

Großmutters guter Rat

Beim Warten auf den Arzt …

- machen Sie sich klar, was der Arzt von Ihnen wissen will, und bereiten Sie die Antworten vor;
- notieren Sie alle Fragen, die Sie an ihn richten wollen.

Teil II – Hier hilft Großmutters Hausapotheke

Die gefährliche Außenwelt

In diesem Kapitel finden Sie ein Sammelsurium von Problemen, die Ihr Wohlbefinden beeinträchtigen können, wenn Sie nur das Haus verlassen. Da Sie aber nicht die Konsequenz ziehen und ständig zu Hause bleiben können, müssen Sie sich wappnen.

Allergien und Heuschnupfen

Allergische Reaktionen nehmen zu, seit Umweltbelastung und Stress unser Immunsystem übermäßig strapazieren – vor allem, wenn wir ihnen keine Gelegenheit geben, sich zu stabilisieren.

Bei einer Allergie schießt der Körper mit übertriebenen Abwehrmaßnahmen über das Ziel hinaus. Auslöser dieser Überreaktion sind so genannte Allergene, und das kann wirklich von Pollen über Hausstaubmilben bis zu Kosmetika alles sein, was mit unserem Körper in Berührung kommt.

Die Symptome sind ähnlich wie beim Schnupfen: Sie haben rote Augen, müssen ständig niesen und haben eine laufende Nase. Im Unterschied zum Schnupfen ist das Sekret klar und extrem dünnflüssig; in schlimmen Fällen kommen Asthmaanfälle und Atemnot hinzu.

Sobald Sie die Auslöser kennen, auf die Sie allergisch reagieren, können Sie sich aktiv desensibilisieren lassen.

Beobachten Sie Ihren Körper und die Beschwerden möglichst genau, um herauszufinden, was der Auslöser Ihrer Allergien sein könnte.

Lassen Sie sich auf bekannte Auslöser testen. Wenn Sie wissen, worauf Sie allergisch sind, können Sie gezielt Maßnahmen ergreifen und den Auslöser meiden. Sind Sie gegen einen bekannten Auslöser allergisch (und nicht auf Ihre Schwiegermutter), so können Sie eine aktive Desensibilisierung durchführen lassen.

Unabhängig davon gibt es einige Hilfsmittel, die Ihnen im akuten Fall Erleichterung bringen. Sie setzen bei der Erkenntnis an, dass Allergien auf Kontakt mit den Allergenen beruhen. Den sollten Sie möglichst gering oder kurz halten:

- Wenn Ihre Augen tränen, spülen Sie sie mit kühlem und klarem Wasser. Auch ein warmer Waschlappen, der über die Nase gelegt wird, bringt Erleichterung.
- Halten Sie die Allergene, wenn diese außerhalb der Wohnung sind, aus Ihrer Wohnung fern. Waschen Sie sich die Hände, wenn Sie nach Hause kommen, wechseln Sie vielleicht auch die Kleidung, lassen Sie die Schuhe vor der Tür stehen.

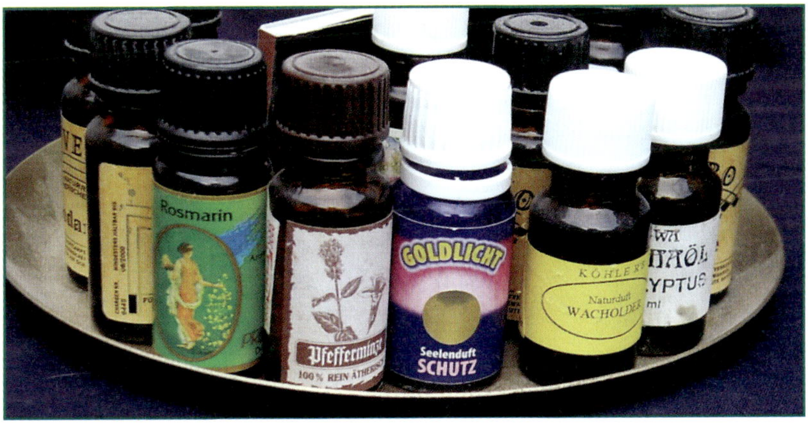

Duftöle können die Symptome von Heuschnupfen lindern – oder verschlimmern.

- Vertreiben Sie Blütenpollen mit Hilfe von Aromaöl aus Ihrer Nase – das kann helfen oder alles noch schlimmer machen, ist aber jedenfalls einen Versuch wert.
- Allium cepa D6 ist ein auf Zwiebeln basierendes homöopathisches Mittel, das bei laufender Nase und tränenden Augen hilft. Nehmen Sie dreimal täglich 10 Globuli.
- Verwöhnen Sie Ihre Augen mit lauwarmen Augentrost-Umschlägen. Die tun einfach gut. (Siehe unten Seite 107)
- Tragen Sie eine Sonnenbrille. Sie schützt vor herumfliegenden Allergenen.
- Halten Sie die Fenster Ihrer Wohnung während der Blütezeit „Ihrer“ Bäume und Gräser geschlossen.
- Trocknen Sie Ihre Wäsche nicht im Freien.

- Trinken Sie Rotbusch-(Rooibos-)Tee. Er lindert die Symptome Ihrer Allergie.

Fremdkörper im Auge

Staub, Fliegen, ätzende Flüssigkeiten und anderes kann nicht nur lästig sein, wenn es einem ins Auge gerät, sondern auch gefährlich werden.

Bei Verätzungen mit Säure oder Lauge heißt es schnell sein – und jetzt ist auch nicht der Zeitpunkt für lange Debatten mit Kindern: Damit die aggressive Flüssigkeit nur kurzzeitig einwirken kann, spülen Sie das Auge längere Zeit unter fließendem Wasser aus, und zwar in Richtung Schläfe, damit nicht auch die Nasenschleimhäute verätzt werden. Ist Wasser nicht sofort greifbar, verwenden Sie lieber irgendein lauwarmes oder kaltes Getränk als gar nichts. Danach gehen Sie sicherheitshalber zum Arzt.

> **!** Fremdkörper in Richtung Nase aus dem Auge wischen, aber ätzende Flüssigkeiten in Richtung Schläfe ausspülen!

Gut sichtbare Fremdkörper wischen Sie mit einer Tuchspitze in Richtung Nase aus dem Auge heraus. Weniger gut sichtbare finden Sie, indem Sie das Augenlid abheben und das Auge in die Gegenrichtung schauen lassen (also beim Oberlid nach unten, beim Unterlid nach oben). Wenn Sie den Fremdkörper dann finden, wischen Sie ihn hinaus. Finden Sie ihn auf diese Weise nicht, heißt es Finger weg, nicht reiben, lieber ein paar Tränchen weinen, in der Hoffnung, dass er dann hinausgeschwemmt wird. Und Geduld: Oft juckt es noch eine Weile weiter, nachdem der Fremdkörper bereits draußen ist.

Insektenstiche

Insektenstiche sind gleich zweimal unangenehm – der Einstich selbst ist schmerzhaft, besonders wenn er von Bienen und Wespen stammt, und meist jucken sie noch Tage später, besonders die Stiche von Stechmücken und Ameisenbisse. Die Behandlung zielt daher in zwei Richtungen: gegen den Schmerz und gegen den Juckreiz.

- Gegen den Schmerz hilft Kälte: Stecken Sie den Fuß, mit dem Sie auf die Biene getreten sind, am besten gleich in einen Eimer kaltes Wasser. Versuchen Sie auch, den Stachel zu entfernen, falls er in der Haut steckt.

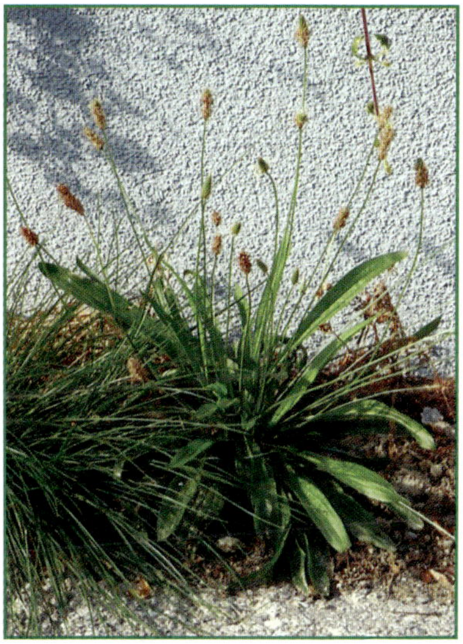

Unterwegs ist Spitzwegerich eine gute erste Hilfe gegen Juckreiz.

- Eiswürfel, in ein Geschirrtuch oder einen Waschlappen geschlagen, sind eine wunderbare kühlende Kompresse, falls der Stich eine höher gelegene Körperstelle betroffen hat. Zur Not tut es auch hier kaltes Wasser.
- Apis D 6 – als Globuli oder als Tropfen, dann auch direkt auf die Wunde getupft – lindert den Einstichschmerz.
- Wenn Sie auf einer Wanderung sind und gar nichts Geeignetes bei sich haben, hilft es gegen den Juckreiz, ein paar Blätter vom Spitzwegerich zu pflücken – der wächst fast überall –, sie zu zerkauen, ohne zu schlucken, und den Brei auf die Wunde zu geben. Das lindert übrigens auch den Juckreiz nach unfreiwilligem Kontakt mit Brennnesseln.
- Wenn Sie dagegen in der Nähe einer Küche sind, haben Sie eine Fülle an Mitteln gegen den Juckreiz nach einem Bienen- oder Wespenstich: Schneiden Sie eine Zwiebel durch und legen Sie die Schnittfläche auf die Wunde, legen Sie zerdrückte Knoblauchzehen auf die Einstichstelle oder feuchten Sie ein Stück Würfelzucker an und legen es darauf.
- Gegen Mückenstiche sind neben Zwiebeln, Zucker und Knoblauch auch Essig mit Salz oder Hefe mit ein wenig Wasser ein gutes Mittel. Wer ihn im Haus hat, kann auch Salmiakgeist auf die Einstichstelle tupfen.
- Lavendelöl ist ein wunderbares Hausmittel bei Insektenstichen, auch bei Allergikern: Es nimmt den Juckreiz, wirkt antibakteriell und beruhigt.

Da die meisten Insekten, die uns stechen, vorher mit Insektiziden und anderen Giften in Berührung gekommen sind, reagieren wir heute oft sehr heftig auf Insektenstiche. Das ist ernst zu nehmen: Wenn es zum Erbrechen oder zu Angstzuständen kommt oder wenn der Stich nach zwei Tagen nicht abschwillt oder rote Flecken entstehen, dürfte eine allergische Reaktion vorliegen – ziehen Sie dann einen Arzt zu Rate!

Sofort zum Arzt gehören Sie, wenn der Stich in den Hals oder in den Mund ging. Dann besteht akute Erstickungsgefahr. Ein Grund, zum Arzt zu gehen, ist natürlich auch ein Insektenstich in den Gehörgang.

> **!** Nach einem Insektenstich in den Mund oder den Hals gehören Sie sofort zum Arzt!

Zeckenbisse

Gerade bei Zecken kursieren die abenteuerlichsten Gerüchte, wie man sie sicher beseitigen soll – zum Beispiel für 12 Stunden einen Leukoplaststreifen auf die Zecke kleben. Die Wahrheit ist: Es gibt keine sichere Methode. Sie sind nie davor gefeit, dass der Stechapparat oder der Kopf abbricht und in der Haut stecken bleibt. Andererseits: Was ist daran so schlimm? Er ist ein kleiner Fremdkörper und wächst heraus. Es kann eine eitrige Entzündung entstehen, die jedoch ungefährlich ist.

Gefährlicher sind die Krankheiten, die die Zecke übertragen kann. Aber gegen die ist man in den Gebieten, wo sie auftreten, ohnehin in der Regel geimpft. Also:

- Kein Öl, keine Chemie auf die Zecke geben.
- Ziehen Sie die Zecke senkrecht heraus, weder mit noch gegen den Uhrzeigersinn gedreht.
- Desinfizieren Sie nachher die Wunde.

Großmutters guter Rat

So beugen Sie Zeckenbissen vor:

- Streunen Sie nicht im dichten Wald herum, wo Sie mit Unterholz und Farnen in Berührung kommen.
- Tragen Sie lange Hosen, Socken und geschlossene Schuhe, wenn Sie es doch tun müssen oder wollen.
- Reiben Sie Ihre nackten Hautpartien mit Lavendelöl oder mit Zitronenöl ein. Verdünnen Sie dazu das ätherische Öl mit einem für Sie angenehm riechenden Trägeröl.

Wetterfühligkeit

Bei jeder Wetteränderung verändern sich auch Luftdruck und die Ionenzusammensetzung der Atmosphäre. Sensible Menschen spüren das noch vor dem Wetterbericht in Form von drückenden Kopfschmerzen, Abgeschlagenheit, Erschöpfung und sogar Schlaflosigkeit.

Es kostet unseren Körper viel Energie, unter allen Umständen den Normalzustand aufrechtzuerhalten – Blutdruck, Körpertemperatur, Zellspannung und so weiter. Wetterwechsel halten ihn in dieser Hinsicht mächtig auf Trab, und das kann dann schon mal zu Lasten anderer Körperfunktionen gehen.

Was dagegen hilft? Training, nichts als Training. Wenn Sie den ganzen Tag in einem Kunstklima verbringen, werden Sie völlig überfordert sein, wenn Sie abends draußen anderes Wetter als morgens vorfinden. Bringen Sie Ihrem Körper bei, sich rascher auf Luftdruckschwankungen, Schwüle oder Hitze einzustellen. Gehen Sie regelmäßig joggen, spazieren oder Rad fahren – Hauptsache, es ist im Freien.

Geht das nicht, dann nehmen Sie sich die Zeit zum Ausspannen und reduzieren Sie dadurch andere Ansprüche an Ihren Organismus, bis Ihre Körperfunktionen wieder im Gleichgewicht sind.

> **!** Leiden Sie unter jeder Wetterveränderung, dann gehen Sie viel mehr an die frische Luft.

Sonnenbrand siehe Seite 125

Sonnenstich

Ihre Kinder wollen im Sommer die Schirmmütze partout verkehrt herum aufsetzen? Lassen Sie ihnen den Willen. Das ist ein guter Schutz vor Sonnenstich. Wenn nämlich die Sonne ungebremst auf Kopf und Nacken scheint, werden die Hirnhäute gereizt, es kommt zu Kopfschmerzen, Schwindel, Übelkeit, Fieber, Nackensteifheit, ja sogar zu Bewusstlosigkeit, kurz: zu einem Sonnenstich.

Bringen Sie den Patientten in den kühlenden Schatten und lagern Sie seinen Oberkörper hoch, öffnen Sie die Kleidung und geben Sie ihm zu trinken, wenn er bei Bewusstsein ist. Wenn er bewusstlos ist, bringen Sie ihn in die stabile Seitenlage und ziehen Sie einen Arzt hinzu. Rabiat, aber wirksam: Der kühlende Wasserguss über den Kopf. Notfalls tut es irgendein kaltes Getränk.

Vor der intensiven Sonneneinstrahlung auf den Augen schützt auch eine Sonnenbrille. Tragen Sie sie zusätzlich zur – verkehrt herum aufgesetzten – Schirmmütze.

Bauchweh & Co.

Bei Magen-Darm-Problemen heißt es vorsichtig sein: Es gibt eine Fülle davon, und längst nicht alle sind ein Fall für Großmutters Hausapotheke – im Gegenteil, viele weisen auf ernsthafte Gesundheitsstörungen hin. Beachten Sie daher die Hinweise in den Kästen „Wann müssen Sie zum Arzt?".

Und noch etwas: Leiden wie „Magenschleimhautentzündung" oder „Gallenblasenentzündung" werden Sie hier vergeblich suchen. Das sind keine Wehwehchen, sondern Diagnosen, die nur ein Arzt stellen kan. Halten Sie sich an dessen Anweisungen zur Behandlung.

Schluckauf

Schluckauf ist bei Babys kein Grund zur Sorge. Großmutter sagte dazu stets nur: „Das Kind wächst!"

Schluckauf ist zwar unangenehm, aber nicht weiter schlimm. Ursache sind Kontraktionen des Zwerchfells, das rhythmisch gereizt wird. Daraufhin wird der Luftstrom hörbar unterbrochen.

Wenn der Schluckauf nicht nach einer Weile von selbst vergeht, könnten Erkrankungen oder Operationen im Bauch- oder Brustraum die Ursache dafür sein.

- Setzen Sie sich gerade hin, schieben Sie das Brustbein vor und atmen Sie in dieser Haltung langsam ein paar Mal durch.
- Halten Sie den Atem an und schlucken Sie bei noch angehaltenem Atem einige Male Ihren Speichel hinunter.
- Trinken Sie ein Glas eiskaltes Wasser.
- Trinken Sie ein Glas Zitronensaft oder Apfelessig – das bringt den Kehldeckel zur Vernunft.
- Trinken Sie schluckweise heißen Pfefferminztee.
- Kauen Sie langsam etwas trockenes Brot.
- Schlucken Sie einen Teelöffel Zucker.
- Drücken Sie bei geschlossenen Augen 15 Sekunden lang sanft auf die Augendeckel. Das kann helfen, da es Ihre Atmung verlangsamt. Wenn Ihnen davon im Gegenteil übel wird, hören Sie auf.

Bauchschmerzen

Bauchschmerzen können die unterschiedlichsten Formen annehmen und die verschiedensten Ursachen haben. Von der Blinddarmentzündung mit den charakteristischen stechenden Schmerzen rechts unten (die besser werden, wenn Sie sich hinhocken, und stechen, wenn Sie sich aufrichten) über eine Blasenentzündung (die erkennen Sie an zusätzlichen Schmerzen beim Wasserlassen) bis zu Magengeschwüren reicht das Spektrum.

Oder Sie haben etwas Falsches, etwas Verdorbenes, zu viel oder unter zu viel Druck gegessen oder zu viele kalte Getränke zu sich genommen. – Vor allem Kinder reagieren sehr sensibel auf diese Faktoren. Oder Sie sind eine Frau und haben oder bekommen Ihre Periode.

Oder Sie waren beim Essen nervös, aufgeregt, angespannt oder ängstlich, oder Sie haben die falsche Kombination von Nah-

Großmutters guter Rat

Sie müssen zum Arzt, ...

- wenn Sie starke oder anhaltende Schmerzen haben oder
- wenn diese schlimmer werden.
- Wenn sich Ihre Schmerzen an einer bestimmten Stelle lokalisieren lassen.
- Wenn Sie stärker aus dem Darm bluten als nur feine Striche auf dem Toilettenpapier.
- Wenn Sie in letzter Zeit eine Unterleibsverletzung erlitten haben oder wenn Ihr Stuhl schwarz ist.
- Wenn die Schmerzen nach einer Mahlzeit stärker sind (Zwölffingerdarmgeschwür?).
- Wenn die Schmerzen um den Nabel herum oder unterhalb des Brustbeins beginnen und sich dann auf die rechte Seite des Unterleibs verlagern (Blinddarmentzündung?).
- Wenn die Magenschmerzen innerhalb von 36 Stunden auftreten, nachdem Sie selbst eingekochte Nahrungsmittel oder Fisch oder Fleisch gegessen haben (Fleischvergiftung?).

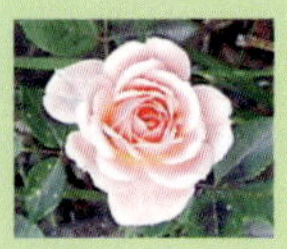

Steckt hinter Ihrem Bauchweh vielleicht Angst oder eine innere Verspannung? Nehmen Sie sich selbst jetzt ganz liebevoll in den Arm.

rungsmitteln erwischt. Oder Sie haben Angst vor einer Prüfung oder vor einem Gespräch mit Ihrem Chef oder Streit in der Familie oder mit einer Freundin.

Gegen innere Ängste und Verspannungen helfen auf jeden Fall liebevolle Zuneigung – und das nicht nur beim Kind! Was in diesem Fall sicher gut tut, ist

- viel trinken, reines Wasser ist gut;
- sanftes Massieren des Bauches in kreisenden Bewegungen im Uhrzeigersinn hilft die Verkrampfung langsam zu lösen. Am besten ganz einfach für sich selbst tun;
- eine Wärmeflasche auf dem Bauch entspannt;
- Minze- und Kamillentee, einzeln oder gemischt getrunken, hilft bei Magenschmerzen, Magenkrämpfen, Magenreizungen nach dem Essen und bei Völlegefühl. Es sollte echte Pfefferminze (rechte Seite unten) sein, Krauseminze (rechte Seite oben) und verwandte Arten enthalten weniger ätherisches Öl.
- Nicht gerade ein Gaumenschmaus, aber hilfreich ist folgender Tee: Tausendguldenkraut, Wacholder und Schafgarbe zu gleichen Teilen mischen und einen gehäuften Teelöffel der Mischung mit einer Tasse heißem Wasser aufbrühen. Acht Minuten ziehen lassen. Ungesüßt sehr warm schluckweise trinken.
- Für Kinder gibt es folgenden Tee: Fenchel, Kamillenblüten und Pfefferminzblätter zu gleichen Teilen mischen, einen Teelöffel davon mit einem Viertelliter kochendem Wasser aufgießen und fünf Minuten ziehen lassen. Diese Menge sollte das Kind ungesüßt schluckweise über den Tag verteilt trinken.

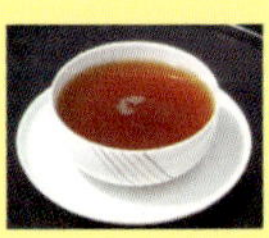

Großmutters Hausrezept bei Bauchweh

Kamillen- oder Pfefferminztee

Kochen Sie einen starken Aufguss mit zwei Teelöffeln trockenem oder vier Teelöffeln frischem Kraut auf einen Viertelliter kochendes Wasser, fünf Minuten ziehen lassen. Trinken Sie eine Tasse Tee und warten Sie dann 15 Minuten bis eine Stunde. Wenn es Ihnen gar nicht besser geht, trinken Sie noch eine Tasse davon. Wiederholen Sie dies bei Bedarf.

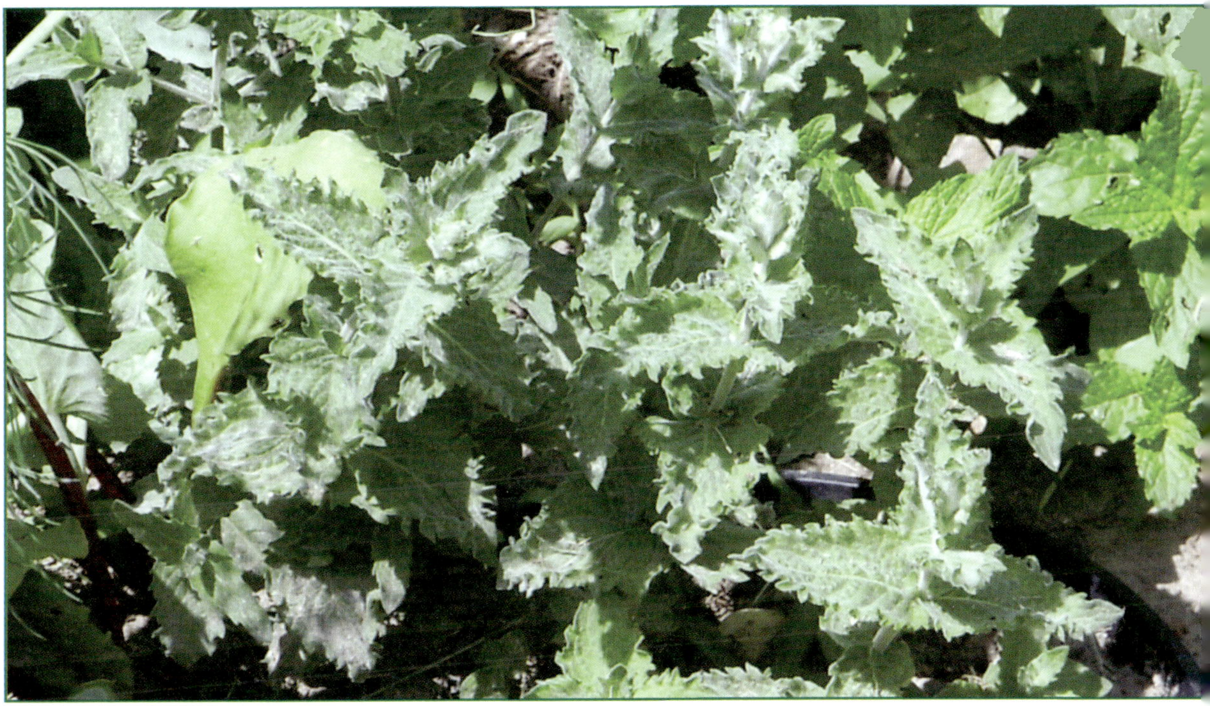

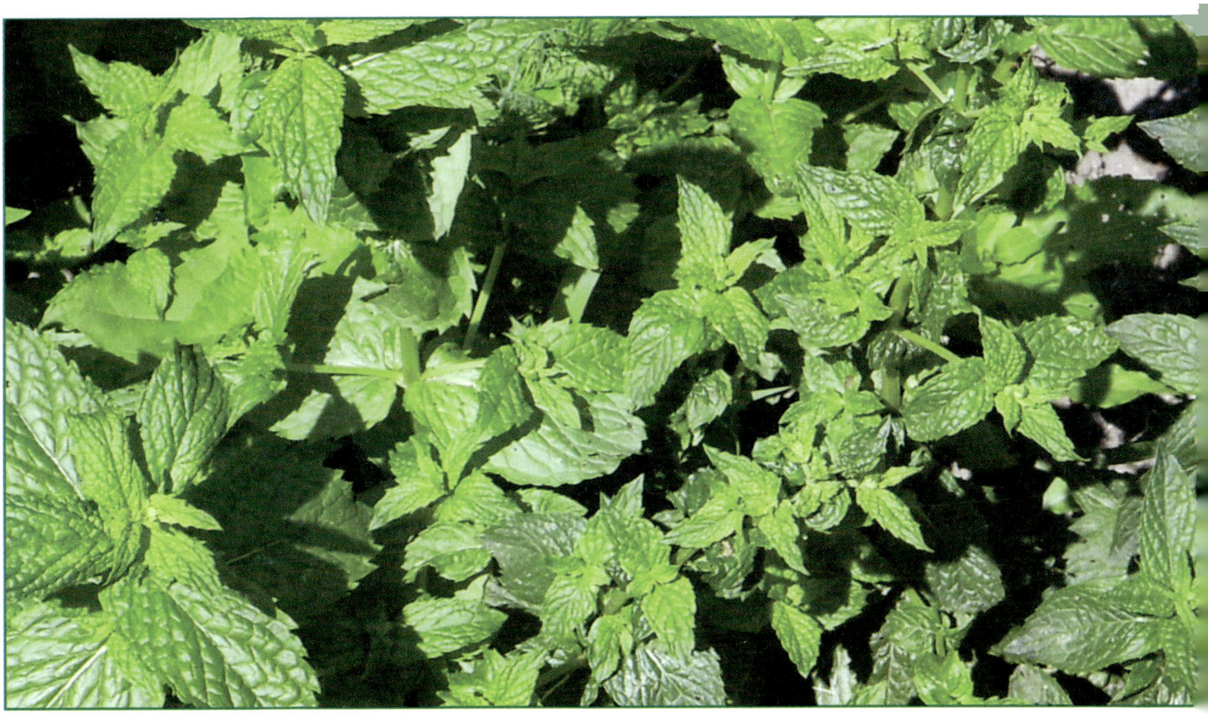

Kamille ist mehr als ein täglicher Frühstückstee. Mehr darüber im Pflanzenporträt auf Seite 40.

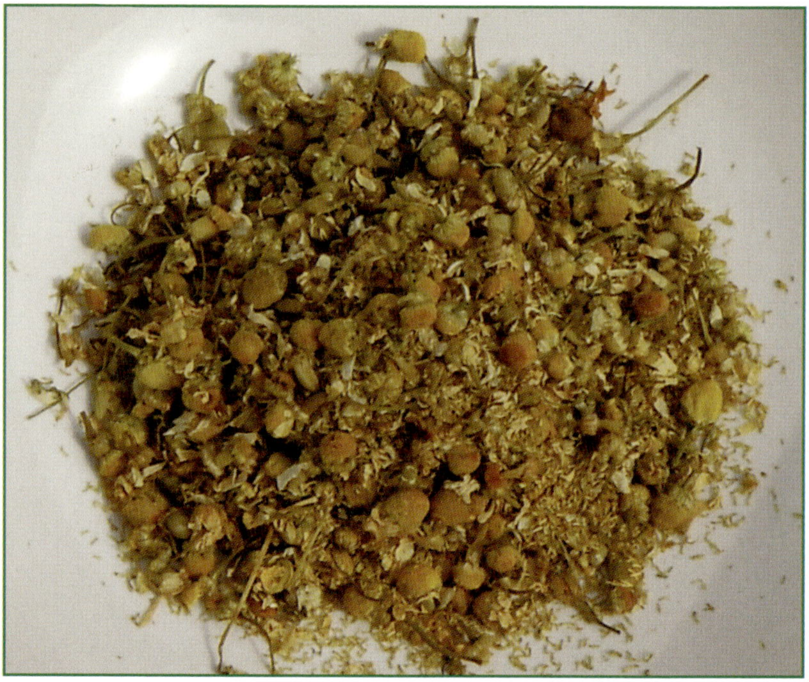

- Ein warmer Bauchwickel mit Kamille tut nicht nur Kindern gut. Kochen Sie aus 3 Teelöffeln Kamilleblüten auf einen halben Liter Wasser einen Tee, den Sie 10 Minuten ziehen lassen. Tauchen Sie ein Handtuch hinein, wringen Sie es gut aus und machen Sie damit einen Bauchwickel, der 15 Minuten oben bleiben sollte.

Großmutters guter Rat bei Blähungen

Vermeiden Sie folgende Kombinationen:

- Obst mit Gemüse
- Müsli mit saurem Obst
- Kirschen mit Milchprodukten
- Miso mit Obst

Warten Sie dazwischen einfach zwei Stunden lang.

- Machen Sie Ihrem Kind eine Anis-Kümmel-Milch: Zerstoßen Sie 1/2 Teelöffel Anis und 1 Teelöffel Kümmel grob in einem Mörser, kochen Sie sie in einem Viertelliter Milch kurz auf, sieben Sie sie ab und geben Sie ihrem Kind davon 1 Tasse täglich.

Blähungen

Luft oder anderes Gas, das sich im Verdauungstrakt anhäuft, dehnt den Magen oder den Darm aus, ruft Unbehagen hervor und entweicht als Aufstoßen (Rülpsen) oder als Wind durch den Darm.

Meistens entstehen Blähungen, wenn man zu schnell isst, das Essen nicht ordentlich kaut, beim Essen nervös, ausgehungert oder übermüdet ist, wenn man direkt vor dem Schlafengehen isst oder zu viel isst. Blähungen können auch ein Zeichen sein, dass man Nahrungsmittel wie Milch oder Knoblauch nicht verträgt.

> **!** Blähungen können ein Zeichen einer Nahrungsmittelunverträglichkeit sein.

Manche Nahrungsmittel blähen stärker als andere. Besonders heftig sind die Symptome nach dem Verzehr von Zwiebeln, Knoblauch, Kohl, Rüben, großen Mengen von Bierhefe und Bohnen.

Damit sie weniger blähen, weichen Sie die Bohnen über Nacht ein, gießen Sie das Einweichwasser weg und kochen Sie die Bohnen in frischem Wasser, dem Sie Ingwer oder Bohnenkraut oder Kümmel oder Fenchel beifügen.

Wenn Sie Blähungen haben, sind die folgenden Mittel wirksam:

- Kümmeln Sie. Kauen Sie nach der Mahlzeit 1/4 bis 1/2 Teelöffel Kümmel, Fenchel, Anis oder Süßholzwurzeln (Lakritze).

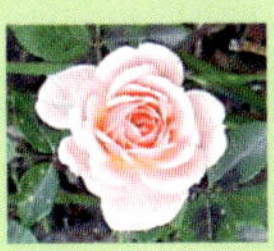

Großmutters Rat für die Seele bei Blähungen

Steckt dahinter vielleicht …

… Stress und Ärger? Depressive Verstimmungen, Zorn oder Angst schlagen uns nicht nur auf den Magen und setzen unserem Immunsystem zu, sondern auch unserer Darmflora. Daher können Blähungen auch eine Folge unterdrückten Ärgers sein.
Lassen Sie ihn heraus.

Roh gekaut oder als Tee aufgegossen: Anis und Fenchel sind neben Kümmel die klassischen Hilfsmittel gegen Blähungen.

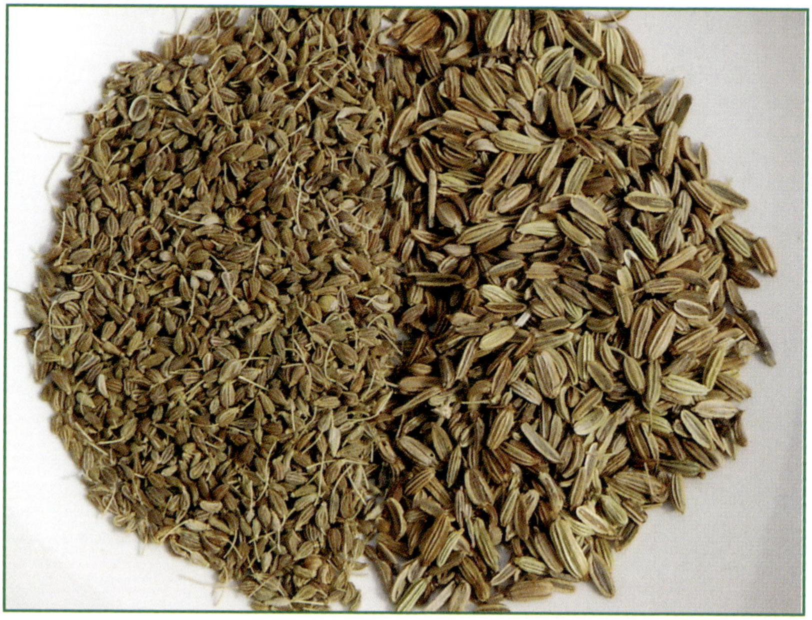

- Mischen Sie Fenchel und Anis zu gleichen Teilen und gießen Sie einen Teelöffel davon mit einem Viertelliter heißem Wasser auf. Zehn Minuten ziehen lassen, abseihen und in kleinen Schlucken trinken. Trinken Sie diesen Tee zwei- bis dreimal am Tag. Er ist auch für Kinder geeignet.
- Ein bewährtes Hausmittel gegen Blähungen ist Pfefferminztee. Sie sollten dafür keine anderen Minzearten verwenden, da nur echte Pfefferminze genügend ätherisches Öl enthält, um tatsächlich wirksam zu sein. Die anderen Minzearten sind allerdings schmackhafte Zutaten in Ihrem Frühstückstee.
- Viele Menschen können Milchzucker nicht verdauen; bei ihnen kann normale Vollmilch zu Blähungen führen. Falls Sie zu diesen Menschen gehören, versuchen Sie den Milchkonsum einzuschränken oder verwenden Sie die laktose-

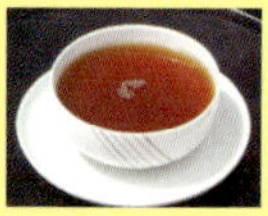

Großmutters Hausrezept

Pfefferminztee bei Blähungen

Gegen Blähungen nehmen Sie einen Teelöffel getrocknete Pfefferminze (mentha x piperita) auf einen Viertelliter Wasser und lassen sie fünf Minuten lang ziehen.

freien Milchprodukte, die es seit einiger Zeit im Handel gibt.

- Machen Sie nach dem Essen einen kleinen Spaziergang zur Anregung der Verdauung. Gehen Sie am besten allein und lassen Sie die Gase ungehemmt entweichen.

Insbesondere Babys leiden häufiger unter Blähungen, weil ihr Verdauungssystem noch nicht völlig ausgereift ist und sie beim Trinken an der Brust oder aus der Flasche Luft schlucken. Wenn die Sache mit dem Bäuerchen nicht klappt, wandert die Luft in den Darm und führt dort zu Blähungen. Auch beim Vergären von Milchzucker, der Bestandteil von Muttermilch und von Flaschennahrung ist, können sich im Darm Gase bilden.

- Massieren Sie dem Baby die Bauchdecke im Uhrzeigersinn.
- Tragen Sie das Kind in Bauchlage herum.
- Legen Sie das Kind auf den Rücken und bewegen Sie die Beine wie beim Radfahren auf und ab, damit die Verdauung in Gang kommt.
- Geben Sie ihm vor der Mahlzeit etwas Fencheltee – jedoch nicht so viel, dass es hinterher nicht mehr genug Nahrung aufnimmt.

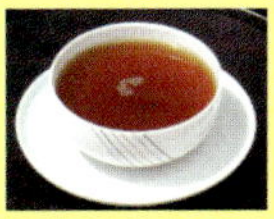

Großmutters Hausrezept

Fencheltee für Babys

Gießen Sie einen halben Teelöffel Fenchelsamen mit einem Viertelliter kochendem Wasser auf und lassen Sie den Tee 10 Minuten lang ziehen.

Großmutters guter Rat

Ihr Baby gehört zum Arzt, ...

- wenn es an Blähungen leidet, dabei aber keinen Appetit hat, blass ist und sich ungewöhnlich verhält.

In diesem Fall könnten die Blähungen nicht einfach auf Milchzuckerunverträglichkeit oder geschluckter Luft basieren. Gehen Sie sicherheitshalber zum Arzt und lassen Sie ihn die Ursache finden.

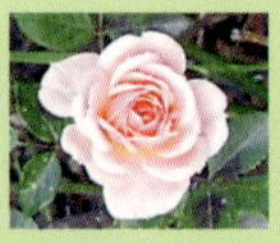

Gibt es in Ihrem Leben etwas, das Sie „zum Kotzen finden“?

Brechreiz …

Brechreiz tritt auf, wenn die Nervenenden des Magens oder einiger anderer Körperteile irritiert sind.

Konkret heißt das: Durch starke Gefühle, Spannungen, Hunger, Überfressen, nach dem Verzehr von verdorbenen Lebensmitteln oder nach zu viel Alkohol kann einem übel werden.

- Wenn die Ursache emotionaler Natur ist, kann Weinen das beste Gegenmittel sein.
- Beruht der Brechreiz auf Hunger, versuchen Sie, etwas Jogurt zu essen.
- Ist zu viel Essen die Ursache, so essen Sie eine Weile nichts mehr. Erbrechen ist die schnellste Art, in der der Körper unerwünsch-

Großmutters guter Rat

Sie müssen zum Arzt, …

- Wenn der Brechreiz länger als ein paar Tage anhält.
- Wenn er nach einer Kopfverletzung auftritt (Gehirnerschütterung?)
- Wenn Sie ein Medikament erst seit Kurzem einnehmen.
- Wenn Sie länger als zwei Stunden starken Würgreiz spüren.
- Wenn Sie mehr als 12 Stunden lang keine Flüssigkeiten bei sich behalten können – Kinder zwischen 2 und 10: länger als 8 Stunden, bei jüngeren Kindern: 6 Stunden.
- Wenn Blut im Erbrochenen ist.
- Wenn die Bauchschmerzen nicht besser werden, nachdem Stuhl oder Blähungen abgegangen sind.
- Wenn Sie zusätzlich Schmerzen in der Brust haben (haben Sie vielleicht einen Herzanfall?).
- Wenn außerdem Schmerzen in der rechten unteren Beckengegend auftreten (Blinddarmentzündung?).
- Wenn Sie innerhalb der letzten 36 Stunden irgendetwas gegessen haben, was möglicherweise nicht korrekt gekühlt war (Lebensmittelvergiftung?).
- Wenn Erbrochenes wie Kaffeesatz aussieht (könnten Blutungen im oberen Verdauungstrakt die Ursache sein?).

tes Material loswird; geben Sie diesem Reiz ruhig einmal nach.

- Pfefferminztee ist wohl das Hausmittel Nr. 1 bei Magenverstimmungen: Er beruhigt den Magen und die Nerven, hat krampflösende Eigenschaften und befreit von Blähungen. Bereiten Sie ihn nach dem Rezept auf Seite 28 zu.

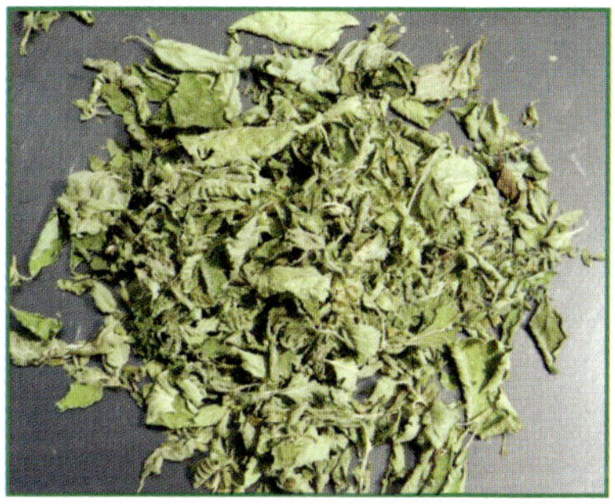

... und Erbrechen

Bleibt es nicht beim Brechreiz, sondern müssen Sie tatsächlich erbrechen, so lassen Sie es zu, legen Sie sich anschließend hin und ruhen Sie sich aus.

Essen Sie danach zunächst gar nichts. Wenn Sie wollen, können Sie kaltes Wasser trinken oder an Eiswürfeln lutschen. Dann trinken Sie kleine Mengen (1 Esslöffel) von einer Flüssigkeit, auf die Sie Lust haben, jedoch keine Milchprodukte, nichts Fettes und keinen Orangensaft. Steigern Sie die Menge langsam. Warten Sie mit der Aufnahme fester Nahrung, bis Sie echten Hunger haben, und seien Sie dabei zunächst noch sehr vorsichtig mit Fett und mit Milchprodukten.

- Pfefferminztee ist auch nach dem Erbrechen das Allheilmittel. Rezept auf Seite 28.
- Ginger Ale ist ein beliebtes Volksmittel bei Erbrechen. Trinken Sie ein kleines Glas davon und warten Sie ein bis zwei Stunden ab. Wiederholen Sie das, falls nötig. Wenn Sie kein Ginger Ale im Haus haben (und wer hat das schon ständig?), trinken Sie Ingwertee.
- Wenn Sie häufiger unter Brechreiz leiden, sollten Sie es vermeiden, Ihren Magen zu überlasten. Lernen Sie nein zu sagen, wenn Sie eingeladen sind und aufgefordert werden, nachzunehmen, obgleich Sie satt

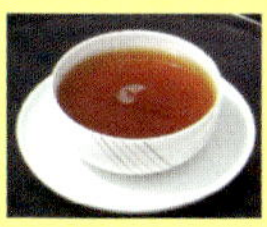

Großmutters Hausrezept

Ingwertee

Reiben Sie von einer Ingwerwurzel einen Teelöffel frischen Ingwer ab oder schneiden Sie ihn sehr klein und geben Sie ihn in einen Viertelliter kochendes Wasser.
Lassen Sie ihn 20 Minuten lang auf kleiner Flamme ziehen.

sind. Essen Sie nicht einfach den Teller leer, sondern hören Sie auf, wenn Sie satt sind. Und lassen Sie vor allem ein fettreiches Dessert stehen. Es ist ein rotes Tuch für strapazierte Magenwände.

- Wenn Sie schwanger sind, nehmen Sie bitte keinen Ingwertee, sondern beschränken sich auf Pfefferminz- und Kamillentee.
- Bei Seekrankheit hilft Ingwertee ausgezeichnet – er reduziert den Ausbruch von kaltem Schweiß.

Bulimie

> **!** Bulimie ist kein Fall für Großmutters Hausapotheke, sondern ein guter Grund, einen Psychologen hinzuzuziehen.

Immer mehr junge Mädchen und neuerdings auch Jungen leiden an Bulimie, das heißt, sie haben Heißhungerattacken, auf die der Gang auf die Toilette folgt, wo das Gegessene unweigerlich wieder unverdaut ausgeschieden wird.

Hinter diesem Pubertätsproblem vor allem sehr „sittenstreng" erzogener Jugendlicher steckt eine Neurose, die fachkundig behandelt werden sollte. Gerade als Eltern sind Sie hier naturgemäß überfordert.

Durchfall

Von Durchfall spricht man, wenn jemand oft hintereinander wässrigen Stuhl hat. Durchfall kann eine heilsame Erscheinung sein, wenn

Großmutters guter Rat bei Durchfall

Sie müssen zum Arzt, ...

- Wenn der Durchfall länger als 48 Stunden anhält.
- Wenn außerdem das Wasserlassen Schmerzen bereitet (ist die Ursache vielleicht eine Leber- oder Blaseninfektion?).
- Wenn extrem rasches oder mühevolles Atmen dazukommt oder blaue Lippen oder Fingerspitzen (haben Sie vielleicht eine Lungenentzündung?).

er nur einen oder zwei Tage dauert. Aber wenn er über längere Zeit anhält, verlieren Sie wertvolle Nährstoffe.

Die häufigsten Ursachen für Durchfall sind zu schnelles oder zu vieles Essen (vor allem zu spät am Tag) und nervöse Anspannung. Manche Leute, besonders Vegetarier, leiden unter ständigem leichten Durchfall, dessen Ursache in ihrem Fall Eiweißmangel sein kann. Eine Milcheiweißunverträglichkeit kann ebenso die Ursache von Durchfall sein wie die Einnahme von Antibiotika oder eine Lebensmittelvergiftung.

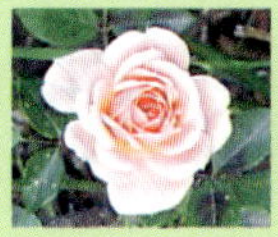

Sie neigen eher dazu, Durchfall zu bekommen, wenn Sie Angst haben oder glauben, die Dinge nicht im Griff zu haben.

Bei Kindern ist häufig auftretender Durchfall oft ein Anzeichen einer Nahrungsmittelallergie – er kann aber auch ein Anzeichen einer Unterkühlung sein.

Gelegentlicher Durchfall ist eine Methode Ihres Körpers, sich selbst zu reinigen. Fasten ist eine Möglichkeit, diesen Prozess zu fördern. Warten Sie mindestens sechs Stunden, ehe Sie versuchen, den Durchfall zu stoppen. Geben Sie Ihrem Körper eine Chance, zuerst seine Arbeit zu tun.

- Versuchen Sie, 24 bis 36 Stunden lang zu fasten. Trinken Sie nur Flüssigkeiten und machen Sie einen Bogen um Milch und Milchprodukte, gesüßte Fruchtsäfte und Honig. Trinken Sie reines, klares Wasser, wenn Sie können.
- Babys und Kleinkinder fasten oft spontan; hindern Sie sie nicht daran. Will ein Kind mit Durchfall unbedingt etwas essen, geben Sie ihm Getreide (Rollgerste oder Naturreis) und geriebene Äpfel.
- Zimt-Cayenne-Tee hilft. Zimt wirkt adstringierend und ist auch gut gegen Blähungen. Bei den meisten Arten von Durchfall wirkt er überraschend schnell.

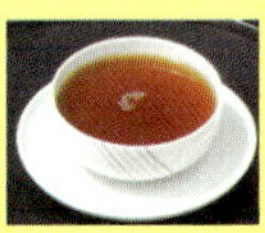

Großmutters Hausrezept

Zimt-Cayenne-Tee

Bringen Sie einen halben Liter Wasser zum Kochen und fügen Sie 1/4 Teelöffel gemahlenen Zimt und eine Prise Cayennepfeffer hinzu.
Lassen Sie das 20 Minuten lang auf kleiner Flamme ziehen. Abkühlen und durchfiltern.
Nehmen Sie davon jede Stunde zwei Esslöffel voll, bis die Wirkung eingetreten ist.

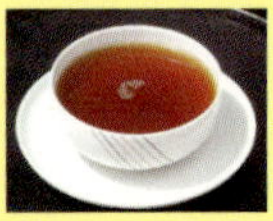

Großmutters Hausrezept bei Durchfall

Zimttee für Kinder

Bei Babys und Kindern unter sechs Jahren bereiten Sie Zimttee ohne Cayennepfeffer zu. Nehmen Sie auch nur 1/8 Teelöffel Zimt auf einen halben Liter Wasser. Das lassen Sie 20 Minuten lang auf kleiner Flamme kochen, abkühlen und geben dem Kind jeweils ein bis zwei Esslöffel voll. Dieses Mittel festigt den Stuhl normalerweise sofort, verwenden Sie es also sehr sparsam.

Zimt kann auch in anderer Form eingenommen werden, zum Beispiel auf Apfelkompott oder auf Toast gestreut.

- Apfelkompott. Der Wirkstoff ist hierbei Pektin, das den Stuhl gewissermaßen gelieren lässt – es dickt ihn ein wie Marmelade im Glas. Apfelkompott mit Zimt bestreut ist eine leckere, schmerzlose Medizin.
- Oder Sie vierteln einen Apfel, reiben ihn so, dass nur die Schale übrig bleibt, und bestreuen ihn mit Zimt. Das meiste Pektin befindet sich in dem Teil des Apfels, der der Schale am nächsten ist.

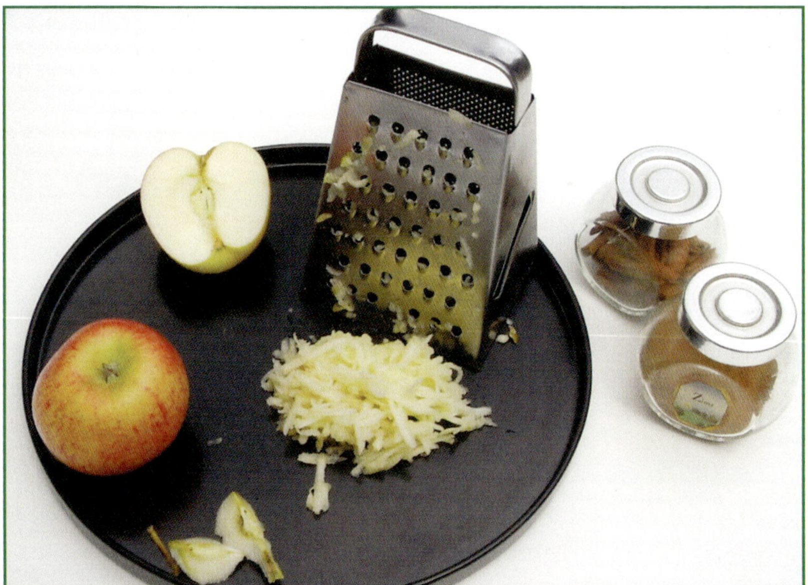

Verwenden Sie zum Reiben reife, mürbe Äpfel; sie dürfen auch gern ein wenig braun werden.

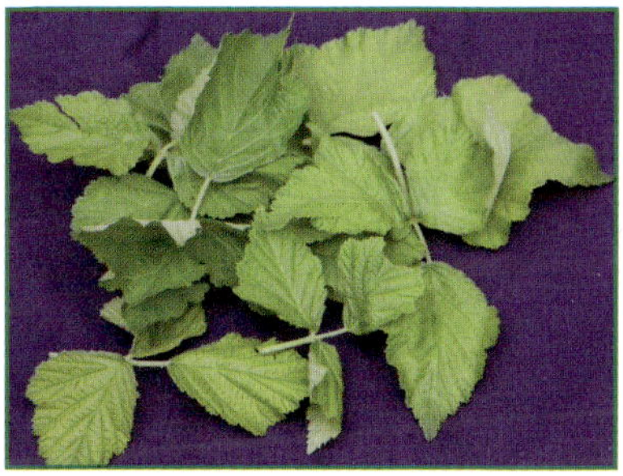

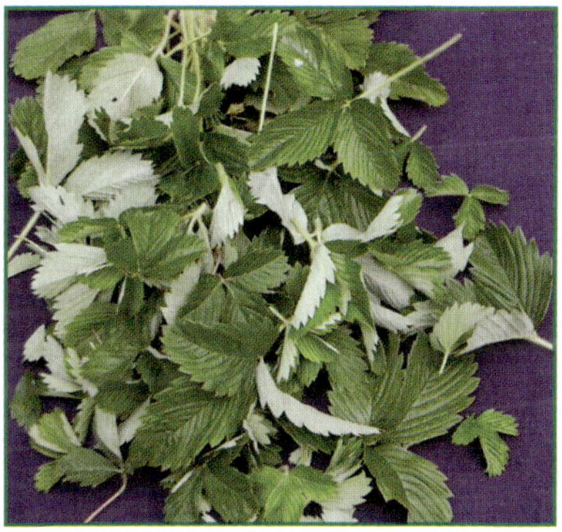

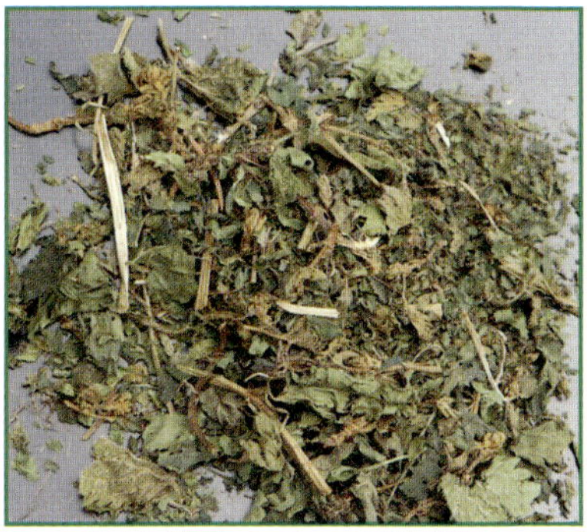

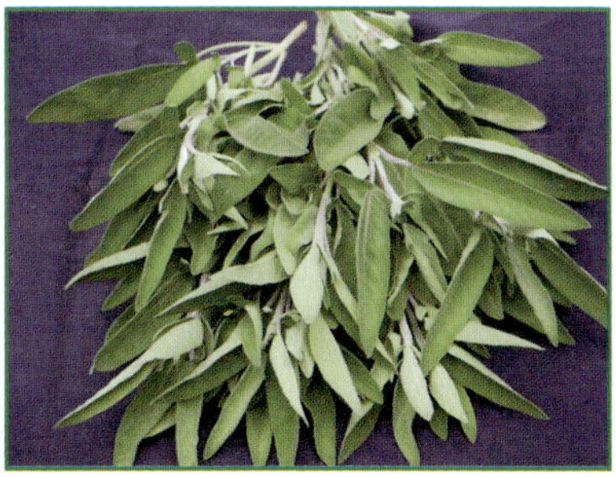

Viele gängige Mittel gegen Durchfall enthalten Pektin.

- Acidophilus-Jogurt stärkt die Darmflora.
- Kleie wirkt wie ein Schwamm und saugt überschüssige Flüssigkeiten auf. Nehmen Sie zwei Esslöffel davon zu sich, mit Orangensaft oder im Müsli, und denken Sie daran, gleichzeitig viel Flüssigkeit zu trinken (einen halben Liter), und trinken Sie auch am restlichen Tag mehr.
- Trinken Sie Brombeertee (verwenden Sie die Blätter oder die Wurzeln oder die grünen Beeren).
- Gut hilft Tee aus Erdbeerblättern. Die können Sie auch mit Brombeerblättern gemischt zubereiten.
- Versuchen Sie auch Brennnesseltee.
- Das Allheilmittel Pfefferminztee, pur oder mit Ingwer gemischt, hilft auch bei Durchfall.
- Auch Salbeitee entfaltet bei Darmerkrankungen mit Durchfall heilende Wirkung. Trinken Sie täglich drei Tassen davon. Gießen Sie dazu zwei Teelöffel des Krauts mit einer Tasse kochendem Wasser auf und lassen Sie den Tee zugedeckt 10 Minuten ziehen.
- Tee aus getrockneten Heidelbeeren – 3 Esslöffel auf einen halben Liter Wasser, 10 Minuten kochen lassen, dann abseihen – wirkt ausgezeichnet.

  Der verbreitete Tipp, die trockenen Heidelbeeren zu kauen, hat den Nachteil, dass die harten Rindenstücke die Darmwände reizen.

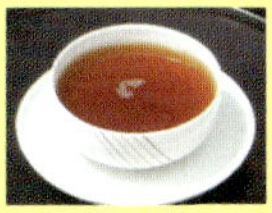

Großmutters Hausrezept

Salbeitee bei Durchfall

Gießen Sie zwei Teelöffel Salbeiblätter mit einer Tasse kochendem Wasser auf und lassen Sie den Tee zugedeckt zehn Minuten lang ziehen.

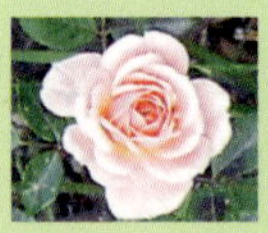

Großmutters Rat für die Seele

Könnte es sein, dass Sie ...

... fest entschlossen sind, an einer Aufgabe, einer Situation oder einer Verhaltensweise festzuhalten, obgleich Sie damit vor einem unlösbaren Problem stehen? „Meine Ehe ist zwar kaputt, aber irgendwie wird es schon weitergehen" – kennen Sie das?
Treten Sie einen Schritt zurück und gestatten Sie sich, loszulassen.
Sie dürfen sich ruhig gehen lassen!

Darmträgheit

Darmträgheut hat viele Ursachen: Zu wenig Bewegung, ungesunde Ernährung, geschwächte Bauchmuskeln, Schwangerschaft, vielleicht auch eine Nahrungsmittelallergie – viele Menschen sind allergisch auf Weizen, ohne es zu wissen. Wenn Sie einige Tage lang nur dieses Nahrungsmittel weglassen, stellen Sie fest, dass binnen weniger Tage Ihr Stuhl weich wird – oder die Überzeugung, man müsse um jeden Preis durchhalten und dürfe sich keinesfalls gehen lassen.

Wenn Sie merken, dass Sie Schwierigkeiten mit dem Stuhlgang haben – von Verstopfung spricht man erst, wenn die Darmentleerung seltener als alle fünf Tage erfolgt –, stellen Sie sich zuerst die folgenden Fragen.

- Trinken Sie genug? Verstopfung ist oft die Folge von zu wenig Flüssigkeit. Trinken Sie täglich zwei Liter Flüssigkeit. Schwarzer Tee, Kaffee und Bier zählen dabei nicht, denn sie wirken harntreibend und bewirken daher einen Flüssigkeitsverlust. Säfte und Kräutertees sind gut, am besten ist klares Wasser.
- Sind Sie angespannt? Um Spannung abzubauen, eignet sich eine gute Freundin oder Therapeutin, aber auch Joggen, Laufen oder irgendeine andere schwungvolle Tätigkeit. Und natürlich guter Sex.
- Betreiben Sie zu wenig Gymnastik? Übungen, die die Bauchmuskulatur beanspruchen, stimulieren bisweilen die Darmperistaltik. Auch eine gute Bauchmassage kann hilfreich sein.

Nehmen Sie Bauchmuskeltraining in Ihr tägliches Körperpflegeprogramm auf.

- Schieben Sie den Gang auf die Toilette hinaus? Lassen Sie das bleiben. Verkrampfen Sie sich nicht, versuchen Sie, sich zu entspannen. Vielleicht hilft es Ihnen, die Füße auf einen Schemel vor der Toilette zu stellen?
- Nehmen Sie sich Zeit fürs Essen? Kauen Sie gründlich – das macht viel aus. Beim Kauen wird Speichel produziert, der die Verdauung unterstützt.
- Essen Sie das Richtige? Rohes Gemüse sorgt für Ballaststoffe in Ihrer Ernährung.

! Hände weg von Abführmitteln! Sie führen zu Abhängigkeit und machen alles nur noch schlimmer!

Erst wenn Ihnen diese Tipps nicht weiterhelfen, greifen Sie zu folgenden Mitteln:

- Kleie bildet eine weiche Masse, wenn sie mit viel Flüssigkeit eingenommen wird, die leicht durch den Darm gleitet. Nehmen Sie 2 Esslöffel Kleie mit Orangensaft oder im Müsli zu sich, aber denken Sie daran, gleichzeitig mit der Einnahme viel zu trinken (ein bis zwei große Gläser Wasser)!
- Pflaumen oder Pflaumensaft sind das klassische Mittel gegen Verstopfung. Beginnen Sie mit einem Viertelliter Saft oder weichen Sie eine Hand voll Trockenpflaumen über Nacht in Wasser ein und essen Sie sie mitsamt dem Saft noch vor dem Frühstück am nächsten Morgen.
- Machen Sie eine Obstkur, bei der Sie nur Obst, Obstsaft und Wasser zu sich nehmen, und das ein bis fünf Tage lang. Manche tun dies einmal in der Woche, andere immer dann, wenn sie sich verstopft fühlen.
- Jogurt und Acidophilus-Jogurt unterstützt die Bakterien Ihrer Darmflora. Essen Sie mindestens ein bis zwei Esslöffel Jogurt oder Acidophilus-Jogurt täglich.
- Geben Sie den Saft einer halben bis einer ganzen Zitrone in einen Becher warmes Wasser und trinken Sie dies vor dem Schlafengehen oder gleich nach dem Aufstehen, jedoch mindestens eine halbe Stunde vor dem Frühstück.
- Leinsamen wirkt ähnlich wie Kleie und noch besser, wenn Sie ihn in einem Mixer oder einer Kaffeemühle

Pflaumensaft und Trockenpflaumen bringen Ihre Verdauung auf sanfte Weise in Schwung.

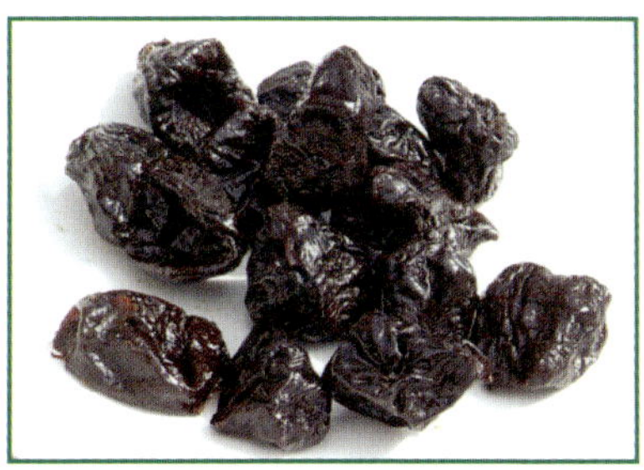

schroten. Geben Sie zwei Esslöffel davon in einen Becher Wasser, Saft, Kräutertee oder ins Müsli.

- Beschäftigen Sie sich mit der Bach-Blüte Sweet Chestnut.

Vergiftungen

! Geben Sie bei einer Vergiftung nur auf ärztliche Aufforderung Milch zu trinken! Führen Sie kein Erbrechen gewaltsam herbei!

Ganz gleich, ob es das Reinigungsmittel, verdorbene Leber oder zu viel Alkohol ist, Vergiftungen kommen leider immer wieder vor und sind kein Fall für Großmutters Hausapotheke, sondern gehören in ärztliche Behandlung. Wenn Sie die wahrscheinlichen Verursacher kennen, nehmen Sie sie mit zum Arzt.

Wenn Sie nicht wissen, womit sich das Opfer vergiftet hat, weil es nicht ansprechbar oder schlicht zu klein ist, um Ihnen das mitzuteilen, sorgen Sie dafür, dass die Atemwege frei sind (bei Bewusstlosigkeit: stabile Seitenlage).

Bringen Sie niemanden gewaltsam zum Erbrechen – bei Seifenschaum in der Speiseröhre besteht dadurch akute Erstickungsgefahr, bei ätzenden Materialien wird die Sache dadurch nicht besser, dass sie Speiseröhre, Hals und Mund ein zweites Mal passieren (wenn der Betroffene jedoch von selbst erbrechen muss, helfen Sie ihm dabei) und geben Sie ihm auch keine Milch zu trinken.

Rufen Sie im Zweifelsfall die nächste Vergiftungszentrale an und lassen Sie sich weitere Anweisungen geben.

Vergiftungszentralen

- In Deutschland: Vergiftungszentrale in Berlin: 030-19240 oder in Bonn, Erfurt, Freiburg, Göttingen, Mainz, München oder Nürnberg mit der gleichen Telefonnummer.
- In Österreich: Vergiftungsinformationszentrale, Allgemeines Krankenhaus Wien, Telefon 01-406 43 43
- In der Schweiz: Schweizerisches Toxikologisches Informationszentrum Zürich, Telefon 01-25 15 151

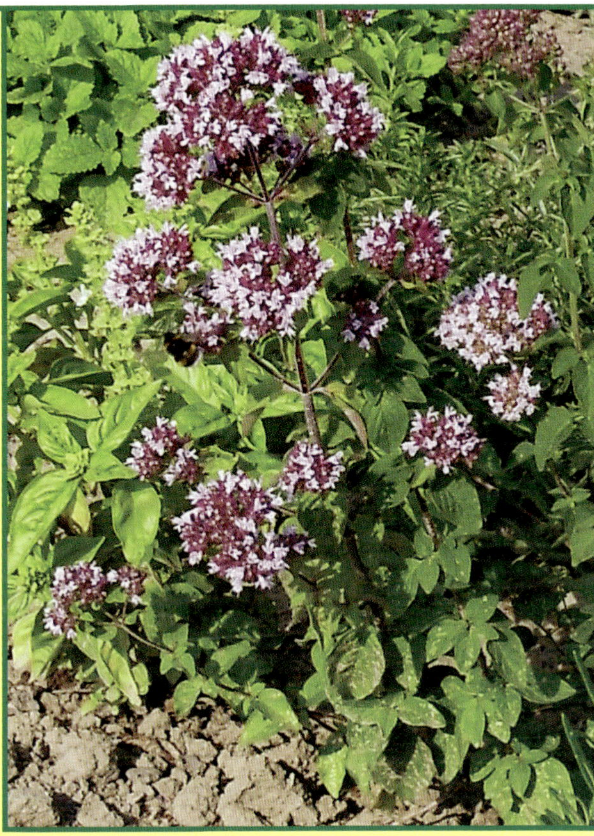

Pflanzenporträt:

Oregano

Oregano (Origanum vulgare) trägt viele Namen: Dost, wilder Majoran, Mutterkraut oder Wohlgemut sind die aussagekräftigsten. Und wohl jeder kennt seinen Duft von der Pizza.
Die mehrjährige Heil- und Gewürzpflanze liebt die Wärme und trockene Standorte, wird bis zu 60 cm hoch und blüht von Juli bis September. Gesammelt werden die Blätter und Blüten im Juli und August. Damit die ätherischen Öle nicht verloren gehen, muss Oregano sehr schonend getrocknet werden, am besten an einem luftigen Platz im Schatten.
Oregano hilft bei vielerlei Beschwerden: Er beruhigt den Magen, verbessert die Darmperistaltik, erleichtert bei Erkältungen das Abhusten, wirkt schweißtreibend und eignet sich auch als Gurgelmittel und für Spülungen bei Entzündungen im Mund- und Rachenraum. Seinen Namen „Wohlgemut“ trägt er, weil er stimmungsaufhellend wirkt – auch bei Liebeskummer!

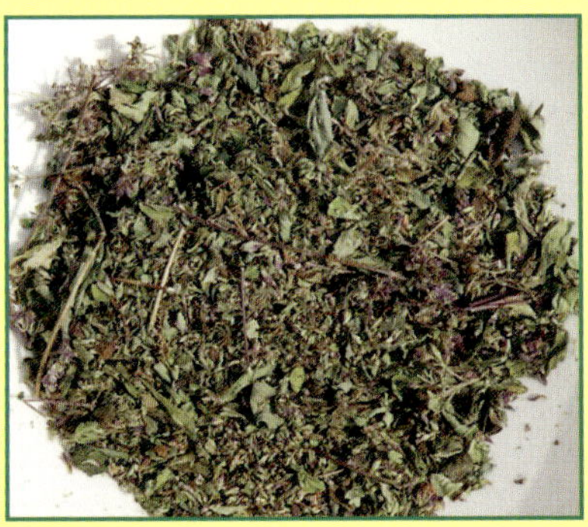

Großmutters Hausrezept

Oregano-Tee

Lassen Sie 2 Teelöffel getrocknetes Oreganokraut in einem Viertelliter Wasser kurz aufkochen und dann noch 15 Minuten ziehen. Abgießen und bei Bronchitis, Husten, Verstopfung und Gallensteinen täglich 2 Tassen davon trinken. Auch zum Inhalieren und Gurgeln.

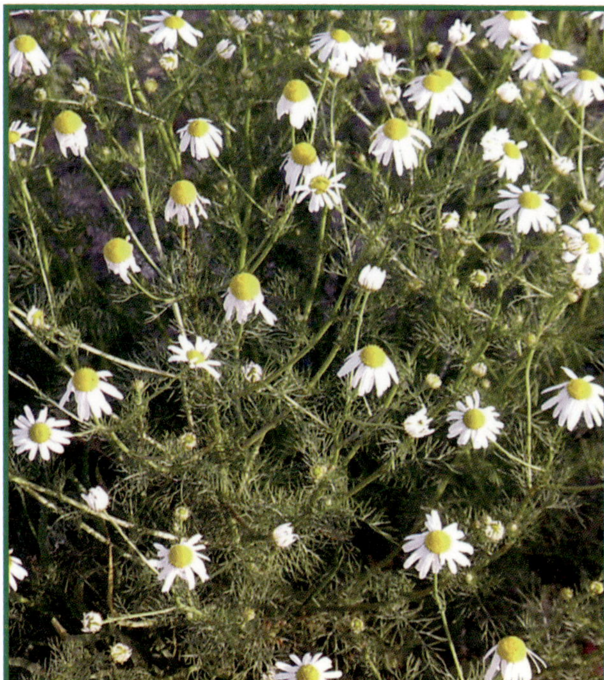

Pflanzenporträt:

Kamille, echte

Die echte Kamille (Matricaria chamomilla oder Matricaria recutita) wächst wild auf Feldern zwischen Getreide, Kartoffeln und Rüben. Die einjährige Heilpflanze verströmt einen angenehmen Geruch und blüht von Mai bis September. Leicht verwechselt man sie mit der Hundskamille, deren Blüten jedoch einen flachen Körbchenboden besitzen, während derjenige der echten Kamille gewölbt ist. Gesammelt werden die Blüten ab Juni. Um sicher zu gehen, dass man die echte Kamille erwischt, soll man sie vor Johanni (24. Juni) pflücken – die Hundskamille blüht erst ab Johanni.
Kamille ist ein Allheilmittel, besonders bei kleinen Kindern. Sie wirkt schweißtreibend, krampflindernd, entspannend, entzündungshemmend und erleichtert den Stuhlgang. Bei Augenschmerzen legt man auf die geschlossenen Lider einen Umschlag mit in Milch aufgekochter Kamille. Kamille ist ein gutes Beispiel dafür, dass das Zusammenspiel aller Bestandteile die Wirkung einer Heilpflanze ausmacht. Kamille in Arzneibuchqualität ist sicher kein Frühstückstee, sondern ein machtvolles Heilmittel.

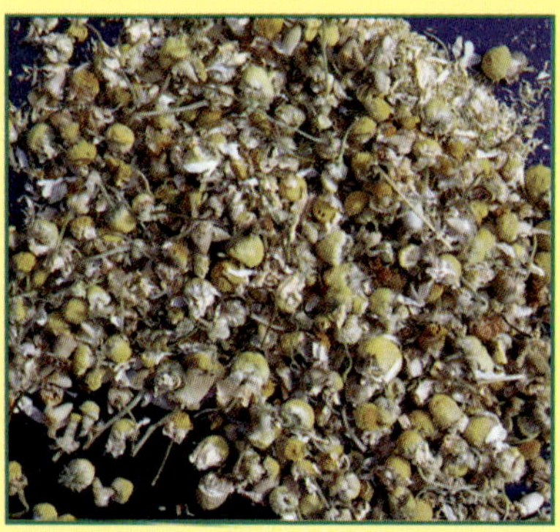

Großmutters Mittel bei Magengeschwüren

Rollkur mit Kamillentee

Trinken Sie morgens zwei Tassen starken Kamillentee auf nüchternen Magen, legen Sie sich dann 10 Minuten auf den Rücken, dann 10 Minuten auf die linke Seite, dann 10 Minuten auf den Bauch und erst dann 10 Minuten lang auf die rechte Seite.

Kater

Katertipps gibt es viele – von „weiter trinken" bis zu „saure Gurken essen". Großmutter weiß es genauer.

Dass Sie einen Kater haben, merken Sie am Morgen nach einem Fest mit zu viel Alkohol oder auch zu viel Rauch und verbrauchter Luft an Lichtempfindlichkeit, einem trockenen Mund, vielleicht an Übelkeit und an den Zwergen, die in Ihrem Kopf offenbar über Nacht ein Hämmerwerk eingerichtet haben.

Was Sie dagegen tun können, ist leicht erklärt. Ihnen fehlt an einem Katermorgen Wasser, viel Wasser, ferner Magnesium, um den Kalziumhaushalt wieder in den Griff zu bekommen, dazu Vitamin E, das die Zellmembranen wieder aufmöbelt, und Acetylsalicylsäure.

- Entscheidungshilfe vorweg: Salz lecken. Entweder es hilft, oder Ihnen wird schlecht. Dann sind Sie viel Alkohol schon mal los.
- Magnesiumbrausetablette in Wasser auflösen und trinken.
- Obstsäfte trinken (Vitamin E).
- Trinken Sie Zitronenmelissetee, der entspannt und schickt die Zwerge in die Mittagspause.
- Frühstücken Sie weder Lachsbrötchen noch Bier, sondern Honig, Kuchen und Kräcker – wenn Ihnen danach sein sollte, auch grünen Salat oder Spinat.
- Und vorbeugend trinken Sie beim nächsten Mal ein Glas Leitungswasser vor dem Schlafengehen – vor allem, wenn Sie zuvor Rotwein getrunken haben. Das lindert am nächsten Morgen das Sodbrennen und ein wenig den Nachdurst. Wenn es ganz arg war, lösen Sie gleich eine Vitamin-C-Brause darin auf – und wenn es noch ärger war, spülen Sie damit vorbeugend noch eine Acetylsalicylsäure-Tablette hinunter.

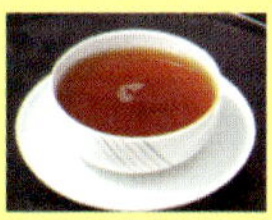

Großmutters Hausrezept

Zitronenmelissentee

Einen Teelöffel getrocknete Zitronenmelisse mit einem Viertelliter Wasser aufgießen und 5 Minuten lang ziehen lassen. Davon trinken Sie zwei bis drei Tassen.

Erkältung & Co.

Im Frühjahr und im Herbst ist die klassische Zeit für Erkältungen, aber es ist nicht die einzige Zeit dafür: Wenn Sie in luftiger Sommerkleidung Kirchen in der Toskana besichtigen, haben Sie sich möglicherweise sehr schnell eine heftige Erkältung geholt – und außer einer laufenden Nase auch noch den Spott Ihrer Umgebung eingefangen.

Eine Erkältung hat tatsächlich etwas mit Kälte zu tun. Eine Unterkühlung als Folge ungenügender Kleidung ist meist der erste Schritt. Wenn sich dann auch noch beheizte Räume als Virenbrutstätten betätigen, haben Sie bald jede Menge Viren auf Ihren Schleimhäuten und Ihr Körper geht auf Abwehr. Schnupfen, Husten, tränende Augen und erhöhte Temperatur sind die Folge. Jetzt sollten Sie nicht den Kopf in den Sand stecken, sondern Ihrem Körper bei seiner Abwehrreaktion helfen.

- Sobald Sie spüren, dass da etwas im Anzug ist, ziehen Sie sich warm an, besonders an den Füßen.
- Nehmen Sie beim ersten Anzeichen einer Erkältung zwei- bis dreimal täglich eine oder zwei Zehen rohen Knoblauch zu sich,

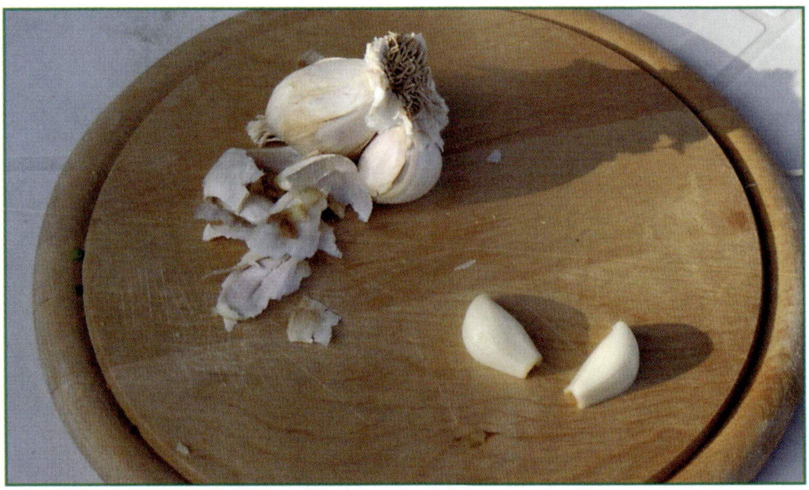

Rohe Knoblauchzehen sind das erste Mittel der Wahl, wenn eine Erkältung im Anzug ist.

bis die Symptome verschwinden, und dann noch zwei oder drei weitere Tage lang. Knoblauch ist ein wirksames Breitbandantibiotikum. Knoblauchkapseln scheinen allerdings weniger wirksam als frischer Knoblauch zu sein, wenn es um die Vorbeugung von Erkältungen geht.

- Knoblauch – zerquetscht oder als Knoblauchöl – über Nacht auf die Fußsohlen aufgetragen, wirkt wahre Wunder, wenn Sie warme Socken darüberziehen – auch bei Babys. Am nächsten Morgen abwaschen. Am Morgen werden Sie den Knoblauchgeruch wahrscheinlich auch im Atem wahrnehmen können. Als Gegenmittel können Sie rohe Petersilie essen.
- Knoblauch-Zitronentee schmeckt gut, auch kleinen Kindern und Leuten, die den Geschmack oder Geruch von Knoblauch nicht leiden können.

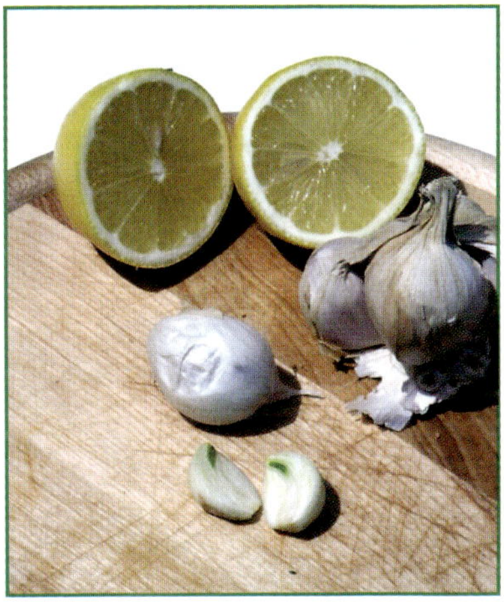

Der Tee aus Knoblauch und Zitrone schmeckt gut und hilft so manche Erkältung abzufangen.

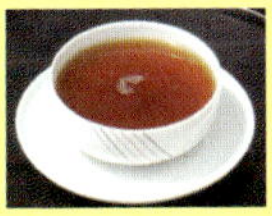

Großmutters Hausrezept

Knoblauch-Zitronentee

Bringen Sie einen Becher Wasser zum Kochen. Schneiden Sie eine kleine Knoblauchzehe in feine Stücke, geben Sie diese in einen Becher und zerquetschen Sie sie mit einem Löffel. Fügen Sie den Saft eines Viertels einer Zitrone hinzu und einen Teelöffel Pfefferminzblätter. Decken Sie den Becher ab und lassen Sie den Tee drei bis fünf Minuten lang ziehen. Wenn nötig, dürfen Sie mit Honig süßen.

- Bei beginnender Erkältung haben sich auch Zwiebelauflagen auf den Fußsohlen bewährt. Ziehen Sie am besten ein paar Baumwollsocken darüber; die halten die Zwiebelstückchen an ihrem Platz und lassen sich gut waschen.
- Wenn Sie unterwegs sind und keine Küche zur Verfügung haben, bekommen Sie sicher überall einen Tee aus heißem Apfelessig und Honig. Die Zutaten sind auch in den meisten Restaurant-

küchen vorhanden. Der Tee schmeckt ein wenig wie heiße Limonade. Er ist auch ein sehr wirksamer Schleimlöser, wenn die Erkältung ausgebrochen ist.

Wenn Sie es nicht geschafft haben, die Erkältung auf diese Weise abzufangen:

- Nehmen Sie ein möglichst heißes Vollbad, dem Sie einige Tropfen Melissenöl beifügen. Danach gehen Sie ins Bett, packen sich gut ein und schwitzen. Ruhen Sie sich so gut wie möglich aus. Wenn Sie sich überanstrengt haben, hören Sie zumindest einen Tag lang völlig auf zu arbeiten oder so lange, bis sich Ihr Körper wie neugeboren fühlt.

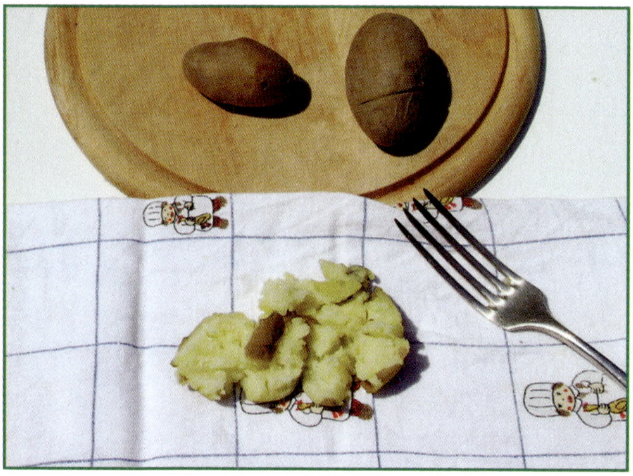

Wirksamer Wärmespender: der Kartoffelwickel

- Kartoffelwickel können wahre Wunder wirken. Kartoffeln sind ausgezeichnete Wärmespeicher. Für den Wickel zerdrücken Sie einige gekochte, heiße Kartoffeln gleich mit der Schale auf einem Geschirrtuch, schlagen dieses darüber ein und legen es möglichst heiß an Ihren Hals, auf Ihre Brust oder wo immer es Ihnen angenehm ist.
- Essen Sie nichts oder fast nichts. Frische Salate, ein paar Obsttage oder eine Saftkur sind gut.

Diese leichte Kost hilft Ihrem Körper, Giftstoffe abzubauen und Ihren Verdauungstrakt zu entlasten, was Ihrem Körper mehr Kraft zum Heilen lässt. Wenn Sie aber auf etwas Bestimmtes besonderen Appetit haben, geben Sie dem ruhig nach.

- Trinken Sie viel Kräutertee und Obst- oder Gemüsesäfte.
- Waschen Sie sich häufiger die Hände, wenn Sie krank sind, und besonders, bevor Sie etwas zu essen zubereiten oder zu sich nehmen. Wenn Sie husten oder niesen müssen, drehen Sie einfach Ihren Kopf zur Seite. Diese Viren trocknen in der Luft sehr schnell aus und sterben ab. Halten Sie nicht die Hand vor den Mund, denn die Viren können auf Ihren Händen bis zu drei Stunden lang weiterleben.

- Die Seele und den Körper stärkt eine Hühnersuppe. Wenn Sie diese bereits bei den ersten Anzeichen einer Erkältung kochen und essen, könnte es sein, dass Sie die Erkältung noch im Entstehen abfangen. Die Wirkung dieses Hausmittels wurde sogar in einer klinischen Studie bestätigt.

  Essen Sie davon, so viel Sie mögen, und halten Sie ein Taschentuch parat – Sie werden es brauchen, und das ist dann ein gutes Zeichen.

Hühnersuppe ist ein medizinisch erprobtes Mittel, um Erkältungen abzufangen.

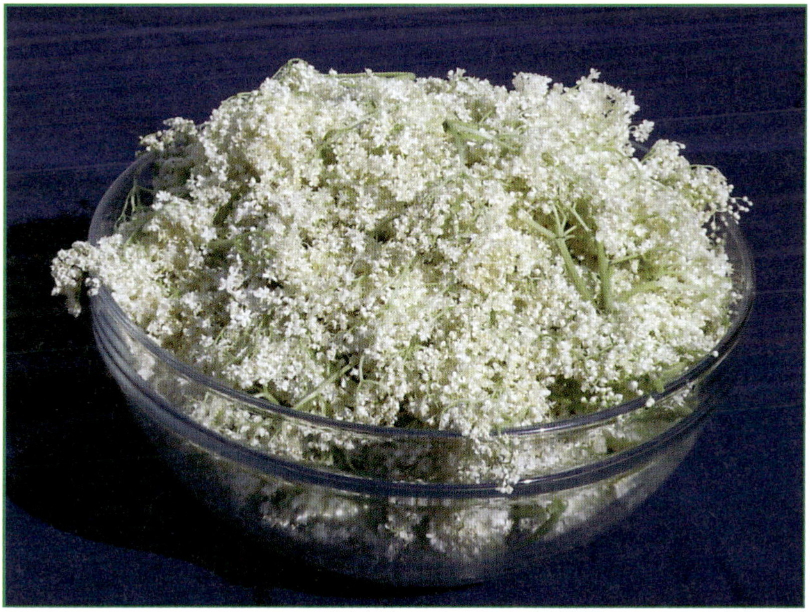

Holunderblüten sind nicht nur ausgebacken eine Köstlichkeit, getrocknet als Tee helfen sie bei Erkältungen.

- Erkältungstees bekommen Sie fertig als Mischungen. Sie können aber auch einzelne Teesorten nach Geschmack mischen: Hagebutte etwa stärkt die Abwehrkräfte, Holunder- und Lindenblüten wirken schweißtreibend, Kamille, Fenchel und Anisfrüchte wirken schleimlösend, antibakteriell und entzündungshemmend.

  Trinken Sie den Tee (1 Teelöffel auf einen Viertelliter kochendes Wasser, 8 Minuten ziehen lassen) möglichst heiß, am besten erst, wenn Sie schon im Bett sitzen. Und danach kuscheln Sie sich unter die Decke und schwitzen die Erkältung aus.

  Falls Sie ihn unbedingt süßen wollen, nehmen Sie bitte Honig. Seine antibakterielle Wirkung unterstützt die des Tees.

- Ein amerikanisches Hausmittel ist Salbei-Knoblauch-Zitronentee. Großmutter bekam es von ihrer amerikanischen Freundin Renate, mit der sie gemeinsam quiltet.

  Er ist sehr wirksam bei Problemen der oberen Atemwege. Er hilft bei Husten, verlegten Nebenhöhlen und Lungen, wirkt auswurffördernd und schleimlösend und bei Fieber schweißtreibend. Er wurde auch schon erfolgreich zum Abfangen der Grippe eingesetzt und hilft, sie rascher zu vertreiben.

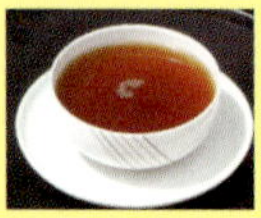

Großmutters Hausrezept

Salbei-Knoblauch-Zitronentee

Bringen Sie 1,5 l Wasser zum Kochen und gießen Sie es über zwei gehäufte Esslöffel Salbeiblätter, zwei fein geschnittene Knoblauchzehen, den Saft und das Fruchtfleisch einer halben Zitrone. Lassen Sie den Tee fünf Minuten lang ziehen. Eventuell können Sie ihn mit Honig nach Geschmack süßen.

Am besten wirkt er, wenn Sie fasten und ihn trinken, solange er heiß ist, mindestens eine Tasse pro Stunde. Bleiben Sie warm zugedeckt im Bett und schwitzen Sie sich aus. Ihre Temperatur mag kurzfristig ansteigen, aber das ist ein gutes Zeichen, wenn Sie dabei auch schwitzen.

- Fieber ist ein gutes Zeichen. Es zeigt an, dass Ihr Abwehrsystem den Kampf gegen die Viren und Bakterien bereits aufgenommen hat. Darauf kommen wir jedoch weiter unten noch einmal zu sprechen.

Weitere Hausmittel gegen Erkältungssymptome folgen unter den einzelnen Stichworten dieses Kapitels.

Erkältungen können Sie vorbeugen

Um Sie herum sind alle entweder erkältet oder krank zu Hause? Wenn Ihr Immunsystem gut funktioniert, kann Ihnen das egal sein. Da Sie aber nicht sicher sein können, dass Ihnen kein Ärger, kein

Stress, keine Belastung dazwischenkommt, die Ihr Immunsystem schwächen, seien Ihnen die folgenden vorbeugenden Maßnahmen für die Erkältungsperiode ans Herz gelegt:

- Hohe Luftfeuchtigkeit ist ein Geschenk an Ihre Schleimhäute – vor allem während der Heizperiode.
- Regelmäßiges Lüften sorgt für gute Luft.
- Spaziergänge an der frischen Luft, Saunabesuche, Wechselduschen oder auch kalte Fußbäder härten ab und sorgen für gute Durchblutung. Im Freien ziehen Sie sich bitte so warm an, dass Sie nicht frieren.
- Gehen Sie auf Distanz – keine Menschenansammlungen, kein höfliches Händeschütteln, keine liebevollen Begrüßungsküsschen.
- Der Ersatz von Zigaretten und Bier oder Wein durch Obst und Gemüse, auch als Saft, ist ein Geschenk an Ihr Immunsystem.

Hohe Luftfeuchtigkeit ist ein Geschenk an Ihre Schleimhäute – besonders in der Heizperiode!

Halsschmerzen

Sie kennen das sicher: Mit einem leichten Kratzen im Hals fängt es an, bald darauf sind die Schleimhäute geschwollen und Beschwerden beim Schlucken kommen dazu. Sie haben Halsschmerzen.

Nach dem Besuch eines wichtigen Heimspiels der Fußballmannschaft haben Halsschmerzen gewissermaßen ihre Berechtigung. Auch bei Lehrern sind sie fast normal. Aber so richtig verbreitet treten sie vor allem zu Beginn der Heizperiode auf.

Großmutters guter Rat bei Halsschmerzen

Sie gehören zum Arzt, ...

- wenn Sie außer starken Schluckbeschwerden noch Fieber von mehr als 38,5 °C, geschwollene Lymphdrüsen oder Ohrenschmerzen haben. Der Arzt stellt fest, ob Sie eine Mandelentzündung oder Röteln oder Mumps ausbrüten;
- wenn die Halsschmerzen nach drei Tagen nicht weg sind.

Halsschmerzen niemals mit Resten von Antibiotika behandeln! Sie helfen nicht gegen Viren und machen Bakterien nur unnötig resistent.

Und dann kann es auch sein, dass sie alles andere als harmlos sind. Nehmen Sie Halsschmerzen daher nicht auf die leichte Schulter.

Die meisten Halsschmerzen sind Symptome einer Virusinfektion und vergehen wie Schnupfen von selbst. Virusinfektionen lassen allerdings die Zahl Ihrer weißen Blutkörperchen sinken. Da es deren Aufgabe ist, Krankheitskeime zu bekämpfen, macht Sie eine Virusinfektion verletzlich für weitere Infektionen.

Falls Ihr Hals länger als drei Tage lang wehtut, oder falls er – wenn Sie mit einer Taschenlampe in Ihren Rachen leuchten – sehr rot ist, besonders wenn Sie kleine weiße Tupfen darin haben oder hohes Fieber (39 °C oder mehr) haben, und wenn die Lymphdrüsen am Hals geschwollen sind, dann gehen Sie auf jeden Fall zum Arzt. Denn Eiterherde im Hals breiten sich schnell aus und sind dann gefährlich für den gesamten Organismus. Vorher aber werden Sie aktiv:

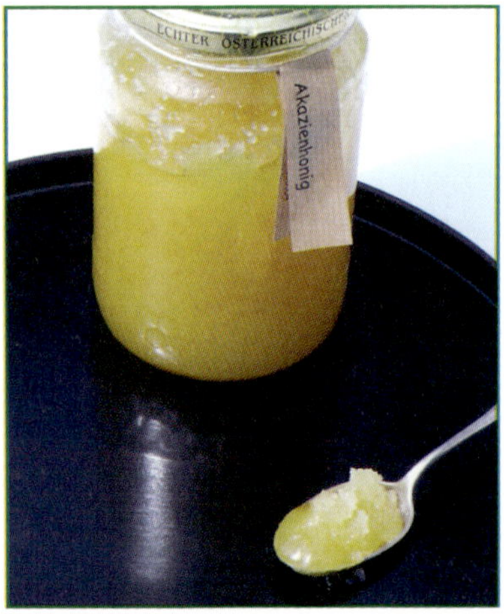

- Erster Schritt: Sorgen Sie für ausreichend feuchte Luft und schonen Sie in trockenen Räumen nach Möglichkeit Ihre Stimme.
- Gurgeln mit warmem Salzwasser wirkt adstringierend, das heißt, die Salzlösung bringt das geschwollene, entzündete Gewebe in Ihrem Hals zum Abschwellen. Außerdem zerstört es ganz nebenbei noch die Zellwände von Bakterien, die sich dort einnisten wollten, und tötet sie zuverlässig ab.
- Gurgeln können Sie auch mit einem Glas warmem Wasser, in dem ein Esslöffel Honig aufgelöst wurde.
- Auch Vitamin C wirkt adstringierend, zusätzlich erhöht es die Zahl Ihrer weißen Blutkörperchen.

Großmutters Hausrezept bei Halsweh

Gurgeln mit Salzwasser

Lösen Sie 1/4 Teelöffel Salz in 1/16 Liter Wasser auf. Gurgeln Sie damit alle zwei bis drei Stunden, insgesamt drei- bis zehnmal hintereinander. Spülen Sie anschließend mit klarem Wasser den Mund aus.

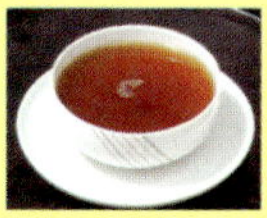

Großmutters Hausrezept bei Halsweh

Salbeitee

Einige frische oder 1 Teelöffel getrocknete Salbeiblätter mit 1/4 Liter kochendem Wasser aufgießen, 10 Minuten lang ziehen lassen, abgießen und ein wenig abkühlen lassen. Mit dem Tee gurgeln Sie einmal pro Stunde – oder Sie trinken ihn besonders langsam und behalten ihn vor jedem Schlucken eine Weile im Mund.

- Lassen Sie alle ein bis zwei Stunden eine Tablette natürliches Vitamin C (250 bis 500 mg je Tablette) oder reine Ascorbinsäure (100 bis 250 mg) hinten im Hals zergehen. Das machen Sie bis zu sechs Stunden lang. Wenn es brennt oder Ihren Mund reizt, hören Sie damit auf.
- Salbeitee ist nach Salzwasser wohl das bekannteste Hausmittel gegen Halsschmerzen. Die gute Nachricht: Sie müssen ihn nicht trinken, wenn Sie nicht mögen. Wenn Sie Halsschmerzen haben, mögen Sie ihn höchstwahrscheinlich – auch wenn Sie ihn normalerweise nie trinken würden.
- Für Kinder, die noch nicht gurgeln können, mischen Sie den Salbeitee mit Kamille oder Thymian, süßen ihn mit Honig oder geben frisch gepressten Apfel- oder Zitronensaft hinzu, sodass die Kinder möglichst viel Vitamin C zu sich nehmen, was ihre Infektabwehr steigert.
- Ebenfalls für Kinder ist der Salbei-Fenchel-Tee gedacht, der mit Honig noch dazu sehr gut schmeckt.

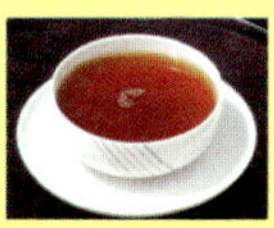

Großmutters Hausrezept

Salbei-Fenchel-Tee

Mischen Sie Fenchelsamen und Salbeiblätter und gießen Sie einen Teelöffel der Mischung mit einem Becher kochendem Wasser auf. 10 Minuten lang ziehen lassen, abgießen und ein wenig abkühlen lassen. Je nach Geschmack mit Honig süßen.

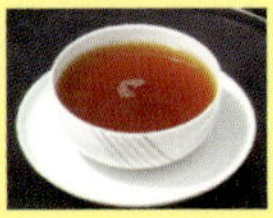

Großmutters Hausrezept bei Halsentzündungen

Brombeertee

Bringen Sie einen Dreiviertelliter Wasser zum Kochen und fügen Sie einen Esslöffel Brombeerwurzeln und/oder grüne Brombeeren hinzu. Lassen Sie diese auf kleiner Flamme 20 Minuten lang ziehen, nehmen Sie sie dann vom Feuer und fügen Sie einen Esslöffel Pfefferminze hinzu. Lassen Sie den Tee noch fünf Minuten lang zugedeckt ziehen. Trinken Sie davon, so viel Sie mögen.

- Brombeerwurzeltee. Die Wurzeln und grünen Beeren der Brombeerpflanze, die ebenfalls stark adstringierend wirken, sind ein sehr erfolgreiches Mittel gegen Halsentzündungen.
- 1/2 Teelöffel Wachsbeerenstrauch (den bekommen Sie getrocknet in der Apotheke) und 1/2 Teelöffel Salbei kurz aufkochen, abkühlen lassen und mehrmals täglich damit gurgeln.
- 15 Tropfen Kamillenextrakt in einem Glas Wasser auflösen. Diese Lösung ist zwar nicht sehr schmackhaft, hilft aber. Mehrmals täglich damit gurgeln.
- Erhitzen Sie frisch gepressten, naturreinen Apfelsaft und geben Sie etwas Honig dazu.
- Für Holunderblütentee übergießen Sie einen Esslöffel getrocknete Holunderblüten mit einem Viertelliter kochendem Wasser, lassen den Tee 5 Minuten ziehen und trinken ihn in sehr kleinen Schlucken. Falls Sie ihn zusätzlich süßen müssen, verwenden Sie bitte Honig.
- Verquirlen Sie ein Eigelb in lauwarmem Wasser und trinken Sie es.
- Lösen Sie Kandiszucker in Rum auf und nehmen Sie hie und da einen Teelöffel davon.

Halswickel sind wirksame Hilfe von außen – und gerade um den Hals lassen sich Wickel sehr gut anlegen. Nutzen Sie das aus!

Beobachten Sie sich selbst: Halten Sie sich bei Halsschmerzen oft unwillkürlich den Hals? Fühlen Sie sich mit einem wärmenden Schal oder Halstuch einfach wohler? Legen Sie noch eins drauf und wickeln Sie sich nicht einfach einen Schal, sondern einen Wickel um den Hals. Kein anderer Wickel lässt sich so leicht anlegen und so problemlos wechseln wie ein Wickel um den schmerzenden Hals. Was Sie beim Anlegen von Wickeln im Allgemeinen beachten sollten, steht im letzten Kapitel dieses Buches.

Und hier die Rezepte

- Zwiebelringe rösten Sie kurz an, geben Sie dann auf ein Tuch und machen damit einen Halswickel.
- Apfelessig: Geben Sie zwei bis drei Esslöffel Apfelessig in eine Schüssel mit heißem Wasser, tauchen Sie ein Tuch hinein und wringen Sie es gut aus. Wickeln Sie dieses Tuch so warm wie möglich um den Hals und wickeln Sie ein vorgewärmtes Handtuch oder einen dicken Schal darüber, damit der Wickel nicht so schnell abkühlt.
- Hier ist er, der klassische Schmalzwickel: Erhitzen Sie Schmalz in einer Pfanne, tränken Sie ein Leinentuch damit und legen Sie es so heiß wie möglich um den Hals. Auch in diesem Fall wickeln Sie zum Schutz vor zu rascher Abkühlung einen wärmenden Schal oder ein vorgewärmtes Handtuch darum. Am besten ist es, wenn Sie jetzt schlafen gehen und den Wickel über Nacht wirken lassen.
- Es muss nicht unbedingt Schmalz sein, obgleich das besonders gut die Wärme speichert. Auch ein genauso angefertigter Umschlag mit Butter oder heißem Öl bringt Linderung.
- Auch Leinsamen sind ein Hausmittel bei Halsweh. Sie eignen sich zum Gurgeln und als Halswickel.

Großmutters Hausrezept

Leinsamenumschlag

Rühren Sie drei Esslöffel Leinsamen in eine Tasse Vollmilch ein und lassen Sie sie im Kühlschrank quellen. Dann geben Sie zwei Tassen Wasser hinzu und kochen die Leinsamenmilch kurz auf. Gießen Sie sie ab, fangen Sie dabei aber die Flüssigkeit auf. Damit gurgeln Sie, den Leinsamen dagegen streichen Sie auf ein Geschirrtuch und legen sich dieses als Halswickel um.

- Kartoffeln sind ein guter Wärmespeicher. Optimal wäre es, wenn Sie abends nach dem Gurgeln einen Umschlag aus gekochten, durch die Presse gedrückten oder fein gestampften Kartoffeln umlegen – so warm, wie Sie es gerade aushalten. Darüber gehört wieder ein wärmender Schal zum Schutz vor Auskühlung des Wickels.

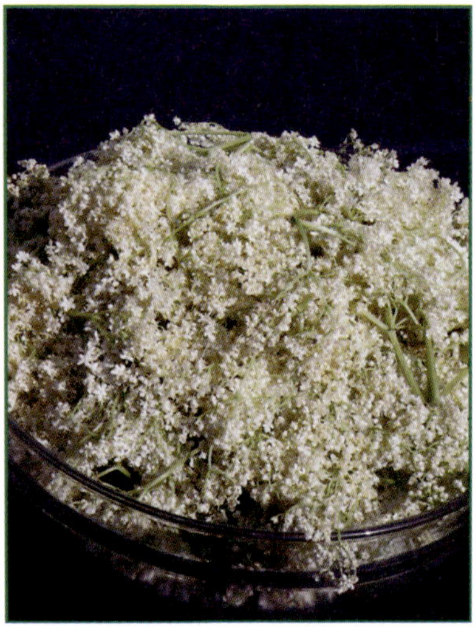

- Auch Holunderblüten sind ein wirksamer Umschlag: Legen Sie die Holunderblüten kurz in heiße Milch, dann auf ein Geschirrtuch und beides um den Hals.
- Manche Menschen finden bei Halsweh einen kalten Wickel angenehmer als Wärme. Dafür tauchen Sie ein Geschirrtuch in kaltes Wasser, drücken es gut aus und wickeln es um den Hals. Als zweite Lage legen Sie einen Wollschal darüber und gehen sofort ins Bett.
- Oder machen Sie einen Quarkwickel: Ein nasses Geschirrtuch großzügig mit Quark bestreichen, dann mit dem Quark direkt auf die Haut legen, einen Wollschal darüber geben und ab ins Bett. Er kann ruhig bis zum nächsten Morgen oben bleiben.
- Sie können auch mit Salbei, Thymian oder Kamillentee inhalieren. Dazu übergießen Sie zwei Esslöffel Kräuter mit einem Liter kochendem Wasser.

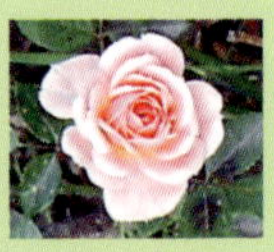

Großmutters Rat für die Seele bei Halsschmerzen

Steckt dahinter vielleicht …

… Angst? Ein wunder Hals tritt häufig auf, wenn jemand Angst hat, etwas auszusprechen. Besonders häufig ist Halsweh bei jungen Leuten, die Angst davor haben, dass sie auf Ablehnung stoßen, wenn sie offen über ihre Überzeugungen sprechen.
Das können Sie leicht nachvollziehen. Nicht ohne Grund gibt es in unserer Sprache das Bild, dass einem „vor Angst der Hals wie zugeschnürt" sein kann.
Fragen Sie sich selbst bei Halsweh daher immer auch, wovor Sie eigentlich Angst haben. Oft ist ein klärendes Gespräch genauso viel wert wie alle Salbeitees und Schmalzwickel zusammen.

Husten

Die Erscheinungsformen von Husten sind so vielfältig wie seine Ursachen. Sie reichen von einem leichten Kratzen im Hals, das nach zu viel kalter Luft auftreten kann, über Hüsteln oder Räuspern bis zum tief sitzenden Husten mit Schleimauswurf.

Wenn es im Hals kratzt und der erste Husten aufkommt, prüfen Sie sofort die Luftfeuchtigkeit in Ihrer Wohnung, Ihrem Büro. Auf allen Heizkörpern sollten Gefäße mit Wasser stehen, die auch gefüllt sind. Falls Sie mit Fußbodenheizung oder Klimaanlage leben, sorgen Sie mit feuchten Tüchern, vielen Zimmerpflanzen oder einem Luftbefeuchter für feuchte Luft. Am besten sind jene Geräte, die kalten Nebel erzeugen. Wenn Sie bereit sind, sie nach jedem Gebrauch zu reinigen, können Sie – auch wenn die Gebrauchsanleitung davon abrät – Eukalyptusöl und Ähnliches hineingeben.

Bei Husten ist feuchte Luft erste Behandlungsmaßnahme und Vorbeugung zugleich.

- Feuchte Luft als Tagesstart und zwischendurch: Stellen Sie sich unter eine heiße, dampfende Dusche und atmen Sie tief abwechselnd durch Mund und Nase ein. Oder gehen Sie ins nächste Dampfbad – nicht aber in die Sauna.
- Eine Intensivbehandlung mit feuchter Luft ist das Inhalieren. Geben Sie drei bis vier Tropfen Eukalyptusöl, Minzöl oder ein nussgroßes Stück Tigerbalsam oder mentholhaltige Salbe in heißes Wasser, Handtuch über den Kopf und fünf bis zehn Minuten lang unter dem Handtuch tief atmen. Zwischendurch dürfen Sie einmal zum Luftschöpfen herauskommen.
  Vorsicht: Die Öle sollten nicht auf Schleimhäute oder in die

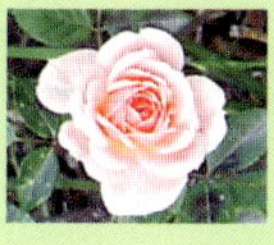

Großmutters Rat für die Seele bei Hüsteln und Räuspern

Steckt dahinter vielleicht …

… Unausgesprochenes? Wenn Sie ständig hüsteln oder sich räuspern müssen, fragen Sie sich ernsthaft „Was würde ich eigentlich gern einmal laut sagen?“ und „Wem würde ich eigentlich gern endlich einmal etwas husten?“ – und dann fassen Sie sich ein Herz und führen Sie die entsprechenden Gespräche.

Thymian ist nicht nur ein Gewürz für Pasta- und Fleischgerichte, sondern auch das Mittel der Wahl bei Husten.

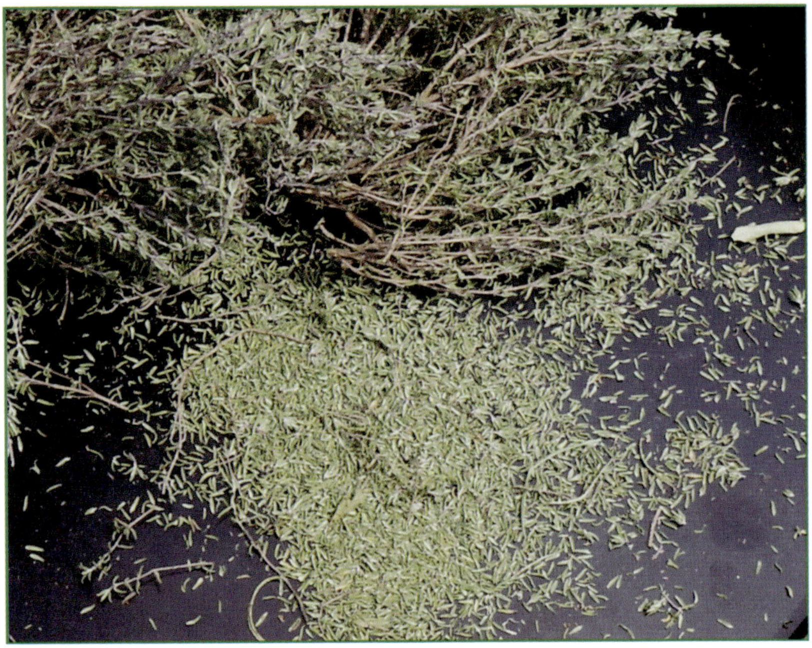

Augen gelangen. Waschen Sie sich also gründlich die Hände, nachdem Sie die Salben berührt oder die Schüssel ausgewaschen haben.

- Anstelle der ätherischen Öle können Sie auch mit einem Aufguss von Thymian oder Kamille inhalieren. Dazu übergießen Sie zwei Esslöffel der Kräuter (einzeln oder gemischt) mit einem Liter kochendem Wasser und lassen sie erst zehn Minuten lang ziehen, ehe Sie sich zum Inhalieren darüberbeugen.
- Gurgeln Sie mit warmem Salzwasser.

Wenn von „viel trinken" die Rede ist, sind natürlich nicht Cola

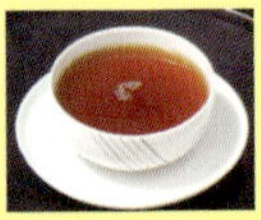

Großmutters Hausrezept

Thymiantee bei Husten

Nehmen Sie einen halben Teelöffel Thymian auf einen Viertelliter kochendes Wasser, lassen Sie ihn 8 Minuten lang ziehen und trinken Sie ihn dann möglichst heiß. Der würzige Geschmack wird auch von Kindern gern angenommen.

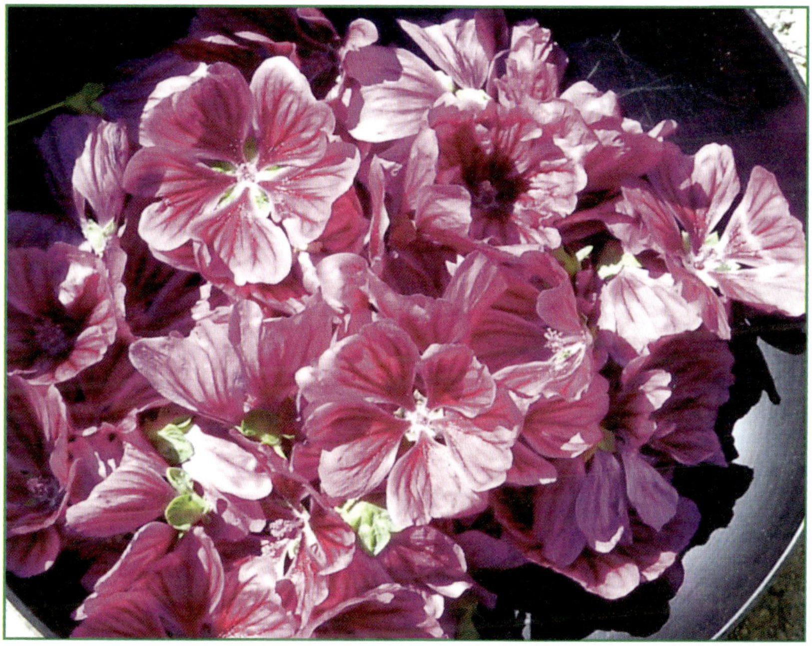

Die wunderschönen Malvenblüten ergeben kalt angesetzt einen guten Hustentee.

und Kaffee gemeint, sondern heiße Getränke, am besten irgendeiner der zahlreichen Hustentees.

- Thymian ist das Hustenmittel der Wahl, auch bei kleinen Kindern. Thymianextrakt gibt es in Tropfenform in der Apotheke, Thymiantee machen Sie selbst: Nehmen Sie einen halben Teelöffel Thymian auf einen Viertelliter kochendes Wasser, lassen Sie ihn 8 Minuten lang ziehen und trinken Sie ihn dann möglichst heiß. Der würzige Geschmack gefällt auch Kindern.
- Über Nacht ansetzen können Sie einen Tee aus Eibischwurzeln, Huflattichblättern, Isländischem Moos, Malve oder Spitzwege-

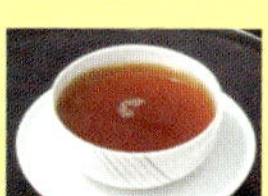

Großmutters Hausrezept

Kalt angesetzter Hustentee

Setzen Sie einen Teelöffel Eibisch, Huflattich, Malvenblüten, Spitzwegerich oder Isländisch Moos in einem Viertelliter kaltem Wasser an, lassen ihn zwei Stunden ziehen, gießen dann die Kräuter ab und erwärmen die Flüssigkeit vorsichtig auf Trinktemperatur.

Zwiebeln und Zucker ergeben einen wirksamen Hustensaft – ganz gleich, ob Sie ihn über Nacht im Kühlschrank ziehen lassen oder als Sirup kochen.

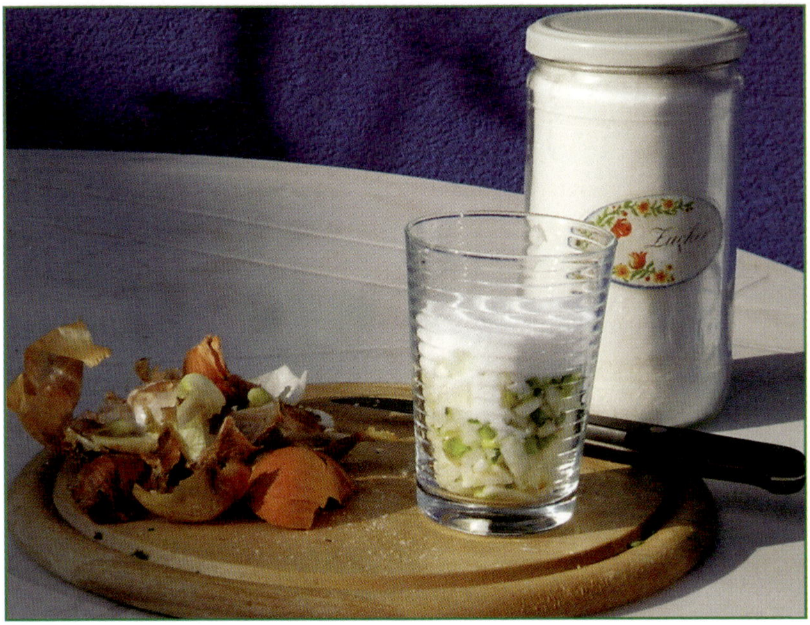

rich oder eine Mischung daraus. Fenchel müssen Sie zwar nicht kalt ansetzen, er hilft aber ebenfalls und schmeckt gut – nach Hustenbonbons.

- Zwiebelsirup ist hoch wirksam und Sie können ihn leicht selbst herstellen (siehe Rezept unten). Sie können die Zwiebeln aber auch mit Zucker über Nacht im Kühlschrank Saft ziehen lassen.
- Honig und Zitronensaft sind ein beliebtes Hustenmittel. Honig beruhigt die Schleimhäute, indem er Hals und Atemwege überzieht. Außerdem ist er reich an Kalium. Zitronensaft wirkt

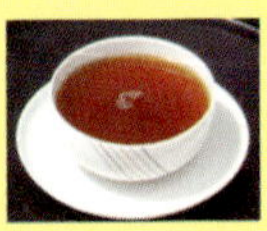

Großmutters Hausrezept bei Husten

Zwiebelsirup

Sie hacken eine ganze Zwiebel fein, setzen sie mit 3 Esslöffeln Zucker an und lassen das Ganze einige Minuten mit einem Viertelliter Wasser vorsichtig köcheln. Dann pressen Sie den Sirup aus, füllen ihn in ein Glas mit Schraubverschluss und stellen ihn in den Kühlschrank. Bei Bedarf nehmen Sie drei- bis fünfmal täglich einen Teelöffel davon ein.

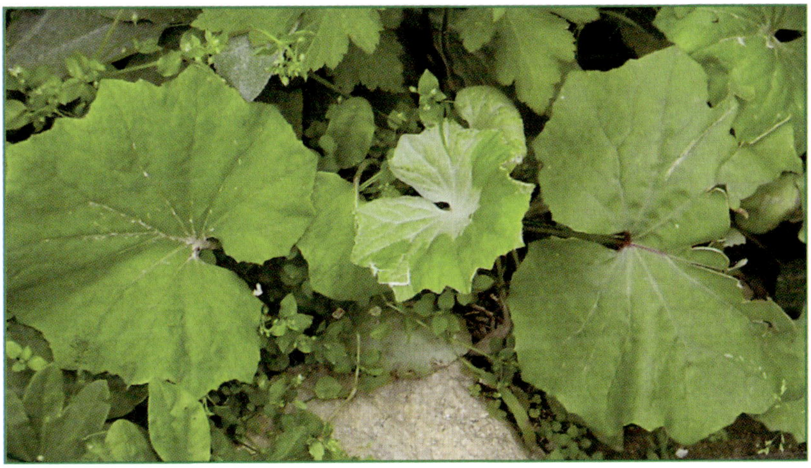

Huflattich wurde vor einigen Jahren aus dem Arzneibuch gestrichen, da er Pyrrolizidin-Alkaloide enthält, von denen die Menge, die in 36 Kilo Huflattichblättern (!) enthalten ist, die Leber schädigen kann. Er ist ein ausgezeichneter Schleimlöser.

adstringierend; er zieht das Gewebe zusammen und verringert dadurch die Entzündung und Schwellung. Außerdem zerteilt er den Schleim und enthält viel Vitamin C.
Mischen Sie einen Teelöffel naturreinen Honig mit dem Saft einer halben Zitrone. Lassen Sie davon stündlich und nach jedem Hustenanfall einen Teelöffel voll auf der Zunge zergehen.

- Ein weiteres wirksames Hausrezept ist Huflattichsirup. Huflattich ist ein guter Schleimlöser und fördert das Abhusten. Dieser Hustensirup hilft bei mildem Husten und ist ideal für Kinder – sie lieben ihn.
- Wenn Sie einen Garten mit eigenen Tannenbäumen haben, sammeln Sie im Mai von den Zweigen, die nicht größer werden sol-

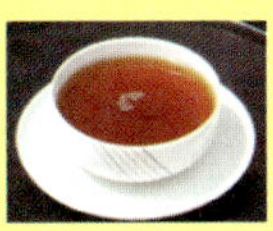

Großmutters Hausrezept bei Husten

Huflattichsirup

Bringen Sie einen Viertelliter Wasser zum Kochen und fügen Sie drei Esslöffel Huflattichblätter hinzu. Lassen Sie diese zehn Minuten lang auf kleiner Flamme ziehen. Gießen Sie sie ab, lassen Sie sie ein wenig abkühlen und geben Sie erst dann einen Esslöffel naturreinen Honig und einen Esslöffel Zitronensaft hinzu. Rühren Sie um, bis sich der Honig gelöst hat. Nehmen Sie so oft wie nötig ein bis zwei Esslöffel davon.

Kirschenessen macht gesund – wenn Sie die Stiele aufheben, erhalten Sie einen wunderbaren Hustentee!

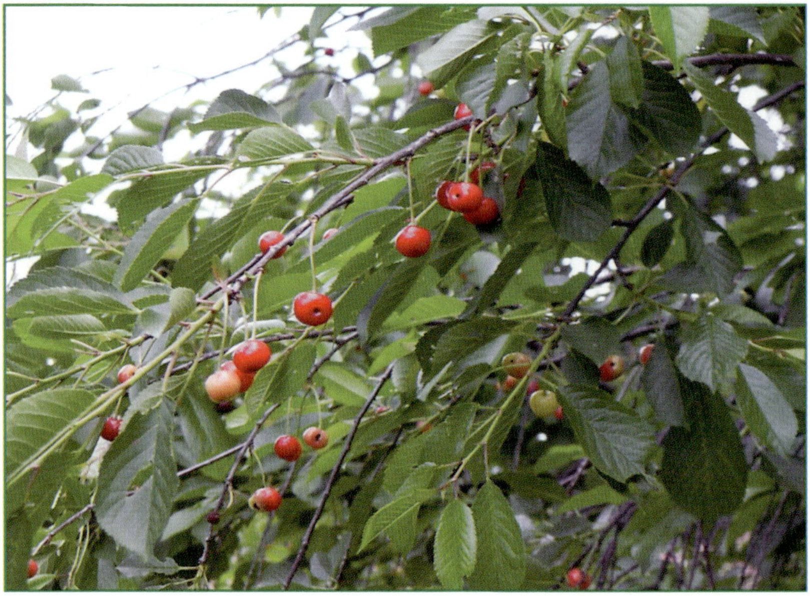

len, die jungen Triebe, geben Sie sie in ein Glas und füllen Sie drei Esslöffel Zucker darauf. Die Tannenwipfel ziehen langsam Saft, verfärben sich im Laufe der Zeit braun, können aber im Glas bleiben. Der Tannenwipfelsirup ist hoch wirksam und schmeckt auch Kindern – vor allem, wenn sie schon beim Sammeln und Herstellen mitgeholfen haben.

- Besonders für kleine Kinder ist folgender Hustentee: Übergießen Sie einen Esslöffel Kirschenstiele mit einem Viertelliter kochendem Wasser, lassen Sie sie 10 Minuten lang ziehen und trinken

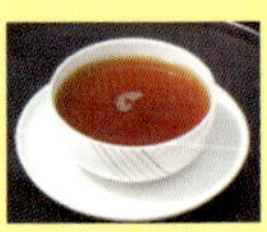

Großmutters Hausrezept

Hustensaft aus Rettich und Kandis

Schneiden Sie von einem Rettich das Grüne ab und schnitzen Sie auf einer Seite der Länge nach eine Kerbe hinein. In diese füllen Sie Kandiszucker. Der Rettich zieht sofort Saft. Damit Sie möglichst viel Hustensaft erhalten, lassen Sie den Rettich etwas ruhen und stellen ihn dann schräg in ein Glas hinein, sodass der Saft in das Glas ablaufen kann.

Sie dann den etwas abgekühlten Tee. Wegen seiner roten Farbe finden ihn Kinder faszinierend.

- Hustensaft aus Rettich und Kandiszucker machen Sie ebenfalls selbst. Wenn Sie Kinder haben, lassen Sie sie daran mitarbeiten und staunen.
- Auch Wickel helfen bei Husten und Bronchitis: Erwärmen Sie Magerquark auf gute Körperwärme und streichen Sie ihn ca. 1 cm dick direkt auf den Brustkorb. Wickeln Sie den Oberkörper in ein Frotteetuch und lassen Sie den Wickel mindestens eine Stunde, gern auch die ganze Nacht an seinem Platz. Helfen sollen auch heiß-feuchte Zitronenwickel als Brustauflage.
- Zwiebeln ergeben nicht nur einen wirksamen Hustensaft, auch als warme Umschläge auf dem Brustkorb lindern sie den Hustenreiz. Dazu die Zwiebeln klein schneiden, ohne Öl in der Pfanne erwärmen und auf ein Geschirrtuch geben, dieses wie im Wickel um den Brustkorb legen.

Bronchitis

Ein hartnäckiger Husten kann leicht in Bronchitis umschlagen. Dabei schmerzt der Brustkorb stark und Sie husten jede Menge Schleim, vielleicht haben Sie auch Fieber. Aber Bronchitis ist nicht ansteckend.

Besonders Kinder sind von Bronchitis öfters betroffen. Wenn möglich, fahren Sie mit ihnen in die Berge. Die sauerstoffreiche Luft und die Flucht aus der kaltfeuchten Nebelzone wird ihnen beim Heilen helfen.

Eibischwurzeln schmecken süßlich; ihr Schleim ist gut für die Bronchialschleimhaut.

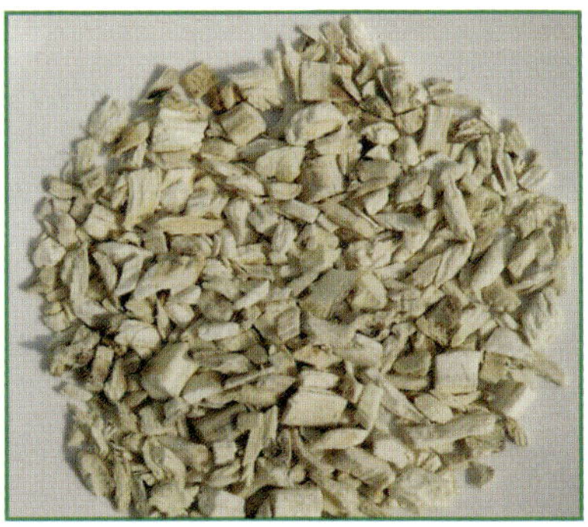

- Aus Eibischwurzeln bereiten Sie einen kalt angesetzten Tee zu (Rezept Seite 55); nehmen Sie einen Teelöffel Wurzeln auf einen Viertelliter Wasser.
- Wenn der Husten so richtig tief sitzt und beim Husten das untere Brustbein stark schmerzt, kommt die Blitzversion vom guten, alten Schmalzwickel zum Tragen: Erhitzen Sie Öl in der Pfanne, gießen Sie es auf ein zusammengelegtes Taschentuch und legen Sie es auf die schmerzende Stelle, sobald es so weit abgekühlt ist,

dass Sie das ohne Verbrennungen aushalten. Schnell ins Bett und zudecken. Wenn Sie nicht sofort vor Erleichterung einschlafen, wiederholen Sie die Prozedur nach einigen Minuten. Als Abwandlung können Sie das mit Öl getränkte Tuch auf die Heizung legen, falls es dadurch warm genug wird.

- Kartoffelwickel auf der Brust bringen Erleichterung.
- Rohe Knoblauchzehen, mindestens zwei Stück am Tag, wirken antibiotisch. Damit sie ihre Heilwirkung auf die Bronchien ausüben können, muss Ihr Atem allerdings hinterher nach Knoblauch riechen – mit geruchfreien Kapseln wird Ihnen das nicht gelingen.

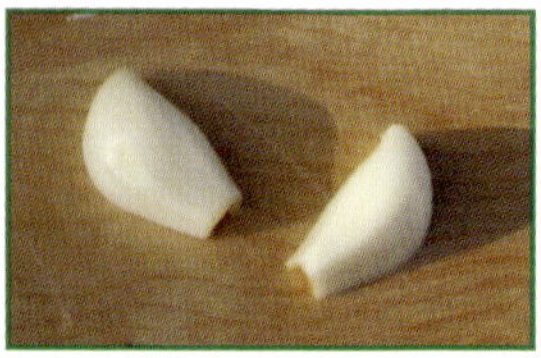

Frischer, roher Knoblauch hilft bei Bronchitis.

- Nicht für Kinder: Als Rosskur für starke Männer mischen Sie 1/16 Liter Whisky, 1/16 Liter frischen Zitronensaft und 1/4 Teelöffel Cayennepfeffer. Wenn Sie das getrunken haben, gehen Sie sofort ins Bett, packen sich in viele warme Decken ein und schwitzen sich gesund.

Schnupfen

Böse Zungen behaupten, ein Schnupfen dauere ohne Behandlung eine gute Woche und mit Behandlung neun Tage. – Das Dumme ist: Sie haben Recht. Als Virusinfektion folgt der Schnupfen eigenen Gesetzen und klingt von selbst wieder ab.

Die Behandlung hat also nur den Sinn, dafür zu sorgen, dass der Nasenschleim flüssig bleibt, damit die Nebenhöhleneingänge und die Eustachischen Röhren nicht verstopft werden. Feuchte Luft und viel trinken ist also auch bei Schnupfen die erste Devise.

Zu den Symptomen gehören eine laufende oder verstopfte Nase, niesen und rinnende Augen. Versuchen Sie, ohne die käuflichen Nasentropfen oder Nasensprays auszukommen, die Erleichterung verschaffen, indem sie die Blutgefäße zusammenziehen und die geschwollenen Schleimhäute schrumpfen lassen. Nach etwa drei Tagen verlieren die Blutgefäße nämlich ihre Fähigkeit, sich zusammenzuziehen, und die Symptome sind schlimmer als zuvor.

! Lassen Sie die Finger von Nasensprays! Sie machen alles nur noch schlimmer.

- Zünden Sie bei den ersten Anzeichen eines Schnupfens Räucherstäbchen an. Zwei Sandelholzräucherstäbchen hinter-

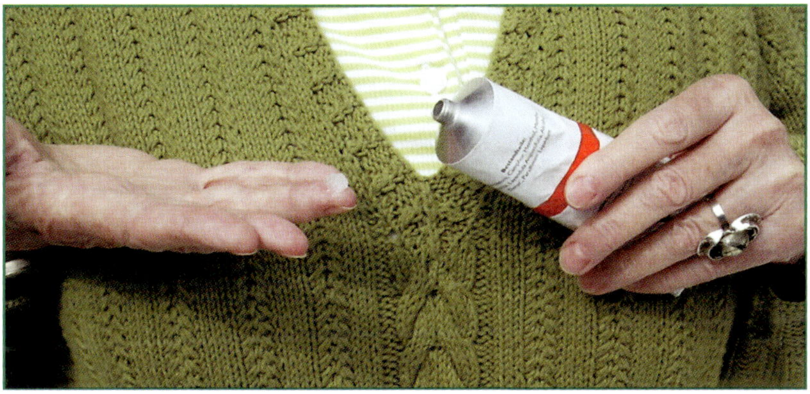

Achten Sie darauf, dass brennende Salben wie China- oder Tigerbalsam nicht versehentlich in die Augen geraten.

Großmutters guter Rat

Einreiben mit Tigerbalsam

Tigerbalsam brennt höllisch in den Augen. Verwenden Sie daher zum Einreiben mit Tigerbalsam und ähnlichen Salben einen Finger, mit dem Sie nicht versehentlich Ihre Augen reiben. Sicher sind meist der kleine Finger oder der Ringfinger.

einander haben schon so manchen Schnupfen daran gehindert, sich überhaupt erst richtig zu entwickeln. Achten Sie auf saubere Qualität der Räucherstäbchen, schließlich atmen Sie den Rauch ein!

- Um die Nase über Nacht frei zu kriegen, reiben Sie Brust und Rücken mit Minzöl oder weißem Tigerbalsam ein.
- Tigerbalsam ist ideal, um die Nasengänge frei zu legen und die Atmung zu erleichtern. Tragen Sie etwas weißen Tigerbalsam auf die Haut zwischen den Augenbrauen, auf die Schläfen und die Ohrläppchen auf. Achten Sie darauf, dass Sie die empfindlichen Schleimhäute in Ihrer Nase und Ihre Lippen nicht damit berühren, denn Tigerbalsam ruft innerhalb von fünf bis zehn Minuten nach dem Auftragen ein intensives Wärmegefühl hervor.
- Einige Tropfen Minzöl unter der Nase verteilt, und das Durchatmen fällt wieder leicht. Doch Vorsicht: Eine wunde Nase kann

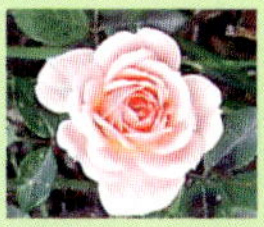

Wovon haben Sie derzeit die Nase voll?
Ändern Sie die Situation oder Ihre Einstellung dazu!

empfindlich auf den Kontakt mit der scharfen Minze reagieren. Geben Sie daher vielleicht das Öl lieber auf ein Taschentuch, das Sie neben oder unter das Kopfkissen legen.

- Gegen trockene Nasengänge bringen Sie mit einem Wattestäbchen eines der folgenden Mittel auf: Vitamin E (öffnen Sie eine Vitamin-E-Kapsel mit einer Nadel und drücken Sie das Öl heraus), Speiseöl (egal welches, solange Sie seinen Geruch mögen) oder Ringelblumensalbe. Alle drei Mittel sind eine Wohltat für die Schleimhäute.
- Verstopfte Nasen werden durch Inhalieren wieder frei. Nehmen Sie außer dem heißen Wasser mit Kochsalz, Kamille, Pfefferminze, Eukalyptusöl oder Minzöl auch ein Taschentuch mit unter Ihr Handtuch.
- Frisch geriebene Meerrettichwurzeln machen die Nase sofort frei – schon beim Reiben. Sie können sie aber auch als Breiumschlag um den Halsansatz auflegen.
- Holunderblütentee wirkt immunaktivierend und ist daher auch bei Viruserkrankungen wie Schnupfen ein sinnvolles Mittel.

Holunder stärkt das Immunsystem und hilft daher bei Virusinfektionen wie Schnupfen.

Heiserkeit

Es kann Sie aus heiterem Himmel überfallen: Ihre Stimme wird mit einem Mal zittrig, überschlägt sich und bleibt dann völlig weg. Sie bringen ein paar Tage lang keinen Ton heraus und werden noch dazu von vielen Menschen ausgelacht, weil das ja ach so witzig klingt. Nur Sie selbst haben nicht viel zu lachen.

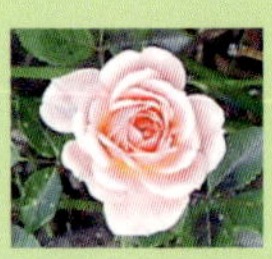

Großmutters Rat für die Seele bei Heiserkeit

Steckt dahinter vielleicht …

… Groll? … Angst, etwas auszusprechen? Louise Hay meint zu Kehlkopfentzündungen: „Du bist so außer dir, dass du nicht einmal mehr sprechen kannst.“
Sie können um Hilfe bitten, wenn Sie Hilfe brauchen, und Sie dürfen frei aussprechen, was Sie bewegt. Man wird Sie deswegen nicht weniger achten, im Gegenteil!

Die Ursache für Heiserkeit ist eine Virusinfektion oder eine bakterielle Infektion des Gewebes bei den Stimmbändern, die den Schwingungsmodus stört.

In einer Welt der Telefone ist Heiserkeit oder eine Kehlkopfentzündung ein Grund, ins Bett zu gehen oder sich zumindest ein paar Tage Ruhe zu gönnen. Tun Sie es, Heiserkeit ist mehr als eine Befindlichkeitsstörung. Das Leben hat offensichtlich beschlossen, dass Sie eine Pause verdient haben.

- Schonen Sie sich auch körperlich, betreiben Sie also keinen Sport, wenn Sie heiser sind, und fangen Sie nicht an, Fenster zu putzen, weil Sie nun endlich einmal dafür Zeit hätten.
- Legen Sie einen kühlen Quarkwickel an. Entzündungen reagieren gut auf Kühlung.
- Vieles, was bei Husten und Halsschmerzen hilft, schafft auch für Heiserkeit gute Heilungsvoraussetzungen. Außer Schonung ist das in erster Linie eine Erhöhung der Luftfeuchtigkeit.
- Trinken Sie keine kalten, sondern zimmerwarme Getränke; gut ist stilles Mineralwasser oder lauwarmer Kräutertee.
- Bemühen Sie sich, leise zu sprechen – das nimmt den Druck von Ihrem Kehlkopf, den Druck aus Ihren Worten, und verstanden werden Sie dennoch ausgezeichnet.

Ein kühler, die Entzündung kühlender Quarkwickel hat sich bei Heiserkeit bewährt.

Fieber

Fieber ist keine Krankheit – im Gegenteil: Wenn Sie fiebern können, heißt das, dass Ihre körpereigene Abwehr gut funktioniert. Und das ist mehr als nur ein schwacher Trost.

Großmutters guter Rat bei Fieber

Sie müssen zum Arzt, ...

- wenn Ihre Temperatur 38,3 °C übersteigt und mit einem wunden Hals einhergeht;
- wenn Ihre Temperatur länger als vier bis fünf Tage 38,9 °C übersteigt.

Großmutters guter Rat bei Fieber

Ihr Kind gehört zum Arzt, ...

- wenn es jünger ist als sechs Monate und seine Körpertemperatur mehr als 38,3 °C in der Achsel oder 39,7 °C im After beträgt;
- wenn es älter ist als sechs Monate und seine Temperatur mehr als 39,4 °C beträgt.

Fieber tritt selten allein auf. Schlechtes Allgemeinbefinden, Frieren oder sogar Schüttelfrost, dann wieder Schwitzen, eine heiße Stirn und ein blasses oder im Gegenteil gerötetes Gesicht kommen dazu.

Fieber kann eine allergische Reaktion sein oder ein Anzeichen für Überarbeitung. Es kann einhergehen mit Erkältungen und vielen anderen Krankheiten. Ist die Ursache eine Krankheit, dann dienen die höheren Temperaturen von mehr als 38,5 °C dazu, Bakterien und Viren abzutöten.

Benutzen Sie also nicht gleich Medikamente, die das Fieber senken würden, sondern lassen Sie das Immunsystem arbeiten. Nur auf diese Weise bildet es genügend Abwehrstoffe, um den nächsten Angriff der gleichen Viren oder Bakterien von vornherein abwehren zu können.

Von Fieber spricht man, wenn die Körpertemperatur – natürlich nicht unmittelbar nach extremer körperlicher Anstrengung gemessen – im Mund 38 °C oder mehr beträgt. Hohes Fieber ist ein Grund für den Anruf beim Arzt. Solange Sie Fieber haben, müssen Sie mehr trinken als sonst, da das Fieber buchstäblich die Feuchtigkeit in Ihrem Körper verbrennt.

Nochmals: Greifen Sie nicht gleich zu Medikamenten. Es gibt natürliche Methoden zur Behandlung von Fieber, die sehr wirksam sind. Die meisten gehen mit

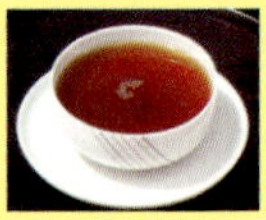

Großmutters Hausrezept

Lindenblütentee

Übergießen Sie 2 Teelöffel getrocknete Lindenblüten mit einem Viertelliter Wasser, lassen Sie sie 10 Minuten ziehen, gießen Sie sie ab und trinken sie mit Honig gesüßt schluckweise.

Schwitzen einher und werden daher am besten am Abend vor dem Schlafengehen eingesetzt.

Und so bringen Sie einen Fiebernden zum Schwitzen:

- Lindenblütentee ist das bekannteste Hausmittel zum Schwitzen. Da Lindenblütentee eine rasche und starke Wirkung hat, sollten Sie am besten schon im Bett liegen, wenn Sie ihn trinken!
- Salbei-Knoblauch-Zitronentee (siehe Seite 46) wird nicht nur erfolgreich zum Abfangen von Erkältungen eingesetzt und hilft, sie rascher zu vertreiben, er wirkt auch schweißtreibend. Am besten wirkt er, wenn Sie fasten und ihn trinken, solange er heiß ist, mindestens eine Tasse pro Stunde. Bleiben Sie gut zugedeckt im Bett und schwitzen Sie sich aus. Ihre Temperatur mag kurzfristig ansteigen, aber das ist ein gutes Zeichen, solange Sie dabei auch schwitzen.
- Pfefferminz-Holunderblütentee ist ein altbewährtes Mittel gegen Fieber. Damit es rasch Erfolg hat, muss der Tee aber recht stark sein (siehe das Rezept auf Seite 67). Normalerweise löst sich die Spannung und das Fieber sinkt innerhalb einiger Stunden oder über Nacht.
- Für einen starken Thymiantee überbrühen Sie 2 Teelöffel Thymian mit einem Viertelliter Wasser, lassen den Tee 5 Minuten lang ziehen und trinken ihn mehrmals täglich mit Honig gesüßt in kleinen Schlucken.
- Für Erwachsene: Ein Schuss Slibowitz ist Medizin!
- Schneiden Sie Petersilienblätter und -stängel klein und kochen Sie einen Esslöffel davon in einem Viertelliter Wasser gut auf und gießen es ab. Schluckweise trinken.

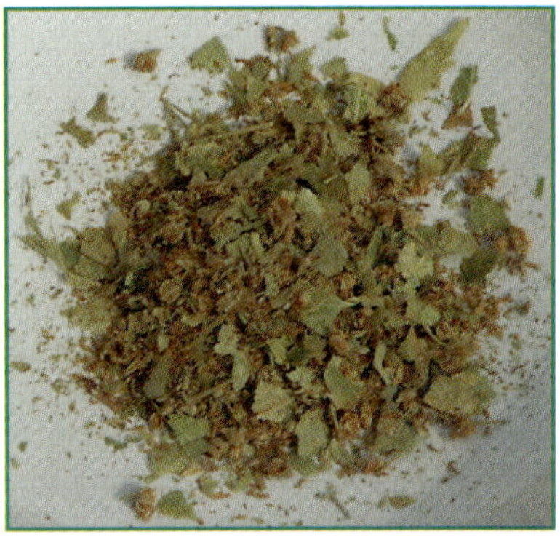

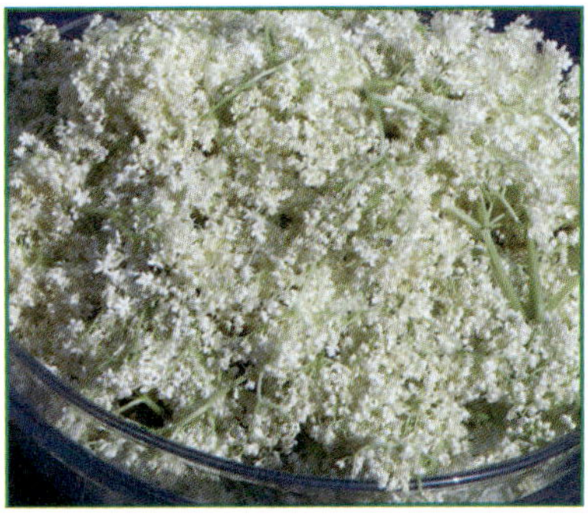

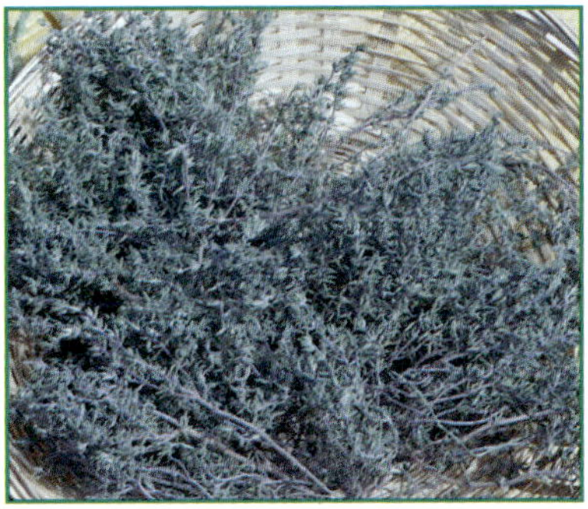

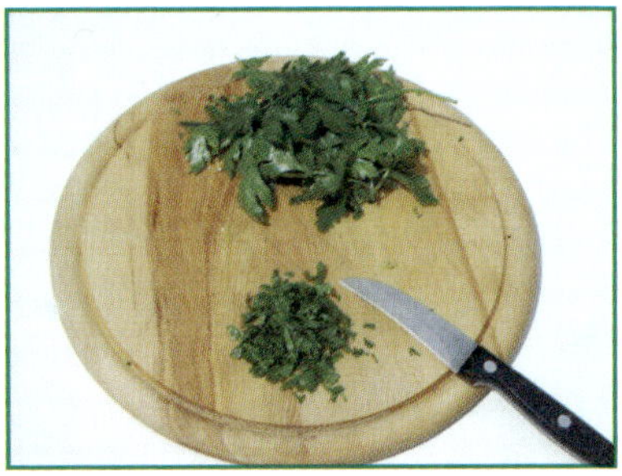

Wenn das Fieber 38,9 °C übersteigt, kann man anfangen, es gezielt zu senken.

- Beginnen Sie damit, dass Sie kaltes Wasser auf einen Waschlappen laufen lassen und sich damit die Stirn, Schläfen, Handgelenke und Hände kühlen. Wiederholen Sie dies alle fünf Minuten.

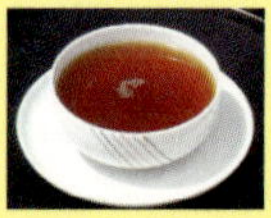

Großmutters Hausrezept bei Fieber

Thymian-Lindenblüten-Kamillentee

Mischen Sie die drei Kräuter zu gleichen Teilen und nehmen Sie einen Teelöffel auf einen Viertelliter kochendes Wasser. Lassen Sie ihn fünf Minuten lang ziehen, gießen Sie ihn dann ab und trinken Sie ihn möglichst heiß. Wenn Sie möchten, dürfen Sie ihn mit etwas Honig süßen.

- Wenn dadurch das Fieber nicht heruntergeht, legen Sie sich in eine seichte Badewanne mit mäßig warmem Wasser und spülen Sie abwechselnd verschiedene Teile Ihres Körpers damit ab. Die Verdunstungskälte wird den Wärmeverlust Ihres Körpers beschleunigen.

  Sobald Sie anfangen zu frieren, steigen Sie aus der Wanne, hüllen Sie sich in ein Badetuch, trocknen sich aber nicht ab. Wiederholen Sie die Prozedur, sobald Ihnen nicht mehr kalt ist. Das Badezimmer sollte warm (nicht heiß) und zugfrei sein. Hören Sie mit den kühlen Bädern auf, wenn Ihre Körpertemperatur zu schnell sinkt.
- Wenn Sie Zugang zu einer Farblampe haben, legen Sie sich mit Ihrem Kopf unter blaues Licht. Das sollte Ihr Fieber innerhalb von zehn Minuten senken.
- Wadenwickel senken die Temperatur um 1/2 bis 1 °C. Tränken Sie Geschirrtücher mit lauwarmem Essigwasser (1 bis 2 Esslöffel Obstessig) und legen Sie sie straff und faltenfrei um die Waden. Wickeln Sie dann ein trockenes Handtuch darum und schließlich einen Wollschal. Die Wickel nach einer halben Stunde wieder abnehmen und die Beine gut abtrocknen. Eventuell nach einer Stunde neue Wickel anlegen.
- Bei Kindern bleiben sie aber meist nicht lange an ihrem Platz. Hier helfen Essigsocken: Ziehen Sie dem Kind in Essigwasser getränkte Socken an, ein paar trockene Socken darüber, und wickeln Sie locker ein dickes Handtuch um die Füße – Sie wollen schließlich nicht, dass das ganze Bett feucht wird.

Fieberkrämpfe bei Kindern sind zwar erschreckend, gelten aber bei Kindern bis zu vier Jahren nicht als gefährlich.

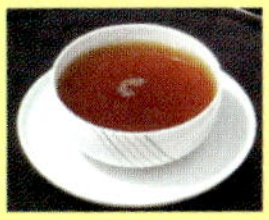

Großmutters Hausrezept bei Fieber

Pfefferminz-Holunderblütentee

Bringen Sie einen halben Liter Wasser zum Kochen und gießen Sie es über vier Esslöffel Pfefferminze und vier Esslöffel Holunderblüten. Bei Kindern unter 10 Jahren nehmen Sie von beiden Kräutern die Hälfte. Lassen Sie den Tee 15 Minuten lang in einem zugedeckten Gefäß ziehen. Gießen Sie ihn ab. Trinken Sie ihn heiß und gehen Sie dann ins Bett.

Kinder bekommen bisweilen rasch hohes Fieber über 40,5 °C, und das kann anfallsartige Fieberkrämpfe hervorrufen. Diese können den ganzen Körper oder nur Teile davon befallen. Das Kind wird steif, krampft Zähne und Fäuste zusammen und die Augen rollen nach hinten. Es kann den Atem anhalten, vielleicht blau werden und unkontrolliert Speichel, Urin oder Kot absondern.

Obwohl solche Fieberkrämpfe auf Eltern sehr erschreckend wirken, gelten sie bei Kindern, die zwischen sechs Monaten und vier Jahren alt sind, nicht als gefährlich. Man kann ihnen vorbeugend entgegenwirken, wenn man beginnt, das Fieber zu senken, sobald die Temperatur 39 °C übersteigt.

Falls ein Fieberkrampf auftritt, legen Sie das Kind auf die Seite, damit der Speichel abfließen kann. Reinigen Sie den Mund von überschüssigem Speichel oder Resten von Erbrochenem, um die Atmung zu erleichtern. Geben Sie ihm nichts zwischen die Zähne.

Legen Sie ein Kind mit Fieberkrampf auf die Seite, damit der Speichel abfließen kann.

Ziehen Sie das Kind aus und wischen Sie es mit nassen, kalten Tüchern ab oder legen Sie es in eine lauwarme Badewanne, um die Körpertemperatur zu senken.

- Wichtig ist auch hier: viel und regelmäßig trinken oder zu trinken geben. Denn beim Schwitzen verliert der Körper sehr viel Flüssigkeit, die unbedingt ersetzt werden muss.
- Mit dem Schwitzen verbunden ist ein erheblicher Salzverlust. Gegen diesen hilft am besten Nudelsuppe.
- Wechseln Sie die Kleidung und benutzen Sie Naturmaterialien, die den Schweiß gut aufsaugen.
- Achten Sie darauf, dass das Zimmer zugfrei ist.

- Die Hitze des Körpers muss abgeleitet werden können. Verwenden Sie deshalb bei einem fiebernden Kind keine dicken Decken.
- Zwingen Sie Ihr Kind nicht zum Essen. Wenn es ihm wieder besser geht, wird es Ihnen früh genug mitteilen, dass es nun einen Bärenhunger hat.

Dreitagesfieber ist meist nicht weiter schlimm. Wenn es dem Kind sehr schlecht geht, ziehen Sie einen Arzt hinzu.

Dreitagesfieber von Babys

Dreitagesfieber ist eine Infektionskrankheit, die ein Herpes-Virus verursacht. Sie tritt meistens in einem Alter zwischen 6 und 36 Monaten auf, die Erreger werden mit der Atemluft übertragen. Ein bis zwei Wochen nach der Ansteckung bricht hohes Fieber über 39 °C aus, das nach drei bis fünf Tagen plötzlich wieder fällt. Stattdessen bilden sich auf der Haut blassrote, den Röteln ähnelnde Flecken. Sie verschwinden meist ebenfalls nach höchstens drei Tagen.

Sie können das Fieber mit einem der oben beschriebenen Mittel senken, sobald es über 39 °C ansteigt. Geht es Ihrem kleinen Patienten schlecht oder leidet er an Fieberkrämpfen, ziehen Sie einen Arzt hinzu.

Gripppe

Kopf- und Gliederschmerzen als Begleiterscheinung eines Schnupfens sind ein untrügliches Anzeichen dafür, dass man sich eine ausgewachsene Grippe zugezogen hat. Wie der Schnupfen ist sie eine Virusinfektion, beide dringen über die Atemwege in den Körper ein, aber ein Schnupfen bleibt auf den Bereich der Atemwege beschränkt, während sich eine Grippe in den ganzen Körper ausbreitet und dann zum Beispiel in Gestalt der charakteristischen Gliederschmerzen bemerkbar macht.

Die Symptome sind zunächst ähnlich wie bei einer einfachen Erkältung. Im weiteren Verlauf werden sie jedoch stär-

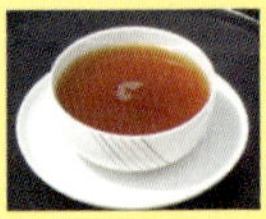

Großmutters Hausrezept
Hagebuttentee

1–2 Teelöffel zerkleinerte Hagebuttenfrüchte mit Samen mit einem Viertelliter kaltem Wasser übergießen, erhitzen, kurz aufkochen und dann noch 10 Minuten ziehen lassen.

ker. Typisch für die Grippe ist vor allem ein rascher und höherer Fieberanstieg auf bis zu 39 °C, eventuell verbunden mit Schüttelfrost, den erwähnten starken Kopf- oder Gliederschmerzen und dem Gefühl der Abgeschlagenheit und Erschöpfung. Bisweilen kommt es in zweiter Linie zu Komplikationen wie Lungen- oder Herzmuskelentzündungen.

Die Behandlung der Symptome ist zum Großteil die gleiche wie bei einer Erkältung. Vorbeugen kann man durch Stärkung des Immunsystems – oder mit einer Grippeimpfung zu Beginn des Herbstes; diese wird vor allem älteren Menschen empfohlen.

- Zur Stärkung des Immunsystems gibt es die bewährten Vitaminspender Sanddornsaft und Schwarzer Johannisbeersaft. Daneben kommt hier Hagebuttentee zu hohen Ehren; er hat allerdings mit dem Teebeuteltee, den Sie als Frühstückstee kennen, nicht viel gemeinsam, denn dieser besteht nur aus Fruchtkernen ohne

Zur Stärkung des Immunsystems brauchen Sie vollständige Hagebutten, also Schalen mit Kernen!

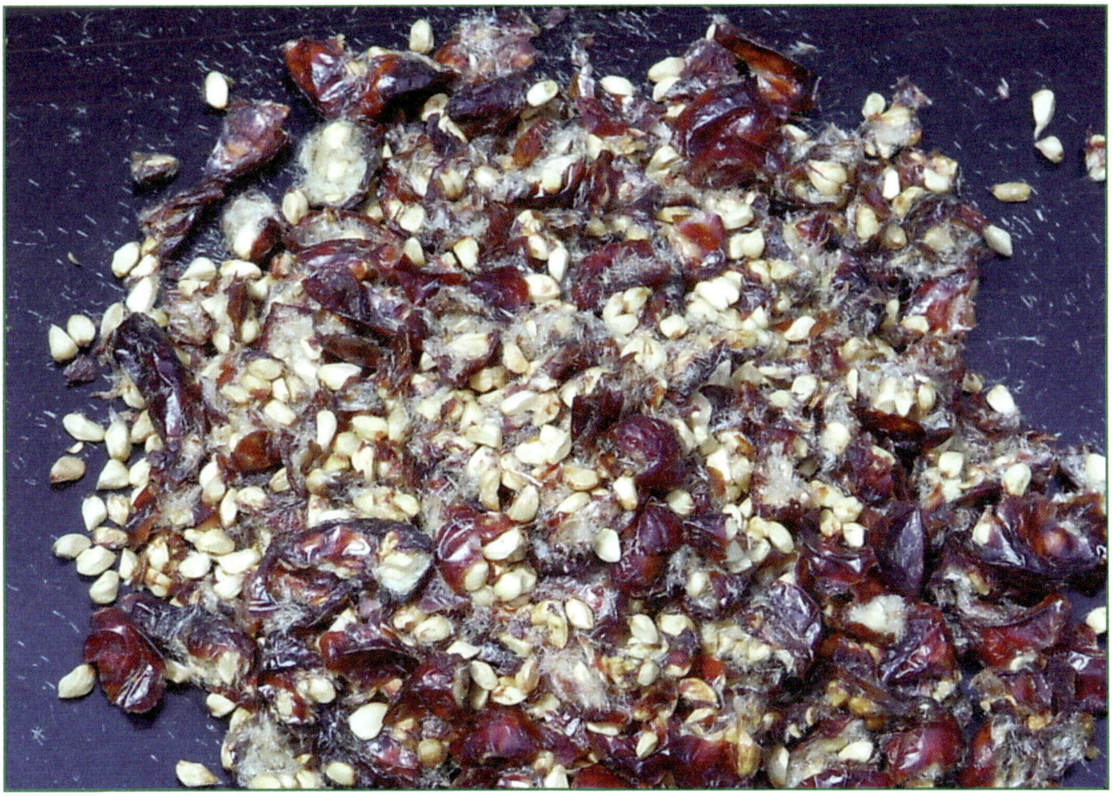

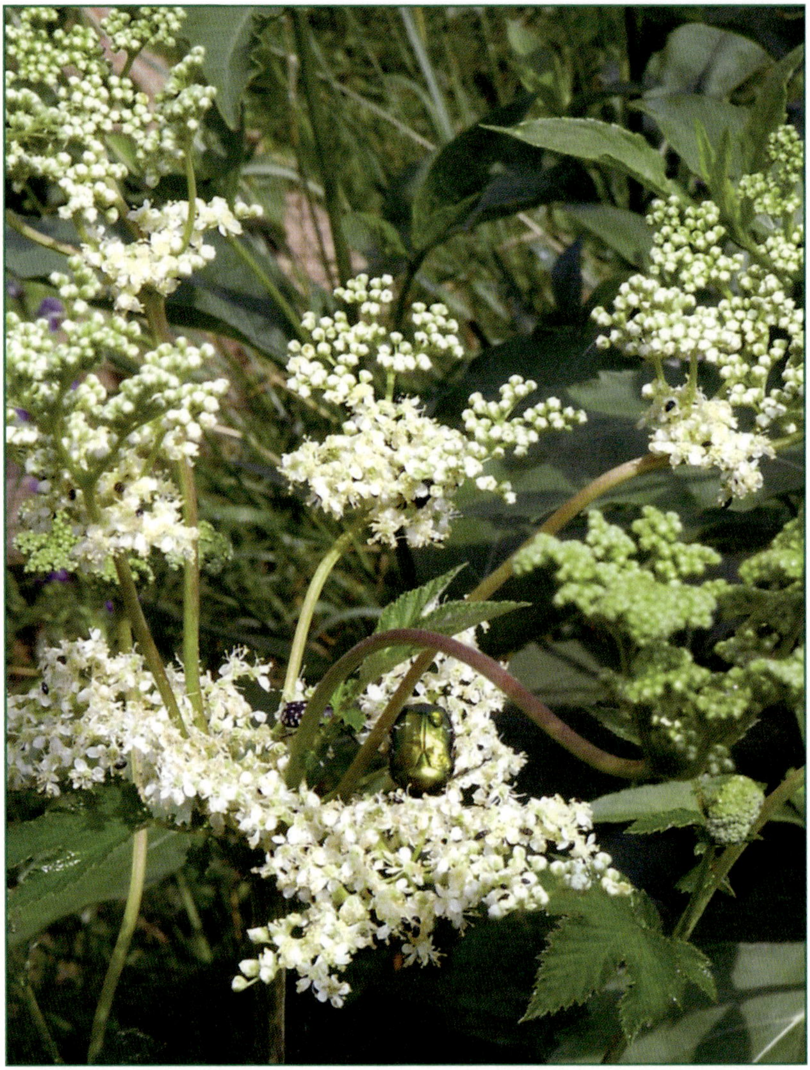

Das Mädesüß (oder eigentlich Mähdesüß) duftet wunderbar süß und ist eine natürliche Salicylsäurequelle und noch viel mehr.

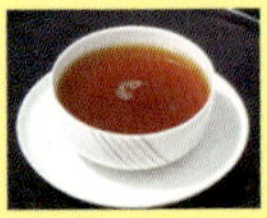

Großmutters Hausrezept bei Grippe

Mädesüßtee

1 Teelöffel Mädesüßblüten und -blätter mit einem Viertelliter nicht mehr kochendem Wasser aufsetzen, mindestens 10 Minuten ziehen lassen. Wenn Ihnen das schmeckt, wäre es sinnvoll, den Tee mit Zitronensaft zu würzen.

Samen. Diese, das Juckpulver unserer Kindertage, enthalten aber wichtige Vitamine, Gerbstoffe, Mineralstoffe und was dergleichen mehr ist. Beachten Sie bitte Großmutters Zubereitungsart (Rezept auf Seite 68).

- Schlehdornsaft ist eine gute Idee in der Phase der Rekonvaleszenz – und überhaupt bei Erschöpfungszuständen.
- Ebenfalls in der Rekonvaleszenz sind Rote Bete wunderbar, sie können Sie allerdings auch vorbeugend auf Ihren Speiseplan setzen. Sie stärken Ihre Widerstandskraft und verhindern, dass sich Bakterien ausbreiten können. Köstlich sind Rote Bete als Salat: Sie kochen die Rüben, schälen sie dann dünn ab, schneiden sie in Würfel und geben Salz, Pfeffer, Zitronensaft und Olivenöl dazu.
- Für Menschen, die es nach Möglichkeit vermeiden, Tabletten zu nehmen (warum, steht im Kapitel „Schmerzen“ auf Seite 91), ist

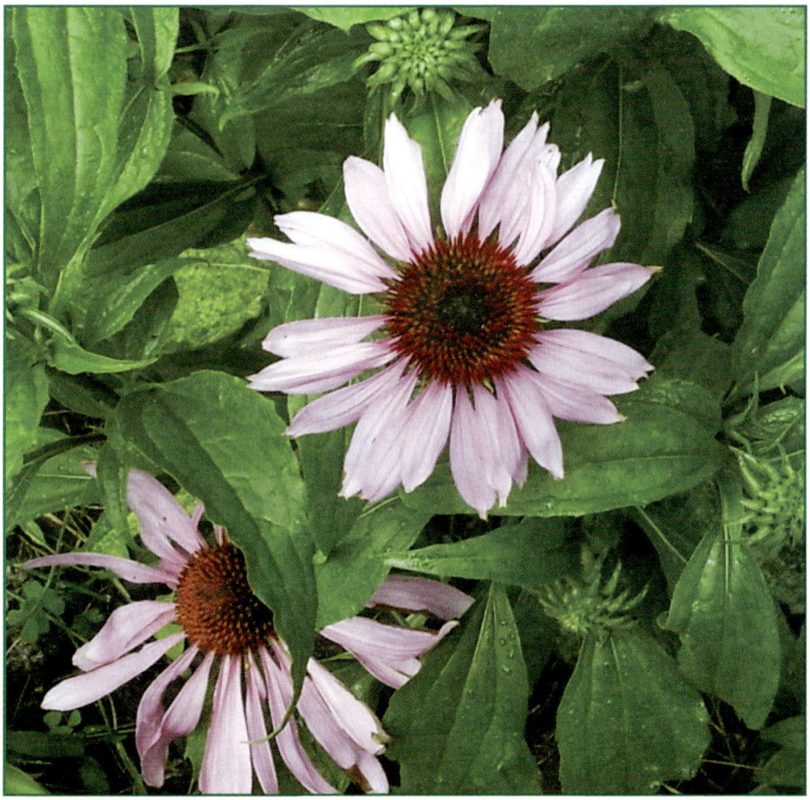

Der rote Sonnenhut kommt aus Nordamerika zu uns, wo er seit vielen Jahrhunderten als Heilpflanze geschätzt wird.

eine ordentliche Grippe eine der ganz wenigen Ausnahmen, in denen sie ein Salicylsäurepräparat nehmen. Eine Alternative ist die gute alte Spirea, die dem A-spirin seinen Namen gab: das Mädesüß, das heute den botanischen Namen Filipendula ulmaria trägt. Es wirkt einerseits wie Aspirin & Co., also schweißtreibend und schmerzstillend, zusätzlich aber durch seine Flavonoide das Immunsystem stärkend. Und wenn Sie es als Tee zu sich nehmen, kommt noch eine harntreibende und damit allgemein entgiftende Wirkung hinzu.

- Zur Stärkung des Immunsystems ist Sonnenhut (Echinacea purpurea) ideal. Da die Pflanze beim Trocknen ihre Wirkstoffe verliert, Grippewellen aber üblicherweise im Winter auftreten, wenn die Echinacea längst verblüht ist, müssen Sie auf Fertigpräparate zurückgreifen. Verwenden Sie sie gemäß den Angaben auf der Packungsbeilage.

Blasen- und Nierenerkältungen

> ! Nieren sind eines unserer heikelsten Organe. Gehen Sie bei Problemen mit der Niere unbedingt zum Arzt!

Entzündungen der Harnwege, der Blase oder des Nierenbeckens, die von Bakterien verursacht werden, kommen bei Frauen häufiger vor, da ihre Harnröhre kürzer ist als bei Männern und da bei ihnen Scheide und After dicht nebeneinander liegen, was die Gefahr einer Verunreinigung erhöht.

Wenn Sie besonders häufig Wasser lassen müssen, es dabei brennt und Ihr Urin rosa bzw. rot verfärbt ist, sollten Sie aktiv werden. Wenn Sie mit den folgenden Mitteln nicht innerhalb von drei Tagen beschwerdefrei sind, gehen Sie zum Arzt.

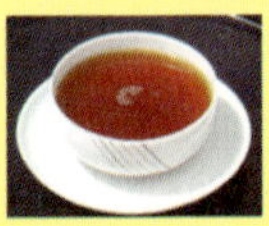

Großmutters Hausrezept

Bärentraubentee

Setzen Sie zwei Teelöffel getrocknete Bärentraubenblätter mit einem Viertelliter Wasser kalt an, lassen Sie diesen Ansatz einige Stunden lang ziehen (vielleicht über Nacht), erhitzen Sie ihn dann nur kurz, seihen Sie den Tee ab und trinken Sie ihn.

- Halten Sie den Unterleib warm.
- Achten Sie gründlich auf sorgfältige Hygiene.
- Viel trinken, zum Beispiel Brennnesseltee. Oder Birkenblättertee oder Tee aus Bohnenschalen oder aus Maisgriffeln oder aus Eschenblättern. Sollte allerdings der Verdacht bestehen, dass es bei Ihnen zu Wasseransammlungen im Gewebe infolge eingeschränkter Herz- und Nierentätigkeit kommt, lassen Sie die Finger von diesen Tees und gehen Sie zum Arzt.
- Bärentraubentee desinfiziert. Bei einer Blasenentzündung ist das ebenso wichtig wie die harntreibende Wirkung. Achten Sie allerdings auf die Zubereitungsform – vom klassischen Aufguss mit heißem Wasser bekommen viele Menschen Bauchschmerzen.

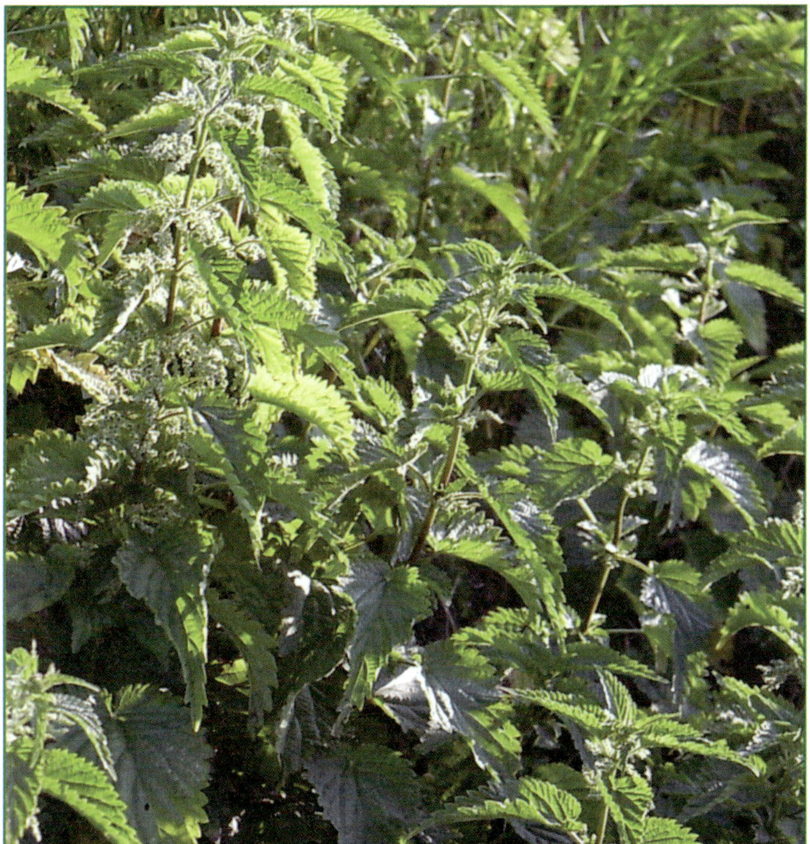

Brennnesseln sind ein Hausmittel für viele Fälle. Auf jeden Fall wirken sie aber anregend auf die Nierentätigkeit und können daher dazu beitragen, Keime rascher auszuspülen.

Rund um unser Knochengerüst

In diesem Kapitel geht es um Leiden, die wir uns meist selbst zuziehen. Es sind also keine Bakterien, keine Viren und Ähnliches im Spiel, sondern eher übersehene Tischkanten, Treppenstufen, Bananenschalen, Felsbrocken – und natürlich unsere Überschätzung unserer Möglichkeiten und unsere sträfliche Vernachlässigung der Bedürfnisse unseres Körpers.

Vorbeugend gegen diese Art von Beschwerden helfen nur so ungemütliche Dinge wie Rückengymnastik, Wirbelsäulengymnastik, Eiskunstlaufen (wer Pirouetten drehen kann, hat auch keine Probleme mit dem Gleichgewicht und steht auch auf einem Bein mühelos stabil), aber auch Dinge, die unsere gesamte Lebensführung betreffen: sich nicht mehr aufbürden, als wir tragen können, Pausen einhalten, zwischen verschiedenen Aufgaben und damit verbundenen Körperhaltungen abwechseln – so vermeidet man von vornherein vieles, was mit „über" beginnt und schlecht ausgeht.

Prellungen

Hinter jedem Bluterguss steht eine innere Verletzung, nämlich eine geplatzte Ader, aus der Blut in das umgebende Gewebe sickert. Von dort wird es im Laufe der nächsten Tage abgebaut, drückt aber inzwischen auf die Nerven ringsum und sorgt für eine Verfärbung der Haut in allen Regenbogenfarben.

- Damit nicht mehr Blut als nötig ins umliegende Gewebe ausläuft und die Schwellung möglichst klein bleibt, sollten Sie sie sofort kühlen – Eiswürfel in ein Geschirrtuch oder einen Waschlappen einschlagen und auf die geprellte Stelle legen, 10 bis 15 Minuten lang liegen lassen.
- Statt Eiswürfeln hilft auch ein Kirschkernkissen, das Sie im Tiefkühler aufbewahren. Es passt sich der Form des Körpergliedes an und bildet eine leichte, kühlende Kompresse.

Pflanzenporträt:

Arnika

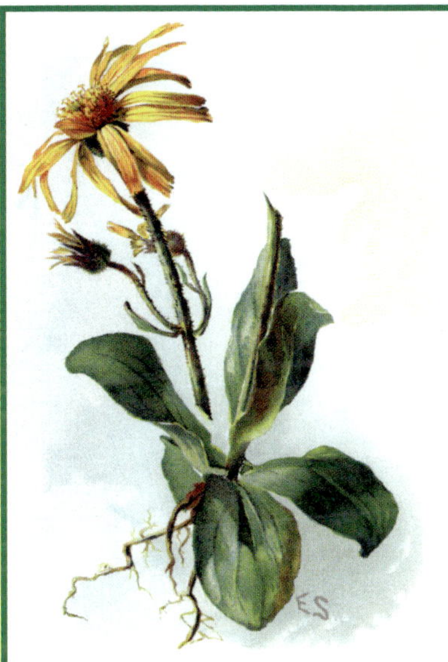

Arnica montana L.–Wohlverleih.

Arnika (Arnica montana) steht unter strengem Naturschutz, denn von dieser Pflanze wurden für die meisten Heilmittel die Wurzeln verwendet – das allein birgt die Gefahr des Raubbaus und Aussterbens – und sie gedeiht nicht in normaler Gartenerde. Auf Kunstdünger reagiert sie durch völligen Rückzug – Arnika ist heikel. Heute werden nur noch die Blüten unmittelbar vor der Heumahd mit Genehmigung gepflückt.

Arnikatinktur oder -salbe wirkt äußerlich stark antiseptisch und lässt Wunden rascher abheilen. Arnika darf nur auf geschlossene Wunden aufgetragen werden, niemals auf offene Wunden, und auch nur sehr sparsam aufgetragen werden, da sie andererseits die Haut in Mitleidenschaft zieht. Berücksichtigt man das, ist sie ein großartiges Mittel bei Prellungen, Quetschungen und Schwellungen; auch bei Ausschlägen, Entzündugen der Haut und Rheumatismus hilft Arnika gut.

Innerlich wird Arnika nur auf ärztliche Aufforderung und nach Anweisung des Arztes verwendet (bei Venenentzündungen, Angina pectoris oder Arteriosklerose und einigen weiteren Leiden). Da Arnika in zu hohen Dosen giftig ist, wird von einer Selbstmedikation mit innerlicher Anwendung dringend abgeraten.

Den Namen Fallwurz trägt die Arnika, weil ein um den Hals gehängtes Stück Arnikawurzel epileptische Kinder vor weiteren Anfällen bewahrte.

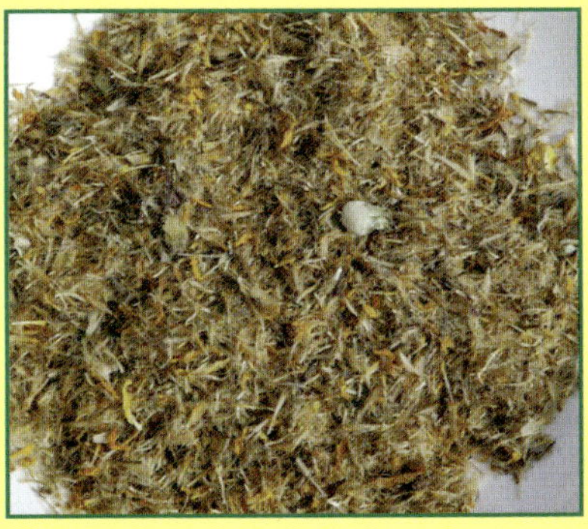

Großmutters Hausrezept

Arnikatinktur

Übergießen Sie 10 g trockene Blüten mit 100 g 70%-igem Alkohol und lassen Sie die Mischung in einer gut verschlossenen Flasche 14 Tage ziehen. Dann müssen Sie die Flüssigkeit abgießen, die Blüten auspressen, die Tinktur 2–3 Tage stehen lassen und dann filtern.

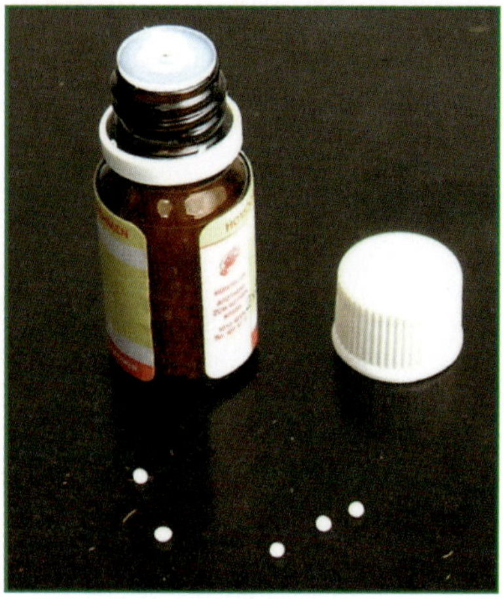

Globuli sind eine gute Alternative oder Ergänzung zu Arnikasalbe.

- Gut kühlt auch eine Kompresse mit Arnikatinktur. Dazu verwenden Sie einen Esslöffel der auf Seite 75 beschriebenen Tinktur auf einen halben Liter Wasser. Tauchen Sie ein Taschentuch oder ein Geschirrtuch in die Flüssigkeit, wringen Sie es gut aus und lassen Sie es so lange auf der verletzten Stelle liegen, bis es nicht mehr als kühlend empfunden wird.
- Reiben Sie die Stelle mehrmals hintereinander dünn mit Arnika- oder Ringelblumensalbe ein.
- Auch die Einnahme von je 5 Arnika-D6-Globuli sofort und eine Stunde später hilft – vor allem dann, wenn Sie Arnika auf der Haut nicht vertragen oder die Prellung mit einer offenen Wunde verbunden ist.
- Schmerzlindernd wirkt auch Johanniskrautöl – dazu tränken Sie ein Mullläppchen mit dem Ölauszug des Johanniskrauts (siehe Seite 83) und befestigen es mit einer Mullbinde auf der Wunde.
- Legen Sie das geprellte Körperglied hoch, damit möglichst wenig Blut an die Wunde gelangt. Wenn das nicht möglich ist, sollten Sie es zumindest in der nächsten Zeit möglichst wenig belasten.

Verrenkungen

Eine Verrenkung ist eindeutig zu schmerzhaft und zu folgenreich für Experimente. Daher: Versuchen Sie nie, das Gelenk selbst einzurenken. Sie richten höchstwahrscheinlich zu viel Schaden an. Fixieren Sie das Gelenk in der ausgerenkten Stellung und kühlen Sie es!!! Und dann ziehen Sie unverzüglich einen Arzt hinzu.

Anschließend können Sie allerdings dazu beitragen, dass die Schmerzen abklingen, dass die Schwellung zurückgeht und dass das beleidigte Gelenk sich bald erholt.

- Arnikatinktur – 1 Esslöffel mit einem halben Liter Wasser verdünnt, Anwendung siehe oben auf dieser Seite – kann hinterher ebenso dazu beitragen, die Schmerzen zu lindern wie Ringelblumensalbe oder Johanniskrautöl.
- Der Klassiker zur Kühlung und Schmerzlinderung bei Zerrungen, Verstauchungen und Verrenkungen: Essigsaure Ton-

Pflanzenporträt:

Ringelblume

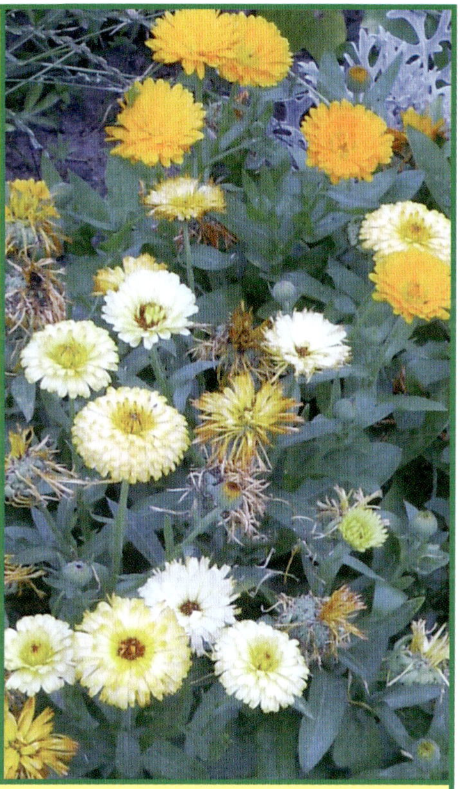

Die Ringelblume (Calendula officinalis) ist eine beliebte Gartenpflanze, die von Juni bis August in vielen Variationen und Gelb-Orange-Tönen blüht. Ringelblumensalbe gehört in jede Hausapotheke. Bei frischen, eitrigen oder schlecht heilenden Wunden ist sie das Mittel der Wahl – ihr ätherisches Öl hemmt das Bakterienwachstum, die Carotinoide entwickeln ebenso wie Vitamin A eine wundheilende Wirkung, Flavonoide wirken entzündungshemmend und Saponoide lassen Schwellungen abklingen, sodass das Gewebe wieder normal durchblutet werden kann.

Ringelblumen werden meist als Salbe verwendet, manchmal auch als Tee (1 Teelöffel getrocknete Zungenblüten auf 1/4 Liter Wasser, 10 Minuten lang ziehen lassen) oder als Tinktur.

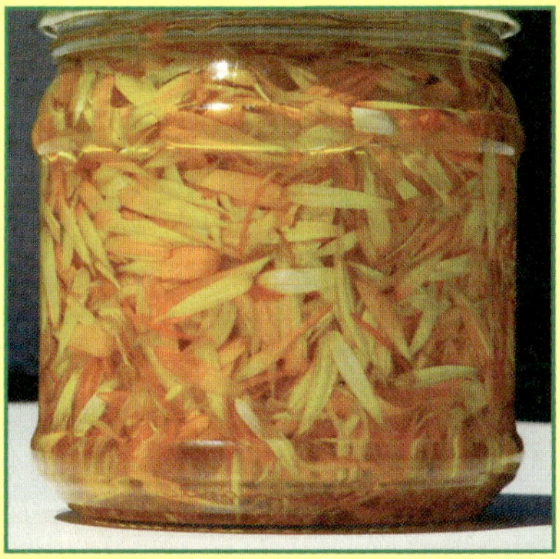

Großmutters Hausrezept

Ringelblumensalbe

Gießen Sie die ausgezupften Zungenblüten der Ringelblume mit kalt gepresstem Oliven- oder Distelöl auf (Verhältnis etwa 1:10), lassen Sie diesen Ansatz 2 bis 6 Wochen stehen, pressen Sie ihn dann aus und erwärmen diesen Ölauszug nun vorsichtig im Wasserbad. Geben Sie auf je 50 ml Ölauszug 10 g Bienenwachs dazu, erwärmen Sie die Mischung vorsichtig und nur so lange, bis das Wachs geschmolzen ist. Nun nehmen Sie sie vom Herd und rühren Sie fleißig, bis die Salbe erkaltet ist. Diese Salbe bewahren Sie in Tiegeln auf; wenn Sie sauber gearbeitet haben, muss sie nicht im Kühlschrank gelagert werden.

> **!** Feuchte Verbände mit essigsaurer Tonerde oder Arnikatinktur niemals mit Plastikfolie abdecken!

erde. Sie bekommen sie in der Apotheke. Verrühren Sie einen Esslöffel davon in einem Glas Wasser und tragen Sie diese Verdünnung mit einem Stückchen Mull oder einem Wattebausch auf die schmerzenden Stellen auf, halten Sie es mit einer Mullbinde fest. Wenn der Verband trocken ist, brauchen Sie ihn nicht abzunehmen, sondern können ihn von außen neu befeuchten – jedoch keinesfalls mit Plastikfolie abdecken.

Verstauchungen

Verstauchungen passieren nicht nur beim Sport, sondern auch zu Hause: Sie steigen von einer Trittleiter direkt auf den Bauklotz, der Ihrem Zweijährigen gerade dorthin gerollt ist. Und da Sie damit nicht gerechnet haben, überdehnen Sie sich Ihre Gelenkbänder, der Knöchel knickt um. Schmerzen und Bluterguss sind die Folge – und beide lassen sich ausgezeichnet behandeln, sofern es nicht zu einem kompletten Bänderriss gekommen ist (in diesem Fall müssen Sie operiert werden). Unverzüglich sollten Sie:

- das verletzte Gelenk ruhig stellen. Humpeln Sie also nicht noch lange herum.
- Halten Sie den Fuß sofort unter oder in kaltes Wasser. Wenn Sie einen Helfer haben, bitten Sie ihn, Ihnen einen Eisbeutel aufzulegen, dann eine elastische Binde zu suchen und Ihnen einen Kompressionsverband anzulegen. Auf den legen Sie den Eisbeutel dann wieder auf.
- Gut kühlt auch eine Kompresse mit Arnikatinktur. Dazu verwenden Sie einen Esslöffel der auf Seite 75 beschriebenen Tinktur auf einen halben Liter Wasser. Tauchen Sie ein Taschentuch oder ein Geschirrtuch in die Flüssigkeit, wringen Sie es gut aus und lassen Sie es so lange auf der verletzten Stelle liegen, bis es nicht mehr als kühlend empfunden wird.
- Auch die Einnahme von je 5 Arnika-D6-Globuli sofort und eine Stunde später hilft – vor allem dann, wenn Sie Arnika auf der Haut nicht vertragen oder die Verstauchung mit einer offenen Wunde verbunden ist.
- Legen Sie das verletzte Bein hoch, damit es abschwellen kann.

> Arnikatinktur niemals unverdünnt verwenden – für Kompressen reicht ein Esslöffel auf einen halben Liter Wasser.

- Wenn Sie einen Stock haben und damit herumhumpeln (irgendwer muss ja Ihren Zweijährigen trösten), dann nehmen Sie diesen auf der unverletzten Seite. Hat es Sie dagegen an der Schulter erwischt, tragen Sie eine Armschlinge.

Und nun kontaktieren Sie einen Arzt. Er kann klären, ob es nur eine Verstauchung oder doch ein Bruch ist und ob diese Verstauchung vielleicht lieber doch eingegipst werden muss.

Wenn dieser Teil der Angelegenheit erledigt und die Verstauchung auf dem Weg der Besserung ist, können Sie zur Beschleunigung der Heilung

- Quarkauflagen anbringen – dazu Quark messerrückendick auf ein Tuch streichen und dieses auf die betroffene Stelle aufbringen. Bei Einsetzen der Besserung wechseln Sie dann die Strategie und legen warme Zwiebel- oder Heublumenwickel auf oder nehmen ein Heublumenbad.
- Beinwellsalbe ist zur Nachbehandlung von Verstauchungen wunderbar – wie überhaupt für alles, was dem Knochen zu nahe getreten ist.
- Schmerzlindernd wirkt auch Johanniskrautöl – dazu tränken Sie ein Mullläppchen mit dem Ölauszug des Johanniskrauts (siehe Seite 83) und befestigen es mit einer Mullbinde auf der Wunde.

Aus der Wurzel des Beinwell (Symphytum officinale) macht Großmutter eine wunderbare Salbe gegen alles, was dem Knochen zu nahe gekommen ist.

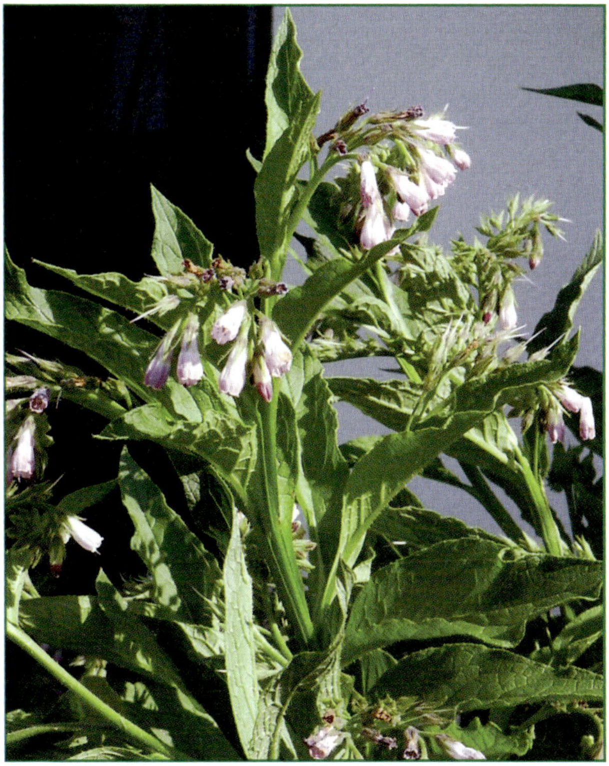

Knochenbruch

Fallen Ihnen bei einem Knochenbruch heroische Geschichten von Schienen aus Gehstöcken, Leitern und Ähnlichem ein, die mit einem dramatischen Transport ins Tal enden? Vergessen Sie das Meiste davon und holen Sie den Rettungshubschrauber, wenn Sie sich tat-

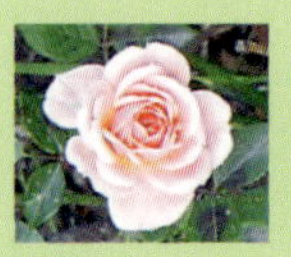

Hinter Knochenbrüchen steht oft die Auflehnung gegen Autorität: Wem räumen Sie zu viel Autorität über Ihr Leben ein?

sächlich in den Bergen einen Knochenbruch geholt haben oder jemand aus Ihrer Begleitung einen erlitten hat.

Aber woher merken Sie, ob ein schmerzendes Körperglied gebrochen ist? Beim Bein oder Knöchel: Sie können nicht auftreten. Wenn Sie meinen, den Helden mimen und es dennoch tun zu müssen, riskieren Sie, dass ein angebrochener Knochen völlig nachgibt. In diesem Fall verzichten Sie auf alles Heldenhafte und akzeptieren Sie: Das Leben findet, dass Sie eine Pause verdient haben.

Bei Fingern ist man manchmal nicht sicher, ob ein Gelenk verstaucht wurde oder ein Knochenbruch vorliegt. Schmerzhaft ist beides. Tippen Sie mit der gesunden Hand vorsichtig von vorn gegen die Spitze des schmerzenden Fingers. Wenn das nicht wehtut, ist er auch nicht gebrochen.

Wenn Sie sich nicht sicher sind, rufen Sie den Krankenwagen (Bein, Arm) oder gehen Sie zum Arzt (Finger).

Wir überspringen die nächsten – schmerzhaften – Stunden in Ihrem Leben. Sie liegen, frisch operiert und eingegipst, im Krankenhaus oder zu Hause herum und stellen verblüfft fest, dass mit dem Eingreifen des Arztes Ihre Schmerzen im gebrochenen Knochen keinesfalls vorüber sind.

- Solange der Gips oben ist: Streichen Sie Beinwellsalbe auf den Gips. Die Salbe zieht in den Gips ein und wandert bis auf die

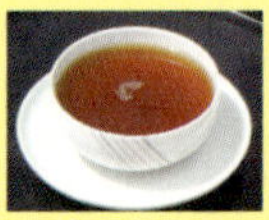

Großmutters Hausrezept

Beinwellsalbe

500 g frische Beinwellwurzeln sauber waschen und klein schneiden, 70 g Lanolin in einem Topf schmelzen, 1/2 Liter Olivenöl zugeben. Die Wurzeln untermischen und ca. 20 Minuten unter ständigem Rühren erhitzen. Nicht kochen lassen, jedoch immer kurz unter dem Siedepunkt halten. Durch ein Tuch seihen, gut ausdrücken und in den sauberen Topf zurückschütten. Jetzt 20 g geraspeltes Bienenwachs in einem anderen Topf im Wasserbad schmelzen und unter Rühren zu der Öl-Lanolinmischung geben. Nochmals erwärmen, damit sich alles gut verbindet. Mit einem Holzspatel in Salbentöpfchen füllen. Kühl aufbewahren. Diese Salbe ist etwa 1 Jahr lang haltbar.

Pflanzenporträt:

Beinwell

Beinwell (Symphytum officinalis) ist ein Borretschgewächs, das dort, wo es sich wohlfühlt, erbarmungslos zum Wuchern neigt – eine einzige Pflanze bildet einen ausladenden Busch.
Beinwell kam vor einigen Jahren in Verruf, da er einen Bestandteil enthält, der isoliert und in großen Mengen eingenommen Krebs auslösen könnte. In Österreich bekommen Sie daher keinen Beinwell in der Apotheke, in Deutschland herrschen strenge Auflagen.
Großmutter verwendet ihren Beinwell nur äußerlich als Umschlag oder als Salbe – und da wirkt er Wunder.

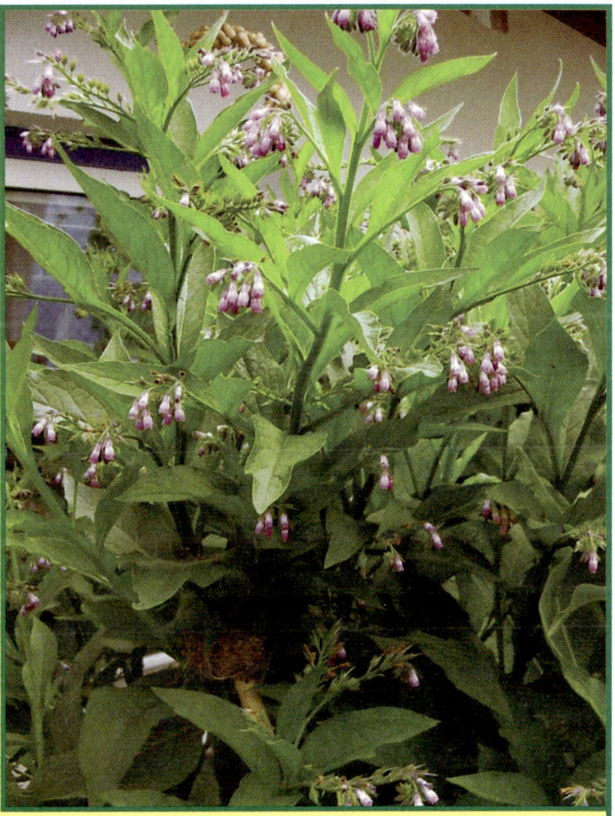

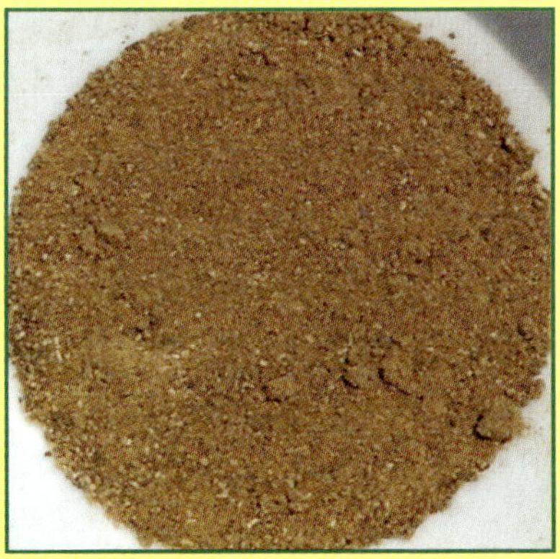

Großmutters Hausrezept

Beinwellumschlag

Beinwellwurzeln im Herbst ausgraben (tief graben!), reinigen, in kleine Stücke schneiden und trocknen lassen – am besten in der Sonne (!), bei schlechtem Wetter im Backofen bei 40 °C. Die getrockneten Wurzelstücke in der Kaffeemühle fein mahlen. Dieses Pulver trocken lagern und bei Bedarf mit heißem Wasser gut durchrühren, bis es einen steifen, schleimigen Brei ergibt. Auf ein Tuch streichen und über die betreffende Körperstelle legen, über Nacht einwirken lassen. Anwendungsgebiete: Kniegelenksbeschwerden, Prellungen, Unterschenkelgeschwüre, Gicht, Arthrose und Venenentzündung.

Haut, wo sie die Kallusbildung anregt, also das Wachstum neuer Knochenmasse.

- Nehmen Sie Beinwell in homöopathischer Form (Symphytum D 6) ein.
- Nach der Gipsabnahme: Tragen Sie die Beinwellsalbe direkt auf die Haut auf.
- Zum Kühlen können Sie die betroffenen Partien auch mit Franzbranntwein einreiben.
- Probieren Sie eine der anderen schmerzstillenden Salben aus dem Abschnitt über Prellungen.

Muskelkater

Der Sommer ist da, und es packt Sie die Lust, endlich mal wieder Tennis zu spielen, eine Radtour zu unternehmen oder in die Berge zu gehen. Und schon sind Sie unterwegs, schwungvoll und voller Energie.

Und am nächsten Tag fühlen Sie sich mehr oder minder großflächig wie zerschlagen, Ihre Stimmung sinkt und der gute alte Streit bricht aus, ob Sie nun gerade weitermachen sollten oder besser nicht.

> ! Muskelkater ist ein Grund, sich zu schonen. Weitermachen ist nicht gut für die verletzten Muskeln.

Muskelkater ist ein Grund, sich zu schonen. Dahinter stehen zahllose kleine Muskelverletzungen – schließlich haben Sie sich ja ohne besondere Vorbereitung und voll angespannt direkt weg vom Schreibtisch und Stress ins sportliche Leben gestürzt. Die hohe Milchsäurebelastung des Muskelgewebes nach der starken Anstrengung kommt belastend dazu.

Der Grund, weshalb Muskelkater erst einen Tag nach der Überlastung der Muskeln auftritt, ist interessant: Da im Innern der Muskelfasern keine Rezeptoren für Verletzungen sind, „merkt“ die Faser erst am Abbau von Zellmaterial, dass da offenbar ein „Unfall“ passiert ist. Dann ist es aber bereits zu spät.

Die Behandlung von Muskelkater geht daher vor allem dahin, den Abbau von Milchsäure zu unterstützen und die Muskeln zu entspannen.

- Radfahrer schwören auf die entspannende und muskelkatervertreibende Wirkung des einen oder anderen Glases Weins.

Pflanzenporträt:

Johanniskraut

Johanniskraut (Hypericum perforatum) wächst an Böschungen, Bahndämmen und Wegrändern. Es blüht um die Zeit der Sommersonnenwende. Seine zarten, gelben Blüten und Blätter enthalten viel ätherisches Öl – das dunkelrot austritt, wenn man sie zwischen den Fingern zerreibt –, viele Flavonoide (entzündungshemmend!) und Gerbstoffe. Ein Tee aus Johanniskraut wirkt nachgewiesenermaßen stimmungsaufhellend (mehr dazu unten Seite 177), der Ölauszug aus den blühenden Sprossspitzen ist das erste Mittel der Wahl bei Brandwunden, lindert aber auch Schmerzen.

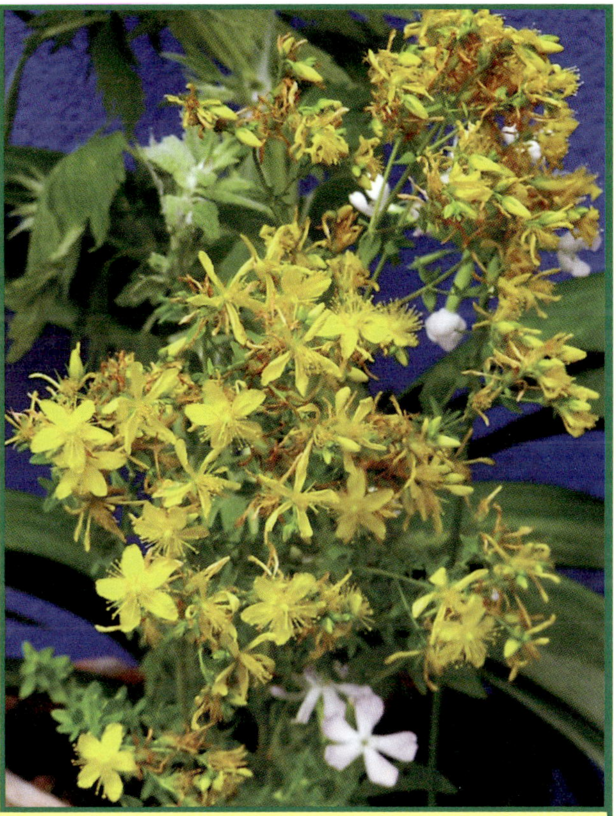

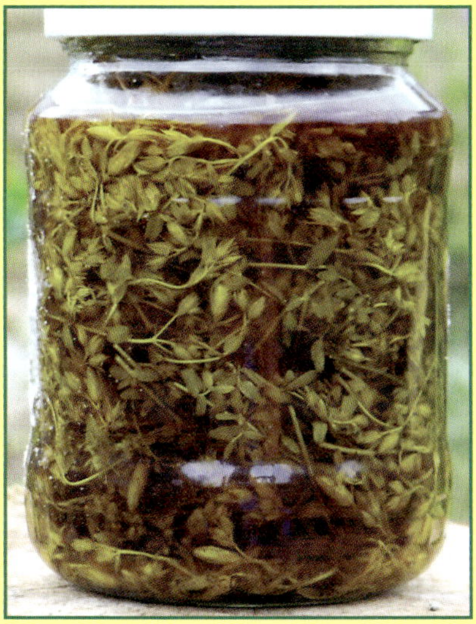

Großmutters Hausrezept

Johanniskrautöl

Johanniskrautöl ist nicht das ätherische Öl der Pflanze, sondern ein Ölauszug aus den blühenden Sprossspitzen, also den Blüten mitsamt den oberen Blättern. Füllen Sie ein Glas mit frisch geschnittenem Johanniskraut an und gießen Sie mit kalt gepresstem Oliven- oder Distlöl auf – etwa 100 ml Öl auf 10 g Blüten. Stellen Sie das Glas in die Sonne und lassen Sie es zwei bis drei Wochen ausziehen. Dann gießen Sie das Öl ab, pressen die Pflanzenteile gut aus und lagern das dunkelrote Öl in dunklen Flaschen.

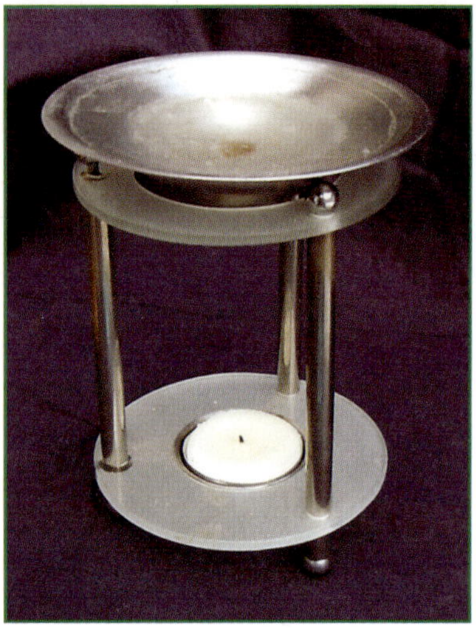

Die Aromatherapie ist erstaunlich wirksam – nicht nur bei seelischen Beschwerden.

- Sportler schwören auf die kühlende und schmerzlindernde Wirkung von Johanniskrautöl, das zugleich den Abbau von Stoffwechselprodukten fördert. Sie bekommen es in der Apotheke, können es aber auch leicht selbst herstellen (siehe Seite 83).
- Zur Schmerzlinderung und Entspannung der Muskulatur tragen Aromaöle bei, die nebenher auch Ihrer geschundenen Seele gut tun:
  Geben Sie je zwei Tropfen Wacholderöl, Lavendelöl und Majoranöl in eine Duftlampe und stellen Sie diese neben Ihren Sitzplatz.
- Arnika D6 wirkt abschwellend und kann nicht schaden. Am besten, Sie nehmen vor dem Sport vorbeugend zwei Globuli und danach dreimal täglich je zwei Globuli, bis die Schmerzen weg sind.
- Entspannend ist auch ein heißes Bad. Wenn Sie darauf nicht allergisch sind, geben Sie einige Tropfen Teebaumöl hinein. Das unterstützt nicht nur die entspannende Wirkung des warmen Wassers, sondern lindert zugleich die Schmerzen.
- Und beim nächsten Mal legen Sie einen leichten Jogginglauf ein, nachdem Sie irgendwelche Gewaltanstrengungen hinter sich gebracht haben. Achten Sie auf Ihren Atem – Sie sollten, damit dieser Tipp funktioniert, im aeroben Bereich bleiben –, und laufen Sie etwa fünf Minuten lang „wie für Omas".

Nackenschmerzen

Während Sie sich bei Muskelkater meist gut an die sportliche Tätigkeit erinnern können, mit der Sie Ihre Muskeln überlastet haben, ist das bei Nackenschmerzen meist nicht der Fall. Hier sind wir uns keiner Überbelastung irgendwelcher Muskeln bewusst, und dennoch …

Und dann blättern Sie nach oben zu den Hilfsmitteln gegen Muskelkater. Zusätzlich gibt es noch einige weitere:

- Eine heiße Kompresse in den Nacken legen – Sie nehmen ein Frotteehandtuch, tauchen es in heißes Wasser, wringen es gut aus

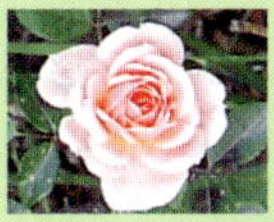

Großmutters Rat für die Seele bei Nackenschmerzen

Steckt dahinter vielleicht …

… Hartnäckigkeit? Schauen Sie mit steifem Nacken in eine Richtung? Wenden Sie einmal den Kopf – innerlich natürlich – und Sie werden bemerken, wie Ihr Nacken beginnt, sich zu entspannen. Andererseits: Was geht jetzt verloren? Ist es nur eine starre, unbeugsame Haltung oder ein wichtiger Standpunkt, der zur Stabilität der Sache beiträgt? Notieren Sie Ihre Gedanken dazu.

und legen es in Ihren Nacken. Wiederholen Sie das, sobald sie nicht mehr wärmt und solange es für Sie angenehm ist.

- Wer auf einem Dinkelspelzenkissen oder auf einem Kirschkernkissen schläft, hat immer einen warmen, entspannt liegenden Nacken. Machen Sie also vielleicht nächstes Jahr Ferien auf dem Land, im Juli, wenn die Kirschen reif sind, und spucken Sie die Kerne nicht in die Botanik, sondern nehmen Sie sie mit nach Hause und nähen Sie sie in ein hübsches kleines Kissen ein, das Sie zusätzlich in Ihr Bett legen.
- Legen Sie ein Kirschkernkissen für einige Sekunden in den Mikrowellenherd und dann auf die schmerzende Seite Ihres Nackens.
- Gönnen Sie sich das Kräuterbad von Seite 94.
- Reiben Sie sich den Nacken mit Pfefferminzöl (geben Sie fünf Tropfen des ätherischen Öls auf zwei Esslöffel Oliven- oder Mandelöl als Trägeröl) oder mit Tigerbalsam ein.
- Geben Sie Nelkenöl und Menthol in die Duftlampe.

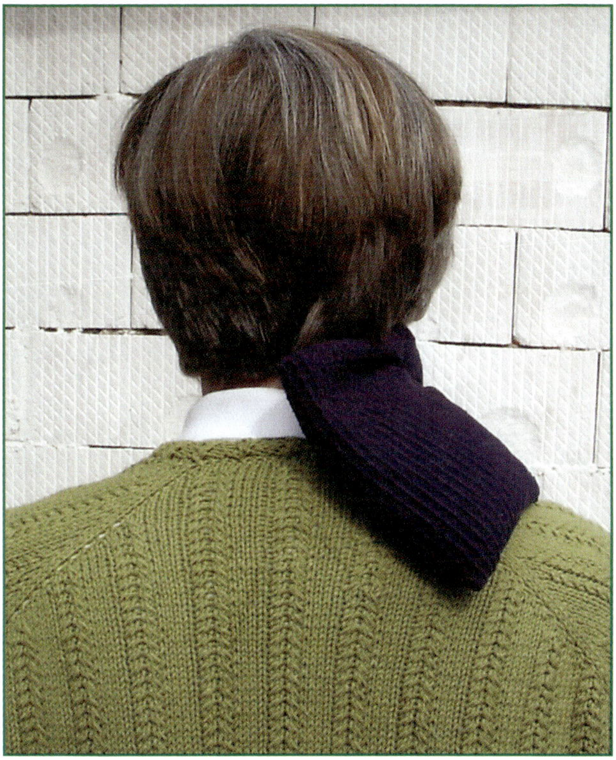

- Gehen Sie schwimmen und legen Sie sich dabei auf den Rücken. Lassen Sie dabei ganz bewusst das Gewicht Ihres Kopfes vom Wasser tragen und genießen Sie die Entspannung des Nackens.

Ischias und Hexenschuss

Kennen Sie das? Sie liegen falsch oder machen eine dumme Bewegung – und das war's. Ein stechender Schmerz macht jede weitere Bewegung unmöglich.

Diagnose: Sie haben einen Hexenschuss! Am häufigsten tritt er im Bereich der Lendenwirbel auf.

Dahinter steckt eine schmerzhafte Entzündung oder eine Druckverletzung des Ischiasnervs, die einen Schmerz hervorruft, der den Nerv entlangläuft. Er ist der dickste Nerv des Körpers und einer der längsten. Er reicht vom Ende des Rückgrats bis zum Knöchel, mit Verzweigungen um Unterschenkel und Fuß.

Ischias wird oft durch Spannungen im unteren Rückenbereich hervorgerufen, die die Muskeln dazu veranlassen, sich zu straffen und auf den Ischiasnerv zu drücken, was in Entzündungen und Reizbarkeit mündet.

Eine weitere Ursache der Schmerzen haben Sie selbst in der Hand. Achten Sie einmal darauf, wie Sie sich bücken: Beine gerade, Oberkörper vor? Wissen Sie, was für eine Belastung das für Ihre

Großmutters guter Rat bei Ischias und Hexenschuss

Kräftigen Sie Ihren Rücken

Legen Sie sich auf den Rücken und winkeln Sie die Beine leicht an, die Füße stehen etwa schulterbreit nebeneinander auf dem Boden. Nun heben Sie langsam die Hüfte an, sodass die Wirbelsäule Stück für Stück vom Boden abgehoben wird. Gleichzeitig spannen Sie Bauch- und Gesäßmuskulatur an. Möglichst lange halten, dann langsam wieder absenken.
Sie können diese Übung des Morgens vor dem Aufstehen im Bett durchführen, wenn Sie noch vom Schlafen warm sind.

Wirbelsäule und alle daran hängenden Bänder und Muskeln bedeutet? Gewöhnen Sie sich an, bei aufrechtem Rücken in die Knie zu gehen und die Pobacken anzuspannen. Ihr Ischiasnerv wird es Ihnen danken.

Sanfte Bewegung und kräftigende Rückengymnastik sind eine gute Vorbeugung.

Das Gleiche gilt natürlich auch für das Anheben von Bierkisten, Kleinkindern oder Einkaufskörben. Wenn Sie darauf achten, in die Knie zu gehen und die Pobacken anzuspannen, ehe Sie die Last aufnehmen, kann Ihnen das den einen oder anderen schmerzhaften Tag ersparen.

Ischias kann auch auftreten, wenn Ihre Beine schlecht ausgerichtet sind. Ein guter Chiropraktiker kann Ihren Rücken und Ihre Beine wieder gerade ausrichten. Das kann ausgesprochen wohltuend sein und ein Problem lösen, das bereits seit Jahren bestanden haben kann.

Sorgen Sie dafür, dass Sie im Anschluss an eine solche Behandlung täglich sanfte Gymnastik oder Sport betreiben, um diese Muskeln geschmeidig zu halten.

- Wenn Sie feststellen, dass Sie Ihr Gesäß eigentlich ständig angespannt halten, trainieren Sie es, die Gesäßmuskeln bewusst anzuspannen und ebenso bewusst wieder zu lösen. Spannen und lösen Sie dreimal täglich jeweils zehnmal jede Seite einzeln, immer abwechselnd. – Sobald Sie im Laufe des Tages bemerken, dass Sie gerade mal wieder Ihr Kreuz verkrampfen oder Ihr Gesäß unbewusst anspannen, können Sie die Spannung bewusst steigern und wieder lösen.
- Beginnen Sie zusätzlich mit einer Sportart wie Nordic Walking, Laufen, Rollschuh fahren, Schwimmen oder Rad fahren, die

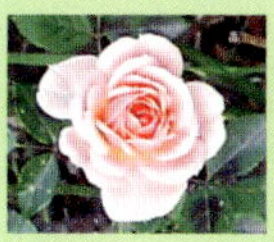

Großmutters Rat für die Seele

Steckt dahinter vielleicht …

… Angst vor der Zukunft? … Angst ums Geld? Ihre Wirbelsäule ist auch im übertragenen Sinn Ihr Rückgrat. Wenn dieses am untersten Ende wackelt, ist es nicht wirklich tragfähig. Was aber bringt Ihre Existenz so ins Wackeln, dass Sie sich nicht mehr rühren können? Wie heißt die Schlange, vor der Sie erstarren wie ein Kaninchen? Schreiben Sie das auf.

Ihnen hilft, Spannung abzubauen, bevor sie erst so richtig aufgebaut wird.

Wer zur passenden Jahreszeit an Hexenschuss leidet, kann einen Holunderbeerenumschlag probieren.

Wenn Ihr Ischiasnerv beleidigt ist, treten die Schmerzen vor allem dann auf, wenn Sie viel sitzen oder stehen müssen. Unterstützen Sie Ihr Gestell dabei, den Ischiasnerv zu entlasten.

- Wenn Sie viel stehen müssen, tragen Sie nur noch Schuhe, die sehr bequem sind und ein gutes Fußbett haben.
- Wenn Sie lange sitzen müssen, verwenden Sie einen guten Stuhl, achten Sie auf die korrekte Sitzhöhe und stützen Sie Ihren Rücken vielleicht mit einem Kissen ab.
- Legen Sie mindestens einmal pro Stunde eine Pause ein, in der Sie etwas herumgehen. Falls das nicht möglich ist, so spannen und entspannen Sie ganz bewusst in dieser Pause Ihre Gesäßmuskeln.
- Manchen Menschen hilft bei Hexenschuss ein Umschlag mit Holunderbeeren. Dazu zerdrücken Sie die Beeren, streichen den Brei auf ein Baumwolltuch und legen dieses auf die schmerzenden Stellen. Etwa 10 bis 15 Minuten einwirken lassen, dann wechseln.
- Erleichterung bringt es meistens, wenn Sie täglich 200 bis 600 I.E. Vitamin E zu sich nehmen. Nehmen Sie zunächst zwei Tage lang 200 I.E. Wenn das nicht ausreicht, erhöhen Sie die Dosis an den nächsten zwei Tagen auf 400 I.E. Wenn das nicht wirkt, versuchen Sie es mit 600 I.E. Wenn sich nach zwei Wochen noch immer keine Erfolge zeigen, versuchen Sie etwas anderes.
  Manche Menschen müssen bei einer täglichen Zufuhr bleiben, andere benötigen Vitamin E nur bei akuten Ischiasanfällen.
- Reiben Sie bei Hexenschuss die schmerzenden Partien mit Johanniskrautöl ein.
- Wärme wird beim Hexenschuss meist als angenehm empfunden; das im Backofen oder in der Mikrowelle angewärmte Kirschkernkissen, ein Heublumenbad oder eine Rotlichtlampe können für Wärmezufuhr sorgen.
- Vielen Menschen hilft Akupressur: Suchen Sie bei einem akuten Anfall im oberen Bereich Ihrer Ohrmuschel mit einem Finger-

nagel die schmerzende Stelle; oft ist diese Stelle nur in einer Ohrmuschel schmerzhaft. Pressieren Sie diese Stelle, aber gehen Sie dabei umher und bewegen Sie vorsichtig Ihr Kreuz in alle Richtungen.

Sehnenscheidenentzündung

Nicht nur für Tennisspieler ist eine Sehnenscheidenentzündung ein echtes Problem, sondern immer häufiger auch für Menschen, die viel am Computer arbeiten und die in ihrem Beruf ständig wiederkehrende Bewegungen durchführen müssen.

Die Sehnenscheide ist so etwas wie die Scheide für ein Schwert: Sie umkleidet die Sehne und sondert einen Schleim ab, damit die Sehne in ihrem Inneren besser gleiten kann. Ist sie erst einmal entzündet, so ist das bereits ein deutliches Warnsignal.

Die Schmerzen treten anfangs nach einer Belastung der Sehnen auf. Wird dieses Warnzeichen ignoriert, kommen sie schon bei Beginn der Tätigkeit, klingen aber bei zunehmender Erwärmung wieder ab. Wird auch diese Phase ignoriert, werden die Schmerzen chronisch und zum ständigen Begleiter – auch nachdem Sie bereits mehrere Tage lang diese Tätigkeit nicht mehr ausgeübt haben.

Da Sehnen zu den am schlechtesten durchbluteten Körperpartien gehören, sprechen Sehnenscheidenentzündungen kaum auf Behandlungen mit Heilsalben wie Beinwell-, Arnika oder Ringelblumensalbe an. Das schränkt die Möglichkeiten der Behandlung natürlich ein.

> Heilsalben haben bei Sehnenscheidenentzündungen fast keine Chance.

- Gegen die Überlastung der entsprechenden Gelenke – meist sind es die Handgelenke – hilft nur eines: ruhigstellen. Bandagieren, Pause. So lange, bis die Schmerzen deutlich weniger geworden sind. Wenn Sie die ersten Warnzeichen ignoriert haben, kann das auch mehrere Wochen Pause bedeuten.
- Gegen die Schmerzen hilft als einfachstes Mittel: kühlen. Halten Sie die schmerzenden Unterarme in kaltes Wasser. Eine halbe Stunde ist gerade lang genug. Dann trägt nämlich die Kühle auch dazu bei, dass die Entzündung zurückgeht.
- Innerlich können Sie Arnika D6 einnehmen, wie bei Muskelkater.

> Achten Sie darauf, dass Sie häufig durchgeführte Bewegungen korrekt durchführen. Ziehen Sie im Zweifelsfall einen Fachmann hinzu.

- Magnetfelder üben auf die roten Blutkörperchen eine aktivierende Wirkung aus, woraufhin diese mehr Sauerstoff binden und diesen auch bereitwillig abgeben – sehr zum Nutzen von schlecht durchblutetem Gewebe wie Sehnen und Sehnenscheiden. Ein Magnetarmband kann also Linderung bringen.
- Das wichtigste Hilfsmittel ist Geduld!
- Vorbeugend, falls Sie die Sehnenscheidenentzündung beim Sport bekommen: Nehmen Sie ein paar Trainerstunden und achten Sie darauf, die Bewegungen sehr sorgfältig zu lernen.
- Vorbeugend, falls Sie die Sehnenscheidenentzündung am Schreibtisch bekommen: Achten Sie auf die ergonomisch korrekte Einrichtung Ihres Arbeitsplatzes. Ziehen Sie im Zweifelsfall einen Arbeitsmediziner beratend hinzu.

Schmerzen

In allen bisherigen Kapiteln wurde auch die Linderung der mit den besprochenen Leiden verbundenen Schmerzen behandelt. Wozu hier jetzt also ein eigenes Kapitel über Schmerzen?

Schmerzen sind eine Begleiterscheinung vieler Verletzungen, Krankheiten und Leiden. Und wenn im Kapitel Bauchschmerzen & Co. die Behandlung der Ursachen von Bauchschmerzen im Vordergrund stand und im Kapitel über Erkältungen die Behandlung der Erkältungssymptome, so kamen dabei die reinen Schmerzen zu kurz.

Schmerzen sind wichtige Warnsignale unseres Körpers.

Schmerzen sind grundsätzlich wertvolle Alarmsignale des Körpers. Sie weisen auf Störungen hin und bewahren uns oft genug vor zusätzlichem, vermeidbarem Schaden. Das ist die eine Seite der Medaille.

Die andere Seite lautet schlicht: Wir brauchen diese Hinweise auf Störungen nicht so lange und schmerzhaft, wie unsere Nerven die Schmerzsignale senden. Haben wir uns einen Zahn abgebrochen, so können die Schmerzen uns tagelang ständig darauf hinweisen – bis die Wunde eben versorgt ist. Haben wir eine Venenentzündung, eine chronische Arthrose, Arthritis, Gicht oder was auch immer, so können die Schmerzen, die uns darauf ständig hinweisen, ganz schön lästig werden. Und das ist der Moment, in dem wir sie abstellen wollen.

Gegen Schmerzen warf man früher eine Schmerztablette ein, vielleicht auch zwei. Heute ist man vorsichtiger. Ihre Niere – sofern sie gesund ist – verträgt im ganzen Leben ein Kilo Schmerztabletten. Im ganzen Leben ein Kilo, danach sind Sie ein Fall für die Dialyse. Und damit in bester Gesellschaft.

! Gesunde Nieren verkraften ein Kilo Schmerztabletten IM LEBEN. Nicht mehr.

Rechnen Sie sich das einmal auf Ihre noch kommende Lebenserwartung um – und dann kalkulieren Sie ein, dass Sie möglicherweise irgendwann zur Blutverflüssigung täglich eine oder mehrere Aspirintabletten nehmen müssen.

Wie viele Schmerztabletten haben Sie schon auf Ihrer Niere liegen?

Eine Alternative zu finden, scheint also dringend angeraten. Allerdings – und das ist der Haken – werden die folgenden Tipps nur in den seltensten Fällen auch bei der chronischen Arthrose, Arthritis, Gicht und Ähnlichem zuverlässig helfen. Leider.

Wir sind Körper, Geist und Seele

Wir haben uns angewöhnt, den Menschen als Einheit aus Körper, Geist und Seele zu betrachten, und werfen der Schulmedizin vor, dass sie das viel zu wenig tut. Aber selbst?

Stellen Sie sich bitte nur einmal vor, Sie stolpern über eine Teppichkante, fallen hin und prallen mit dem Kopf gegen den Couchtisch. Oder Sie laufen zum klingelnden Telefon und treten mit voller Wucht mit der kleinen Zehe gegen die offene Zimmertürkante. Au.

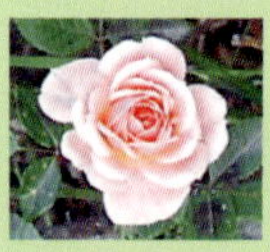

Großmutters Rat für die Seele

Steckt dahinter vielleicht ...

Stress und Ärger? Schmerzen und sogar Unfälle treten oft auf, wenn Sie gerade unter Stress stehen – besonders wenn Sie Stress wegen einer Liebesbeziehung haben. Wenn Sie sich nicht liebenswert fühlen, werden Sie sich mit höherer Wahrscheinlichkeit überarbeiten oder in eine gefährliche Situation begeben. Wenn Sie durch das Leben oder die Liebe verletzt wurden, bieten Ihnen körperliche Schmerzen oder gar ein „Unfall" einen guten Grund zum Klagen oder sogar zum Weinen.

Sparen Sie sich den Ärger. Wenn Sie verletzt wurden, dann ziehen Sie sich zurück und heulen Sie sich richtig aus. Oder suchen Sie sich einen Freund, an dessen breiter Schulter Sie sich ausweinen können.

Halten Sie nicht die Ohren steif. Denn der Schmerz, den Sie damit jetzt verdecken, geht tief in Ihren Körper hinein und wird Wochen oder Jahre später als irgendeine Krankheit oder als „Unfall" wieder hervorkommen. Anerkennen Sie Ihren Schmerz und Kummer. Geben Sie Ihren Gefühlen ihren gebührenden Platz.

Was tun Sie nach einer solchen Verletzung? Sie behandeln Ihren Körper. In beiden Fällen am besten mit einer kalten Kompresse. Und Ihren Geist? Und Ihre Seele?

Vergessen Sie bei allen Beschwerden Geist und Seele nicht. Unser Körper ist voll mit unbehandelten geistigen und seelischen Wunden. Doch wenn wir stets nur die körperlichen Symptome einer Verletzung behandeln, ist das eigentlich kein Wunder.

Geben Sie Schmerz und Kummer in Ihrem Leben den gebührenden Raum.

Hilfe für Körper und Seele

Die folgende Auswahl wird Ihnen einfache Mittel gegen Schmerzen an die Hand geben, die Ihnen in erster Linie dabei helfen, die Muskelverspannung abzubauen, die mit Überarbeitung, Überbelastung, Spannung und Überforderung einhergeht.

- Bei allgemeinen Schmerzen benutzen Sie Ihre Wärmflasche oder ein Heizkissen.
- Eine gute Massage oder Sauna kann herrlich entspannend wirken.
- Gehen Sie in die Badewanne. Nach einer heißen Suppe ist sie das Allheilmittel Nummer zwei gegen alle Arten von Schmerzen und Beschwerden. Nicht ohne Grund spricht man heute vom Wellness-Spa zu Hause, um ein gemütliches Badezimmer zu beschreiben.
- Ein kühles Bad regt Ihren Kreislauf an, steigert Ihr Wohlbefinden und gibt Ihnen einen Schuss frischer Kraft. Lassen Sie nach dem heißen Bad ein paar Zentimeter warmes Wasser aus der Wanne ablaufen und stattdessen kaltes Wasser zulaufen, bis Ihr Bad erträglich kühl wird. Lassen Sie immer wieder warmes Wasser ab- und kaltes Wasser zulaufen, bis Sie an Ihre Kältegrenze kommen. Dann bleiben Sie noch ein wenig im kühlen Wasser sitzen, steigen aus der Wanne und rubbeln sich kräftig mit einem Handtuch ab.
- Wenn Sie für all dies wirklich keine Zeit haben, können Sie dasselbe unter der Dusche durchführen. Fangen Sie mit einer warmen Dusche an und drehen Sie allmählich das heiße Wasser zurück. Lassen Sie sich das kühle Wasser über den Rücken und

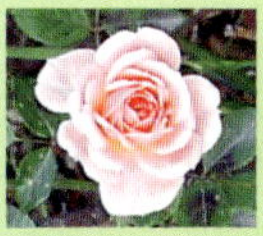

Die Badewanne ist ein wunderbares Allheilmittel gegen alle Arten von Leiden – auch gegen Seelenschmerz.

den Kopf laufen (und heldenmütig auch über Ihre Brust – oder ist es bei Ihnen umgekehrt?). Dann drehen Sie das heiße Wasser weiter zurück und duschen sich mit dem etwas kälteren Wasser ab.

Kühle und kalte Bäder sind eine unvergleichliche Energiequelle.

- Lassen Sie diese kalten Bäder zur Gewohnheit werden. Mit der Zeit werden Sie wahrscheinlich feststellen, dass Ihnen kaltes Wasser immer weniger ausmacht, und Sie werden anfangen, diese kalten Bäder oder Duschen als Energiequelle zu genießen.
- Wenn der Schmerz örtlich begrenzt auftritt, können Sie auch lediglich den betroffenen Körperteil in ein Waschbecken tauchen. Tauchen Sie ihn zehn Minuten lang in kaltes Wasser, dann drei bis fünf Minuten lang in heißes Wasser. Wenn Sie möchten, können Sie dieses mehrmals wiederholen.
- Denken Sie an Kleopatra oder eine Filmdiva. Was ist das, worin sich für uns ihr Luxusleben am meisten zeigt? Im duftenden Schaumbad, in das sie mit spitzem, gepflegtem Fuß steigt. Das können Sie auch. Tun Sie es.
- Wenn Sie Schmerzen haben, schreit Ihr Körper nach Aufmerksamkeit. Und die geben Sie ihm, denn Sie sind der einzige Mensch, der ganz genau weiß, wie Sie jetzt verwöhnt werden wollen. Gönnen Sie sich ein Kräuterbad. Dieses herrlich duftende Bad ist eine wunderbare Methode zum Abbau von allgemeinen Schmerzen und Beschwerden, Muskelkrämpfen, Spannungen, Schlaflosigkeit und Kopfschmerzen – und es beugt gleichzeitig dem Muskelkater und den blauen Flecken vor, die manchmal mit Rolfing und anderen Arten der Tiefenmassage einhergehen.

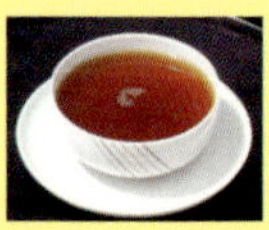

Großmutters Hausrezept bei Schmerzen

Kräuterbad

Bringen Sie einen Liter Wasser zum Kochen, nehmen Sie es vom Feuer und fügen Sie vier gehäufte Esslöffel Lindenblüten und zwei gehäufte Esslöffel Rosmarinblätter hinzu. Decken Sie das Gefäß zu und lassen Sie diese Mischung zehn Minuten lang ziehen. Gießen Sie sie ab und geben Sie sie in Ihr Badewasser.

Normalerweise rechnet man 25 Minuten für dieses Bad, es sei denn, Sie wollen in der Badewanne schlafen.

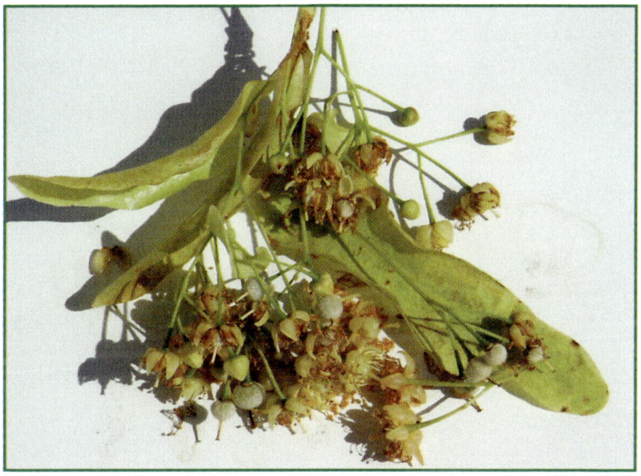

Hilfe für Körper und Geist

Eine wirksame Strategie bei Schmerzen und Wunden aller Art ist Arnika in homöopathischer Form. Vor allem Kinder, die jemals die Wirksamkeit homöopathischer Globuli erleben durften, sprechen darauf wunderbar an: Je nach Stärke der Verletzung geben Sie ihnen 5 bis 10 Globuli Arnika C200, die sie einzeln nacheinander unter die Zunge legen sollen. Machen Sie ein kleines Ritual daraus, damit die Kinder beschäftigt und von ihren Schmerzen abgelenkt sind. Wenn ein Kügelchen zergangen ist, darf das nächste genommen werden. Schaden können sie keinesfalls.

Lindenblüten (oben) und Rosmarin (unten) sind die Zutaten für ein aromatisches Kräuterbad, mit dem Sie sich selbst verwöhnen können.

Balsam für Geist und Seele

Ein großartiges Mittel, das Helfern und Patienten bei allen Unfällen, Verletzungen und sonstigen Katastrophen hilft, ist die Bach-Blüten-Mischung Rescue. Sie sorgt dafür, dass sich hektische Mütter beruhigen, dass hysterische Kinder rascher wieder ansprechbar werden und dass Helfer ihren klaren Kopf behalten. Schaden können Rescue-Tropfen keinesfalls und auch für die Rescue-Salbe gibt es eine Unzahl an sinnvollen Anwendungen.

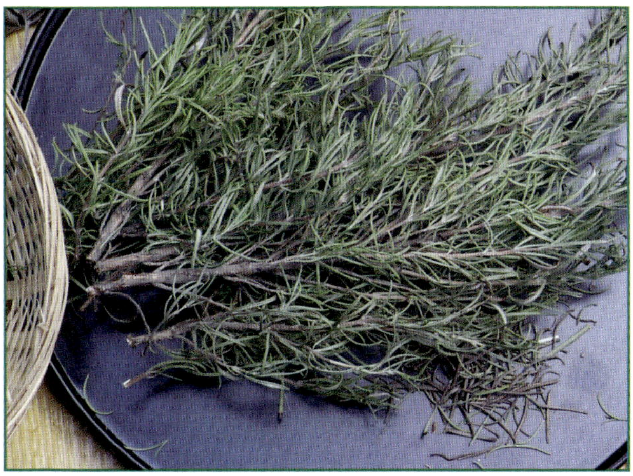

Rescue-Tropfen sind die einzigen Bach-Blüten-Präparate, die Sie direkt und unverdünnt auf die Zunge tropfen. So sind sie im Notfall schnell bei der Hand.

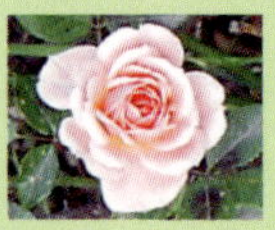

Großmutters Rat für die Seele

Steckt dahinter vielleicht ...

... Auflehnung gegen Zwänge und Gewalt? Wer sich ständig irgendwo stößt oder immer wieder schmerzhaft aneckt, rebelliert damit gegen seine Umgebung. Doch die ist stur und härter. Verzichten Sie auf die Rebellion und weichen Sie den harten Kanten einfach aus – wie die Enten den Steinen im Bach: elegant und schmerzlos!

Ablenkung für Nervenzellen

Trost ist ein zweischneidiges Schwert, bringt er die Tränen doch oft genug erst richtig zum Fließen. Andererseits tut er aber soo gut. Besonders bei Kindern hat man oft den Eindruck, dass ihnen mit Trost, in den Arm nehmen, sanft schaukeln und ruhig zureden schon viel geholfen ist. Das ist viel wichtiger, als eine vorschriftsmäßige kalte Kompresse zu basteln.

Wie machten das unsere Großmütter? Sie nahmen uns in den Arm, streichelten die Umgebung der verletzten Stelle, bei einer Prellung gaben sie Spucke drauf und bliesen drüber, man sang gemeinsam „Heile, heile Segen“, vielleicht auch zweimal, und dann war es schon viel besser.

Das Schönste daran ist: Das war keine Einbildung, sondern es war tatsächlich besser. Warum?

Schmerzen werden über Nervenbahnen weitergeleitet, und erst wenn sie im Gehirn angekommen sind, spüren wir sie. Wenn wir dafür sorgen, dass die Schmerzweiterleitung von der schmerzenden Stelle nicht einwandfrei funktioniert, tut es weniger weh.

- Wenn wir Spucke draufgeben und drüberblasen, setzen wir durch die Verdunstungskälte die Temperatur an der entsprechenden Stelle herab und narkotisieren dadurch den Nerv – Ähnliches leistet auch eine Kompresse, wenn auch großflächiger.
- Wenn wir die Umgebung der schmerzenden Stelle streicheln, schicken wir sehr viele Empfindungsreize aus dieser Gegend ans Gehirn, und da vor dem Großhirn noch Schaltstellen im Hin-

terhaupt liegen, die nur eine bestimmte Anzahl an Reizen durchlassen können, „verdünnen" wir die Schmerzreize mit angenehmen. Moderne Behandlungsmethoden chronischer Schmerzen mit Strom (TENS) arbeiten nach dem gleichen Prinzip.

- Wenn wir uns hin und her wiegen, bewegen wir uns ganz leicht im Verhältnis zum Erdmagnetfeld, setzen dadurch die Reizschwelle hinauf, ab der unsere Nerven überhaupt erst Signale senden, und verringern so ebenfalls die Zahl der Schmerzsignale im Gehirn.
- Und wenn wir singen, beschäftigen wir unser Gehirn mit etwas anderem und lenken seine Aufmerksamkeit von den Schmerzsignalen ab.
- Wenn wir zusätzlich auf Großmutters Schoß sitzen, kommen weitere Reize wie ihre Körperwärme und der wunderbare Großmutterduft hinzu, die uns das Gefühl geben, die Welt ist in Ordnung.

Die Schmerztherapie TENS arbeitet nach dem gleichen Prinzip wie Großmutters streichelnde Hand: Sie „verdünnt" die Schmerzsignale.

Und deshalb ist die Sache mit dem Heilsegen keine Einbildung, sondern eine hochwirksame Schmerztherapie und ein Trost für die Seele zugleich.

Ablenkung für den Geist

Eltern, die sich nicht (nur) zu derart emotionalen Methoden der Schmerzbehandlung hinreißen lassen möchten, setzen (zusätzlich) ein ganz anderes Mittel der Ablenkung ein: Sie fordern ihre Kinder auf, an die Stelle zurückzukehren, wo sie sich gestoßen haben, und sie als „böser Tisch" oder was es halt war zu schelten.

Der Effekt ist zweifach: Bei dieser Methode hat das Kind auch noch etwas anderes zu tun, als sich seinem Schmerz hinzugeben, und lernt zugleich die Tücken der elterlichen Wohnung besser kennen und kann ihnen leichter ausweichen.

Gegen Kopfschmerzen kann man einiges tun, ohne gleich zu einer Schmerztablette zu greifen.

Kopfschmerzen

Kopfschmerzen sind ebenso vielfältig wie ihre Ursachen zahlreich. Die gute Nachricht: Die Hausmittel dagegen sind sicher ebenso zahlreich. Die schlechte Nachricht: Sie müssen selbst herausfinden, was bei Ihnen hilft.

Sie kennen sicher das Gefühl, wenn das Denken zur Qual wird und es schon angenehm ist, einfach nur die Augen zu schließen. Ihr Kopf fühlt sich vielleicht so an, als ob er jeden Moment zerspringen würde. Oder als ob ein schweres Gewicht auf Ihrer Stirn oder Schädeldecke liegt. Bei bestimmten Bewegungen des Kopfes verstärkt sich der Schmerz noch oder er verlagert sich in eine andere Gegend des Kopfes.

Hinter Kopfschmerzen stecken meist erweiterte Blutgefäße im Gehirn oder Spannungen in der Kopfhaut oder im Nackenbereich. Die üblichen Medikamente sollen entweder die Gefäße verengen oder die Muskeln entspannen. Manche Leute bekommen Kopfschmerzen, wenn sie nicht des Morgens ihre übliche Tasse Kaffee trinken. Das liegt daran, dass Kaffee gefäßverengend wirkt.

Die häufigsten Auslöser von Kopfschmerzen sind

- zu viel Essen;
- zu viel oder zu wenig Zucker;
- Verstopfung;
- Wetterfühligkeit; sensible Menschen leiden an Kopfschmerzen, wenn Wetter- oder Temperaturänderungen bevorstehen oder gerade stattfinden;
- müde und überanstrengte Augen – und das gerade auch bei Kindern. Auch wenn die das gar nicht gerne hören;
- ungünstige Kombinationen von Nahrungsmitteln bei einer Mahlzeit (wie Obst und Gemüse oder Trauben und Käse), die Blähungen und Druck auf den Kopf erzeugen.

Außerdem gehören Kopfschmerzen zu den Begleiterscheinungen von

- Grippe,
- der Erstinfektion mit dem Herpes-Virus und vielen anderen Infektionen,
- Spannungen,
- Allergien,
- Nebenhöhlenproblemen,
- Glaukomen,
- Medikamenten,
- zu viel Luftverschmutzung.

Das sind die äußeren Faktoren. Doch gerade bei Kopfschmerzen spielt sich das Wichtigste hinter den Kulissen ab. Oft genug steht hinter Kopfschmerzen das unterdrückte Bedürfnis zu weinen, der Drang

Köstlicher Klassiker, der aber Kopfschmerzen auslösen kann: Käse mit Obst.

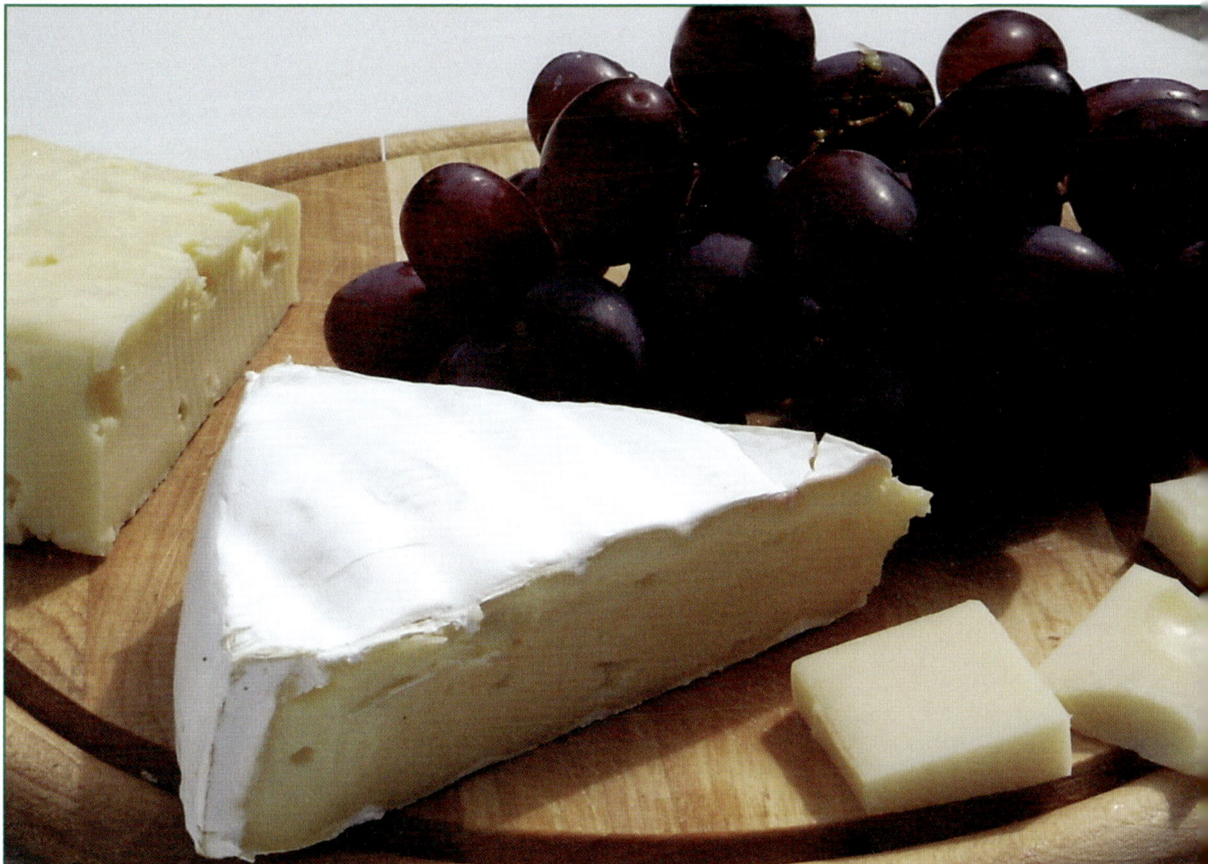

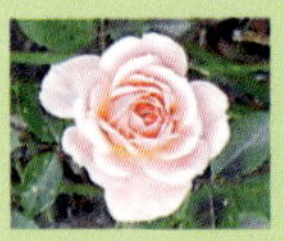

Großmutters Rat für die Seele

Steckt dahinter vielleicht ...

... Angst, seine Gefühle zuzulassen? ... Kritiksucht gegen sich selbst? Hauen Sie ruhig auf den Putz, ehe Ihnen der Schädel platzt! Wenn Sie wirklich der Ansicht sind, es soll keiner sehen, dann suchen Sie eine entlegene Toilette auf und lassen Sie Ihren Tränen freien Lauf. Erst wenn Sie wirklich wieder o. k. sind und am besten erst dann, wenn Sie über sich selbst lachen können, gehen Sie zurück unter Menschen.

oder auch der selbst auferlegte Zwang, starke Gefühle zu unterdrücken, der Wunsch, sich unter Kontrolle zu haben.

Wenn Sie Ihre Gefühle zulassen, wirken Sie viel menschlicher.

Dazu ein Tipp: Vergessen Sie diese Selbstbeschränkungen. Sie wirken viel menschlicher – auch für Ihre Kinder –, wenn Sie Ihre Gefühle zulassen, und dazu gehört Zorn ebenso wie das Weinen.

Anders als bei Migräne (siehe Seite 164), die meistens von Übelkeit und Erbrechen begleitet wird, kann man gegen Kopfschmerzen vieles tun. Auch Katerkopfschmerzen ist niemand hilflos ausgeliefert. Probieren Sie eine der nachfolgenden Behandlungen aus.

- Sorgen Sie für frische Luft. Sauerstoffmangel löst Kopfschmerzen als Alarmzeichen aus.
- Trinken Sie bei Kopfschmerzen sofort zwei bis drei Gläser Wasser. Am besten ist Leitungswasser. Falls das nicht genießbar ist, ist ein stilles Mineralwasser einem prickelnden jedenfalls vorzuziehen.
- Lassen Sie fließendes kaltes Wasser über Ihre Unterarme laufen, bis Sie ein taubes Gefühl verspüren.
- Wenn Verspannungen und hoher Druck die Ursache der Kopfschmerzen sind, stellen Sie sich unter die Dusche, bis Sie merken, dass Sie sich entspannen. Das wird zwar länger dauern, als eine Tablette zu nehmen, ist aber sehr gut investierte Zeit.
- Auch Bewegung und Sport kann bei Kopfweh helfen, da körperliche Bewegung die Durchblutung fördert und dazu beiträgt, dass sich der Druck schneller normalisiert.

Machen Sie also zumindest einen flotten Gang um den Häuserblock, und wenn Ihnen das gut tut, joggen Sie vielleicht einfach ein paar Minuten lang an der frischen Luft.

- Wenn es Sie bei dem Gedanken an frische Luft und Bewegung schüttelt, legen Sie sich in einen dunklen, ruhigen Raum und atmen Sie tief durch. Wenn möglich, gehen Sie für ein paar Stunden ins Bett. Vielleicht auf einem Kräuterkissen, in das Sie Lavendel gefüllt haben. Bevor Sie sich hinlegen, probieren Sie eines der folgenden Mittel aus:

Pfefferminze kann Kopfschmerzen lindern – manchmal reicht der Duft frisch gekochten Tees, hilfreich ist auch das Öl.

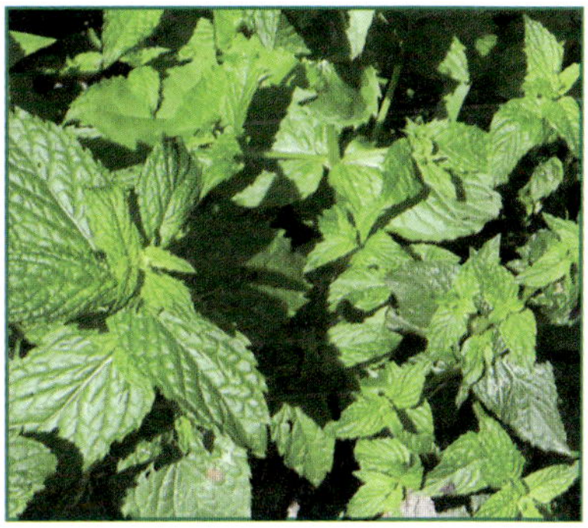

- Reiben Sie Pfefferminzöl auf Ihre Schläfen.
- Kochen Sie frischen Pfefferminztee und trinken Sie ihn. Dieses Mittel ist auch für Kinder gut verträglich. Auch die Pfefferminzdämpfe vom Tee im Raum haben entspannende und krampflösende Wirkung.
  Als Tee ist Pfefferminze gut für den Magen, und das mag die Ursache für die Wirkung gegen Kopfschmerzen sein.
- Kalzium ist gut für Schmerzen, und allein eingenommenes Kalzium wirkt nervenberuhigend und schmerzlindernd. Es kann sein, dass Sie bis zu 10 Gramm Kalzium benötigen. Am besten wirkt das natürliche Kalzium in Milchprodukten. Es wird vom Körper besser aufgenommen als das in Tabletten.
- Nikotin verstärkt die Schmerzen nur noch – lassen Sie also die Zigarettenpackung stecken. Und meiden Sie Räume, in denen gequalmt wird.
- Ein kalter, nasser Waschlappen auf den Augen sorgt sofort für angenehme Linderung.
- Sollte der kalte Waschlappen nicht helfen, versuchen Sie es im Gegenteil mit einer heißen Kompresse auf dem Nacken (Tuch in heißes Wasser tauchen, gut ausdrücken und auf den Nacken legen).
- Statt Pfefferminzöl können Sie auch Melissenöl auf Stirn und Schläfen auftupfen und leicht einmassieren.
- Tigerbalsam und Johanniskrautöl, das Sie kreisförmig in Stirn und Schläfen einreiben, hat eine ähnlich lindernde Wirkung – auch bei Kindern.

! Ätherische Öle nicht bei Kindern unter 6 Jahren verwenden!

Vorsicht: Tigerbalsam und ätherische Öle sollten Sie erst bei Kindern ab sechs Jahren verwenden.

- Massieren Sie sich die Schläfen. Eineinhalb Finger breit hinter dem äußeren Ende der Augenbrauen und knapp unterhalb davon liegt Tai Yang, der „Sonnenpunkt", den Sie als Vertiefung spüren. Massieren Sie ihn etwa eine Minute lang mit kreisenden Bewegungen mit den Fingerspitzen, erst die weniger stark, dann die stärker schmerzende Seite.
- Haben Sie lange in einen Bildschirm geschaut? Dann verschaffen Sie Ihren Augen eine Pause. Augenermüdungen können eine Ursache für Kopfschmerzen sein.
- Blau und Violett sind die Farben, die Verspannungen lösen und Schmerzen lindern. Tragen Sie diese Farben in Ihrer Kleidung, dekorieren Sie den Raum damit, in dem Sie am häufigsten unter Druck und Stress geraten, oder stellen Sie sich im akuten Fall einfach einen leuchtend blauen Punkt in der Ferne vor, der immer

Großmutters guter Rat bei Kopfschmerzen

Sie müssen zum Arzt, ...

- Wenn Sie zusätzlich Fieber haben und der Hals so steif ist, dass Sie mit dem Kinn nicht auf die Brust kommen, besteht die Gefahr, dass Sie Meningitis haben.
- Wenn die Kopfschmerzen schlimmer und häufiger werden, besonders am Morgen (es sei denn, Sie ändern gerade Ihre Kaffeegewohnheiten), oder wenn sie oben auf dem Kopf und im Hinterkopf am schlimmsten sind, besteht die Möglichkeit von zu hohem Blutdruck.
- Wenn Sie eine Kopfverletzung hatten.
- Wenn die Kopfschmerzen länger als ein paar Tage andauern.
- Wenn sie häufiger als dreimal in der Woche auftreten.
- Wenn Sie davon mitten in der Nacht wach werden.
- Wenn die Schmerzen so plötzlich kommen, dass Sie genau sagen können, wann sie angefangen haben.
- Wenn Sie außerdem Fieber von über 39,5 °C haben ohne weitere Symptome.
- Wenn Sie außerdem verwirrt sind (außer nach einem Unfall).

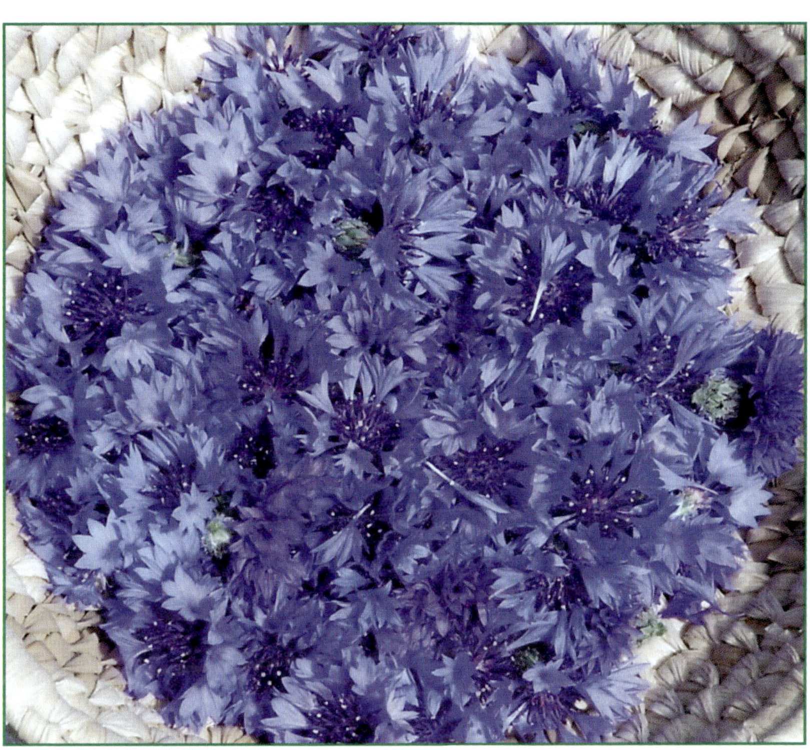

Wenn Sie einen Backofen besitzen, der in den unteren Temperaturbereichen zuverlässig regulierbar ist, trocknen Sie Ihre Kornblumenblüten darin bei unter 40 Grad.

näher kommt und wächst, bis er Sie mit seinem herrlich kühlenden Licht umschließt und Ihre Kopfschmerzen förmlich aufsaugt.

- Kornblumen haben ein wunderbares Blau, das den Augen gut tut, entspannt und sogar Schmerzen lindern kann. Wenn Sie sie im Halbdunkeln bei maximal 40 °C trocknen, bleibt es sogar erhalten.

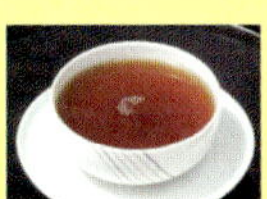

Großmutters Hausrezept

Kornblumentee

Sammeln Sie die Kornblumenblüten oder nur die Blütenblätter im Juni bis August und trocknen Sie sie schonend bei höchstens 40 °C. Gießen Sie einen Teelöffel davon mit einer Tasse kochendem Wasser auf, lassen Sie sie 10 Minuten ziehen und gießen Sie sie dann ab. Trinken Sie davon 2 bis 3 Tassen täglich.

Kornblumen enthalten Glykoside, Zucker, Pflanzenschleim und organische Säuren. Ein Aufguss davon fördert die Verdauung, lindert Entzündungen und wirkt leicht harntreibend – und tut einfach gut. Sie können Kornblumentee auch zum Spülen der Augen bei Bindehautentzündung verwenden.

- Wenn Ihr Kind über Kopfschmerzen klagt, drehen Sie als Erstes Fernseher, Gameboy, Playstation, Videorecorder und alle sonstigen rechteckigen flimmernden Geräte ab. Dann geben Sie ihm ein großes Glas Wasser zu trinken, fragen Sie es, wann es zuletzt zum Zwecke des Stuhlgangs auf der Toilette war (je nach Antwort kann Verstopfung die Ursache der Kopfschmerzen sein) und holen Sie es jedenfalls ins Hier und Jetzt zurück.

Ansonsten helfen bei Kindern prinzipiell die gleichen Mittel wie bei Erwachsenen – jedoch Vorsicht bei ätherischen Ölen!

Augen

Wie Sie Ihre Augen bei einer Verätzung reinigen und wie Sie einen Fremdkörper daraus entfernen, steht oben im Kapitel „Die gefährliche Außenwelt“ auf Seite 18. Hier geht es jetzt um Augenleiden, die nicht von außen an Sie herangetragen werden, sondern die Sie sich zumindest teilweise selbst zugezogen haben.

Müde, überanstrengte Augen

Haben Sie lange in einen Bildschirm geschaut? Dabei vielleicht vergessen, ab und zu mit dem Augenlid zu klappern? Und nun tun Ihre Augen weh, jucken vielleicht, sind trocken und fühlen sich geschwollen an? Vielleicht haben Sie auch bereits Kopfschmerzen?

Keine Angst, Sie sind jetzt nicht völlig hilflos.

- Verschaffen Sie Ihren Augen eine Pause. Schalten Sie den Bildschirm ab und gehen Sie ins Freie oder wenigstens ans Fenster und schauen Sie ins Grüne.
- Trinken Sie einige Gläser Wasser oder Mineralwasser. Sorgen Sie für höhere Luftfeuchtigkeit – im Zweifelsfall unter der Dusche.
- Reiben Sie Ihre Handflächen aneinander, bis sie warm sind. Nun decken Sie die Augen mit den hohlen Händen ab und öffnen und schließen sie in dieser „Höhle“ einige Male ganz langsam.

Bei der Bildschirmarbeit vergessen wir den Lidschlag und unsere Hornhaut trocknet aus. Das gilt auch für Kinder.

Großmutters guter Rat

Sie müssen zum Augenarzt, ...

- wenn Ihre Augenprobleme mit Kopfschmerzen verbunden sind,
- wenn Sie bei geschlossenen Augen helle Blitze sehen,
- wenn Sie das Telefonbuch nur noch bei ganz hellem Licht entziffern können,
- wenn Sie älter sind als 45 Jahre zur regelmäßigen Star-Kontrolle.

- Schauen Sie abwechselnd auf Gegenstände, die sich dicht vor Ihnen, in mittlerer Distanz und in großer Entfernung befinden. Bemühen Sie sich dabei, die Augen ganz bewusst auf „scharf" zu stellen. Das ist übrigens auch eine gute Gymnastik bei beginnender Altersweitsichtigkeit.

Brennende, entzündete Augen

Sie haben bei einer längeren Autofahrt das Fenster einen Spalt breit offen gehabt, weil es unerträglich heiß im Auto war – und nun ist Ihr eines Auge rot, geschwollen, juckt?

Warten Sie nicht, bis aus Ihrer Bindehautreizung eine ausgewachsene Entzündung wird (die ist übrigens ansteckend und ein Fall für den Arzt)! Sie können selbst aktiv werden, indem Sie Ihr Auge baden. Bei brennenden Augen sind Kräuterbäder eine Wohltat. Bereiten Sie

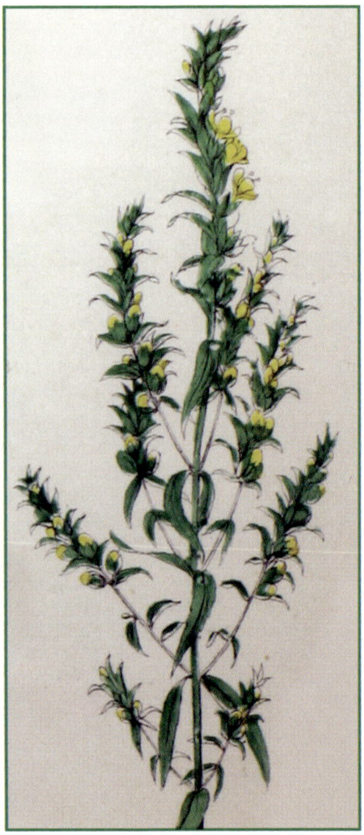

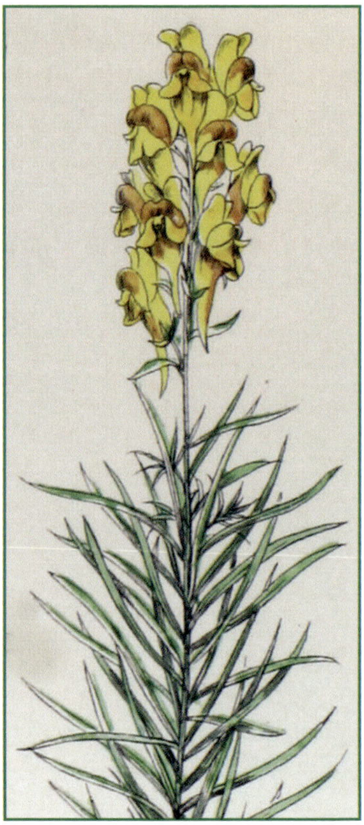

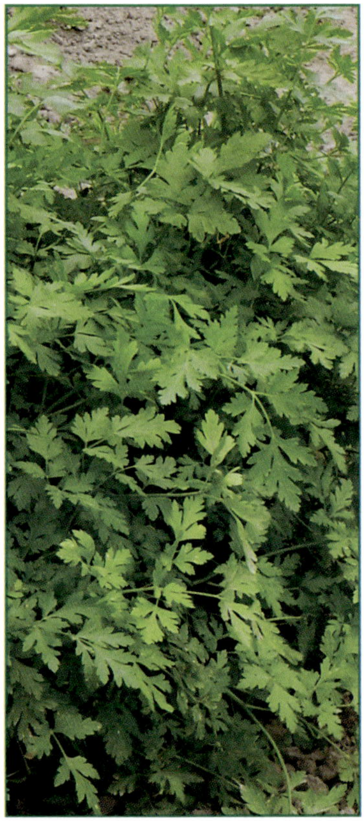

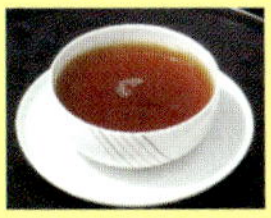

Großmutters Hausrezept

Petersilieneiswürfel

Hacken Sie einen Bund Petersilie fein und übergießen Sie die Blätter mit einem Viertelliter kochenden Wasser. Lassen Sie sie 20 Minuten ziehen, abkühlen und frieren Sie sie dann in Eiswürfelformen ein.
Bei Bedarf fahren Sie damit über die brennenden Augenlider – das kühlt wunderbar, erfrischt und tut einfach gut.

aus einem der folgenden Kräuter einen Tee zu, filtern Sie ihn sorgfältig ab, um sicher zu gehen, dass keine festen Partikel darin schwimmen, und lassen Sie ihn abkühlen, bis Sie ihn am Puls als angenehm warm empfinden.

Tauchen Sie nun einen Wattebausch oder einen – nicht fusselnden – Kosmetikpad hinein und legen Sie ihn auf das entzündete Auge. Den Kopf legen Sie dazu in den Nacken, wenn Sie sich nicht überhaupt hinlegen wollen.
Erneuern Sie die Auflage nach ein paar Minuten.

Geeignete Kräuter sind:

- Augentrost
- Kamille
- Leinkraut
- Petersilienkraut
- Kornblumenblüten

Reiben Sie nicht an Ihrem Auge herum, das bessert nichts und reizt Ihr Auge nur zusätzlich.

Wenn sich die Reizung zu einem Gerstenkorn zusammengezogen hat, könnten Sie vollends das Gefühl haben, ein Sandkorn im Auge zu haben. Reiben Sie nicht, bleiben Sie bei Ihren Augenbädern und haben Sie Geduld.

Großmutter riet noch dazu, das entzündete Lid abzuheben und darunter zu blasen. Doch die Gefahr besteht, dass Sie damit zusätzliche Keime ins Auge blasen.

Nachtblindheit

Wer Angst hat vor Verunreinigungen wie dem Fuchsbandwurm, wählt Kulturheidelbeeren wie diese.

Na klar, tagsüber sehen Sie wie ein Luchs. Wenn nur das Licht nicht immer so grell wäre. Aber abends, da ist es, als ginge eine Lampe zu viel aus. Sie sehen mit einem Mal so schlecht, dass Sie – vernünftigerweise – Autofahrten am liebsten noch bei Tageslicht erledigen.

Hier weiß Großmutter einen wissenschaftlich belegten Rat: Essen Sie Heidelbeeren. Als Marmelade, als Jogurt, als Suppe … Heidelbeeren enthalten viel Vitamin A und den Wirkstoff Myrtillin und fördern das Sehen bei Dämmerung und lindern übertriebene Lichtempfindlichkeit der Augen.

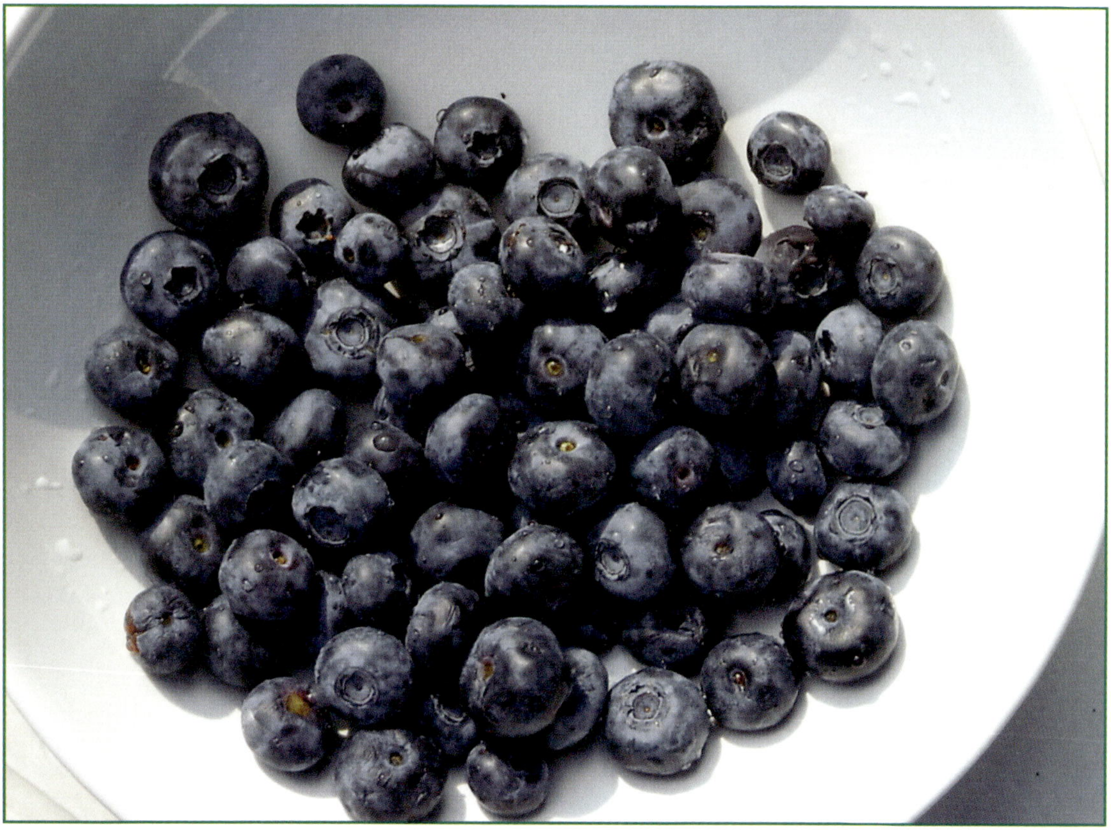

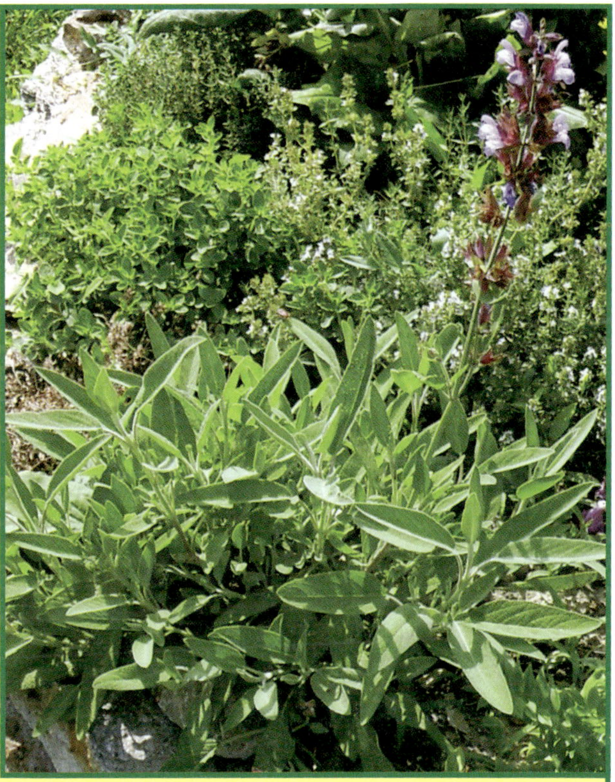

Pflanzenporträt:

Salbei

Salbei (Salvia officinalis) ist eine mehrjährige Pflanze mit graufilzigen Blättern, deren Oberfläche lederartig aussieht. Er kann bis zu 80 cm hoch werden. Die gesamte Pflanze hat einen würzigen Geruch.
Salbei ist vielseitig verwendbar – er galt in der Antike als Mittel, das Frauen fruchtbar machte, und das mit einem gewissen Recht, denn er enthält ein ätherisches Öl, das die Hormonbildung anregt. Frauen sollten daher bei jedem Gang durch den Garten einen tiefen Atemzug lang am Salbei schnuppern.
Wegen seines hohen Gehalts an Gerbstoffen ist Salbei das klassische Gurgelmittel bei Halsweh. Aber auch bei Zahnfleischbluten hilft Salbeitee, der mindestens 10 Minuten lang gezogen hat. Genauso zubereitet, kann Salbei auch zum Desinfizieren der Haut bei Akne verwendet werden, bei Bauchschmerzen und bei Beschwerden in den Wechseljahren.

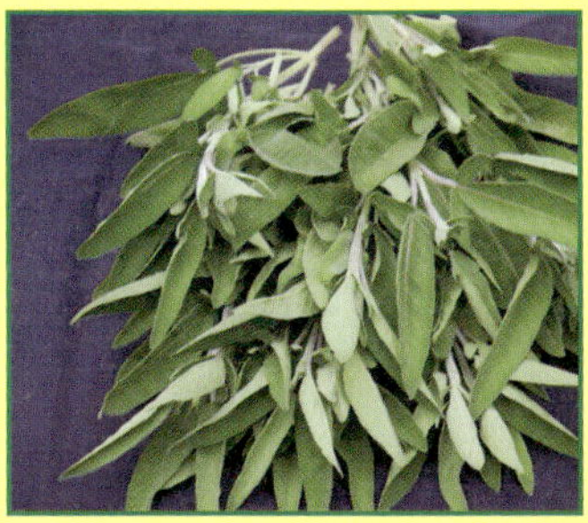

Großmutters Hausrezept

Salbeifußbad

Die Gerbstoffe des Salbeis schützen die Fußhaut vor neuen Infektionen und verringern die Schweißbildung. Baden Sie die Füße 10 Minuten lang in einer Aufkochung von 5 Esslöffeln Salbeiblätter in 2 Litern Wasser – kalt ansetzen, aufkochen und mit den Blättern abkühlen lassen.

Ohren

Die Ohren sind dasjenige Sinnesorgan, das wir nie abschalten können. Den weitaus größten Teil unserer Sinneseindrücke erhalten wir durch sie. Kein Wunder, dass wir sehr empfindlich reagieren, wenn sie uns einmal wehtun.

Ohrenschmerzen

Ohrenschmerzen sind unangenehm und sollten auf jeden Fall behandelt werden. Übergangene Entzündungen der Ohren können das Hörvermögen beeinträchtigen.

Erwachsene haben kein Problem damit, zu spüren, dass sie an Ohrenschmerzen leiden. Schwieriger wird das bei kleinen Kindern und Babys, die ihre Ohrenschmerzen noch nicht so direkt lokalisie-

Großmutters guter Rat

Sie gehören zum Arzt, ...

- Wenn das Ohr sehr schmerzhaft ist oder wenn der Schmerz nicht innerhalb von ein paar Stunden auf die Behandlung anspricht. Ohrenschmerzen können auf eine Mittelohrentzündung hinweisen, die ziemlich ernst werden kann.
- Wenn Blut oder Eiter aus dem Ohr kommt.
- Wenn Ohrenschmerzen nach einer Erkältung auftreten.
- Wenn der Gehörverlust länger als 10 Tage andauert.
- Wenn Sie mehr als 38,9 °C Fieber haben.
- Wenn Sie Ihr Kinn nicht ohne Schmerzen auf Ihre Brust legen können.
- Schwindelgefühl oder ein gestörter Gleichgewichtssinn könnten Hinweise auf Probleme des Innenohres sein.
- Vorsicht ist bei stechendem Schmerz in den Ohren angesagt: das Trommelfell könnte geplatzt sein.

ren oder mitteilen können. Bei ihnen erkennt man diese vor allem daran, dass sie viel schreien, Fieber haben, näseln, unruhig sind, den Kopf immer wieder hin und her wälzen und sich häufig ans Ohr greifen. Vielleicht ist ihr Gehörgang gerötet, vielleicht tritt aus dem Ohr Flüssigkeit aus, vielleicht müssen sie sich erbrechen oder hören einfach schlecht.

Ohrenschmerzen können verschiedene Ursachen und Erscheinungsformen haben:

Sie können eine Begleiterscheinung einer Erkältung bilden – Flugreisende können davon ein Liedlein singen, wenn sie erkältet sind oder eine verstopfte Nase haben. Ursache der Schmerzen ist der Druckunterschied am Trommelfell, der durch die Eustachische Röhre ausgeglichen werden muss.

Immer dann, wenn die Eustachische Röhre verlegt ist, kommt es zu Ohrenschmerzen.

Sie können auf das äußere Ohr beschränkt sein und mit Juckreiz und Brennen einhergehen – das so genannte Schwimmerohr. Das Ohrläppchen zu bewegen, kann bei dieser Entzündung des äußeren Gehörgangs schmerzhaft sein. Sie tritt oft nach dem Schwimmen auf, wenn man die Ohren voll Wasser hat. Das Schwimmerohr kann sich zu einer ernsthafteren Bakterieninfektion auswachsen.

Eine weitere Form von Ohrenschmerzen ist die nichtbakterielle Mittelohrentzündung. Normalerweise ist sie mit einem Gefühl der Völle im Ohr und vorübergehendem Gehörverlust verbunden. Diese Symptome können zu Hause behandelt werden, sofern sie nicht länger als zehn Tage anhalten.

Ohrenschmerzen treten meist auf, wenn die Verbindung zwischen Mittelohr und dem inneren Teil der Nase verstopft ist. Sie bekommen diese Verbindung, die so genannten Eustachischen Röhren, wieder frei, indem Sie abschwellende Nasentropfen einsetzen und inhalieren.

Wenn jemand zu immer wiederkehrenden Ohrentzündungen neigt, sollten Sie schon bei den ersten Anzeichen auf altbewährte Hausmittel zurückgreifen und die Entzündung schon im Keim ersticken.

! „Stecken Sie nichts in ein Ohr, das kleiner ist als ein Ellbogen!", riet einmal ein Ohrenarzt.

- Erster Schritt ist, dass Sie sich die Nase richtig putzen. Halten Sie sich beim Niesen keinesfalls die Nase zu, sonst können dabei

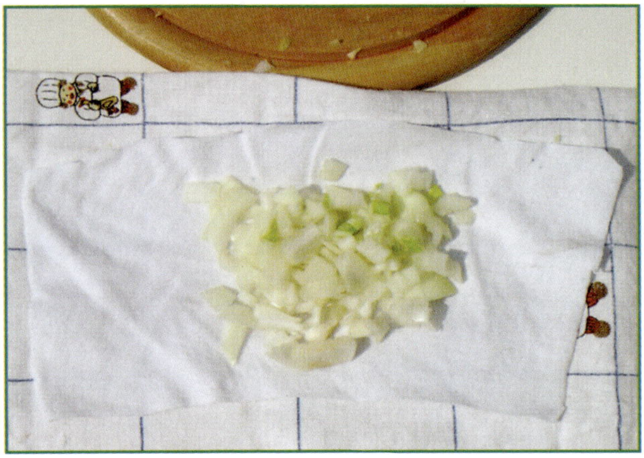

Bakterien in die Ohren gedrückt werden und Sie werden immer wieder mit Ohrenschmerzen zu tun haben.

- Kräftig schlucken hilft, die Eustachische Röhre zu öffnen; das nimmt den Druck von dem inneren Ohr.
- Eine Zwiebelauflage wirkt entzündungshemmend und schmerzlindernd und hilft fast sofort.
- Ebenso empfohlen wird ein Kartoffelwickel mit gekochten, zerdrückten Kartoffeln, die so heiß wie möglich, in ein Taschentuch gewickelt, ans Ohr gehalten werden.
- Ein kleines Dinkelspelzen- oder Kirschkernkissen eignet sich hervorragend als wärmende Auflage bei Ohrenschmerzen bei Erwachsenen.
- Süßes Öl ist ein altes Hausmittel, das die Durchlässigkeit des Trommelfells umkehrt und die Infektion herauszieht.
  Geben Sie 1/4 Teelöffel Zucker und 1/4 Teelöffel Oliven- oder Pflanzenöl auf einen Teelöffel. Erhitzen Sie diesen über einer Kerze oder einem Streichholz, bis das Öl warm – jedoch nicht heiß! – ist. Geben Sie es mit Hilfe einer Pipette in das Ohr, wie im Kasten beschrieben, und verschließen Sie das Ohr mit etwas

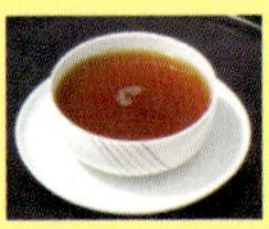

Großmutters Hausrezept bei Ohrenschmerzen

Zwiebelauflage

Schneiden Sie eine rohe Zwiebel klein, legen Sie sie in ein Taschentuch und falten Sie dieses zu einem Kissen zusammen. Kneten Sie die Masse im Tuch durch und wärmen Sie sie etwas an, legen Sie das Päckchen dann auf das Ohr und befestigen Sie es mit einem Tuch oder Schal. Es kann helfen, das Gesicht zusätzlich auf eine angenehm warme Wärmflasche zu betten. Den Wickel etwa 20 Minuten einwirken lassen. Bei Bedarf alle zwei Stunden wiederholen.

Großmutters guter Rat

Damit Ohrentropfen gut ankommen

Wenn Sie jemandem Ohrentropfen ins Ohr geben, soll derjenige sich auf den Bauch legen, den Kopf auf die Seite gelegt, das schmerzende Ohr nach oben. Tropfen Sie die Ohren langsam entlang der Wand des Gehörgangs ein, sodass die Luft im gleichen Maße entweichen kann, wie die Tropfen hereinkommen. Sollte Luft unter den Tropfen eingeschlossen werden, gelangen die Tropfen nicht ins Ohr. Ist dies der Fall, ziehen Sie das Ohrläppchen etwas nach unten.

Watte. Entfernen Sie diese nach 12 Stunden und wiederholen Sie den Vorgang nötigenfalls 12 Stunden später.

- Bei Ohrenschmerzen hilft auch ein Petersilienpflaster: Zerdrücken Sie eine große Hand voll frische Petersilie, schlagen Sie sie in etwas Mull oder Gaze ein und legen Sie dieses Päckchen sofort auf das Ohr. Decken Sie es mit einem Schal ab und lassen Sie es längere Zeit einwirken.
- Schälen Sie eine Knoblauchzehe, halbieren Sie sie, tauchen Sie sie in Öl und stecken Sie sie gleich hinter den Tragus (das ist der vordere kleine Hautlappen). Versuchen Sie aber auf keinen Fall, den Knoblauch tiefer in das Ohr hineinzuschieben. Lassen Sie ihn über Nacht da stecken – doch entfernen Sie ihn, sobald er zu stören beginnt.
- Königskerzenöl wird mit einer Pipette ins Ohr getropft. Sie bekommen es in Kräuter- und Reformhäusern oder machen es selbst: Sammeln Sie die gelben Blüten der Königskerze und stopfen Sie sie fest in ein Marmeladenglas. Stellen Sie das Glas zwei Tage lang in die Sonne. Die Blüten sollten dabei Öl absondern. Gießen Sie es ab und bewahren Sie es gut verschlossen im Kühlschrank auf.

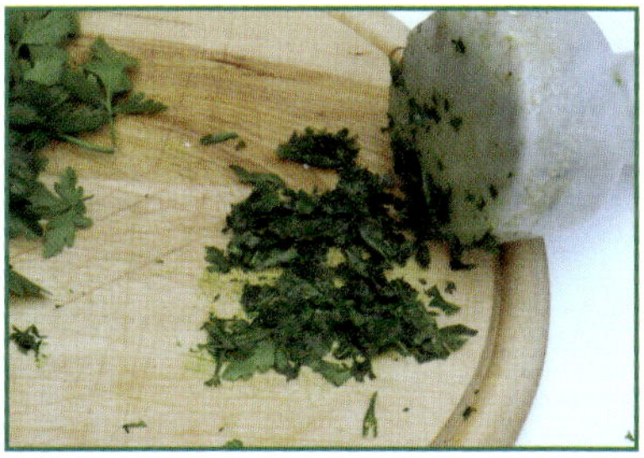

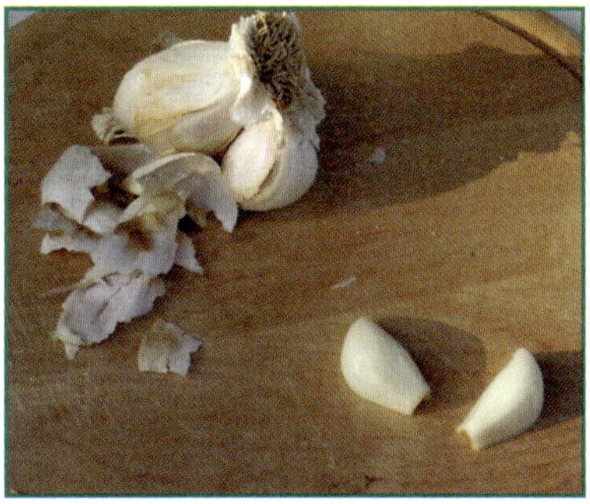

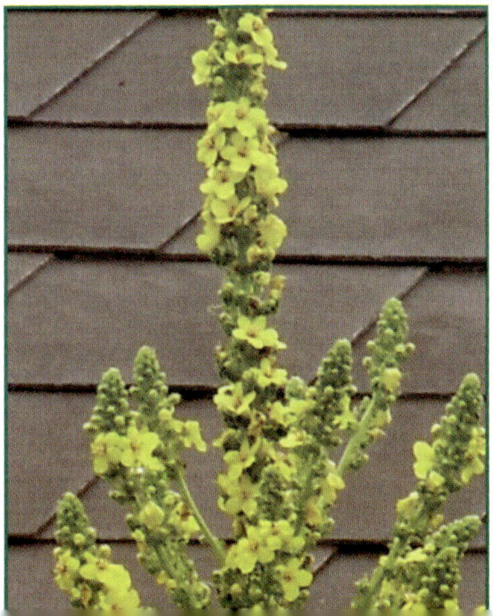

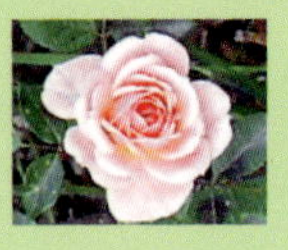

Großmutters Rat für die Seele

Steckt dahinter vielleicht ...

... der Wunsch, etwas nicht schon wieder anhören zu müssen? ... das Bedürfnis, jemanden oder seine Meinung auszusperren? Kinder haben oft Ohrenprobleme, wenn die Eltern viel streiten.
Es ist also keine abwegige Spielerei, wenn Sie sich bei Ohrenschmerzen fragen, wovor Sie da die Ohren verschließen, während Sie Ihre Watte in das Ohr stecken, in das Sie zuvor süßes Öl geträufelt haben. Vielleicht ist die Antwort für Sie sogar recht erhellend!

Mittelohrentzündung

Mittelohrentzündungen sind bei Kindern recht häufig. Sie beginnen meist mit einer Erkältung, gefolgt von Verstopfung und einem Anschwellen der Schleimhautauskleidung des Mittelohres.

Dann füllt sich der Hohlraum mit dem Ausfluss und das Trommelfell mag sich ausbeulen. Das Kind kann zunächst Schmerzen haben, oder es ist ihm heiß, oder es hat das Gefühl, sein Ohr sei voll und es höre alles so dumpf. Später werden die Schmerzen stärker, das Kind hört immer schlechter und fühlt sich allgemein krank.

Bei ganz kleinen Kindern und Babys erkennen Sie Ohrenschmerzen daran, dass die Hand oft zum Ohr wandert oder das Kind seinen Kopf von der einen Seite auf die andere rollt oder schreit, wenn Sie gegen das Ohr von vorn oder hinten drücken. Wenn der Ausfluss eitrig wird, kann das Trommelfell reißen, was in einem Verlust des Hörvermögens enden kann. Allerdings wird das Trommelfell meist von selbst wieder heilen, sei es teilweise oder vollständig.

Bei Mittelohrentzündungen gibt es sehr wirksame Alternativen zu Antibiotika.

Die übliche medizinische Behandlung sind Antibiotika und abschwellende Mittel, schwere Geschütze also, die den Menschen stark geschwächt zurücklassen. Die gute Nachricht ist: Sie sind gar nicht nötig. Mit homöopathischen Mitteln lassen sich hier ebenso gute Erfolge erzielen wie mit Akupressur.

Kinder reagieren meist sehr gut auf diese Behandlung, vor allem, wenn ihnen klar wird, dass sie dann keine Medikamente mehr nehmen müssen, und manche spüren direkt, wie ihr Ohr während oder kurz nach der ersten Behandlung frei wird und abläuft. Drücken Sie mit Ihrer Fingerspitze (nicht mit dem Nagel) sanft und mehrmals auf die nachfolgend angegebenen Punkte. Wenn das wehtut, machen Sie es noch sanfter. Wenn Sie ein Kleinkind behandeln, haben Sie oft das Gefühl, dass Sie so wenig tun, dass das unmöglich wirken kann – doch keine Sorge, es wirkt.

Um dem kleinen Patienten die Angst zu nehmen, können Sie erst an einem anderen Kind, das keine Mittelohrentzündung hat, das Klopfen zeigen. Dem gesunden Kind schadet es in keiner Weise. Lassen Sie die Kinder mit Ihnen bis 20 zählen, während Sie sie behandeln. Machen Sie ein liebevolles Ritual aus der Behandlung, nehmen Sie sich viel Zeit – allein Mutters ganze Zuwendung oder Vaters volle Aufmerksamkeit bringt schon die Heilung in Gang.

Suchen Sie die Akupressurpunkte zuerst bei sich selbst, dann bei einem gesunden Menschen, dann erst bei Ihrem kleinen Patienten.

Bei Mittelohrentzündungen werden ganz bestimmte Akupressurpunkte benutzt. Es schadet nichts, wenn Sie die falsche Stelle erwischen, aber wenn Sie die richtige treffen, werden die Ergebnisse am besten sein.

T21 ist der Punkt genau vor dem Ohr, in einer Höhe mit dem oberen Rand des Tragus (der kleine fleischige Hautlappen vor der Mitte des Gehörgangs), in einer kleinen Vertiefung, die sich füllt, wenn die Zähne zusammengebissen werden. Die genaue Bezeichnung lautet Triple Warmer 21, Erh Men, Tor des Ohres.

Si19 liegt genau unter T21, vor dem Ohr, in einer Höhe mit der Mitte des Tragus. Dies ist Small intestine 19, T'ing Kung, Palast des Hörens.

G2 liegt genau unter Si19, vor dem Ohr, etwas unterhalb des unteren Tragus-Endes. Dies ist Galle 2, Ting Jui, Hören – Treffen.

T17 ist der Punkt gleich hinter dem Ohrläppchen und vor dem unteren Ende des Processus mastoideus und mit diesem in gleicher Höhe. Das ist ein Knochen gleich hinter dem Ohr, der die Form eines auf der Spitze stehenden Dreiecks hat. Seine Spitze liegt in einer Höhe mit dem Ansatz des Ohrläppchens. Der Punkt davor heißt Triple Warmer 17, I Feng, Windschutzscheibe.

G12 können Sie vom Processus mastoideus ausgehend ertasten. Fahren Sie mit dem Finger das Dreieck entlang der Rückseite des

> **!** Hat die Behandlung nicht binnen zwei Tagen Erfolg, gehen Sie zum Arzt. Dann spricht Ihr Patient nicht darauf an.

Knochens hinauf und Sie spüren gleich oberhalb der Spitze eine kleine Vertiefung. Dies ist Galle 12, Wan Ku, Flüsternde Schale.

- Am ersten Tag der Behandlung üben Sie sanften Druck mit Ihrer Fingerspitze auf T21, G2 und G12 aus. Das Kind wird wahrscheinlich sofort das Gefühl haben, dass sein Ohr ausläuft.
- Am zweiten Tag tippen Sie sanft auf Si19 und T17. Sollte innerhalb von 48 Stunden keine Besserung eintreten, wird diese Behandlung wahrscheinlich keinen Erfolg haben; es ist dann das Beste, mit der konventionellen Behandlung zu beginnen.
- Wenn aber eine Besserung eintritt, kehren Sie am dritten Tag wieder zu den Punkten T21, G2 und G12 zurück.
- Bis zum vierten Tag werden die meisten Symptome verschwunden sein, doch setzen Sie diese Behandlung sicherheitshalber fort, bis das Gehör in vollem Ausmaß wiederhergestellt ist. Das kann eine Woche oder länger dauern. Schließen Sie in der Woche nach der letzten Behandlung noch zwei Behandlungen an, denn es ist am besten, langsam aufzuhören.

Lassen Sie anschließend die Ohren des Kindes von einem Arzt untersuchen, um sicherzugehen, dass sie vollständig verheilt sind. Es

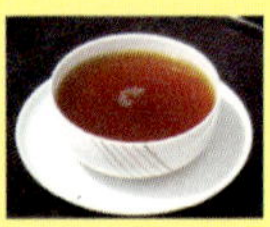

Großmutters Hausrezept bei Bauchweh

Sonnenhutsirup

Bringen Sie 3/8 Liter Wasser zum Kochen. Fügen Sie 4 Esslöffel getrocknete Sonnenhutwurzeln (oder 1/2 Becher frische Wurzeln) hinzu und lassen Sie sie auf kleiner Flamme 20 Minuten ziehen. Nehmen Sie sie vom Feuer, fügen Sie 2 bis 3 Esslöffel frische Pfefferminze hinzu, lassen Sie alles nochmals 5 Minuten ziehen und gießen Sie die Kräuter dann ab. Süßen Sie den Tee mit Honig nach Geschmack.

Erwachsene sollten davon dreimal täglich ein bis zwei Esslöffel nehmen, bis die Entzündung abklingt. Kinder unter drei Jahren nehmen 1/4 Teelöffel dreimal täglich, Kinder zwischen 3 und 10 Jahren sollten dreimal täglich einen Teelöffel einnehmen.

Falls Sie zu den Menschen gehören, die von diesem Mittel Magenschmerzen bekommen, nehmen Sie es nicht mehr.

sollte keine Beeinträchtigung des Hörvermögens (vergleichen Sie beide Seiten miteinander, indem sie eine tickende Uhr in verschiedene Entfernung von den Ohren halten), kein Fieber, keine Schmerzen, kein Klingeln in den Ohren und kein Schwindelgefühl mehr vorliegen.

- Sonnenhut (Echinacea) hilft besonders gut gegen Entzündungen, denn er fördert eine rasche Heilung und ist auch antiseptisch wirksam. Die einfachste Art, Sonnenhut einzunehmen, ist folgende: Man kauft die Tinktur fertig in der Apotheke und nimmt viermal täglich 10 Tropfen in einem kleinen Glas Wasser oder Saft ein. Oder bereiten Sie den Sirup gemäß Großmutters Rezept zu (Seite 116).

  Bewährt sind bei Mittelohrentzündung auch:
- Königskerzenöl (siehe Seite 113).
- Olivenöl (kalt gepresst) in der Hand erwärmen. Ein Wattestäbchen ins Öl tauchen und das Ohr damit ausputzen. Es soll etwas Olivenöl im Ohr verbleiben. Die Schmerzen lassen schon nach einigen Minuten nach.

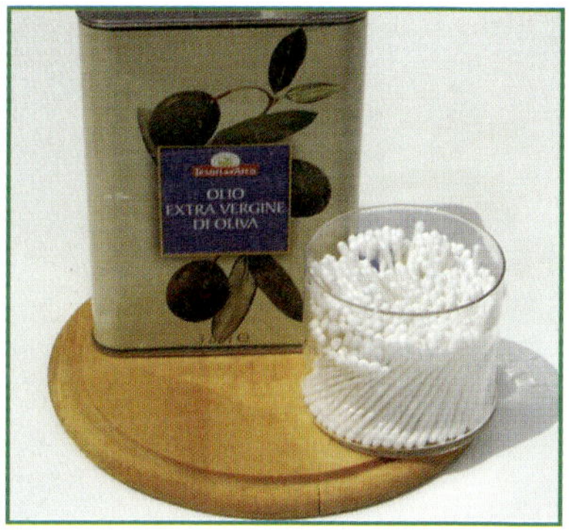

Wieder ein Hausmittel, für das auch Sie sicher alle Zutaten in Ihrer Wohnung finden: Olivenöl, Wattestäbchen und Ihre Hand.

Juckende Ohren

Juckende Ohren können ein Anzeichen des so genannten Schwimmerohrs sein (siehe Seite 111). Man hat das Gefühl, da sitzt etwas im Ohr, man reibt das Ohr, putzt es mit Wattestäbchen – ohne Erfolg. Gegen juckende Ohren helfen einige Mittel, die Sie zum Teil in der Apotheke besorgen müssen. Wie Sie sie gut ins Ohr hinein bekommen, ist auf Seite 113 beschrieben.

- Stechen Sie eine Vitamin-A-Kapsel mit einer Nadel an und drücken Sie den Inhalt einer Kapsel in jedes Ohr. Bei Bedarf können Sie diese Behandlung täglich wiederholen.
- Nehmen Sie eine Pipette und füllen Sie das Ohr mit 100%igem Isopropylalkohol. Lassen Sie ihn nach 20 bis 30 Sekunden abfließen. Er trocknet das Ohr sofort aus.
- Nehmen Sie eine Pipette und füllen Sie das Ohr mit Apfelessig. Lassen Sie ihn nach 20 bis 30 Sekunden abfließen.

Beim Reinigen der Ohren mit Wattestäbchen kann sich Ohrenschmalz als Pfropf unten im Ohr sammeln.

Verstopfte Ohren

Wenn jemand über ein Völlegefühl in den Ohren klagt oder wenn er schlechter hört als üblich, nehmen Sie eine feine Taschenlampe und versuchen Sie, in das Ohr zu sehen. Es kann sein, dass das Ohr voller Ohrenschmalz ist.

Ohrenschmalz fließt normalerweise von selbst ab. Es filtert Staub und hält das Ohr sauber. Wer regelmäßig in seine Ohren mit Wattestäbchen hineinfährt, um sie zu reinigen, kann jedoch ganz im Gegenteil das Ohrenschmalz fest gegen das Trommelfell drücken. Ein Pfropf aus Ohrenschmalz kann sich allerdings auch ohne Wattestäbchen bilden.

Das Beste ist, Ohrenschmalz ganz in Ruhe zu lassen, sofern es nicht anfängt zu stören oder verkrustet oder schwarz wird oder zu verringertem Hörvermögen führt. Sollte eines davon bei Ihnen der Fall sein, hilft Ihnen wahrscheinlich eines der folgenden bewährten Hausmittel:

- Warmes Knoblauchöl und eine Wärmflasche weichen Ohrenschmalz auf und lassen es ablaufen.
  Kapseln mit Knoblauchöl bekommen Sie im Reformhaus oder in der Apotheke. Stechen Sie eine oder zwei dieser Kapseln an und drücken Sie den Inhalt auf einen Teelöffel. Halten Sie den Tee-

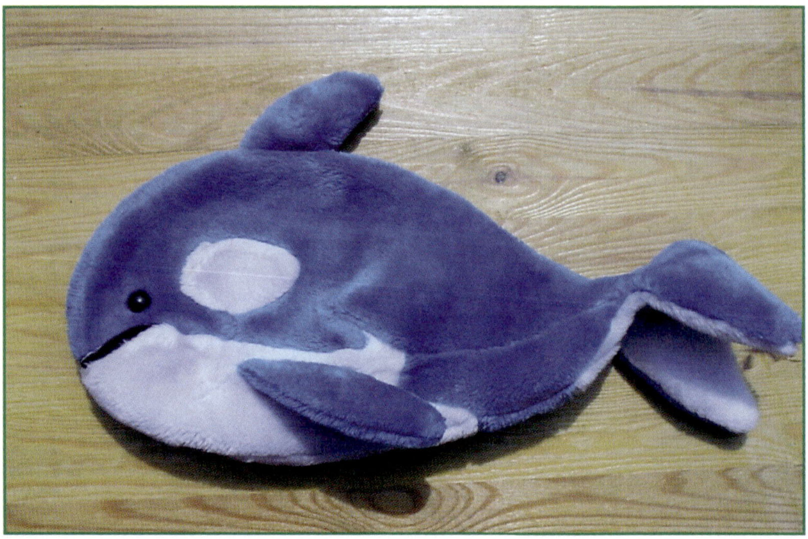

Wärmflaschen mit einem Plüschtier als Überzug haben den Vorteil, dass man sich an der heißen Flasche nicht so leicht verbrennen kann.

löffel vorsichtig über eine Kerze oder ein Streichholz, bis das Öl warm, aber nicht heiß ist. Saugen Sie das Öl nun mit einer Pipette auf und träufeln Sie es wie auf Seite 113 beschrieben ins Ohr. Dazu sollte der Patient auf der Seite liegen und nun noch eine Viertelstunde lang so liegen bleiben, damit das Öl einwirken kann.

Inzwischen bereiten Sie eine Wärmflasche vor, die halb voll sein soll. Dann soll Ihr Patient den Kopf auf die andere Seite drehen und ein Papiertaschentuch oder ein Stück Stoff unter das Ohr legen, auf welches das Ohrenschmalz ablaufen kann. Darunter kommt die Wärmflasche, deren Wärme das Ohrenschmalz erweicht, sodass es leichter ablaufen kann.
Der Patient sollte mindestens 15 Minuten mit dem verstopften Ohr auf der Wärmflasche liegen bleiben.

- Wärmen Sie einen Teelöffel voll Olivenöl an wie oben beschrieben und träufeln Sie es ins Ohr.
  Mindestens eine Viertelstunde sollten Sie es einwirken lassen, dann drehen Sie den Kopf wie beim Knoblauchöl so, dass das betroffene Ohr unten liegt. – Oder lassen Sie das Öl über Nacht drin und verschließen Sie das Ohr mit einem Stück Watte.

Tropfen Sie etwas von dem angewärmten Öl auf Ihren Handrücken, um zu testen, ob es zu heiß ist.

Mund und Zähne

Wer geht schon gern zum Zahnarzt? Die gute Nachricht: Wenn Sie von Anfang an auf Ihre Zähne achten, schaffen Sie es auch heutzutage noch, ohne Karies durchs Leben zu kommen. Doch es muss nicht immer gleich Karies sein, wenn Sie ein Problem mit Ihren Zähnen haben – und gegen vieles ist ein Kraut gewachsen.

Mundgeruch

Jemandem, der aus dem Mund ungut riecht, mag niemand gern nahe kommen – und für den Betroffenen ist das auch alles andere als angenehm. Die Ursachen können von Nikotin, mangelhafter Zahnpflege, Zahnfleischtaschen oder Karies herrühren oder auf zu wenig Magen-

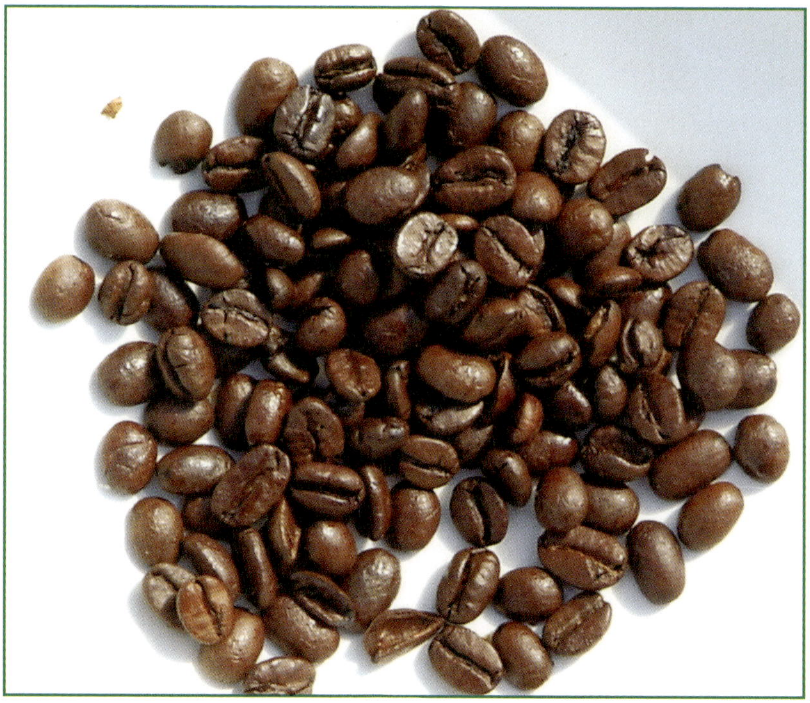

Ein hervorragendes Mittel gegen Mundgeruch haben Sie sicher im Haus: Kaffeebohnen. Auch den Kühlschrank befreien sie von üblen Gerüchen, wenn Sie sie gemahlen hineinlegen.

säure verweisen. Dementsprechend sehen die wirksamen Tipps sehr unterschiedlich aus.

- Zuerst sollten Sie zum Zahnarzt gehen und Ihre Mundhygiene verbessern. Möglicherweise sind es auch Zahnfleischtaschen, in denen sich Speisereste ansammeln.

Wenn das nichts nützt, probieren Sie aus, ob der Mundgeruch in Ihrem Falle daher rührt, dass Sie zu wenig Magensäure haben. Unterstützen Sie Ihren Magen:

- Trinken Sie zwischendurch immer wieder einen Schluck Orangensaft oder Zitronenwasser: Dazu geben Sie den Saft einer halben Zitrone in ein Glas Wasser.

Zum Übertünchen des Geruchs können Sie:

- ab und zu Wacholderbeeren kauen;
- nach Nikotin und Kaffee, die üble Gerüche verursachen, die Zähne putzen;
- eine Meerrettichwurzel kauen;
- Kaffeebohnen zerbeißen und kauen;
- mit einer Teebaumöl-Wasser-Mischung gurgeln. Teebaumöl wirkt antibakteriell, antiviral und entzündungshemmend;

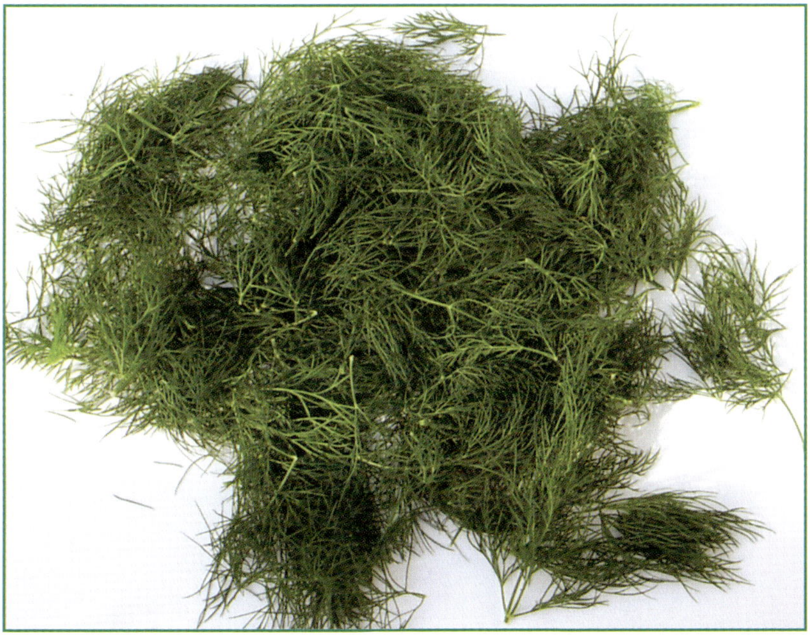

Das Dillkraut können Sie frisch oder getrocknet verwenden – so haben Sie auch im Winter ein gutes Mittel gegen Mundgeruch zur Hand.

- aus Dillkraut einen Tee aufgießen und damit morgens und abends gurgeln.

Bitten Sie einen guten Freund, es Ihnen zu sagen, wenn Sie aus dem Mund riechen, damit Sie sich nicht unnütz unsicher fühlen – und damit Sie den Erfolg der Mittel überprüfen können.

Zahnfleischbluten

„Damit Sie auch morgen noch … kraftvoll zubeißen können", hieß es in der Zahnpastawerbung, und gezeigt wurde ein grüner Apfel mit einer makellos weißen Bissstelle. Bei vielen Menschen sähe das anders aus.

Wenn Ihr Zahnfleisch blutet, ist es entzündet, beleidigt oder ernsthaft verletzt. Wenn Letzteres der Fall ist, gehen Sie zum Zahnarzt. Unbehandelte Zahnfleischtaschen können zum Verlust gesunder Zähne führen.

Ansonsten verbessern Sie Ihre Mundhygiene und behandeln Sie die Entzündung.

- Verwenden Sie getrocknete Minze oder Salbei zum Zähneputzen; einfach fein pulverisiert auf die Zahnbürste streuen.

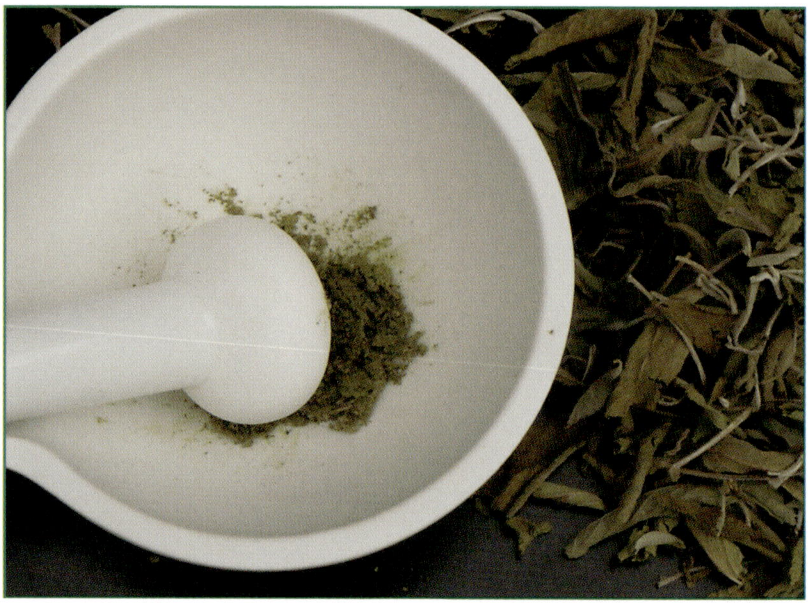

Die ätherischen Öle im Salbei bleiben am besten erhalten, wenn Sie die benötigte Menge erst bei Bedarf pulverisieren.

- Putzen Sie die Zähne mit Zahnseide, besonders die Zwischenräume.
- Sorgen Sie mit kreisenden, gleichmäßigen Bewegungen beim Putzen für eine gute Durchblutung des Zahnfleischs. Verwenden Sie vielleicht eine elektrische Zahnbürste.
- Benutzen Sie stets eine weiche Zahnbürste, die das Zahnfleisch nicht verletzt.
- Spülen Sie regelmäßig den Mund mit einem Absud aus Fichtennadeln.

Zahnschmerzen

Zahnschmerzen sind widerlich und gemein und vergehen manchmal von selbst wieder (sodass man den Zahnarzttermin wieder absagen möchte). Manche sind eine Bagatelle, alle sollten dem Zahnarzt vorgeführt werden. Wenn der Zahnarzt den Haarriss dann nicht findet, der Sie bei jeder Temperaturschwankung an die Decke gehen lässt, brauchen Sie sich wenigstens nicht vorwerfen zu lassen, dass Sie ja nicht rechtzeitig gekommen sind, wenn der beschädigte Zahn dann endlich abgebrochen ist.

Auch wenn der Zahnarzt die Ursache Ihrer Zahnschmerzen nicht findet, ist es beruhigend, dort gewesen zu sein.

Die Ursache von Zahnschmerzen muss nicht immer Karies sein. Oft sind es einfach nur Speisereste, die auf zwei Zähne drücken und Schmerzen auslösen. Beseitigen Sie sie mit Zahnseide und spülen Sie mit Salzwasser oder Salbeitee nach.

Manchmal sind es verschiedene Metalle, die in Ihrem Mund ein kleines E-Werk errichten. Die Spannungen zwischen Amalgam-Füllungen und Metallkronen können ganz erheblich sein – und zu widerlichen Zahnschmerzen führen.

Vielleicht haben Sie auch „nur" sehr hitzeempfindliche Kronen, die bei einer Tasse Kaffee schon zu „meckern" beginnen?

Um Zahnschmerzen zu unterdrücken, deren Ursache Sie kennen und gegen die der Zahnarzt hilflos ist, verwenden Sie eines der folgenden bewährten Hausmittel:

- Lutschen Sie einen kalten Eiswürfel.
- Spülen Sie die schmerzende Stelle mit Alkohol.
- Beißen Sie auf einen Nagel – aber greifen Sie jetzt nicht zum

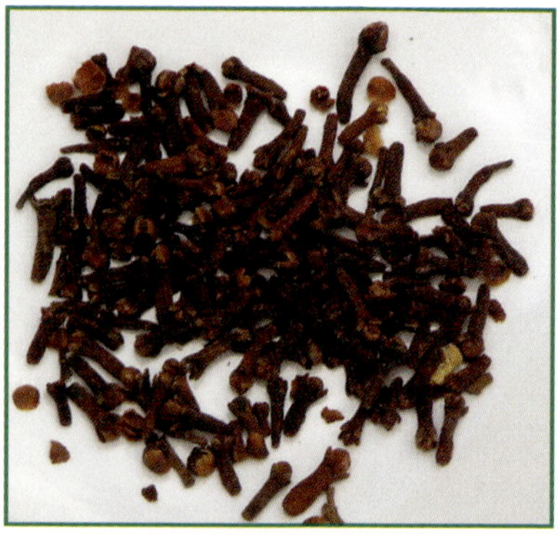

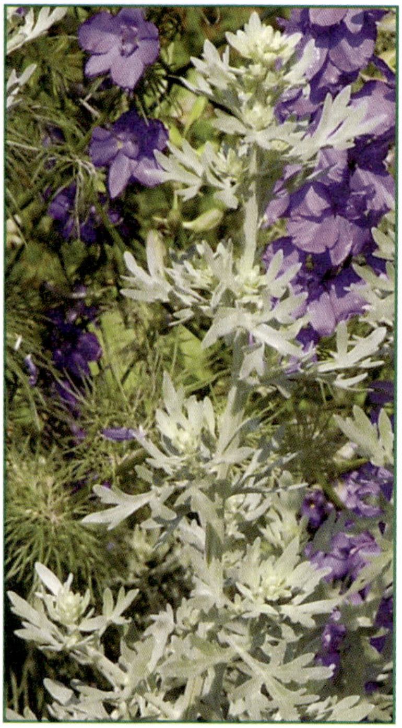

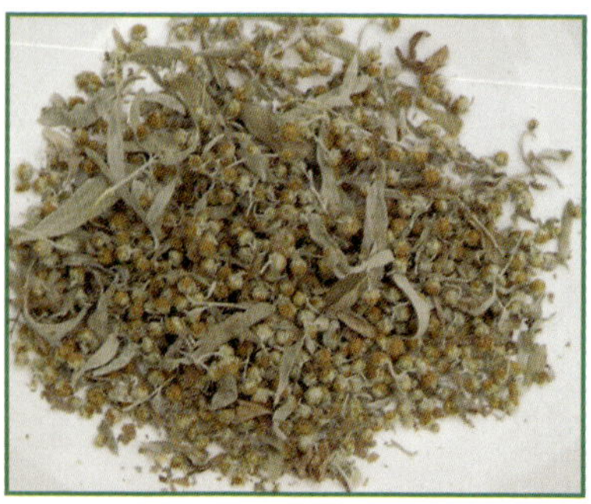

Werkzeugkoffer, sondern nehmen Sie eine schlichte Gewürznelke. Die legen Sie an den schmerzenden Zahn, und solcherart „mit Näglein besteckt", gehen Sie ins Bett.

Zungenbläschen

Kleine Bläschen auf der Zunge und an den Wangeninnenwänden sind zwar nur kurzlebig, können aber dennoch sehr störend und lästig werden – vor allem wenn sie schmerzen, weil man etwas Scharfes gegessen hat oder weil man nun schon zum dritten Mal darauf gebissen hat.

Sie bekommen sie, wenn Sie sich davor ekeln, aus einem schlecht abgewaschenen Glas zu trinken, oder wenn Sie ein falsches Gewürz essen oder wenn Sie sich mies fühlen, Stress haben – oder wenn eine Erkältung im Anzug ist.

Diese Bläschen werden vom Herpes-Virus verursacht, das nicht nur außen auf der Lippe, sondern auch auf der Innenseite der Lippe und der Wange ausbrechen kann.

Wie bei Herpesbläschen auf der Lippe (siehe Seite 141) können Sie gegen das Virus selbst nichts unternehmen, sondern nur desinfizierend tätig werden.

- Kauen Sie Wacholderbeeren.
- Spülen Sie den Mund mit Wermutschnaps aus oder bereiten Sie sich aus Wermut einen Tee, mit dem Sie den Mund spülen.
- Meiden Sie heiße oder sehr scharf gewürzte Speisen und Speisen mit rauen und kantigen Oberflächen wie Chips und knuspriges Brot.
- Tun Sie etwas zur Stärkung Ihres Immunsystems.
- Tun Sie sich etwas Gutes, schonen Sie sich, gehen Sie in die Badewanne oder treffen Sie sich mit einer Freundin.

Schutzwall mit Rissen – unsere Haut

In der chinesischen Medizin gilt die Haut als wichtiges Organ unseres Körpers. Und auch bei uns wird ihre Bedeutung für unsere Gesundheit immer mehr erkannt. Wer seine Haut großflächig verstopft – etwa indem er sich für einen Werbespot von Kopf bis Fuß mit Goldfarbe bemalen lässt, riskiert sein Leben: Die Haut reguliert unsere Körpertemperatur, und wenn sie das nicht kann, sterben wir an Überhitzung.

Doch das sind Ausnahmen. Die meisten Verletzungen unserer Haut geschehen unabsichtlich und auf einer kleineren, begrenzten Fläche.

Sonnenbrand und andere Verbrennungen

Streng genommen ist ein Sonnenbrand eine Verbrennung. Und als solche ist er auch zu behandeln.

Wenn Sie den Schaden, den ein Sonnenbrand auf Ihrer Haut anrichtet, unter dem Mikroskop beobachten könnten, würden Sie wahrscheinlich nie wieder ungeschützt in die Sonne gehen: Die Hautzellen schrumpfen und sterben ab, das Bindegewebe vertrocknet bündelweise zu einer grauen Masse.

Bei jedem Sonnenbrand sterben Hautzellen ab und die Haut wird dünner. Das Risiko, an Krebs zu erkranken, steigt dadurch an.

Sie können natürlich vorbeugend ein paar Dinge beachten:

- Gehen Sie niemals in die pralle Sonne und schmoren Sie als hellhäutiger Mensch weder am Strand noch am Poolrand.
- Tragen Sie eine Sonnenbrille – die UV-Strahlen lassen sonst Ihre Augen schmerzen.
- Tragen Sie auch im Sommer ein leichtes Make-up. Gutes Make-up enthält standardmäßig einen erstaunlich hohen Lichtschutzfaktor. Alternativ dazu: Gehen Sie im Sommer überhaupt niemals ohne Sonnenschutz auf die Straße.

> Jeder Sonnenbrand ist eine Verbrennung. Auch wenn Sie das nicht so empfinden: Ihre Haut sieht das ganz anders.

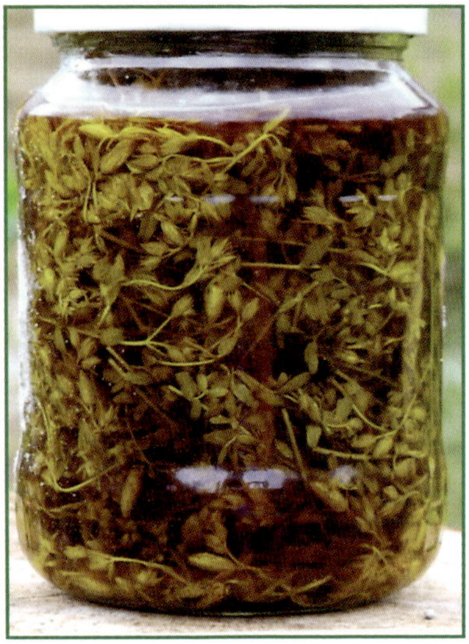

Hier reift ein wunderbares Mittel gegen Brandwunden: ein Ölauszug von Johanniskraut.

- Vergessen Sie beim Einreiben mit Sonnenschutzmittel zwei Stellen nicht: die Oberseiten der Füße und die Kniekehlen. Wenn Sie am Pool sitzen, kommt noch eine dritte Stelle hinzu, die leicht vergessen wird: die Unterseite des Kinns.

So weit zur Vorbeugung. Doch wenn sich alle daran hielten, gäbe es nicht so viele Brandsalben …

Wenn das Unglück bereits geschehen ist, heißt es kühlen, die Haut pflegen und sie beim Heilen unterstützen.

- Nehmen Sie ein kühles Bad – nun aber im kühlen Badezimmer.
- Kühlen Sie die verbrannten Stellen mit kalten Kompressen – am Strand wirkt ein sandfreies nasses Handtuch lindernd.
- Wenn Sie es zu Hause haben, kühlen Sie den roten Rücken mit Buttermilch, Quark oder Naturjogurt. Einfach vorsichtig darauf verteilen, nach dem Motto „viel hilft viel". Zur Not tut es auch Crème fraîche oder Schmand oder saure Sahne.
- Pflegen Sie die betroffenen Stellen mit Johanniskrautöl oder einer Brandsalbe.

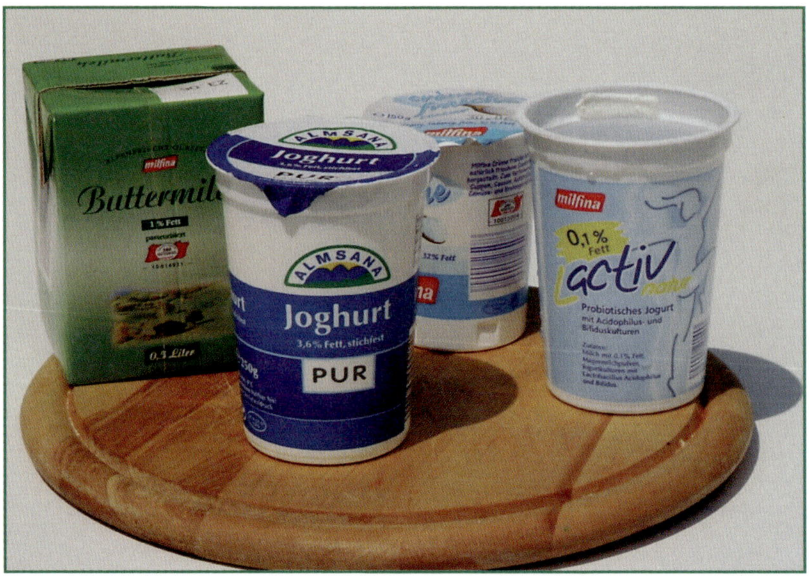

Ob es nun Buttermilch, Jogurt oder ein anderes Milchprodukt ist, mit dem Sie Sonnenbrand kühlen: Ungesüßt, also „natur", sollte es sein.

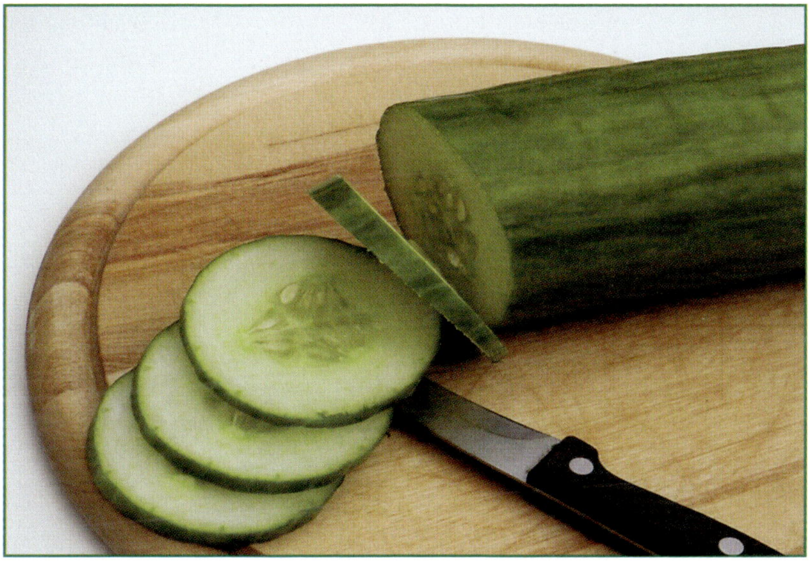

Scheiben, aber auch die Schalen der Salatgurke sind ein wunderbar kühlendes Hausmittel gegen Sonnenbrand.

- Sofort kühlend und hautpflegend zugleich wirken auch Gurkenschalen oder -scheiben.
- Trinken Sie viel Wasser oder Früchte- oder Kräutertee.

Brandwunden sind widerlich. Sie fangen ganz harmlos an: Sie stoßen mit dem nackten Unterarm versehentlich an das heiße Gitter, das Sie gerade aus dem Backofen gezogen haben. Halb so schlimm, denken Sie in dem Moment und nehmen erst noch rasch die Pizza vom Blech. Bis Sie sie gleich darauf zerteilt haben, fängt der schmale verbrannte Hautstreifen an Ihrem Unterarm an, ziemlich wehzutun. Doch dann ist es für eine wirksame erste Hilfe bereits zu spät und Ihnen bleibt monatelang eine dunkle Narbe als Erinnerung an dieses kleine Missgeschick.

Daher: Bei Brandwunden heißt es schnell sein. So klein sie auch sind, die Devise lautet kühlen, kühlen, kühlen.

- Am besten unter kaltem, fließendem Wasser. Mindestens 5 Minuten lang.
- Dann geben Sie etwas Johanniskrautöl auf die geschlossene Wunde – nur sanft auftupfen, nicht reiben!
- Und dann kühlen Sie weiter. 15 Minuten lang oder mehr. Die Verbrennung wandert sonst nämlich nach innen und zerstört

> **!** Bei Brandwunden, und seien sie noch so klein, lassen Sie alles fallen und kühlen, kühlen, kühlen Sie sofort.

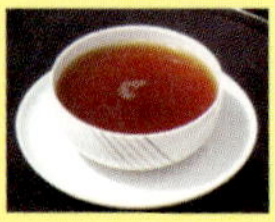

Großmutters Hausrezept bei Verbrennungen

Essigwasser zum Kühlen

Mischen Sie Wasser und Essig im Verhältnis 1:1 und tränken Sie ein glattes Tuch damit, das Sie auf die betroffene Hautpartie legen. Immer wieder frisch auflegen. Oder tauchen Sie das verbrannte Glied gleich in dieses Essigwasser.

auch tiefer gelegene Gewebeschichten. Und dann haben Sie tatsächlich monatelang eine dunkle Narbe als Souvenir.

- Essigwasser ist auch gut – sofern Sie keine offenen Brandwunden haben, sondern die Haut intakt ist.
- Kühlakkus, die Sie im Eisfach liegen haben, sind eine wunderbare Kältequelle, wenn Ihnen heißes Fett auf den nackten Oberschenkel gespritzt ist. (Wissen Sie jetzt, wozu es Küchenschürzen gibt und wieso sie als Geschenk bei Grillparties so beliebt sind?)
- Wenn Sie sich heißes Wasser über die Hose geschüttet haben, sollten Sie diese sofort ausziehen – das ist der schnellste Schutz für die Haut darunter! Klebt der Stoff allerdings an der Haut, las-

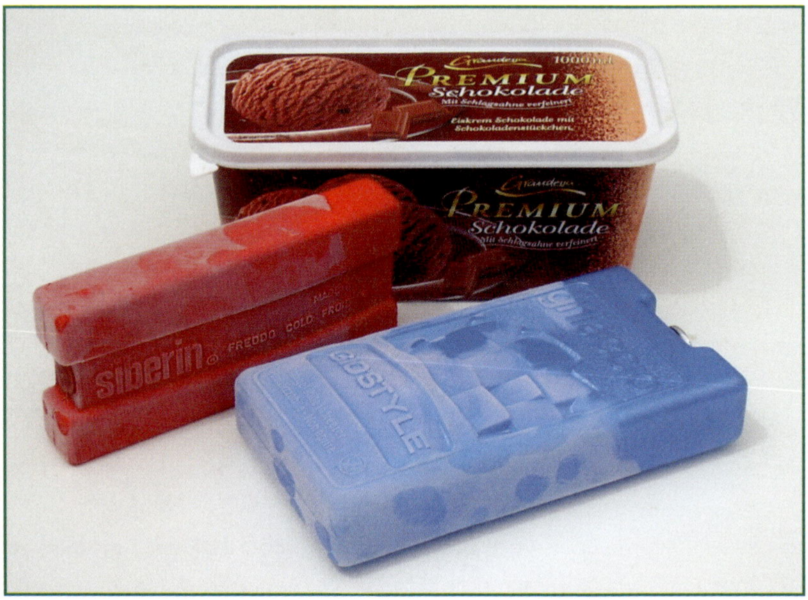

Kühlakkus sind bei manchen Brandwunden eine wunderbare Kältequelle; zur Not tut es auch die Tiefkühlpackung Speiseeis (Sie können das angetaute Eis ja dann „von innen" auf die Wunde legen – zum Trost …).

Großmutters guter Rat

Sie müssen zum Arzt, ...

- wenn Sie Brandblasen haben oder sich Ihre Haut weiß oder gar schwarz verfärbt hat;
- wenn die Verbrennungen sehr großflächig sind.
- Tipp: Kühlen Sie auf dem Weg zum Arzt weiter!

sen Sie beide, wo sie sind, und kühlen Sie durch den Stoff hindurch. Im Zweifelsfall stellen Sie sich – oder den Patienten – mitsamt Hose unter die Dusche.

Bei Verbrennungen unterscheidet man verschiedene Grade – die leichten, bei denen die Haut nur rot wird und wehtut, sind Verbrennungen ersten Grades; eine Verbrennung zweiten Grades ist mit einer Brandblase verbunden – nicht aufstechen, sie hält die Wunde steril! – und bei Verbrennungen dritten Grades wird die Haut weiß. Verbrennungen zweiten und dritten Grades sollten vom Arzt behandelt werden. Sorgen Sie aber auch während des Weges zum Arzt für Kühlung!

! Brandblasen niemals aufstechen – sie halten die Wunde steril und sind ein wertvoller Schutz!

Natürlich könnten jetzt Tipps folgen wie: Topfstiele nach innen drehen, damit sich wenigstens nur Sie selbst, nicht aber auch Ihre Kinder daran verbrennen – doch hinterher ist man immer schlauer, nicht wahr?

Hautabschürfungen bei Kindern

Aufgeschürfte Knie gehören bei Kindern zum Sommer wie Regenwetter und Sonnenbrand. Doch ist es gut zu wissen, was zu tun ist, wenn der Hosenmatz mit einer frischen Schürfwunde zu Muttern kommt.

Der Schreck, das wissen Sie natürlich, ist das Schmerzhafteste an der Wunde. Doch es kommt noch einmal ein Schmerz, wenn nämlich Mutter dem Hosenmatz mit einem Tuch, das mit Desinfektionsmittel getränkt ist, Erdreste und Steine aus der Wunde wischt. Danach ist der Schmerz aber schon wieder weg und die Wunde muss nun gut an

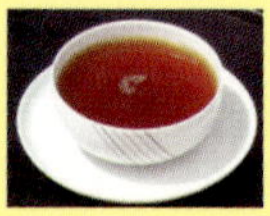

Großmutters Hausrezept zur Wundreinigung

Ringelblumentinktur

Setzen Sie 50 g Ringelblumenblüten – möglichst nur die Zungenblüten, ohne die Körbchen – in 500 ml 70%igem Alkohol (Apotheke!) an und lassen Sie diesen Ansatz zwei bis drei Wochen lang stehen. Großmutter setzte ihn gleich nach Vollmond an und füllte ihn dann bei Neumond in dunkle Fläschchen ab.

der Luft trocknen, damit sich ein schöner schützender Schorf bildet. Zum Arzt müssen Sie nur, wenn sich die Wunde infiziert. Wenn Sie wollen, können Sie die Wunde mit Ringelblumensalbe pflegen – aber vielleicht doch lieber erst, wenn der Schorf drauf ist! Sie kann nämlich sonst recht unangenehm brennen.

… und bei Müttern

Kennen Sie das? An den ersten heißen Sommertagen fangen Sie an zu schwitzen. Besonders unter den Armen und an den Oberschenkeln. Beim Gehen reiben die zarten Hautpartien der Oberschenkel aneinander, reiben die Innenseiten der Oberarme an der Kleidung, besonders am BH, und schon bildet sich eine Schürfwunde.

Solche Schürfwunden heilen langsam. Nun können Sie schlecht in der Wohnung bleiben, bis die Wunden abgeheilt sind oder Sie so schlank sind, dass das Problem entfällt. Also helfen Sie sich mit folgenden Hausmitteln:

- Babypuder zwischen den Oberschenkeln und unter den Achseln wirkt wahre Wunder.
- Legen Sie einen mit Johanniskrautöl betupften Wattebausch auf die Wunden und halten Sie ihn mit Mullbinde fest. Diesen Verband müssen Sie täglich wechseln.
- Bestreichen Sie die schmerzenden Stellen mehrmals täglich mit Majoransalbe.
- Tragen Sie im Sommer weiche BHs und Kleidungsstücke aus natürlichen Stoffen wie Baumwolle, Viskose oder Seide.

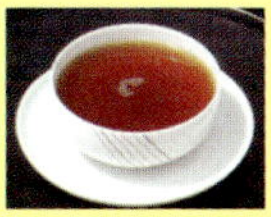

Großmutters Hausrezept

Majoransalbe

Majoransalbe ist nicht lange haltbar und wird daher stets nur in kleinen Mengen hergestellt. Der Vorteil: Sie ist innerhalb weniger Stunden fertig.

Setzen Sie 2 Teelöffel pulverisierten Majoran mit 3 Teelöffeln 90%igem Alkohol (Apotheke) an. Lassen Sie diesen Ansatz 3 Stunden ziehen. Dann fügen Sie 3 Teelöffel Butter (ungesalzen) dazu, erwärmen das Ganze 10 Minuten lang im Wasserbad, ohne dass es kocht, filtern es dann durch ein Tuch und lassen es abkühlen.

Im Kühlschrank aufbewahren!

- Pfeifen Sie auf die Mode – Sie tragen Kleidung, die Ihnen passt, ganz gleich, was für eine Größe auf dem Schildchen im Halsausschnitt steht!
- Verwenden Sie zumindest im Sommer kein parfümiertes Deodorant. Kristalldeo (Alaun) wirkt zuverlässig den ganzen Tag.

Blasen

Wenn man sich beim Wandern oder in neuen Schuhen Blasen gelaufen hat, ist das nicht nur schmerzhaft, sondern kann auch problematisch werden, wenn man nun das Falsche tut.

Bei dieser Art von Blasen (nicht aber bei Brandblasen!) gilt: prall gefüllte Blasen mit einer sterilen Nadel an zwei Stellen öffnen, die Haut jedoch nicht abzupfen! – Sterilisieren können Sie die Nadel durch Erhitzen über dem Feuerzeug oder Eintauchen in Alkohol. – Die betroffene Stelle sollten Sie dann desinfizieren und mit einem Pflaster vor weiterer Reibung schützen.

Hinterher weiß man es besser:

- Neue Schuhe laufen Sie besser zu Hause ein.
- Ist dazu keine Zeit, dann tragen Sie sie mit Wollsocken oder verwenden Sie an den gefährdeten Stellen ein Spezialpflaster.
- Bei den Soldaten urinierte man in die drückenden Stiefel – davon wird das Leder weich – und stieg dann hinein. So passten sie sich

den Füßen optimal an. Haben Sie vielleicht eine sehr einsame Bergwanderung vor?

- Wenn Sie sich die Blasen an der Hand geholt haben, etwa beim Arbeiten mit einem ungewohnten Gartengerät, dann sagt ein altes Hausmittel: Geben Sie feuchte Erde darauf. Und hören Sie natürlich auf, die Stelle weiter zu belasten …

Stichwunden und Splitter

> ! Überprüfen Sie bei einer tiefen, kleinen Wunde unbedingt Ihre Tetanusimpfung. Alle 5 Jahre soll sie aufgefrischt werden!

Sie polieren den alten Holzfußboden auf Hochglanz oder misten die Bretter vom Dachboden aus – und haben mit einem Male einen Holzsplitter im Finger. Au. Und: Wie alt ist Ihre letzte Tetanusimpfung?

Splitter und Stichwunden sind tiefe Wunden, die den Nachteil haben, dass sie oft mit Verschmutzung einhergehen, dass man diese aber denkbar schlecht entfernen kann. In der Haut steckende Holzsplitter können beim Herausziehen abbrechen – dann wachsen sie zwar meist von selbst heraus, aber Sie sollten die Sache beobachten. Daher gilt bei diesen Wunden: Wenn sie nicht wirklich nur eine Bagatelle sind, gehen Sie sicherheitshalber zum Arzt.

Schnittwunden

Schnell ist es passiert: Sie fahren mit der Hand an einer Kartonkante oder dem Rand von einem Blatt Papier entlang und stellen mit einem Mal fest, wie scharf dieses so biegsame Material sein kann. Oder Sie holen mit dem Finger den letzten Rest Jogurt aus dem Becher und merken erst zu spät, dass am Rand noch ein kleiner Rest des Aludeckels klebte.

Bei einer Schnittwunde werden Hautzellen, Nerven und Blutgefäße durchtrennt. Sie wachsen in der Regel binnen wenigen Tagen wieder zusammen, sollten in der Zwischenzeit aber mit einem Pflaster zusammengeklammert und vor Verschmutzung geschützt werden.

- Erst ruhig ein wenig bluten lassen – das schwemmt mögliche Krankheitserreger aus der Wunde.
- Dann eine antibakterielle Lösung auftragen (Ringelblumentinktur).

Großmutters guter Rat – vor allem für ältere Menschen:

Tetanus – was Sie darüber wissen sollten

Die Bakterien, die Tetanus erregen, kommen überall im Erdreich vor und sind langlebig und hartnäckig. Auch im Darm und im Kot von Mensch und Tier – vor allem von Pferden – lassen sich die Keime nachweisen. Wenn Sie also viel im Stall arbeiten, sollten Sie auf eine aktive Schutzimpfung achten.
Tetanusbakterien können sich nur in einer sauerstoffarmen Umgebung vermehren – und das besonders gut bei der menschlichen Körpertemperatur von 37 °C. Optimal für sie sind also kleine, nicht blutende Wunden, an die keine Luft kann, weil sie eher tief als breit sind. Ein Dorn, ein Holzsplitter oder ein Kratzer können ausreichen. Die Bakterien oder Sporen gelangen ins Gewebe, vermehren sich und bilden dabei Giftstoffe, die entlang der Nerven ins Rückenmark wandern, wo sie bestimmte Nervenzellen hemmen und so schwere Krämpfe auslösen.
Schutz vor einer Tetanusinfektion bietet allein die Impfung. Zur Grundimmunisierung, die nach Vollendung des zweiten Lebensmonates begonnen werden sollte, sind drei Impfungen nötig (zweite Impfung 4–8 Wochen nach der ersten, dritte Impfung 6–12 Monate nach der zweiten). Nach der Grundimmunisierung besteht für mindestens fünf bis zehn Jahre Impfschutz. Dann muss die Impfung aufgefrischt werden – bei geringfügigen Verletzungen alle 10 Jahre, bei schwereren oder stark verschmutzten Verletzungen nach 5 Jahren wird vom Arzt neu geimpft.
Die Tetanusimpfung ist zuzahlungsfrei. Sie sollte in Ihren Impfpass eingetragen werden.

Die meisten Erkrankten sind ältere Menschen, ein großer Teil davon stirbt daran. Besonders gefährdet sind auch Diabetiker oder Menschen mit offenen Erkrankungen an der Hautoberfläche (Geschwüren, Neurodermitis). Wenn Sie zu diesen Gruppen gehören, überprüfen Sie regelmäßig Ihren Impfschutz!
Die gute Nachricht: Tetanus ist nicht ansteckend, kann also nicht von Mensch zu Mensch direkt übertragen werden.

- Nun sorgfältig verpflastern. Drücken Sie dabei die Haut vorsichtig so zusammen, wie sie zusammengehört, und halten Sie sie dann mit dem Pflaster in dieser Stellung fest. Wenn Sie sorgfältig arbeiten, bleibt nicht einmal eine Narbe.

Großmutters guter Rat bei Schnittwunden

Sie müssen zum Arzt, ...

- wenn sie auseinander klafft,
- wenn sie länger ist als eine Fingerbreite – dann klammert sie besser der Arzt zusammen,
- wenn sie an einem Gelenk liegt und daher nicht durch ein Pflaster ruhig gestellt werden kann,
- wenn sie nicht innerhalb von kurzer Zeit zu bluten aufhört. Dann muss sie geklammert oder genäht werden;
- und natürlich dann, wenn Ihre letzte Tetanusimpfung mehr als zehn Jahre zurückliegt. Heben Sie daher die Unterlagen über Tetanusimpfungen gut auf!

Die Entscheidung, zum Arzt zu gehen, müssen Sie allerdings rasch fällen, denn damit der Schnitt sauber zusammenwächst, muss das Nähen bald erfolgen.

Eine Schnittwunde, die stark blutet, versorgen Sie nicht nur mit einem Pflaster, sondern auch mit einem sterilen Verband – den finden Sie im Zweifelsfall in Ihrer Autoapotheke! Wird dieser Verband durchgeblutet, dann entfernen Sie ihn nicht, sondern geben Sie einen weiteren darüber und überlassen Sie die Sache in jedem Fall dem Arzt.

Verätzungen

Verätzungen sind je nachdem, ob sie äußerlich oder innerlich auftreten und wo sie erfolgt sind, möglicherweise schwere Unfälle.

Verätzungen sind kein Fall für Großmutter – einmal abgesehen von der ersten Hilfe.

Wenn Sie Grund zu der Annahme haben, dass sich ein Mensch in Ihrer Umgebung die Haut mit einer aggressiven Substanz oder die Atemwege mit einem Gas verätzt hat, stellen Sie zuerst die Ursache ab. Dann sorgen Sie für nachhaltige Verdünnung der ätzenden Substanz: Spülen, spülen, spülen Sie die Haut (ist das Auge betroffen, so spülen Sie in Richtung Augenwinkel) und lüften, lüften, lüften Sie die Lungen.

Vergiftungszentralen

- In Deutschland: Vergiftungszentrale in Berlin: 030-19240 oder in Bonn, Erfurt, Freiburg, Göttingen, Mainz, München oder Nürnberg mit der gleichen Telefonnummer.
- In Österreich: Vergiftungsinformationszentrale, Allgemeines Krankenhaus Wien, Telefon 01-406 43 43.
- In der Schweiz: Schweizerisches Toxikologisches Informationszentrum Zürich, Telefon 01-25 15 151.

Hat jemand eine ätzende Substanz eingenommen, verdünnen Sie diese ebenfalls: Lassen Sie ihn Leitungswasser trinken, so viel er verträgt. Und rufen Sie die nächste Vergiftungszentrale an (siehe Kasten).

Wenn Sie wissen, womit der Unfall geschehen ist, dann geben Sie das jedenfalls an bzw. nehmen Sie die Verpackung mit zum Arzt oder ins Krankenhaus.

Wunde Haut bei Babys

Ein wohlmeinender Patenonkel bringt der stillenden Mutter vitaminreiche Kumquats mit, die sie in gutem Glauben verzehrt. Und am nächsten Tag hat ihr Baby einen feuerroten Popo, der an einigen Stellen offen ist und höllisch brennt – dem Geschrei des Kleinen nach zu urteilen. Kennen Sie das?

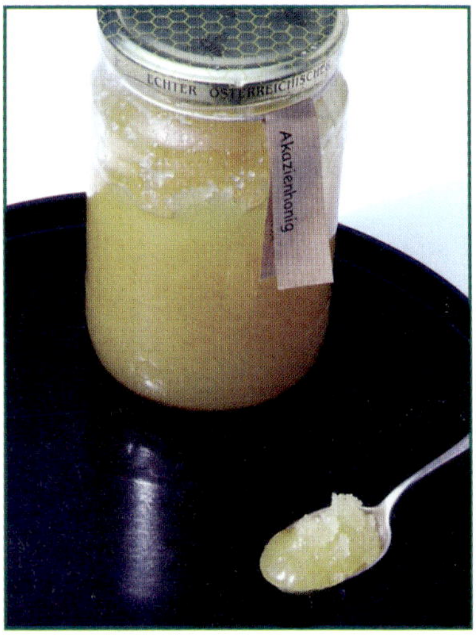

In unserem Fall half ein besonders dicker Auftrag der ohnehin verwendeten zähen Babycreme. Da diese wegen gewisser Zutaten inzwischen aus dem Markt genommen wurde, hier zwei alte Hausmittel:

- Mischen Sie einen gestrichenen Teelöffel Honig mit einem gestrichenen Teelöffel Lebertran (Apotheke) und bestreichen Sie damit die wunden Stellen.
- Bestreichen Sie die wunden Stellen mit Ringelblumensalbe. Diese soll auch bei Windeldermatitis hervorra-

gend helfen. Es gibt allerdings (größere) Kinder, die darüber klagen, dass Ringelblumensalbe in offenen Wunden brennt. Machen Sie sich zumindest klar, dass es die Salbe sein kann, wenn Ihr Hosenmatz auf diese Behandlung seines wunden Popos mit empörtem Gebrüll reagiert.

- Vorbeugend: Halten Sie sich mit Penne all'arrabbiata, Chili con carne, Kiwis, Orangen, Zitronen und ähnlichen Köstlichkeiten zurück, bis Ihr Kind Ihnen mitteilt, dass es nun auf Ihre Milch keinen Wert mehr legt.

Schlecht heilende Wunden

Es gibt Stellen an unserem Körper, an denen Wunden einfach schlecht heilen. Paradebeispiel sind die Unterschenkel, besonders die Schienbeine. Hier brauchen Sie viel Geduld. Bewährt haben sich in unterschiedlichen Fällen aber auch die folgenden Hausmittel – probieren Sie aus, was bei Ihnen und Ihrer Haut am besten hilft.

- Arnika – aufgetragen als Umschlag mit der verdünnten Tinktur (1 Teelöffel Arnikatinktur auf einen halben Liter Wasser) oder als Salbe.

  Falls Sie auf Arnika mit Rötungen der Haut reagieren, verwenden Sie stattdessen Ringelblumensalbe.
- Sonnenhut-Salbe – Sonnenhut (Echinacea purpurea) stärkt das Immunsystem der Haut. Einen Versuch ist das allemal wert.

  Großmutter kennt noch kein Rezept, um diese Salbe selbst anzufertigen, und kauft sie daher in der Apotheke.

Arnika, Sonnenhut und Ringelblumen – drei machtvolle Helfer bei schlecht heilenden Wunden.

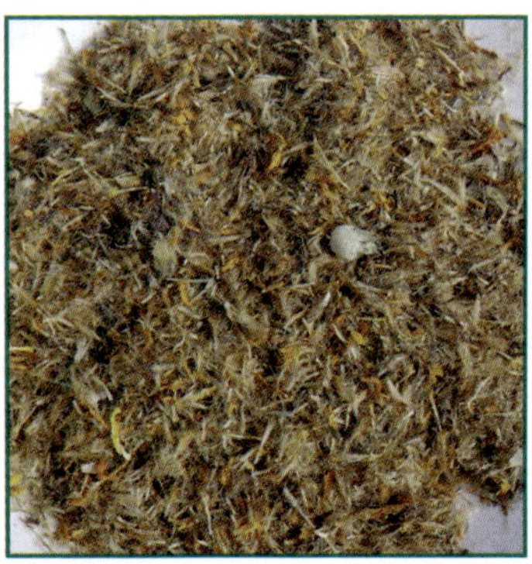

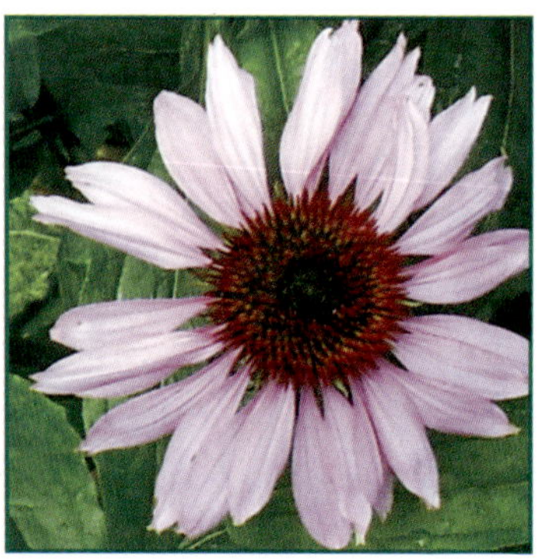

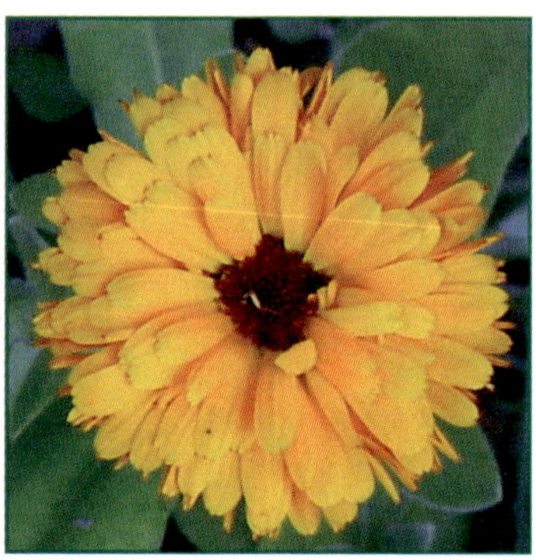

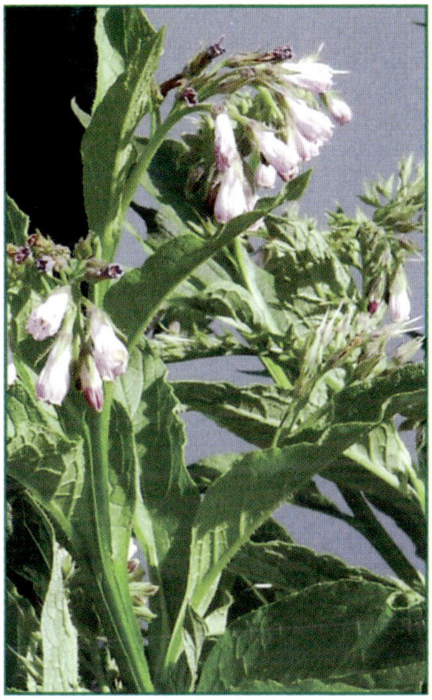
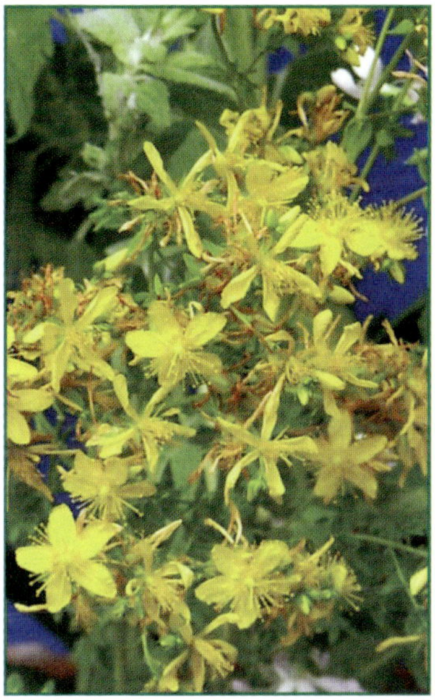
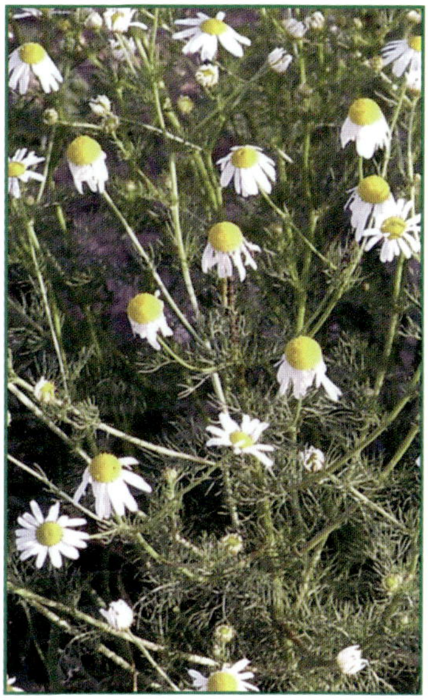

Beinwell, Johanniskraut und Kamille sind nicht minder wertvoll, wenn es um Ihre Haut geht.

- Ringelblumensalbe – vergessen Sie jedoch alle Rezepte mit siedendem Schweineschmalz, in dem Sie die Blüten frittieren sollen. Großmutters Rezept von Seite 77 ist weitaus schonender für die Bestandteile der Ringelblume und die so erzeugte Salbe muss nicht im Kühlschrank gelagert werden.
- Wenn Sie an einer Korbblütlerallergie leiden, werden Sie weder Arnika noch Ringelblume noch Sonnenhut vertragen. Versuchen Sie es in diesem Fall mit Beinwellsalbe (siehe Seite 80). Sie wirkt gewebsbildend und verstärkt die Selbstreinigung der Wunde.

  Beinwell selbst sollten Sie nur äußerlich anwenden – als Salbe, Tinktur oder Umschlag, innerlich nur in homöopathischer Form.
- Johanniskrautöl, mit einem Mullläppchen auf die Wunde aufgetragen, lindert zumindest die Schmerzen, tut aber auch sonst einfach gut.
- Ein Umschlag mit Kamillentee – 2 Teelöffel auf einen Viertelliter kochendes Wasser, 10 Minuten lang ziehen lassen –, der immer wieder neu befeuchtet wird, ist wegen der entzündungshemmenden Wirkung der Kamille zu empfehlen.
- Weißkohl – ja, wirklich Weißkohl! Machen Sie einen Umschlag aus Weißkohl, indem Sie ein frisches Blatt aus der Mitte eines Kohlkopfes herauslösen, die Mittelrippe heraustrennen, den Rest

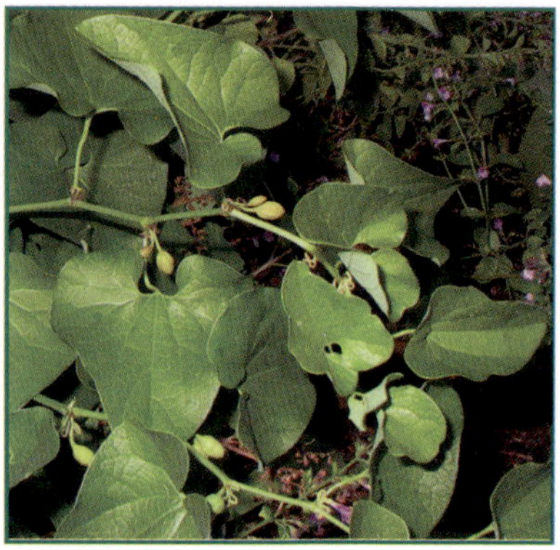

Auch Umschläge mit einem Aufguss der Osterluzei sind ein gutes Mittel gegen schlecht heilende Wunden.

mit dem Nudelholz kräftig durchwalken und dann auf die Wunde auftragen. Erneuern Sie diesen Umschlag zweimal täglich und spülen Sie beim Wechseln die Wunde mit Arnika- oder Kamillentee.

- Was dem Babypopo recht ist, soll Ihnen nur billig sein: Mischen Sie einen gestrichenen Teelöffel Honig mit einem gestrichenen Teelöffel Lebertran (Apotheke) und bestreichen Sie damit die wunden Stellen.
- Gönnen Sie sich ein Vollbad mit einem Schachtelhalmauszug (siehe unten).

Nasenbluten

Die Nase enthält eine Fülle an feinen und feinsten Blutgefäßen, unzählige Venen und Kapillargefäße. Manche davon sitzen genau unter der dünnen Haut im Innern der Nasenlöcher. Das erklärt, warum man bei der geringsten Reizung aus der Nase bluten kann. Bei manchen Menschen genügt es schon, dass sie sich kräftig schneuzen oder mit dem Finger in der Nase bohren.

Wenn es mal wieder so weit ist, behalten Sie einen kühlen Kopf (im wahrsten Sinne des Wortes):

- Setzen Sie sich oder das Kind aufrecht hin, den Kopf in den Nacken gelegt. Geatmet wird durch den Mund, die Zeigefinger pressen beide Nasenflügel gegeneinander.
- Gegen die Blutung arbeiten Sie mit Kühlung: Legen Sie einen kalten Lappen auf die Stirn und Nase und einen weiteren in den

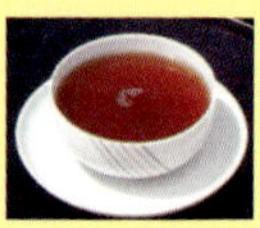

Großmutters Hausrezept bei Unterschenkelgeschwüren

Schachtelhalmbad

Übergießen Sie 100 g Schachtelhalm mit einem Liter heißem Wasser und lassen Sie es eine Stunde lang ziehen. Dann gießen Sie diesen Auszug durch ein Sieb in Ihr Badewasser. Baden Sie nicht zu heiß – 38 °C sind bei Unterschenkelgeschwüren genug – und nur etwa 10 Minuten lang. Hilft auch bei Schwellungen nach Knochenbrüchen.

Pflanzenporträt:

Schachtelhalm

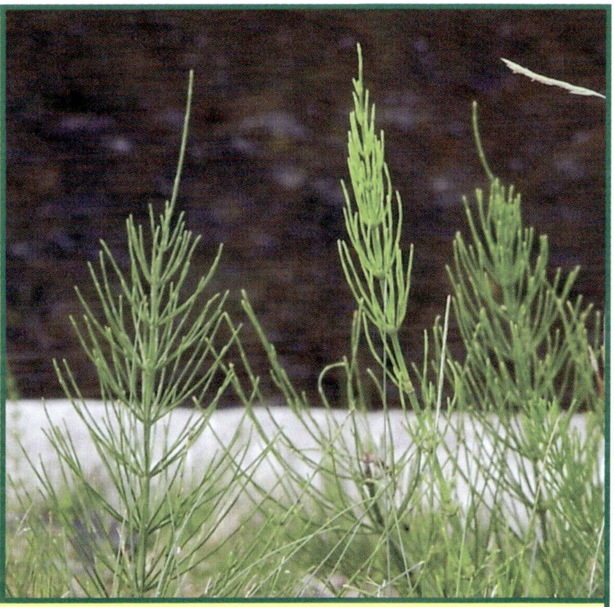

Zinnkraut oder Ackerschachtelhalm (Equisetum arvense) wächst noch aus den schmalsten Ritzen zwischen Steinen, aber auch auf Feldern und in Gärten.
Kindern kann man das Zinnkraut erfolgreich näher bringen (und ihnen auf diesem Wege auch den nicht besonders wohlschmeckenden Tee daraus schmackhaft machen), indem man ihnen erzählt, dass es die letzte von jenen Pflanzen ist, unter denen die Dinosaurier gelebt haben. Für die Hausmedizin ist der Ackerschachtelhalm wegen seines hohen Kieselsäuregehalts wertvoll – Kieselsäure stärkt das Gewebe –, außerdem enthält er Kaliumsalze, Flavonoide – sie fördern das Immunsystem – und Saponine.
Angewendet wird er in Blasen-Nieren-Tees, bei schlecht heilenden Wunden, bei chronischer Bronchitis und abgekühlt als Umschlag auch bei Nasenbluten. Bei der Behandlung von Krampfadern ist Zinnkraut eines der Basismittel.
Er lässt sich problemlos trocknen und sollte dann in Papiertüten aufbewahrt werden.

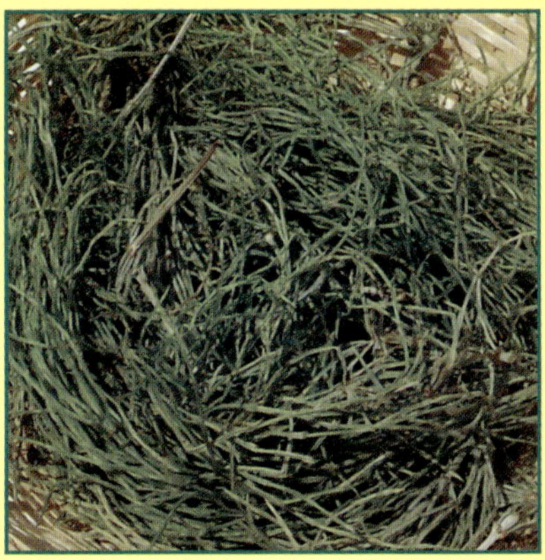

Großmutters Hausrezept

Zinnkrauttee

Einen Teelöffel getrockneten Ackerschachtelhalm in einem Viertelliter Wasser mit einer Prise Zucker – damit sich die Kieselsäuren besser lösen – erhitzen und 10 Minuten kochen lassen.
Trinken Sie 2–3 Tassen dieses Tees täglich nach überstandenen Erkältungen zur Kräftigung Ihrer Atemwege oder bei Krampfadern.

Ein klassisches Mittel gegen Blutungen: das Hirtentäschel. Am besten verwendet man die jungen Pflanzen frisch – was fast das ganze Jahr lang kein Problem ist, da sich die Pflanze ständig selbst neu aussät.

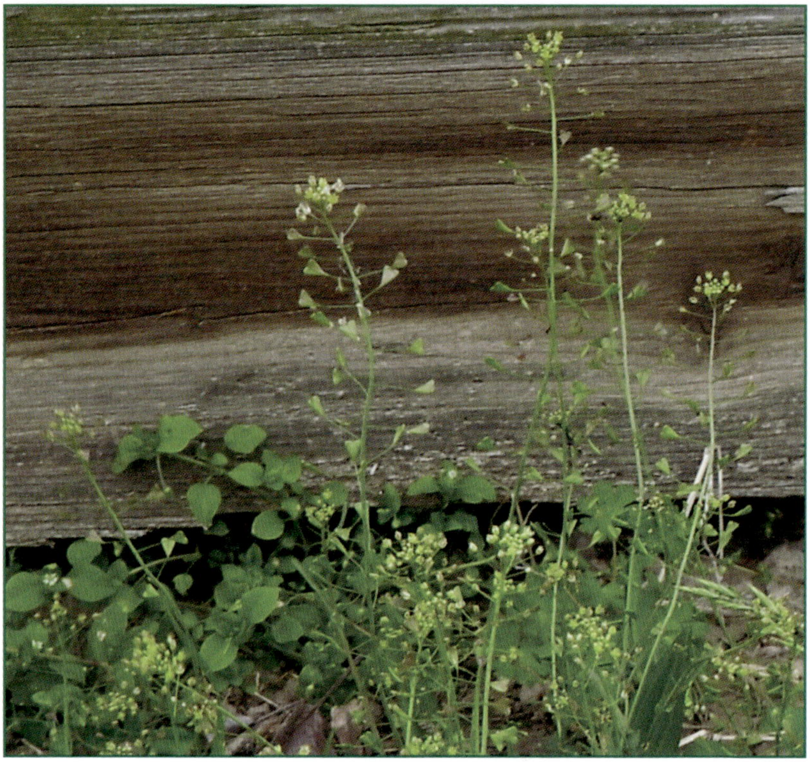

Nacken. Noch besser ist ein Eisbeutel: Geben Sie Eis in ein Geschirrtuch und legen Sie dieses in den Nacken und ein zweites auf die Stirn.

- Inzwischen kochen Sie einen Hirtentäscheltee (Capsella bursa-pastoris, 5 g auf 100 ml Wasser) und lassen ihn abkühlen. Damit betupfen Sie dann die Naseninnenwände.
- Ein merkwürdiger Trick ist die Sache mit dem Löschpapier: Legen Sie ein Stück davon unter die Zunge. Das löst einen Reflex aus, der die Durchblutung der Nase verringert.
- Wenn die Blutung gestillt ist, bleiben Sie noch einige Minuten lang liegen und putzen Sie auch Ihre Nase einige Zeit lang nicht.

Wenn das Nasenbluten regelmäßig und ohne äußere Reize auftritt, kann Eisenmangel die Ursache sein – auch bei Kindern. Lassen Sie vom Arzt die Blutwerte untersuchen und ernähren Sie sich oder Ihr Kind eisenreich. Nun gehören Feld- oder Nüsschensalat, Löwenzahn, Spargel und Brunnenkresse auf den Speiseplan und ab und zu Rote-Bete-Saft (aus biologischem Anbau) ins Glas.

Zur Kräftigung des Gewebes und zur Vorbeugung können Sie auch etwas tun:

- Kindern geben Sie dreimal täglich einen Esslöffel Essigwasser – mischen Sie ein Glas Wasser mit einem Teelöffel Apfelessig – zu trinken.
- Kochen Sie täglich einen Teelöffel Zinnkraut (Ackerschachtelhalm, Equisetum arvense) mit einer Prise Zucker und einer Tasse heißem Wasser auf, lassen Sie den Tee 15 Minuten lang ziehen und trinken Sie ihn schluckweise. Die Kieselsäure im Zinnkraut erhöht die Elastizität des Gewebes.
- Trockene Luft ist eine Belastung für die Schleimhäute. Sorgen Sie daher bei Kindern, die zum Nasenbluten neigen, für höhere Luftfeuchtigkeit – am einfachsten mit nassen Handtüchern rings ums Bett.

Trockene Luft kann eine der Ursachen für häufiges Nasenbluten sein.

Lippenherpes (Fieberblasen)

Die allseits bekannten Fieberblasen, die vor allem an den Lippen auftreten, sind ebenso verbreitet wie ansteckend, ebenso lästig wie schmerzhaft. Sie werden von einem Virus verursacht, dem Herpes-simplex-Virus Typ 1, das wir nach der Erstinfektion ständig im Körper tragen und das unser Immunsystem normalerweise unter-

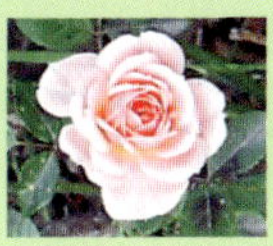

Großmutters Rat für die Seele bei Fieberblasen

Steckt dahinter vielleicht …

… Ekel? Befragungen haben ergeben, dass in den meisten Fällen ein Gefühl des Ekels dem Ausbruch von Lippenbläschen voranging – vor nicht sauber abgewaschenen Gläsern im Restaurant, vor einer schmutzintensiven Arbeit, vor unsauberer Bettwäsche am Urlaubsort … aber manchmal auch vor dem Partner, den Kollegen, dem eigenen Beruf. Dagegen hilft es, entweder die eigene Einstellung oder die Lebensumstände zu ändern – und das kann radikale Folgen haben. Ein Psychiater kann Ihnen vielleicht dabei helfen.

> **!** Bei Herpesbläschen sei der Gang in die Apotheke ausdrücklich emfohlen.

drückt. Bei Stress, Belastungen, bei Regelblutungen und fiebrigen Erkältungen ist unser Immunsystem anderweitig beschäftigt – und die Fieberblasen brechen aus.

Die gute Nachricht: Gegen Fieberblasen gibt es neue Salben, die ausgezeichnet helfen, vor allem, wenn Sie sie beim ersten Juckreiz auftragen. Der Gang in die Apotheke ist in diesem Fall ausdrücklich empfohlen!

Doch Großmutters Hausapotheke hat auch bei Fieberblasen einiges auf Lager – das vor allem den Vorteil hat, dass Ihre Herpesviren darauf nicht resistent werden.

- Ringelblumensalbe hemmt das Wachstum der Viren und entspannt die Haut. Tragen Sie sie beim ersten Juckreiz auf – oft wiederholen!
- Sonnenhutsalbe stärkt das Immunsystem und sollte daher auch Ihren Abwehrkampf gegen das Herpesvirus wirkungsvoll unterstützen – sofern Sie nicht darauf allergisch reagieren.
- Wenn Sie das verräterische Kribbeln in der Lippe wirklich beim ersten Anzeichen bemerken, können Sie folgendes Hausrezept ausprobieren: Geben Sie einen Eiswürfel in ein sauberes Stofftaschentuch und pressen Sie ihn fest auf die juckende Stelle. Zwischendurch halten Sie ab und zu inne, damit Sie die Haut nicht gleich mit unterkühlen, dann machen Sie weiter.
- Zitronenmelissentinktur hemmt das Wachstum der Viren, ohne die Haut zu schädigen.
- Herpesblasen, die Sie nicht rechtzeitig abfangen konnten, neigen dazu, beim Lachen aufzureißen. Dagegen hilft ein Puderauftrag

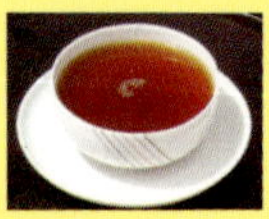

Großmutters Hausrezept gegen Lippenherpes

Zitronenmelissentinktur

Setzen Sie 10 g Zitronenmelissenblätter in 100 g 70%igem Alkohol an, lassen Sie das Glas einen Monat lang in der Sonne oder an einem warmen Platz stehen und pressen Sie dann die Flüssigkeit ab. Bewahren Sie sie in dunklen Fläschchen auf.
Damit betupfen Sie mehrmals täglich die juckende Stelle auf der Lippe.

aus einfachem Weizenmehl. Es trocknet die Blase leicht ab, ohne die Haut zu spannen.

- Zinkwasser beschleunigt den Heilungsprozess. Lösen Sie 5 Gramm Zinksulfat (Apotheke) in einem Achtelliter abgekochten kalten (!) Wasser auf. Tupfen Sie einen Wattebausch oder ein Kosmetikpad in diese Flüssigkeit und legen sie dies für eine Weile auf die Wunde. Erneuern Sie den Auftrag halbstündlich.
- Auch mit Zinnkraut- oder Kamillentee können Sie die Lippen betupfen und so zur rascheren Wundheilung beitragen – Zinnkraut stärkt das Gewebe, Kamille desinfiziert und tut noch viel mehr (siehe Seite 40).

! Herpes ist ansteckend. Verzichten Sie also im Falle eines Falles darauf, freundschaftliche Küsschen mit Ihrer besten Freundin auszutauschen!

Akne

Aknewunden, die mit einem schwarzen Punkt in einem Mitesser beginnen und sich dann zu großen Eiterpusteln auswachsen, betreffen vor allem Jugendliche, aber auch Erwachsene, die sich häufig unter Stress fühlen. Und es hilft kaum, einem Erwachsenen, der von einem Termin zum anderen hetzt, zu raten, er solle Stress abbauen. Leider. Es hilft auch nicht, einem Jugendlichen zu sagen, er solle keine Süßigkeiten oder Schokolade essen – beides hat nämlich auf Akne keinen Einfluss.

Es hilft auch nicht unbedingt, sich in die Sonne zu legen: Die UV-Strahlung desinfiziert zwar und hemmt Hautentzündungen, regt aber die Schweißdrüsen an; die Talgdrüsen in der feuchten Haut quellen dann nach innen auf, sodass man die Pickel überhaupt nicht mehr ausdrücken kann.

Was hilft also? Die Stichworte lauten: Schadensbegrenzung (Hygiene), Linderung und Unterstützung von innen.

- Hygiene: Pickel nur mit peinlich sauberen Fingern ausdrücken, Handtücher oft wechseln, nicht rubbeln. Make-up lassen Sie weg oder verwenden ein fettarmes und schminken sich jeden Tag abends sorgfältig ab.
- Linderung bringt Ringelblumentinktur (Seite 130), die Sie mehrmals täglich – im Verhältnis 1:3 verdünnt – auf die betroffenen Stellen auftupfen. Sie bekommen sie auch in der Apotheke.

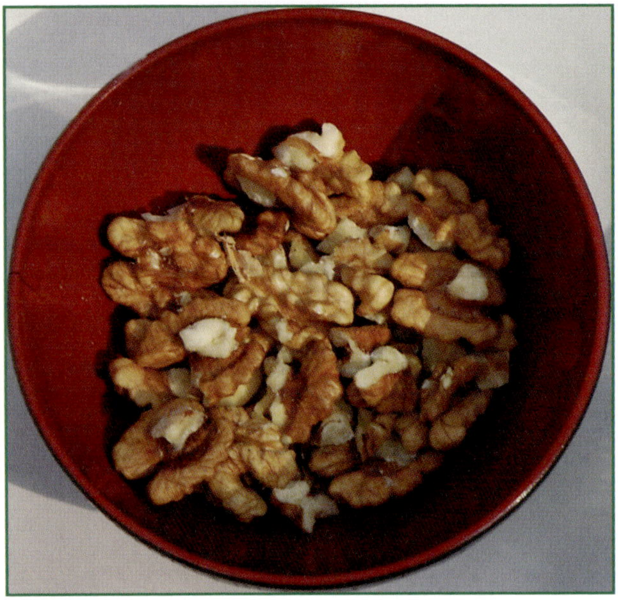

- Ersetzen Sie Chips durch Walnüsse und Sie tun Ihrer Haut Gutes. Auch mit Sojaprodukten, Bioreis und Vollkornbrot führen Sie Ihrer Haut viel Biotin von innen zu.
- Wechseln Sie die Pille, falls Sie sie nehmen. Reden Sie mit Ihrer Ärztin darüber!
- Von innen und von außen können Sie mit Tee von wilden Stiefmütterchen helfen, der Salicylsäure enthält. Sie wirkt von innen entzündungshemmend, von außen löst sie die Hornschicht, sodass sich die Aknepusteln leichter ausdrücken lassen.

Knabbern Sie bei Akne das Richtige: Walnüsse statt Chips, Vollkornbrot statt Hamburger, Bioreis statt Pommes …

- Eine Teemischung aus Kamille, Thymian und Salbei kann mit Wattebäuschen aufgetragen werden. Ihre ätherischen Öle bewirken eine Desinfektion der Haut.
- Propolissalbe sollte die Bildung der charakteristischen Narben verhindern, da sie die Regeneration der Haut stimuliert.

Bartflechte

Die Bartflechte trifft vor allem Männer mit starkem Bartwuchs, die leicht schwitzen, und sie bildet rote Kreise vor allem dort, wo man sich rasiert: am Hals, in den Koteletten, unter den Bartstoppeln, aber auch überall sonst.

- Eine Nassrasur macht alles nur noch schlimmer. Rasieren Sie sich trocken, und das vor dem Duschen und der Gesichtswäsche.
- Hungern Sie den Pilz, der die roten Herde verursacht, aus: Verrühren Sie Backpulver mit lauwarmem Wasser und betupfen Sie die betroffenen Stellen damit. Lassen Sie diese Paste mindestens drei Minuten lang einweichen, spülen Sie sie dann ab und trocknen Sie die Haut sorgfältig ab.
- Geben Sie 6 Tropfen Teebaumöl auf eineinhalb Liter Wasser,

tränken Sie damit ein Handtuch und legen Sie das mindestens 10 Minuten über die betroffenen Stellen. Testen Sie allerdings vorher in der Ellenbogenbeuge mit einem Tropfen Teebaumöl, ob Sie darauf allergisch reagieren.

Fußpilz

Rötungen oder Schuppungen an den Fußsohlen sind die gängigsten Symptome von Fußpilz, es gibt aber auch Menschen, die bei einem Besuch beim Hautarzt völlig überrascht erfahren mussten, dass sie Fußpilz haben, von dem sie selbst nichts bemerkt haben. Auch mehr oder minder tiefe Schrunden in der Hornhaut an den Fersen sind die Folge eines Fußpilzbefalls. Wo Fußpilz die Fuß- und Fingernägel befällt, werden sie gelb und dick und schließlich krümelig.

- Da Fußpilz ansteckend ist, sollten Sie darauf achten, eigene Handtücher, Waschlappen, Fußmatten und Badeschuhe zu benutzen!
- Abhärten hilft: Gehen Sie regelmäßig im Freien barfuß, am besten in der taunassen Wiese, oder machen Sie Wechselbäder.
- Machen Sie in Schwimmbädern von den Fußduschen Gebrauch.
- Achten Sie auf gut gelüftetes Schuhwerk. Wechseln Sie Ihre Schuhe täglich.
- Turnschuhe gehören regelmäßig in die Waschmaschine – wenn sie das nicht aushalten, besorgen Sie sich welche, die das tun, oder tragen Sie keine Turnschuhe mehr.
- Synthetiksocken sind tabu, Baumwollsocken sind in und müssen täglich gewechselt werden.
- Gegen Fußpilz gibt es ein wunderbares Hausmittel: Salbei. Baden Sie zweimal täglich jeweils 10 Minuten lang Ihre Füße in einem Salbeiaufguss (Rezept Seite 109). Die Temperatur sollte für Sie angenehm sein, Sie brauchen also nicht zu versuchen, die Pilze durch Hitze abzutöten. Salbei zieht die Haut zusammen, macht sie also dicker und widerstandsfähiger, und er verringert die Schweißbildung, sodass die Pilze keinen für sie geeigneten Nährboden mehr finden.

> **!** Fußpilz ist ansteckend. Benutzen Sie daher eigene Handtücher, Waschlappen und Badeschuhe!

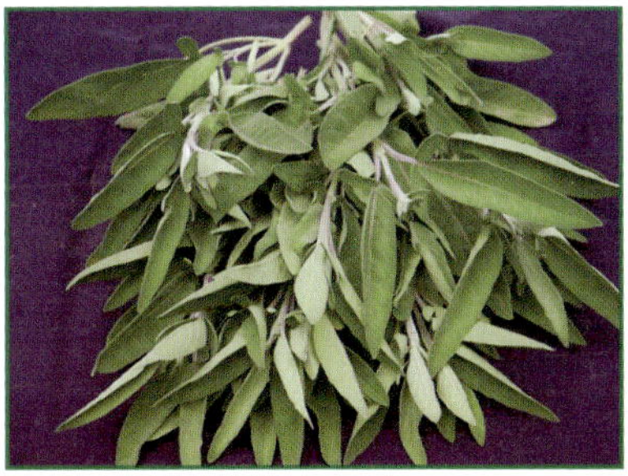

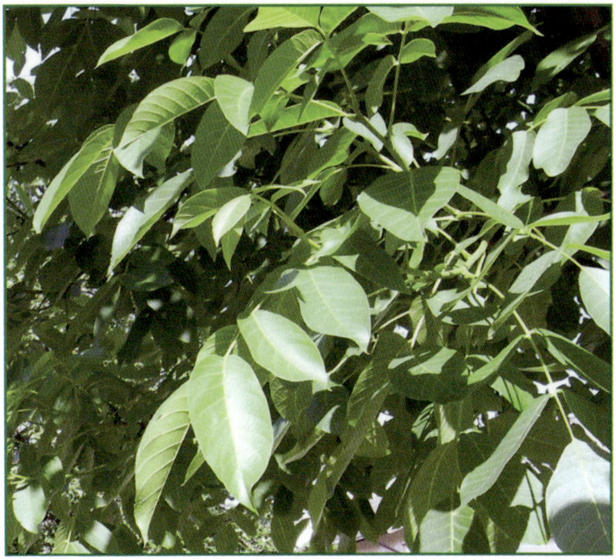

- In hartnäckigen Fällen greifen Sie zum ätherischen Öl des Salbeis und betupfen Sie die betroffenen Stellen direkt damit.
- Eichenrindentee enthält viele Gerbstoffe und wirkt daher ähnlich wie ein Fußbad mit Salbei.
- Walnussblätter enthalten ebenfalls viele Gerbstoffe und ziehen daher die Haut zusammen, kräftigen sie und machen den Hautpilzen das Leben schwer. Außerdem wird den Walnussblättern noch eine – wissenschaftlich nicht belegte – pilzhemmende Wirkung nachgesagt.
- Teebaumöl hat tatsächlich diese pilzhemmende Wirkung. Wenn Sie also nicht allergisch darauf reagieren, bekämpfen Sie damit Ihren Fußpilz. Sie können es pur verwenden – direkt auf Pilze, die die Finger- und Zehennägel befallen haben, auftupfen. Sie können es Ihrem Fußbad beimischen – damit es nicht oben schwimmt, sondern sich schön verteilt und auch an Ihre Haut kommt, müssen Sie 12 Tropfen davon mit etwas Milch verschütteln und dann ins Wasser gießen. Oder Sie können es zum

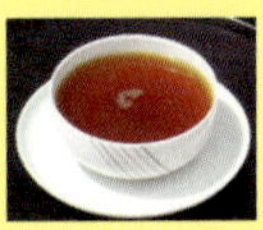

Großmutters Hausrezept bei Fußpilz

Abkochung von Eichenrinde oder Walnussblättern

Übergießen Sie 2–3 Esslöffel Eichenrinde oder Walnussblätter mit einem Liter kaltem Wasser und bringen Sie dieses langsam zum Kochen. Lassen Sie es 5 Minuten lang kochen, gießen Sie es dann ab und geben Sie es ins Fußbad. Dieses sollte gut lauwarm sein und bis zum Ansatz der Knöchel reichen. Baden Sie die Füße einmal täglich etwa 15 Minuten lang darin.

Einreiben mit Mandelöl oder einer gut fetten Handsalbe mischen – über Nacht auftragen und vielleicht Socken darüber ziehen, damit Sie nicht das Bett mit Fettflecken zieren.

Die schlechte Nachricht: Vielleicht kommt Ihr Fußpilz bald wieder. Es reicht, wenn sich einige Keime unter einem Fußnagel oder zwischen zwei Zehen verstecken. Beachten Sie daher die hygienischen Grundregeln und vorbeugenden Tipps auf Seite 145 auch dann noch, wenn Ihr Fußpilz nicht mehr zu sehen ist.

! Fußpilz kommt immer wieder – beachten Sie also die vorbeugenden Tipps auch weiterhin!

Warzen

Warzen sind Hautausstülpungen, die am ganzen Körper auftreten können. Sie werden durch den Papillom-Virus verursacht und sind ansteckend.

Da besonders Menschen mit psychischen Problemen oft Warzen haben, hilft es bei vielen Menschen auch, die Warzen zu besprechen oder „abzuschwören". Je komplizierter die Rezepte, desto größer die Erfolgsaussichten.

Tatsache ist: Warzen treten unberechenbar auf und verschwinden auch wieder unberechenbar, und da sie von einem Virus verursacht werden, gibt es kein medizinisches Mittel, das sie zuverlässig beseitigt.

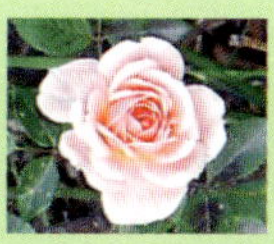

Großmutters Rat für die Seele

Warzen besprechen

Eine beliebte Methode ist es, die Warzen einer Leiche mit ins Grab zu geben. Was Sie dazu tun müssen? Warten Sie, bis in Ihrem Ort jemand begraben wird. Während die Glocken läuten, spucken sie auf Ihre Warzen, streichen mit der Hand darüber und murmeln:

„Es läut't zu einer Leich'
und was ich streich, das weich!"

Wiederholen Sie das Spucken und Streichen bei abnehmendem Mond jeden Abend beim Läuten der Kirchenglocken, bis die Warzen verschwunden sind.

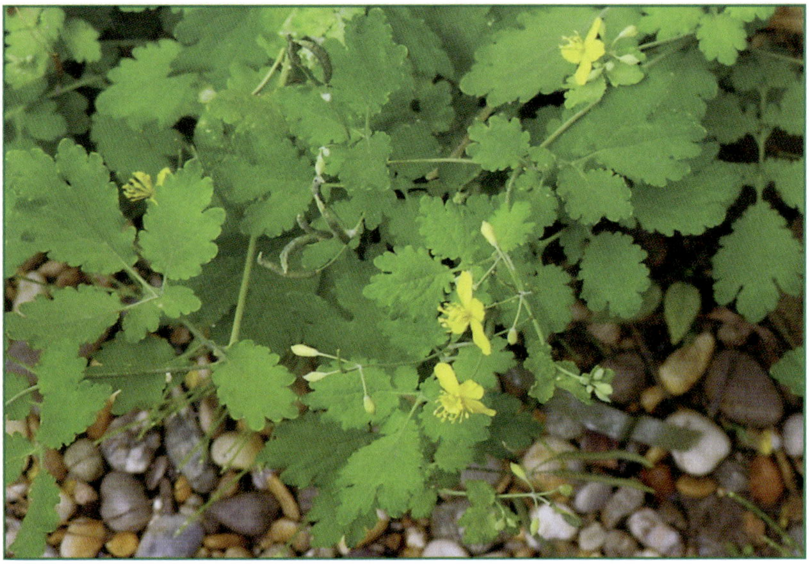

Schöllkraut (Chelidonium maius) heißt nicht ohne Grund auch Warzenkraut.

Bei Warzen an den Händen, die Sie daran hindern, anderen unbefangen die Hand zu geben, und bei Warzen an der Fußsohle, die beim Gehen schmerzhaft oder druckempfindlich ist, sollten Sie der Abheilung ein wenig Nachdruck verleihen.

Folgende Rezepte gelten als Erfolg versprechend:

- Beträufeln Sie die Warze mehrmals täglich mit ein paar Tropfen frischem Zitronensaft.
- Reiben Sie die Warze mehrmals täglich mit einem Tropfen Teebaumöl ein. Massieren Sie es gut ein.
- Tragen Sie Ringelblumensalbe auf die Warze auf und decken Sie sie dann mit einem Pflaster ab.

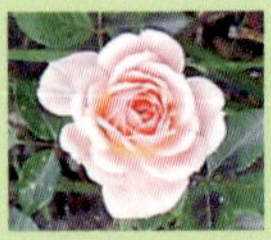

Großmutters Rat für die Seele

Steckt dahinter vielleicht ...

... der Glaube an Hässlichkeit? ... Hass? Wer zulässt, dass sein Immunsystem die Warzenviren nicht daran hindert, ihn selbst hässlich, unliebenswert und nicht berührenswert zu machen, boykottiert sich selbst. Jeder von uns ist ein Teil des Universums – und als solcher schön und liebenswert. Auch Sie.

- Schneiden Sie eine Knoblauchzehe an und befestigen Sie die Schnittfläche über Nacht auf der Warze, am besten mit einem Pflaster. Handschuh oder Socken darüberziehen, damit sie hält.
- Rizinusöl reizt die Warze. Tragen Sie das Öl zweimal täglich auf.
- Schöllkraut finden Sie in Mauerritzen, an Wegrändern und an all jenen Stellen, an die Ameisen die Samen der Pflanze getragen haben. Pflücken Sie ein kurzes Stück davon frisch ab. An der Bruchstelle tritt gelber Saft aus. Damit bestreichen Sie gezielt die Warzen. Wiederholen Sie das mehrmals täglich.
  Vorsicht, Schöllkrautsaft ätzt, lassen Sie ihn also bitte nur auf die Haut kommen, wo er das soll, keinesfalls auf Schleimhäute und auch nicht in die Augen!
- Bei sehr kleinen Warzen besorgen Sie sich in der Apotheke Thujentinktur und bestreichen Sie die Warzen damit nach Anleitung.

! Seien Sie vorsichtig bei der Anwendung von Schöllkraut: Der Saft ätzt und sollte nicht mit Schleimhäuten in Berührung kommen.

Trockene Haut

Trockene Haut – das klingt wie ein kosmetisches Problem, nicht aber wie ein Fall für Großmutters Hausapotheke. Wenn Sie aber bedenken, wie wichtig der Säureschutzmantel für die Gesundheit Ihrer Haut ist, wird Ihnen bewusst, dass Sie einiges dazu beitragen sollten, ihn auch tatsächlich aufrechtzuerhalten und zu pflegen.

- Überhitzte Räume sind der Tod jeder Luft- und Hautfeuchtigkeit. 18 bis 20 °C sind genug, und wenn die Luftfeuchtigkeit bei 50 % liegt, werden alle Temperaturen als wärmer empfunden. Drehen Sie also im Winter nicht die Heizung hinauf, sondern füllen Sie die Luftbefeuchter auf.
- Tragen Sie im Innenraum keine Wollpullover. Wolle kann bis 40 Prozent ihres eigenen Gewichts an Feuchtigkeit aufnehmen, ohne sich nass anzufühlen. Sie ist also eher etwas für Spaziergänge bei feuchtem Herbstwetter.
- Ernähren Sie sich richtig. Die Kalziumverdauung ist ein sensibler Prozess und deftige Fleischgerichte mit schweren Saucen behindern ihn ganz erheblich. Nicht verdautes Kalzium wird aber in der Haut abgelagert und lässt sie lederartig aussehen. Essen Sie saures Obst wie Kiwis, Orangen oder Äpfel, das hilft.

Viel Wasser trinken hilft nicht gegen trockene Haut, sorgt aber für ein Milieu, in dem viele Stoffwechselprozesse leichter ablaufen können.

Neben Butter, Eigelb, Avocados, Ananas, Bananen, Jogurt, Bierhefe oder Honig gehören auch Pfirsiche zu den Dingen, für die Ihre Haut dankbar sein kann.

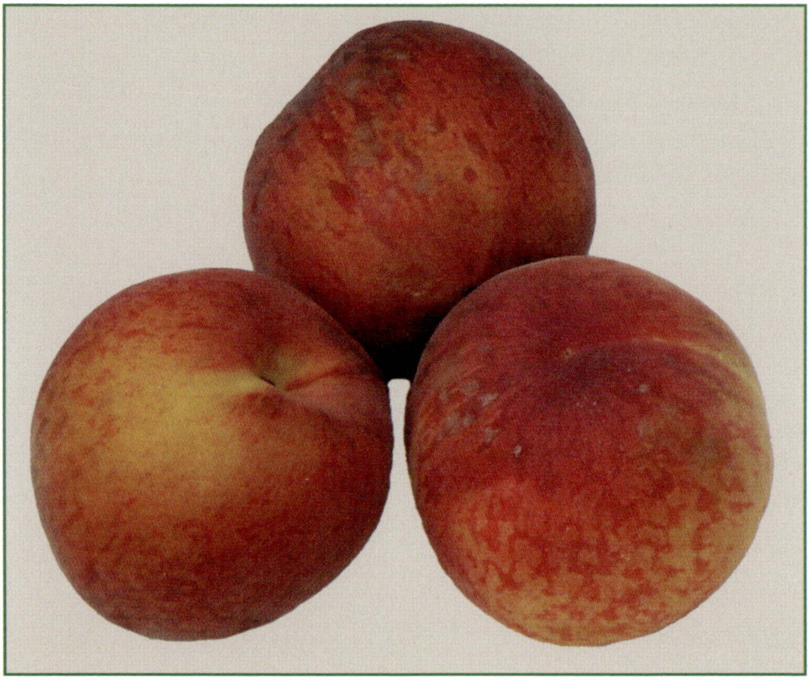

- Besonders im Winter, wenn Sie sich viel in trockenen Räumen aufhalten, wird Ihnen Ihre Haut für eine Gesichtsmaske dankbar sein. Zeitlos ist die Maske aus 2 Esslöffeln saurer Sahne (Sauerrahm), einem Esslöffel naturreinem Honig und so viel Weizenkeimflocken, dass eine cremige Masse entsteht. Tragen Sie diese Maske auf Ihr Gesicht und Ihren Hals auf und lassen Sie sie 15 Minuten lang einwirken, während Sie sich am besten hinlegen. Mit lauwarmem Wasser abwaschen.

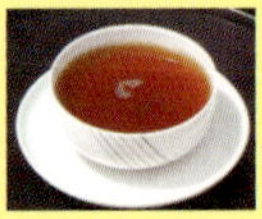

Großmutters Hausrezept

Pfirsich-Quark-Maske

Schälen und pürieren Sie einen Pfirsich. Mischen Sie das Püree mit einem Esslöffel Quark und etwas Weizenmehl. Verteilen Sie die Paste auf Gesicht, Hals und Dekolletee und lassen Sie sie 15 bis maximal 20 Minuten lang einziehen. Spülen Sie sie mit lauwarmem Wasser gut ab.

- Mehr für den Sommer ist Großmutters Pfirsich-Quark-Maske geeignet – es sei denn, Sie haben auch im Winter eingefrorene Pfirsiche zur Hand.
  Die Wirkung basiert gleich auf drei Komponenten: Pfirsich spendet Feuchtigkeit und glättet die Haut, Quark führt ihr Fett und Mineralien zu und Weizenmehl trägt alte Hautschuppen ganz sanft ab.
- Keine Maske, sondern eine winterliche Pflegecreme, die bei trockener, strapazierter und wintermüder Haut einfach gut tut, ist folgende: Mischen Sie eine gewöhnliche Hautcreme 1:1 mit naturreinem Bienenhonig. Diese Creme hält sich zwar nur wenige Tage im Kühlschrank, aber diese geringe Menge werden Sie im Winter ohnehin rasch aufbrauchen.

Selbstgemachte Pflegecremes sind ohne Kühlung nicht haltbar. Brauchen Sie sie daher rasch auf.

Frauensachen

Immer wieder wurde in unserer Kultur Frauen das Recht abgesprochen, selbst über ihren Körper und seine Funktionen zu bestimmen. Als man um das Jahr 1500 Sündenböcke für die zunehmenden Missernten in der damals deutlich spürbaren Zwischeneiszeit suchte, waren die Frauen, die sich mit Empfängnisverhütung auskannten, gerade recht. (Und überhaupt, wie kamen Frauen dazu, Männern Hoferben oder billige Arbeitskräfte vorenthalten zu wollen?) Gynäkologie wurde Männersache.

Der Frauenarzt gilt seither mehr als die Hebamme, das teure Medikament mehr als das Heilkraut, das in der freien Natur zu finden ist. Um ja keinen Missbrauch (was für ein Wort! – wer bestimmt eigentlich, was das ist?) zuzulassen, werden Heilkräuter, die zu Beginn einer Schwangerschaft eine Abtreibung herbeiführen könnten, auch von der Empfehlung für alle anderen Anwendungen ausgeschlossen – mit dem Ergebnis, dass immer mehr Wissen über Frauenkräuter verloren geht. Die Monografien der Kommission E zu Heilkräutern, die in der traditionellen Frauenheilkunde eine wichtige Rolle spielen, sprechen eine traurige Sprache.

Dieses Buch kann und will diese Lücke nicht schließen. Das tun in letzter Zeit erfreulicherweise einige andere. Bitte konsultieren Sie die am Ende dieses Buches zitierte einschlägige Literatur. Auch die

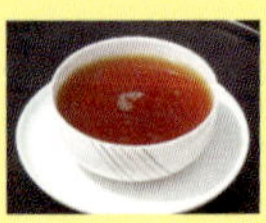

Großmutters Hausrezept bei Frauensachen

Frauenmanteltee

Sammeln Sie das Kraut im Juni, doch nicht zu früh am Morgen – der Tau, der auf den Blättern der Pflanze steht, sollte bereits verdunstet sein. – Übergießen Sie einen gestrichenen Esslöffel Frauenmantel mit einem Viertelliter kochenden Wasser und lassen Sie den Tee 10 Minuten ziehen. Trinken Sie davon täglich eine Tasse.

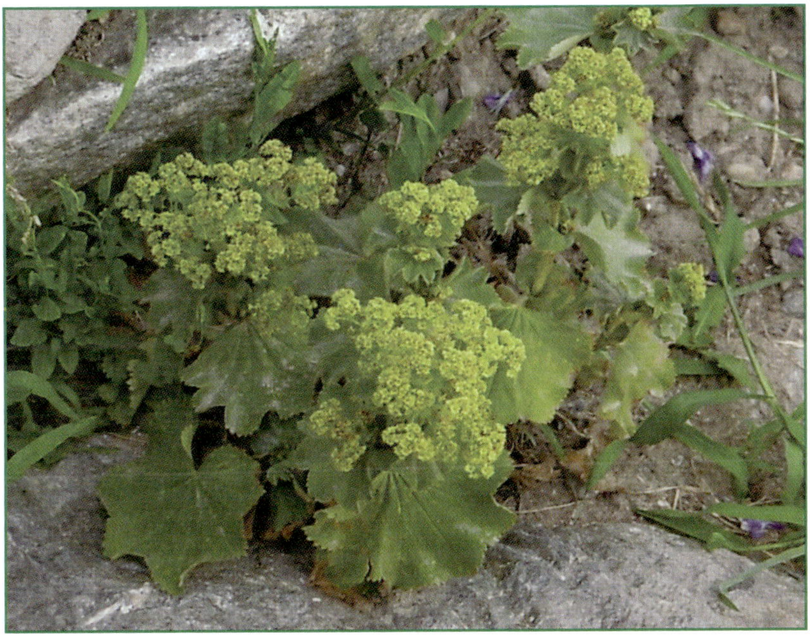

Frauenmantel kann eine Frau ihr Leben lang begleiten.

Wissenschaft ist unter dem Druck bewusster Frauen nicht mehr ganz untätig: Phytohormone ist ein neues Schlagwort. Gemeint sind damit Hormone oder Hormonvorstufen, die auf den menschlichen Hormonhaushalt einwirken. Einen Phytohormonlieferanten haben Sie, so Sie dieses Buch von vorn bis hinten gelesen haben, bereits kennen gelernt: Erinnern Sie sich an den Tipp, bei jedem Gang durch den Garten am Salbei zu schnuppern? Dessen Geruch fördert nämlich die Bildung von Östrogenen.

Bei den Pflanzen, die auf unseren Hormonspiegel einwirkende Stoffe enthalten, unterscheidet man sinnvollerweise zwischen Östrogenpflanzen wie Traubensilberkerze (Cimicifuga racemosa), Salbei, Hopfen, Rotkleeblüten, Himbeerblättern und -knospen sowie Nachtkerzen- und Borretschsamen einerseits und Progesteronpflanzen wie Frauenmantel, Mönchspfeffersamen, Yamswurzel und Schafgarbe andererseits.

„Eine Tasse Frauenmanteltee täglich macht viele Besuche beim Frauenarzt überflüssig“, sagte einmal … ein Frauenarzt. Da die traditionell gemessenen Inhaltsstoffe nicht besonders aufregend sind, kann dieses Kompliment kaum auf sie zurückzuführen sein. Die um-

„Eine Tasse Frauenmanteltee täglich macht viele Besuche beim Frauenarzt überflüssig.“

! Gänsefingerkrauttee beginnen Sie 8 bis 10 Tage vor der Menstruation zu trinken, da die Wirkung langsam einsetzt.

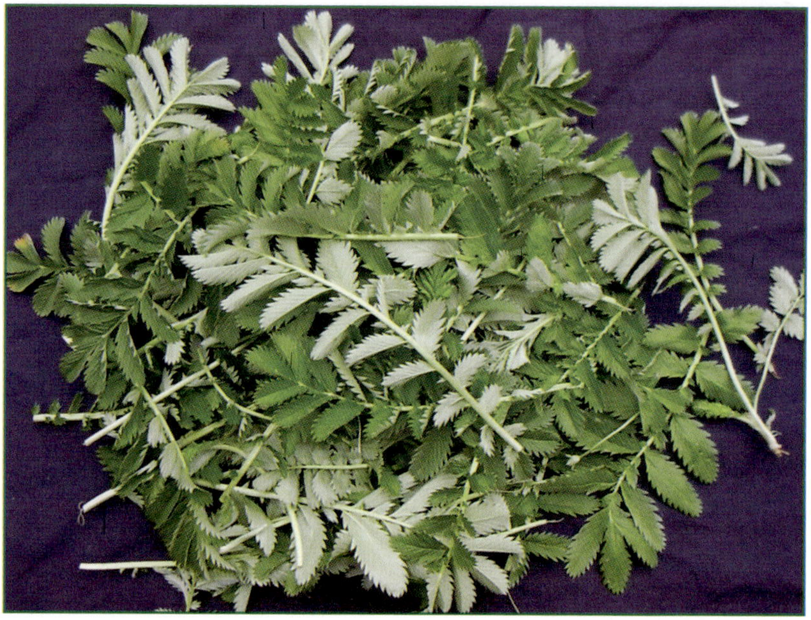

fassende Wirkung dieser Pflanze auf „Frauensachen" dürfte aber mit ihrer Beeinflussung unseres Progesteronspiegels erklärbar sein.

Frauenmantel jedenfalls lindert bei jungen Mädchen schmerzhafte Krämpfe, stabilisiert wohl auch ihre Periode, er stärkt, ab drei Wochen vor einer Geburt getrunken, die Gebärmutter und sorgt nachher für eine gute Rückbildung, er hilft bei einer zu starken Regel und auch bei Wechselbeschwerden.

Ähnlich vielfältig ist übrigens die Weiße Taubnessel, die ebenfalls seit langem bei Problemen wie schwacher, unregelmäßiger oder schmerzhafter Menstruation sowie bei weißem Ausfluss angewendet wird. Auch bei ihr kann keinem der traditionell aufgelisteten Inhaltsstoffe diese Wirkung eindeutig zugeschrieben werden.

Schmerzhafte Menstruation

Bei vielen Frauen kommen und gehen die Tage wie Schlechtwetter. Andere dagegen haben so starke Krämpfe im Unterleib, dass sie sich am liebsten mit einer Wärmflasche ins Bett legen würden.

Die Ursache der Krämpfe ist leicht erklärt: Während der Blutung zieht sich die Gebärmutter zusammen, und wenn das schmerzhaft wird, steckt dahinter meist eine zu hohe Menge von Prostaglandin. Dieses Hormon wird in der Gebärmutterauskleidung produziert und kann Krämpfe, Kopfschmerzen und Wehen auslösen.

Sie können dem vorbeugend begegnen oder, wenn es so weit ist, die Symptome lindern. Zu den vorbeugenden Maßnahmen gehört:

- Beginnen Sie bereits eine Woche vor dem Einsetzen der Regel täglich einen Tee aus Kamille, Schafgarbe und Baldrian zu trinken, und zwar täglich ein bis zwei Tassen.
- Betreiben Sie an den Tagen vor den Tagen Sportarten wie Walking, Schwimmen oder Inlineskating, um die Becken- und Kreuzmuskeln zu lockern und einer Verkrampfung vorzubeugen.

Zu den schmerzlindernden Maßnahmen gehören die folgenden:

- Gönnen Sie sich vor allem Ruhe und Entspannung und tun Sie alles, was Ihrem Organismus gut tut.
- Legen Sie eine Wärmflasche auf den Unterleib und gehen Sie tatsächlich ins Bett, wenn Sie können. Die Wärme entspannt.
- Nehmen Sie ein heißes Bad, dem Sie zehn Tropfen Melissenöl zusetzen, oder machen Sie das Kräuterbad von Seite 94.
- Lockern Sie Ihr Becken: Knien Sie nieder, stützen Sie den Oberkörper auf die Ellenbogen und schaukeln Sie mit dem Rumpf sanft vor und zurück.
- Trinken Sie Frauenmanteltee (Rezept Seite 152).
- Trinken Sie Tee aus Gänsefingerkraut. Der entspannt nämlich nicht nur die glatte Muskulatur im Magen-Darm-Bereich und hilft daher bei Verstopfung, sondern lindert auch die Schmerzen bei Regelkrämpfen.

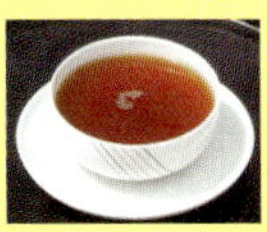

Großmutters Hausrezept bei Menstruationskrämpfen

Gänsefingerkrauttee

Übergießen Sie einen Esslöffel des getrockneten Krauts mit einem Viertelliter kochendem Wasser, lassen Sie den Tee 10 Minuten lang ziehen und gießen Sie ihn dann ab. Trinken Sie diesen Tee zweimal täglich warm in kleinen Schlucken.

Beginnen Sie mit der Einnahme acht bis zehn Tage bevor Sie Ihre Regel erwarten.

Hirtentäschel wirkt blutstillend – auch wenn man noch nicht genau weiß, warum eigentlich.

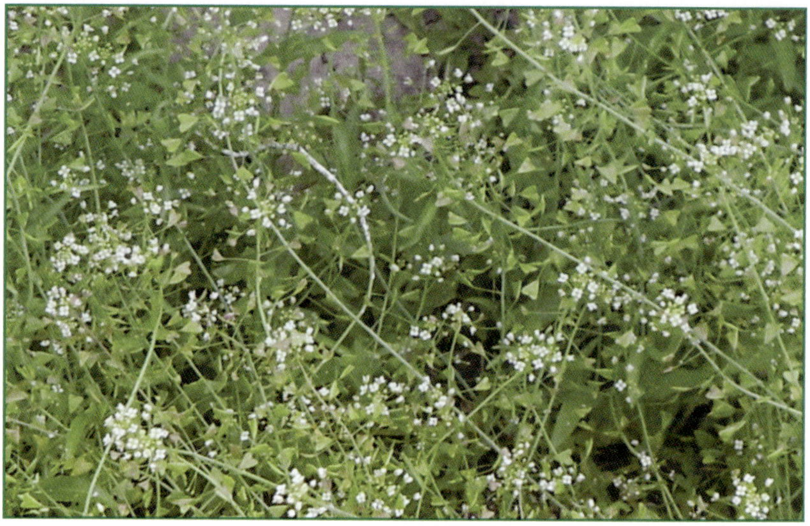

Zu starke Menstruation

Ein anderes Thema ist die Stärke der Menstruation. Manche Frauen kommen ihr ganzes Leben lang mit der kleinsten Tampongröße aus, andere kämpfen an den ersten zwei Tagen mit einer wahren Überschwemmung. Auch hier helfen Kräuter, zunächst die bereits vorgestellten Tees:

- Trinken Sie täglich zwei Tassen Frauenmanteltee (Seite 152).
- Trinken Sie täglich zwei Tassen Tee aus Gänsefingerkraut (Rezept Seite 155). Beginnen Sie damit bereits einige Tage vor dem erwarteten Einsetzen Ihrer Periode.
- Lassen Sie sich vom Hirtentäschel helfen. Diese unscheinbare Pflanze wächst das ganze Jahr und kann daher fast ständig frisch

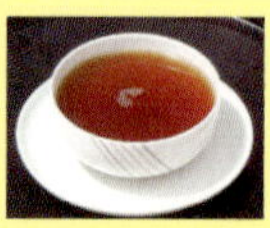

Großmutters Hausrezept bei zu starker Menstruation

Hirtentäscheltee

Gießen Sie 2 Teelöffel Hirtentäschel mit einem halben Liter kochenden Wasser auf, lassen Sie den Tee 10 Minuten ziehen und gießen Sie ihn dann ab. Trinken Sie diesen Tee lauwarm über den Tag verteilt.

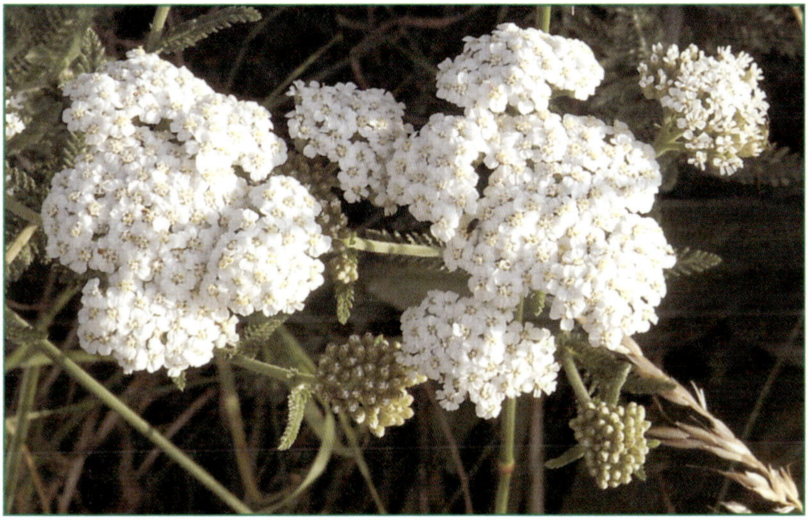

Die Schafgarbe wirkt wie der Frauenmantel auf unseren Hormonhaushalt ein.

gepflückt und zubereitet werden – verwenden Sie Pflanzen, die noch nicht zu abgeblüht sind. Sie können sie allerdings auch trocknen. Verwendet wird die gesamte Pflanze bis auf die Wurzel.

- Schafgarbe ist jenes Kraut, mit dem in der Ilias, dem Kampf der griechischen Helden um Troja, Achill die Wunde des Patroklos versorgt hat, um die Blutung zu stillen. Ihr wissenschaftlicher Name erinnert daran: Achillea millefolium, die tausendblättrige Achillespflanze.

Sie ist ein rechter „Blutreiniger", der die Gallentätigkeit anregt, die Durchblutung verbessert und die Blutgefäße stärkt, innere Blutungen stillt und auch bei Rheuma und Gicht erfolg-

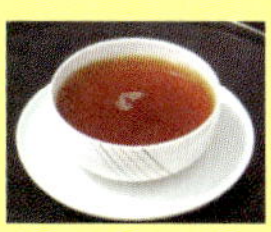

Großmutters Hausrezept bei zu starker Menstruation

Schafgarbentee

Gießen Sie 1 Teelöffel Schafgarbe mit einer Tasse kochendem Wasser auf, lassen Sie den Tee 5 Minuten ziehen und trinken Sie mehrmals täglich eine Tasse davon.
Trinken Sie diesen Tee am besten kühl zur Blutstillung bei zu starker Regel. Er lindert auch die Schmerzen, die mit der Menstruation verbunden sein können, insbesondere die damit einhergehenden Kreuzschmerzen.

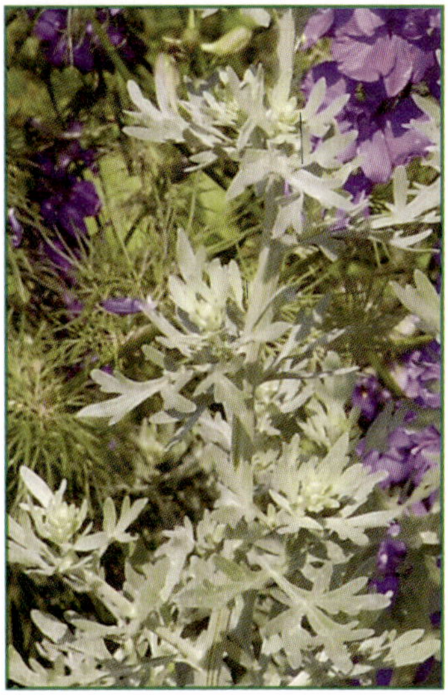

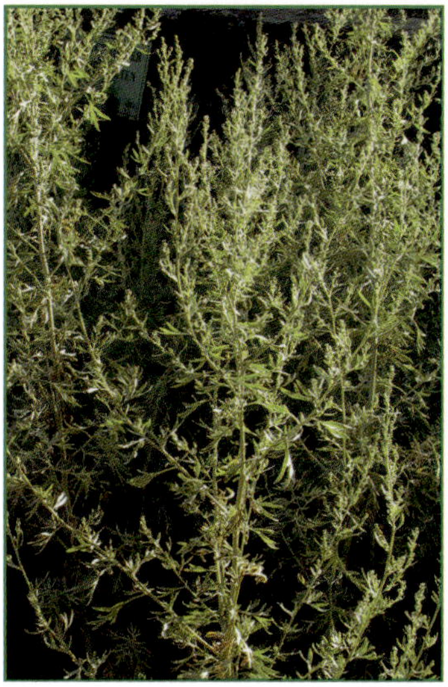

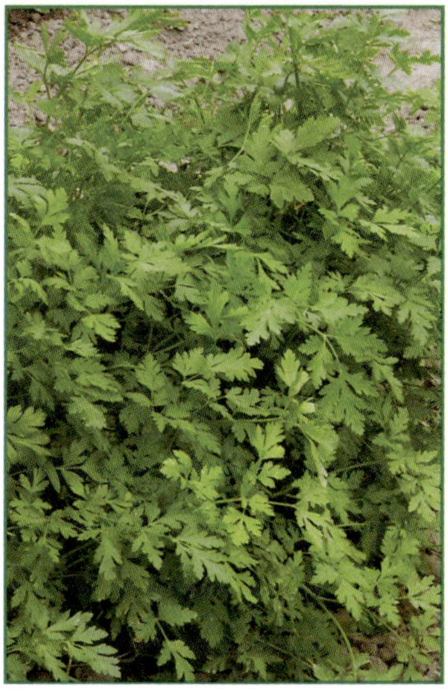

Wermut, Beifuß und Petersilie lösen, als Tee getrunken, eine Menstruation aus.

reich eingesetzt werden kann. Uns interessiert hier, dass sie bei zu starker Regel blutstillend ist und zugleich krampflösend wirkt. Und beim PMS wirkt sie entspannend und entwässernd.
Die schlechte Nachricht: Man muss sie halt mögen – Schafgarbe schmeckt sehr bitter.

Ausbleiben der Menstruation

Für das Ausbleiben der Menstruation gibt es drei unterschiedliche Erklärungen: Zyklusstörungen, also einen unregelmäßigen Zyklus; davon sind vor allem junge Mädchen betroffen; Schwangerschaft; und schließlich der Eintritt in die Wechseljahre.

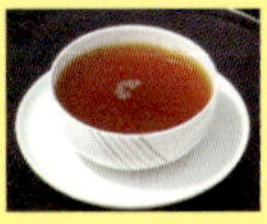

Großmutters Hausrezept bei unregelmäßiger Menstruation

Taubnesseltee

Übergießen Sie 2 Teelöffel der getrockneten Blüten (mit Staubfäden, aber ohne Kelche pflücken!) mit 200 ml kochendem Wasser, lassen Sie den Tee 15 Minuten lang ziehen und gießen Sie ihn dann ab.
Davon trinken Sie täglich zwei Tassen.

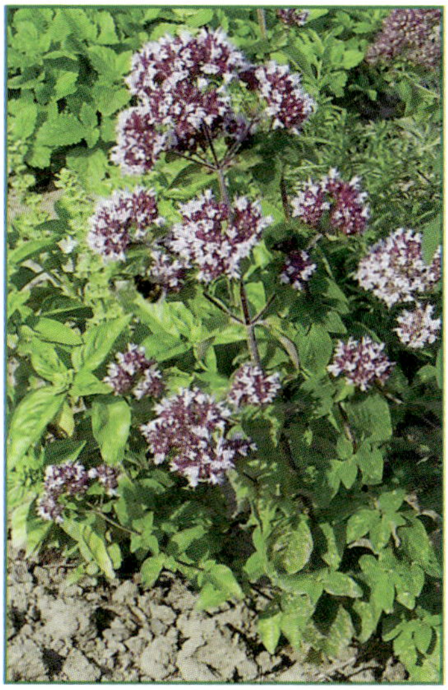
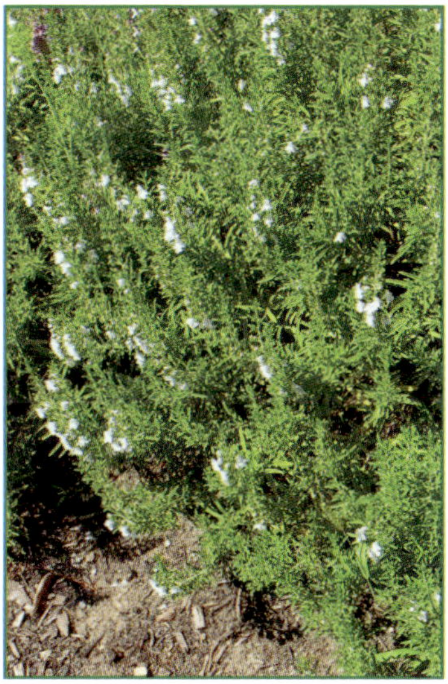
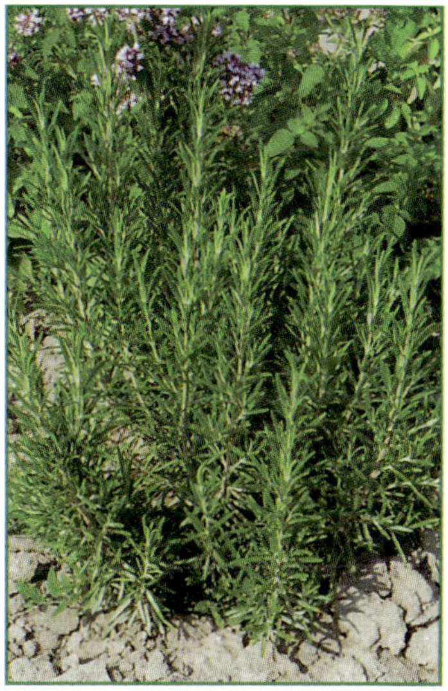

Für einen regelmäßigen Zyklus sorgt eine ganze Auswahl von Hausmitteln. Frauenmanteltee (Rezept Seite 152) ist nur eines davon.

- Taubnesseltee hat seine Hauptwirkung bei der Stabilisierung des Zyklus besonders junger Frauen.
- Während die Wirkung bei der weißen Taubnessel auf pflanzlichen Hormonen beruhen könnte, gibt es eine ganze Reihe anderer Pflanzen, die ätherische Öle enthalten, die die Gefäße erweitern, die Durchblutung der Gebärmutter fördern und auf diesem Wege vor allem dann möglicherweise eine Blutung auslösen können, wenn deren Ausbleiben mit Stress zusammenhängt. Zu die-

Oregano, Bohnenkraut und Rosmarin fördern die Durchblutung der Gebärmutter, gelten daher als Aphrodisiaka und können eine Menstruation auslösen.

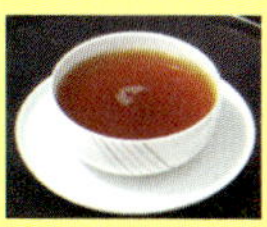

Hausrezept bei ausbleibender Menstruation

Gewürzkräutertee

In Frage kommen Beifuß, Wermut, Petersilienkraut, Oregano, Bohnenkraut und Rosmarin einzeln oder gemischt. Übergießen Sie 1 Teelöffel getrocknete Kräuter mit einer Tasse kochendem Wasser, lassen Sie den Tee 10 Minuten lang ziehen und gießen Sie ihn dann ab. Trinken Sie davon bei Bedarf täglich zwei bis drei Tassen.
Nicht in den ersten drei Monaten einer Schwangerschaft geeignet!

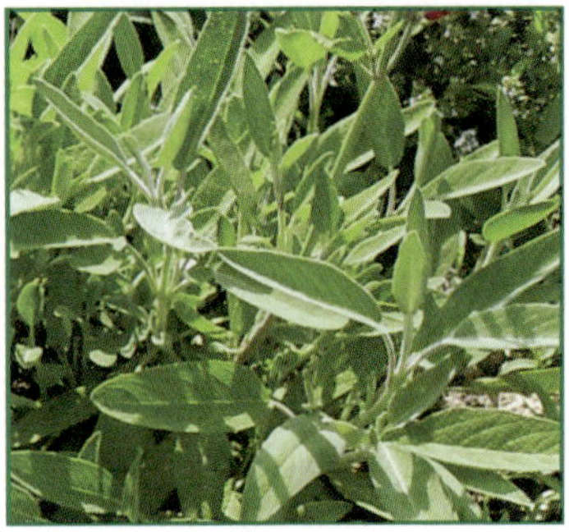
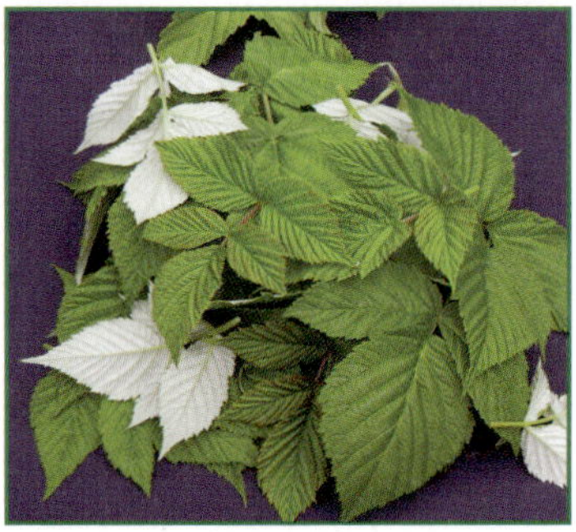
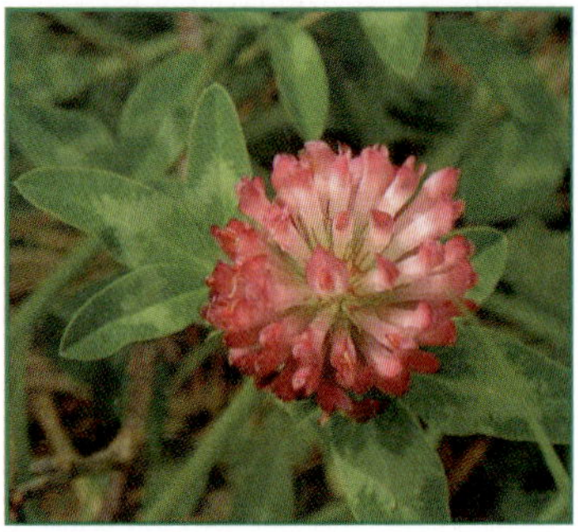

Salbei, Himbeerblätter und Rotklee gehören zu den Pflanzen, die unseren Östrogenspiegel anheben.

sen gehören Beifuß, Wermut und Petersilie, mit denen seit der Antike abgetrieben wurde, aber auch Wacholder, Oregano, Bohnenkraut, Rosmarin, also Gewürze, die zu den Aphrodisiaka gehören. Diese Kräuter sollten Sie während der ersten drei Monate einer Schwangerschaft lieber nicht als Tee trinken.

- Beim Eintritt in die Wechseljahre geht die Östrogenproduktion des Körpers zurück. Pflanzen, mit denen der Östrogenspiegel hoch gehalten werden kann, sind Hopfen, Salbei, Himbeerblätter und Rotklee. Regt vom Salbei allein der Duft, also sein ätherisches Öl, die Östrogenbildung des Körpers an, so ist es beim Hopfen der Hautkontakt, mit dem dieser Effekt erreicht wird – allerdings müssen Sie schon eine ganze Hopfenernte durchhalten. Dann aber haben Sie garantiert eine Menstruation. Vom Rotklee können Sie auch immer wieder einmal eine Blüte abzupfen und essen. Sie können die Pflanzen allerdings auch als Tee genießen – einzeln oder gemischt.

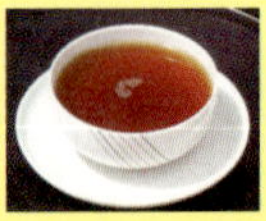

Großmutters Hausrezept bei Menstruationsproblemen

Frauentee

Mischen Sie je 10 Gramm Schafgarbe, Frauenmantel und Gänsefingerkraut mit je 5 Gramm Kamillenblüten, Zitronenmelisse und weißer Taubnessel. Gießen Sie 1 Teelöffel dieser Mischung mit einer Tasse kochendem Wasser auf, lassen Sie den Tee 10 Minuten ziehen und gießen Sie ihn dann ab. Trinken Sie davon täglich 2–3 Tassen und beginnen Sie damit 8–10 Tage vor dem erwarteten Eintritt Ihrer Periode.

PMS

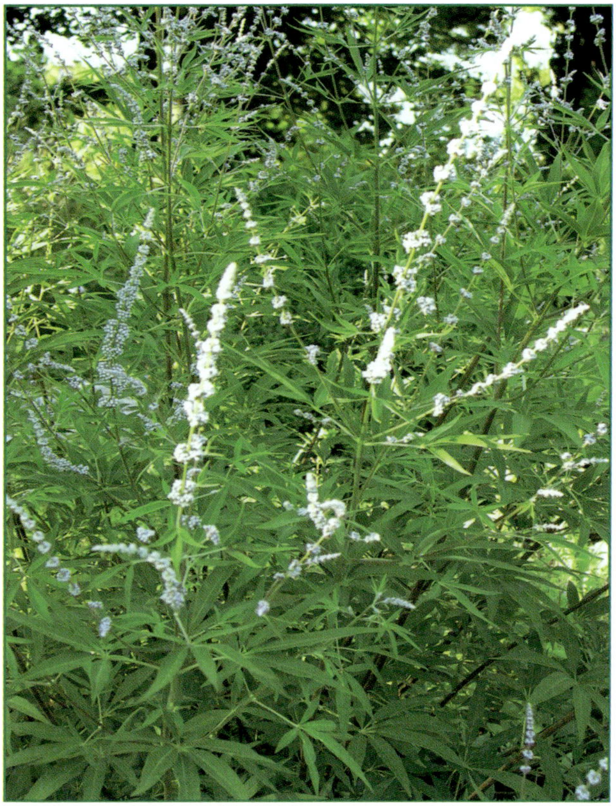

Manche sind am Tag des Eisprungs unleidlich, andere in den letzten Tagen vor den Tagen. Die Rede ist vom „Prämenstruellen Syndrom". Die hormonellen Veränderungen, die sich in unserem Körper abspielen, wenn seine monatlichen Vorkehrungen für eine Schwangerschaft umsonst waren, sind nicht von schlechten Eltern und verwandeln so manches sanfte Wesen, das seinem Chef normalerweise jeden Wunsch von den Lippen abliest, vorübergehend in eine streitsüchtige Zicke, macht aus der fröhlichen, selbstbewussten Partnerin plötzlich ein depressives Häufchen Elend.

Sie können damit umgehen, wie Sie wollen: Ziehen Sie sich zurück, tun Sie sich Gutes, malträtieren Sie Ihren Punchingball, gehen Sie tanzen oder verschaffen Sie Ihrem Körper ganz viele Streicheleinheiten (das alles wird Ihnen sicher auch ohne PMS gut tun).

„Zaubermittel" bei PMS: Der Mönchspfeffer. Unten: Die Samen sind erst rot und schmecken pfeffrig.

Wenn Sie selbst unter Ihrem PMS so sehr leiden, dass Sie sich nicht mehr leiden können, können Sie etwas dagegen tun. Vitex Agnus-castus heißt das „Zaubermittel". Wir kennen ihn unter den deutschen Namen Mönchspfeffer oder Keuschlamm. Es handelt sich um einen hübschen Strauch, der warme, geschützte Standorte liebt, weiß blüht und kleine, rote oder blaue Samen bildet. Diese schmecken pfeffrig-scharf und hemmen die Prolaktinsekretion aus der Hypophyse. Das heißt anders ausgedrückt, sie wirken einem Östrogenüberschuss ent-

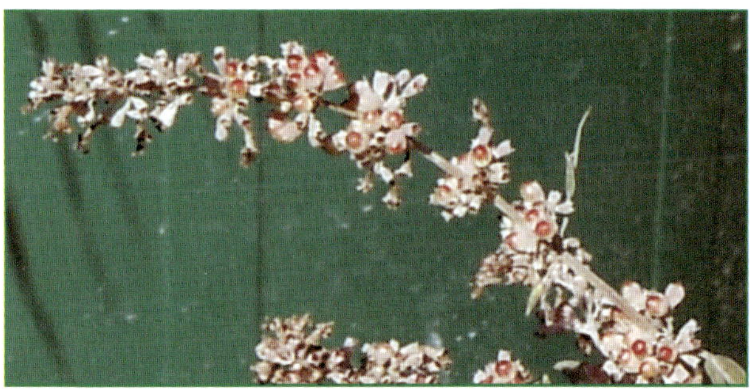

gegen. Das verbindet den Mönchspfeffer mit der Schafgarbe und dem Frauenmantel.

Der Haken: Mit Tee ist es meist nicht getan, Sie müssen zu einer Tinktur greifen, denn die wirksamen Bestandteile sind nicht wasserlöslich. Probieren Sie durch, welches Fertigpräparat Ihnen am besten zusagt. Phytopharmaka gibt es in sehr unterschiedlicher Form. Die Einnahme muss über einen längeren Zeitraum erfolgen.

Mönchspfeffer hilft übrigens auch bei zu starker Menstruation, wenn diese auf einem Progesteronmangel beruht.

Klimakterium

Je nachdem, mit welchen Beschwerden Ihre Wechseljahre einhergehen, hilft Ihnen das eine oder das andere Kraut – beobachten Sie einfach Ihren Körper!

Was der Mönchspfeffer für das PMS, ist die Traubensilberkerze (Cimicifuga racemosa) für das Klimakterium. Doch auch hier gilt: kein Tee, sondern ein fertiges Extrakt. Die wirksamen Bestandteile sind nicht wasserlöslich.

Welche Kräuter besonders im Wechsel gut tun, hat aber auch schon Großmutter gewusst. Sie nannte die Mischung Wechseltee und trank lange Zeit jeden Tag ihre zwei bis drei Tassen davon.

Werden Sie selbstständig: Beobachten Sie Ihren Körper und probieren Sie aus, was Ihnen am besten tut. Wenn Sie unter Schweißausbrüchen leiden, kann Ihnen Salbei helfen. Wenn Sie sich aufgebläht fühlen, trinken Sie Fenchel- oder Kümmeltee. Hopfen wirkt nicht nur dem Östrogendefizit entgegen, sondern er beruhigt und entspannt auch – trinken Sie Hopfentee also bei Schlaflosigkeit. (Wenn Sie das netter finden, trinken Sie abends ein Bier!) Was Sie bei

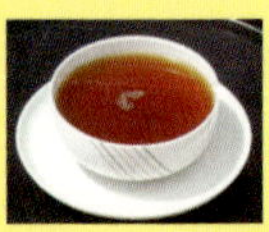

Großmutters Hausrezept für die Wechseljahre

Wechseltee

Mischen Sie in gleichen Mengen Salbei, Zitronenmelisse, Schafgarbe, Johanniskraut und Hopfenzapfen. Gießen Sie von dieser Mischung einen Esslöffel mit einem halben Liter kochendem Wasser auf, lassen Sie den Tee 5 Minuten ziehen und trinken Sie diesen Tee über den Tag verteilt in kleinen Schlucken (Thermoskanne!).

stärkeren Blutungen tun, steht ab Seite 156. Was Sie tun, wenn die Blutungen ausbleiben, finden Sie ab Seite 158.

Was eigentlich heißen soll: Es gibt Alternativen zur Hormonersatztherapie. Sie haben sie im Garten, im Blumenkasten, in der Küche, mit einem Wort: in der Hand.

Es gibt Alternativen zur Hormonersatztherapie. Sie haben sie in der Hand!

Scheidenentzündung

Dass sich unsere Scheidenflüssigkeit im Laufe eines Monatszyklus verändert, kann jede Frau bei sich selbst beobachten, das ist ganz normal.

Aber starker, juckender Ausfluss und eine juckende Scheide, die beim Geschlechtsverkehr schmerzt, ist ein Grund, zum Arzt zu gehen und die Erreger herausfinden zu lassen. Doch Vorsicht! Sagen Sie Ihrer Frauenärztin ganz klar, dass Sie eine genaue Diagnose wünschen (… und nicht eine unspezifische Breitbandbehandlung). Sonst kommen Sie mit einer Hand voll Rezepte aus der Praxis und wissen wieder nicht, was Sie eigentlich haben – und woher Sie es möglicherweise haben könnten.

Auslöser Nummer eins dieser Beschwerden sind Pilze, die normalerweise friedlich im Gleichgewicht unserer Scheidenflora leben, bei jeder Art von Störungen dieses Gleichgewichts aber ideale Bedingungen bekommen und wuchern. Auslöser Nummer zwei sind Trichomonaden, das sind winzige Geißeltierchen.

Die Behandlung ist leicht erklärt: Sorgen Sie dafür, dass Ihre Scheidenflora wieder ins Gleichgewicht zurückfindet.

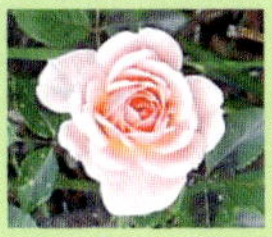

Großmutters Rat für die Seele

Steckt dahinter vielleicht …

… Wut auf Ihren Partner? … Sexuelle Schuldgefühle? Beenden Sie den Beziehungsstress, lernen Sie, sich an Ihrer Sexualität zu freuen, sie zu genießen. Dann kommt Ihre Scheidenflora ganz von selbst wieder ins Gleichgewicht. – Klar, das ist leichter gesagt als getan. Ziehen Sie im Zweifelsfall einen Fachmann hinzu.

- Bringen Sie Milchsäurebakterien in Gestalt von Biojogurt oder Acidophilusjogurt an den Ort des Geschehens, am einfachsten mit einer Spritze ohne Nadel.
- Baden Sie mit 10 Tropfen Teebaumöl – aber nicht nur einmal, sondern mindestens 14 Tage lang bei abnehmendem Mond, jeweils 10 Minuten lang.
- Verwenden Sie weder Slipeinlagen noch Kunstfaserslips noch duftende Intimsprays. Ihre Scheide ist ein Meister der Selbstreinigung – aber nur in einer natürlichen Umgebung. Kunstfaser gehört nicht dazu.

Migräne

Im Unterschied zu „normalen" Kopfschmerzen tritt Migräne in der Regel einseitig auf.

Unter Migräne versteht man wiederkehrende starke, einseitige Kopfschmerzen, begleitet von Augenflimmern, Übelkeit und Brechreiz. Die Ursachen der Migräne können bei jedem Betroffenen anders sein: Stress, Übermüdung, Erschöpfung, Nahrungsmittelunverträglichkeiten, Gewürze oder Gerüche können Migräneanfälle verursachen.

- Um den Ursachen Ihrer Migräne auf die Schliche zu kommen, führen Sie einen Migräne-Kalender und tragen Sie ein, was Sie zuvor gegessen haben, wie es um Stress oder Ärger bestellt war und Ähnliches. Das hilft Ihnen, Auslöser zu erkennen und zu meiden. Ein Tipp: Bei ziemlich vielen Frauen fallen Migräne und PMS oder Eisprung zeitlich zusammen.
- Versuchen Sie, ohne Schmerzmittel auszukommen (siehe Seite 91)!
- Legen Sie sich einen Eisbeutel auf die Stirn oder an die Schläfe, um den Schmerz zu unterdrücken.
- Massieren Sie beide Schläfen.
- Lenken Sie sich ab. Am wirksamsten ist jetzt guter Sex; der sorgt für eine gute Durchblutung ganz anderer Körperteile. Auch wenn das höchstwahrscheinlich das Letzte ist, wonach Ihnen jetzt der Sinn steht.
- Großmutter schwor auf Pestwurztee. Die Pestwurz ist aber wie auch Huflattich und Beinwell aus dem Arzneibuch gestrichen

worden, da sie giftige Alkaloide enthält. In der Apotheke gibt es Präparate aus Pestwurz, aus denen diese Alkaloide herausgelöst wurden.

- Probieren Sie aus, ob Sie auf Mutterkraut ansprechen. Sie kennen es sicher: In gefüllter Form findet es sich als Zierpflanze in vielen Gärten. Mutterkraut heißt auch falsche Kamille, Hundskamille, Bertram, auf Lateinisch Tanacetum parthenium oder Chrysanthemum parthenium. Der Beiname parthenium ist übrigens ein wichtiger Hinweis: Verwenden Sie die Pflanze nicht, wenn Sie schwanger sind!
  Die einfachste Form der Einnahme ist bei Mutterkraut ein Blatt täglich auf einem Butterbrot. Es gibt aber auch Fertigpräparate, falls Sie keinen Garten haben. Die Wirkung ist klinisch belegt.

! Mutterkraut sollten Sie nicht im Falle einer vorliegenden Schwangerschaft verwenden!

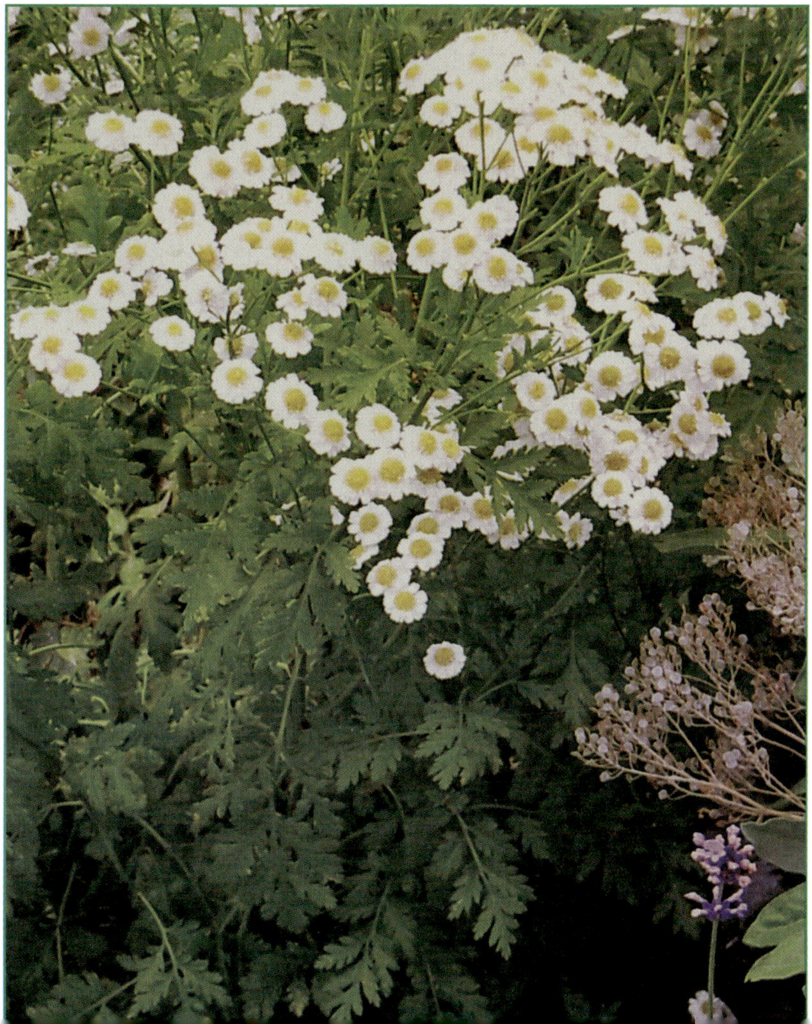

In England seit langem ein Hausmittel, jetzt auch klinisch belegt: Die Blätter vom Mutterkraut helfen gegen Migräne.

Krampfadern und offene Beine

25 % aller Männer und 40 % aller Frauen sind von Krampfadern betroffen.

Krampfadern sind natürlich kein Leiden, das nur Frauen betrifft. Doch da man von Frauen weitaus eher als von Männern erwartet, dass sie in Röcken und kurzer Badekleidung herumlaufen, sind Krampfadern für Frauen zumindest eher ein kosmetisches Problem als für Männer. Die offenen Beine sind eine Komplikation und entstehen als Folge von geplatzten Krampfadern.

Damit Krampfadern ausbrechen können, müssen einige Faktoren zusammentreffen: Ein schwaches Bindegewebe in den Venen, zu wenig Bewegung – der Rücktransport des Blutes zum Herzen erfolgt durch das Pulsieren benachbarter Arterien oder durch die Bewegungen benachbarter Muskeln –, falsche Ernährung, vor allem Vitaminmangel, und natürlich zu hohe Belastungen. Das kann seelischer, aber auch körperlicher Druck sein.

Hat das Bindegewebe einer Vene erst einmal aufgegeben, weil es dem Druck und den Belastungen ncht gewachsen war, so ist dies irreparabel. Allerdings ist es ein deutliches Signal: Ihre Venen brauchen Hilfe. Und die können Sie ihnen geben.

- Fahren Sie des Morgens nach dem Weckerläuten, aber vor dem Aufstehen mit den Beinen in der Luft Fahrrad. Bewegen Sie dabei bewusst die Bein- und Fußgelenke bis zum Anschlag. Kippen Sie auch spielerisch die Fußgelenke in alle Richtungen und wackeln Sie mit den Zehen. Wiederholen Sie das, wenn Sie länger sitzen mussten. Wenn Sie das schaffen, schlüpfen Sie anschließend in Stützstrümpfe.
- Gönnen Sie Ihren Venen kalte Güsse.
- Streichen Sie Zigaretten und die Pille aus Ihrem Repertoire.
- Nehmen Sie nicht zum wer-weiß-wie-vielten Male ab, sondern beginnen Sie mit einem neuen Leben – Ihrem Leben nach dem Speck. Ihre Beine freuen sich darüber.

Rosskastanienextrakt sollten Sie fertig kaufen und nicht selbst herstellen.

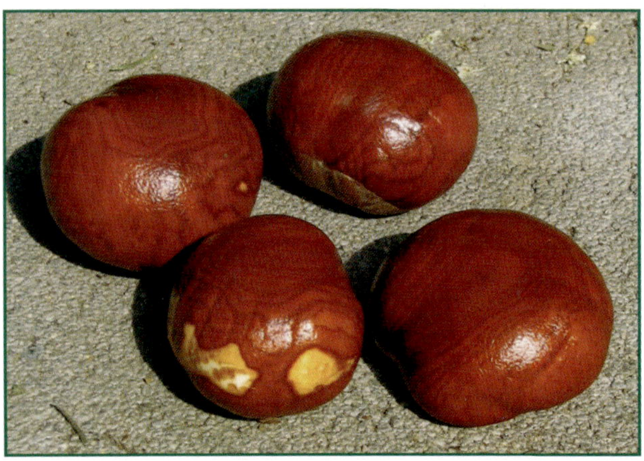

- Besprechen Sie mit einem Arzt, welche Form des Rosskastanienextraktes Sie am besten nehmen sollen. Verzichten Sie auf Experimente mit selbstgemachten Präparaten: Die Konzentration der Inhaltsstoffe ist dabei zu unterschiedlich. Im günstigsten Fall wirken sie schlicht und einfach nicht.
- Ringelblumensalbe hilft. Sie beseitigt Entzündungen, verbessert den Blutfluss und die Wundheilung. Für Krampfadern also ideal.
- Wer sein Bindegewebe stärken will, braucht Kieselsäure. Diese ist enthalten in Schachtelhalm (siehe Seite 139) und in Hirse.
- Auch Buchweizen ist ein großartiges Mittel gegen Krampfadern: er dichtet die Venen ab und stärkt sie. Sie können Buchweizen als Tee oder in Form von Blinis zu sich nehmen. Großmutter waren die Blinis lieber.

Ist es allerdings schon zu einem offenen Bein gekommen, so müssen Sie schmieren.

- Beinwellsalbe (Rezept Seite 80) ist nun das Mittel der Wahl.
- Aternativ dazu verwenden Sie Ringelblumensalbe, die nicht nur wie Beinwell die Gewebsneubildung fördert, sondern auch die Entzündungen und die Schwellung zurückgehen lässt.

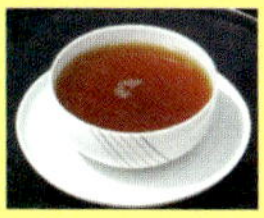

Großmutters Lieblingsrezept mit Buchweizen

Blinis

Von 1/2 l lauwarmer Milch ca. 1/8 l abnehmen und 10 g frische Hefe und 1/2 TL Zucker darin auflösen. 250 g Buchweizenmehl in eine Schüssel geben und in die Mitte eine Mulde drücken. Hefelösung in die Mulde gießen und mit wenig Mehl vom Rand her zu einem Vorteig rühren. Zugedeckt an einem warmen Ort ca. 20 Minuten gehen lassen. Restliche Milch mit 1/2 TL Salz unter Rühren aufkochen und wieder abkühlen lassen. 10 g Butter, 1 Eigelb und Milch zum Buchweizenmehl in die Schüssel geben und alles zu einem dickflüssigen Teig verrühren. Zugedeckt mindestens eine Stunde gehen lassen, bis der Teig Blasen wirft. In einer Pfanne nach und nach 50 g Butterschmalz auslassen und auf guter Mittelhitze kleine Buchweizenpfannkuchen backen. In Russland werden sie mit saurer Sahne (Sauerrahm) und Kaviar serviert, Großmutter nahm stattdessen Mohn mit Puderzucker oder Aprikosenmarmelade.

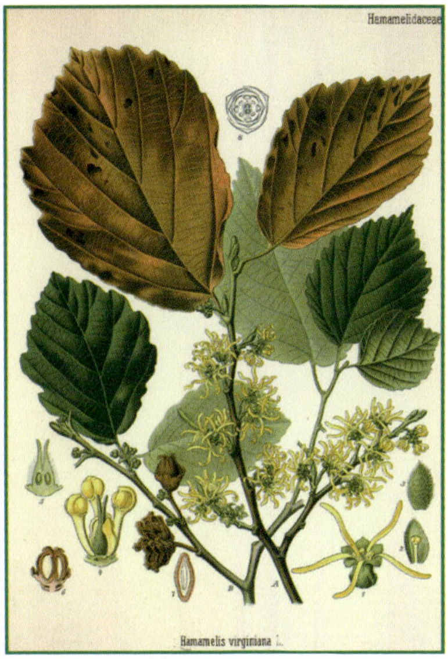

- Gut ist auch die Virginische Zaubernuss, die auch unter ihrem lateinischen Namen Hamamelis bekannt ist. Hamamelis ist ein dekorativer Strauch, der einer Haselnuss ähnelt und interessante Blüten besitzt, die im Winter erscheinen. Er enthält viele Gerbstoffe, zieht die Haut zusammen und hemmt Entzündungen. Verwendet werden die Blätter und die Rinde von Zweigen, und zwar als Tee in Form von Umschlägen oder als Salbe.

  Für einen Umschlag mit Hamamelis gießen Sie einen Esslöffel getrocknete Blätter und Rindenstücke der Zaubernuss mit einem halben Liter kochendem Wasser auf und lassen diesen Aufguss 20 Minuten lang ziehen. Tränken Sie ein Stück Mullbinde damit und wickeln Sie es über die Wunde.

Reine Nervensache

Wenn Sie unter dieser Überschrift Zustände wie Schock, Jetlag oder Erschöpfung finden, kann sich in Ihnen Widerspruch regen: Sind das nicht eher Herz-Kreislauf-Probleme? Ja, natürlich sind es das auch. Doch gerade bei diesen Themen gibt es zwei Ansätze: „Wie beseitige ich die Symptome?" und „Wie gehe ich damit um, wie beseitige ich die Ursachen?" Und dazu passt „Nervensache" einfach besser. Gleich beim ersten Thema wird das deutlich.

Erschöpfung

Was ein Erschöpfungszustand ist, ist leicht erklärt. Wenn für Sie alles zu viel ist, wenn alles eine Belastung darstellt, wenn Sie die neue Tastatur an Ihrem Computer nicht installieren mögen, weil dafür zuvor drei Schritte nötig sind, die Sie an anderen Tagen mit „lächerliche Kleinigkeiten" abtun und aus dem Handgelenk erledigen, dann befinden Sie sich möglicherweise in einem Erschöpfungszustand. Auch wenn Sie außerdem morgens genauso müde aufstehen, wie Sie sich abends hingelegt haben, wenn Sie beim bloßen Gedanken an Ihre Arbeit resignieren, wenn Sie nach zwei Minuten am Computer schlicht einschlafen, dann wird es Zeit, dass Sie diesen Zustand ernst nehmen. Und etwas unternehmen.

Wenn Kleinigkeiten für Sie zu einer unüberwindlichen Aufgabe werden, steckt oft tiefe Erschöpfung dahinter.

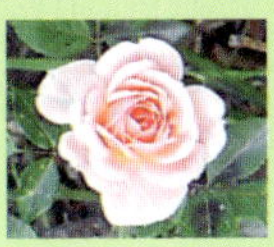

Großmutters Rat für die Seele

Steckt dahinter vielleicht …

… eine Sinnkrise? Dann gehen Sie der Sache auf den Grund. Wo genau wird Ihr Leben für Sie derzeit sinnlos? Was macht Ihnen dabei eigentlich immer noch Spaß? Was würden Sie am liebsten tun (nicht: nicht tun!)? Gibt es Dinge in Ihrem jetzigen Leben, die Sie in dieses neue Leben mitnehmen würden? Setzen Sie hier mit kleinen Schritten an.

Holen Sie sich fehlende Energie niemals in Form von Zucker, auch wenn die Werbung das suggeriert. Das killt Ihre Vitamin-B-Reserven.

Die Ursachen sind vielfältig. Zum einen können Sie tatsächlich lange und viel gearbeitet haben und dabei an Ihre Kraftreserven gegangen sein. Oder Sie haben sich fehlende Energie in der falschen Form geholt: als Zucker und nicht als Vollkornbrot. Dann sind nun Ihre Vitamin-B-Speicher leer. Vielleicht waren Sie auch krank und haben danach zu früh wieder zu arbeiten begonnen? Vielleicht kostet Ihre Arbeit oder Ihr Privatleben Sie aber auch ungeheure Kraft, weil Sie keinen Sinn (mehr) darin sehen?

Es gibt Dinge, die Sie auch in diesem Zustand noch tun können und die Sie aus diesem Zustand herausholen.

- Atmen Sie tief durch. Wann immer Sie daran denken. So tief, wie es geht. So, dass Ihr Bauch auch nach hinten weit wird. Das hilft. Wer erschöpft ist, atmet nämlich auf Sparflamme. Und dann bekommen alle möglichen Organe zu wenig Sauerstoff.
- Zünden Sie eine Duftlampe an und geben Sie je drei Tropfen Grapefruit- und Wacholderöl hinein. Grapefruit holt Sie aus Ihrem Tief heraus. Es regt die Sinne und die Lebensfreude an, beflügelt die Fantasie und die Gedanken und Träume. Dabei hilft es uns, mit beiden Beinen am Boden zu bleiben – und das auf ganz positive Weise: Es schenkt uns Optimismus und die Gewissheit, dass wir mit unseren Aufgaben fertig werden und unsere Ziele erreichen können. Wacholder erdet und befreit zugleich, er rückt einiges wieder gerade.
- Falls Sie mitten in einer Sinnkrise stecken: Gehen Sie vor einem Gottesdienst in eine katholische Kirche. Lassen Sie den Raum auf sich einwirken und den Geruch des Weihrauchs und denken

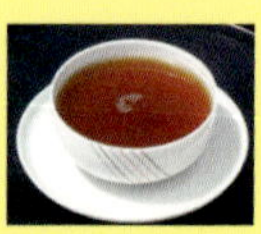

Großmutters Hausrezept

Energietee

Nehmen Sie Erdbeerblätter, Lindenblüten, Rosmarinblätter, Pfefferminze und einige Blätter Beifuß und bereiten Sie sich daraus eine große Kanne wunderbar aromatischen Tee. Diese Mischung enthält viele wertvolle Salze und Vitamine, die Ihnen jetzt helfen, wieder in Schwung zu kommen.

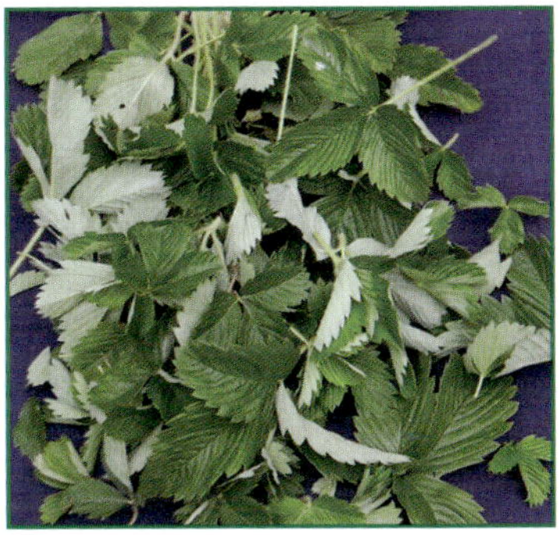
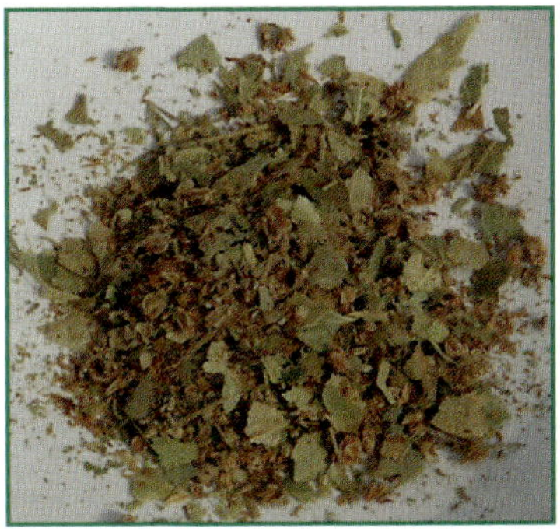
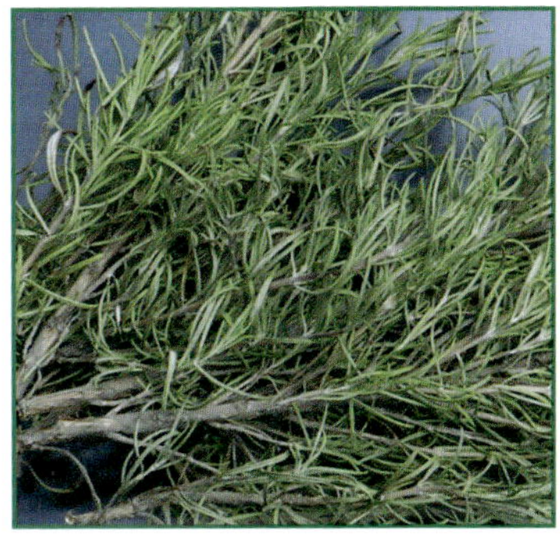

Erdbeerblätter, Lindenblüten und Rosmarin gehören zu den Lieferanten wichtiger Vitamine und Mineralstoffe.

Sie darüber nach, was Sie aus Ihrem derzeitigen Leben gern mitnehmen würden, wenn Sie als Schiffbrüchiger auf die berühmte einsame Insel verschlagen werden würden.

- Befassen Sie sich mit den Bach-Blüten-Konzepten von Olive, Oak und Hornbeam. Was steckt für ein blockierter Seelenzustand dahinter? Was trifft für Sie jetzt zu? Wie kann Ihnen diese Blüte helfen? Dann nehmen Sie sie ein.
- Führen Sie Buch. Halten Sie fest, was Sie in den letzten Tagen alles geleistet haben. Was Sie heute trotz Ihres Zustandes geschafft haben. Und dann machen Sie sich Ihre Erfolge bewusst und loben Sie sich. (Nein, die Misserfolge und Versäumnisse gehören hier nicht hin. Die sind sowieso die Folge einer unrealistischen Planung. Hier zählen wirklich nur die positiven Dinge auf Ihrer Bilanz!)

Schock

Zum Thema Schock haben wir alle im Erste-Hilfe-Kurs gelernt: Hinlegen, Füße hoch, Kopf runter, warm zudecken. Und wenn wir dann mit einem Schockpatienten zu tun hatten, waren wir hilflos. Erstens haben wir nicht gemerkt, dass wir einen Schockpatienten vor uns hatten (oder selbst einer waren), zweitens waren wir nicht darauf gefasst, dass dieser sich nicht so ohne weiteres hinlegen lassen würde, und drittens wussten wir nicht, was wir weiter mit ihm „anfangen“ sollten.

Blässe, kalter Schweiß im Gesicht, flacher Puls, vielleicht rasend, flache Atmung und Durst sind Symptome, die Sie darauf schließen lassen können, dass hier jemand gerade einen Schock erhalten hat. Die Ursachen können alles sein – von dem berühmten Brief bis zum Flüssigkeitsverlust bei Sport in großer Hitze, von einer allergischen Reaktion bis zum Herzinfarkt.

Beseitigen Sie zuerst die Ursache des Schocks, sofern Sie sie erkennen.

- Die erste Hilfe besteht darin, die Ursache des Schocks zu beseitigen. Ist ein großer, starker Junge zusammengeklappt, weil er kein Blut sehen kann, aber gerade aus einer Schnittwunde blutet, dann verbinden Sie die Wunde. Bringen Sie ihn halt dazu, dass er sich zu diesem Zweck hinlegt. Ist es der berühmte Brief, so legen Sie diesen erst einmal zur Seite.
- Und nun kommt das, was im Erste-Hilfe-Kurs zu kurz kam: Reden Sie dem Patienten gut zu. Das sagt sich so leicht. Aber tun Sie es wirklich. Nichts ist bedrohlicher, als hilflos in seiner eigenen Angst gefangen zu sein. Da ist gutes Zureden ganz wertvoll.
- Beruhigen Sie den Geschockten nach Möglichkeit auch, indem Sie seine Fragen in beruhigender Form beantworten, ohne deshalb gleich zu lügen.
- Und dann denken Sie an Goethes Faust. Was waren die letzten Worte von Gretchen, ehe sie in der Kirche in Ohnmacht fiel? „Frau Nachbarin, Ihr Fläschchen!“ – Zücken Sie Ihr Fläschchen, das Sie zu diesem Zweck immer in der Handtasche tragen. Dabei kann es sich um die Rescue-Mischung der Bach-Blüten handeln, oder auch um das klassische Riechfläschchen mit Kampfer.

Wenn Sie dieses nicht besitzen, aber zu Hause sind, schauen Sie einmal nach, was in Ihrer Sammlung von ätherischen Ölen vorhanden ist. Pfefferminze? Neroli? Rosmarin? Thymian? Lavendel? Melisse? Alles wunderbar.

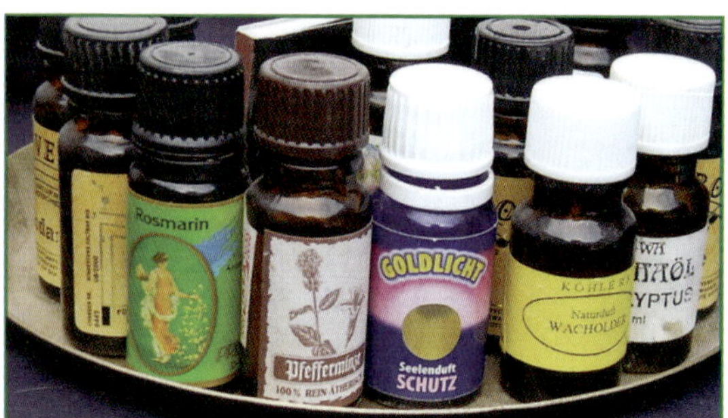

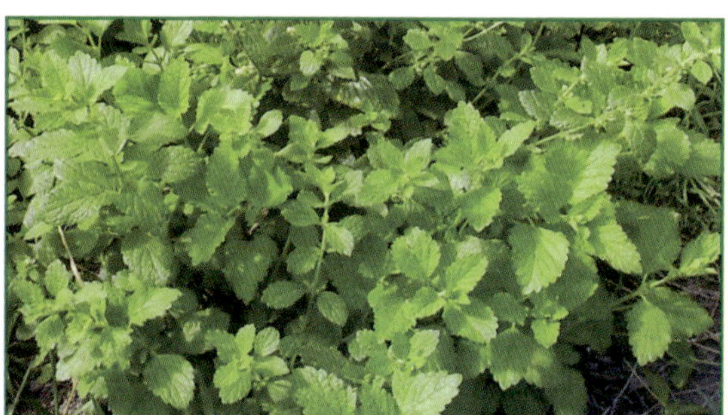

Tropfen Sie 2–3 Tropfen davon auf ein Taschentuch und bieten Sie es dem Geschockten zum Riechen an.

- Warten Sie, bis sich seine Hautfarbe wieder normalisiert hat und der Puls wieder stabil ist. Dann können Sie ihn fragen, ob er einen warmen Tee möchte – am besten Zitronenmelissentee.

Schlaflosigkeit

Sie sind müde, liegen im Bett und wollen schlafen, aber es geht nicht? Unerledigte Dinge, Sorgen und Befürchtungen lassen Ihnen keine Ruhe? Ganz klar: Ihr Gehirn denkt noch in der Nacht weiter und lässt Sie nicht abschalten. Das ist schlimm, aber nicht unheilbar.

Sie haben in einer solchen Situation drei Möglichkeiten:

- Sie können sich müde machen, indem Sie Kreuzworträtsel lösen oder Krimis lesen, bis Ihnen die Augen zufallen.
- Sie können Ihre Sorgen niederbügeln und ein Schlafmittel einwerfen. Und haben morgen das gleiche Schauspiel wieder.
- Und Sie können Ihr Gehirn zum Abschalten einladen. Schreiben Sie auf, was Sie beschäftigt, und legen Sie den Zettel neben das Bett oder unter einen dicken Stein. Da sind die Sorgen sicher, und Sie brauchen sich jetzt nicht mehr über all das den Kopf zu zerbrechen, was Sie noch erledigen wollten, Sie haben es ja aufgeschrieben und können es morgen in Ruhe nachlesen. Und dann schlafen Sie ein.

! Finger weg von Schlaftabletten! Sie können die Ursache Ihrer Schlaflosigkeit nicht beseitigen!

Unterstützen kann Sie dabei eines der folgenden Mittel:

- Lassen Sie Ihre Arbeit im Büro. Machen Sie dort abends zuletzt die To-do-Liste für den nächsten Tag. Das hilft.
- Nehmen Sie zwei Stunden vor dem Schlafengehen ein heißes Bad mit 10 Tropfen Melissenöl.
- Essen Sie vor dem Schlafengehen einen Apfel. Er enthält eine Menge Kalium, und das braucht unser Gehirn für bestimmte Stoffwechselschritte, die unser Schlafverhalten harmonisieren.

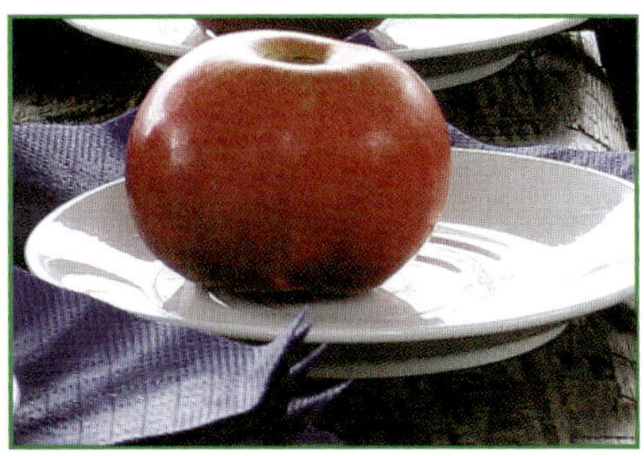

- Trinken Sie morgens und abends je eine Tasse Johanniskrauttee (Rezept Seite 177).
- Machen Sie tagsüber kein Nickerchen!!!

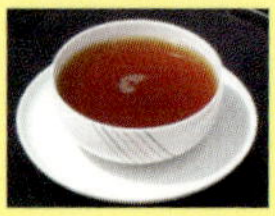

Großmutters Hausrezept bei Schlaflosigkeit

Bierlikör

Kochen Sie 2 l Starkbier (Bockbier) mit 750 g Zucker und 2 Vanillestangen auf, lassen Sie es mindestens 15 Minuten auf kleiner Flamme köcheln, etwas abkühlen und geben Sie dann 1 1/4 l Gin oder Schnaps hinzu. Und nun lassen Sie diesen Ansatz drei Monate lang stehen und durchziehen. Drei lange Monate!

- Aus je einem halben Teelöffel Baldrian und Melisse und einem Viertelliter Wasser kochen Sie einen Tee, den Sie schluckweise trinken. Denken Sie dabei daran, dass alles, was Sie noch erledigen und um das Sie sich Sorgen machen wollten, auf dem Zettel steht.
- Gönnen Sie sich ein Gläschen Bierlikör. Den müssen Sie allerdings etwas längerfristig vorbereiten und sich dazu vergattern, ihn wirklich nur bei Schlaflosigkeit zu trinken.
- Beschäftigen Sie sich mit der Bach-Blüte White Chestnut. Geben Sie, bevor Sie Ihre Sorgenliste schreiben, drei Tropfen davon in ein Glas Wasser. Davon nippen Sie schon während des Schreibens hie und da; und wenn Sie fertig sind, stellen Sie sich ans Fenster, schauen hinaus und trinken das Glas in vielen kleinen Schlucken langsam leer. Dann gehen Sie schlafen. White Chestnut bringt Ihre kreiselnden Gedanken zur Ruhe.

Viele kleine Schlückchen sind bei Bach-Blüten im Wasserglas wie viele einzelne Impulse für die Seele.

Angst und Belastungen

Angst hat ihre guten Seiten. Sie hilft uns, uns in neuen Situationen zurechtzufinden, indem sie unsere Sinne, unseren Verstand alarmiert und zu Höchstleistungen, auch zur Fluchtbereitschaft, anspornt. So gesehen, ist Angst eine wichtige Überlebenshilfe und wir sollten sie dankbar begrüßen. Dennoch haben wir uns angewöhnt, Angst negativ zu besetzen.

Je nachdem, wie sie sich äußert und wann sie uns wobei im Wege steht, kann uns Angst im Alltag ganz schön zu schaffen machen.

Denken Sie nur an Angst vor so alltäglichen Dingen wie anderen Menschen, großen Plätzen oder engen Fahrstühlen.

Wir zittern vor Angst, uns rutscht das Herz in die Hose, wir haben Durchfall vor lauter Angst, uns bricht der kalte Schweiß aus oder wir können vor Angst nicht mehr ruhig schlafen.

Das Gleiche gilt für Belastungen. Dinge, über die Sie sich Sorgen machen. Was wird nur werden? Was ist, wenn was schief geht? Wie soll das nur ohne mich/dich/Tante Friedchen gehen?

Es gibt zahlreiche Wege, Ängste auch wieder abzulegen.

- Die Zeit ist eine wichtige Helferin. Viele Ängste vergehen mit der Zeit von selbst, viele Sorgen erweisen sich als unnötig.
- Anderen Ängsten und Belastungen muss man sich jetzt stellen. Fahren Sie mit dem Lift oder delegieren Sie als belastend erlebte Aufgaben. Arbeiten Sie rational daran, sie abzubauen.
  Das ist leichter gesagt als getan. Sie müssen dafür sich selbst verändern. Und das ist ein zäher, langwieriger Prozess, der Sie viel Geduld und Hartnäckigkeit kostet.
- Denken Sie Situationen zu Ende. Was kann im schlimmsten Fall geschehen? Wie schlimm wäre das für mich? Geht meine Welt davon unter oder wird sie nur verändert? Ist es wirklich nötig, für diesen Fall Vorsorge zu treffen? Kann ich etwas dagegen tun? Wer oder was kann mir dabei helfen, wenn ich es nicht allein schaffe? Welche positiven Seiten könnte diese Veränderung für mich haben?
- Schreiben Sie Ihre Sorgen auf. In Schönschrift, wenn Sie wollen. Und dann datieren Sie den Zettel, unterschreiben ihn und legen ihn an einen sicheren Ort. Das kann ein Stein sein oder Ihr Küchenschrank. In einem halben Jahr holen Sie ihn wieder hervor. Wetten, dass Sie dann schmunzeln werden? Nichts hat einen größeren Unterhaltungswert als Sorgen, die sich im Nachhinein als vollkommen unnötig entpuppt haben.
- Kennen Sie den Film „Harold und Maude"? Harold schenkt Maude ein Schmuckstück und sie befördert es auf einen sicheren Ort – wo sie immer ganz genau weiß, wo es liegt, ohne es suchen zu müssen. Sie wirft es ins Meer. Das können Sie mit Ihrem Sorgenzettel auch machen. Sie können ihn allerdings auch ver-

Nehmen Sie den systematischen und rationalen Abbau von Ängsten nicht auf die leichte Schulter – das ist schwere Arbeit!

brennen, vergraben oder in kleine Schnipsel zerpflücken und dem Wind anvertrauen.

Das Gute daran: Dort sind Ihre Sorgen sicher. Der Nachteil: Sie bringen sich um das Vergnügen, sie in einem halben Jahr nochmals anzuschauen und dann aus vollem Herzen darüber zu lachen.

- Trinken Sie morgens und abends je eine Tasse Johanniskrauttee. Der rückt manches wieder gerade und hellt Ihre Stimmung wieder auf.

Heut ist nicht mein Tag

An einem Tag, der mit einem Fehlstart begann, sollten Sie am besten nochmal „zurück zum Start".

Kennen Sie das? Aus irgendeinem Grund begann der Tag, wie er nicht beginnen sollte: ein Streit mit dem Partner, die fehlenden fünf Minuten vor dem Aufstehen, störender Lärm oder ein dummes Missgeschick – irgendetwas verdirbt Ihnen die Laune. Und wie es weitergeht, wissen Sie selbst am besten.

- Fangen Sie nochmal von vorne an. Und diese Zeit sollten Sie sich nehmen, da der Tag ansonsten ja wirklich zu einem verlorenen Tag wird. Das heißt, Sie gehen noch einmal zurück ins Bett, Sie legen Ihre Lieblingsmusik auf, die mit positiven Erinnerungen verbunden ist. Sie bleiben 5 Minuten länger unter der Dusche, Sie legen Ihr Lieblingsparfum auf.
- Wenn das nicht geht, weil Sie bereits im Büro sitzen, gehen Sie auf die Toilette und grinsen Sie drei Minuten lang. Ernsthaft. Irgendwann wird das Grinsen in Ihr Gemüt überspringen und Ihre Stimmung verändert haben. Und dann erhalten Dinge, über

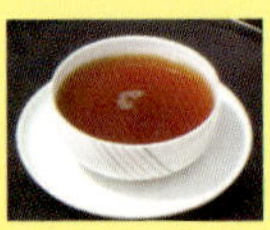

Großmutters Hausrezept, wenn nichts klappt, wie es sollte

Gute-Laune-Tee

Übergießen Sie einen Teelöffel Fenchel, einen Teelöffel Anis und einen Teelöffel Kümmel mit einem halben Liter kochendem Wasser und lassen Sie den Tee 10 Minuten ziehen. Trinken Sie diese 2–3 Tassen, während Sie aus dem Fenster schauen.

die Sie sich vorher geärgert haben, wieder ihren wahren Stellenwert.

- Anis, Fenchel und Kümmel können die Laune verbessern. Omas Gute-Laune-Tee besteht zu gleichen Teilen aus diesen Gewürzen.
- Setzen Sie Hirse auf Ihren Speisezettel – ihre Wirkstoffe hellen das Gemüt auf.
- Auch Naturreis kann helfen, weil er reich am „Nerven-Vitamin" B1 ist.
- Lassen Sie einen Esslöffel Honig langsam auf der Zunge zergehen. Mit seinen pflanzlichen Hormonen kann Honig Ihre Stimmung heben.
- Essen Sie eine Banane – sie liefert Kalium und Magnesium für Herz und Nerven und verstärkt die Wirkung der Hormonstoffe Serotonin und Norepinnephrin, die in unserem Gehirn für gute Laune und positives Denken mitverantwortlich sind.
- Johanniskraut ist der klassische Stimmungsaufheller. Außerdem entspannt es, sorgt dafür, dass Sie besser und tiefer schlafen, ohne Sie deshalb tagsüber zu benebeln. Das klappt, indem es auf unseren Melatoninhaushalt einwirkt – und der regelt unseren Schlaf-Wach-Rhythmus. (Vielleicht hilft es bei Ihnen auch beim Jetlag?)

  Allerdings: Johanniskraut ist keine Knopfdruck-Droge, sondern Sie müssen es über längere Zeit regelmäßig einnehmen. Wenn Sie damit bei Herbsttagundnachtgleiche beginnen, hilft es Ihnen über die Winterdepression hinweg. Vorsicht: In größeren Mengen eingenommen macht es lichtempfindlich!

! In größeren Mengen eingenommen, macht Johanniskraut lichtempfindlich. Vorsicht bei gleichzeitiger Anwendung von Höhensonne!

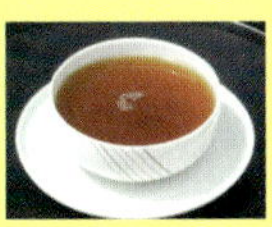

Großmutters Hausrezept

Johanniskrauttee

Gießen Sie einen Teelöffel getrocknetes Johanniskraut (Blüten und Sprossspitzen) mit einem Viertelliter kochendem Wasser auf, lassen Sie es 10 Minuten ziehen und trinken Sie morgens und abends je eine Tasse davon.

Teil III – So geht's: Zubereitung von Heilmitteln

Rund um Großmutters Kräutergarten

Wenn Sie jetzt auf den Geschmack gekommen sind und selbst Ihre Heilkräutertees herstellen wollen, so sei Ihnen das unbenommen. Sofern es zu Ihrem eigenen Bedarf geschieht und Sie keine geschützten Pflanzen pflücken, dürfen Sie das sogar in der freien Natur.

Dass Sie am besten dort pflücken, wo die Pflanzen frei von Autoabgasen wachsen und gedeihen können, liegt in Ihrem eigenen Interesse.

Lassen Sie stets so viele Triebe stehen, dass sich auch eine einjährige Pflanze noch aussäen kann – in Ihrem eigenen Interesse!

Dass Sie niemals eine Pflanze ganz abpflücken, sondern stets noch so viele Triebe stehen lassen, dass sich auch eine einjährige Pflanze noch aussäen und im nächsten Jahr hier wieder wachsen kann, dürfte selbstverständlich sein.

Wann Sie die Pflanzen sammeln gehen, ist ebenfalls eine Frage praktischer Überlegungen: Der Tau sollte bereits abgetrocknet, die Pflanze aber noch nicht von der Sonne des Tages ausgedörrt sein. Der spätere Vormittag ist für die meisten Pflanzen ideal.

Der optimale Zeitpunkt zum Sammeln wird in vielen Heilkräuterbüchern angegeben. Das sollte für Sie anfangs nur ein allgemeiner Hinweis sein. Denn je nach Wärme des Jahres – im heißen Sommer des Jahres 2003 waren alle Pflanzen früher reif, 2005 dagegen war vieles später „dran" als in „normalen" Jahren.

Je nach den besonderen klimatischen Bedingungen Ihres Wohnortes können sich die angegebenen Zeiten um mehrere Wochen verschieben. Bis eine Pflanze im Harzvorland blüht, ist sie an der hessischen Bergstraße meist längst verblüht. Machen Sie sich also vielleicht Notizen, auf die Sie in den folgenden Jahren zurückgreifen können. Das Kriterium, das den richtigen Zeitpunkt definiert, ist die Reife der Pflanzen, Wurzeln oder Samen. Sie sollten sie pflücken, schneiden oder ausgraben, wenn sie die meisten Inhaltsstoffe besitzen.

Ob Sie sie mit dem Mond sammeln – also Halsweh-Pflanzen an einem Tag, an dem der Mond im Stier steht, verdauungsfördernde Kräuter dann, wenn der Mond in der Jungfrau steht – oder einfach danach gehen, was Ihnen an einem bestimmten Tag „ins Auge springt", bleibt Ihnen überlassen. Was die Mondphasen angeht, so ist die Zeit kurz vor Vollmond für Pflanzen, von denen Sie die oberirdischen Teile ernten wollen, ideal. Bei Wurzeln ist die Zeit um Neumond günstiger – und die Zeit, wenn die oberirdischen Teile bereits verblüht sind. Wenn sie sich eingezogen haben, hat die Wurzel am meisten Kraft.

Viele Heilkräuter können Sie auf wenig Raum selbst ziehen: Hier geben sich Lavendel, Pfefferminze, Hauswurz, Thymian, Majoran, Lungenkraut und Salbei ein Stelldichein.

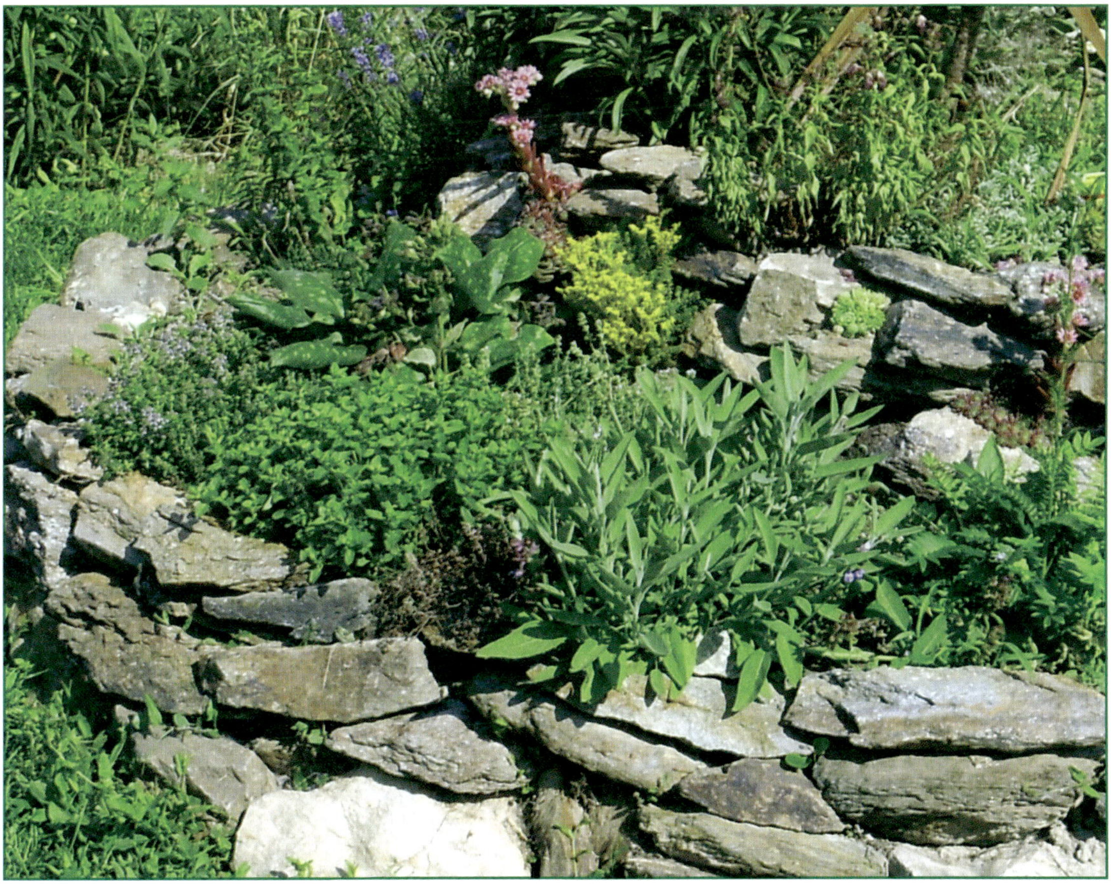

Ein praktischer Tipp für den Heimtransport: Wenn Sie nicht gerade Brennnesseln pflücken – die transportiert man wohl am besten in einem Korb nach Hause –, verwenden Sie doch Wollfäden zum Tragen. Hängen Sie sich einfach einige etwa 2 Meter lange Fäden um den Hals, an deren Enden Sie im Laufe des Sammelns kleine Sträuße des Sammelguts binden. So kommen die Pflanzen trocken, luftig und unzerdrückt bei Ihnen zu Hause an, wo sie weiter trocknen können – luftig, warm und im Schatten.

Sammeln Sie das ganze Jahr über dunkle Gläser mit Schraubverschluss. Sie sind für die Aufbewahrung der meisten getrockneten Kräuter ideal. Und beschriften Sie sie, so lange Sie noch wissen, um was es sich handelt …

Manche Pflanzen wie Schnittlauch frieren Sie besser ein. Angaben hierzu finden Sie in jedem Spezialbuch.

Sammeln Sie keine Pflanzen, die Sie nicht kennen. Zwar ist der Schierling so selten geworden, dass Sie beim Pflücken wilder Petersilie kaum noch Gelegenheit hätten, sich zu irren, doch wäre ein solcher Irrtum tödlich. Was für Pilze gilt, gilt für Kräuter nicht minder.

> ! Sammeln Sie nur Pflanzen, die Sie gut kennen!

Die gesammelten Pflanzen müssen nun schonend, aber rasch getrocknet werden. Schonend heißt: Nicht einfach in den Backofen, denn dann sind die ätherischen Öle in Ihrer Küche, aber ganz bestimmt nicht mehr in den Kräutern.

Kleine Pflanzen legen Sie auf sauberes Papier (ungefärbtes Seidenpapier aus dem Blumenladen ist ideal) und lassen sie trocknen.

Kräutertee-Zubereitung

Gewarnt sei auch vor Mischungen. Selbst in der Homöopathie ist es streng untersagt, auf eigene Faust zwei Mittel gleichzeitig einzunehmen. Der Grund ist der gleiche, aus dem manche Pflanzenwirkungen nicht chemisch erklärbar sind: Die Mischungen entwickeln ein Eigenleben. Inhaltsstoffe reagieren nicht nur mit Ihren Schleimhäuten und Ihrem Verdauungstrakt, sondern auch miteinander. Gehen Sie kein unnötiges Risiko ein. Wenn Sie eigene Mischungen ausprobieren wollen, ein Tipp: Führen Sie Buch, damit Sie beim nächsten Mal wissen, wie das doch gleich war …

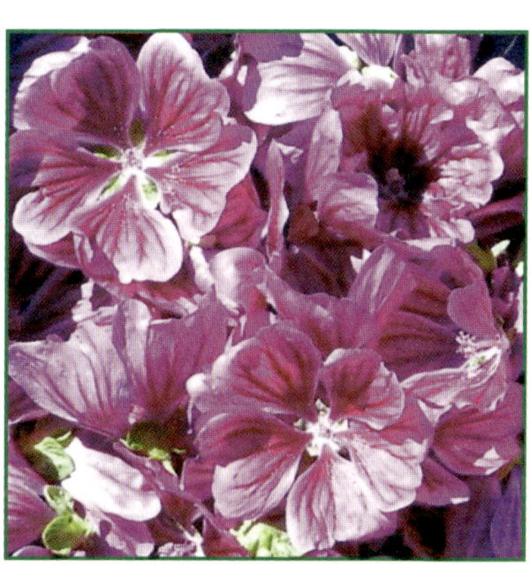

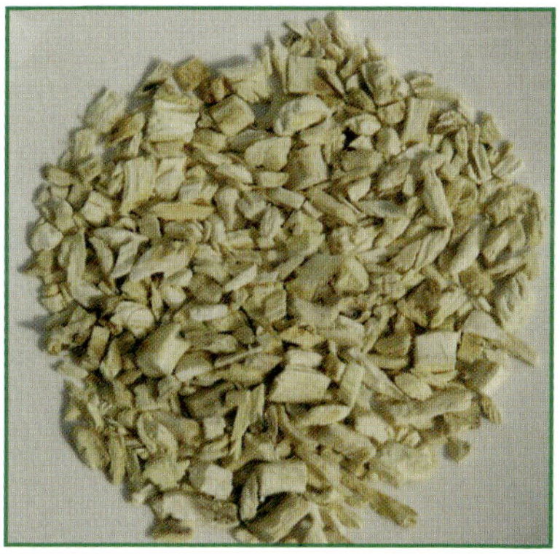

Die Mischungen, die in diesem Buch genannt sind, sind erprobt und können daher empfohlen werden. Im Zeitalter der Allergien sollten Sie sich jedoch immer selbst beobachten: Tut Ihnen eine Mischung nicht gut? Reagieren Sie allergisch auf Korbblütler? Dann lassen Sie diese weg.

Sie geben die Kräuter in eine kleine Kanne, gießen sie mit heißem, aber nicht mehr kochendem Wasser auf und lassen sie zugedeckt ziehen. So können ätherische Öle nicht so leicht entweichen. Kräutertees sollten 3 bis 10 Minuten ziehen – je härter die Zutaten, desto länger. Dann gießen Sie den Tee durch ein Haarsieb und trinken ihn möglichst heiß möglichst pur. – Diese Form der Zubereitung bezeichnet man als Absud.

Manche Tees enthalten Schleim als Wirkstoff – z. B. Malve und Eibisch. Sie und einige andere, bei denen warmes Wasser scheußlich schmeckende Stoffe lösen würde, werden kalt angesetzt – am besten in einem zugedeckten Gefäß über Nacht und im Kühlschrank. Am nächsten Morgen gießen Sie den Tee erst ab und erwärmen ihn dann vorsichtig auf Trinktemperatur – nicht kochen, sonst zerstören Sie zu viele Inhaltsstoffe. – Diese Zubereitung heißt Mazeration.

Manche Kräuter müssen kalt angesetzt und vorsichtig erwärmt werden, damit sie wirken.

Gerbstoff- und Kieselsäuredrogen wie Eichenrinde oder Schachtelhalm müssen Sie 10 Minuten kochen und dann abgießen. – Diese Zubereitungsform ist ein Dekokt.

Kräuterkissen

Kräuterkissen sind für alle Menschen geeignet, die nicht gerade gegen die Kräuter allergisch sind, die darin verwendet werden.

Nähen Sie ein kleines Stoffsäckchen, füllen Sie es mit Bastelvlies oder ungesponnener Wolle (als Märchenwolle im Handel) und geben Sie in die Mitte die gewünschten Heilkräuter – bei Husten zum Beispiel Thymian, Anis und Fenchel, bei Schlaflosigkeit Hopfen und Melisse. Binden Sie das Säckchen fest zu und legen Sie es aufs Kopfkissen. Wenn die Kräuter nicht mehr duften, tauschen Sie sie gegen frische aus.

Inhalieren

Heilpflanzen, die ätherische Öle enthalten, oder Erkältungssalben können Sie auch zum Inhalieren verwenden. Verbreitet ist das Kamillendampfbad für die Haut, bei Erkältungen inhaliert man mit den Hustenkräutern Eukalyptus, Fenchel oder Anis.

Zum Inhalieren gibt es eigene Geräte, es geht aber auch mit heißem Wasserdampf in einer Schüssel unter einem Handtuch: Heißes Wasser und Wirkstoffe in die Schüssel geben, Handtuch über den Kopf und über die Schüssel beugen; das Handtuch bildet ringsum die Wände Ihrer Minidampfkammer. Das Wasser darf jedoch nicht kochen, da man sich an Dampf übel verbrennen kann.

! Beim Inhalieren kann man sich leicht am heißen Wasserdampf verbrennen. Lassen Sie das Wasser etwas abkühlen!

Falls Sie zum Inhalieren das reine ätherische Öl verwenden wollen, verwenden Sie nicht mehr als 3 bis 5 Tropfen. – Doch Vorsicht: Nicht jedes Öl ist für jeden Menschen geeignet: Schwangere sollten bei Basilikumöl vorsichtig sein, Kampfer, Menthol und Pfefferminze sind bei Säuglingen und Kleinkindern strikt verboten, manche Ärzte raten generell davon ab, bei Säuglingen ätherische Öle einzusetzen.

Eine freie Nase bringt es auch, wenn Sie über Nacht das ätherische Öl, den Chinabalsam oder was auch immer auf ein Taschentuch tropfen und dieses neben oder unter das Kopfkissen legen. Eine besonders milde Form der Inhalation ist ein nasses Handtuch, das Sie mit Öl betropft oder in Hustentee getränkt über die Heizung hängen.

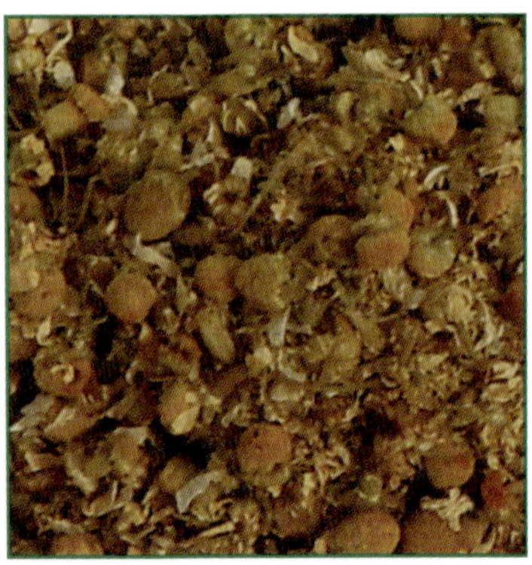

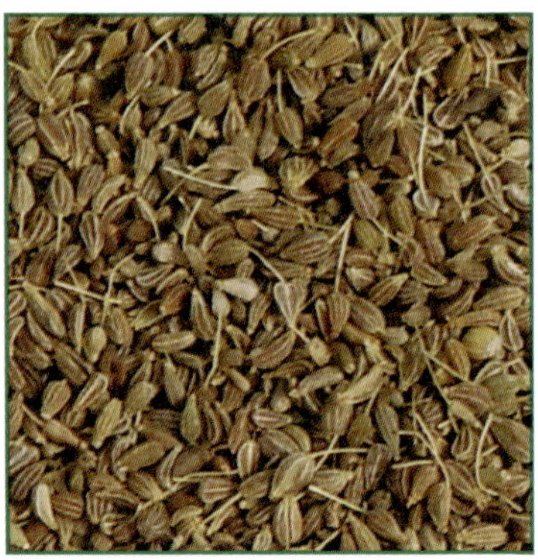

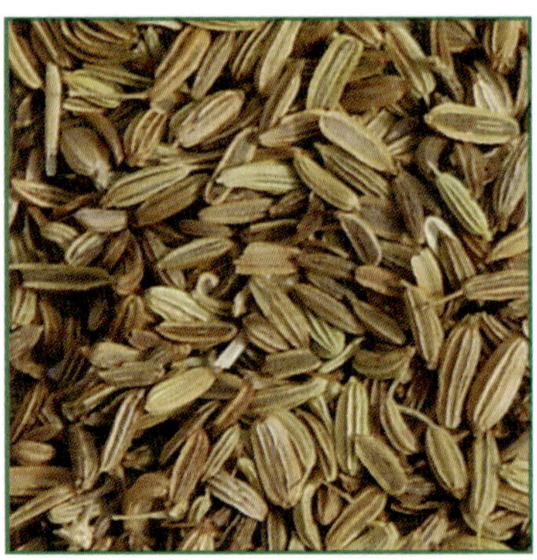

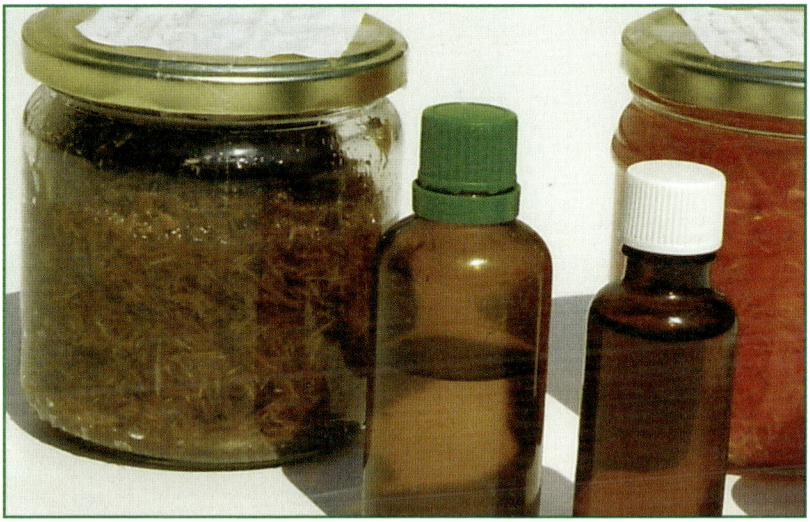

Wenn Sie eigene Tinkturen oder Salben anfertigen wollen, sammeln Sie rechtzeitig lichtechte Fläschchen und Tiegel.

Ölauszüge, Salben und Tinkturen

Bei manchen Pflanzen ist ein Tee nicht die optimale Form der Anwendung. Das kann daran liegen, dass sie äußerlich angewendet werden soll, das kann auch daran liegen, dass heißes Wasser nicht alle oder nicht die gewünschten Inhaltsstoffe löst.

Ölauszüge

Für einen Ölauszug füllen Sie die angegebenen Pflanzenteile – Blüten bei der Ringelblume, Blätter bei der Zitronenmelisse, Wurzeln beim Beinwell, um nur einige zu nennen – in ein Glas, gießen es mit gutem, kalt gepresstem Olivenöl auf und lassen es mindestens zwei Wochen lang an einem warmen Ort, oft auch in der Sonne stehen. Großmutter schwor darauf, die Pflanzenteile kurz vor Vollmond anzusetzen und bis Neumond ausziehen zu lassen.

Salben

Ihren Ölauszug filtern Sie nun sorgfältig ab. Das kann mit der Hilfe eines feinen Siebs geschehen, Sie können dazu aber auch ein Stück vom Oberteil einer Nylonstrumpfhose verwenden.

Lassen Sie den Ölauszug im Wasserbad nicht zu heiß werden, sonst zerstören Sie wertvolle Inhaltsstoffe.

Lassen Sie das Öl in einen kleinen Topf laufen. Nun erhitzen Sie auf dem Herd ein Wasserbad, stellen oder hängen den Topf hinein, erwärmen das Öl und geben etwa im Verhältnis 1:5 geraspeltes Bienenwachs hinzu (also ein Teil Bienenwachs auf fünf Teile Öl). Wenn das Wachs geschmolzen ist, nehmen Sie den Topf aus dem Wasserbad und beginnen zu rühren. Links herum, wenn Ihre Salbe etwas lösen oder wegnehmen soll, rechts herum, wenn Sie etwas hinzufügen soll. (Lachen Sie nicht – natürlich ist das Magie, aber Großmutter schwor darauf, und in Apotheken wird bis heute *lege artis* links herum gerührt!) Wenn die Salbe abgekühlt ist – und bis dahin müssen Sie fleißig rühren, sonst erhalten Sie zwei getrennte Phasen! – füllen Sie sie mit einem Holzspatel oder Ähnlichem in Ihre Tiegel, beschriften diese sofort gut (was ist drin? wann zubereitet?) und stellen sie kühl.

Diese Salben halten etwa ein Jahr. Bereiten Sie also nicht zu viel zu, damit Sie nicht vieles davon wieder wegwerfen müssen.

Tinkturen

Viele Pflanzen enthalten Inhaltsstoffe, die nicht gut in Wasser, aber sehr gut in Alkohol gelöst werden können. Von diesen stellt man am besten eine Tinktur her.

Dazu füllen Sie wieder ein Glas mit Schraubverschluss mit der Pflanze, geben im Verhältnis 1:10 Alkohol hinzu (also 450 g Alkohol auf 50 g Pflanzenteile), der zwischen 50- und 99%ig sein sollte – bei unter 50%igem Alkohol riskieren Sie Schimmelbildung, 99%igen Alkohol schreibt das Arzneibuch vor – es ist auch eine Kostenfrage.

Diesen Ansatz lassen Sie zwei Wochen stehen – Sie wissen schon, bei abnehmendem Mond und täglich schütteln –, pressen die Flüssigkeit dann durch die bewährte Strumpfhose und füllen sie in dunkle Fläschchen ab.

Tinkturen kann man pur – tropfenweise – einnehmen, zum Einreiben verwenden oder als Umschlag auflegen. Gleich, welche Form der äußerlichen Anwendung Sie wählen: Tragen Sie Tinkturen niemals unverdünnt auf die Haut auf! Ein Esslöffel auf einen halben Liter Wasser kann gerade richtig sein.

! Tinkturen für die äußerliche Anwendung immer verdünnen!

Wickel, Kompressen und Umschläge

Haben Sie sie auch als Kind gehasst? Beim Anlegen hat man vor Kälte gezittert, hinterher fühlte man sich grauenhaft eingeschnürt – die Rede ist von Wickeln. Sie sind nicht umzubringen und werden von Ärzten nach wie vor verordnet, da sie eine wertvolle Hilfe bei der Regulierung der Körpertemperatur darstellen (z. B. kalte Wadenwickel bei Fieber), die Durchblutung der Bauchorgane fördern und so für eine verbesserte Entgiftung des Körpers sorgen, Schmerzen lindern und sogar Bakterien und Pilze bekämpfen können.

> Wickel helfen die Körpertemperatur zu regulieren und fördern lokal die Durchblutung.

Allerdings sollte man einige Spielregeln beachten: Wickel sollten nur so lange angelegt bleiben, wie der Patient es angenehm findet: Sobald er friert, gehört der kalte Wickel runter, und ein warmer Wickel soll kein Saunaersatz sein. Bei einem Kind reichen lauwarme Temperaturen für einen warmen Wickel völlig aus und ein kalter Wickel sollte immer noch mindestens 27 °C warm sein.

Ein Wickel ist zwei- oder dreilagig. Für die innere Lage nimmt man ein altes Geschirrtuch aus Baumwolle oder Leinen, bei Quark-, Senf- und ähnlichen Wickeln folgt ein trockenes Zwischentuch aus dem gleichen Material und die äußere Lage bildet ein wärmendes Wolltuch. Wolle nimmt eine Menge Feuchtigkeit auf, bevor sie sich nass anfühlt, und verhindert, dass man zu rasch friert. Wer Wolle nicht verträgt, bekommt halt Mutters Seidenschal umgebunden. Das Ganze wird mit Verbandsklammern befestigt.

Warme Wickel können bis zu 90 Minuten oben bleiben, kalte werden nach 5–15 Minuten entfernt und bei Bedarf erneuert. Danach sollte der Patient mindestens so lange ruhen, wie die Anwendung des Wickels gedauert hat.

> Nach dem Wickel ist eine Ruhepause fällig, die mindestens so lange dauert wie die Anwendung des Wickels.

Kompressen und Umschläge

Im Gegensatz zu Wickeln werden Kompressen nicht um ein ganzes Körperteil, sondern nur auf eine kleine Fläche aufgelegt (bei großflächigeren Kompressen spricht man auch von Umschlägen oder Auflagen). Ihrer Wirksamkeit tut das keinen Abbruch: Wenn Sie gerade über die Schwelle Ihrer Balkontür gestolpert sind und sich dabei an mindestens drei Stellen kräftige Blutergüsse geholt haben, sehen Sie bereits den Unterschied, wenn Sie nur auf eine der Stellen sofort ein in kaltes Wasser getränktes Taschentuch auflegen.

Die bekanntesten Anwendungen von Kompressen sind der klassische Eisbeutel und die Zwiebelkompresse bei Ohrenschmerzen.

Umschläge macht man meistens mit einer Lösung einer Tinktur oder mit Tee. Am bekanntesten sind Arnikaumschläge nach Prellungen und Kamillenumschläge auf entzündete Augen. Aber auch Venenentzündungen, offene Beine und Brandwunden werden mit Umschlägen erfolgreich behandelt.

> ! Nochmals: Tinkturen niemals unverdünnt für Umschläge verwenden!

Dazu reicht ein Taschentuch, das Sie feucht machen, auswringen, in der gewünschten Flüssigkeit baden, erneut auswringen und auf die verletzten Hautpartien legen.

Hier sicherheitshalber nochmals der Hinweis: Verdünnen Sie Tinkturen immer in Wasser, ehe Sie sie auf die Haut auftragen! Wenn Sie gekaufte verwenden, richten Sie sich nach den Angaben auf der Verpackung.

Manche Umschläge müssen Sie nach einer Weile entfernen, andere können – mit einer Mullbinde fixiert – länger oben bleiben und sollen immer wieder frisch befeuchtet werden. In diesem Fall denken Sie bitte daran, dass Luft an die Wunde muss. Solche Umschläge oder Kompressen dürfen Sie auf keinen Fall mit Plastik abdecken, auch wenn das viel bequemer wäre.

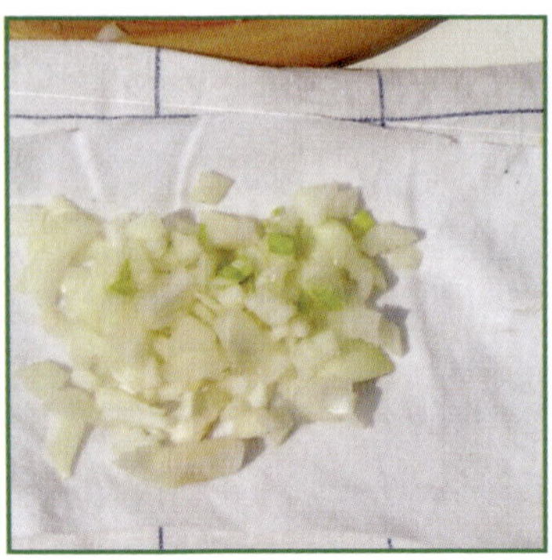
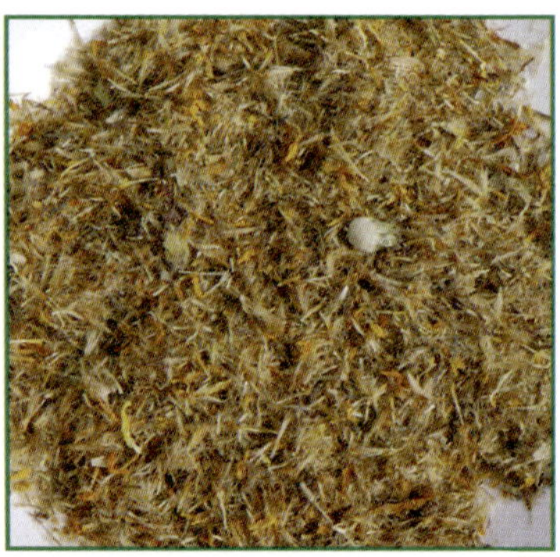
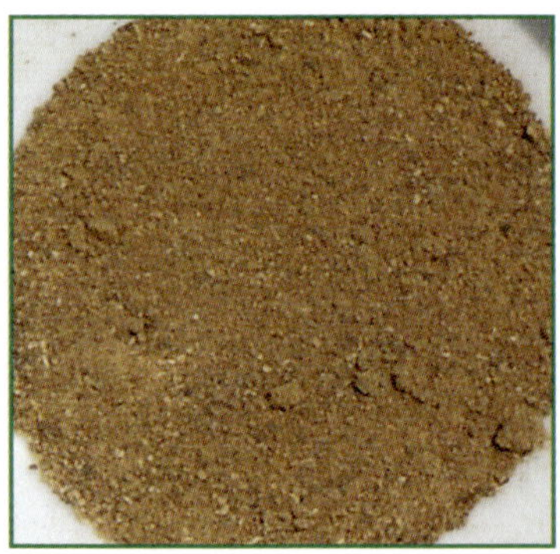

Zwiebeln, Arnika und Beinwell sind die Klassiker für Umschläge und Kompressen.

Bäder und Waschungen

In Häusern ohne Badezimmer war das warme Bad ein unglaublicher Luxus, den viele Menschen zuletzt als Baby erlebt haben. Wer heute regelmäßig badet, weiß meist gar nicht, dass er damit nicht nur einen Beitrag zur Hygiene, sondern auch zur Gesundheit seines Körpers leistet – und das auch ohne jeden belebenden, heilenden oder pflegenden Badezusatz.

Warme Fuß- und Armbäder verbessern die Durchblutung und Erwärmung des Körpers. Kalte Waschungen wirken abhärtend, dürfen aber nur durchgeführt werden, wenn man nicht bereits friert. Wechselbäder, bei denen Arme oder Beine lange in warmes und kurz in kaltes Wasser getaucht werden, härten ab und stärken die Gefäße.

Bettlägerige Patienten, die nicht baden können, können auch mit Waschungen mit warmem oder kaltem Wasser behandelt werden.

Wichtig ist beim Baden: Wenn es ungemütlich wird, raus aus dem Wasser. Und danach ist eine Ruhepause fällig.

Wenn Sie Kräuter als Badezusatz verwenden, gibt es zwei Möglichkeiten: Sie bereiten vorher einen starken Aufguss oder ein Dekokt davon zu (Seite 181) und gießen dies in Ihr Badewasser, oder Sie füllen die entsprechenden Kräuter in ein Stoffsäckchen und hängen dieses unter das einlaufende Badewasser. So lösen sich die Inhaltsstoffe, ohne dass Sie eine Schweinerei in der Wanne haben.

Klassische Badezutaten: Lindenblüten, Rosmarin und Salbei.

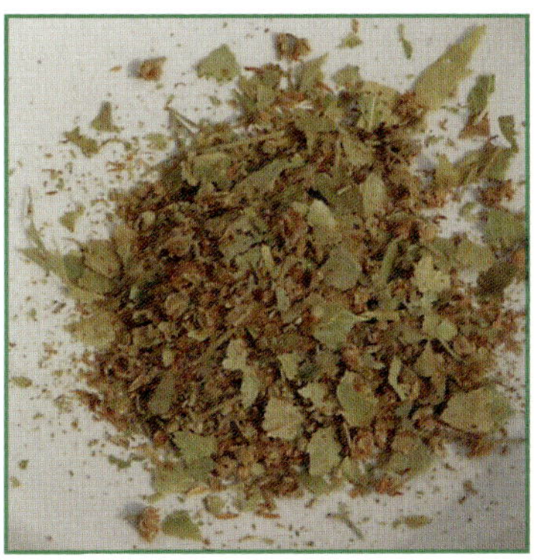
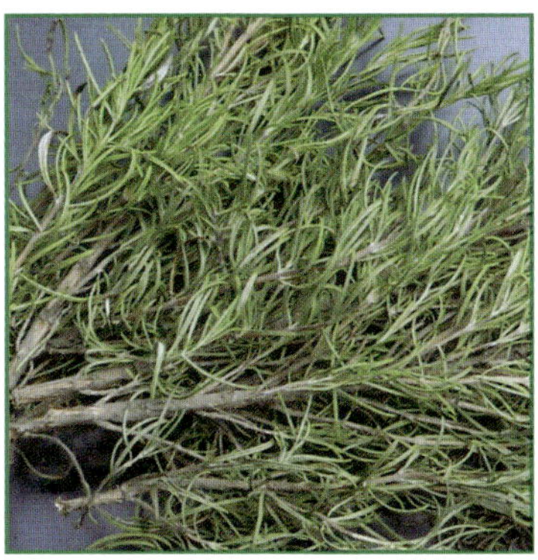
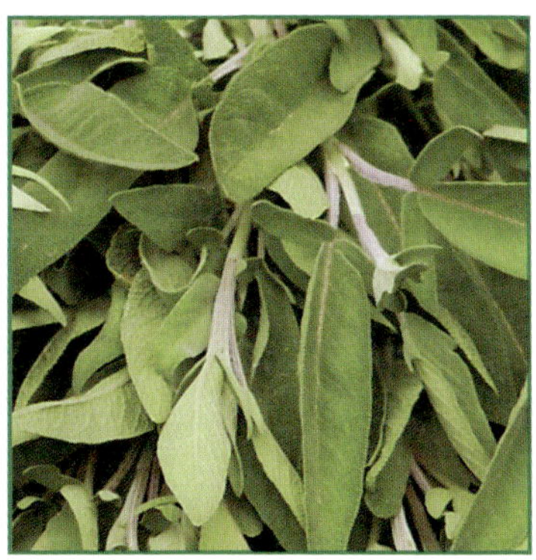

Verzeichnis der Rezepte

Verzeichnis der Beschwerden

Literaturhinweise

- Dieter Beckmann, Barbara Beckmann, *Das geheime Wissen der Kräuterhexen. Alltagswissen vergangener Zeiten.* dtv, München 1997 – ein faszinierendes Buch eines an Kräutern interessierten klinischen Psychologen und einer an Frauenfragen interessierten Psychologin.
- Anda Dinhopl, *Frauenkräuter. Das Handbuch für Frauen.* Milena Verlag, Wien 1999 – entstanden aus der Arbeit in einer Kräuterdrogerie und mit Frauen.
- Louise L. Hay, *Heile deinen Körper,* Verlag Alf Lüchow, Freiburg 1989 – für alle, die wissen wollen, was hinter ihren diversen Leiden und Beschwerden steckt oder stecken könnte.
- Anita Höhne, Dr. Leonhard Hochenegg, *Ein Rezeptbuch für die Lust.* Heyne Kochbuch, Wilhelm Heyne Verlag, München 1999 – Tees, Salate und anderes für alle sexuellen Lebenslagen und Probleme.
- *Lexikon der Heilpflanzen,* Tosa Verlagsgesellschaft mbH, Wien 2002 – ein aus dem Tschechischen übertragenes Kräuterbuch, das zu den einheimischen Heilkräutern bis hin zur Zubereitung homöopathischer Mittel alles enthält, was der Kräutersammler wissen sollte.
- Mechthild Scheffer, Die Original Bach-Blütentherapie zur Selbstdiagnose. Blockierte Seelenzustände erkennen und verändern. Heinricht Hugendubel Verlag, Kreuzlingen und München 2002 – ein handliches Büchlein, in dem die Blütenkonzepte anschaulich vorgestellt und von Übungen begleitet werden, mit denen man sie erkennen und verändern kann.
- Miriam Wiegele, *ABC der Kräuterheilkunde.* Norka Verlag, Klosterneuburg 1999 – eine grandiose Mischung aus fachlicher Kompetenz und Engagiertheit. Kräuterheilkunde und Hausmittel für alle, die verstehen möchten, warum welches Kraut tatsächlich wirkt.
- Dr. Jörg Zittlau, Dr. Norbert Kriegisch, Dagmar P. Heinke, *Hausmittel. Die besten Rezepte für die Gesundheit.* Südwest Verlag, München 1995 – bewährte Hausmittel, homöopathische Heilmittel und genau beschriebene Akupunktur- oder Akupressurpunkte.

Basisaufgaben

1 Nenne im rechtwinkligen Dreieck die Gegenkathete und die Ankathete von α (von β).

a) 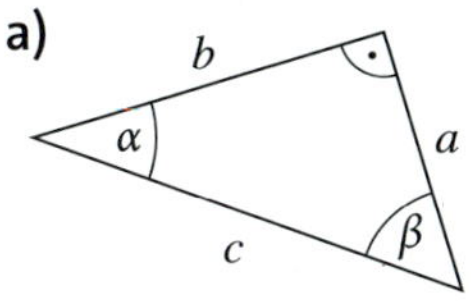

b) 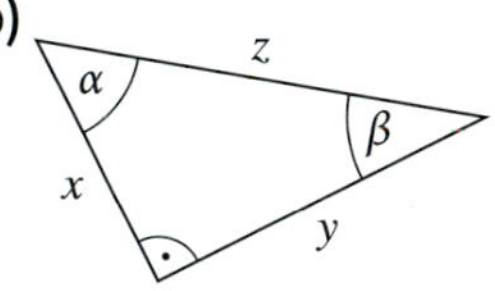

2 Gib den Sinus für alle spitzen Winkel als Seitenverhältnis an.

a) 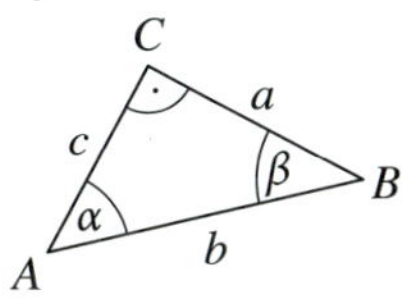

b) 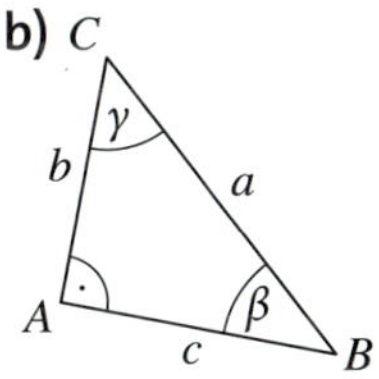

c) 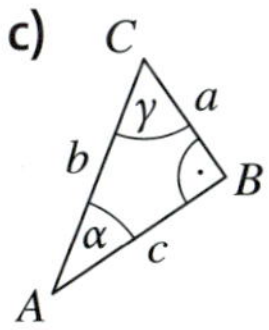

3 Für den Winkel α gelten die Gleichungen:

$\sin \alpha = \frac{a}{c}$

$\cos \alpha = \frac{b}{c}$

$\tan \alpha = \frac{a}{b}$

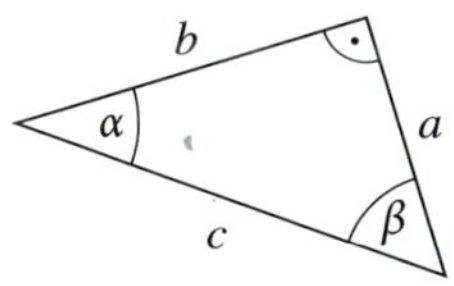

a) Formuliere diese Gleichungen mit Worten und verwende die Begriffe Gegenkathete, Ankathete und Hypotenuse.

b) Stelle die entsprechenden Gleichungen für den Winkel β auf.

4 Bestimme, wenn möglich, bei den unten abgebildeten Dreiecken die Hypotenuse sowie die Gegenkathete und die Ankathete …

a) von α aus gesehen.

b) von β aus gesehen.

c) Begründe, in welchen Fällen es nicht möglich ist, Hypotenuse, Gegenkathete und Ankathete anzugeben.

① 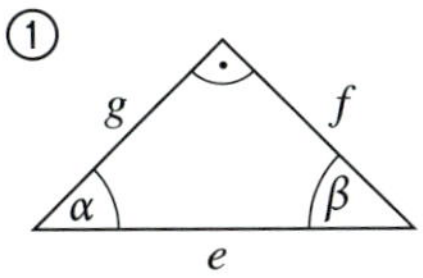

② 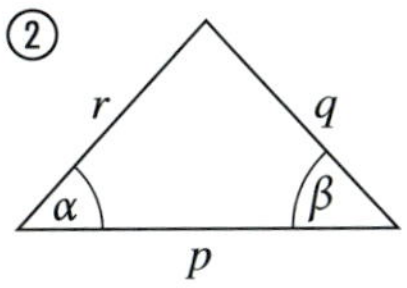

③ 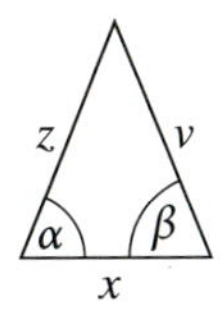

④ 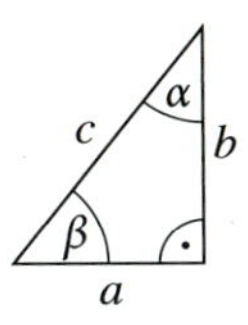

5 Gib Sinus, Kosinus oder Tangens als Seitenverhältnis an.

a) 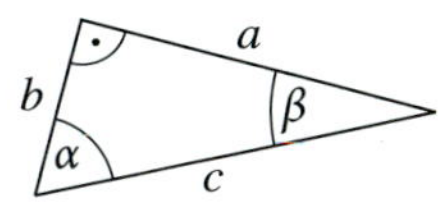

① $\sin \alpha$ ② $\cos \beta$

b) 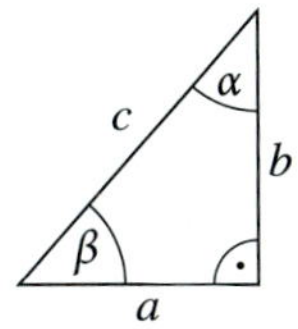

① $\cos \alpha$ ② $\tan \beta$

c) 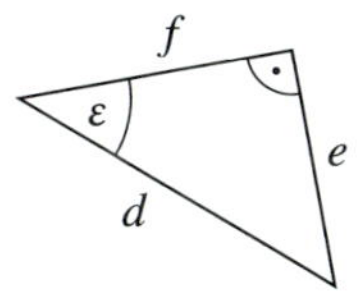

① $\sin \varepsilon$ ② $\tan \varepsilon$

d) 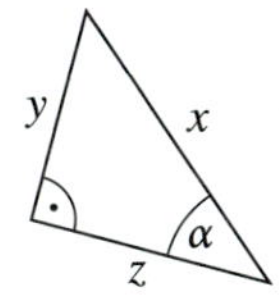

① $\sin \alpha$ ② $\tan \alpha$

6 Gib jeweils an, ob es sich bei ① oder ② um den Sinus, Kosinus oder Tangens des eingezeichneten Winkels handelt.

a) 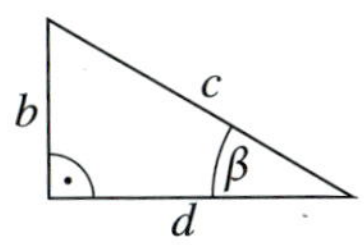

① $\frac{b}{c}$ ② $\frac{d}{c}$

b) 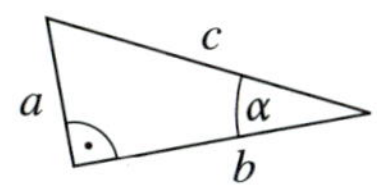

① $\frac{b}{c}$ ② $\frac{a}{b}$

c) 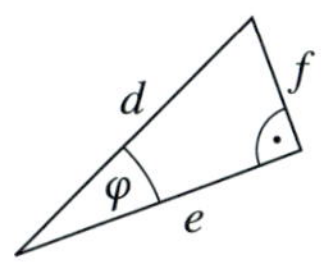

① $\frac{f}{d}$ ② $\frac{e}{d}$

d) 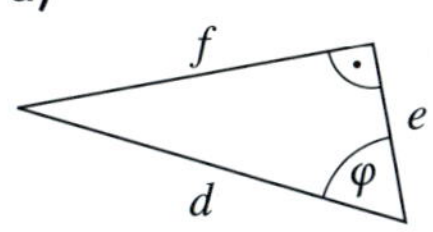

① $\frac{f}{d}$ ② $\frac{f}{e}$

7 Ordne zu und finde heraus, welche der angegebenen Seitenverhältnisse gelten.

a) 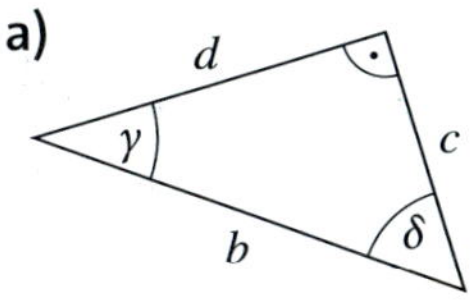

b) 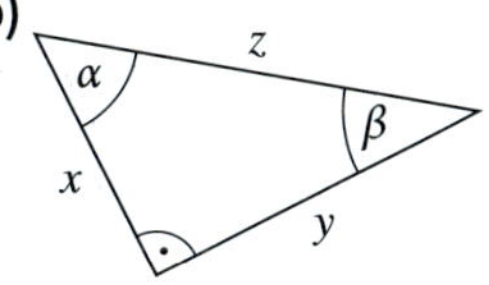

- $\sin \delta = \frac{d}{b}$
- $\tan \delta = \frac{d}{c}$
- $\cos \beta = \frac{z}{y}$
- $\cos \beta = \frac{x}{z}$
- $\sin \alpha = \frac{x}{z}$
- $\sin \alpha = \frac{y}{z}$
- $\sin \delta = \frac{b}{d}$
- $\tan \gamma = \frac{c}{d}$
- $\cos \gamma = \frac{d}{b}$
- $\cos \alpha = \frac{z}{x}$

Methode: sin, cos, tan mit dem Taschenrechner bestimmen

Beim Taschenrechner muss die MOD-Einstellung auf DEG (englisch: degree = Grad) stehen. Je nach Taschenrechnermodell kann die Berechnung unterschiedlich sein. Lies eventuell in der Bedienungsanleitung nach.

gegeben	gesucht	Tastenfolge	Displayanzeige
$\alpha = 30°$	$\sin \alpha = ?$	3 0 sin	0,5
$\alpha = 30°$	$\cos \alpha = ?$	3 0 cos	0,866 025 403
$\alpha = 30°$	$\tan \alpha = ?$	3 0 tan	0,577 350 269

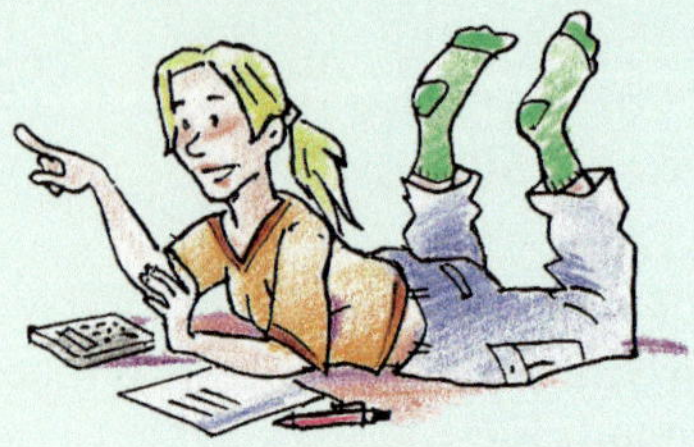

8 Bestimme mit dem Taschenrechner die Werte für Sinus, Kosinus und Tangens. Runde auf vier Stellen nach dem Komma.

a) 6°; 12°; 46°; 83°

b) 0,5°; 14,4°; 22,5°; 89,9°

c) 0,08°; 1,95°; 33,22°; 74,76°

9 Zeichne je drei Steigungsdreiecke mit der gegebenen Steigung.
Überprüfe deine Dreiecke, indem du den Steigungswinkel α misst und den Tangens von α berechnest.

a) 10 % b) 150 % c) 75 %

Weiterführende Aufgaben

10 Finde einen Zusammenhang zwischen Sinus, Kosinus und Tangens. Fülle dazu im Heft die Tabelle mit Hilfe des Taschenrechners aus. Was fällt dir auf? Finde eine Begründung für deine Beobachtung.

α	$\sin \alpha$	$\cos \alpha$	$\frac{\sin \alpha}{\cos \alpha}$	$\tan \alpha$
0°				
15°				
30°				
45°				
60°				
75°				
90°				

11 Lisa behauptet: „Je kleiner der Zahlenwert für Sinus α wird, desto größer wird der Wert für Kosinus α."

a) Stimmt das? Finde und berechne mindestens drei Beispiele.

b) Wie verhält sich dann der Zahlenwert für Tangens α?

12 Stefan behauptet: „Das Seitenverhältnis für den Sinus eines Winkels beträgt 1,2." Finde solch ein Seitenverhältnis.

13 Die Winkelgröße eines spitzen Winkels im rechtwinkligen Dreieck wird halbiert. Fertige eine passende Skizze an.

a) Beschreibe, wie sich die Gegenkathete des halbierten Winkels verändert.

b) Wie verändert sich der Tangens des halbierten Winkels?

c) Verändert sich auch der Kosinus des halbierten Winkels? Begründe.

14 Wie ändern sich in einem rechtwinkligen Dreieck ABC mit $\beta = 90°$ die Verhältnisse $\frac{a}{c} = \tan \alpha$ und $\frac{a}{b} = \sin \alpha$, wenn die folgenden Veränderungen an α vorgenommen werden und die Länge der Ankathete von α gleich bleibt?

a) α wird verkleinert (vergrößert).

b) α nähert sich der Winkelgröße 90°.

15 In einem rechtwinkligen Dreieck gilt: $\sin \alpha = \frac{1}{2}$.
Was muss für die Hypotenuse und die Gegenkathete gelten?
Zeichne ein Beispiel ins Heft.
Du kannst auch mit einer dynamischen Geometrie-Software arbeiten.

Winkelberechnung mit sin, cos, tan

Erforschen und Entdecken

1 Zeichne auf ein DIN-A4-Blatt eine Diagonale ein.
a) Wie können die Winkel zwischen Diagonale und den Seiten exakt berechnet werden?
b) Vergleiche mit deinem Nachbarn: Welche Strategien wendet ihr an?
c) Kontrolliert eure Ergebnisse durch eine Messung.

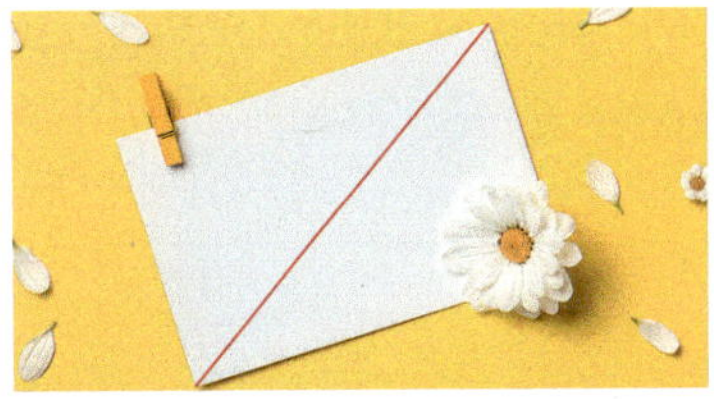

2 Die Pilatusbahn in der Schweiz ist seit 1889 die steilste Zahnradbahn der Welt und bahnt sich ihren 4618 m langen Weg von Alpnachstad nach Pilatus Kulm. Auf einer 1200 m langen Steigungsstrecke bewältigt sie einen Höhenunterschied von 518,5 m.
a) Wie viel Prozent Steigung sind das?
b) Finde heraus, welchen Steigungswinkel dieser Streckenabschnitt hat. Fertige dazu eine Zeichnung an.
c) Überprüfe deinen Steigungswinkel mit einer Rechnung. Wie hätte man den Steigungswinkel berechnen können, ohne eine Zeichnung anzufertigen?

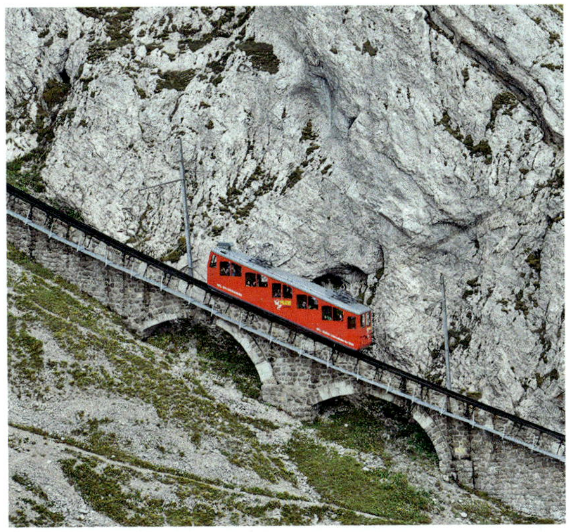

3 Dirk Nowitzki hat mit seinem Trainer am perfekten Wurf gearbeitet. Damit der Ball ohne Berührung des Korbrings und ohne Verwendung des Spielbretts ins Netz fallen kann, muss der Einfallswinkel β eine bestimmte Mindestgröße haben. Rechts siehst du Dirk Nowitzki beim Freiwurf in einem Spiel der deutschen Nationalmannschaft gegen Argentinien bei der Weltmeisterschaft 2002.

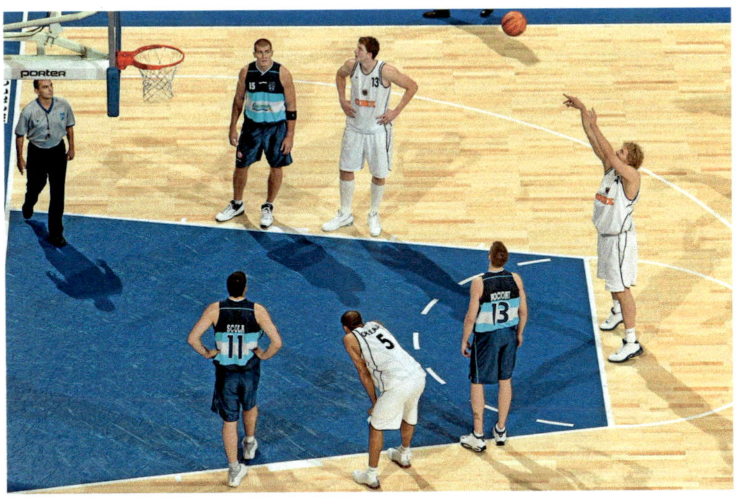

a) Recherchiere den inneren Durchmesser des Korbrings und den Durchmesser eines Basketballs für Männer in der NBA (National Basketball Association).
b) Arbeitet zu zweit oder dritt. Übertragt die Skizze rechts ins Heft. Schätzt dann, wie groß der Einfallswinkel mindestens sein muss, damit der Ball im Korb landet, ohne den Korb oder das Brett zu berühren. Berechnet den Einfallswinkel.
c) Stellt euer Ergebnis der Klasse vor.

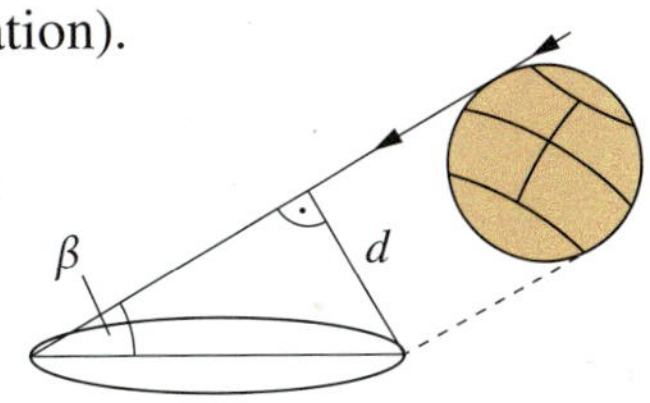

Lesen und Verstehen

Eine Straße hat eine Steigung von 12 %. Bei 100 m Horizontalunterschied beträgt der Höhenunterschied also 12 m.
Wie groß ist dann der Steigungswinkel α?

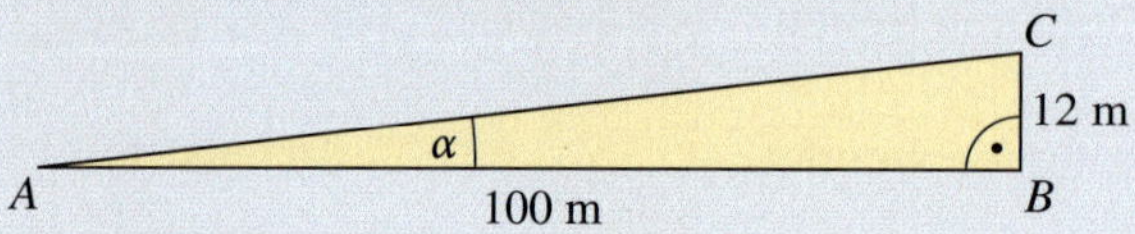

In jedem rechtwinkligen Dreieck gilt:
Aus zwei Seitenlängen lassen sich die Winkelgrößen mit Hilfe von Sinus, Kosinus oder Tangens berechnen. Wenn ein spitzer Winkel gegeben ist, kann der fehlende Winkel auch mit dem Innenwinkelsummensatz berechnet werden.

BEISPIEL 1

Berechnung des Steigungswinkels α

gegeben: $c = 100\,\text{m}$, $a = 12\,\text{m}$; *gesucht*: α

Lösung:

$\tan \alpha = \frac{a}{c}$

$\tan \alpha = \frac{12\,\text{m}}{100\,\text{m}}$

$\tan \alpha = 0{,}12$ (Taste SHIFT tan oder 2nd tan)

$\alpha = 6{,}8°$

oder: Satz des Pythagoras $b^2 = a^2 + c^2$

$b = \sqrt{(12\,\text{m})^2 + (100\,\text{m})^2} \approx 100{,}717\,\text{m}$

$\sin \alpha \approx \frac{12\,\text{m}}{100{,}717\,\text{m}}$

$\sin \alpha \approx 0{,}119$ (Taste SHIFT sin oder 2nd sin)

$\alpha = 6{,}8°$

Antwort: Bei einer Steigung von 12 % misst der Steigungswinkel $\alpha = 6{,}8°$.

Mit dem Taschenrechner kann man aus dem Sinus, dem Kosinus oder dem Tangens eines Winkels den Winkel selbst berechnen. Es muss die MOD-Einstellung auf DEG stehen.

BEISPIEL 2

Von einem rechtwinkligen Dreieck ($\gamma = 90°$) sind die Kathete $b = 7{,}8\,\text{cm}$ und die Hypotenuse $c = 11{,}5\,\text{cm}$ gegeben.
Gesucht: α, β

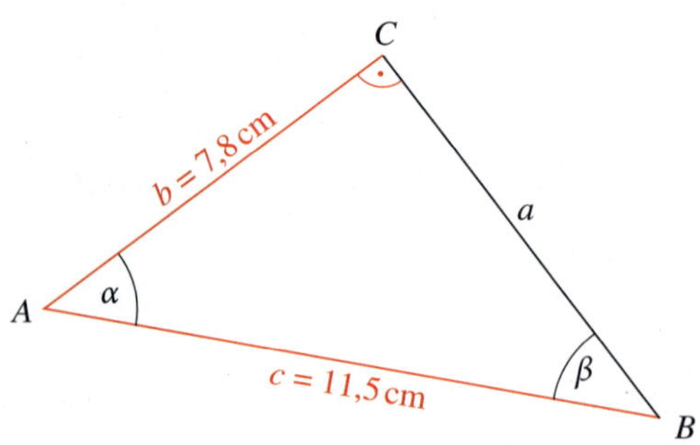

① Berechne den Winkel α.

$\cos \alpha = \frac{7{,}8\,\text{cm}}{11{,}5\,\text{cm}}$

$\cos \alpha \approx 0{,}6782$

$\alpha \approx 47{,}3°$ Der Winkel α ist ca. 47,3° groß.

② Berechne den Winkel β.

1. Möglichkeit

$\sin \beta = \frac{7{,}8\,\text{cm}}{11{,}5\,\text{cm}}$

$\sin \beta \approx 0{,}6782$

$\beta \approx 42{,}7°$ Der Winkel β ist ca. 42,7° groß.

2. Möglichkeit

$\alpha + \beta + \gamma = 180°$

$\beta = 180° - \gamma - \alpha$

$\beta = 180° - 90° - 47{,}3° = 42{,}7°$

Basisaufgaben

1 Berechne die Größe des Winkels mit dem Taschenrechner. Runde auf Hundertstel.

a) $\sin\alpha = 0{,}387$ **b)** $\sin\alpha = 0{,}89$
c) $\cos\alpha = 0{,}135$ **d)** $\cos\alpha = 0{,}64$
e) $\tan\alpha = 4{,}18$ **f)** $\tan\alpha = 0{,}6135$
g) $\cos\alpha = 0{,}9455$ **h)** $\sin\alpha = 0{,}7389$

2 Zeichne ein passendes rechtwinkliges Dreieck. Vergleicht eure Vorgehensweisen.

a) $\tan\alpha = \frac{6}{4}$ **b)** $\sin\alpha = \frac{12}{21}$
c) $\cos\alpha = \frac{4}{10}$ **d)** $\sin\alpha = \frac{3}{4}$

3 Berechne die Größe des angegebenen Winkels. Runde auf eine ganze Zahl.

a)
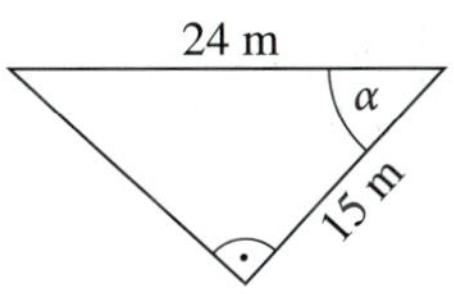

b)
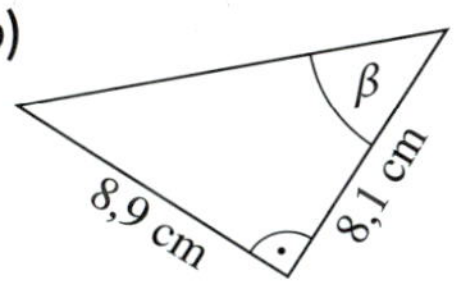

c)
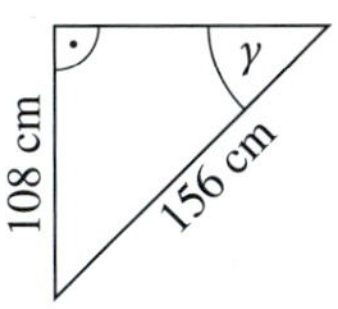

d)
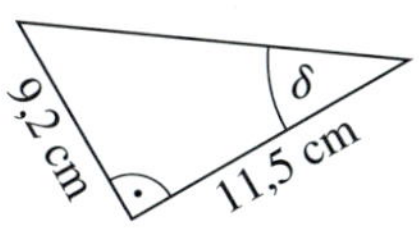

4 Berechne die Größe der Innenwinkel.

a)
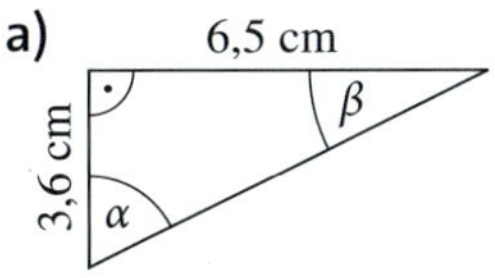

b)
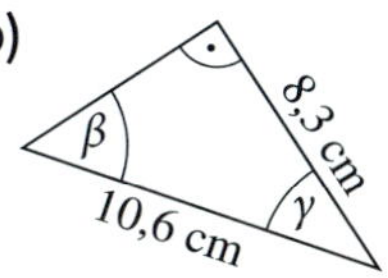

c)
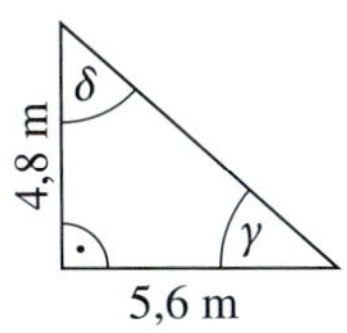

d)
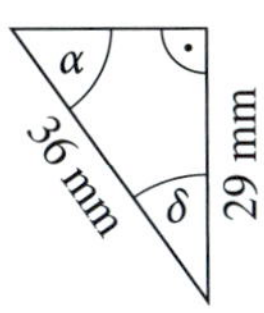

5 Finde die Fehler und korrigiere sie.

a) $\sin\alpha = \frac{40\,\text{mm}}{8{,}9\,\text{cm}}$
$\sin\alpha = 0{,}4494;$
$\alpha \approx 26{,}7°$

b) $\cos\alpha = \frac{40}{8{,}9}$

c) $\tan\beta = \frac{40\,\text{mm}}{8{,}9\,\text{cm}}$

d) $\tan\gamma = \frac{8{,}9\,\text{cm}}{40\,\text{mm}}$
$\tan\gamma = 0{,}2225;\ \gamma = 77{,}1°$

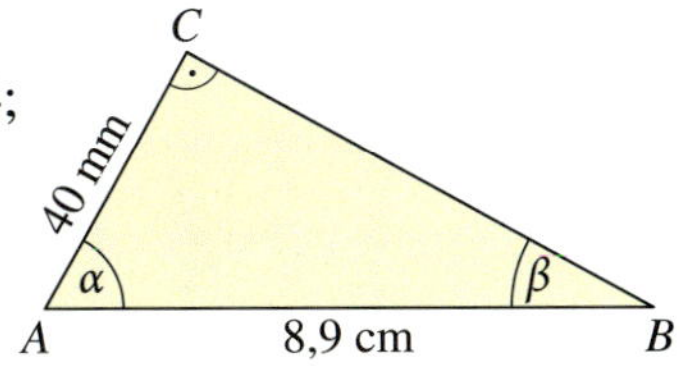

6 Bestimme die Steigungswinkel für die folgenden Steigungen.

a) 5 % **b)** 50 % **c)** 90 %
d) 100 % **e)** 200 % **f)** 500 %

7 Berechne für das rechtwinklige Dreieck mit $a = 4{,}5\,\text{cm}$ und der Hypotenuse $b = 7{,}6\,\text{cm}$ die Größe des Winkels α auf zwei Wegen.

8 Berechne im Dreieck ABC ($\gamma = 90°$) die Winkel α und β.
Fertige eine Skizze an.

a) $a = 35\,\text{mm};\ c = 79\,\text{mm}$
b) $b = 0{,}43\,\text{dm};\ c = 7{,}2\,\text{cm}$
c) $a = 6{,}2\,\text{cm};\ b = 6{,}2\,\text{cm}$
d) $b = 94\,\text{cm};\ c = 2{,}066\,\text{m}$
e) $a = 0{,}8\,\text{m};\ c = 111\,\text{cm}$

BEACHTE
Die Lösungen zu Aufgabe 8 ergeben in der richtigen Reihenfolge den Namen einer Stadt in Deutschland.
In welchem Bundesland liegt diese Stadt?
26,3° (D); 27,1° (O); 36,6° (S); 43,9° (F); 45,0° (E); 45,0° (L); 46,1° (R); 53,4° (S); 62,9° (D); 63,7° (Ü)

9 Berechne die Winkelgrößen der anderen Winkel sowie die Länge der dritten Seite im rechtwinkligen Dreieck ABC mit $\beta = 90°$.

a) $a = 2{,}9\,\text{cm};\ c = 6{,}3\,\text{cm}$
b) $a = 4{,}7\,\text{cm};\ c = 4{,}7\,\text{cm}$
c) $a = 8{,}4\,\text{cm};\ c = 2{,}3\,\text{cm}$
d) $a = 17{,}8\,\text{dm};\ b = 36{,}4\,\text{dm}$
e) $b = 15\,\text{cm};\ c = 1{,}1\,\text{dm}$
f) $b = 8{,}5\,\text{cm};\ c = 63\,\text{mm}$

10 Konstruiere erst die Dreiecke.
Miss dann die fehlenden Winkelgrößen und Seitenlängen. Prüfe rechnerisch. Ermittle außerdem Umfang und Flächeninhalt.

a) $b = 4{,}1\,\text{cm};\ c = 7{,}3\,\text{cm};\ \alpha = 90°$
b) $a = 3{,}8\,\text{cm};\ c = 6{,}8\,\text{cm};\ \gamma = 90°$
c) $c = 7{,}9\,\text{cm};\ a = 6{,}6\,\text{cm};\ \beta = 90°$
d) $b = 6{,}3\,\text{cm};\ a = 10{,}7\,\text{cm};\ \alpha = 90°$
e) $c = 12\,\text{mm};\ b = 2{,}3\,\text{cm};\ \beta = 90°$
f) $a = 0{,}8\,\text{dm};\ b = 12\,\text{cm};\ \gamma = 90°$

11 Der Slickrock Trail ist ein über die Grenzen der USA hinaus bekannter Rundkurs für Mountainbikes in der Nähe von Moab, Utah. Prüfe, ob der Mountainbikefahrer hier ein Gefälle von mehr als 100 % überwindet.

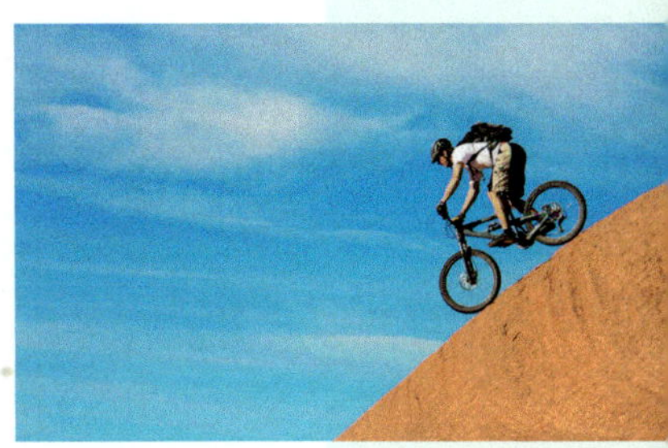

Weiterführende Aufgaben

12 Unter welchem Winkel steigt die Straße an? Schätze zuerst.
Wie groß ist der Höhenunterschied für diesen Streckenabschnitt?
Wie groß ist der Horizontalunterschied?

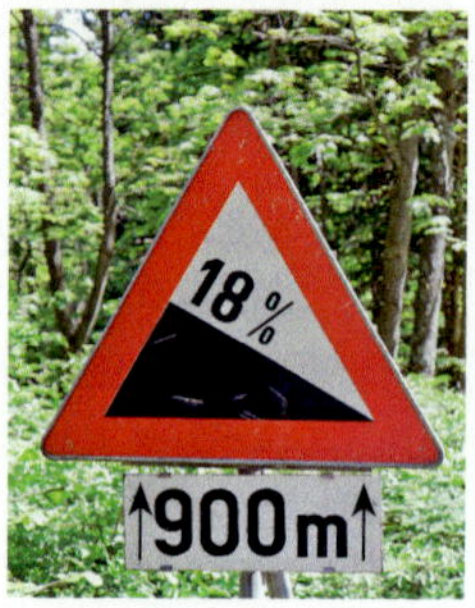

13 Ein Straßenschild kündigt eine Steigung von 19 % an.
a) Mit welchem Steigungswinkel muss man bei der angekündigten Steigung rechnen?
b) Welche Strecke legt man bei 80 m Höhenunterschied zurück?

14 Der schiefe Turm von Pisa mit einer Höhe von 55 m wurde wieder so weit aufgerichtet, dass das obere Turmende horizontal nur noch 4,1 m von seiner ursprünglichen Position abweicht.
Fertige erst eine Skizze an und berechne dann den Neigungswinkel des Turms.

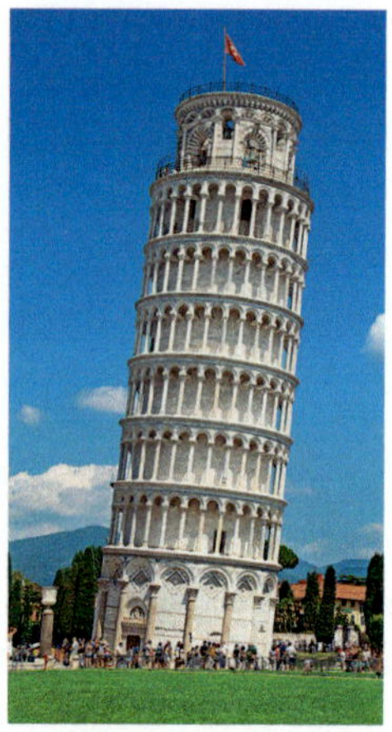

15 Berechne die beiden fehlenden Größen im rechtwinkligen Dreieck *ABC*.
Entwirf zunächst eine Planfigur und markiere die gegebenen und gesuchten Stücke in verschiedenen Farben.

	α	β	γ	a	b
a)	42°		90°	4 cm	
b)	90°		60°	8,2 cm	
c)		59°	90°		12 cm
d)		90°		5,1 cm	9,4 cm
e)			90°	4,7 cm	7,6 cm
f)	90°	73°		5 cm	
g)		90°		1,8 cm	2,4 cm
h)	55°		90°		4 cm
i)	61°		90°	0,7 dm	

16 An einer Wetterwarte steigt ein Wetterballon senkrecht auf. Ein Beobachter befindet sich 1 km von der Wetterwarte entfernt.
a) Kann es sein, dass der Beobachter den Ballon unter einem Winkel von 24° zur Horizontalen sieht, wenn der Ballon sich 447 m über dem Boden befindet?
Beachte, dass die Augenhöhe des Beobachters 1,60 m beträgt.
b) Wie weit war der Messballon in diesem Augenblick vom Beobachter entfernt?

17 Berechne die Winkelgrößen im rechtwinkligen Dreieck.
a) $q = 2{,}5$ cm; $b = 3{,}1$ cm
b) $h = 8$ cm; $p = 3$ cm

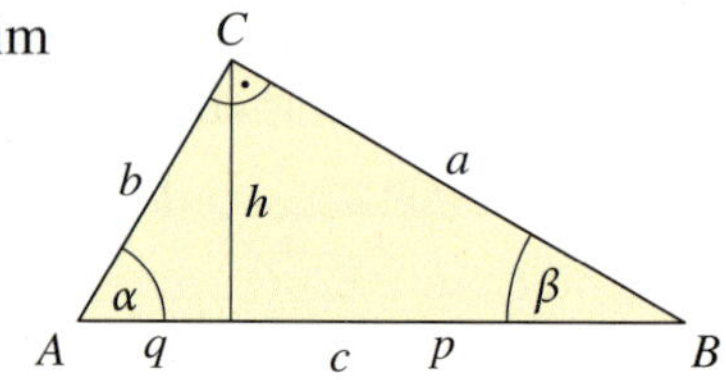

18 Berechne die Winkel, unter denen sich die Diagonalen eines Rechtecks mit der Länge a und der Breite b schneiden.
a) $a = 7$ cm; $b = 5$ cm
b) $a = 14$ cm; $b = 6$ cm
c) $a = 5$ cm; $b = 4$ cm

19 In einer Raute beträgt die Seitenlänge $a = 6{,}5$ cm. Die Diagonale f ist 8,4 cm lang. Berechne alle Winkel und die Länge der Diagonale e.

20 Von einem Drachen sind die Längen $\overline{AB} = \overline{AD} = 12$ dm und $\overline{BC} = \overline{CD} = 8$ dm. Die Länge der Diagonale $\overline{BD}$ ist 10 dm.

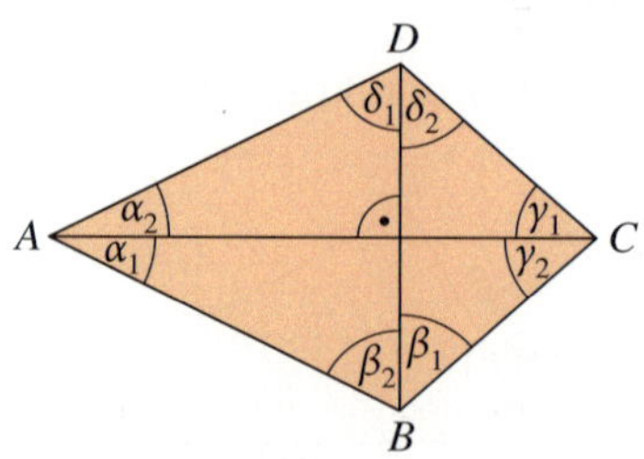

a) Berechne die Winkel im Punkt *D*.
b) Wie groß sind die Winkel am Punkt *C*?
c) Berechne auch die Winkel in *A* und *B*.

Streckenberechnung mit sin, cos, tan

Erforschen und Entdecken

1 Eine Boeing 737-300 soll auf dem Flughafen landen. Der letzte Teil des Landeanflugs beginnt 17 km entfernt vom Aufsetzpunkt. Die Boing gleitet geradlinig mit einem Gleitwinkel von $\alpha = 3°$.

a) Kann es sein, dass der letzte Teil des Landeanflugs in ca. 890 m Höhe beginnt?

b) Finde eine Möglichkeit, um allgemein die Höhe h aus dem Winkel α und der Länge l zu berechnen.

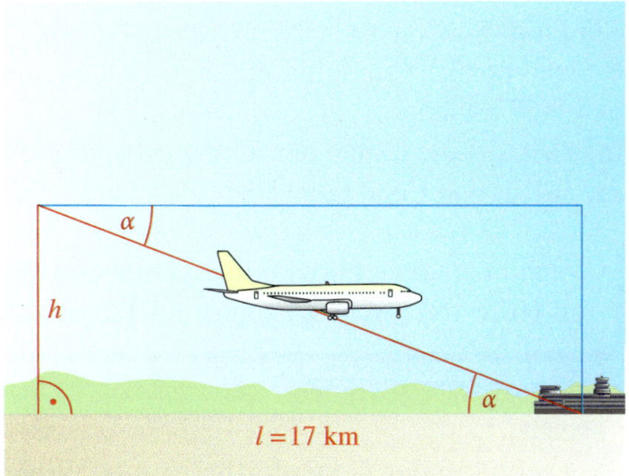

2 Höhenbestimmung bei Bäumen

Versuchsmaterial:

- Winkelmesser (z. B ein großes Geodreieck)
- Taschenrechner
- ein mindestens 30 cm langes Lineal

Versuchsdurchführung:

a) Überlegt euch zu dritt oder viert ein allgemeines Verfahren, um mit dem angegebenen Material die Höhe eines Baumes zu berechnen. Nutzt dazu den Winkel α.

b) Stellt eure Vorgehensweise mit Skizzen und einem kurzen Text dar.

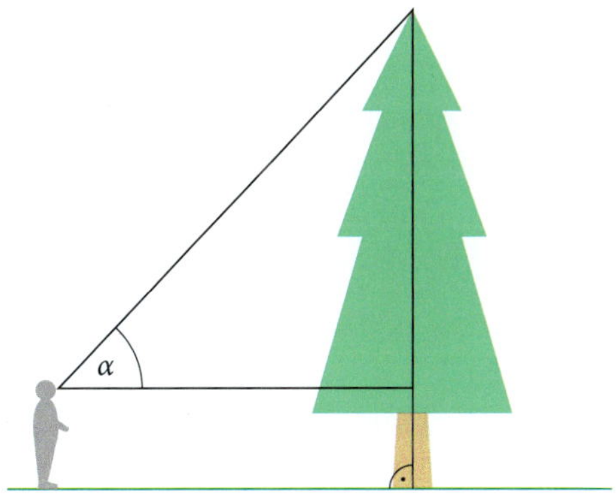

c) Vergleicht eure Notizen in der Lerngruppe. Überlegt gemeinsam, welche Fehler auftreten können.

d) Testet euer Verfahren an einem realen Baum oder Gebäude und versucht es eventuell zu verbessern.

e) Dokumentiert in Kleingruppen mit Skizzen, Fotos und Text den Versuch auf einem Wandplakat. Präsentiert auch eure Rechenwege und die Ergebnisse eurer Berechnungen.

3 Rechtwinklige Dreiecke kommen in ganz unterschiedlichen Sachzusammenhängen vor.

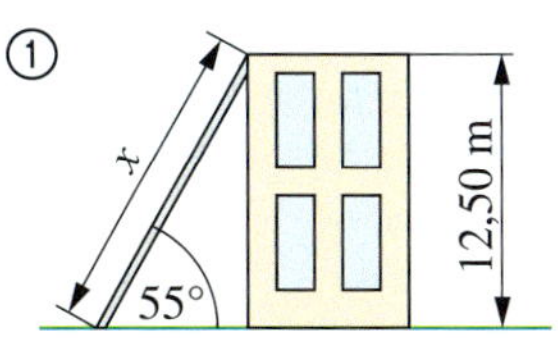

Feuerwehrleiter am Haus

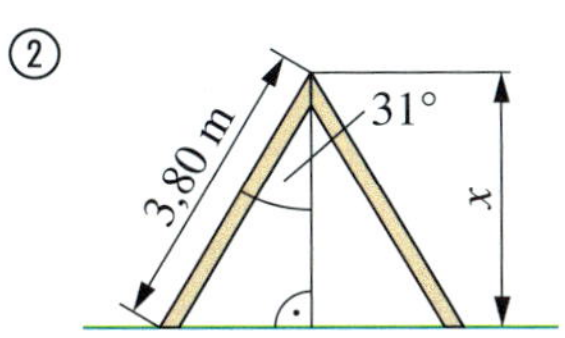

Stehleiter

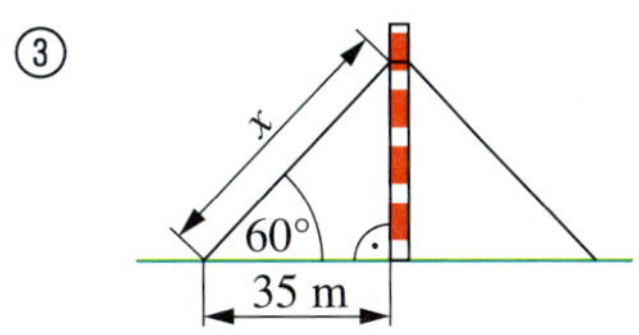

Abspannseile beim Sendemast

a) Gib jeweils in eigenen Worten an, welche Länge gesucht ist.

b) Bisher kennst du die Möglichkeit, solche Aufgaben zeichnerisch zu lösen. Berechne nun die fehlenden Längen und beschreibe dein Vorgehen.

c) Vergleicht zu zweit eure Lösungen und Vorgehensweisen.

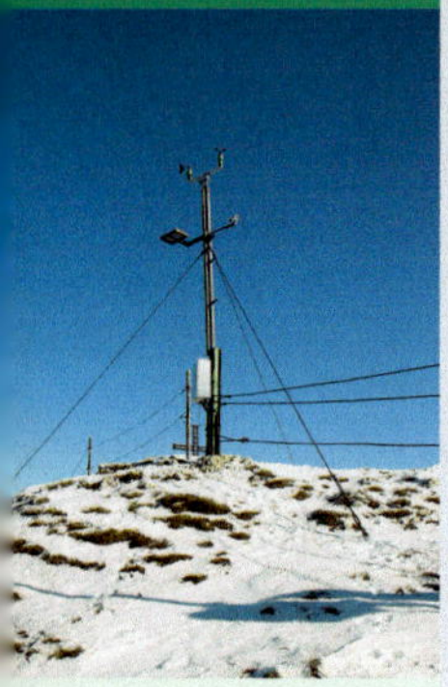

Lesen und Verstehen

Ein Funk-Sendemast wird mit Abspannseilen gesichert, die fest im Boden verankert sind und mit dem Boden einen Winkel von 62° bzw. 42° bilden.
Inga schätzt die Länge des langen Abspannseils auf 100 m, Elena auf 120 m und Cenk auf 150 m. Wer hat die beste Schätzung?

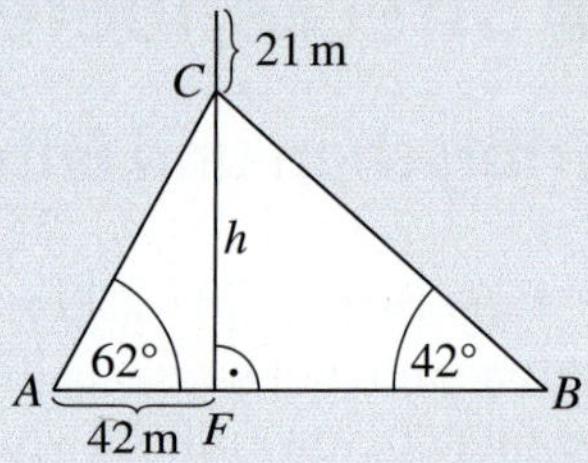

> Wenn in einem rechtwinkligen Dreieck eine Seite und ein Winkel gegeben sind, so können mit Hilfe von Sinus, Kosinus und Tangens die beiden anderen Seiten berechnet werden.

BEACHTE
Bisher brauchtest du für die Berechnung von Seitenlängen im rechtwinkligen Dreieck den Satz des Pythagoras und die Angabe von zwei Seitenlängen.

BEISPIEL 1

Berechnung der Gegenkathete eines Winkels

Welche Höhe hat der Sendemast?

gegeben: $\alpha = 62°$, $\overline{AF} = c_1 = 42\,\text{m}$; *gesucht:* h (in m)

Lösung:
$\tan\alpha = \frac{\text{Gegenkathete}}{\text{Ankathete}}$
$\tan\alpha = \frac{h}{c_1}$ $\quad | \cdot c_1$
$c_1 \cdot \tan\alpha = h$
$42\,\text{m} \cdot \tan 62° = h$
$79\,\text{m} \approx h$

Antwort: Der Sendemast hat eine Höhe von ca. 79 m + 21 m = 100 m.

Skizze:

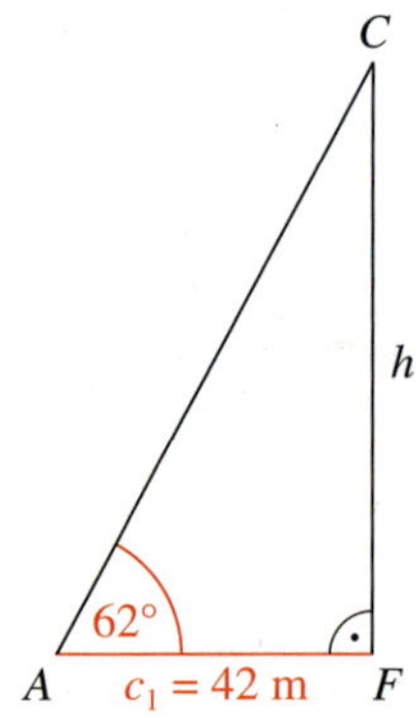

BEISPIEL 2

Berechnung der Hypotenuse

Welche Länge hat das Abspannseil f?

gegeben: $h \approx 79\,\text{m}$, $\beta = 42°$; *gesucht:* f (in m)

Lösung:
$\sin\beta = \frac{\text{Gegenkathete}}{\text{Hypotenuse}}$
$\sin\beta = \frac{h}{f}$ $\quad | \cdot f$
$f \cdot \sin\beta = h$ $\quad | : \sin\beta$
$f \approx \frac{79\,\text{m}}{\sin 42°}$
$f \approx 118\,\text{m}$

Antwort: Das Abspannseil f ist ca. 118 m lang.
Elenas Schätzung war am besten.

Skizze:

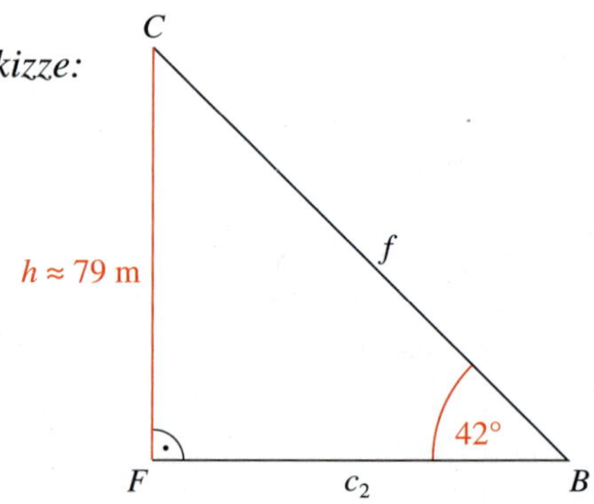

BEISPIEL 3

Berechnung der Ankathete eines Winkels

Wie lang ist der Abstand zwischen Sendemast und rechter Bodenverankerung (Punkt B)?

gegeben: $f \approx 118\,\text{m}$, $\beta = 42°$; *gesucht:* $\overline{BF} = c_2$

Lösung:
$\cos\beta = \frac{\text{Ankathete}}{\text{Hypotenuse}}$
$\cos\beta = \frac{c_2}{f}$ $\quad | \cdot f$
$f \cdot \cos\beta = c_2$
$118\,\text{m} \cdot \cos 42° = c_2$; $87{,}69\,\text{m} \approx c_2$

Antwort: Der Abstand beträgt ca. 88 m.

Skizze:

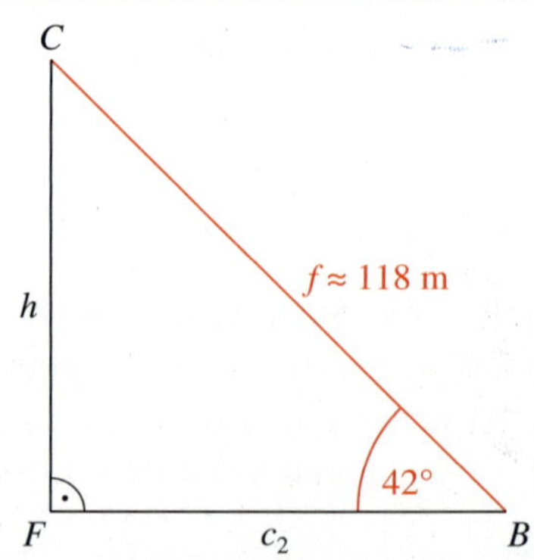

Basisaufgaben

1 Berechne die Länge der grün markierten Dreiecksseite. Gib zuerst an, ob die Länge der Gegenkathete, der Ankathete oder der Hypotenuse gesucht ist.

a)
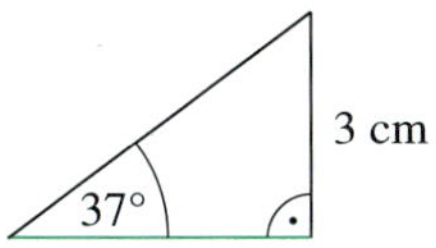

b)
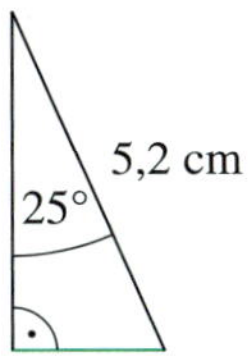

c)
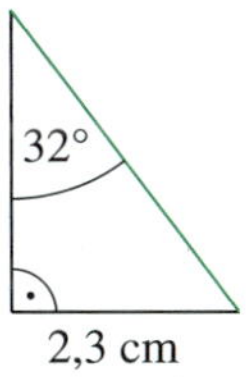

d)
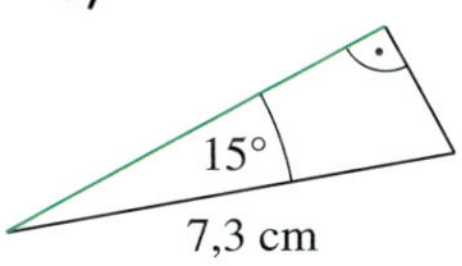

e)
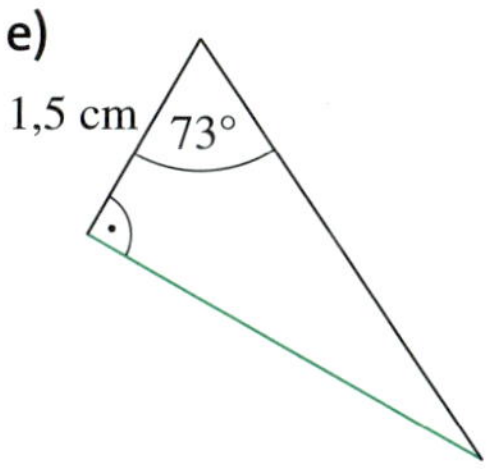

f)
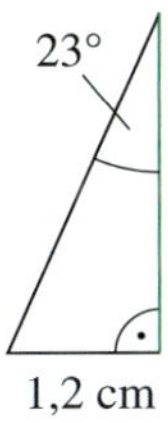

2 Berechne die beiden fehlenden Seiten im rechtwinkligen Dreieck mit der Hypotenuse c. Fertige zunächst eine Skizze an.

a) $a = 12{,}7\,\text{cm}$; $\alpha = 24°$
b) $b = 15{,}9\,\text{dm}$; $\beta = 65°$
c) $c = 112{,}3\,\text{cm}$; $\beta = 48°$
d) $c = 58{,}3\,\text{cm}$; $\alpha = 74°$
e) $a = 0{,}33\,\text{m}$; $\alpha = 47°$
f) $b = 19{,}8\,\text{dm}$; $\alpha = 60°$
g) $a = 78\,\text{mm}$; $\beta = 40°$

3 Zeichne für das Dreieck ABC eine Skizze und markiere die gegebenen Größen farbig. Berechne die fehlenden Größen.

	α	β	γ	a	b	c
a)	43°		90°		3,9 cm	
b)		47°	90°		4,1 cm	
c)	90°	32°			2,6 cm	
d)	71°	90°				6,6 cm
e)		90°	14°			5,2 cm
f)	90°		29°			3,8 cm
g)	26°		90°		6,7 cm	

4 Eine Rollstuhlrampe in einem öffentlichen Gebäude soll eine Höhe von 45 cm überwinden. Der Steigungswinkel darf höchstens 3,4° betragen.
Wie lang muss die Strecke sein, auf der der Rollstuhl nach unten fährt?

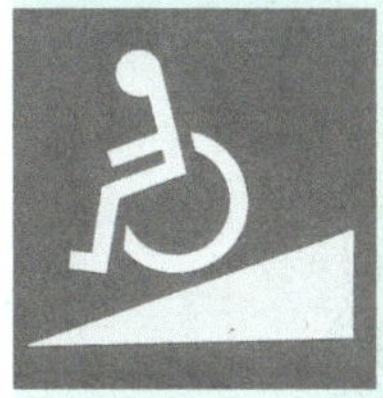

5 Der Steigungswinkel einer geraden Wasserrutsche beträgt 22°. Die Rutsche ist 4 m lang. Wie viele Meter beträgt der Höhenunterschied?

6 Die 5,80 m langen Dachbalken eines Hauses bilden einen Winkel von 30° mit dem Dachboden. Wie breit ist das Haus?

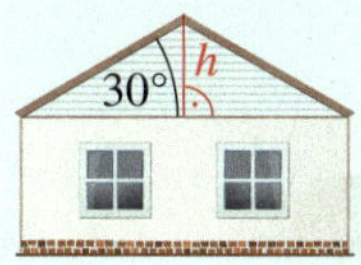

7 Eine Leiter ist 5 m lang.
a) Die Leiter wird 2 m von einer Wand entfernt aufgestellt. Wie groß ist der Anstiegswinkel α?
b) Der Anstiegswinkel α ist nun 75°. Wie hoch reicht die Leiter?

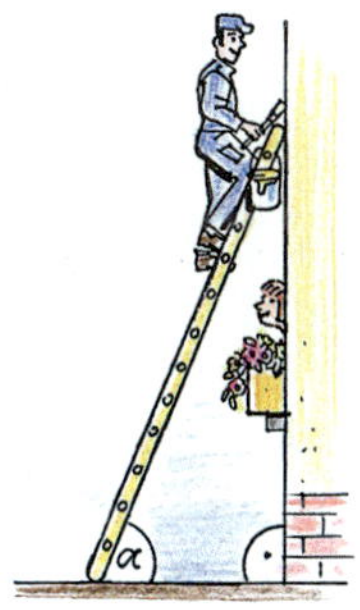

8 Ein Betrachter steht 41 m vom Fußpunkt eines Turms entfernt. Von dort sieht er die Spitze des Turmes unter einem Winkel von 25,5°. Die Augen des Betrachters befinden sich in einer Höhe von 1,5 m. Wie hoch ist der Turm?

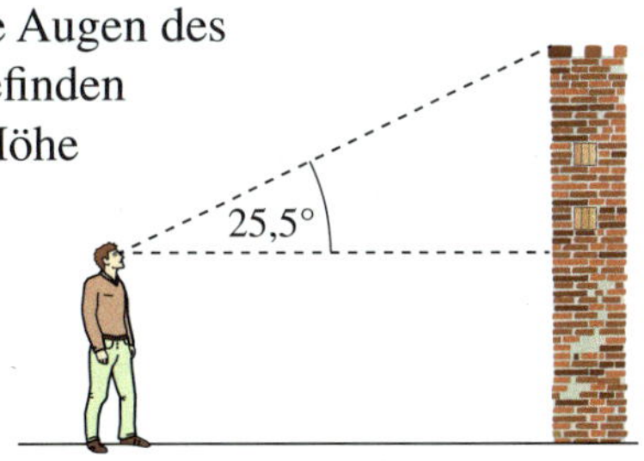

9 Auf ein 8 m breites Haus soll ein gleichschenkliges Satteldach mit einem Sonnenkollektor gebaut werden. Das Dach muss für den Sonnenkollektor eine Neigung von 44° nach Süden haben.
Wie hoch sollte das Dach sein?
Beginne mit einer Skizze. Begründe, warum der Satz des Pythagoras nicht angewendet werden kann.

BEACHTE
Die Lösungen (ohne Einheiten) zu Aufgabe 2 ergeben in der richtigen Reihenfolge den Namen einer Stadt in Deutschland. In welchem Bundesland liegt diese Stadt?
0,31 (A); 0,45 (U); 7,41 (I); 16,07 (L); 17,54 (S); 28,52 (K); 31,22 (A); 34,29 (T); 39,6 (E); 56,04 (S); 65,45 (R); 75,14 (E); 83,46 (R); 101,82 (N)

Weiterführende Aufgaben

10 Ein Parallelogramm $ABCD$ hat die Maße $a = 14\,\text{cm}$; $b = 8\,\text{cm}$; $a_1 = 6{,}4\,\text{cm}$ und $\tan\alpha = 0{,}75$.

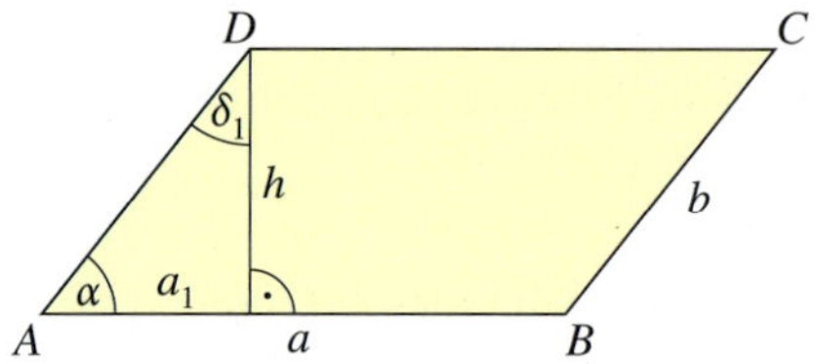

a) Gib den Quotienten für $\tan\alpha$ an.
b) Bestimme die Höhe h.
Berechne dann den Flächeninhalt.
c) Berechne $\tan\delta_1$. Was fällt dir auf?

11 In einem gleichschenkligen Dreieck ABC ist $\alpha = 72°$ und $b = 6{,}9\,\text{cm}$.

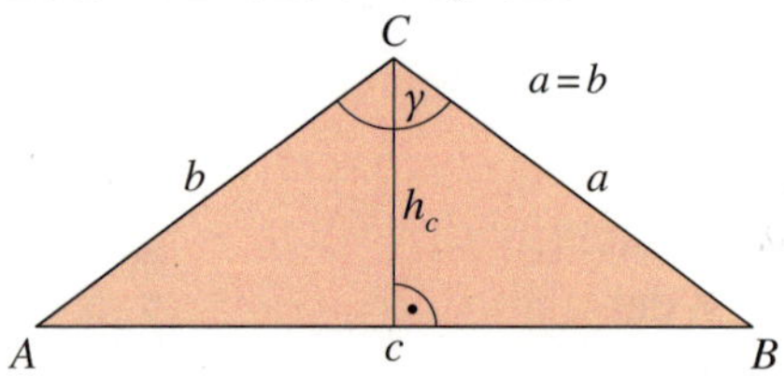

a) Berechne die Länge der Seite c.
b) Berechne den Flächeninhalt des Dreiecks.

12 Die Diagonalen eines Rechtecks schneiden sich unter einem Winkel von $\varepsilon = 40°$.

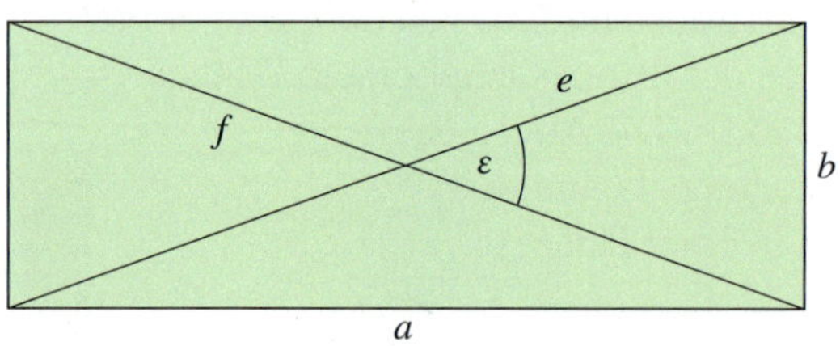

Berechne die Längen der Rechteckseiten, wenn die Diagonale $e = 25\,\text{cm}$ lang ist.
Gib den Umfang und den Flächeninhalt an.

13 Bei der Feuerwehr wird eine Steckleiter eingesetzt, die aus einem, zwei, drei oder vier Leiterteilen bestehen kann.

	Leiterlänge
1 Leiterteil	2,66 m
2 Leiterteile	4,57 m
3 Leiterteile	6,48 m
4 Leiterteile	8,39 m

Sie wird in einem Winkel von 70° angelehnt.
a) Berechne jeweils, wie hoch die Leiter reicht.
b) Wie weit steht jeweils das Fußende von der Wand entfernt?

14 Mit Hilfe eines Theodoliten kann man Höhen- und Tiefenwinkel messen.

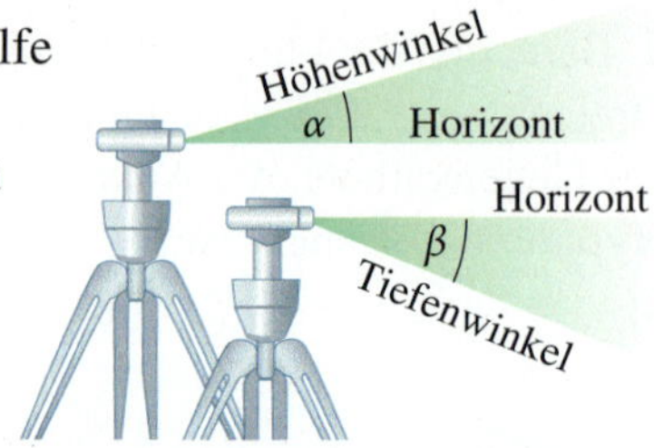

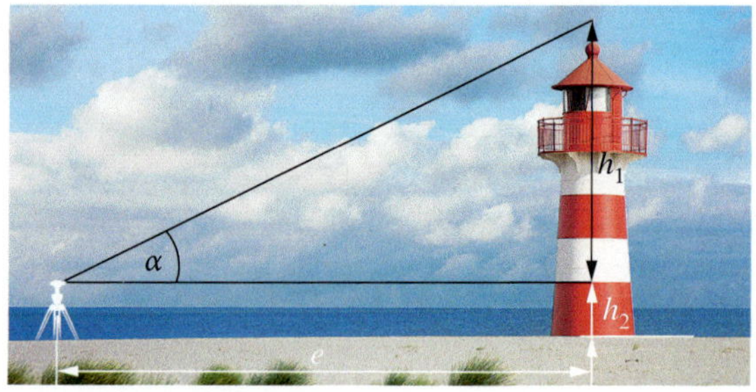

Die Instrumentenhöhe h_2 beträgt 1,45 m.
Wie hoch ist der Leuchtturm?
① $\alpha = 24°$; $e = 30\,\text{m}$ ② $\alpha = 48°$; $e = 30\,\text{m}$
③ $\alpha = 24°$; $e = 300\,\text{m}$ ④ $\alpha = 48°$; $e = 300\,\text{m}$

15 Ein 1,5 m hoher Theodolit steht auf einer Kaimauer, die 6,20 m hoch ist.

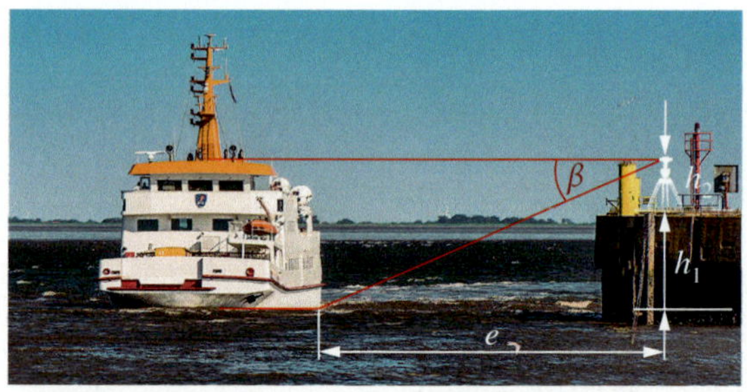

Das Schiff erscheint unter dem Tiefenwinkel $\beta = 2{,}6°$.
Berechne die Entfernung e.

16 Von der 30,75 m hohen Plattform eines Aussichtsturms wird eine Felswand anvisiert. Der Fußpunkt der Felswand erscheint unter einem Tiefenwinkel von 2,5°, der Gipfel der Felswand unter einem Höhenwinkel von 10,3°. Die Fußpunkte von Turm und Felswand befinden sich auf derselben Höhe.
Beginne mit einer Skizze.
a) Wie weit ist die Felswand vom Turm entfernt?
b) Welche Höhe hat die Felswand?

Körperberechnung (Wiederholung)

Erforschen und Entdecken

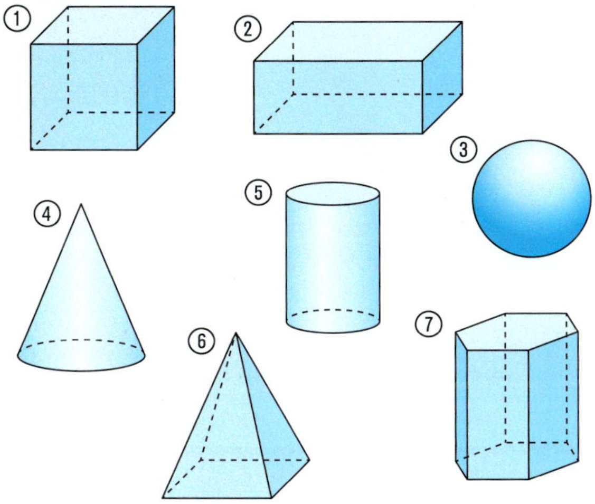

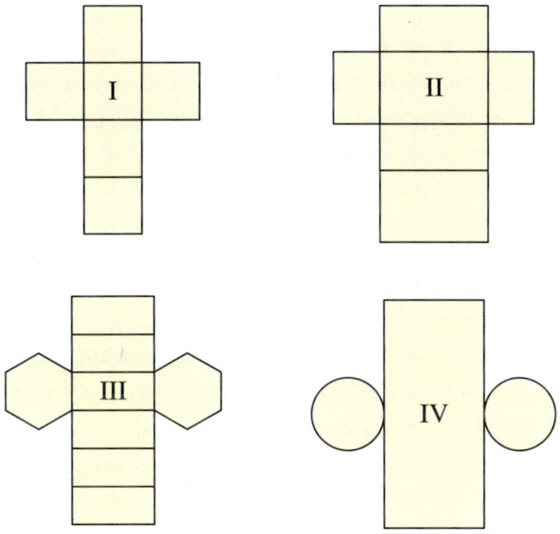

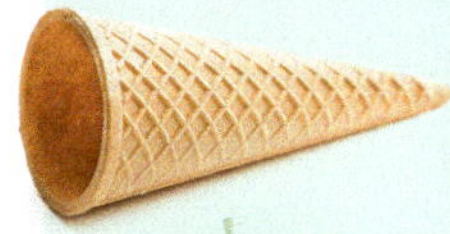

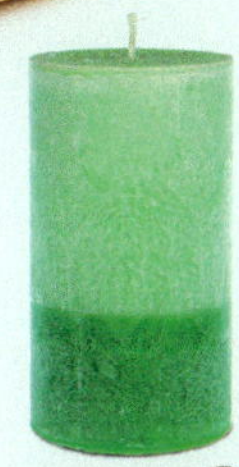

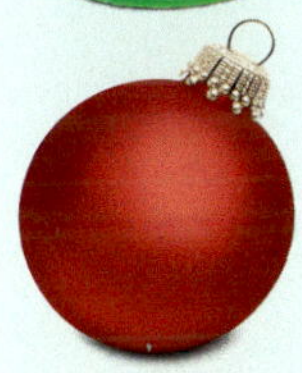

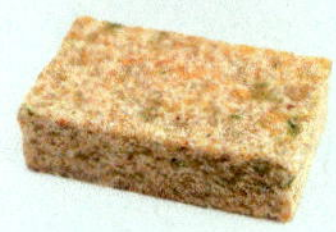

Brühwürfel

1 Betrachte die blauen Körper links.

a) Welche Körper kennst du? Wie heißen sie?

b) Ordne den Objekten in der Randspalte die passenden Körper zu. Finde weitere Beispiele.

c) Ordne den Netzen I, II und III die passenden Körper zu. Vergleiche die Körper.

d) Zu welchem Körper passt Netz IV?
Was unterscheidet den Körper zu Netz IV von den drei anderen Körpern?
Welche Gemeinsamkeit haben alle vier Netze?

2 Mit einem Tabellenkalkulationsprogramm wird eine „dynamische Formelsammlung" angelegt.

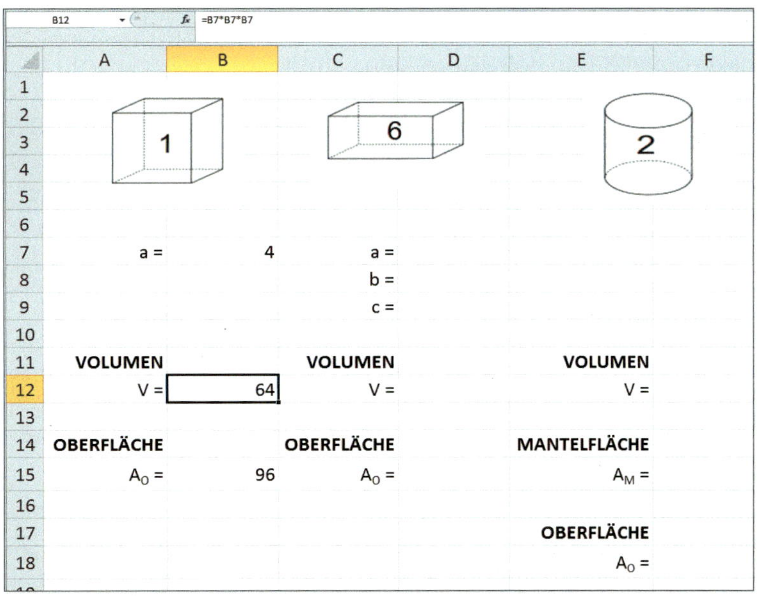

a) In welches Feld wurde die Kantenlänge des Würfels eingetragen?

b) Ist die Formel **=B7*B7*B7** zur Berechnung des Volumens eines Würfels im Feld **B12** richtig?

c) Welche Formel steht im Feld **B15**?

d) Erstelle die „dynamische Formelsammlung" mit einem Tabellenkalkulationsprogramm.

e) Welche Angaben benötigt man, um das Volumen, den Mantelflächeninhalt und den Oberflächeninhalt eines Zylinders zu berechnen?
Ergänze diese Angaben in Spalte **E**.

f) Vergleicht eure Formeln untereinander und überprüft, ob eure „dynamische Formelsammlung" funktioniert.

Lesen und Verstehen

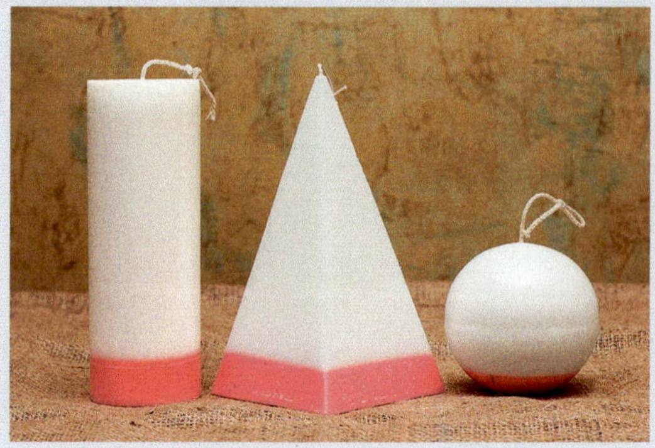

Die handgemachten Kerzen haben verschiedene Formen. Es sind:
ein Zylinder (Radius 3 cm, Höhe 18 cm)
eine quadratische Pyramide (Grundkante 8 cm, Höhe 18 cm) und eine Kugel (Radius 4,5 cm).

Wie viel Wachs wurde jeweils benötigt?

Vergleicht man die verschiedenen Körper fallen einem unterschiedliche Eigenschaften auf.

Es gibt Körper, die wichtige Gemeinsamkeiten haben. Prismen und Zylinder haben eine Grundfläche und eine Deckfläche, die parallel zueinander sind. Pyramiden und Kegel haben eine Spitze.

Körper	**Prisma**	**Zylinder**	**Pyramide**	**Kegel**	**Kugel**
Grundfläche A_G	Vieleck	Kreis	Vieleck	Kreis	keine
Deckfläche	Vieleck	Kreis	keine	keine	keine
Mantelfläche A_M	Rechtecke	ein Rechteck	Dreiecke	Kreisausschnitt	keine
Spitze	keine	keine	ja	ja	keine

Durch ihren Aufbau unterscheiden sich auch die Formeln für das Volumen und den Oberflächeninhalt. Dabei taucht häufig die Körperhöhe h oder der Radius r auf. Der Kegel hat als Besonderheit die Mantellinie s.

Körper	**Prisma**	**Zylinder**	**Pyramide**	**Kegel**	**Kugel**
Oberflächeninhalt A_O =	$A_M + 2\,A_G$	$2\pi \cdot r \cdot (h + r)$	$A_M + A_G$	$\pi \cdot r \cdot (r + s)$	$4\pi \cdot r^2$
Volumen V =	$A_G \cdot h$	$\pi \cdot r^2 \cdot h$	$\frac{1}{3} \cdot A_G \cdot h$	$\frac{1}{3} \cdot \pi \cdot r^2 \cdot h$	$\frac{4}{3} \cdot \pi \cdot r^3$

BEISPIEL 1

Für die Zylinderkerze ist $r = 3\,\text{cm}$ und $h = 18\,\text{cm}$. Somit gilt: $V = \pi \cdot (3\,\text{cm})^2 \cdot 18\,\text{cm} \approx 509\,\text{cm}^3$.
Für die Pyramidenkerze ist $a = 8\,\text{cm}$ und $h = 18\,\text{cm}$.
Die Grundfläche ist ein Quadrat und damit gilt $A_G = a^2 = (8\,\text{cm})^2 = 64\,\text{cm}^2$.
Somit ist das Volumen $V = \frac{1}{3} \cdot 64\,\text{cm}^2 \cdot 18\,\text{cm} = 384\,\text{cm}^3$.
Für die Kugelkerze ist $r = 4{,}5\,\text{cm}$. Somit gilt $V = \frac{4}{3} \cdot \pi \cdot (4{,}5\,\text{cm})^3 \approx 382\,\text{cm}^3$.
Die Kerzen bestehen also aus $509\,\text{cm}^3$, $384\,\text{cm}^3$ und $382\,\text{cm}^3$ Wachs.

BEISPIEL 2

Ein Kegel hat einen Radius von $r = 8\,\text{cm}$ und eine Höhe von $h = 15\,\text{cm}$. Wie groß ist der Oberflächeninhalt und das Volumen?
$s^2 = h^2 + r^2$ (Satz des Pythagoras), $s^2 = (15\text{cm})^2 + (8\,\text{cm})^2 = 289\,\text{cm}^2$
Somit ist $s = 17\,\text{cm}$.
$A_O = \pi \cdot 8\,\text{cm} \cdot (8\,\text{cm} + 17\,\text{cm}) \approx 628\,\text{cm}^2$
$V = \frac{1}{3} \cdot \pi \cdot (8\,\text{cm})^2 \cdot 15\,\text{cm} \approx 1005\,\text{cm}^3$

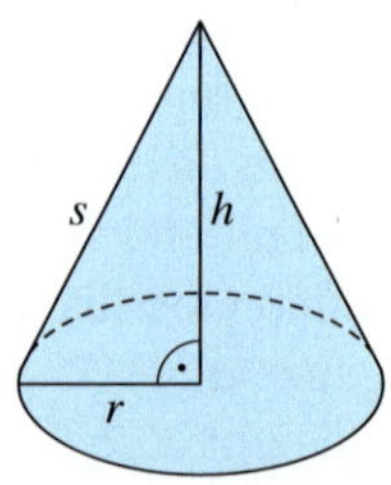

Basisaufgaben

1 Berechne den fehlenden Wert.

	Inhalt der Grundfläche A_G	Höhe h	Volumen V	Körper
a)	$8\,cm^2$	3 cm		Prisma
b)	$9\,m^2$	5 m		Pyramide
c)	$12\,dm^2$		$120\,dm^3$	Zylinder
d)	$2{,}4\,cm^2$	10 cm		Kegel
e)		1,5 m	$9\,m^3$	Prisma
f)	$50\,cm^2$		$125\,cm^3$	Pyramide

2 Ein Prisma und eine Pyramide haben beide ein Volumen von $20\,m^3$. Gib mögliche Höhen und Grundflächeninhalte an.

3 Bestimme den fehlenden Wert: Oberflächeninhalt A_O, Mantelflächeninhalt A_M, Grundflächeninhalt A_G.

a) $A_G = 5\,cm^2$; $A_M = 20\,cm^2$; Kegel
b) $A_G = 8\,mm^2$; $A_M = 12\,mm^2$; Prisma
c) $A_G = 20\,m^2$; $A_O = 90\,m^2$; Zylinder
d) $A_M = 9\,dm^2$; $A_O = 42\,dm^2$; Pyramide

4 Betrachte das Netz.

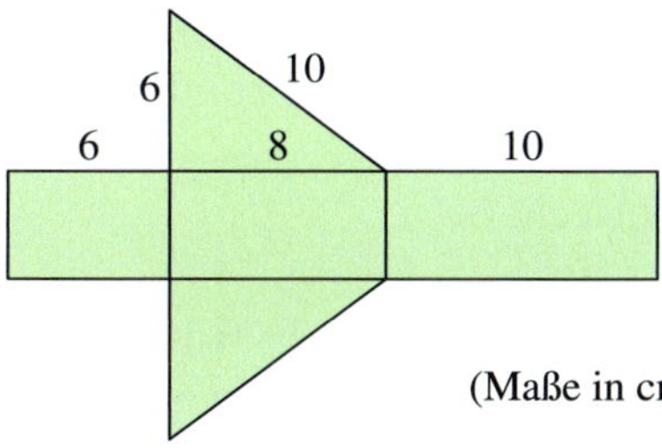

a) Welcher Körper hat so ein Netz?
b) Bestimme den Oberflächeninhalt.
c) Bestimme das Volumen.
d) Welche Masse hat der Körper, wenn $1\,cm^3$ gleich 7,8 g wiegt?
e) Zeichne den Körper im Schrägbild.

5 Berechne den Oberflächeninhalt und das Volumen des Zylinders. Runde sinnvoll.

a) $r = 5\,cm$; $h = 8\,cm$
b) $r = 7\,m$; $h = 9\,m$
c) $r = 2{,}5\,mm$; $h = 6{,}3\,mm$
d) $d = 5\,cm$; $h = 5\,cm$
e) $d = 3{,}2\,dm$; $h = 59\,cm$

6 Ein zylinderförmiger Messbecher hat einen Radius von 6 cm und eine Höhe von 11 cm.

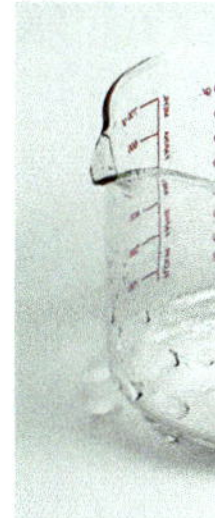

a) Berechne das Volumen des Messbechers.
b) In welcher Höhe sind die Eichstriche für 500 ml und für 1 ℓ angebracht?

7 Bestimme den fehlenden Wert für eine quadratische Pyramide.

	Grundkante a	Höhe h	Volumen V
a)	2,5 m	6 m	
b)	4 cm		$112\,cm^3$
c)	9,6 dm		$153{,}6\,dm^3$
d)		8 mm	$384\,mm^3$

8 Für eine quadratische Pyramide gilt der Satz des Pythagoras:
$h^2 + \left(\frac{a}{2}\right)^2 = h_a^2$.
Bestimme erst die fehlende Größe.
Berechne dann den Oberflächeninhalt.

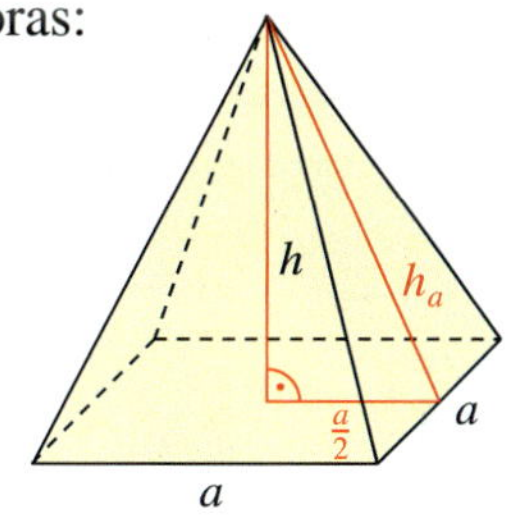

a) $h = 5\,cm$, $a = 24\,cm$
b) $h = 3{,}6\,m$, $a = 2{,}4\,m$
c) $h = 63\,cm$, $h_a = 65\,cm$
d) $h = 2{,}5\,m$, $h_a = 6{,}4\,m$

9 Berechne das Volumen und den Oberflächeninhalt des Kegels.
Berechne zunächst die fehlende Länge mit dem Satz des Pythagoras.

a) $r = 4\,cm$; $h = 3\,cm$
b) $h = 8\,m$; $s = 10\,m$
c) $r = 3\,mm$; $s = 4{,}5\,mm$
d) $d = 5\,dm$; $s = 7{,}5\,dm$

10 Bestimme das Volumen und den Oberflächeninhalt der Kugeln.

a)

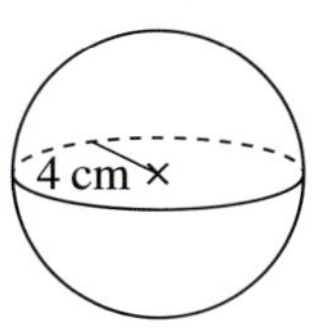

b)

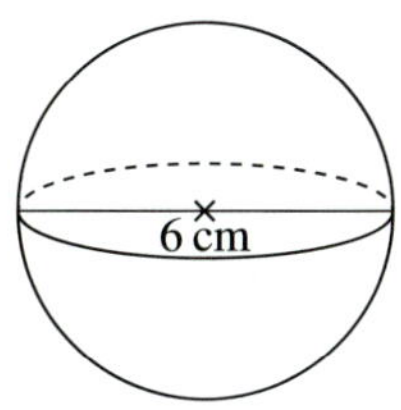

Weiterführende Aufgaben

11 Die beiden Körper sind Prismen.

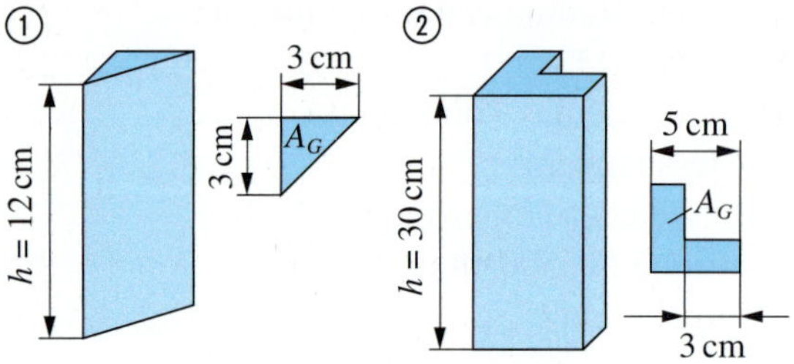

a) Berechne jeweils das Volumen.
b) Bestimme die Masse der Körper, wenn 1 cm³ gleich 15 g wiegt.
c) Zeichne jeweils das passende Netz.

12 Eine Konservendose hat einen Durchmesser von 12 cm. Sie ist 8 cm hoch. Wie groß muss die Papierbanderole um die Dose mindestens sein?

13 Der Fußball hat einen Durchmesser von 22,28 cm.

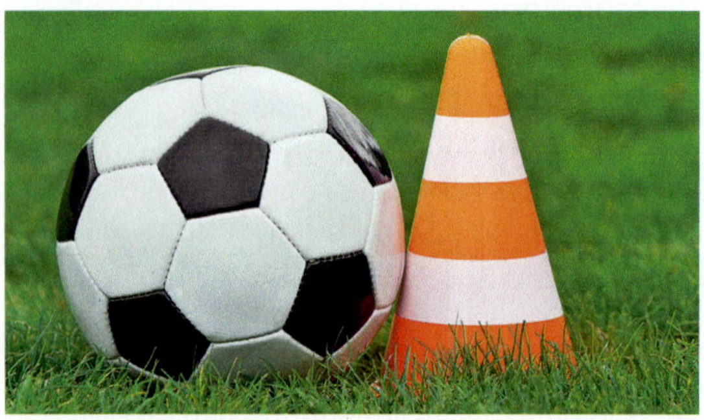

a) Berechne das Volumen und den Oberflächeninhalt des Fußballs.
b) Schätze die Maße des Kegels ab. Berechne dann Volumen und Oberflächeninhalt.

14 Eine Aufgabe lautet: „In einem Kegel ist der Radius $r = 9$ cm und die Mantellinie $s = 7$ cm."
Pia meint: „Der Oberflächeninhalt ist dann 452,39 cm²."
Riccardo hingegen meint: „So einen Kegel kann es gar nicht geben, denn r muss immer kleiner als s sein."
Diskutiert zu zweit, wer Recht hat. Überlegt dabei, wie man r und s vergleichen könnte.

15 Wie verändert sich …
a) das Volumen eines Zylinders, wenn man den Radius halbiert und die Höhe verdreifacht.
b) das Volumen eines Kegels, wenn man die Höhe viertelt und den Radius verdoppelt.
c) der Oberflächeninhalt einer quadratischen Pyramide, wenn man die Grundkante verdoppelt und die Höhe verdoppelt.

16 Betrachte die Körper.

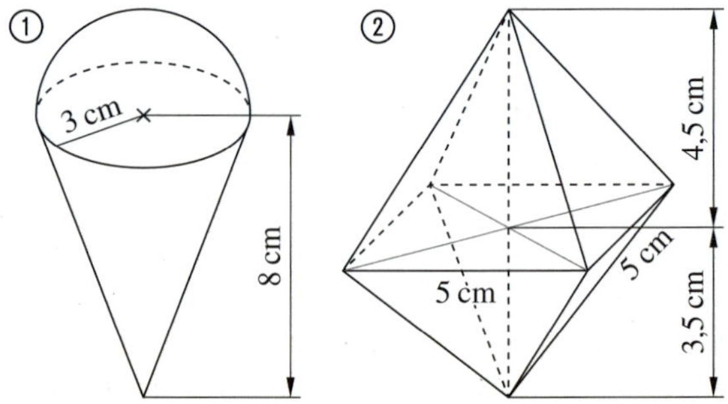

a) Berechne das Volumen.
b) Berechne den Oberflächeninhalt.

17 Michael meint: „Das Volumen und der Oberflächeninhalt des Körpers ② in Aufgabe 16 sind genauso groß wie von einer quadratischen Pyramide mit der Grundkante 5 cm und der Höhe 8 cm."
Begründe, ob er Recht hat.

18 Bei einem Eis ist ein Teil von Waffel bedeckt und ein Teil ragt darüber hinaus.

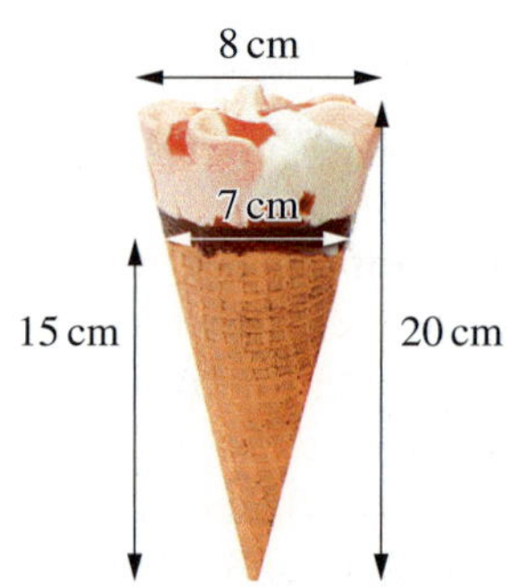

a) Berechne, wie viel Prozent des Volumens innerhalb der Waffel stecken.
b) Das gesamte Eis besteht zu 16 % aus Fett. Gib die Maße eines Kegels an, der das Volumen des Fetts hat und ins Eis passt.

Körperberechnung mit Trigonometrie

Erforschen und Entdecken

1 In Dahschur steht die sogenannte Knickpyramide. Da der Untergrund sehr instabil war, wurde während des Baus entschieden, die geplante Höhe zu verringern. Arbeitet zu zweit.

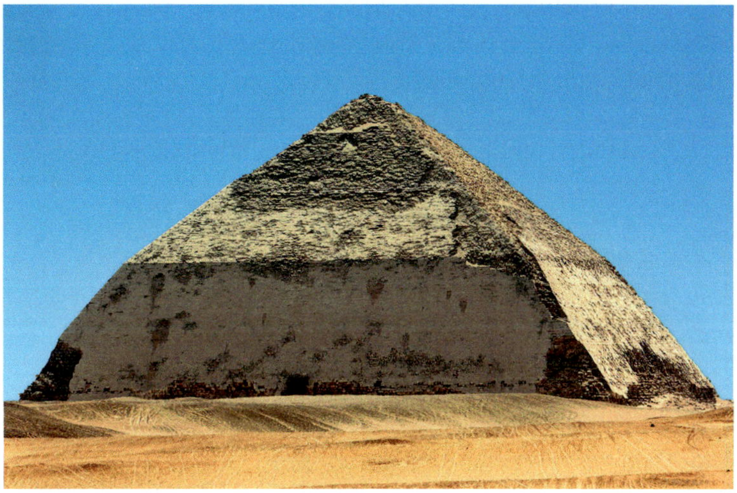

a) Betrachtet das Foto. Beschreibt, warum der Name „Knickpyramide" lautet.

b) Man kann auch sagen, dass während der Erbauung der Neigungswinkel verringert wurde.
Beschreibt, was ihr unter dem Neigungswinkel einer Pyramide versteht.

c) Vergleicht zwei quadratische Pyramiden, die gleich lange Grundkanten haben.
Eine Pyramide soll aber eine geringere Höhe als die andere haben. Zeigt, welche Winkel sich nun unterscheiden und vergleicht sie.

2 Ein rechtwinkliges Dreieck ($\beta = 90°$) mit den Seiten a, b und c wird um die Seite a gedreht. Dadurch entsteht ein Kegel.

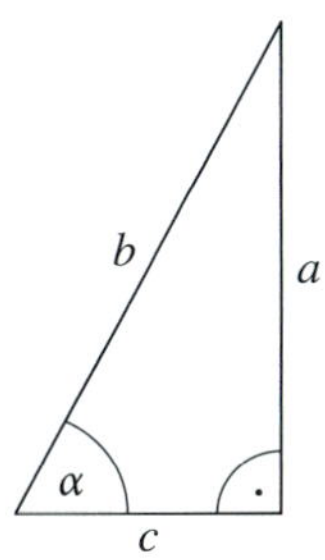

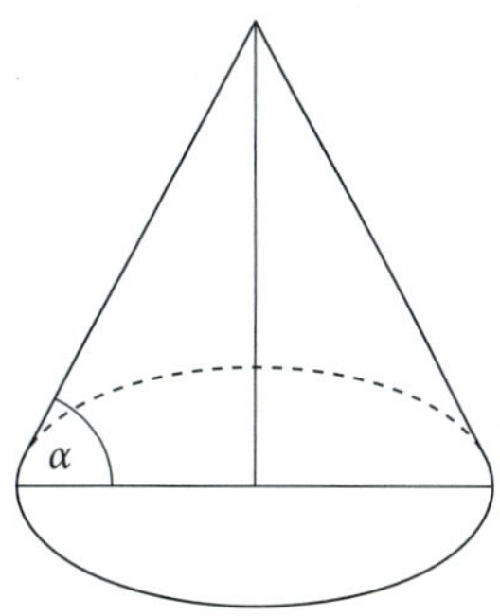

a) Ordne den Seitenlängen a, b und c das Entsprechende im Kegel zu:
Radius r, Mantellinie s, Höhe h.

b) Stelle für den Winkel α die Gleichungen für sin, cos und tan von α im Dreieck mit a, b und c auf.
Ersetze dann in den Gleichungen die Variablen durch r, s und h im Kegel.

c) Zeichne das Dreieck ($\beta = 90°$) und den daraus entstehenden Kegel im Schrägbild mit …
① $\alpha = 40°$, $a = 3\,\text{cm}$ ② $\alpha = 60°$, $c = 6\,\text{cm}$ ③ $\alpha = 30°$, $b = 4\,\text{cm}$

3 Arbeitet zu zweit.
Ihr braucht möglichst kleine Papierstücke, zum Beispiel Konfetti. Diese legt ihr auf das geschlossene Schulbuch. Klappt nun langsam das Buch auf, bis das Konfetti nach unten rutscht. Haltet die Größe des Winkels α (siehe Skizze) fest.

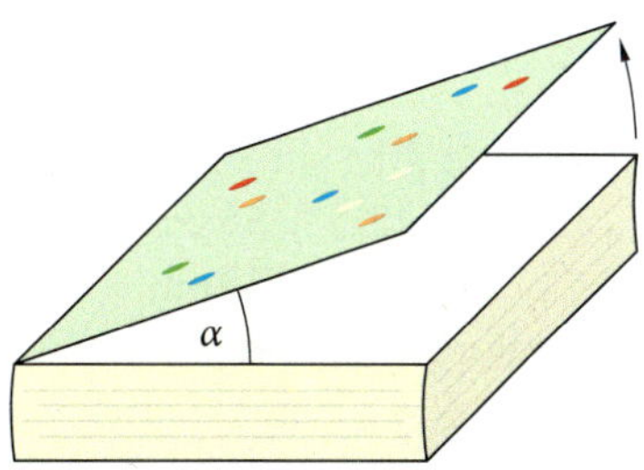

a) Vergleicht verschiedene Bücher.
War der Winkel immer gleich?

b) Sollte ein maximaler und ein minimaler Anstiegswinkel von Dächern vorgeschrieben sein?
Begründet eure Antwort und welche Winkelgrößen ihr vorschlagen würdet.

Lesen und Verstehen

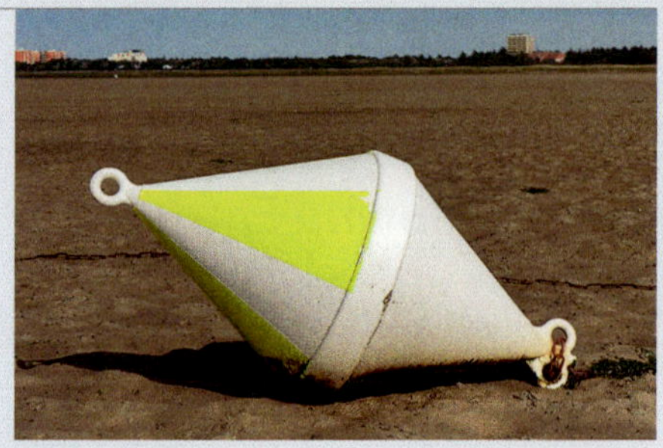

Eine Boje liegt bei Ebbe am Strand.
Sie sieht aus, wie zwei Kegel übereinander.
Man konnte messen, dass die Mantellinie 85 cm lang ist. Der Winkel in der Spitze beträgt 45°.
Wie groß ist die Mantelfläche?

In Pyramiden und Kegeln entstehen rechtwinklige Dreiecke und man kann Trigonometrie anwenden.

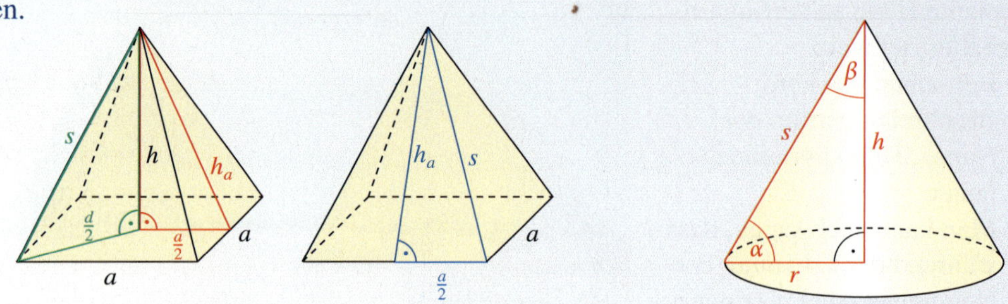

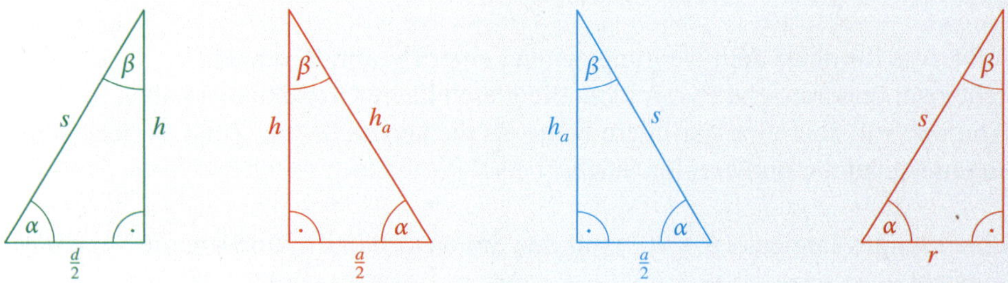

Seitenkante, halbe Diagonale, Körperhöhe	Körperhöhe, halbe Grundkante, Seitenhöhe	Seitenhöhe, halbe Grundkante, Seitenkante	Radius, Körperhöhe, Mantellinie

BEISPIEL 1

Pyramide			Kegel
geg: s, α; ges: h	geg: a, α; ges: h_a	geg: h_a, α; ges: a	geg: r, β; ges: s
$\sin\alpha = \frac{h}{s}$ $\quad\mid\cdot s$	$\cos\alpha = \frac{\left(\frac{a}{2}\right)}{h_a}$ $\quad\mid\cdot h_a$	$\tan\alpha = \frac{h_a}{\left(\frac{a}{2}\right)}$ $\quad\mid\cdot\frac{a}{2}$	$\sin\beta = \frac{r}{s}$ $\quad\mid\cdot s$
$\sin\alpha\cdot s = h$	$\cos\alpha\cdot h_a = \frac{a}{2}$ $\quad\mid:\cos\alpha$	$\tan\alpha\cdot\frac{a}{2} = h_a$ $\quad\mid\cdot\frac{2}{\tan\alpha}$	$\sin\beta\cdot s = r$ $\quad\mid:\sin\beta$
	$h_a = \frac{a}{2\cos\alpha}$	$a = \frac{2h_a}{\tan\alpha}$	$s = \frac{r}{\sin\beta}$

BEISPIEL 2

Für die Boje gilt: $\sin 22{,}5° = \frac{r}{85\,\text{cm}}$ $\quad\mid\cdot 85\,\text{cm}$

$\sin 22{,}5°\cdot 85\,\text{cm} = r$

$33\,\text{cm} \approx r$

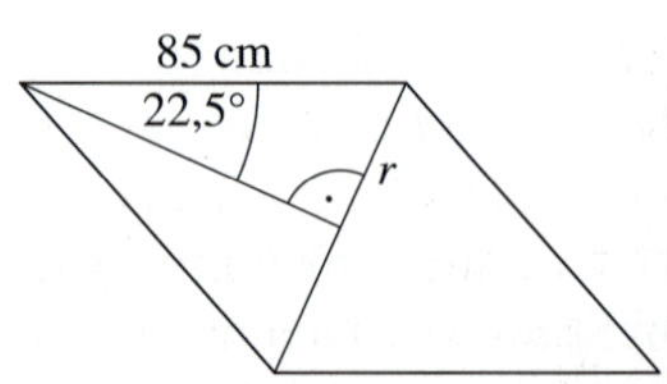

Den Mantelflächeninhalt eines Kegels berechnet man so:
$A_M = \pi\cdot r\cdot s$; $A_M = \pi\cdot 33\,\text{cm}\cdot 85\,\text{cm} \approx 8812\,\text{cm}^2$.
Die Boje besteht aus zwei Kegeln: $2\cdot 8812\,\text{cm}^2 = 17\,624\,\text{cm}^2$.
Die Boje hat einen Mantelflächeninhalt von ca. $17\,624\,\text{cm}^2$.

Basisaufgaben

1 Bestimme r, s, h und α. Berechne dann Volumen und Oberflächeninhalt.

a) $\alpha = 35°$, $s = 5\,cm$
b) $\alpha = 25°$, $r = 3\,cm$
c) $\alpha = 55°$, $h = 4\,cm$
d) $h = 2\,cm$, $r = 3{,}5\,cm$
e) $s = 4\,cm$, $r = 1{,}5\,cm$
f) $h = 7\,cm$, $s = 11\,cm$

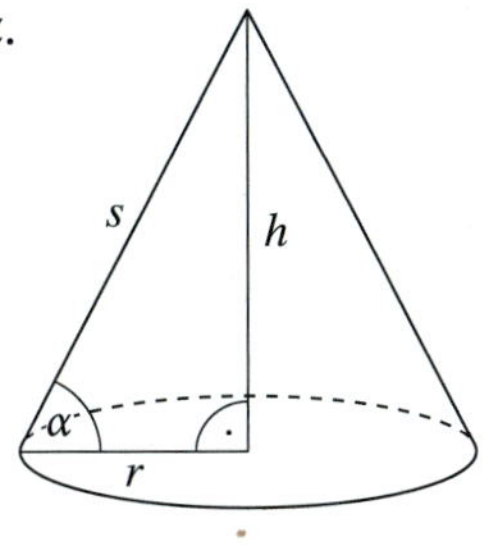

2 Ahmed meint: „Ist der Neigungswinkel α des Kegels 45°, dann ist die Höhe gleich dem Radius." Begründe, ob er Recht hat.

3 Die dreieckige Fläche ist $27\,m^2$ groß. Bestimme die Dachneigung α.

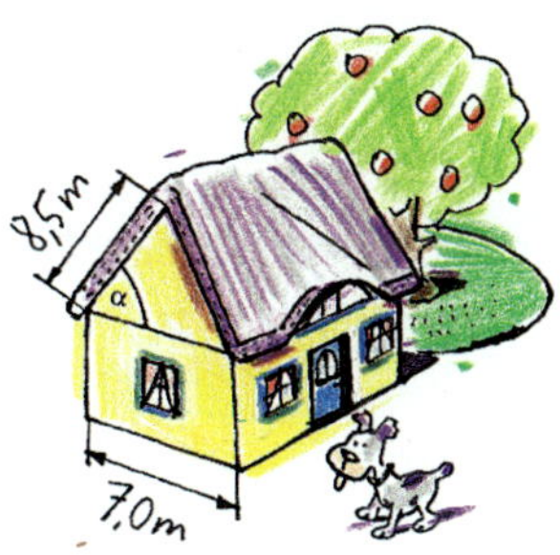

4 Bestimme die fehlenden Werte für das passende Dreieck in der Pyramide.

a) $\alpha = 60°$, $h = 6\,cm$
b) $\delta = 20°$, $a = 7\,cm$
c) $\delta = 50°$, $h = 9\,cm$
d) $\alpha = 44°$, $d = 3\,cm$
e) $s = 4{,}5\,cm$, $h = 2{,}2\,cm$
f) $h_a = 11\,cm$, $a = 8\,cm$

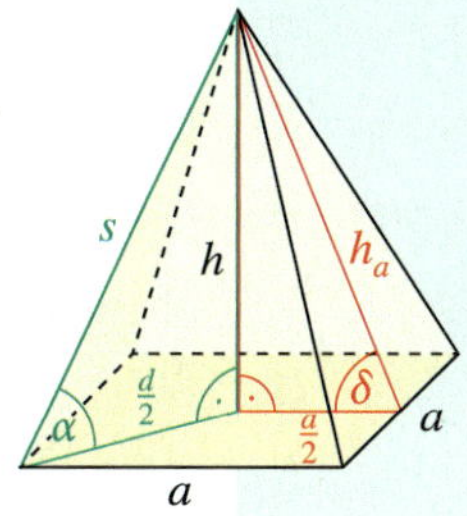

5 Die Knickpyramide in Dahschur wurde zwischendurch mehrfach angepasst.

a) Die Pyramide wurde mit einer Grundkante von 157 m und einem Neigungswinkel von 58° geplant.
Wie hoch sollte die Pyramide werden?
b) Danach verbreiterte man die Grundkante auf 188 m und plante die Höhe mit 129,4 m. Welchen Neigungswinkel hatte die Pyramide dann?

BEACHTE
zu Aufgabe 5:
Mit Neigungswinkel einer Pyramide ist der Winkel zwischen Seitenhöhe h_a und der Strecke durch den Mittelpunkt der Grundfläche gemeint. In der Skizze zu Aufgabe 4 ist das δ.

6 Ein Haufen Sand hat die Form eines Kegels. Er ist 20 m hoch. Wie viel Kubikmeter enthält der Haufen, wenn der Neigungswinkel 30° (35°, 25°) beträgt?

Weiterführende Aufgaben

7 Von einer Pyramide mit quadratischer Grundfläche sind $\overline{BS} = 5\,cm$ und $\varepsilon = 60°$ bekannt.

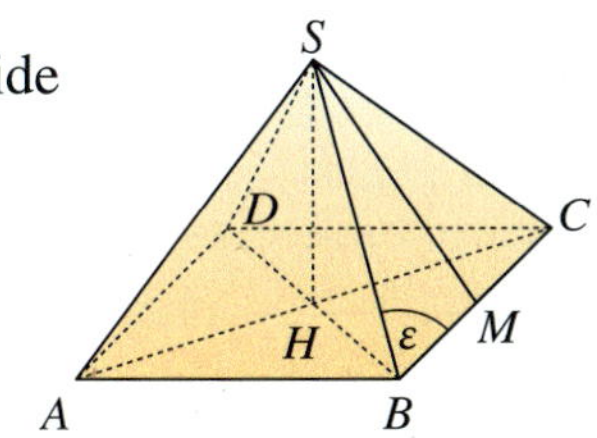

a) Berechne den Mantelflächeninhalt.
b) Berechne den Oberflächeninhalt.
c) Gib das Volumen an.
d) Zeichne das Netz und das Schrägbild.

8 Ein Kegel hat einen Radius von $r = 3{,}5\,cm$ und eine Mantellinie von $s = 9{,}5\,cm$.

a) Berechne Volumen und Oberflächeninhalt.
b) Wie groß ist der Winkel an der Kegelspitze?

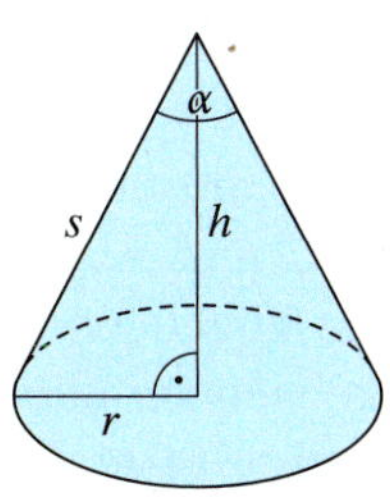

9 Ein Würfel hat die Kantenlänge $a = 5\,cm$.

a) Wie groß ist der Winkel γ zwischen einer Raumdiagonale und der Grundfläche?
b) Ist der Winkel γ abhängig von der Kantenlänge a? Begründe.

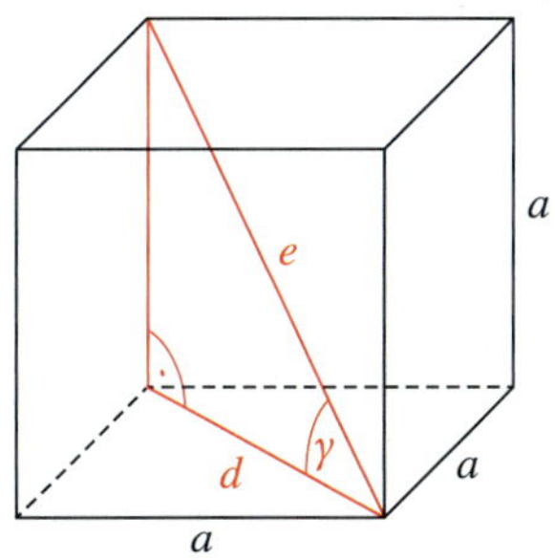

10 Gegeben ist ein Quader mit $a = 2\,cm$, $b = 3\,cm$ und $c = 2{,}5\,cm$. Berechne α und β.

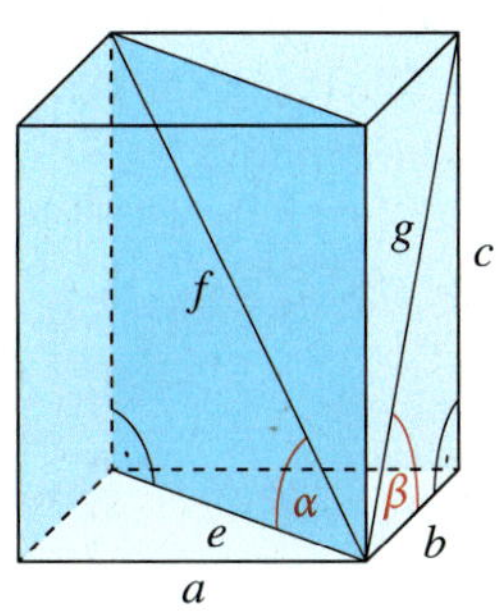

Gleiten und fliegen

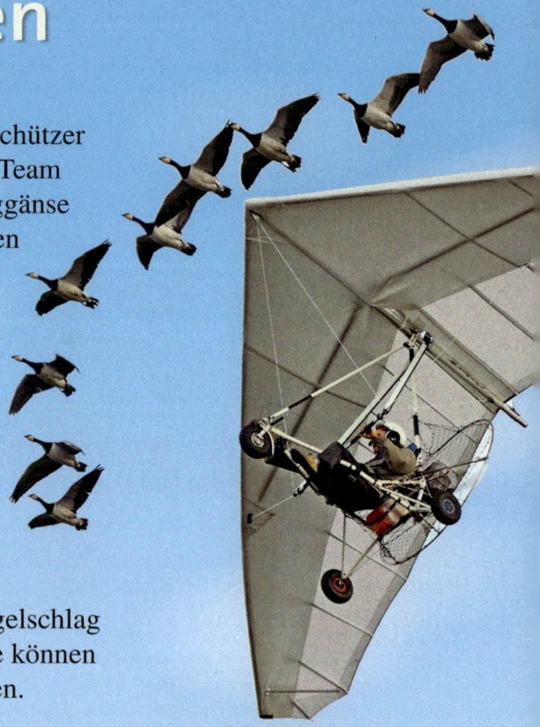

Vor einigen Jahren führten die französischen Vogelschützer Paola und Christian Moullec gemeinsam mit ihrem Team das spektakuläre Experiment durch, 30 junge Zwerggänse mit einem Ultraleichtflugzeug von ihren Brutgebieten in Schweden über Dänemark nach Deutschland an den Niederrhein zu führen. Nach nahezu 2000 km Flugstrecke kamen die Gänse und das Ultraleichtflugzeug unversehrt am Zielort auf der Bislicher Insel an. Nach ihrer Überwinterung am Niederrhein brachen die jungen Zwerggänse Anfang 2000 in Richtung Schweden auf, diesmal ohne die Führung durch Moullec. Über die Hälfte der Tiere traf in Öster Malma wieder ein.

Neben dem „aktiven“ Fliegen bei Vögeln durch Flügelschlag und bei Flugzeugen durch Motoren oder Triebwerke können Flugstrecken auch durch Gleiten überwunden werden.

Beim Gleiten wird die Energie zur Überwindung des Luftwiderstandes aus dem Höhenverlust gewonnen. Das Gleiten ist ein Geradeausflug mit konstanter Geschwindigkeit und konstanter Sinkrate.

Vögel können lange Zeit ohne Flügelschlag bei ruhiger Luft gleiten, ohne dabei viel an Höhe zu verlieren. Die Länge der Strecke ist vom Körpergewicht und der Flügelfläche abhängig.

Wenn vom Gleiten gesprochen wird, spielt das *Gleitverhältnis* eine Rolle, das ist der Quotient aus Höhenverlust und Gleitstrecke über Grund, angegeben für 1 m Höhenverlust, also zum Beispiel 1 : 20 (bei 1 m Höhenverlust 20 m Gleitstrecke über Grund).
Daraus ergibt sich die *Gleitzahl* 20.
Der *Gleitwinkel* wird auch häufig angegeben. Das ist der Winkel zwischen der Horizontalen und der geraden Linie, die sich für den Sinkflug ergibt.

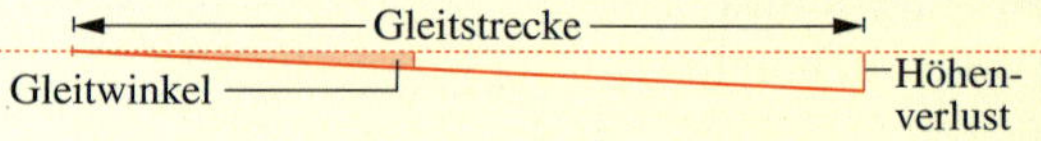

1 Weise nach, dass im Zusammenhang mit dem Gleiten trigonometrische Beziehungen angegeben werden können.

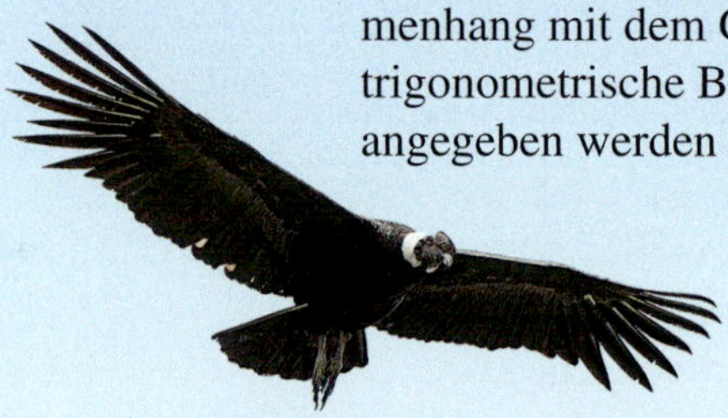

Ein ausgezeichneter Gleiter ist der **Kondor** mit einer Gleitzahl von 35.

Tauben gleiten mit ca. 6,3° Gleitwinkel.

Sperlinge haben das durchschnittliche Gleitverhältnis 1 : 6.

Für den **Mäusebussard** wird durchschnittlich das Gleitverhältnis 1 : 16 angegeben.

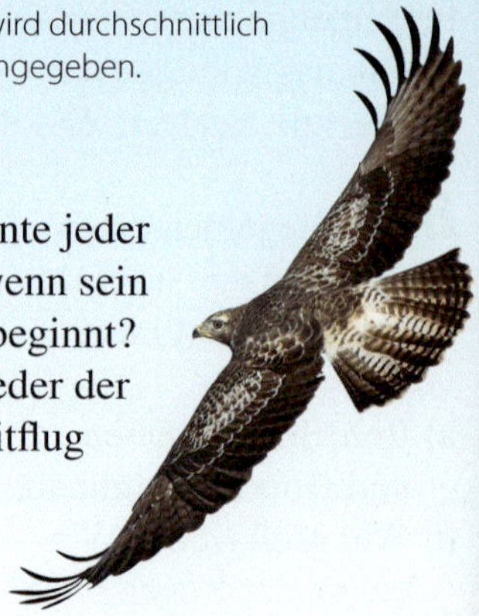

2 Leite für die genannten Vögel alle weiteren Angaben zum Gleiten ab.

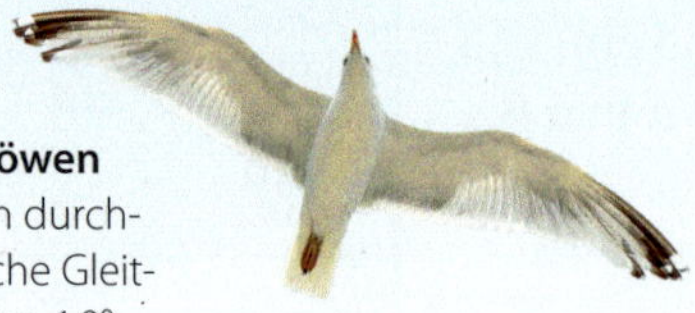

Silbermöwen erreichen durchschnittliche Gleitwinkel von 4,0°.

3 Berechne.

a) Wie weit über Grund könnte jeder genannte Vogel gleiten, wenn sein Gleitflug in 300 m Höhe beginnt?

b) In welcher Höhe würde jeder der genannten Vögel den Gleitflug beginnen, wenn er über Grund nach 1500 m landet?

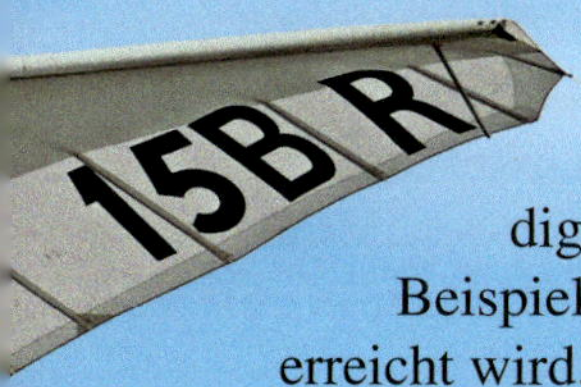

Flugzeuge können ebenfalls gleiten. Das Gleiten kann hier jedoch durch die Fluggeschwindigkeit beeinflusst werden, die zum Beispiel durch Motoren oder Triebwerke erreicht wird.

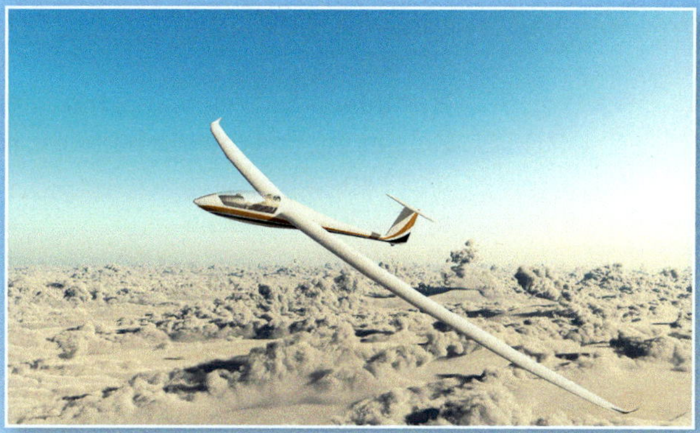

Bei Segelflugzeugen zum Beispiel können über Grund 50 km zurückgelegt werden bei 1000 m Höhenverlust. Segelflugzeuge müssen beim Landeanflug Gleitzahlen zwischen 5 und 10 erreichen.

4 Mit welchem Gleitwinkel gleiten die beschriebenen Segelflugzeuge und mit welchen Gleitwinkeln müssen Segelflugzeuge landen?

Typ	Gleitzahl
ASK-13	27
ASK-21	34
Ka-8b	27
Ka-6CR	30
DG 100/101	39
LS-4b	40,5

Eine Luftsportgruppe besitzt die angegebenen Segelflugzeuge. Die angegebene Gleitzahl entspricht dem bestmöglichen Gleitverhältnis.

5 Beachte die Tabelle.

a) Welche bestmöglichen Gleitwinkel ergeben sich für die Segelflugzeuge?

b) Welche Strecken über Grund würden die Segelflugzeuge überfliegen, wenn sie aus 1500 m Höhe gleichmäßig bis zur Landung gleiten würden?

6 Vergleiche den beim Landeanflug üblichen Landewinkel von 3° mit den Gleitwinkeln, die sich aus der Tabelle für die verschiedenen Flugzeugtypen berechnen lassen.

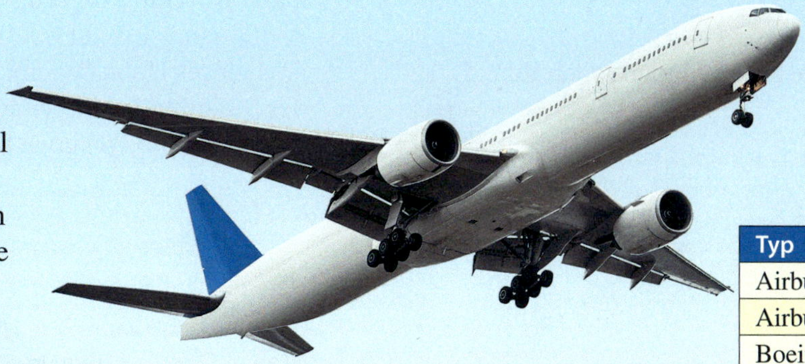

Typ	Gleitzahl
Airbus A320	17
Airbus A340	19,5
Boeing B52	20
Boeing B737	19,4
Boeing B747	17,5
Douglas DC3	14,7

7 In Berlin beginnt der Landeanflug in ca. 910 m Höhe. Wie weit vom Aufsetzpunkt der Landebahn ist das Flugzeug am Boden entfernt, wenn der Landewinkel 3° beträgt?

8 Am Flughafen Hamburg landen Flugzeuge unter einem Landewinkel von 3,5°. Wie weit ist das Flugzeug vom Aufsetzpunkt auf der Landebahn entfernt, wenn in einer Höhe von ca. 910 m mit dem Landeanflug begonnen wird? Vergleiche mit der Lösung von Aufgabe 7.

Vermischte Übungen

1 Konstruiere ein rechtwinkliges Dreieck ABC mit $\gamma = 90°$ und dem angegebenen Winkel α.
Bestimme die Seitenlängen a, b und c aus der Zeichnung und gib die Seitenverhältnisse $\frac{a}{b}$, $\frac{b}{c}$ und $\frac{a}{c}$ an.

a) $\alpha = 20°$ **b)** $\alpha = 33°$ **c)** $\alpha = 45°$
d) $\alpha = 50°$ **e)** $\alpha = 63°$ **f)** $\alpha = 70°$

2 Vergleiche sin γ, cos γ und tan γ in je zwei Dreiecken mit $\beta = 90°$ und
a) $\gamma = 55°$ sowie $\gamma = 35°$.
b) $\gamma = 25°$ sowie $\gamma = 65°$.
Fällt dir etwas auf? Finde eine Erklärung.

3 Gib die Gleichungen für die Winkelbeziehungen sin, cos und tan für jeden spitzen Winkel der rechtwinkligen Dreiecke an.

a)
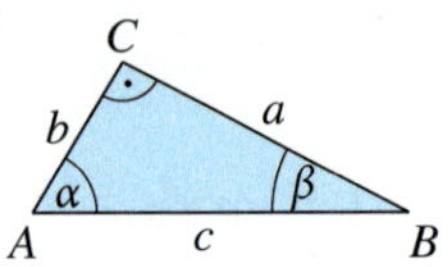

b)
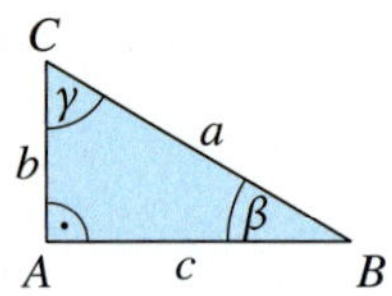

c)
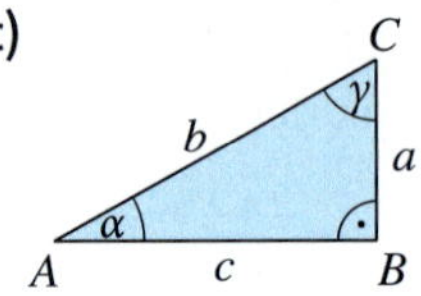

d)
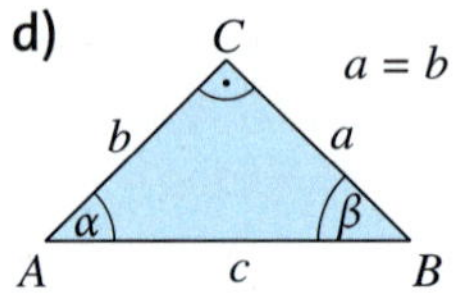

4 Gib je zwei Quotienten an für …
a) tan α **b)** tan β

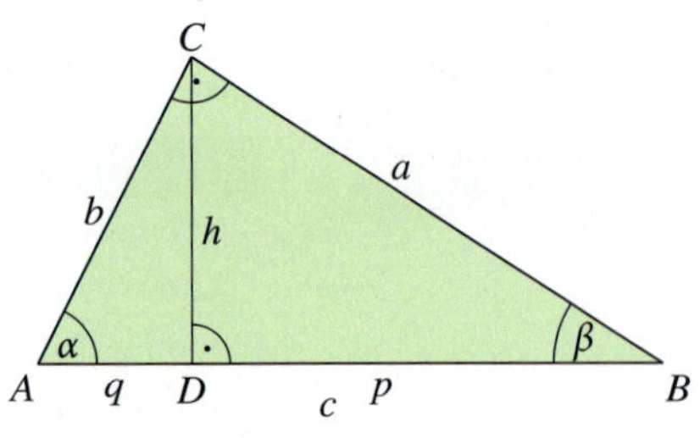

5 Gib den Quotienten für tan α und für tan β an.

a)
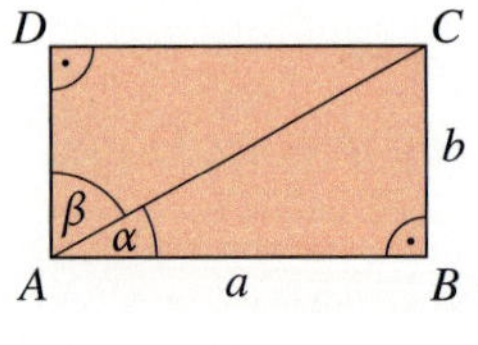

b)
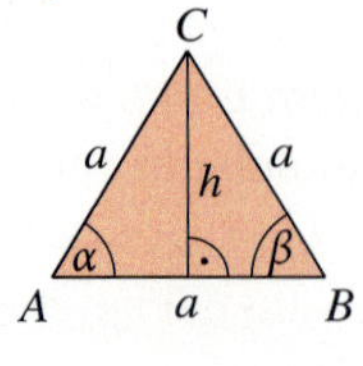

6 In einem rechtwinkligen Dreieck ABC sind Seitenlängen und Winkel gegeben. Fertige eine Planfigur an, markiere die gegebenen Seiten und Winkel farbig und berechne die fehlenden Größen. Vergleiche dann den Flächeninhalt. (Längen in cm)

	α	β	γ	a	b	c
a)			90°		4,6	5,8
b)			90°	3,9		6,1
c)		90°		7,4	8	
d)	90°	15°		6,9		
e)		45°	90°			8,7
f)	55°	90°		4,8		
g)	90°		30°		1,5	
h)	90°		70°			3,5

7 Die Werte beziehen sich auf ein gleichschenkliges Dreieck mit Basis c. Berechne die fehlenden Seitenlängen und Winkelgrößen.
a) $h_c = 5$ cm; $c = 6$ cm
b) $h_c = 4{,}3$ cm; $a = 6$ cm
c) $\alpha = 35°$; $h_c = 3$ cm

BEACHTE
Die Lösungen zu Aufgabe 7 ergeben in der richtigen Reihenfolge (jeweils Seitenlänge a, Seitenlänge c, Winkel α, Winkel γ) den Namen einer Stadt in Deutschland. In welchem Bundesland liegt diese Stadt?
5,23 cm (U);
5,83 cm (K);
8,37 cm (L);
8,57 cm (H);
45,8° (S);
59,0° (A);
62,0° (R);
88,4° (R);
110,0° (E)

8 Ein Parabelflug dient dazu, im freien Fall annähernde Schwerelosigkeit zu erzeugen. Dazu wird ein Flugzeug des Typs Airbus A-300 zunächst auf 6000 m Höhe gebracht. Aus dieser Höhe beginnt bei vollem Schub der Steigflug im Steigungswinkel von 45°, bis eine Höhe von etwa 8000 m erreicht ist.

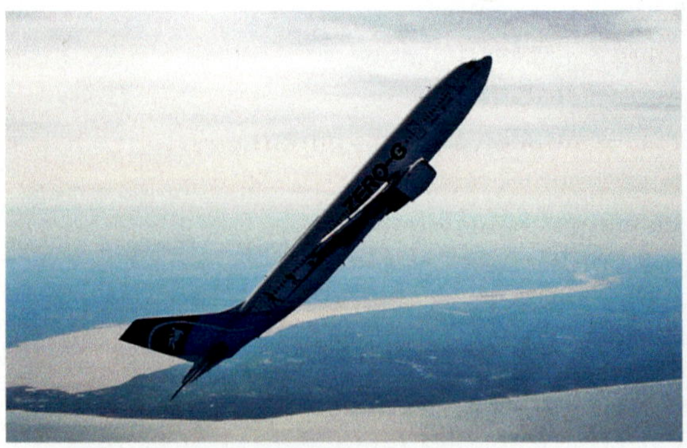

a) Gib die Steigung in Prozent an.
b) Zeichne den Steigflug in einem geeigneten Maßstab.
c) Gib für den Steigflug eine Funktionsgleichung an.

9 Der Motor des starken „Pistenbully 300“ mobilisiert 430 PS. Wenn es sein muss und das Terrain griffig ist, erklimmt das Ungetüm mit den breiten Krallen Neigungen von bis zu 130 %.

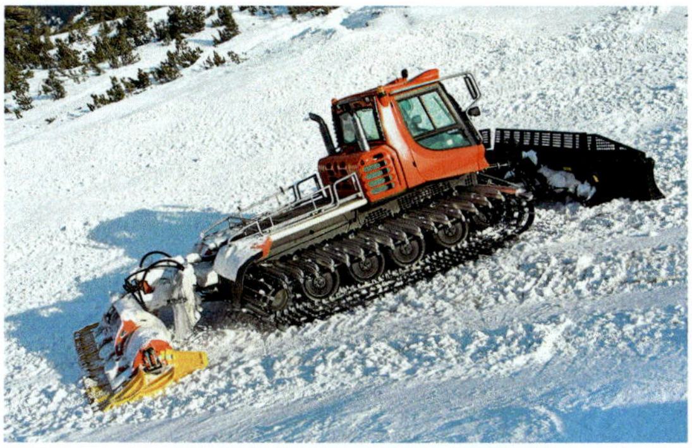

a) Welchen Steigungswinkel hat ein Berghang mit der Steigung 100 %?
b) Wie groß ist der Steigungswinkel bei einer Steigung von 130 %?

10 Welche Angabe müsste auf dem dazugehörigen Verkehrschild stehen?

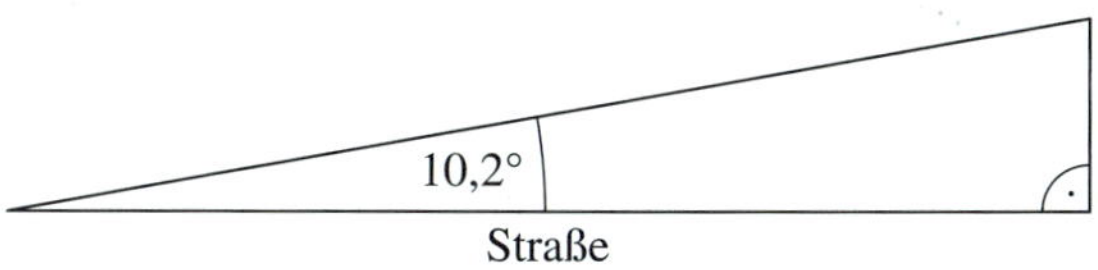

11 Die wohl steilste Straße der Welt (laut Guinness-Buch der Rekorde) liegt in dem neuseeländischen Ort Dunedin. Sie hat den Steigungswinkel 31°.
Ermittle zeichnerisch und rechnerisch die Steigung in Prozent.

12 Rampen für Rollstuhlfahrer sollten eine Neigung von 6 % nicht übersteigen.
a) Patrick behauptet:
Um zwei Treppenstufen mit einer Gesamthöhe von 36 cm zu überwinden, ist eine (in horizontaler Richtung) 6 m lange Rampe erforderlich.
Überprüfe durch eine Rechnung.
b) Wie lang muss die befahrbare Strecke einer Rampe sein, wenn ein Steigungswinkel von 6 % zugrunde gelegt wird und ca. 0,80 m Höhenunterschied zu überwinden sind?

13 Erkläre und vergleiche die drei Rechenwege. Gib die Länge von c an. Ein Fehler wurde gemacht. Finde ihn.
gegeben: rechtwinkliges Dreieck mit
$\gamma = 90°$; $\alpha = 34°$; $a = 3{,}36\,\text{cm}$
gesucht: c

Philip:
$\sin\alpha = \frac{a}{c}$
$\sin\alpha \cdot c = a$
$c = \frac{a}{\sin\alpha}$
$c = \frac{3{,}36\,\text{cm}}{\sin 34°}$

Leonie:
$\sin 34° = \frac{a}{c}$
$\sin 34° = \frac{3{,}36\,\text{cm}}{c}$
$\sin 34° \cdot c = 3{,}36\,\text{cm}$
$c = \frac{3{,}36\,\text{cm}}{\sin 34°}$

Gerome:
$\sin 34° = \frac{3{,}36\,\text{cm}}{c}$
$\frac{\sin 34°}{3{,}36\,\text{cm}} = c$

14 Ein Dachboden ist über eine 3 m lange Bodentreppe erreichbar. Die Höhe vom Fußboden zum Dachboden beträgt 2,7 m. Die Treppe ist gut zu begehen, wenn die Treppe mit dem Fußboden höchstens einen Winkel von 65° bildet. Erfüllt die Bodentreppe diese Bedingung?

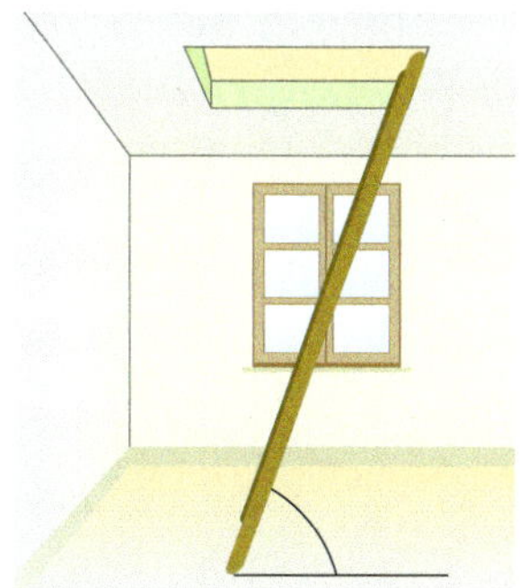

15 Verkehrsflugzeuge heben beispielsweise unter einem Winkel von 8° ab. Es wird davon ausgegangen, dass dieser Steigungswinkel konstant bleibt, bis die entsprechende Reisehöhe erreicht wird.
a) Ermittle zeichnerisch in einem geeigneten Maßstab, welche Höhe nach 1 km horizontaler Strecke erreicht wird.
b) Welche Höhe wird nach 3000 m horizontaler Strecke erreicht?
c) Nach welcher horizontalen Strecke wird die Reisehöhe von 10 km erreicht?

16 Bei einer Vorstellung will ein Artist mit dem Motorrad auf einem Drahtseil die Spitze eines 52 m hohen Gebäudes erreichen. Das Seil muss dazu sehr straff gespannt werden.
Zum Befestigen werden 2,5 m Seil zusätzlich benötigt. Das Motorrad hat eine maximale Steigfähigkeit von 40°.

a) Fertige eine Skizze an.
b) Wie lang muss das Seil mindestens sein?
c) Welcher Steigungswinkel würde sich bei einem 102 m langen Seil ergeben?

17 Das gelbe „Haus" ist etwa 25 cm hoch. Jede der gelben Bauplatten ist 9,4 cm lang und 9,4 cm breit.

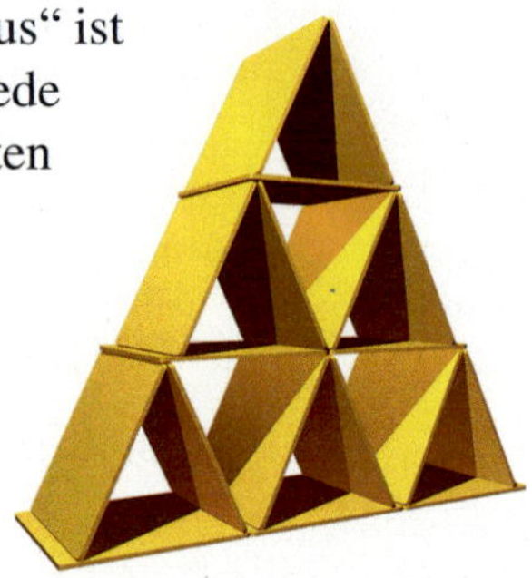

a) Zeichne eine Skizze von mindestens zwei aufgestellten Platten.
b) Welchen Winkel schließt jede Platte mit ihrem Untergrund ein?

18 Eine der größten Skiflugschanzen der Welt steht im bayerischen Oberstdorf.

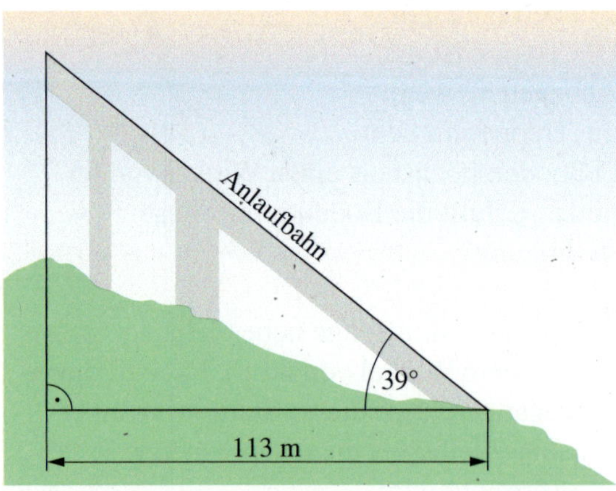

a) Wie lang ist die Anlaufbahn und welchen Höhenunterschied hat sie?
b) Im ersten Durchgang haben die Teilnehmer sehr große Weiten erreicht. Deshalb wird die Anlaufbahn um 5 m verkürzt. Welchen Höhenunterschied legt ein Springer jetzt auf der Anlaufbahn zurück?

19 Familie Geiger möchte einen 4 m langen Carport bauen. Als Dach soll ein rechtwinkliges Dreieck aufgesetzt werden.

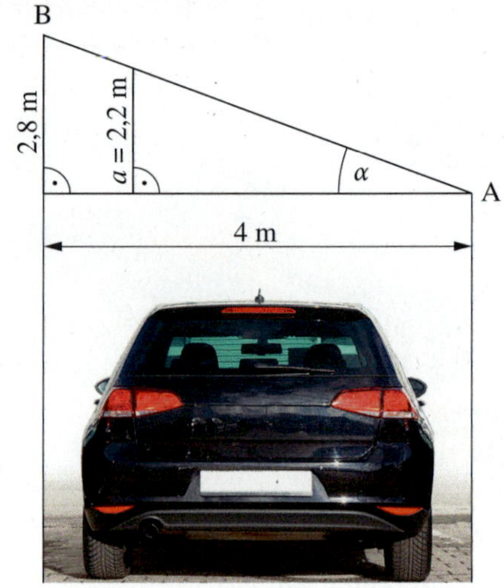

a) Wie lang ist die Strecke von Punkt A zur Stütze a?
b) Welche Dachneigung hat der Carport?
c) Berechne die Länge der Strecke $\overline{AB}$ für eine Dachneigung von 35°.
d) Wie viel m^2 Dachfläche sind zu decken?

20 Eine Dachgeschosswohnung wird vermietet. Zur Berechnung der Mietfläche soll nur die Fläche mit einer Stehhöhe ab 2 m berücksichtigt werden (siehe Skizze).

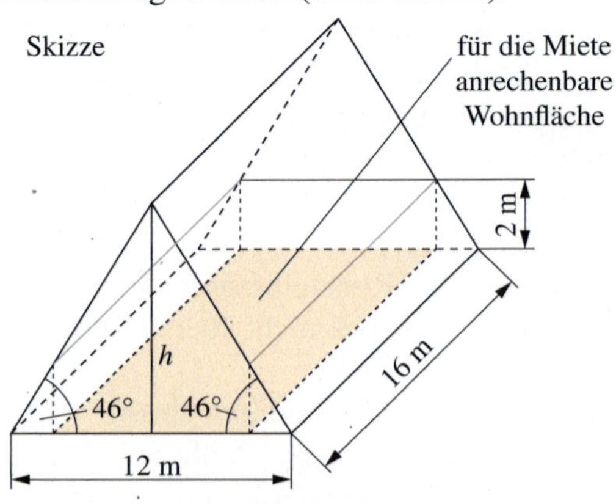

a) Berechne die Giebelhöhe h in m.
b) Die Miete kostet 8,20 € pro m^2. Wie hoch ist die Miete der Dachgeschosswohnung?
c) Die Wohnung wird neu tapeziert. Die Fenster nehmen zusammen eine Fläche von 4,5 m^2 ein. Wie groß ist die zu tapezierende Fläche?

21 Im Bild ist der Querschnitt eines Kanals zu sehen. Er hat die Form eines gleichschenkligen Trapezes. Der Kanal ist an der Wasseroberfläche 40,0 m breit und am Boden 24,6 m breit. Er hat eine Tiefe von 3,5 m.

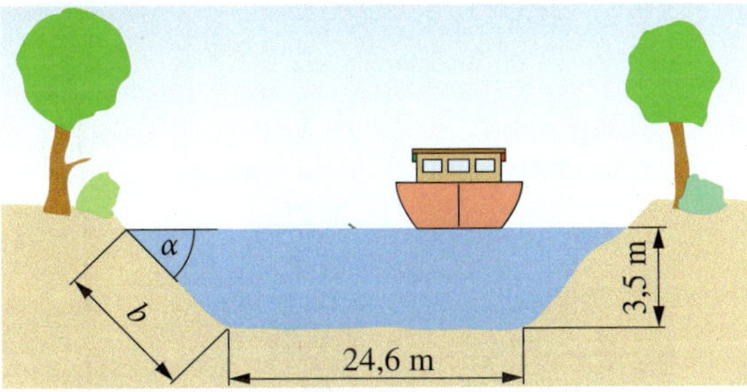

a) Zeichne den Querschnitt des Kanals im Maßstab 1 : 200. Beschrifte die Zeichnung.
b) Berechne den Böschungswinkel α und die Länge b.
c) Der Kanal wurde auf einer Länge von 500 m ausgeschachtet. Die Erde wurde dann von LKWs abtransportiert, die alle 15 m^3 Erde laden konnten. Wie oft mussten die LKWs fahren?

22 Der Querschnitt eines Kanals ist ein gleichschenkliges Trapez. Die Sohle am Boden dieses Kanals ist 5,40 m breit, die Böschungswinkel betragen jeweils 34,8°.
a) Welche Breite hat der Kanal an der Wasseroberfläche, wenn das Wasser 2,85 m hoch steht?
b) Wie viel Wasser enthält der Kanal auf einem Kanalstück von 0,7 km Länge?

23 Ein Damm in Trapezform ist oben an der Krone $k = 4{,}5$ m breit. Die Böschung ist auf beiden Seiten (in der Falllinie) $l = 5{,}6$ m lang und hat einen Steigungswinkel von $\alpha = 38°$. Wie breit ist der Damm an der Sohle?

24 Eine Pyramide mit quadratischer Grundfläche hat die Grundkante $a = 18$ cm und die Höhe $h = 24$ cm. Berechne den Neigungswinkel α der Seitenkanten gegen die Grundfläche.

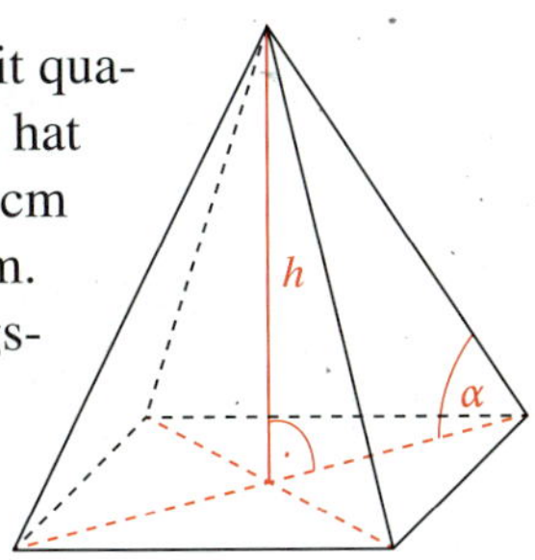

25 Der Bug ist das Vorderteil eines Schiffsrumpfes. Ein Schiff verursacht beim Fahren eine Bugwelle mit einem Öffnungswinkel von 40°. Das Schiff fährt in der Mitte des Rheins, der an dieser Stelle eine Breite von 200 m hat.
a) Fertige eine Skizze zu der Situation an. Wähle einen geeigneten Maßstab.
b) Wie weit ist der Bug des Schiffs entfernt von dem Punkt, an dem die Bugwelle am Ufer auftrifft?

26 Ein Haus mit 10,60 m Länge und 8 m Breite erhält ein Satteldach mit 30° Dachneigung. Der Dachfirst verläuft parallel zur längeren Hausseite. Das Dach steht nach vorne und hinten je 30 cm, nach unten hin je 50 cm über.
Wie viele Quadratmeter Dachfläche sind mit Dachziegeln einzudecken?

27 Eine Außenleuchte hat einen Infrarot-Bewegungsmelder.
Der Bewegungsmelder wird in einer Höhe von 1,80 m an der Hauswand montiert.
Er soll den Bereich bis zur 6 m entfernten Grundstücksgrenze überwachen.
Erreicht man eine solche Überwachung bei folgendem Neigungswinkel?
a) $\alpha = 17°$ b) $\alpha = 15°$

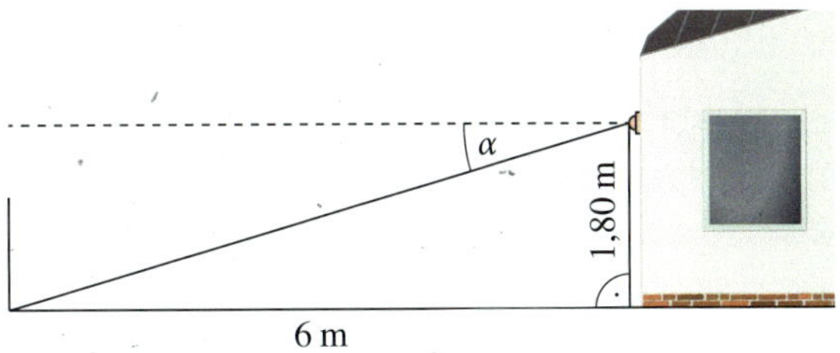

28 Mia sitzt auf einer Schaukel.
Die Seile der Schaukel sind je 2,50 m lang. Der Haken, an dem das Seil befestigt ist, befindet sich 2,85 m über dem Erdboden. Mia versucht, so hoch wie möglich zu schaukeln. An ihrem höchsten Punkt bildet das Seil einen Winkel von 30° zur Horizontalen.
a) Fertige zunächst eine Skizze an.
b) Wie hoch ist Mia dann über dem Erdboden?
c) Vergleiche dein Ergebnis mit deinem Sitznachbarn oder deiner Sitznachbarin.

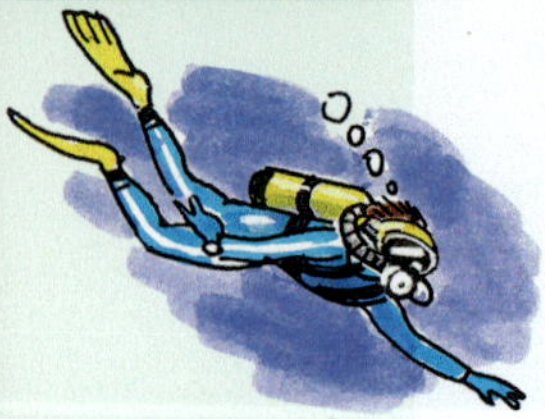

Paul Pogbas „Dab"-Jubel

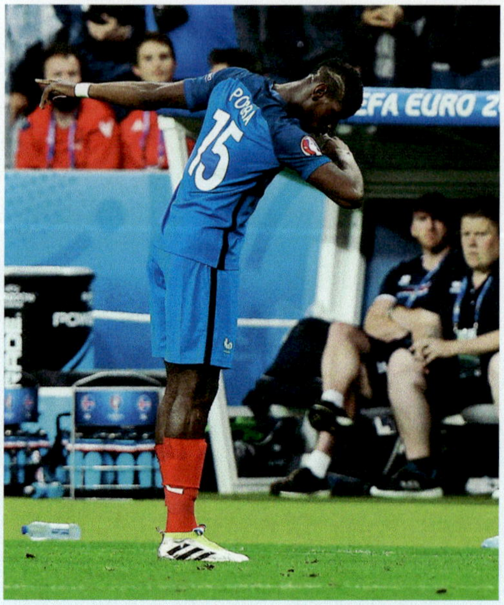

Das Bild zeigt Paul Pogba beim Torjubel nach seinem Tor im Viertelfinale der Fußball-Europameisterschaft 2016 im Spiel Frankreich gegen Island.
Dieser Torjubel, der berühmte „Dab", ist Paul Pogbas Markenzeichen: Dabei geht er mit dem Kopf Richtung rechter Armbeuge und spreizt den anderen Arm vom Körper weg.
Mittlerweile hat der „Dab" es in beinah alle Ligen der Welt geschafft und wird dort fleißig nachgeahmt.
Gemäß Definition ist ein Dab aber nur dann „perfekt", wenn beide Dreiecke rechtwinklig sind.

a) Zeichne die beiden Dreiecke in einem geeigneten Maßstab. Gib den Maßstab an und miss in jedem Dreieck die Innenwinkel.

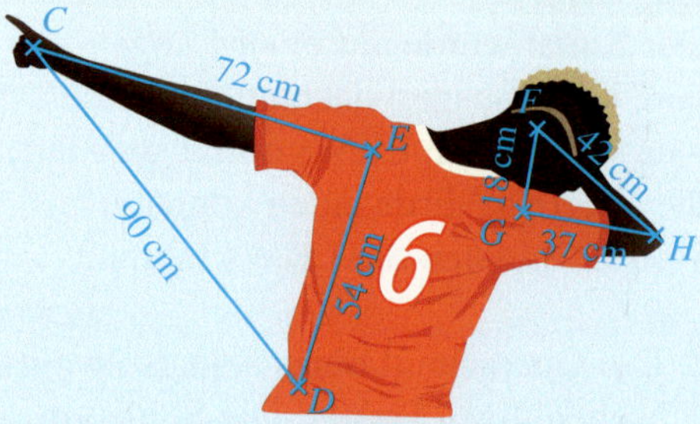

b) Wähle im größeren Dreieck den Winkel α an der linken Hand und gib dafür die Gegenkathete, die Ankathete und die Hypotenuse an. Stelle je einen Quotienten für sin α, für cos α und für tan α auf.

---

c) Überprüfe rechnerisch für beide Dreiecke, ob Pogba den „perfekten" Dab feiert. Sollte der Dab in einem der beiden Dreiecke nicht „perfekt" sein, dann verändere die Länge einer Seite so, dass er „perfekt" ist.

d) Berechne im größeren Dreieck die Größe der beiden Innenwinkel auf zwei Nachkommastellen genau.

---

e) Im Bild rechts bilden auch Kopf, ausgestreckter linker Arm und angewinkelter rechter Arm ein rechtwinkliges Dreieck. Berechne für das Dreieck in der Zeichnung die Länge der Seiten a und c und die Größe des Winkels β.
Schätze begründet ab, wie groß die Originalmaße sein könnten.

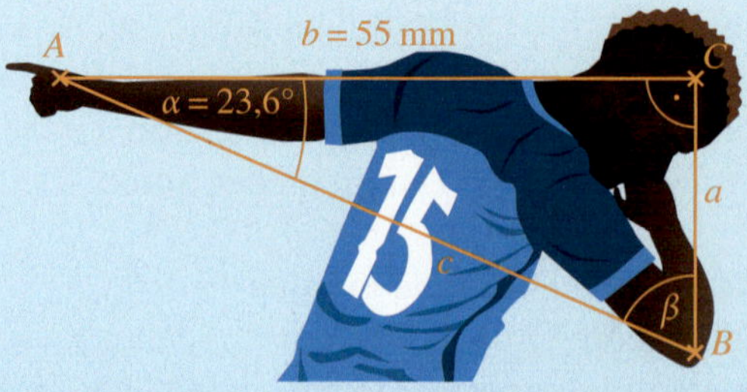

f) Recherchiere im Internet, welche weiteren Personen den Dab-Jubel nachahmen. Finde Bilder und überprüfe mit einer dynamischen Geometrie-Software, ob ein rechtwinkliges Dreieck wie oben im Bild vorliegt. Berechne alle fehlenden Seitenlängen und Winkelgrößen in Originalgröße.

Alles klar?

Entscheide, ob die Aussagen richtig oder falsch sind.
Begründe deine Entscheidung im Heft und korrigiere gegebenenfalls.

1 Seitenverhältnisse im rechtwinkligen Dreieck

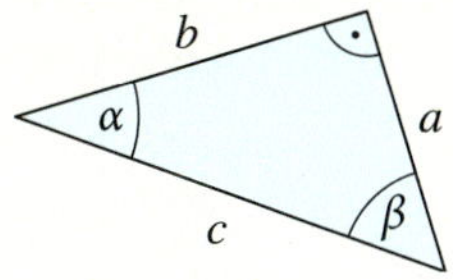

a) In der Zeichnung rechts ist die Seite c die Gegenkathete von α.
b) In der Zeichnung rechts ist die Seite b die Ankathete von α.
c) Der Sinus eines Winkels kleiner als 90° ist der Quotient aus der Ankathete des Winkels und der Hypotenuse.
d) In der Zeichnung rechts oben nennt man das Seitenverhältnis $\frac{b}{c}$ den Tangenswert des Winkels α.
e) Die Steigung einer Strecke entspricht dem Tangens des Steigungswinkels.

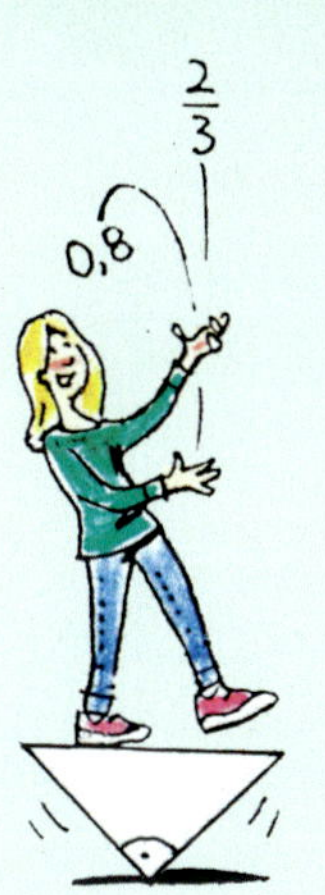

BEACHTE
Die Lösungen zu den Aufgaben auf dieser Seite sowie dazu passende Trainingsaufgaben findest du ab Seite 178.

2 Winkelberechnung mit sin, cos, tan

a) Um alle Winkelgrößen und Seitenlängen eines rechtwinkligen Dreiecks zu berechnen, muss man mehr als zwei Seitenlängen kennen.
b) Wenn nur die Größe eines spitzen Winkels im rechtwinkligen Dreieck gegeben ist, dann kann die Größe des fehlenden Winkels nicht mit dem Innenwinkelsummensatz berechnet werden.
c) Im abgebildeten Rechteck $ABCD$ lässt sich der Winkel α_1 direkt mit dem Kosinus berechnen.
d) Berechnet man den Winkel α_1 im abgebildeten Rechteck, so erhält man etwa 24,6°.
e) Wenn die horizontale Entfernung 7,2 km und der Höhenunterschied 242 m beträgt, dann liegt eine Steigung von etwa 3,4 % vor und der Steigungswinkel beträgt 1,9°.

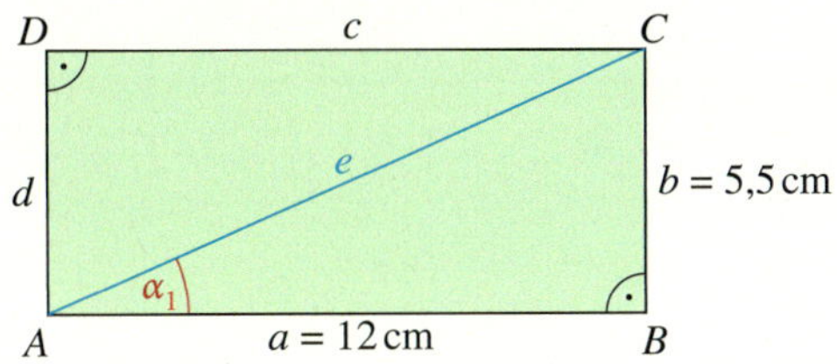

3 Streckenberechnung mit sin, cos, tan

a) In einem Dreieck ABC mit $\gamma = 90°$; $\alpha = 55°$ und $c = 6{,}5$ cm ist die Seite $a \approx 5{,}3$ cm lang.
b) Ein rechtwinkliges Dreieck ABC mit dem rechten Winkel α hat eine 7,2 cm lange Kathete c und einen 66° großen Winkel γ. Dann ist die zweite Kathete 4,2 cm lang.
c) Wenn in einem Dreieck ABC $\beta = 90°$; $\gamma = 50{,}8°$ und $b = 3{,}5$ cm gilt, dann ist die Seite $a \approx 1{,}8$ cm lang.
d) Die Nebelhornbahn bei Oberstdorf hat im Durchschnitt einen Steigungswinkel von 13,25°. Die Talstation liegt 828 m über dem Meeresspiegel, die Bergstation liegt 1942 m hoch. Sarah berechnet für die Bahn eine richtige Gesamtlänge von 4860 m.

4 Körperberechnung mit Trigonometrie

a) In einem Zylinder bilden Höhe, Radius und Mantellinie ein rechtwinkliges Dreieck.
b) Um den Oberflächeninhalt und das Volumen eines Kegels zu bestimmen, reicht es aus, den Neigungswinkel und den Radius zu kennen.

Zusammenfassung

→ Seite 10

Seitenverhältnisse im rechtwinkligen Dreieck

Die Kathete, die dem **Winkel α** gegenüberliegt, nennt man **Gegenkathete von α**.
Die Kathete, die an dem Winkel α anliegt, nennt man **Ankathete von α**.

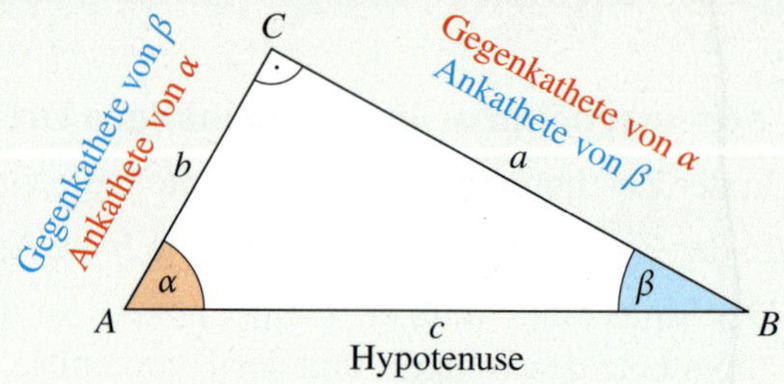

Seitenverhältnisse im rechtwinkligen Dreieck:

$\sin \alpha = \frac{\text{Gegenkathete von } \alpha}{\text{Hypotenuse}}$ $\cos \alpha = \frac{\text{Ankathete von } \alpha}{\text{Hypotenuse}}$ $\tan \alpha = \frac{\text{Gegenkathete von } \alpha}{\text{Ankathete von } \alpha}$

→ Seite 14

Winkelberechung mit sin, cos, tan

Wenn in einem rechtwinkligen Dreieck zwei Seitenlängen gegeben sind, so kann man mit Hilfe von Sinus, Kosinus und Tangens die Größe der Winkel berechnen.

gegeben: rechtwinkliges Dreieck ABC mit $\alpha = 90°$; Hypotenuse $a = 6{,}5\,\text{cm}$ und Kathete $b = 3{,}6\,\text{cm}$
gesucht: Größe der Winkel β und γ

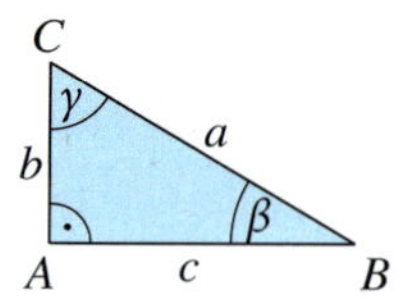

Lösung: $\sin \beta = \frac{b}{a}$
$\sin \beta = \frac{3{,}6}{6{,}5}$ SHIFT sin bzw. 2nd sin
$\beta \approx 33{,}6°$

Es gilt: $\beta + \gamma = 90°$, also ist $\gamma \approx 56{,}4°$.

→ Seite 18

Streckenberechung mit sin, cos, tan

Wenn in einem rechtwinkligen Dreieck eine Seitenlänge und eine Winkelgröße gegeben sind, so können mit Hilfe von Sinus, Kosinus und Tangens die beiden anderen Seitenlängen berechnet werden.

gegeben: rechtwinkliges Dreieck ABC mit $\gamma = 90°$; $\alpha = 32{,}3°$ und $c = 126\,\text{m}$
gesucht: Länge der Katheten a und b
Lösung: $\cos \alpha = \frac{b}{c}$
$b = \cos \alpha \cdot c$
$b = \cos 32{,}3° \cdot 126\,\text{m}$
$b \approx 106{,}62\,\text{m}$

und $\sin \alpha = \frac{a}{c}$
$a = \sin \alpha \cdot c$
$a = \sin 32{,}3° \cdot 126\,\text{m}$
$a \approx 67{,}14\,\text{m}$

Zweistufige Zufallsexperimente

Die Film-AG einer Schule hat bei einem Wettbewerb zwei dreiwöchige Auslandsaufenthalte gewonnen. Eine Person kann nach Rom reisen, die andere nach Madrid. Die beiden Reisen werden unter den 24 Mädchen und 16 Jungen verlost, die in der Film-AG sind.

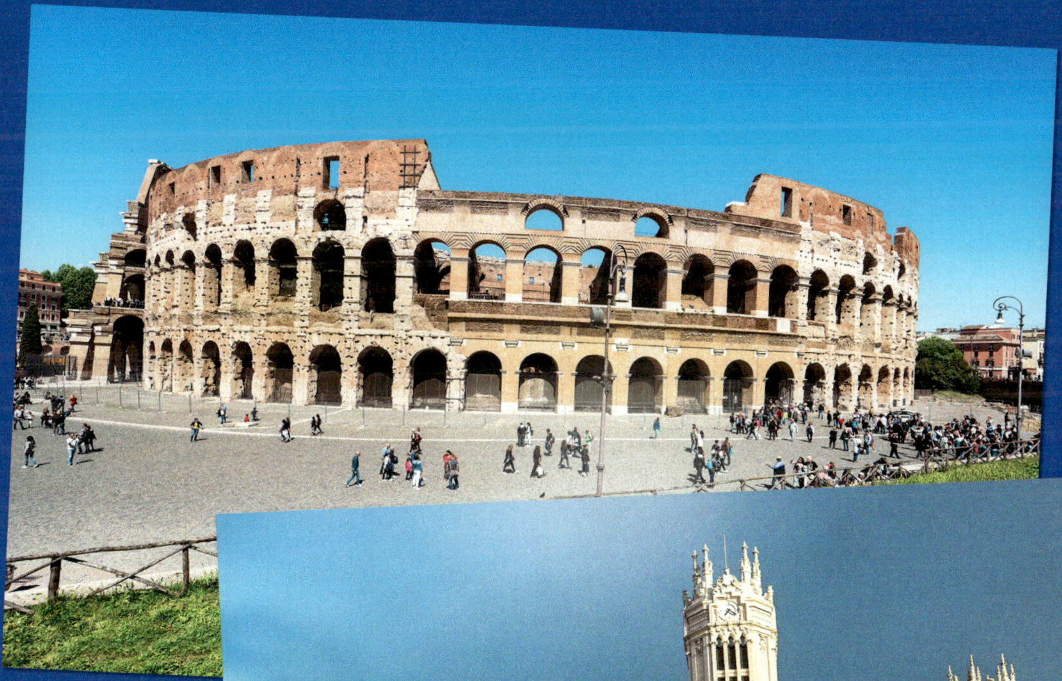

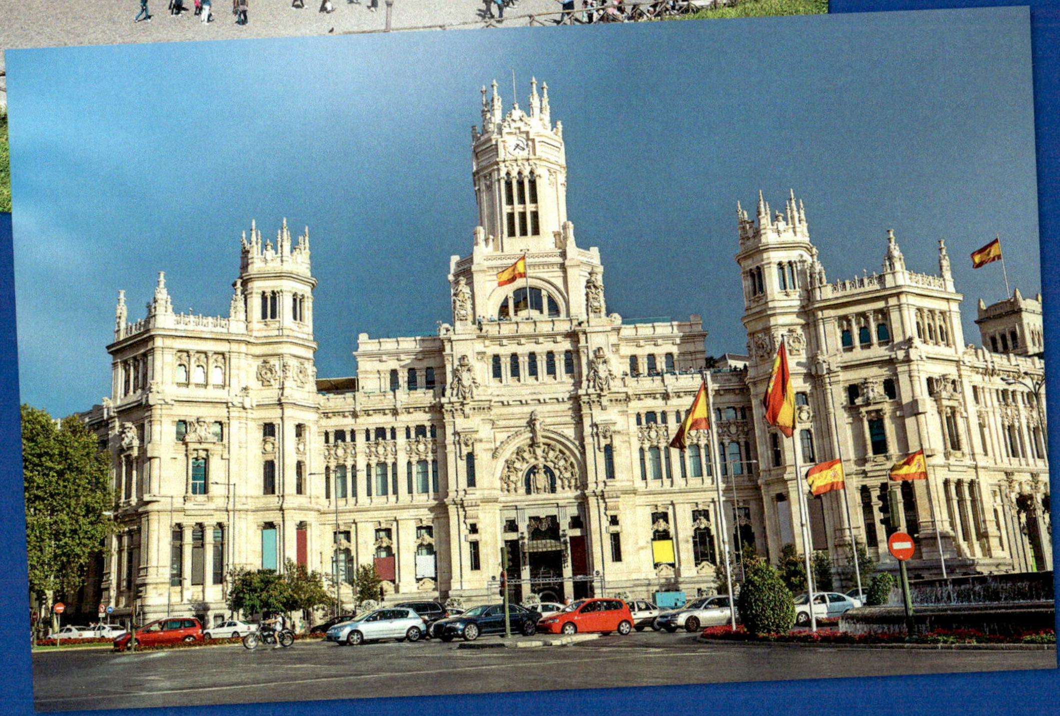

In diesem Kapitel lernst du, wie man die Wahrscheinlichkeit dafür berechnet, dass ein Junge nach Rom und ein Mädchen nach Madrid fliegt. Du erfährst auch, wie man andere Wahrscheinlichkeiten berechnen kann, zum Beispiel dafür, dass beide Reisende Mädchen sind oder beide Jungen.

Noch fit?

1 In einer Klassenarbeit wurden folgende Noten erteilt:

Note	1	2	3	4	5	6
Anzahl	1	8	6	5	3	2

a) Gib die relative Häufigkeit für jede Note an.
b) Berechne die Durchschnittsnote.

2 Berechne.

a) $\frac{2}{5} \cdot \frac{3}{7}$ **b)** $\frac{2}{3} \cdot \frac{5}{8}$ **c)** $\frac{3}{4} \cdot \frac{2}{9}$ **d)** $\frac{13}{14} \cdot \frac{7}{26}$
e) $\frac{5}{12} + \frac{1}{12}$ **f)** $\frac{7}{24} + \frac{1}{3}$ **g)** $\frac{4}{5} \cdot \frac{1}{4} + \frac{3}{5} \cdot \frac{1}{4}$ **h)** $\frac{5}{8} \cdot \frac{4}{5} + \frac{1}{2} \cdot \frac{1}{5}$

3 Rechne um. Übertrage die Tabelle in dein Heft und fülle sie aus.

Bruch	$\frac{37}{100}$			$\frac{7}{25}$			$\frac{43}{125}$	$\frac{1}{3}$
Dezimalbruch		0,07			0,625			
Prozent			25 %			5 %		

4 Bestimme die Wahrscheinlichkeit für die Ereignisse beim Glücksrad.

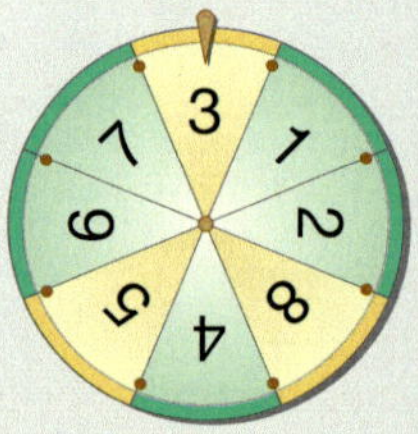

a) Es wird die 3 gedreht.
b) Es wird eine ungerade Zahl gedreht.
c) Der Pfeil bleibt auf einem gelben Feld stehen.
d) Es wird eine in einem grünen Feld stehende gerade Zahl gedreht.
e) Der Pfeil bleibt auf einem grünen Feld oder einer geraden Zahl stehen.

5 Ein Skatspiel besteht aus 32 Karten. Es gibt die Werte 7, 8, 9, 10, Bube, Dame, König und Ass jeweils in den vier Farben Herz, Karo, Pik und Kreuz.
Aus allen Spielkarten wird eine Karte gezogen.
Wie groß ist die Wahrscheinlichkeit, dass folgendes Ereignis eintritt?

a) der Herz-Bube **b)** eine rote Dame **c)** ein König
d) eine „7“ oder eine „8“ **e)** eine Herz-Karte **f)** eine rote Karte

6 Betrachte den rechts abgebildeten Würfel.

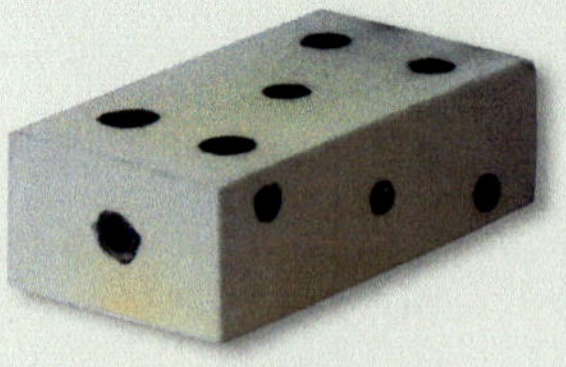

a) Handelt es sich beim Werfen des abgebildeten Würfels um ein Laplace-Experiment?
b) Ist es beim Wurf mit diesem Würfel wahrscheinlicher, eine „5“ oder eine „1“ zu werfen? Begründe deine Meinung.
c) Wie lässt sich die Wahrscheinlichkeit, eine „5“ zu werfen, näherungsweise bestimmen?
d) Ist es wahrscheinlicher, eine gerade oder eine ungerade Zahl zu würfeln?

Bunt gemischt

1. Berechne: 4 – 7 ; –4 – 7 ; –4 + 7 und 4 – (–7)
2. Richtig oder falsch? Eine Zahl, die durch 8 teilbar ist, ist auch durch 4 teilbar.
3. Zeichne ein Dreieck mit $a = 5\,\text{cm}$, $b = 7\,\text{cm}$ und $c = 4\,\text{cm}$.
4. Berechne 4 % von 800 € und 4 % von 80 €.
5. Gib 6 cm in einer kleineren und einer größeren Längeneinheit an.

Zweistufige Zufallsexperimente darstellen

Erforschen und Entdecken

1 Die Klasse 10 c plant ihre Aktivitäten für die Wandertage im September und im November. Folgende Möglichkeiten stehen zur Auswahl: Museum, Theater, Radtour, Klettergarten.

a) Nemanja findet den Vorschlag (Klettergarten/Theater) besser als (Theater/Klettergarten). Erkläre den Unterschied der beiden Kombinationen. Welchen Grund könnte Nemanja haben?

b) Notiere alle möglichen Kombinationen in der Form wie z. B. (Museum//Radtour). Wie viele Kombinationen erhältst du?

c) Wie viele Kombinationen gibt es, wenn es drei (sechs) mögliche Ausflugsziele gibt?

2 Die Mensa bietet Spitzbrötchen und Mehrkornbrötchen an. Sie sind mit Käse, Schinken oder Salami belegt.

a) Gülden meint, dass die Mensa sechs Varianten belegter Brötchen anbietet. Bist du der gleichen Ansicht? Begründe und schreibe alle möglichen Kombinationen zwischen Brötchenart und Belag auf, z. B. (Spitzbrötchen/Käse) oder (Mehrkorn/Schinken).

b) Neben den Spitz- und den Mehrkornbrötchen sollen noch Roggenbrötchen angeboten werden. Als Belag kommen Leberwurst und Frischkäse dazu. Wie viele Kombinationen gibt es nun? Lässt sich die Anzahl berechnen, ohne alle Möglichkeiten aufzuschreiben?

3 Zum EU-Projekttag der Schule kann man Angebote am Vormittag und Nachmittag wählen.

a) Zur Vorbereitung wurden zwei mögliche Wahlzettel erstellt: ein Baumdiagramm und eine Tabelle. Begründe, welcher Wahlzettel besser ist, indem du Vorteile und Nachteile benennst.

b) Am Vormittag gibt es drei verschiedene Angebote und am Nachmittag zwei. Wie viele Wahlmöglichkeiten gibt es?

c) Am Tag des Buches gibt es Workshops:
8–10 Uhr: Sprichwörter oder Gedichte,
10–12 Uhr: Buchdruck, Bibliothek oder eBooks;
12–14 Uhr: Schriftarten oder Graphiken.
Erstelle – wenn möglich – ein Baumdiagramm und eine Tabelle. Fallen dir noch andere Darstellungsformen ein?

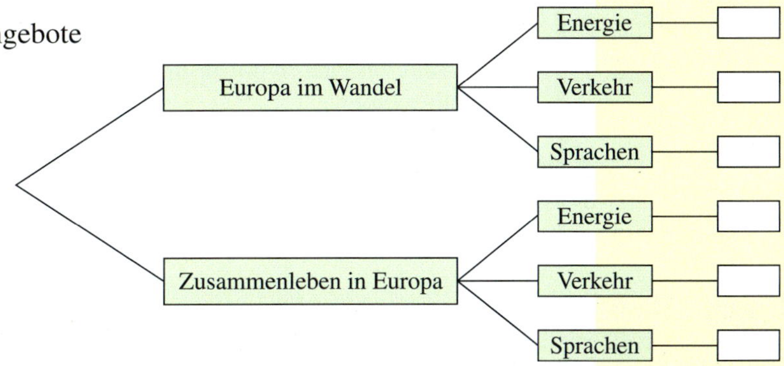

	Energie	Verkehr	Sprachen
Europa im Wandel			
Zusammenleben in Europa			

4 Lege fünf Gummibärchen mit unterschiedlicher Farbe in eine undurchsichtige Tüte.

a) Ziehe nacheinander zwei Gummibärchen aus der Tüte und notiere die Farbkombination. Schreibe zum Beispiel (Rot/Orange). Wirf die beiden Gummibärchen wieder in die Tüte und wiederhole das Zufallsexperiment mehrere Male.

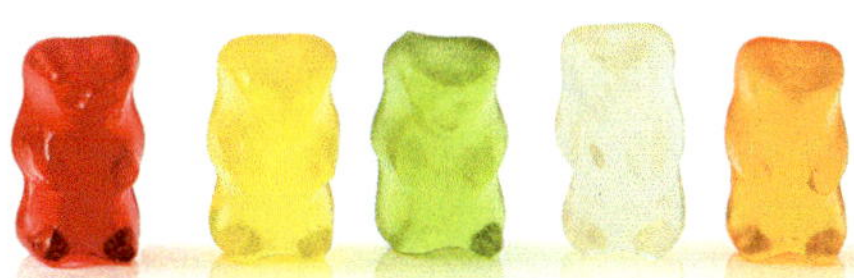

b) Ergänze alle Farbkombinationen, die bisher nicht gezogen wurden.

c) Melissa ist der Meinung, dass es zwanzig unterschiedliche Farbkombinationen gibt, Chiara meint, es gibt nur zehn. Wer hat Recht?

d) Bestimme die Wahrscheinlichkeit dafür, dass zunächst das weiße und dann das rote Gummibärchen gezogen werden. Erläutere dein Ergebnis.

Lesen und Verstehen

Auf einem Flug können die Passagiere zwischen drei Getränken (Kaffee, Tee oder Wasser) und zwei Sandwiches (Käse oder Schinken) wählen. Den Auswahlprozess kann man als **zweistufiges Zufallsexperiment** interpretieren.

BEACHTE
Bei geordneten Paaren ist es wie bei Koordinaten wichtig, in welcher Reihenfolge die Bestandteile genannt werden. Zum Beispiel ist (blau/rot) etwas anderes als (rot/blau).

Zur Veranschaulichung von zweistufigen Zufallsexperimenten verwendet man häufig **Baumdiagramme**. Die möglichen Ergebnisse können in Form von geordneten Paaren notiert werden.

BEISPIEL 1 Baumdiagramm

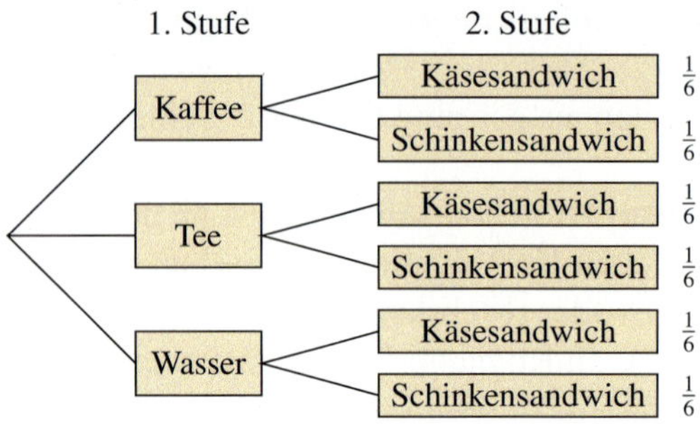

alle möglichen Ergebnisse

(Kaffee/Käsesandwich)
(Kaffee/Schinkensandwich)

(Tee/Käsesandwich)
(Tee/Schinkensandwich)

(Wasser/Käsesandwich)
(Wasser/Schinkensandwich)

Die Gesamtzahl der Ergebnisse kann an den geordneten Paaren am Baumdiagramm abgezählt werden.
Sie kann aber auch berechnet werden, indem man die beiden Anzahlen der Ergebnisse der Teilexperimente multipliziert.

Im Baumdiagramm ergeben sich 6 mögliche Ergebnisse.

Auf der ersten Stufe stehen 3 Getränke zur Wahl, auf der zweiten Stufe 2 Sandwiches. Es gibt also $3 \cdot 2 = 6$ mögliche Ergebnisse.

BEACHTE
P steht für *probability*, das englische Wort für Wahrscheinlichkeit.

Man kann die Wahrscheinlichkeit für ein bestimmtes Ergebnis (geordnetes Paar) bestimmen.

Handelt es sich bei beiden Teilexperimenten eines zweistufigen Zufallsexperiments um Laplace-Experimente, gilt die bisher bekannte Formel:

$$P(E) = \frac{\text{Anzahl der günstigen Ergebnisse}}{\text{Anzahl der möglichen Ergebnisse}}$$

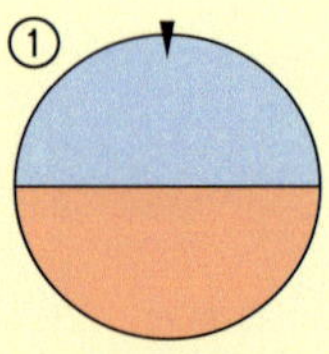

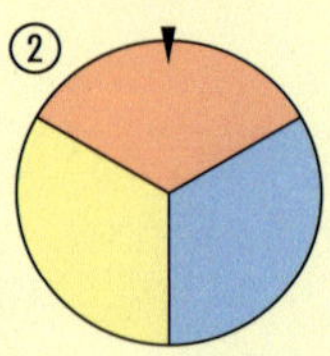

BEISPIEL 2

Ein zweistufiges Zufallsexperiment besteht aus den Teilexperimenten „Drehen von Glücksrad ①" und „Drehen von Glücksrad ②". Beide stellen Laplace-Experimente dar. Zeigen beide Glücksräder auf „Rot", erhält man den Hauptpreis.
Das Zufallsexperiment hat $2 \cdot 3 = 6$ verschiedene Versuchsausgänge: (Rot/Rot); (Rot/Blau); (Rot/Gelb); (Blau/Rot); (Blau/Blau); (Blau/Gelb).
Die Wahrscheinlichkeit für jedes Ergebnis beträgt $\frac{1}{6}$.
Die Wahrscheinlichkeit für den Hauptpreis (Rot/Rot) ist $\frac{1}{6}$.
Die Reihenfolge der Farben muss unterschieden werden, damit die einzelnen Versuchsausgänge gleich wahrscheinlich sind.

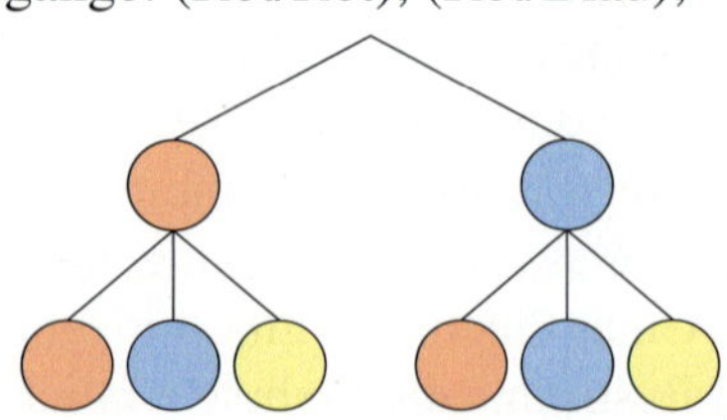

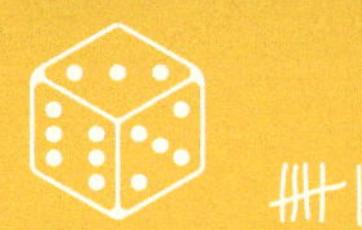

Basisaufgaben

1 Die Mensa einer Schule bietet zum Mittagessen vier Hauptgerichte (Nudeln, Salat, Pizza, Fisch) und zwei Nachspeisen (Birne, Quark) an.

a) Zeichne ein zugehöriges Baumdiagramm.
b) Aus wie vielen Kombinationsmöglichkeiten können die Schülerinnen und Schüler das Essen auswählen?
c) Notiere alle Kombinationsmöglichkeiten. Schreibe z. B. (Pizza/Birne).
d) Die Mensa erweitert die Speisekarte um ein Fleischgericht und Eis. Wie viele Kombinationsmöglichkeiten gibt es nun?

2 Wie viele Kombinationsmöglichkeiten gibt es jeweils?

a) Autoproduktion: 3 Ausführungen, 5 Farben
b) Kleiderschrank: 5 Hosen, 7 T-Shirts
c) Zweigangmenü: 4 Hauptspeisen, 6 Nachspeisen
d) Geldstück: 8 Münzen; 15 Länder

3 Max möchte einen Cocktail mit zwei unterschiedlichen Säften mixen. Er hat sechs verschiedene Fruchtsäfte im Haus. Max meint, dass er 30 verschiedene Cocktails mixen kann. Sein Vater ist der Ansicht, dass es nur 15 sind. Schließe dich begründet einer Meinung an.

4 Bei Pferderennen bieten Wettbüros die so genannte Zweierwette an. Die Zweierwette gewinnt, wer den Sieger und das zweitplatzierte Pferd eines Rennens in der richtigen Reihenfolge gewettet hat. Wie viele Kombinationsmöglichkeiten für die Zweierwette gibt es, wenn …

a) fünf Pferde am Rennen teilnehmen?
b) sechs Pferde am Rennen teilnehmen?
c) acht Pferde am Rennen teilnehmen?
d) zehn Pferde am Rennen teilnehmen?

5 Ein Restaurant bietet zwölf unterschiedliche Kombinationen von Zweigangmenüs an. Aus wie vielen Haupt- und Nachspeisen kann der Gast auswählen? Finde verschiedene Möglichkeiten.

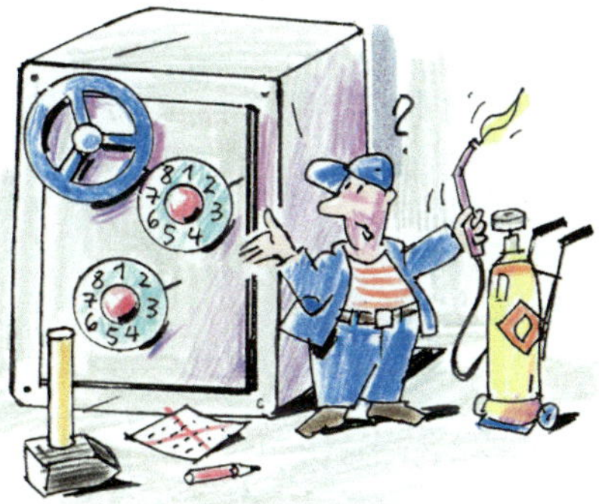

6 Ein Tresor verfügt über zwei Drehknöpfe, die auf die Zahlen 1 bis 8 eingestellt werden können.

a) Wie viele Kombinationsmöglichkeiten gibt es?
b) Bei einem neuen Tresormodell mit drei Drehknöpfen soll es 720 Kombinationsmöglichkeiten geben. Wie ist das möglich?

7 In einer Lostrommel befinden sich ein roter, ein blauer und ein grüner Ball. David zieht nacheinander zwei Bälle.
Zeichne das zugehörige Baumdiagramm, wenn der zuerst gezogene Ball …

a) in die Lostrommel zurückgelegt wird.
b) nicht in die Lostrommel zurückgelegt wird.

8 Wie viele zweistellige Zahlen kann man aus den Ziffern 1, 2, 3, 4 und 5 bilden, wenn …

a) jede Ziffer nur einmal vorkommen darf?
b) jede Ziffer auch mehrfach vorkommen darf?

9 Wie viele dreistellige Zahlen kann man aus den Ziffern 1, 2, 3, 4, 5 und 6 bilden, wenn …

a) jede Ziffer nur einmal vorkommen darf?
b) jede Ziffer auch mehrfach vorkommen kann?

10 Rian, Nicolas, Lisa und Tara spielen ein Doppel beim Badminton.
Wie viele mögliche Spielpaarungen gibt es, wenn …

a) ein Junge mit einem Mädchen zusammenspielen soll?
b) das Geschlecht bei der Zusammenstellung der Doppel keine Rolle spielt?

BEACHTE
Zwei Zufallsexperimente heißen **abhängig**, wenn die Wahrscheinlichkeiten der Ergebnisse des zweiten Zufallsexperiments vom Ausgang des ersten beeinflusst werden, z. B. zweimaliges Ziehen aus der Lostrommel ohne den Ball wieder zurück zu legen. Ansonsten heißen die Zufallsexperimente unabhängig.

Weiterführende Aufgaben

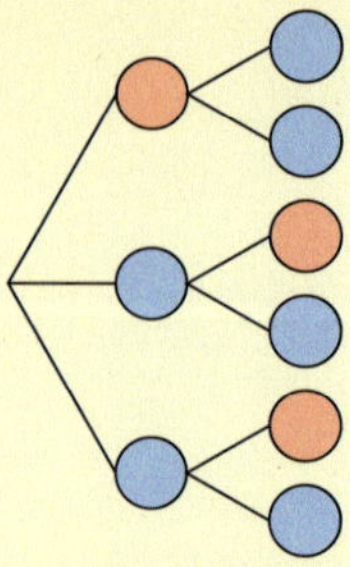

11 In Jans Sockenkiste liegen ein roter und zwei blaue Strümpfe. Noch verschlafen nimmt er sich zwei Strümpfe aus der Kiste.

a) Erkläre das Baumdiagramm links.

b) Wie groß ist die Wahrscheinlichkeit, dass Jan passende Strümpfe anzieht?

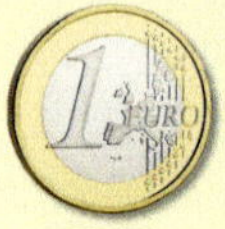

Zahl

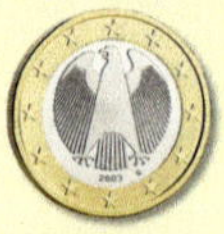

Wappen

12 Eine Münze wird zweimal hintereinander geworfen. Entweder zeigt sie Zahl (Z) oder Wappen (W).

a) Zeichne ein passendes Baumdiagramm.

b) Wie viele mögliche Ergebnisse gibt es?

c) Richtig oder falsch: Die Wahrscheinlichkeit zweimal Zahl zu werfen ist halb so groß wie die Wahrscheinlichkeit genau einmal Zahl zu werfen.

13 Von den Jugendlichen einer Klasse haben 90 % ein Smartphone. Insgesamt haben 10 % ein Tablet.
Christo meint: „Es gibt vier verschiedene Kombinationsmöglichkeiten. Somit ist die Wahrscheinlichkeit, beide Geräte zu besitzen, gleich 25 %.“
Erkläre Christo, warum dies falsch ist.

14 Ein Glücksspielautomat besteht aus zwei Rädern.

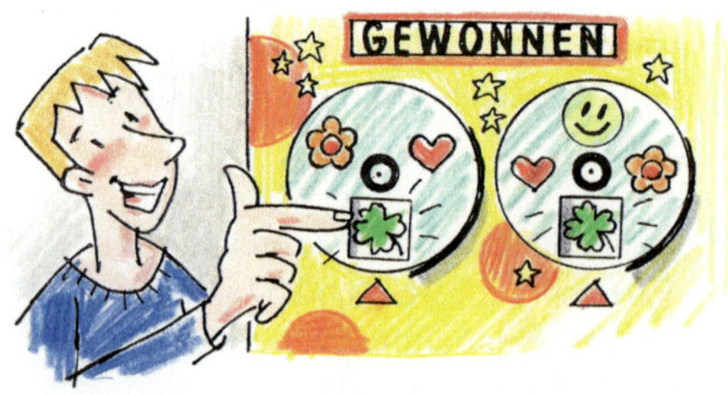

a) Wie viele Kombinationsmöglichkeiten gibt es bei diesem Glücksspiel?

b) Man gewinnt den Hauptpreis, wenn beide Räder das vierblättrige Kleeblatt anzeigen. Wie groß ist die Wahrscheinlichkeit, den Hauptpreis zu gewinnen?

c) Zeigen beide Räder das gleiche Symbol, aber nicht das Kleeblatt, so erhält man einen Trostpreis. Gib die Wahrscheinlichkeit für einen Trostpreis an.

BEACHTE
Die Lösungen zu Aufgabe 15 ergeben in der richtigen Reihenfolge den Namen einer Stadt in Deutschland.
In welchem Bundesland liegt diese Stadt?
0,11 (E); 0,44 (A); 0,56 (N); 9 (J)

15 Ein Bube, eine Dame und ein König eines Skatspiels liegen verdeckt auf dem Tisch. Ein Spieler soll zweimal eine Karte ziehen, wobei die gezogene Karte immer wieder zurückgelegt wird und die Karten gemischt werden. Die Ergebnisse werden notiert.

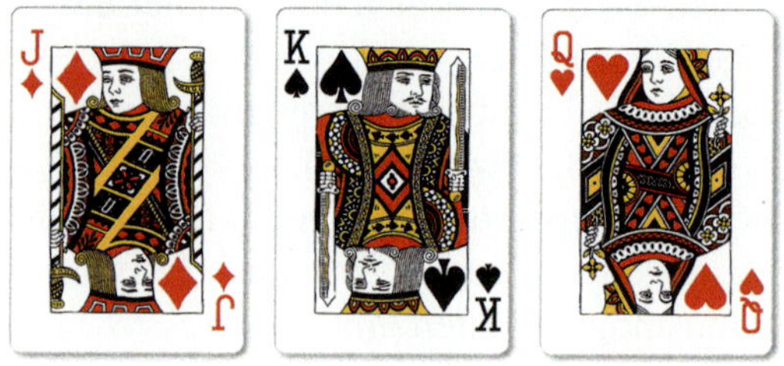

a) Wie viele Kombinationsmöglichkeiten gibt es?

b) Gib die Wahrscheinlichkeit an, dass zweimal hintereinander eine Dame gezogen wird.

c) Wie groß ist die Wahrscheinlichkeit, dass die Dame mindestens einmal gezogen wird?

d) Mit welcher Wahrscheinlichkeit wird die Dame weder beim ersten noch beim zweiten Zug gezogen?

16 Jakob wirft erst einen grünen Würfel und dann einen roten Würfel.

a) Wie viele mögliche Versuchsausgänge gibt es?

b) Wie groß ist die Wahrscheinlichkeit, das Ergebnis (6/6) zu erzielen?

c) Wie groß ist die Wahrscheinlichkeit, einen Pasch (beide Würfel zeigen die gleiche Zahl) zu erzielen?

d) Welche Ergebnisse haben die Augensumme 10?

e) Wie groß ist die Wahrscheinlichkeit, die Augensumme 10 zu erzielen?

f) Welche Augensummen können erreicht werden?

g) Ist die Wahrscheinlichkeit für alle Augensummen gleich groß? Begründe.

h) Wie groß ist die Wahrscheinlichkeit, eine Augensumme zu erreichen, die kleiner als 7 ist?

Pfadregel und Summenregel

Erforschen und Entdecken

1 Es wird die „Wahrscheinlichkeitsrallye“ gespielt.

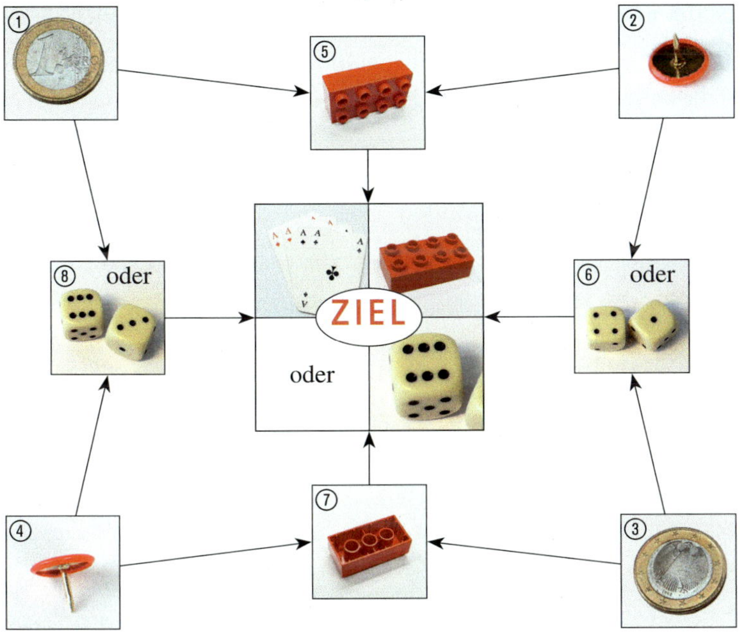

BEISPIEL
Ein Spieler wählt das Feld ① als Startfeld. Von dort aus kann er die Felder ⑤ oder ⑧ erreichen. Er wählt Feld ⑤. Von Feld ⑤ geht es zum Zielfeld. Auf ein Feld darf er sich stellen, wenn er das dort gezeigte Ergebnis erhält. Um das Zielfeld zu erreichen, kann er wählen, ob er mit dem Legostein oder dem Würfel wirft oder aus einem vollständigen Skatblatt ein Ass zieht.

a) Ermittle die statistischen Wahrscheinlichkeiten für die Ereignisse ②, ④, ⑤ und ⑦.
b) Spielt das Spiel einige Male. Welcher Weg hat sich als besonders vorteilhaft herausgestellt?
c) Ergänze das Baumdiagramm rechts.
d) Diskutiert in eurer Gruppe, welcher Weg die höchste Erfolgswahrscheinlichkeit aufweist. Vergleicht die Gruppenergebnisse im Klassenverband.

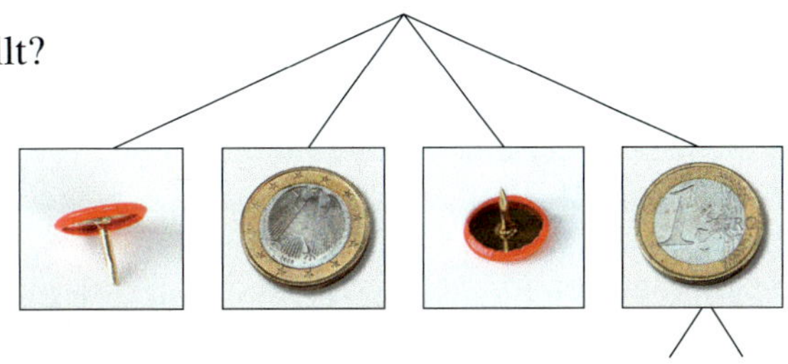

2 Die beiden Glücksräder werden nacheinander gedreht.

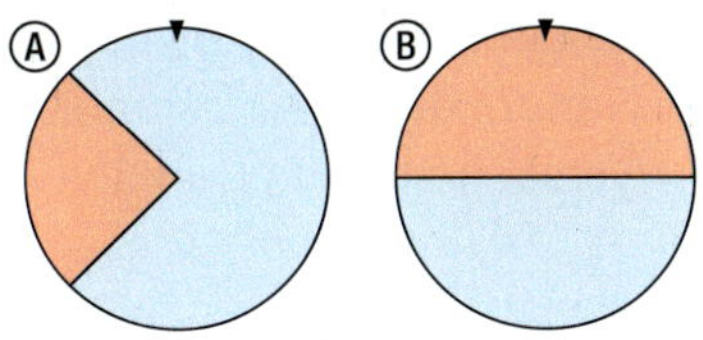

a) Wie groß ist die Wahrscheinlichkeit, mit dem ersten Glücksrad „Rot“ zu drehen? Gib die Wahrscheinlichkeit für das gleiche Ergebnis beim zweiten Glücksrad an.
b) Um die möglichen Versuchsausgänge des zweistufigen Zufallsexperiments zu veranschaulichen, hat Caterina das Baumdiagramm ① gezeichnet. Sie meint: „Es gibt vier unterschiedliche Versuchsausgänge. Also liegt die Wahrscheinlichkeit, mit beiden Glücksrädern „Rot“ zu drehen, bei $\frac{1}{4}$.“ Nimm Stellung zu ihrer Aussage.
c) Sergej und Eileen schlagen vor, die Baumdiagramme ② und ③ zur Veranschaulichung des zweistufigen Zufallsexperiments zu verwenden. Nenne Vorzüge und Nachteile der beiden Baumdiagramme.
d) Bestimme die Wahrscheinlichkeit, beide Male „Rot“ zu drehen. Wie lässt sich die Wahrscheinlichkeit für dieses Ergebnis aus dem Baumdiagramm ③ bestimmen?
e) Berechne die Wahrscheinlichkeit dafür, dass ein Glücksrad die Farbe blau und das andere die Farbe rot anzeigt.

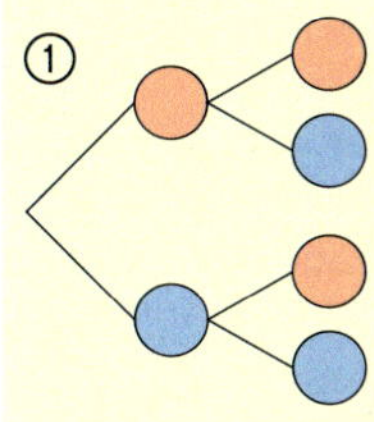

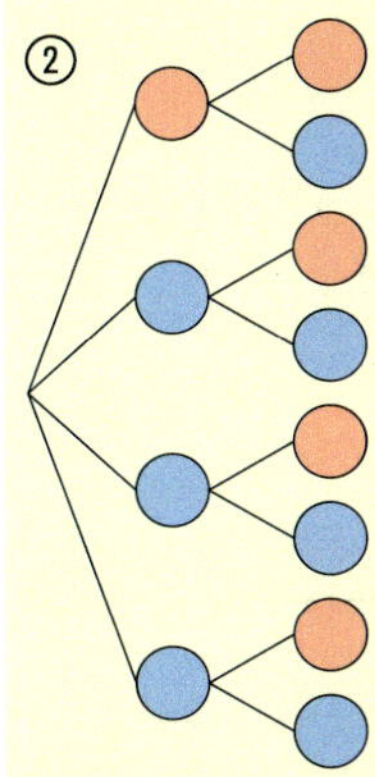

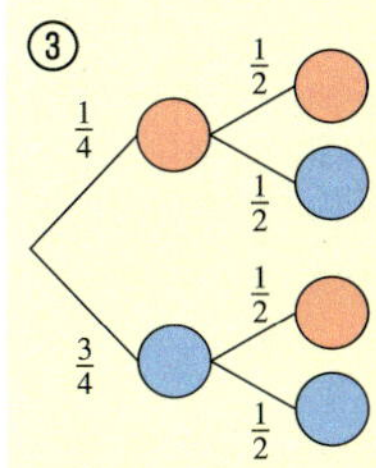

Lesen und Verstehen

BEACHTE Unter einer Urne versteht man in der Mathematik ein nicht einsehbares Gefäß, in dem sich Kugeln oder Ähnliches befinden.

Eine Mathematiklehrerin hat ein zweistufiges Zufallsexperiment vorbereitet. Zunächst wählt ein Schüler mit verschlossenen Augen eine von drei Urnen. Dann zieht er daraus eine Kugel.

BEISPIEL 1 Wie groß ist die Wahrscheinlichkeit, dass der Schüler eine weiße Kugel zieht?

Wahrscheinlichkeit: Wahl der Urne	Wahrscheinlichkeit: Wahl der Kugel	Wahrscheinlichkeit: Kugelfarbe je Urne (Pfadregel)	Wahrscheinlichkeit: weiße Kugel (Summenregel)
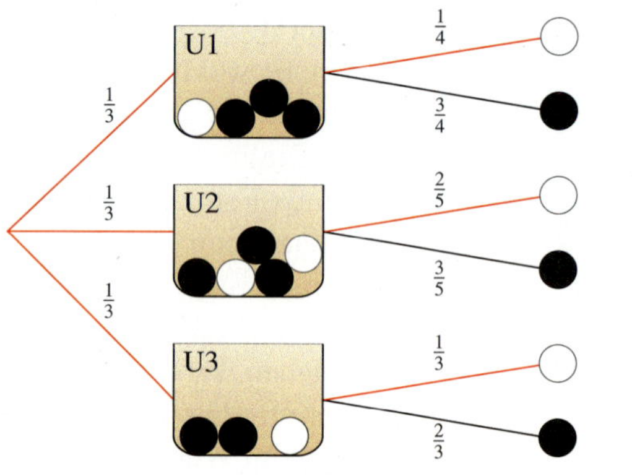		$\frac{1}{3} \cdot \frac{1}{4} = \frac{1}{12}$	$\frac{1}{12}$
		$\frac{1}{3} \cdot \frac{3}{4} = \frac{1}{4}$	+
		$\frac{1}{3} \cdot \frac{2}{5} = \frac{2}{15}$	$\frac{2}{15}$
		$\frac{1}{3} \cdot \frac{3}{5} = \frac{1}{5}$	+
		$\frac{1}{3} \cdot \frac{1}{3} = \frac{1}{9}$	$\frac{1}{9}$
		$\frac{1}{3} \cdot \frac{2}{3} = \frac{2}{9}$	$= \frac{59}{180} \approx 32{,}8\,\%$

Mit einer Wahrscheinlichkeit von 32,8 % zieht der Schüler eine weiße Kugel.

BEACHTE Die Pfadregel besagt, dass man die Wahrscheinlichkeiten entlang eines „Baumpfades" multipliziert.

Pfadregel
Bei zweistufigen Zufallsexperimenten ergibt sich die Wahrscheinlichkeit eines *Ergebnisses* aus dem Produkt der Wahrscheinlichkeiten der einzelnen Teilergebnisse.

Summenregel
Die Wahrscheinlichkeit eines *Ereignisses* ergibt sich durch Addition der Wahrscheinlichkeiten von Ergebnissen, die zu diesem Ereignis gehören.

Wahrscheinlichkeiten berechnen mit der Pfadregel und der Summenregel

1. Zerlege die Situation in Teilversuche.
2. Zeichne ein Baumdiagramm.
3. Notiere die Wahrscheinlichkeiten der Versuchsausgänge an den Ästen.
4. Markiere die relevanten Pfade. Berechne die Wahrscheinlichkeit mit der Pfadregel.
5. Berechne die Wahrscheinlichkeit des Ereignisses mit der Summenregel.

BEACHTE Achte beim Zeichnen eines Baumdiagramms darauf, dass an jeder Verzweigung so viele Äste benötigt werden, wie der Teilversuch Ergebnisse hat.

BEISPIEL 2
Für die Klassenfahrt teilt der Lehrer die zehn Jungen zufällig auf zwei 5-Bett-Zimmer auf. Leo, Lukas und Mike sind nacheinander dran. Mit welcher Wahrscheinlichkeit schläft Leo mit genau einem seiner Freunde zusammen? Angenommen, Leo kommt in Zimmer 1. Dann sind noch neun Betten frei, davon vier im ersten und fünf im zweiten Zimmer. Der Ausgang des 1. Teilversuchs beeinflusst die Wahrscheinlichkeiten des 2. Teilversuchs.

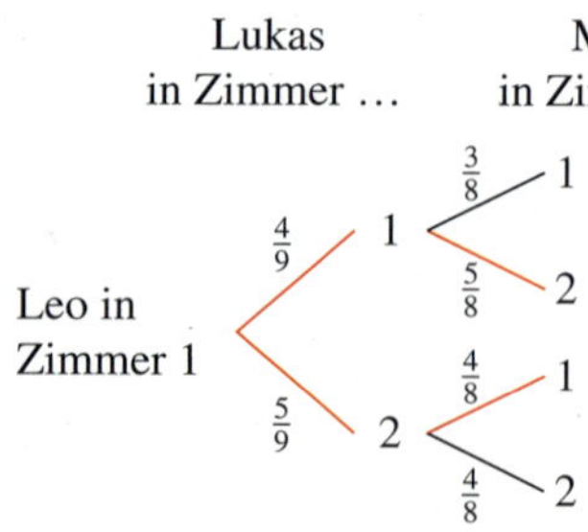

$\frac{4}{9} \cdot \frac{5}{8} = \frac{5}{18}$ (Pfadregel)

$\frac{5}{9} \cdot \frac{4}{8} = \frac{5}{18}$ (Pfadregel)

Summenregel: $\frac{5}{18} + \frac{5}{18} = \frac{5}{9} \approx 55{,}6\,\%$
Die Wahrscheinlichkeit beträgt 55,6 %.

Basisaufgaben

1 Aus der Urne unten werden zwei Kugeln gezogen. Richard hat dazu ein Baumdiagramm gezeichnet:

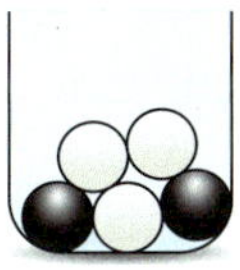

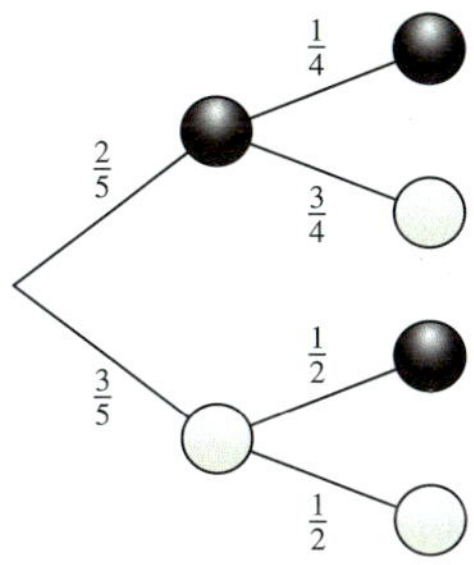

a) Wurde die zuerst gezogene Kugel wieder in die Urne zurückgelegt? Begründe.
b) Berechne die Wahrscheinlichkeit, dass zwei weiße Kugeln gezogen werden.
c) Welche der folgenden Aussagen meinen das gleiche Ereignis?

- genau eine schwarze Kugel
- zwei weiße Kugeln
- genau eine weiße Kugel
- höchstens eine schwarze Kugel
- keine schwarze Kugel
- mindestens eine weiße Kugel

2 Ein Glücksrad besteht aus drei grünen und sieben blauen Feldern. Alle Felder sind gleich groß. Es wird zweimal gedreht.
a) Zeichne ein passendes Baumdiagramm mit Wahrscheinlichkeiten an den Ästen.
b) Wie verändern sich die Wahrscheinlichkeiten am Baumdiagramm, wenn die Anzahl der grünen und blauen Felder jeweils verdreifacht wird?

3 Eine Münze wird zweimal hintereinander geworfen.
Zeichne ein Baumdiagramm und notiere die Wahrscheinlichkeiten an den Ästen.
Bestimme die Wahrscheinlichkeit für …
a) zweimal Wappen.
b) genau einmal Zahl.
c) mindestens einmal Wappen.
d) weder Wappen noch Zahl.

4 Zuerst wird aus Urne ①, dann aus Urne ② je eine Kugel gezogen.

① 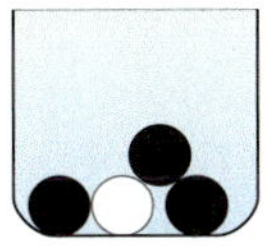 ② 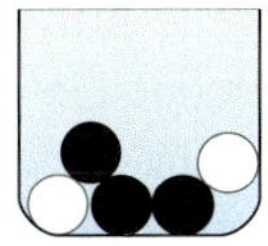

a) Zeichne ein zugehöriges Baumdiagramm.
b) Wie groß ist die Wahrscheinlichkeit, dass beide Kugeln die Farbe „Weiß" haben?
c) Mit welcher Wahrscheinlichkeit sind beide Kugeln schwarz?
d) Yasin meint, dass die Wahrscheinlichkeit, zwei weiße Kugeln zu ziehen, ein Viertel beträgt. Was könnte Yasin vergessen haben?

5 Aus der Urne wird zweimal eine Kugel gezogen, wobei die Kugel nach dem ersten Ziehen wieder zurückgelegt wird.

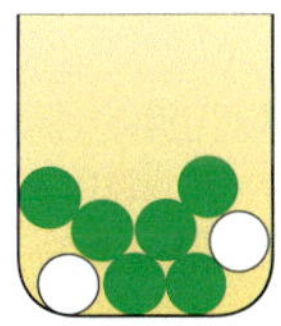

a) Zeichne ein Baumdiagramm.
b) Bestimme die Wahrscheinlichkeit dafür, dass zwei grüne Kugeln gezogen werden.
c) Bestimme die Wahrscheinlichkeit dafür, dass mindestens eine weiße Kugel gezogen wird.
d) Charles behauptet, dass sich die Wahrscheinlichkeiten nicht verändern, wenn sich in der Urne drei grüne und eine weiße Kugel befinden. Überprüfe Charles' Meinung.
e) Stefan meint: „Es spielt keine Rolle, ob man die zuerst gezogene Kugel wieder zurücklegt oder nicht."
Hat Stefan Recht? Begründe. Sollte die Aussage falsch sein, dann zeichne ein neues Baumdiagramm und berechne die Wahrscheinlichkeiten aus Aufgabenteil b) und c) erneut.

6 In einer Urne befinden sich zwei rote und eine schwarze Kugel. Es wird zweimal gezogen, ohne die zuerst gezogene Kugel wieder zurückzulegen.
a) Zeichne ein passendes Baumdiagramm.
b) Wie groß ist die Wahrscheinlichkeit, zwei schwarze Kugeln zu ziehen?

BEACHTE
In der Wahrscheinlichkeitsrechnung nutzt man häufig Urnenmodelle, um zufällige Ereignisse auf anschauliche Weise zu modellieren.

BEACHTE
Die Lösungen zu Aufgabe 3 ergeben in der richtigen Reihenfolge den Namen einer Stadt in Deutschland.
In welchem Bundesland liegt diese Stadt?
0 (N); 0,25 (K); 0,5 (Ö) ; 0,75 (L)

7 Drei Buben, vier Könige und eine Dame liegen verdeckt auf dem Tisch. Es soll zweimal hintereinander gezogen werden. Die gezogene Karte wird wieder zurückgelegt.

a) Zeichne ein Baumdiagramm.

b) Gib die Wahrscheinlichkeiten für folgende Ergebnisse an. Gibt es mehrere Berechnungsmöglichkeiten?
   - zuerst ein Bube, dann eine Dame
   - Bube und König; Reihenfolge egal
   - höchstens ein König
   - kein König

c) Findet weitere Fragestellungen und tauscht diese im Klassenverband aus.

8 In einer Schule haben in den letzten Jahren in den 10. Klassen 65 % der Schülerinnen und Schüler eine 1 oder 2 in Deutsch bekommen, aber nur 40 % eine 1 oder 2 in Mathematik.

a) Zeichne ein passendes Baumdiagramm und trage die Wahrscheinlichkeiten ein.

b) Berechne die Wahrscheinlichkeit, dass man nur in einem Fach eine 1 oder 2 bekommen hat.

9 Die Fahrkartenkontrolleure vermuten, dass etwa 4 % aller Fahrgäste schwarzfahren. Mit welcher Wahrscheinlichkeit ist unter zwei zufällig kontrollieren Fahrgästen mindestens ein Schwarzfahrer?

10 Ein Hersteller von Laptops lässt alle produzierten Geräte von zwei unabhängigen Qualitätskontrolleuren untersuchen.
Der erste Qualitätskontrolleur findet Fehler mit einer Wahrscheinlichkeit von 90 %.
Der zweite Qualitätskontrolleur entdeckt 95 % aller Fehler. Mit welcher Wahrscheinlichkeit geht ein defekter Laptop in den Verkauf?

11 Zwei Fußballprofis schießen abwechselnd auf eine Torwand. Der erste Profi trifft mit einer Wahrscheinlichkeit von 25 %, der zweite mit einer Wahrscheinlichkeit von 30 %.

a) Wie groß ist die Wahrscheinlichkeit, dass beide Profis treffen?

b) Wie groß ist die Wahrscheinlichkeit, dass mindestens ein Profi trifft?

c) Wie groß ist die Wahrscheinlichkeit, dass keiner der beiden Profis trifft?

Weiterführende Aufgaben

12 Ein Mathematiklehrer führt einen kurzen Multiple-Choice-Test durch.

1) Welches Gesetz wurde hier verwendet?
$3(4a - 5) = 12a - 15$
- ❑ Assoziativgesetz
- ❑ Kommutativgesetz
- ❑ Distributivgesetz

2) Welchen Wert hat der Term $3(4a - 5)$ für $a = 0$?
❑ –3 ❑ –15

a) Bestimme die Wahrscheinlichkeit, dass ein Schüler beide Aufgaben (genau eine, keine) richtig rät. Zeichne dazu ein Baumdiagramm.

b) Mit welcher Wahrscheinlichkeit rät man beide Aufgaben richtig, wenn es je eine Antwortmöglichkeit mehr gibt?

c) Die Wahrscheinlichkeit, beide Antworten richtig zu raten, soll unter 2 % liegen. Wie viele Antwortmöglichkeiten müsste es geben? Finde mehrere Möglichkeiten.

13 Die beiden Glücksräder werden gleichzeitig gedreht.

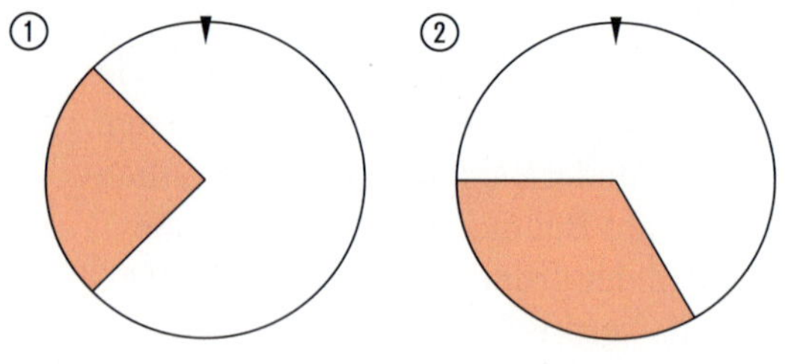

a) Zeichne ein Baumdiagramm.

b) Bestimme die Wahrscheinlichkeit dafür, dass beide Glücksräder auf „Rot" stehen bleiben.

c) Die Wahrscheinlichkeit für das Ergebnis (Rot/Rot) soll genau 5 % betragen. Wie groß muss der Winkel des roten Segments beim zweiten Glücksrad gewählt werden?

14 Aus einer Gruppe von 7 Männern und 3 Frauen werden zufällig zwei Personen ausgewählt.

a) Wie groß ist die Wahrscheinlichkeit, dass zwei Männer ausgewählt werden?

b) Mit welcher Wahrscheinlichkeit werden zwei Frauen ausgewählt?

c) Bestimme die Wahrscheinlichkeit dafür, dass ein Mann und eine Frau ausgewählt werden.

d) Ändern sich die Wahrscheinlichkeiten, wenn die Gruppe aus 14 Männern und sechs Frauen besteht? Begründe.

e) Was verändert sich, wenn lediglich bekannt ist, dass die Gruppe aus 70 % Männern und 30 % Frauen besteht?

15 Erfinde Aufgaben oder gib Zufallsexperimente an, die zu den Baumdiagrammen passen.

a)

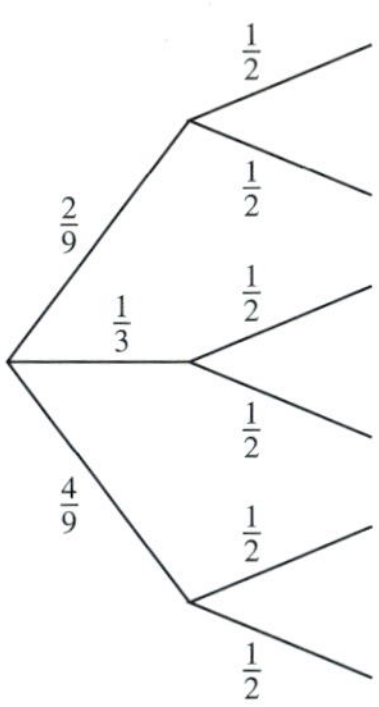

b)

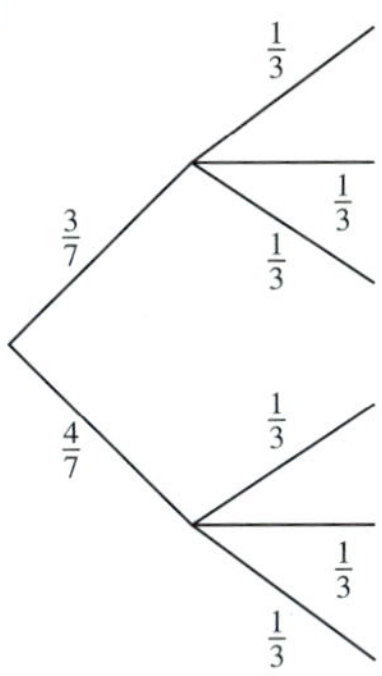

c)

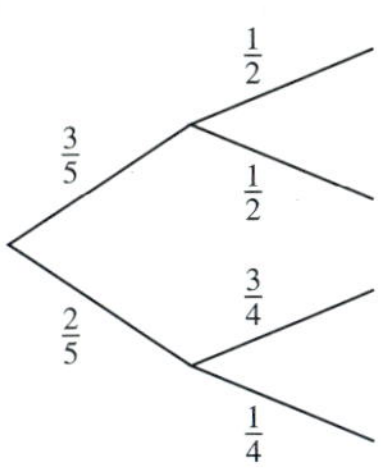

d)

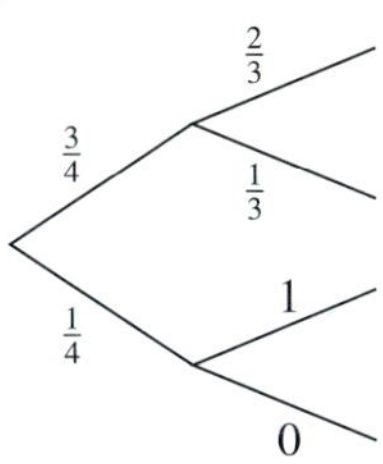

e)

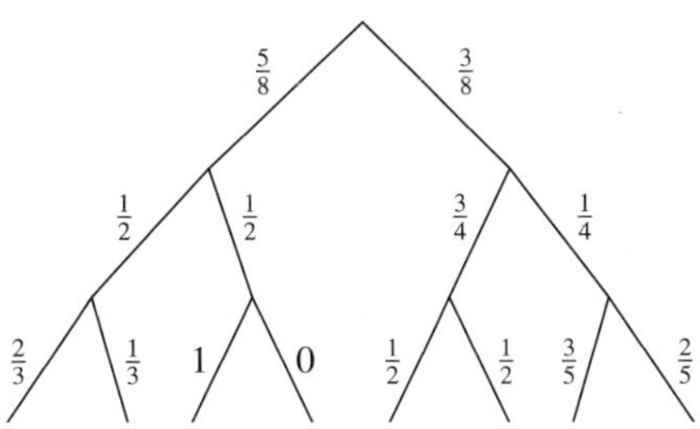

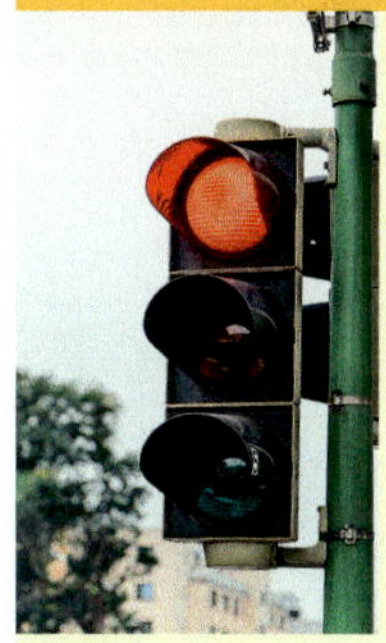

16 Chantals Schulbus muss auf dem Weg von ihrer Haltestelle bis zur Schule drei Ampeln passieren.
Jede Ampel arbeitet unabhängig von der anderen. Die Schaltzeit der Ampeln ist jedoch gleich. Mit 60%iger Wahrscheinlichkeit darf der Bus fahren.

a) In wie viel Prozent aller Fahrten ist zu erwarten, dass der Bus an keiner Ampel halten muss?

b) Chantal benutzt den Schulbus ca. 200-mal im Jahr. Wie oft kann sie sich wahrscheinlich über eine „grüne Welle" freuen?

17 Beim Spiel „Mensch ärgere dich nicht" muss man zum Start in höchstens drei Würfen eine „6" geworfen haben. Es soll die Wahrscheinlichkeit bestimmt werden, in drei Würfen keine „6" zu werfen.
Betrachte dazu das folgende Baumdiagramm.

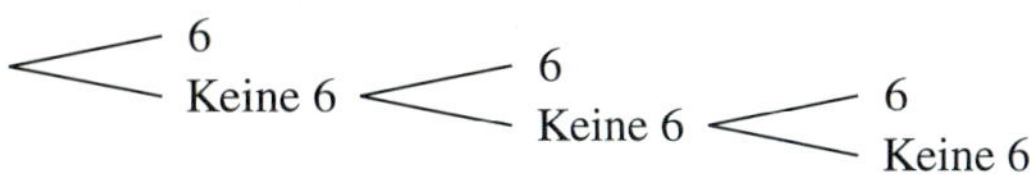

a) Hältst du die Darstellung im Baumdiagramm für sinnvoll? Begründe.

b) Übertrage das Baumdiagramm in dein Heft und vervollständige die Einzelwahrscheinlichkeiten entlang der Pfade.

c) Berechne die Wahrscheinlichkeit, in drei Würfen keine „6" zu würfeln.

BEACHTE
Man muss in einem Baumdiagramm nicht immer alle möglichen Pfade darstellen. Es dürfen Pfade zusammengefasst werden, sofern dies für die Lösung der Aufgabe sinnvoll ist.

18 Nach Angaben des Herstellers befinden sich in einer Tüte Gummibärchen durchschnittlich $\frac{1}{3}$ rote und je $\frac{1}{6}$ gelbe, weiße, grüne und orangefarbene Gummibärchen.

a) Zeichne ein „verkürztes" Baumdiagramm und berechne die Wahrscheinlichkeit dafür, dass unter drei zufällig gezogenen Gummibärchen keines grün ist.

b) Zeichne ein „verkürztes" Baumdiagramm und berechne die Wahrscheinlichkeit dafür, dass alle drei zufällig gezogenen Gummibärchen rot sind.

19 Finde das Ergebnis eines zweistufigen Zufallsexperiments, dessen Eintrittswahrscheinlichkeit 75 % beträgt.

Das Ziegenproblem

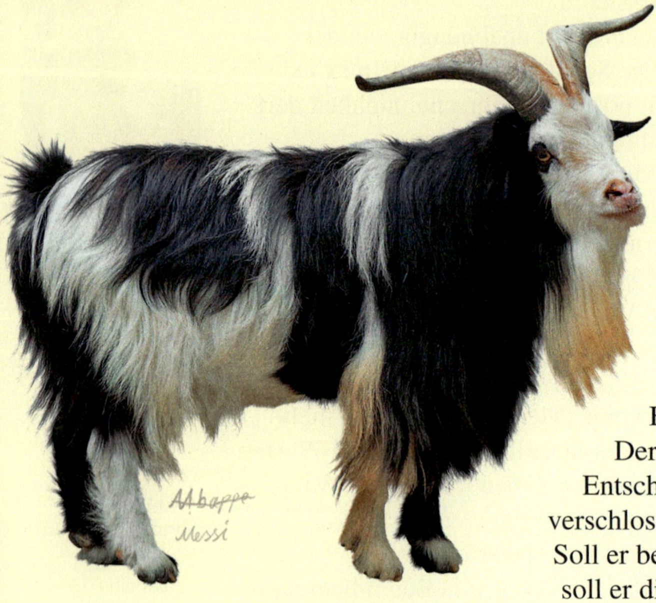

In der amerikanischen Fernsehshow „Let's make a deal" ist ein Auto der Hauptpreis. Es steht hinter einer von drei verschlossenen Türen. Um das Auto zu gewinnen, muss sich der Kandidat für die richtige der drei Türen entscheiden. Hinter einer Tür befindet sich das Auto, hinter den beiden anderen jeweils eine Ziege. Die Moderatorin weiß, was sich hinter den Türen befindet.

Hat sich der Kandidat für eine der drei Türen entschieden, zum Beispiel für Tür 3, öffnet die Moderatorin eine der beiden anderen Türen, zum Beispiel Tür 1, und eine Ziege schaut ins Publikum. Der Kandidat hat nun noch die Möglichkeit, seine Entscheidung zu überdenken und sich für die andere verschlossene Tür zu entscheiden, in diesem Beispiel Tür 2. Soll er besser bei seiner ursprünglichen Wahl bleiben oder soll er die Tür wechseln?

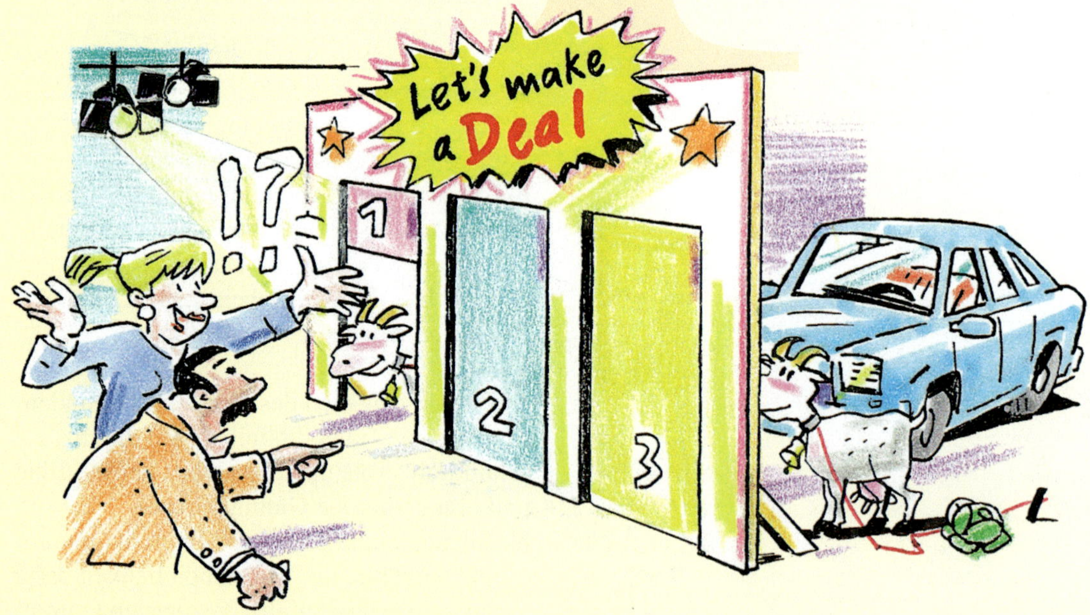

1 Beschreibe den Versuchaufbau bei der Fernsehshow mit eigenen Worten.
Diskutiert über die Möglichkeiten, die der Moderatorin bleiben, wenn sich der Kandidat für eine Tür entschieden hat.

2 Bildet Kleingruppen und spielt die Fernsehshow nach. Führt mindestens dreißig Spiele durch und protokolliert eure Ergebnisse.
Wie häufig gewinnt man, wenn gewechselt wird?
Wie häufig gewinnt man, wenn man bei der ursprünglichen Wahl bleibt?

3 Die Frage, ob man die Gewinnwahrscheinlichkeit bei einem Wechsel erhöht, wurde der Journalistin *Marylin vos Savant* von einem Leser der Zeitschrift „Parade“ gestellt.

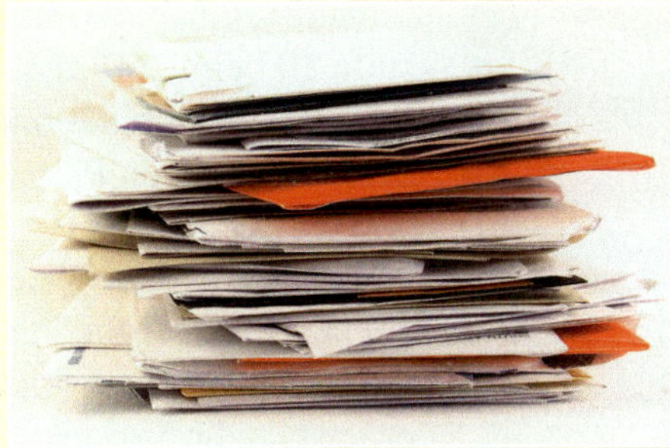

In ihrer Kolumne „Ask Marylin“ antwortete sie, dass der Kandidat auf jeden Fall wechseln sollte. Dieses Vorgehen würde seine Gewinnwahrscheinlichkeit verdoppeln, nämlich von $\frac{1}{3}$ auf $\frac{2}{3}$. Daraufhin erhielt sie etwa zehntausend Leserbriefe, die diese Strategie für falsch hielten.

Diskutiert die beiden unterschiedlichen Argumentationen.

Argumentation von Marylin vos Savant

Die Wahrscheinlichkeit, dass sich das Auto hinter Tür 1 befindet, ist $\frac{1}{3}$. Die Wahrscheinlichkeit, dass sich das Auto hinter einer der beiden anderen Türen befindet, ist somit $\frac{2}{3}$. Mindestens hinter einer dieser beiden Türen steht eine Ziege.
Öffnet der Moderator eine dieser Türen, so steht die Tür fest, hinter welcher das Auto mit der Wahrscheinlichkeit $\frac{2}{3}$ steht. Also empfiehlt es sich, die gewählte Tür zu wechseln. Die Chance auf den Hauptgewinn verdoppelt sich.

Argumentation der meisten Leser

Die Wahrscheinlichkeit, dass sich das Auto hinter Tür 1 befindet, ist $\frac{1}{3}$, genauso wie für jede der beiden anderen Türen.
Öffnet der Moderator eine der beiden anderen Türen, zum Beispiel Tür 3, so scheidet diese Tür als mögliche Auto-Tür aus.
Die Wahrscheinlichkeit, dass sich das Auto hinter Tür 1 befindet, beträgt jetzt $\frac{1}{2}$, genauso wie für Tür 2. Es gibt also keinen Grund, die Tür zu wechseln. Die Gewinnchance ist für beide Türen gleich.

4 Betrachte das Baumdiagramm.

a) Erkläre die an den Pfaden notierten Wahrscheinlichkeiten.
b) Der Kandidat hat sich für Tür 1 entschieden. Bestimme, bei welchen Pfaden ein Wechsel zum Erfolg führt.
c) Berechne die Wahrscheinlichkeiten für diese Ergebnisse und bestimme die Erfolgswahrscheinlichkeit für das Ereignis „Kandidat wechselt die Tür“.
d) Zeichne je ein Baumdiagramm für den Fall, dass der Kandidat Tür 2 oder Tür 3 auswählt.

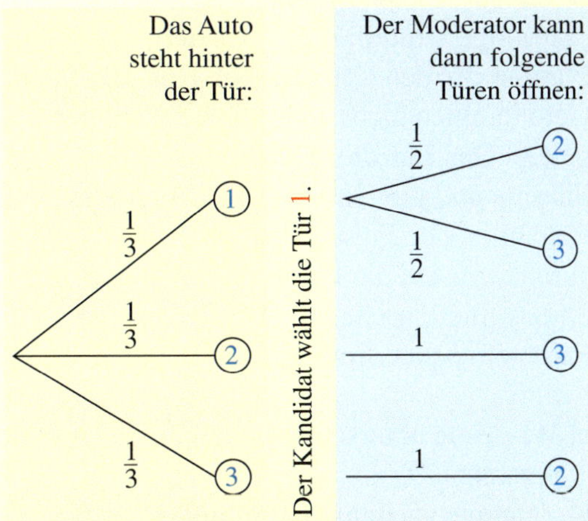

5 Das Spiel wird nun geändert. Es gibt 100 Türen. Hinter einer Tür ist das Auto und hinter 99 Türen eine Ziege. Der Kandidat wählt und der Moderator lässt 98 Türen öffnen, hinter denen immer eine Ziege ist. Sollte der Kandidat seine Entscheidung nun wechseln? Beschreibe, was sich zum Spiel davor ändert.

Vermischte Übungen

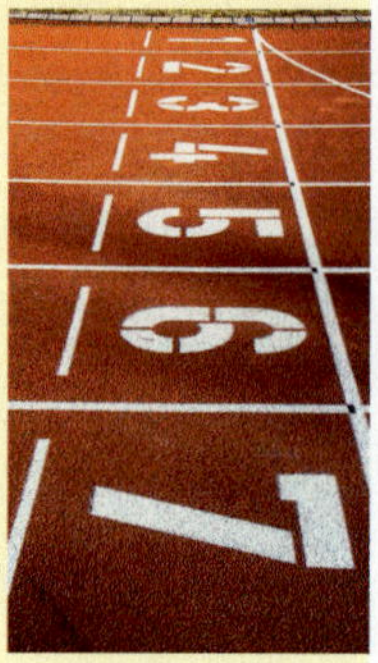

BEACHTE
Die Lösungen zu Aufgabe 7 ergeben in der richtigen Reihenfolge den Namen einer Stadt in Deutschland. In welchem Bundesland liegt diese Stadt?
0,12 (R); 0,25 (R); 0,36 (I) ; 0,42 (T); 0,64 (E)

1 Bei einem Sportfest treten die sieben schnellsten Schülerinnen der Jahrgangsstufe 10 beim 100-m-Lauf gegeneinander an. Wie viele Kombinationen für die Belegung der beiden ersten Plätze gibt es?

2 Die Mediengruppe der Schule entwirft ein neues Logo. Sie kann die Farben blau, violett oder rot verwenden. Außerdem gibt es jeweils die Varianten „Regular“, „Italic“, „Bold“ und „Bold Italic“.
Wie viele Kombinationen gibt es?

3 Wie viele zweistellige Zahlen kann man aus den Ziffern 6, 7, 8 und 9 bilden, wenn …
a) jede Ziffer nur einmal vorkommen darf?
b) jede Ziffer auch mehrfach vorkommen darf?

4 In einer Lostrommel befinden sich ein schwarzer, ein weißer und ein gelber Ball. Paula zieht nacheinander zwei Bälle. Zeichne das zugehörige Baumdiagramm, wenn der zuerst gezogene Ball …
a) in die Lostrommel zurückgelegt wird.
b) nicht in die Lostrommel zurückgelegt wird.

5 ➡ Ein Künstler arbeitet an seinem Werk „Zufällige Grundfarben“. Dazu hat er je eine Flasche mit den Grundfarben Rot, Blau und Gelb in einen nicht einsehbaren Behälter gelegt. Der Künstler zieht nun zufällig eine Flasche und gibt einen Teil der Farbe in ein Behältnis. Die Flasche legt er in das Behältnis zurück, mischt die Flaschen durch und zieht erneut eine Flasche. Die beiden gezogenen Farben mischt er im gleichen Mengenverhältnis.
a) Wie viele unterschiedliche Farben können entstehen?
b) Zeichne ein Baumdiagramm.
c) Ist die Wahrscheinlichkeit dafür, dass das Farbgemisch blau bzw. orange ist, gleich?
d) Wie groß ist die Wahrscheinlichkeit dafür, wieder eine der drei Grundfarben Rot, Blau oder Gelb zu erhalten?

6 Aus der Urne werden nacheinander zwei Kugeln mit Zurücklegen gezogen.

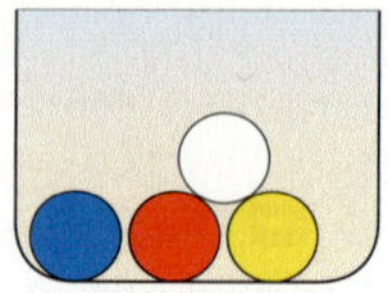

a) Wie viele Kombinationsmöglichkeiten gibt es? Notiere sie.
b) Wie groß ist die Wahrscheinlichkeit, dass zwei blaue Kugeln gezogen werden?
c) Mit welcher Wahrscheinlichkeit werden eine weiße und eine rote Kugel in beliebiger Reihenfolge gezogen?
d) Bestimme die Wahrscheinlichkeit, dass genau eine gelbe Kugel gezogen wird.

7 Aus der Urne sollen nacheinander zwei Kugeln mit Zurücklegen gezogen werden. Bestimme die Wahrscheinlichkeit für …

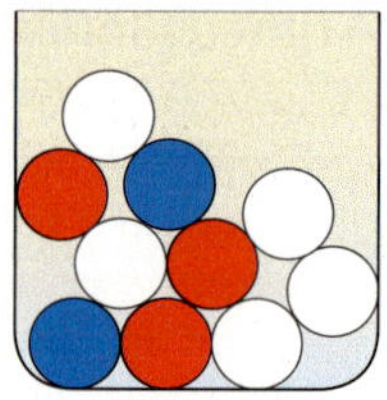

a) genau eine rote Kugel
b) genau zwei weiße Kugeln
c) mindestens eine blaue Kugel
d) keine blaue Kugel
e) eine rote und eine blaue Kugel in beliebiger Reihenfolge

8 In einer Urne befinden sich vier blaue und sechs rote Kugeln.
a) Zeichne ein Baumdiagramm für zweimaliges Ziehen mit Zurücklegen.
b) Bestimme die Wahrscheinlichkeiten für das Ziehen von …
   – genau zwei roten Kugeln,
   – mindestens einer roten Kugel,
   – einer blauen und einer roten Kugel.
c) Wie verändern sich die Wahrscheinlichkeiten, wenn ohne Zurücklegen gezogen wird?

9 Das Glücksrad wird zweimal gedreht.

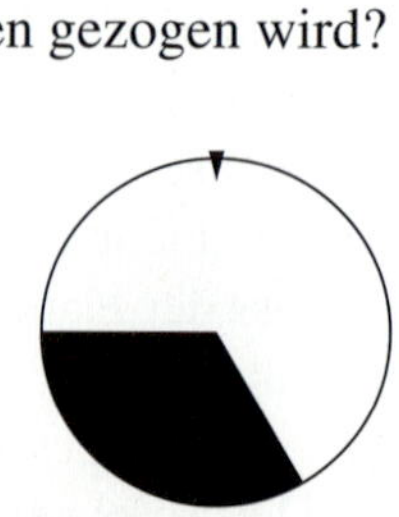

a) Zeichne ein Baumdiagramm.
b) Was ist wahrscheinlicher? Schätze zuerst und rechne dann.
   – Es wird zweimal „Weiß“ gedreht.
   – Das Rad zeigt in beliebiger Reihenfolge einmal „Weiß“ und einmal „Schwarz“.

10 Beim Basketball trifft Jamal beim Freiwurf mit einer Wahrscheinlichkeit von 60 %. Henning hat 38 der letzten 50 Freiwürfe verwandelt. Jamal und Henning werfen nacheinander je einmal auf den Korb. Wie groß ist die Wahrscheinlichkeit, dass sie zusammen keinen Treffer (genau einen Treffer; zwei Treffer) erzielen?

11 Eine Region wird von zwei Kraftwerken mit Energie versorgt. Im Notfall genügt auch eines. Bei einem Gewitter schaltet sich jedes Kraftwerk mit einer Wahrscheinlichkeit von 5 % aus. Wie groß ist die Wahrscheinlichkeit, dass die Stromversorgung der Region zusammenbricht?

12 Zeichne ein Glücksrad in dein Heft, bei dem die Wahrscheinlichkeit für „Rot“ ein Viertel, für „Blau“ ein Sechstel und für „Grün“ ein Drittel beträgt.
a) Erkläre dein Vorgehen.
b) Die vierte und letzte Farbe auf dem Glücksrad soll „Gelb“ sein. Wie groß ist die Wahrscheinlichkeit für dieses Ereignis?
c) Das Glücksrad wird zweimal gedreht. Wie groß ist die Wahrscheinlichkeit, dass es beide Male auf der gleichen Farbe stehen bleibt?

13 Erfinde eine passende Aufgabe.

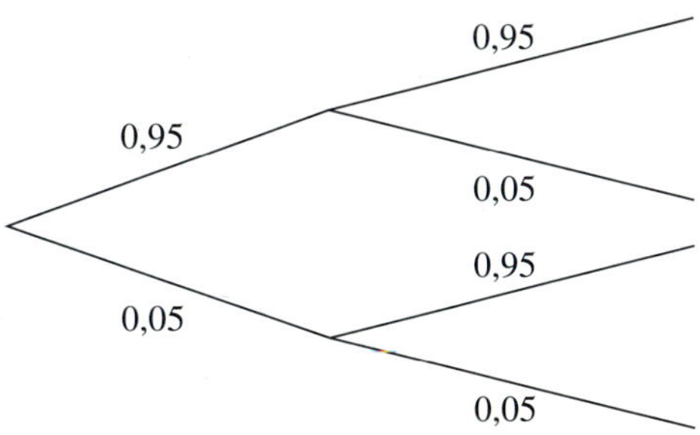

14 Von den 30 Schülerinnen und Schülern der 10 a waren sechs in den Ferien in Spanien, fünf in der Türkei, vier in Italien und elf in Deutschland. Die restlichen Schüler besuchten andere Länder. Zwei Schüler werden zufällig ausgewählt. Formuliere mindestens zwei zum Text passende Aufgaben und löse sie.

15 Die Klasse 10 b möchte beim Schulfest einen Stand mit Glücksspielen betreiben. Es soll unter anderem ein Würfelspiel mit dem folgenden Quader stattfinden.

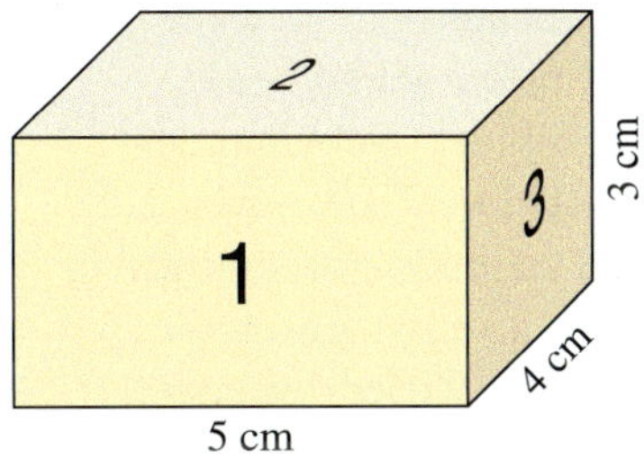

a) Handelt es sich um ein Laplace-Experiment? Begründe.
b) Mit welcher Wahrscheinlichkeit werden die einzelnen Zahlen geworfen? Um dies zu ermitteln, hat die Klasse eine Versuchsreihe durchgeführt und die Ergebnisse protokolliert.

1	2	3	4	5	6
187	409	150	153	402	199

Berechne die statistische Wahrscheinlichkeit für jeden möglichen Versuchsausgang.
c) Welche Würfelseiten liegen sich vermutlich gegenüber?
d) Alessandra schlägt vor, mit folgenden Wahrscheinlichkeiten zu arbeiten:

1	2	3	4	5	6
13 %	27 %	10 %	10 %	27 %	13 %

Hältst du Alessandras Vorgehen für sinnvoll?
e) Amadeo ist der Ansicht, dass die Wahrscheinlichkeiten proportional zur Größe der Seitenflächen sind.
Überprüfe, ob Amadeos Vermutung richtig ist.
f) Rascha schlägt vor, dass ein Spieler gewinnt, wenn er bei zweimaligem Werfen einen Pasch erzielt. Zeichne ein (verkürztes) Baumdiagramm und berechne die Wahrscheinlichkeit.
g) Dominik meint, dass die Wahrscheinlichkeit für einen Pasch zu groß ist und möchte, dass die Spieler gewinnen, wenn sie in zwei Würfen genau sieben Augen werfen. Bewerte Dominiks Vorschlag.

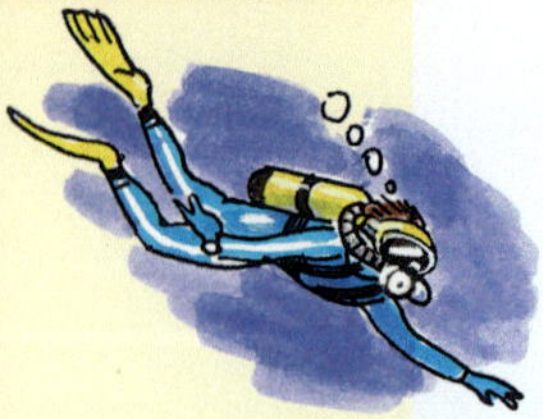

Am Glücksrad

Für das Sommerfest will die Klasse 10 a zwei Glücksräder bauen.
Die Spieler sollen beide Glücksräder nacheinander drehen. Die Ziffern werden dann zu einer zweistelligen Zahl zusammengesetzt, wobei die Ziffer des ersten Glücksrads an der Zehnerstelle steht.

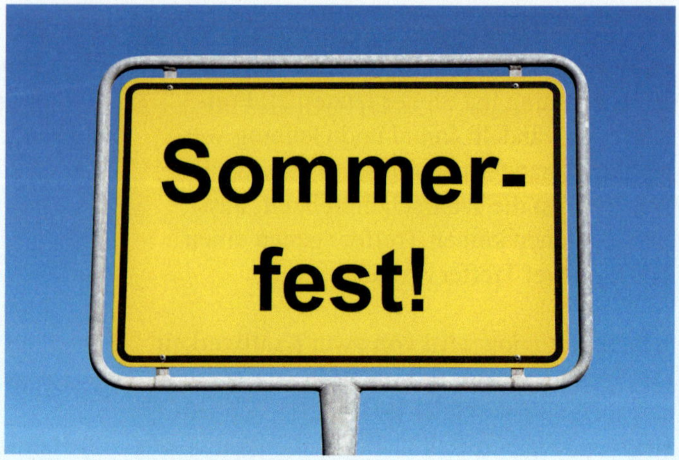

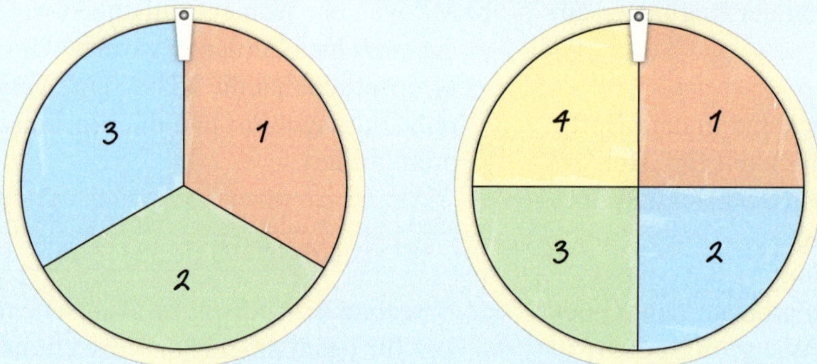

a) Wie viele unterschiedliche Zahlen können „erdreht" werden?

b) Zeichne ein zugehöriges Baumdiagramm. Trage an den Ästen des Baumdiagramms die Wahrscheinlichkeiten ein.

c) Wie groß ist die Wahrscheinlichkeit, dass die Zahl 11 „erdreht" wird?

---

d) Wie groß ist die Wahrscheinlichkeit, dass die erdrehte Zahl durch 3 teilbar ist?

e) Mats meint: „Die Wahrscheinlichkeit, dass die Quersumme der Zahl ungerade ist, ist größer als die Wahrscheinlichkeit, dass die Quersumme der Zahl gerade ist."
Ist Mats' Aussage richtig? Begründe.

f) Die Wahrscheinlichkeit für einen Trostpreis soll $\frac{1}{6}$ betragen.
Nenne mindestens zwei Möglichkeiten für ein Ereignis mit dieser Wahrscheinlichkeit.

---

g) Das Drehen der Glücksräder kostet 0,50 €. Wer die 11 dreht, gewinnt 2 €, wer die 22 oder 33 dreht, gewinnt 1 €. Die Klasse rechnet mit 120 Personen, die sich am Spiel beteiligen. Kann die Klasse einen Gewinn erwarten? Begründe.

h) Der Bau der Glücksräder ist den Schülern doch zu aufwändig. Sie möchten lieber mit einer Urne und Kugeln arbeiten. Die Wahrscheinlichkeit für den Hauptgewinn soll 5 % betragen. Gib ein mindestens zweistufiges Zufallsexperiment an, das diese Bedingung erfüllt.

Alles klar?

Entscheide, ob die Aussagen richtig oder falsch sind.
Begründe deine Entscheidung im Heft und korrigiere gegebenenfalls.

Urne 1 Urne 2

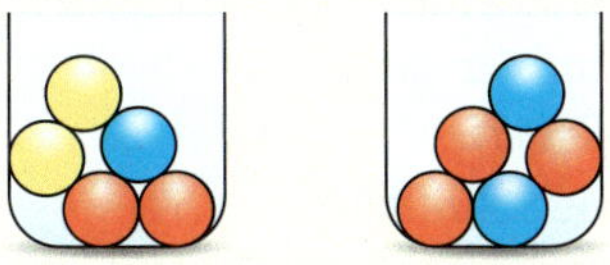

1 Zweistufige Zufallsexperimente darstellen

a) Aus den Ziffern 1, 3, 5 und 7 kann man 16 zweistellige Zahlen bilden, wenn jede Ziffer auch zweimal vorkommen darf.

b) Wenn vier Sorten Brot und sechs unterschiedliche Beläge zur Auswahl stehen, so gibt es zehn unterschiedliche Kombinationsmöglichkeiten.

c) Wenn man nacheinander zwei Kugeln aus Urne 1 zieht und die zuerst gezogene Kugel zurückgelegt hat, so gibt es neun unterschiedliche Versuchsausgänge.

d) Weil es beim Ziehen von zwei Kugeln aus Urne 1 neun Versuchsausgänge gibt, wenn die zuerst gezogene Kugel zurückgelegt wird, ist die Wahrscheinlichkeit für zwei rote Kugeln $\frac{1}{9}$.

e) Wenn man nacheinander zwei Kugeln aus Urne 1 zieht und die zuerst gezogene Kugel nicht zurückgelegt hat, so gibt es ebenfalls neun unterschiedliche Versuchsausgänge.

2 Pfadregel und Summenregel

a) Die Wahrscheinlichkeit, beim Würfeln mit zwei Spielwürfel zwei Sechsen zu werfen, ist $\frac{1}{6} \cdot \frac{1}{6} = \frac{1}{36}$.

b) Zieht man nacheinander zwei Kugeln aus Urne 2 und hat die zuerst gezogene Kugel nicht zurückgelegt, so liegt die Wahrscheinlichkeit für zwei blaue Kugeln bei 10 %.

c) Die Wahrscheinlichkeit, beim Ziehen von zwei Kugeln mit Zurücklegen zwei rote Kugeln zu erhalten, ist bei Urne 1 und Urne 2 gleich groß.

d) Zieht man zwei Kugeln aus Urne 2 ohne die zuerst gezogene Kugel zurückzulegen, so kann man die Wahrscheinlichkeit für genau eine blaue Kugel wie folgt berechnen:
$P(\text{genau eine blaue Kugel}) = \frac{2}{5} \cdot \frac{3}{4} + \frac{3}{5} \cdot \frac{2}{4} = \frac{6}{20} + \frac{6}{20} = \frac{12}{20} = \frac{60}{100} = 60\,\%$

e) Wählt man mit geschlossenen Augen eine der beiden Urnen und zieht dann eine Kugel, so kann man die Wahrscheinlichkeit für eine blaue Kugel mit dem Term $\frac{1}{5} + \frac{2}{5} = \frac{3}{5}$ berechnen.

f) Beim Ziehen von zwei Kugeln nacheinander aus Urne 1 ändern sich die Wahrscheinlichkeiten für die Ergebnisse nicht, wenn man die Anzahl der blauen, roten und gelben Kugeln jeweils verdoppelt und die zuerst gezogene Kugel zurückgelegt hat.

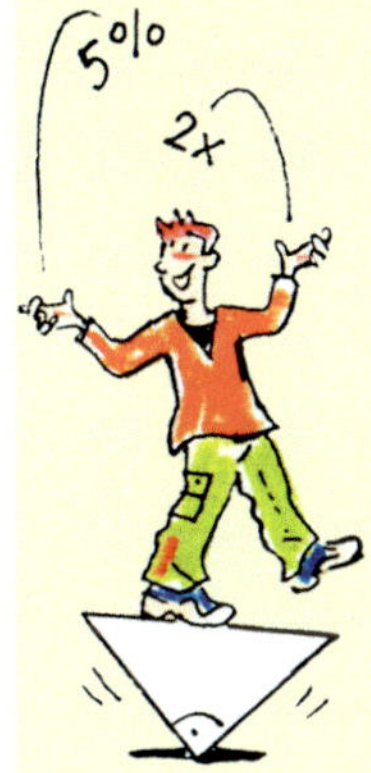

BEACHTE
Die Lösungen zu den Aufgaben auf dieser Seite sowie dazu passende Trainingsaufgaben findest du ab Seite 180.

Zusammenfassung

→ Seite 40

Zweistufige Zufallsexperimente darstellen

Setzt sich ein Zufallsexperiment aus zwei Teilexperimenten zusammen, so nennt man es zweistufiges Zufallsexperiment.

Die Ergebnisse zweistufiger Zufallsexperimente sind geordnete Paare.
Um die Anzahl aller möglichen Ergebnisse eines zweistufigen Zufallsexperiments zu bestimmen, können die Anzahlen der Ergebnisse der Teilexperimente multipliziert werden.

Baumdiagramme verwendet man zur Veranschaulichung von zweistufigen Zufallsexperimenten.
Handelt es sich bei den Teilexperimenten von zweistufigen Zufallsexperimenten um Laplace-Experimente, gelten die bisher bekannten Regeln.

Auf einem Flug werden als Getränke Kaffee, Tee oder Wasser und als Essen ein Sandwich mit Käse oder eines mit Schinken geboten.
Mögliche Ergebnisse sind:
(Kaffee/Käse); (Kaffee/Schinken);
(Tee/Käse); (Tee/Schinken);
(Wasser/Käse); (Wasser/Schinken)
Insgesamt gibt es $3 \cdot 2 = 6$ mögliche Kombinationen.

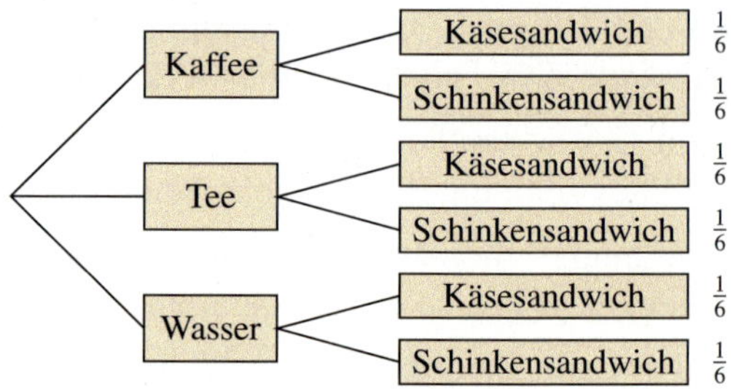

$P(\text{Kaffee/Käsesandwich}) = \frac{1}{6}$

$P(\text{Käsesandwich}) = \frac{1}{6} + \frac{1}{6} + \frac{1}{6} = \frac{3}{6} = \frac{1}{2}$

→ Seite 44

Pfadregel und Summenregel

Beim Notieren der Wahrscheinlichkeiten ist zu überlegen, ob das Ergebnis des ersten Teilversuchs die Wahrscheinlichkeiten beim zweiten Teilversuch beeinflusst.

Pfadregel
Bei zweistufigen Zufallsexperimenten ergibt sich die Wahrscheinlichkeit eines Ergebnisses aus dem Produkt der Wahrscheinlichkeiten der einzelnen Teilergebnisse.

Summenregel
Die Wahrscheinlichkeit eines Ereignisses ergibt sich durch Addition der Wahrscheinlichkeiten von Ergebnissen, die zu diesem Ereignis gehören.

Die Pfadregel und die Summenregel gelten auch für mehrstufige Zufallsexperimente.

Zehn Jungen werden zufällig auf zwei 5-Bett-Zimmer aufgeteilt. Leo, Lukas und Mike sind nacheinander dran. Mit welcher Wahrscheinlichkeit schläft Leo mit genau einem seiner Freunde zusammen?
Angenommen, Lukas kommt in Zimmer 1. Dann sind noch neun Betten frei, davon vier im ersten und fünf im zweiten Zimmer. Der Ausgang des 1. Teilversuchs beeinflusst die Wahrscheinlichkeiten des 2. Teilversuchs.

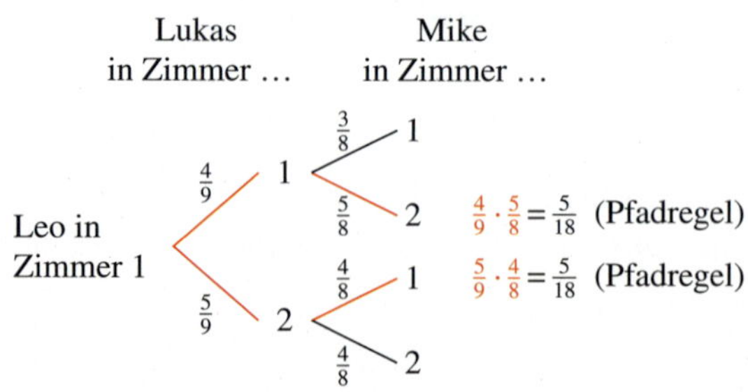

Summenregel: $\frac{5}{18} + \frac{5}{18} = \frac{5}{9} \approx 55{,}6\,\%$
Die Wahrscheinlichkeit beträgt 55,6 %.

Die Sinusfunktion

Das Finale in der Disziplin 400-m-Freistil der Herren beginnt mit einem Kopfsprung vom Startblock. Anfangs sind alle Schwimmer noch gleichauf. Schnell nähern sie sich der ersten Wende. Bis zum letzten Anschlag werden sie siebenmal die Richtung ändern. Nach jeweils drei Zügen holen sie Luft und werden unzählige Male den Arm ins Wasser eintauchen, durchziehen und wieder heben. Immer dieselbe, sich wiederholende Bewegung.

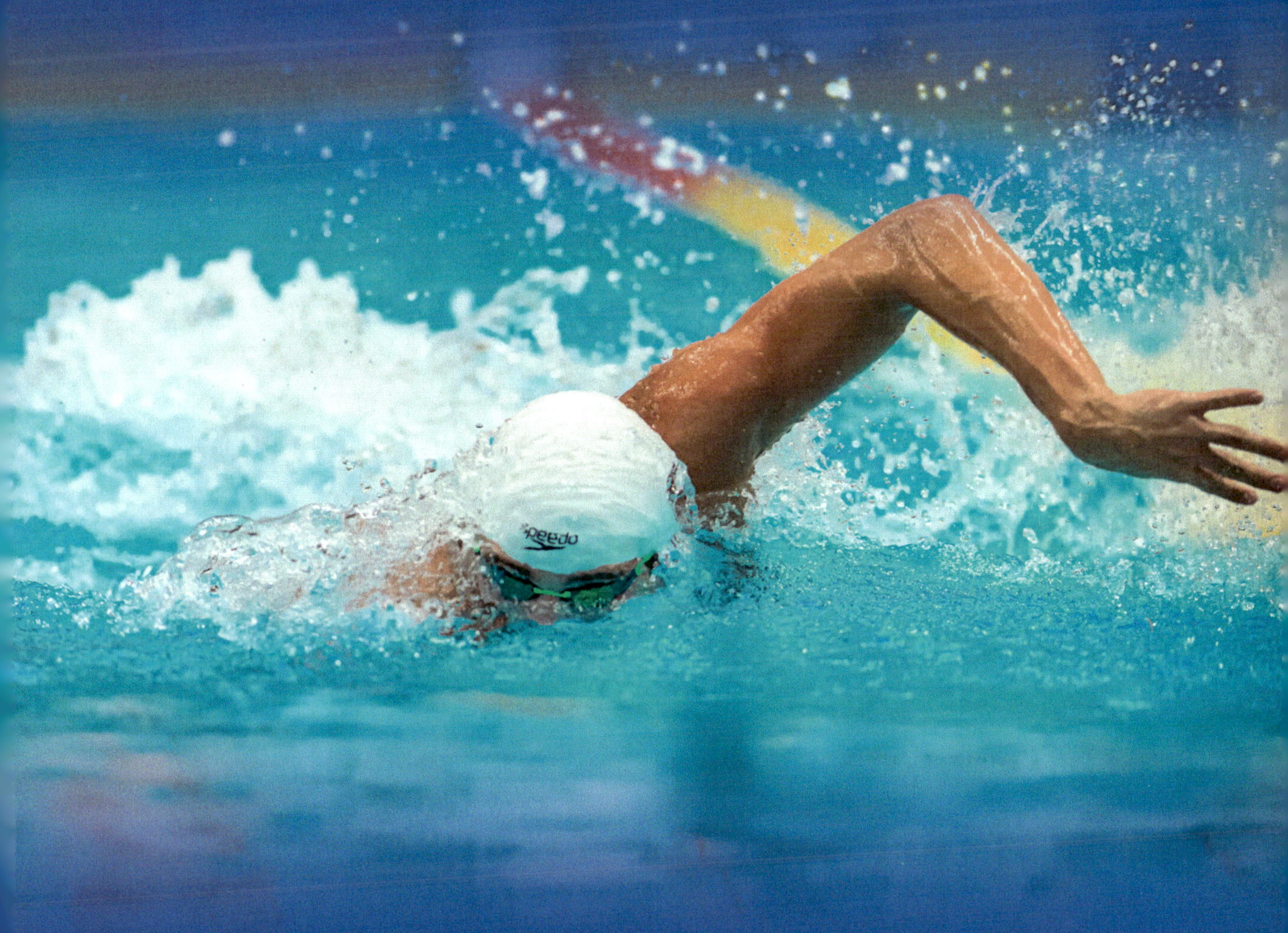

Es gibt Funktionen, die ähnliche Eigenschaften haben: ihre Funktionswerte wiederholen sich in gleichbleibenden Abständen. In diesem Kapitel lernst du mit der Sinusfunktion eine solche Funktion und deren Eigenschaften kennen. Außerdem erfährst du, wie man die Gleichung der Sinusfunktion verändern kann, damit sie zu verschiedenen Situationen passt.

Noch fit?

1 Gib in jedem Dreieck den Sinus beider spitzen Winkel als Seitenverhältnis an.

a)

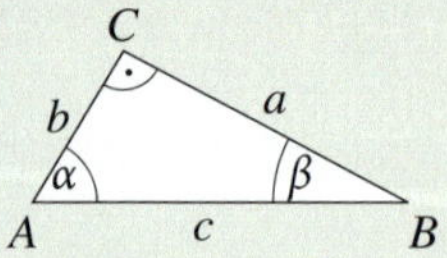

b)

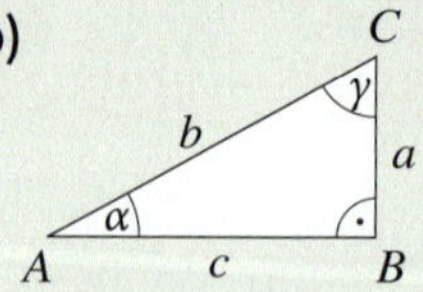

c)

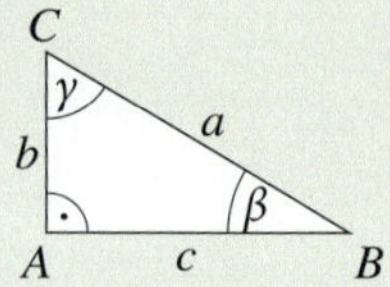

2 Zwei Seiten eines rechtwinkligen Dreiecks sind gegeben. Übertrage die Tabelle in dein Heft und berechne die fehlenden Winkelgrößen und Seitenlängen. Eine Planfigur hilft.

	α	β	γ	a	b	c
a)			90°	3 cm		6 cm
b)			90°		5 cm	7 cm
c)			90°	4,0 cm	4,5 cm	
d)	90°			8,3 cm	2,9 cm	
e)		90°			4,3 cm	1,8 cm

3 Berechne den Umfang der Kreise. Runde das Ergebnis auf Hundertstel.

a) $r = 7\,\text{cm}$ **b)** $r = 4{,}9\,\text{mm}$ **c)** $d = 6{,}8\,\text{m}$

4 Überprüfe, ob die Ungleichung stimmt.

a) $\sin 40° < 0{,}65$ **b)** $\sin 85° > 0{,}997$ **c)** $0{,}05 < \sin 3°$ **d)** $\sin 21° > 0{,}36$

5 Zeichne die Graphen der quadratischen Funktionen in ein gemeinsames Koordinatensystem.

a) $f(x) = x^2 - 2$ **b)** $f(x) = (x - 1)^2$ **c)** $f(x) = (x + 1)^2 - 1{,}5$ **d)** $f(x) = -\frac{1}{2}x^2$

6 Im Koordinatensystem sind die Graphen von fünf verschiedenen quadratischen Funktionen dargestellt.

a) Lies die Koordinaten der Scheitelpunkte $S(-d|e)$ ab.

b) Notiere die Funktionsvorschriften in Scheitelpunktform: $f(x) = a \cdot (x + d)^2 + e$

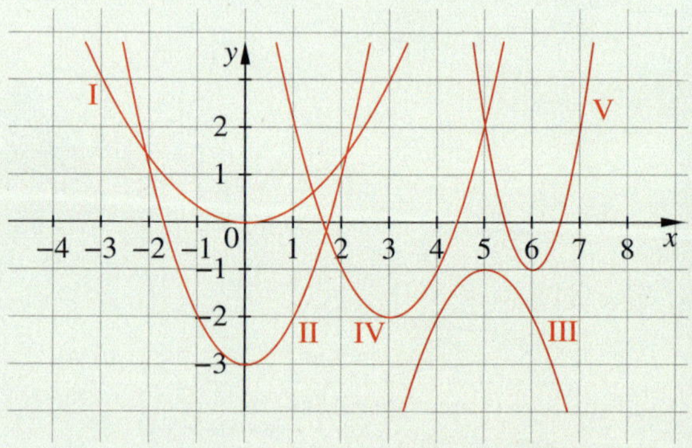

Bunt gemischt

1. Ordne die Zahlen von klein nach groß: $-1{,}5$; $\frac{1}{5}$; $0{,}15$; $-1\frac{1}{5}$; $0{,}51$
2. Richtig oder falsch? Die Funktion $f(x) = 2\,(x - 4)^2 + 3$ hat den Scheitelpunkt $(-4|3)$.
3. Der Graph der Funktion $f(x) = 2x - 4$ verläuft durch die Punkte $(2|\;\;)$ und $(\;\;|10)$.
4. Bestimme das Volumen und den Oberflächeninhalt eines Zylinders mit dem Radius $r = 3\,\text{cm}$ und der Höhe $h = 8\,\text{cm}$.
5. Ist ein Dreieck mit $a = 5{,}4\,\text{cm}$, $b = 9{,}0\,\text{cm}$ und $c = 7{,}2\,\text{cm}$ rechtwinklig? Begründe.
6. Berechne 70 % von 800 €, 7 % von 800 € und 0,7 % von 800 €.

Funktionen (Wiederholung)

Erforschen und Entdecken

1 Graphen von Zuordnungen können unterschiedlich aussehen.

①
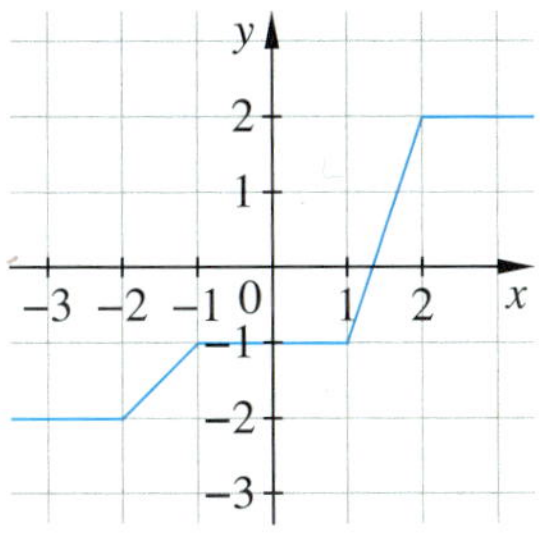

②
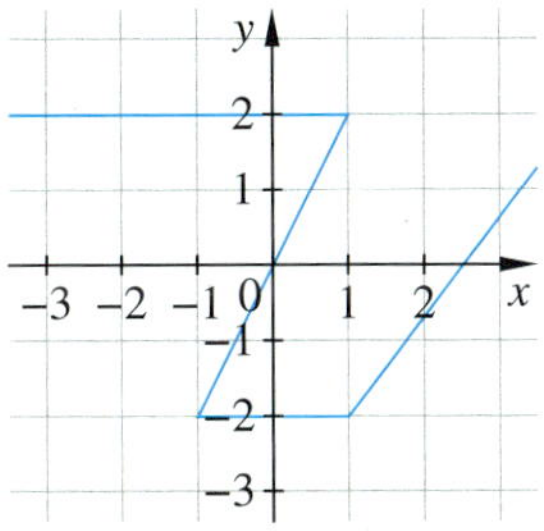

③
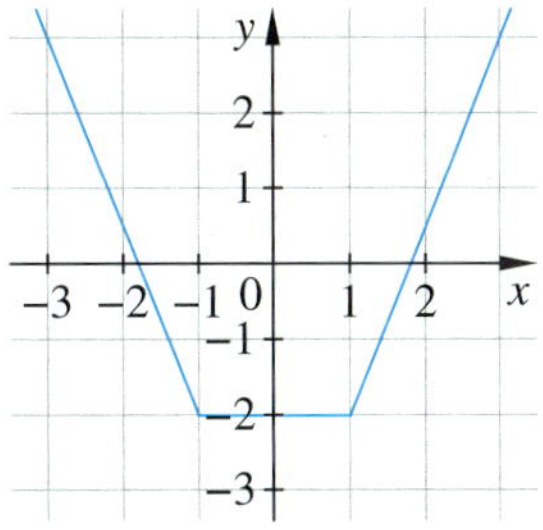

a) Finde eine Eigenschaft, die alle drei Graphen gemeinsam haben.
b) Beschreibe, für welche x der Graph der Zuordnung jeweils steigt, fällt oder konstant bleibt.
c) Begründe jeweils, ob der Graph eine Funktion darstellt oder nicht.

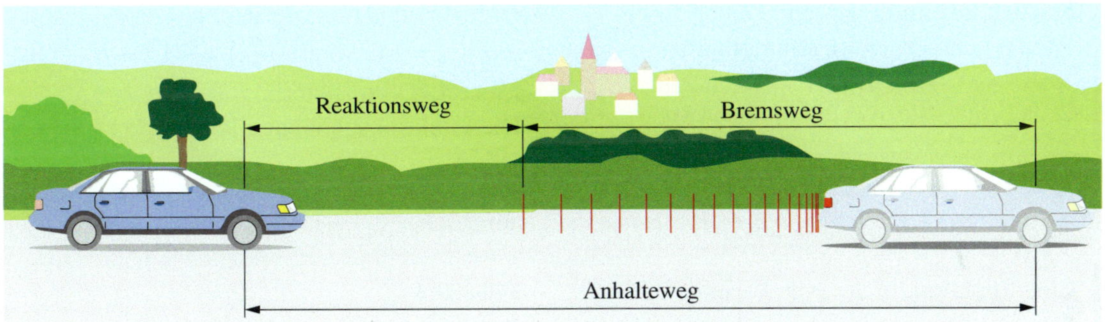

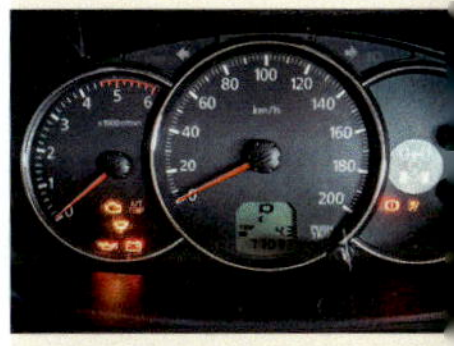

BEACHTE
Ein Tachometer zeigt die Geschwindigkeit des Fahrzeugs an.

In der Fahrschule lernt man die folgenden Faustregeln für trockene und ebene Fahrbahnen:
- Der **Reaktionsweg** (gemessen in m) ist die Tachometeranzeige geteilt durch 10 und anschließend mit 3 multipliziert.
- Der **Bremsweg** (gemessen in m) ist die Tachometeranzeige geteilt durch 10 und anschließend mit sich selbst multipliziert.

2 Vergleiche Reaktionsweg und Bremsweg.

a) Übertrage die Tabelle einmal für den Reaktionsweg und einmal für den Bremsweg ins Heft. Berechne die verschiedenen Längen der Wege.

Geschwindigkeit x (in $\frac{km}{h}$)	0	20	40	60	80	100	120	140	160	180	200
Reaktionsweg $f(x)$ (in m)	0	6									

b) Trage die Werte aus den Tabellen aus a) jeweils in ein Koordinatensystem ein und verbinde sie. Beschreibe den Verlauf der Graphen dieser Zuordnungen.
c) Beschreibe Gemeinsamkeiten und Unterschiede der beiden Graphen von Reaktionsweg und Bremsweg.
d) Wie verändern sich Reaktionsweg und Bremsweg, wenn man in einer geschlossenen Ortschaft statt 50 $\frac{km}{h}$ mit 75 $\frac{km}{h}$ fährt?
e) Bestimme die Geschwindigkeit, bei der Reaktionsweg und Bremsweg gleich groß sind. Beschreibe dein Vorgehen.
f) Stell dir vor, ein neues Bauteil sorgt dafür, dass Reaktionsweg und Bremsweg ab 30 $\frac{km}{h}$ immer 5 m kürzer sind. Beschreibe, wie sich die Funktionsgraphen dann verändern.

Lesen und Verstehen

Marcel vergleicht die Eigenschaften der Zuordnungen *Geschwindigkeit* → *Reaktionsweg* und *Geschwindigkeit* → *Bremsweg*. Beides sind Funktionen.

> Eine Zuordnung, bei der jedem x-Wert genau ein y-Wert zugeordnet wird, heißt **Funktion**.

Die Funktion *Geschwindigkeit* → *Reaktionsweg* ist linear.

> Eine Funktion der Form $f(x) = ax + b$ heißt **lineare Funktion**. Der Funktionsgraph ist dabei eine Gerade. Die Gerade geht durch $(0|b)$ und b wird **y-Achsenabschnitt** genannt.
>
> Die **Steigung a** kann mit einem **Steigungsdreieck** bestimmt werden. Geht f durch $P(x_1|y_1)$ und $Q(x_2|y_2)$, dann gilt also:
>
> $a = \frac{y_2 - y_1}{x_2 - x_1} = \frac{\text{Differenz der } y\text{-Koordinaten}}{\text{Differenz der } x\text{-Koordinaten}}$

BEISPIEL 1

$f(x) = \frac{3}{10} \cdot x$ (Reaktionsweg) hat die Steigung $\frac{3}{10}$ und den y-Achsenabschnitt 0.

BEISPIEL 2

$g(x)$ soll linear sein und durch die Punkte $P(2|3)$ und $Q(4|1)$ verlaufen.

$a = \frac{1-3}{4-2} = -1$. Somit: $g(x) = -1\,x + b$

Einsetzen von P gibt: $3 = -2 + b$, $b = 5$

Die Funktionsgleichung lautet: $g(x) = -x + 5$

Die Funktion *Geschwindigkeit* → *Bremsweg* ist quadratisch.

> Eine Funktion, in der eine Variable mit dem Exponenten 2 vorkommt und keine Variable einen höheren Exponenten als 2 hat, nennt man **quadratische Funktion**. Der Graph ist eine **Parabel**.
>
> Dabei ist $f(x) = ax^2 + bx + c$ die **allgemeine Form** und $f(x) = a(x + d)^2 + e$ die **Scheitelpunktform**.
> Der **Scheitelpunkt** ist $S(-d|e)$.

BEISPIEL 3

$f(x) = \frac{1}{100} \cdot x^2$ (Bremsweg) hat den Scheitelpunkt $S(0|0)$.

BEISPIEL 4

Die Funktion $g(x) = (x - 5)^2 + 9$ hat den Scheitelpunkt $S(5|9)$. Die allgemeine Form erhält man durch Auflösen der Klammern.
$g(x) = x^2 - 10x + 34$.

Um Funktionen zu vergleichen, kann man verschiedene Eigenschaften untersuchen.

BEISPIEL 5	$h(x) = -2x + 3$	$i(x) = 0{,}5\,(x - 1{,}5)^2 - 1{,}125$
Definitionsbereich	$x \in \mathbb{R}$	$x \in \mathbb{R}$
Wertebereich	$y \in \mathbb{R}$	$y \in \mathbb{R}$; $y \geq -1{,}125$
Monotonie	fallend für alle x	fallend für $x < 1{,}5$; steigend für $x > 1{,}5$
Nullstellen	$x_0 = 1{,}5$	$x_1 = 0$; $x_2 = 3$
weitere Eigenschaften	Achsenabschnitt bei $y = 3$	nach oben geöffnet; gestaucht (da $a = 0{,}5 < 1$); Scheitelpunkt $S(1{,}5|-1{,}125)$

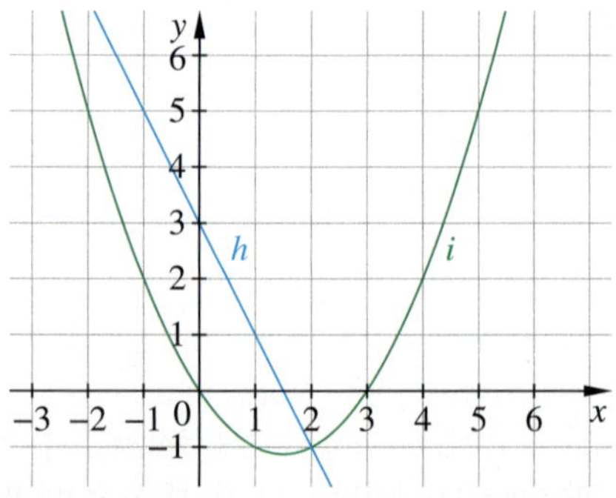

Basisaufgaben

1 Begründe, ob die Zuordnung eine Funktion ist oder nicht.
a) *Anzahl von Flaschen Wasser* → *Preis*
b) *Geburtsdatum* → *Nachname*
c) *Tageszeit* → *Temperatur*
d) *Stadt* → *Postleitzahl*
e) *Volumen von Sand* → *Masse*

2 Welche Graphen stellen Funktionen dar? Begründe

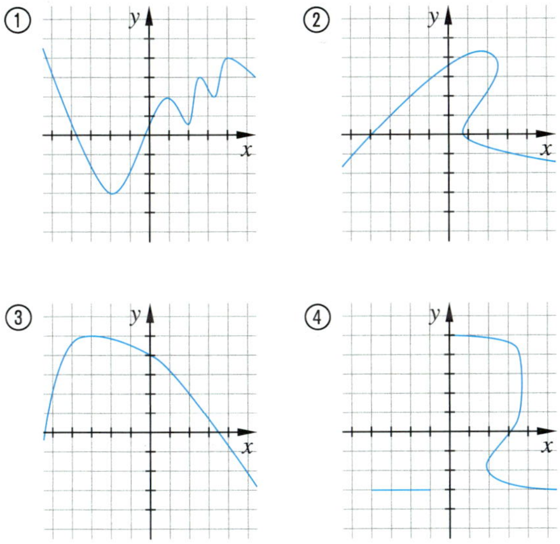

3 Die Zuordnungsvorschrift lautet. „Nimm für x die Zahl vor dem Komma. Das ist der zugehörige Wert $f(x)$.“

BEISPIEL $f(12{,}53) = 12$; $f(-1{,}99) = -1$

a) Ist die Zuordnung eine Funktion? Begründe.
b) Beschreibe die Nullstellen der Zuordnung.
c) Beschreibe weitere Eigenschaften der Zuordnung.
d) Skizziere den Graphen.

4 Handelt es sich um lineare oder quadratische Funktionen? Begründe.

a) $f(x) = 3x^2$
b) $f(x) = 3x + 2$
c) $f(x) = 2x$
d) $f(x) = 2$
e) $f(x) = 1 + x^2$
f) $f(x) = 2x + x^2$
g) $f(x) = 2(x + 2)$
h) $f(x) = x(2x - 1)$
i) $f(x) = (x - 2)^2$
j) $f(x) = 3(x + 4)^2$

5 Ergänze im Heft. Verwende:
Exponent, Gerade, lineare, Parabel, quadratische, Schnittpunkt, Steigung

Die Funktion $f(x) = 0{,}5x + 3$ ist eine ■ Funktion. Der Graph dieser Funktion ist eine ■. Die ■ des Funktionsgraphen ist 0,5. Der ■ mit der y-Achse liegt bei $(0|3)$.
Die Funktion $f(x) = 0{,}5x^2$ ist eine ■ Funktion, denn der höchste ■ der Variable x ist 2.
Der Graph der Funktion ist eine ■.

6 Ordne den richtigen Graphen zu. Begründe.

a) $f(x) = x + 1$
b) $f(x) = x^2$
c) $f(x) = -2x - 2$
d) $f(x) = -x^2 + 2$

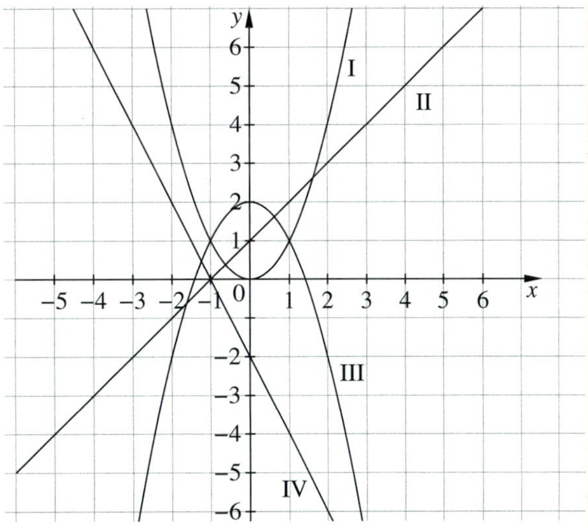

7 Bestimme die Funktionsgleichungen für die linearen Funktionen.

a) y-Achsenabschnitt: 2, Anstieg: −9
b) durch $P(1|3)$, Anstieg: 4
c) durch $P(-5|6)$; y-Achsenabschnitt: 3
d) durch $P(2|-3)$ und $Q(-4|9)$

8 Bestimme die Nullstellen der Funktionen.

a) $f(x) = 2x - 4$
b) $f(x) = x^2 - 9$
c) $f(x) = 8x + 1{,}5$
d) $f(x) = (x + 7)^2$
e) $f(x) = (x - 4)^2 - 16$
f) $f(x) = 2(x - 2)^2 - 8$

9 Erläutere, wie viele Nullstellen lineare und quadratische Funktionen haben können. Beschreibe jeweils, welche Eigenschaft die Funktion haben muss, um die bestimmte Anzahl von Nullstellen zu haben.

BEACHTE
Die Lösungen zu Aufgabe 8 ergeben in der richtigen Reihenfolge den Namen einer Stadt in Deutschland. In welchem Bundesland liegt diese Stadt?
−7 (K); −3 (R); $-\frac{3}{16}$ (N); 0 (F); 0 (R); 2 (F); 3 (A); 4 (T); 8 (U)

Weiterführende Aufgaben

10 Die Funktion $f(x) = \frac{1}{100} \cdot x^2$ beschreibt die Zuordnung *Geschwindigkeit* → *Bremsweg*. Erkläre, was ihr Definitionsbereich ist. Gibt es mehrere Möglichkeiten?

11 Bestimme für die Zuordnungen den Definitionsbereich, Wertebereich und die Nullstellen.

a) Allen Zahlen, die größer als 1 sind, wird ihr Quadrat zugeordnet.

b) Allen Zahlen, die kleiner als −1 sind, wird ihr Quadrat zugeordnet.

c) Allen Zahlen zwischen −1 und 1 wird ihre dritte Potenz zugeordnet.

12 Eine Quarterpipe soll auf einem 200 cm langen Stahlgerüst befestigt werden. Der längste Träger soll 120 cm hoch sein. Die Träger sind jeweils im Abstand von 40 cm angebracht. Die Trägerlänge lässt sich mit der Funktionsgleichung $f(x) = 0{,}003\,x^2$ berechnen.

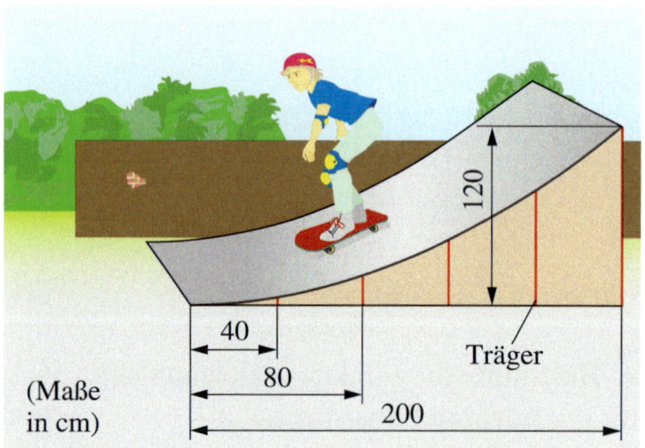

a) Berechne die Trägerlängen. Stelle dazu eine Wertetabelle auf.

b) Zeichne die Rampe im Maßstab 1 : 10.

13 Ordne den Funktionen ihren Scheitelpunkt zu.

$f_1(x) = (x+2)^2 - 3$ | $S(-2|3)$ | $f_2(x) = -(x+2)^2 + 3$

$f_3(x) = 3(x-2)^2 - 3$ | $S(2|3)$ | $f_4(x) = (x-2)^2 + 3$

$f_5(x) = (x+2)^2 - 3$ | $S(2|-3)$ | $f_6(x) = -9(x-2)^2 - 3$

$f_7(x) = 8(x+2)^2 + 3$ | $S(-2|-3)$ | $f_8(x) = (x-2)^2 + 3$

14 Lineare Funktionen können unterschiedlich viele Schnittpunkte haben.

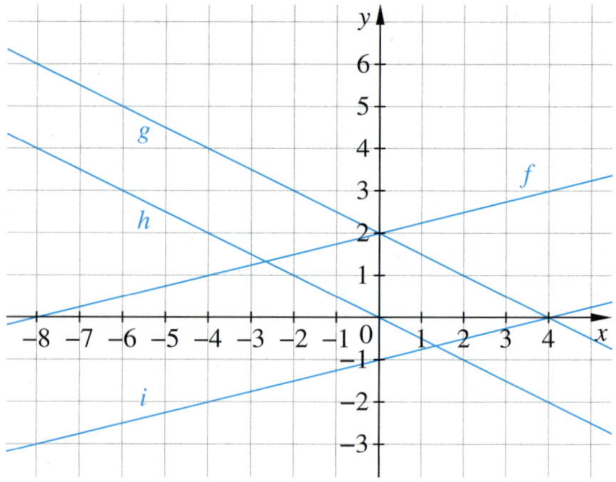

a) Stell die Funktionsgleichungen der vier Funktionen auf.

b) Beschreibe, wie man an den Funktionsgleichungen erkennen kann, wie viele Schnittpunkte es gibt.

c) Haben $f(x) = -177x + 3458$ und $g(x) = -177x - 672$ einen Schnittpunkt? Begründe.

15 Sandra meint: „Die Funktionen $f(x) = 3x^2 + 4$ und $g(x) = 3x^2 + 2$ haben keinen Schnittpunkt."

a) Begründe, ob Sandra Recht hat.

b) Begründe, ob Funktionen der Form $f(x) = (x+5)^2 + e_1$ und $g(x) = (x+5)^2 + e_2$ einen Schnittpunkt haben, wenn e_1 und e_2 verschieden sind.

16 Bestimme die Schnittpunkte von f und g. Kontrolliere mit einer Probe.

a) $f(x) = x^2$ und $g(x) = x + 12$

b) $f(x) = (x+2)^2$ und $g(x) = 4x + 13$

c) $f(x) = (x-1)^2$ und $g(x) = 6x - 6$

d) $f(x) = 2(x+3)^2$ und $g(x) = -4x - 6$

17 Gib die Funktionsgleichungen jeweils einer quadratischen und einer linearen Funktion an, die sich …

a) nicht schneiden.

b) zweimal schneiden.

c) in $P(1|9)$ schneiden.

d) in $P(3|-5)$ schneiden.

Die Sinusfunktion

Erforschen und Entdecken

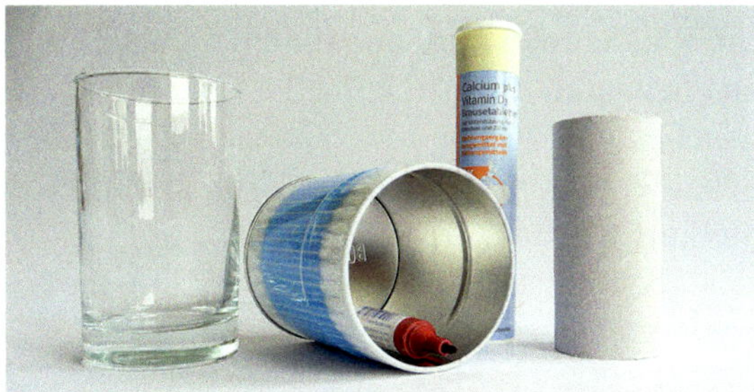

1 Für den folgenden Versuch benötigt ihr:
- zylinderförmige Gefäße mit verschiedenen Durchmessern
- einen Stift, z. B. einen Filzschreiber
- mehrere Blatt Papier
- Klebeband

Versuchsvorbereitung:
Befestigt den Stift im Inneren des Gefäßes, sodass seine Spitze nur etwa 2 mm herausragt. Klebt mehrere Blatt Papier aneinander und befestigt sie direkt über dem Boden an einer senkrechten, glatten Fläche wie der Tür, einem Schrank oder der Wand. (Vorsicht: Fußleisten!)
Versuchsdurchführung:
Rollt das Gefäß mit dem Stift entlang des Papiers über den Fußboden und betrachtet das entstehende Muster. Wiederholt den Versuch mit weiteren Gefäßen und andersfarbigen Stiften.

a) Beschreibt und vergleicht die Muster, nennt ihre Gemeinsamkeiten und Unterschiede.
b) Messt charakteristische Längen in den Mustern. Findet ihr entsprechende Längen auch an den jeweiligen Gefäßen?

BEACHTE
Der Versuch kann auch an der Tafel durchgeführt werden.

2 Die Diagramme rechts in der Randspalte zeigen drei Formen der Wechselspannung.

a) Betrachte die verschiedenen Verläufe der Graphen und nenne ihre Gemeinsamkeiten.
b) Erstelle eine Liste mit den dir bekannten Funktionstypen. Wie unterscheiden sich die rechts abgebildeten Graphen von den Graphen der bekannten Funktionen?
c) Welche der drei Graphen in der Randspalte stellen Funktionen dar, welche nicht? Begründe.

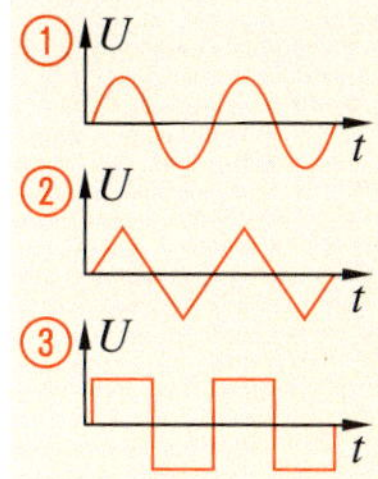

3 In einem Programm wurde erst ein Kreis mit Radius 1 cm um den Koordinatenursprung gezeichnet. Dazu wurde eine Funktion erstellt und daneben dargestellt.

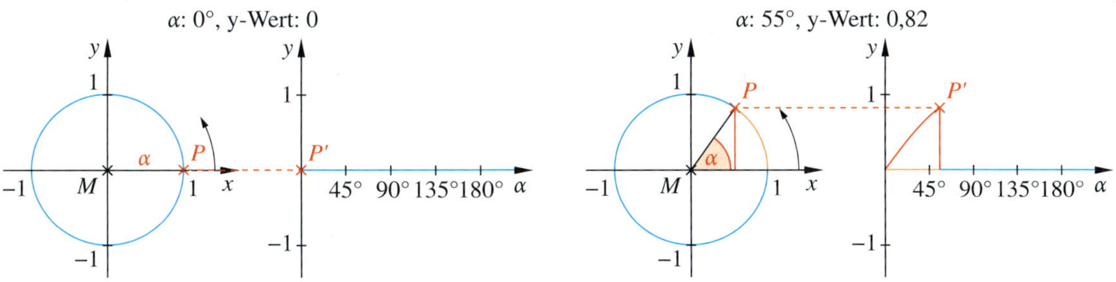

Der Punkt P wandert nach und nach entgegen dem Uhrzeigersinn. Dabei verändert sich der Winkel α und der y-Wert von P. Beides wird nun in einem zweiten Koordinatensystem festgehalten.

a) Begründe, warum der Graph zunächst steigt.
b) Was passiert, wenn der Winkel $\alpha = 90°$ erreicht hat? Erkläre, wo der Punkt P sich dann befindet und welcher Funktionswert aufgezeichnet wird.
c) Was passiert, wenn sich P im zweiten Quadranten bewegt, also α größer als 90° wird? Beschreibe, wie sich der Funktionsgraph verändert. Welcher Wert wird für $\alpha = 180°$ aufgezeichnet?
d) Matthias behauptet, dass der y-Wert von P dem Sinus des zugehörigen Winkels α entspricht. Überprüfe, ob seine Behauptung richtig ist. Begründe deine Meinung.

Lesen und Verstehen

Ein Raddampfer wird von einem Schaufelrad angetrieben. Die Schaufeln werden bei jeder Umdrehung aus dem Wasser gehoben und wieder untergetaucht. Die Höhe einer einzelnen Schaufel über bzw. unter der Wasseroberfläche hängt von der Stellung des Schaufelrades ab, also um welchen Winkel es sich gedreht hat. Die Höhe h entspricht der Gegenkathete von α im rechtwinkligen Dreieck.

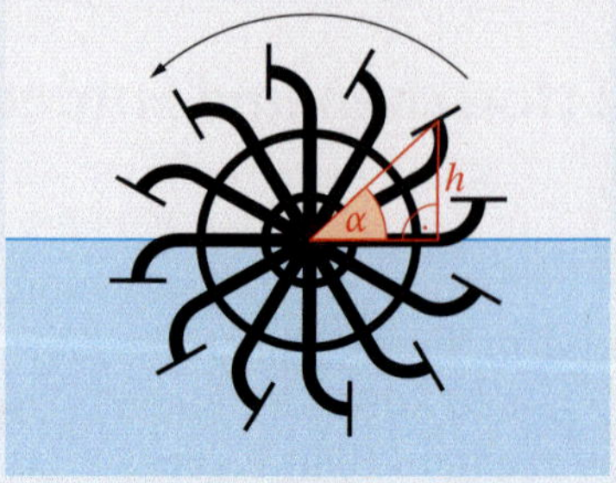

Für rechtwinklige Dreiecke gilt: $\sin \alpha = \frac{\text{Gegenkathete von } \alpha}{\text{Hypotenuse}}$

BEACHTE
Der Radius des Einheitskreises misst 1 Längeneinheit.

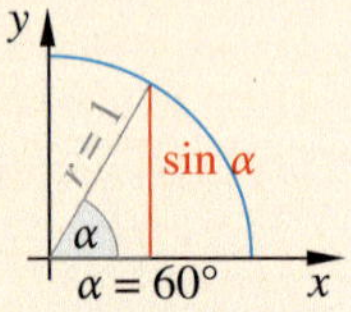

Die Hypotenuse des Dreiecks ist der Radius des Einheitskreises. Es gilt also: $\sin \alpha = \frac{GK}{1} = GK$

Wenn man vereinfachend davon ausgeht, dass die Schaufeln eine Länge von 1 m haben, dann kann dieses Seitenverhältnis für jeden Winkel α zwischen 0° und 360° am **Einheitskreis** veranschaulicht werden. Überträgt man für jeden Winkel α die Funktionswerte $\sin \alpha$ in ein Koordinatensystem, so ergibt sich der charakteristische Graph der **Sinusfunktion $f(\alpha) = \sin \alpha$**.

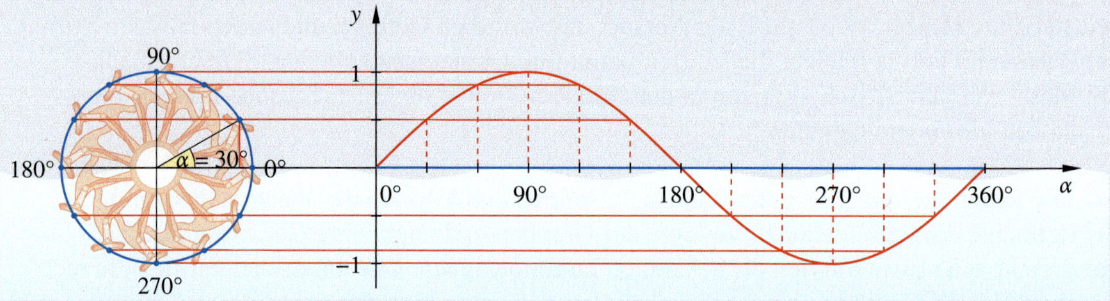

Der Verlauf der Sinuskurve kann beliebig erweitert werden: Für Winkel, die größer als 360° sind, wird über eine volle Umdrehung hinaus gegen den Uhrzeigersinn gedreht. Den Sinus eines Winkels mit negativem Vorzeichen erhält man durch eine Drehung in entgegengesetzter Richtung, also durch Drehung mit dem Uhrzeigersinn. Nach jeweils einer vollen Umdrehung mit bzw. gegen den Uhrzeigersinn wiederholen sich die Funktionswerte $\sin \alpha$.

ERINNERE DICH
Du kennst den Begriff Periode im Zusammenhang mit Dezimalbrüchen wie z. B. $\frac{9}{11} = 0{,}818181\ldots = 0{,}\overline{81}$ (sprich: null Komma Periode acht eins).

Funktionen, deren Funktionswerte sich in gleichbleibenden Abständen wiederholen, nennt man **periodisch**. Die Länge des kürzesten Intervalls dieser Wiederholungen heißt **Periode**.

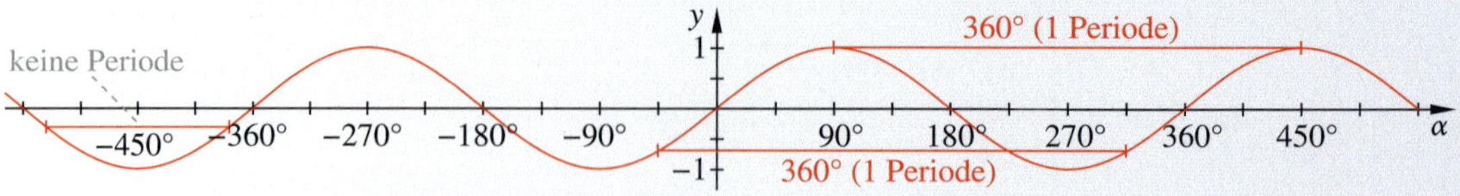

Die Sinusfunktion $f(\alpha) = \sin \alpha$ ist eine periodische Funktion. Ihre Periode beträgt 360°. Diese Eigenschaft kann mit Hilfe einer Gleichung beschrieben werden:
$\sin \alpha = \sin(\alpha + k \cdot 360°)$, für jede ganze Zahl k.

Der Graph der Sinusfunktion ist **punktsymmetrisch** zum Ursprung. Für beliebige Winkel α gilt: $\sin(-\alpha) = -\sin \alpha$

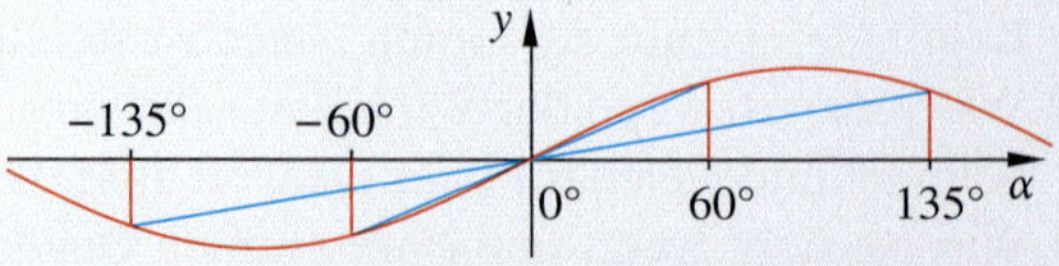

Der Sinus eines Winkels kann nicht größer als 1 und nicht kleiner als –1 werden, also gilt für den Wertebereich $-1 \leq \sin \alpha \leq 1$. Die **Nullstellen** sind ganzzahlige Vielfache von 180°: $\sin(k \cdot 180°) = 0$, für jede ganze Zahl k.

Basisaufgaben

1 Überlege, unter welchen Umständen die folgenden Vorgänge periodisch sind:
① Schlaf-Wach-Rhythmus des Menschen
② Ampelschaltungen
③ Atmung des Menschen
Finde weitere periodische Vorgänge.

2 Die beiden Elektrokardiogramme (EKG) zeigen die elektrischen Ströme am Herzen. Nenne Gemeinsamkeiten und Unterschiede.

①
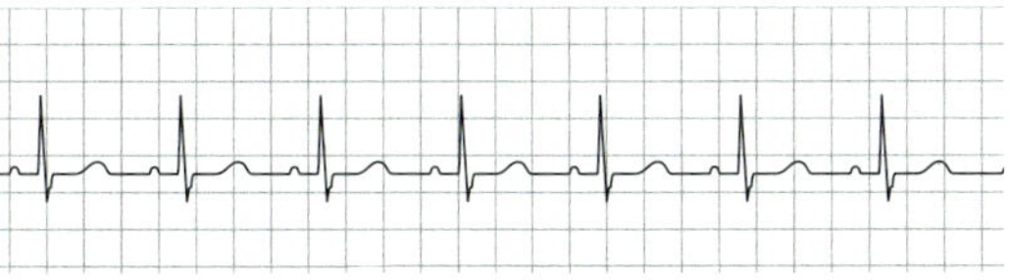

②
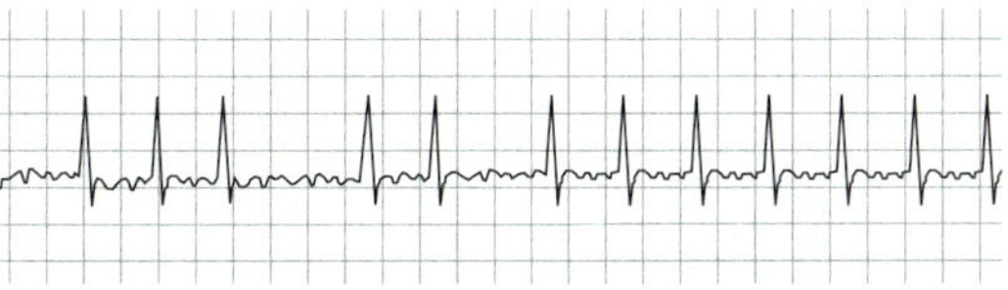

3 Handelt es sich um Graphen von periodischen Funktionen? Falls ja, bestimme die Periode. Falls nein, begründe.

a)
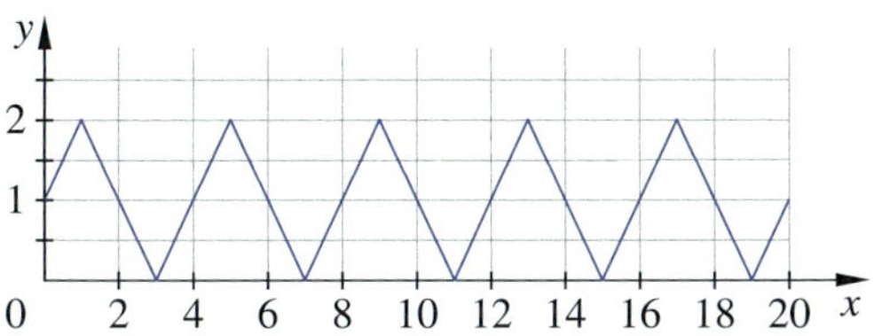

b)
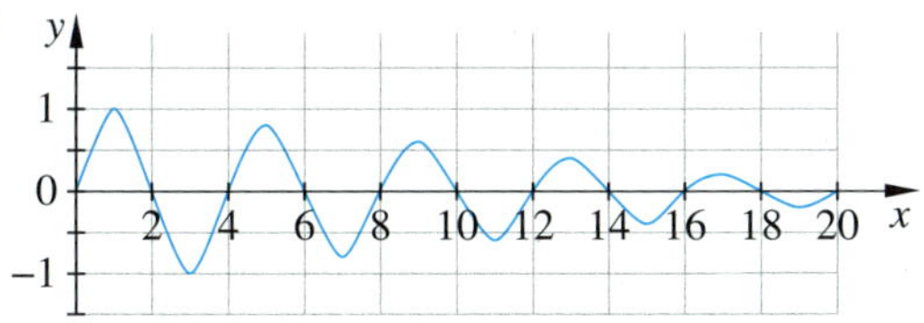

c)
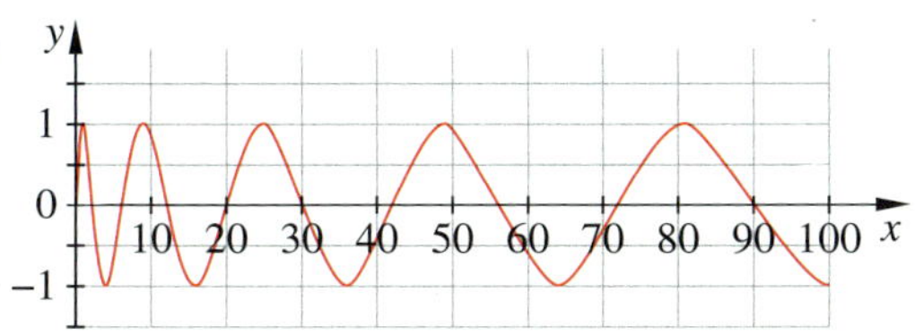

d)
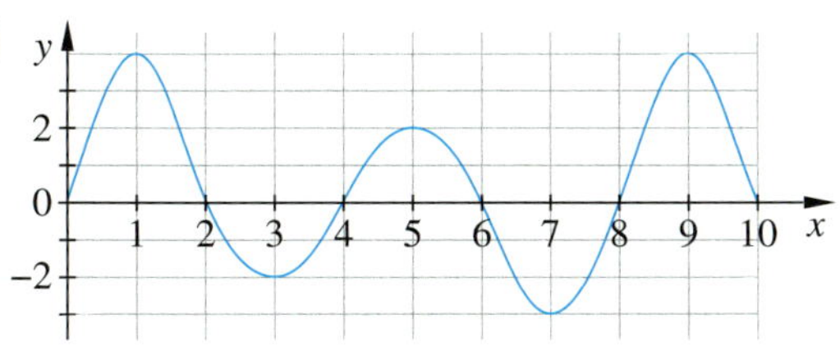

4 Ergänze den Lückentext in deinem Heft. Benutze die Begriffe in der Randspalte.
Funktionen, deren Funktionswerte sich in gleichbleibenden Abständen wiederholen, heißen ▢ Funktionen. Die Länge des ▢ Intervalls dieser Wiederholungen heißt ▢. Die ▢ ist eine periodische Funktion. Ihre Periode beträgt ▢. Der Graph der Sinusfunktion ist ▢ zum Ursprung. Der kleinstmögliche Funktionswert ist ▢, der größtmögliche Funktionswert ▢.

1;
−1;
360°;
kürzesten;
Periode;
periodische;
punktsymmetrisch;
Sinusfunktion

5 Vervollständige die Wertetabelle der Sinusfunktion im Heft. Zeichne den Graphen für $0° \leq \alpha \leq 360°$ in dein Heft.

α	0°	15°	30°	…	360°
sin α					

6 Gib die Funktionswerte an, ohne den Taschenrechner zu benutzen.
a) sin 0° b) sin 180° c) sin 360°
d) sin (−180°) e) sin 90° f) sin 450°
g) sin (−270°) h) sin 270° i) sin (−90°)

7 Zeichne mit Hilfe der Ergebnisse von Aufgabe 5 und 6 den Graphen der Sinusfunktion für $-270° \leq \alpha \leq 450°$.

8 Finde mindestens zwei weitere Winkel, die den gleichen Sinuswert besitzen.
a) sin 20° b) sin 100° c) sin 240°
d) sin 400° e) sin (−5°) f) sin (−180°)

9 Welche Winkel haben denselben Sinuswert? Begründe.

sin 10° | sin 0° | sin 360° | sin 180° | sin 540° | sin 530° | sin 170° | sin 430° | sin 340° | sin 70° | sin 200° | sin 110° | sin 560°

10 Gib für den gegebenen Wert mindestens drei passende Winkel an.
a) $\sin\alpha = 0{,}5$ b) $\sin\alpha = -0{,}5$
c) $\sin\alpha = 0{,}743\,145$ d) $\sin\alpha = -0{,}984\,807$
e) $\sin\alpha = 1$ f) $\sin\alpha = 0$
g) $\sin\alpha = -1$ h) $\sin\alpha = 1{,}6$

Weiterführende Aufgaben

11 In einem Teich betreiben Algen Fotosynthese. Das heißt, sie wandeln mit Hilfe von Licht Kohlenstoffdioxid in Traubenzucker und Sauerstoff um.

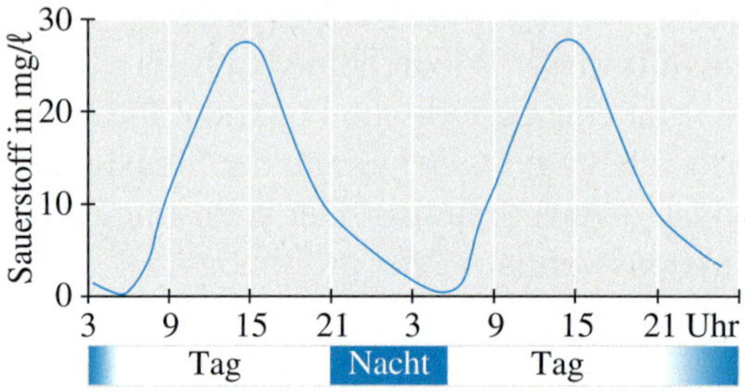

a) Erkläre, was in der Grafik dargestellt wird und beschreibe den Verlauf der Kurve.
b) Lies die Periode, den minimalen und den maximalen Funktionswert ab.

12 Jana meint: „Ich habe eine periodische Funktion entdeckt mit einer Periode von 3. Dabei liegen $(1|4)$, $(2|5)$, $(4|4)$ und $(5|6)$ auf dem Graphen."
Kann das stimmen? Begründe.

13 Das Wort „Periode" taucht auch in anderen Fächern auf z. B. das Periodensystem in Chemie oder die klassische Periode in Musik. Informiere dich darüber, wofür die Periode in einem Fach deiner Wahl steht. Versuche zu beschreiben, was das mit der Periode in Mathe zu tun hat.

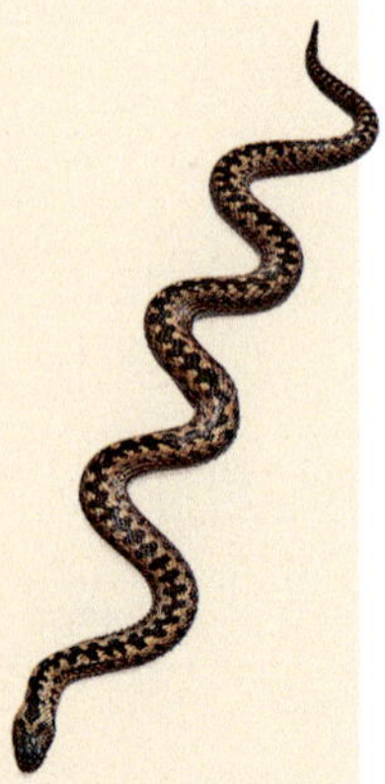

14 Manche Schlangen bewegen sich in „Schlangenlinien" fort. Beschreibe, wie sich diese Bewegung von der Sinusfunktion unterscheidet und was sie gemeinsam haben.

15 Sind die Aussagen wahr oder falsch? Begründe.
a) $\sin(-30°) = -\sin 30°$
b) $\sin 90° = \sin(-90°)$
c) $\sin 20° = -\sin(-20°)$
d) $\sin 90° = 1$
e) $\sin(90° + 90°) = 2$
f) $\sin 30° - \sin 20° = \sin 10°$
g) $\sin 270° + \sin 90° = 0$
h) $3 \cdot \sin 0° = 3$

16 Gib für den gegebenen Wert alle Winkel zwischen $-360°$ und $720°$ an.
a) $\sin\alpha = 0{,}6018$
b) $\sin\alpha = 0{,}9563$
c) $\sin\alpha = -0{,}6018$
d) $\sin\alpha = -0{,}9563$
e) $\sin\alpha = 1$
f) $\sin\alpha = -1$

17 Nenne jeweils drei Intervalle, auf die die folgende Eigenschaft zutrifft:
a) Der Graph der Sinusfunktion verläuft unterhalb der x-Achse.
b) Die Funktionswerte $\sin\alpha$ sind positiv.
c) Der Graph der Sinusfunktion steigt an.
d) Die Sinuskurve fällt.
e) Der Graph der Sinusfunktion verläuft oberhalb des Graphen der Funktion $f(\alpha) = 0{,}5$.

18 Arbeitet zu zweit.
a) Bestimmt die Anzahl der Nullstellen, die die Sinusfunktion von 0° bis 1440° hat
b) Erklärt, wie man allgemein die Anzahl der Nullstellen der Sinusfunktion zwischen 0° und $x°$ bestimmen kann.

19 Zeichne die Sinusfunktion für $-360° \leq \sin\alpha \leq 360°$. Zeichne dann mehrere Geraden oder Kurven ein, die Folgendes erfüllen:
a) eine Gerade, die die Sinusfunktion in nur einem Punkt schneidet
b) eine Kurve, die die Sinusfunktion in nur einem Punkt berührt
c) eine Gerade, die die Sinusfunktion genau dreimal schneidet

20 Auf dem Einheitskreis wird der Winkel gegen den Uhrzeigersinn aufgespannt.
Für einen Punkt kann man den Sinus des zugehörigen Winkels bestimmen.

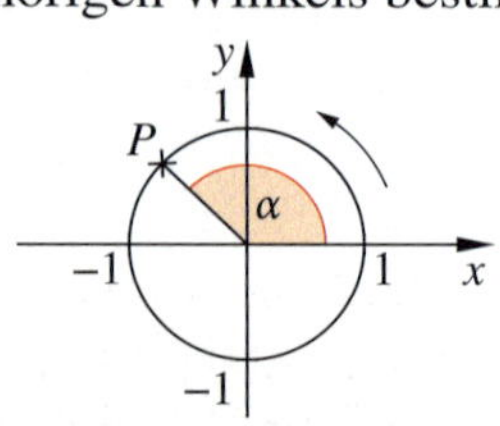

Beschreibe, wie Punkte mit demselben Sinuswert zueinander liegen und was das für die Sinusfunktion bedeutet.

Funktionen der Form $f(\alpha) = a \sin \alpha$

Erforschen und Entdecken

1 Arbeitet in vier verschiedenen Gruppen.
Untersucht, wie sich der Graph der Sinusfunktion verändern lässt.
Die Aufgaben können auch mit einem Funktionenplotter gelöst werden.
Ziel ist es, herauszufinden, welchen Einfluss der Faktor a auf die Sinusfunktion hat, indem $f(\alpha) = a \sin \alpha$ betrachtet wird.

Gruppe 1 untersucht: $f(\alpha) = 2 \sin \alpha$

Gruppe 2 untersucht: $f(\alpha) = -\sin \alpha$

Gruppe 3 untersucht: $f(\alpha) = 0{,}5 \sin \alpha$

Gruppe 4 untersucht: $f(\alpha) = -3 \sin \alpha$

a) Übertragt die Tabelle ins Heft. Erweitert sie bis 270° und füllt sie entsprechend für eure Funktion aus.
b) Zeichnet die beiden Funktionsgraphen in ein gemeinsames Koordinatensystem.
c) Beschreibt, die Änderung des Funktionsgraphen.

α	−60°	−30°	0°	30°	60°	90°
$\sin \alpha$						
$f(\alpha)$						

Bildet nun neue Gruppen, in denen sich mindestens ein Mitglied aus jeder Gruppe befindet.

d) Tauscht euch untereinander aus und formuliert gemeinsam eine Regel.
e) Findet die Funktionsvorschriften der beiden Funktionen.

①

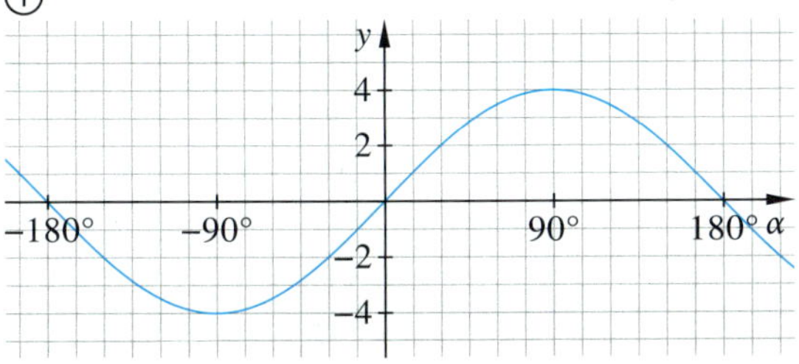

②

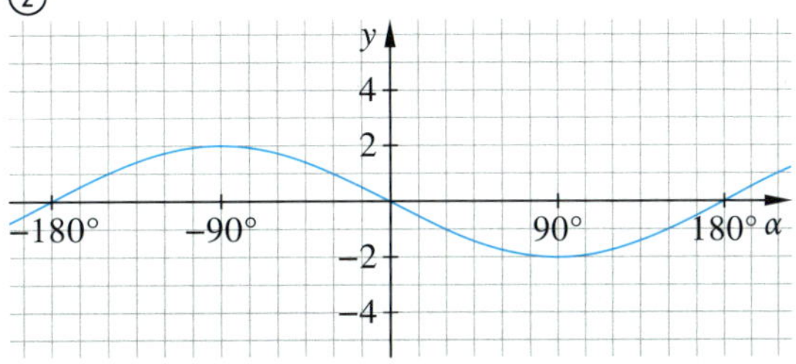

2 Der Schaufelradbagger hat ein Schaufelrad mit einem Radius von 8 m.
Betrachte jeweils eine Schaufel, die am Anfang auf Höhe des Mittelpunkts ist.

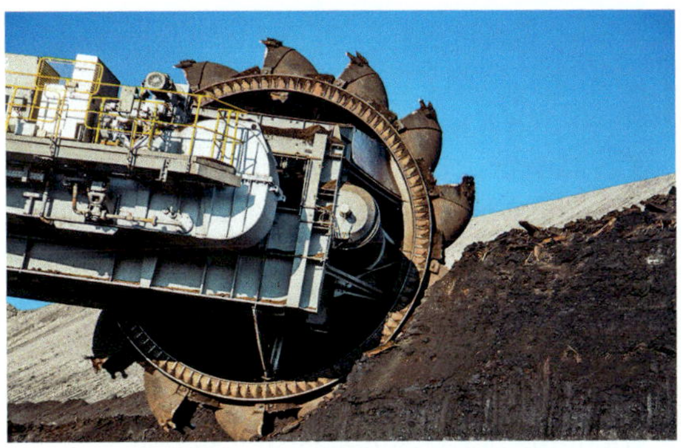

a) Emin meint „Eine Sinusfunktion kann ich für den Bagger nicht nehmen, denn nach einer Drehung von 90° ist eine Schaufel doch nicht in 1 m Höhe.“
Begründe, ob Emin Recht hat und in welcher Höhe eine Schaufel nach einer Drehung von 90° ist.
b) Bestimme die Höhe, in der die Schaufel nach Drehungen um 0°, 90°, 180°, 270° und 360° ist. Was fällt dir auf?
c) Überlege dir weitere Fahrzeuge oder Dinge, die eine kreisförmige Bewegung machen Schätze dann den Radius. Beschreibe jeweils, wo sich ein Punkt nach einer Drehung von 0°, 90°, 180°, 270° und 360° befindet.

Lesen und Verstehen

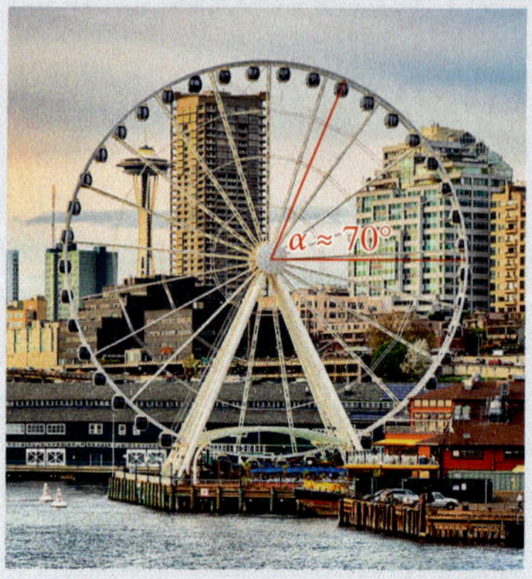

Ein Riesenrad hat einen Radius von 30 m.
Wie hoch befindet sich die markierte Gondel über dem Mittelpunkt?
Gesucht ist eine Funktion, die die Höhe über dem Mittelpunkt in Abhängigkeit vom eingezeichneten Winkel α angibt.

BEISPIEL

Für $\alpha = 0$ befindet sich die Gondel 0 m über dem Mittelpunkt.
Bei dem Riesenrad handelt es sich nicht um einen Einheitskreis, sondern um einen Kreis mit dem Radius 30 m.
Der Sinuswert wird daher mit 30 multipliziert.
Die Funktionsvorschrift lautet $f(\alpha) = 30 \sin \alpha$.
Für einen Winkel von 70° ergibt sich dann:
$f(70°) = 30 \sin (70°) \approx 28$.
Die Gondel befindet sich ca. 28 m über dem Mittelpunkt.

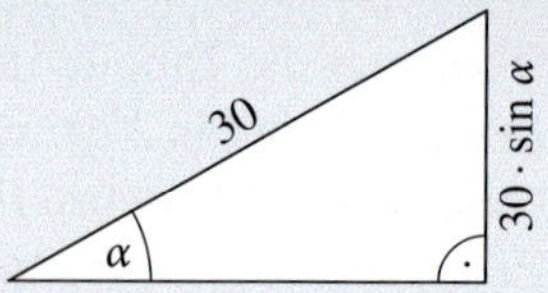

Die Sinusfunktion $f(\alpha) = \sin \alpha$ kann in ihrer Form verändert werden.

Die Funktion $\boldsymbol{f(\alpha) = a \sin \alpha}$ ist periodisch.
Die Periode ist dabei wie bei der Sinusfunktion gleich 360°.
Die Änderung hängt vom Faktor a ab. Der Wertebereich ist $-a \leq a \sin \alpha \leq a$.

$a > 1$:
Der Graph der Sinusfunktion wird in Richtung der y-Achse gestreckt.

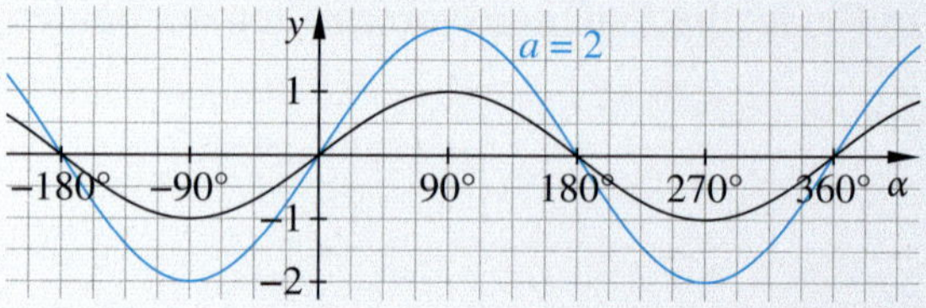

$1 > a$ und $a > 0$:
Der Graph der Sinusfunktion wird in Richtung der y-Achse gestaucht.

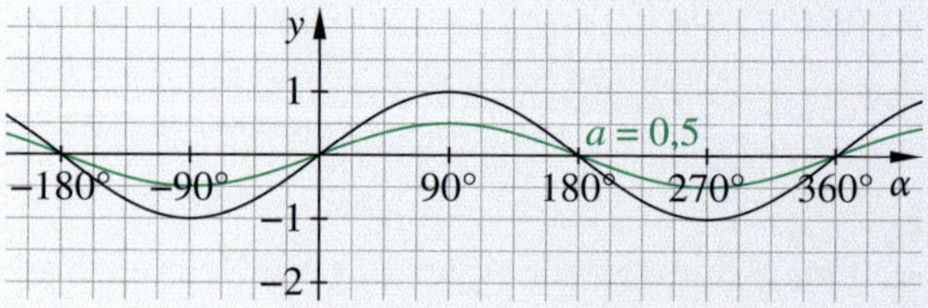

$0 > a$ und $a > -1$:
Der Graph der Sinusfunktion wird in Richtung der y-Achse gestaucht und der Graph wird an der x-Achse gespiegelt.

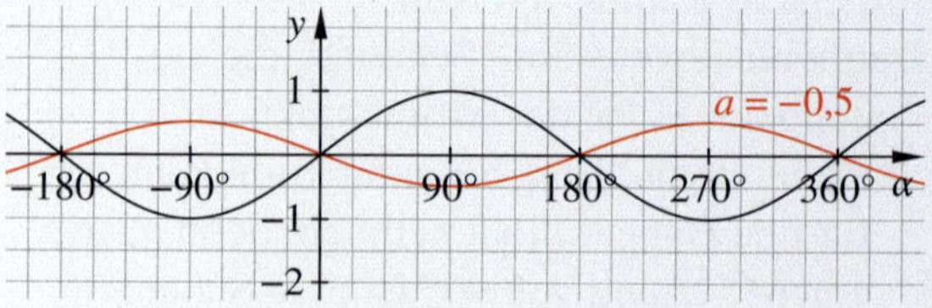

$-1 > a$:
Der Graph der Sinusfunktion wird in Richtung der y-Achse gestreckt und der Graph wird an der x-Achse gespiegelt.

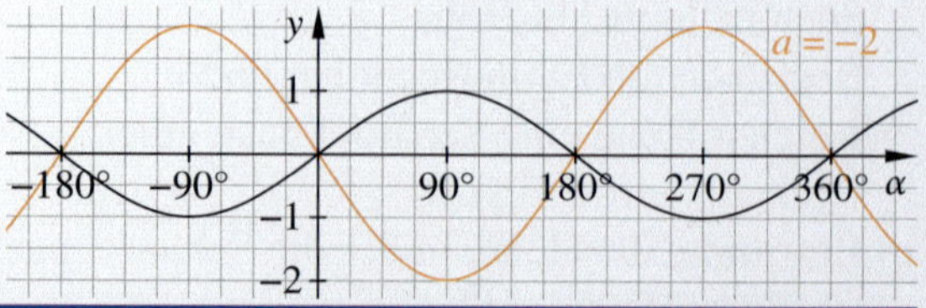

Basisaufgaben

1 Beschreibe die Formänderung der Funktionen im Vergleich zur Sinusfunktion. Skizziere die Graphen im Intervall von $-180°$ bis $360°$.

a) $f(\alpha) = 3 \sin\alpha$ **b)** $f(\alpha) = -0{,}25 \sin\alpha$
c) $f(\alpha) = \frac{2}{5} \sin\alpha$ **d)** $f(\alpha) = -4 \sin\alpha$

2 Führe die Veränderungen am Graphen $f(\alpha) = \sin\alpha$ durch. Wie lauten die neuen Funktionsvorschriften?
Gib auch den Wertebereich an.

a) Stauchung in Richtung der y-Achse mit dem Faktor $\frac{1}{3}$
b) Streckung in Richtung der y-Achse mit dem Faktor 7, danach Spiegelung an der x-Achse

3 Ein Riesenrad hat einen Durchmesser von 50 m. Begründe, welcher Faktor a in $f(\alpha) = a \sin\alpha$ die Bewegung einer Gondel abbildet.

4 Bestimme den Faktor a in der Funktionsvorschrift $f(\alpha) = a \cdot \sin\alpha$.

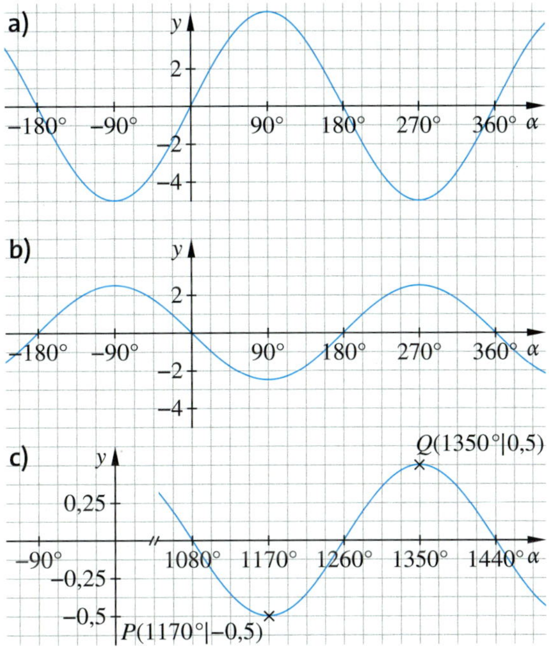

Weiterführende Aufgaben

5 Stimmt die Aussage?
Begründe.
$f(\alpha) = \sin\alpha$ und $g(\alpha) = a \sin\alpha$ …

a) haben dieselben Nullstellen.
b) haben denselben Wertebereich.
c) schneiden sich nur in den Nullstellen.

6 Mira soll folgende Aufgabe lösen:
„Finde ein a in $f(\alpha) = a \sin\alpha$, sodass $f(45°) = 6$." Sie löst es wie folgt:
$f(45°) = a \sin 45° = 6$

$$a = \frac{6}{\sin 45°} \approx 8{,}49$$

Gehe wie Mira vor und bestimme den Faktor a in $f(\alpha) = a \sin\alpha$, sodass …

a) $f(30°) = 5$ **b)** $f(120°) = 2$
c) $f(210°) = 4$ **d)** $f(150°) = -3$

7 Finde zwei Funktionen $f_1(\alpha) = a_1 \sin\alpha$ und $f_2(\alpha) = a_2 \sin\alpha$, die bei 30° einen Abstand von 1 haben.
Beschreibe dein Vorgehen.

8 Bestimme die Funktionswerte an den Stellen $\alpha = 45°$, $\alpha = 500°$ und $\alpha = -480°$.

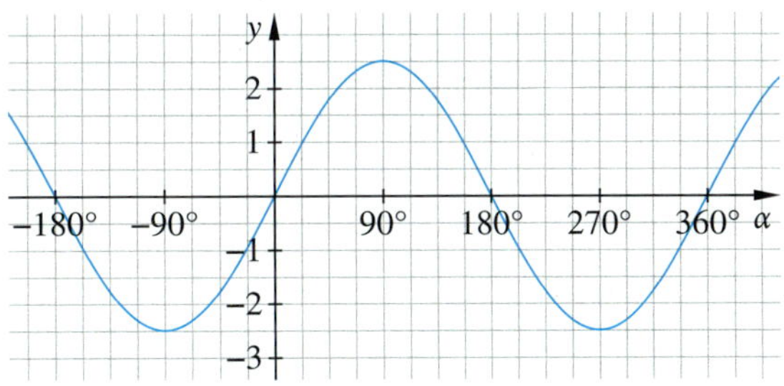

9 Untersuche die folgenden Funktionen.
① $f_1(\alpha) = 2 + \sin\alpha$ ② $f_2(\alpha) = \sin(2\alpha)$
③ $f_3(\alpha) = \sin(\alpha + 90°)$
Erweitere dazu die Wertetabelle im Heft und ergänze sie. Zeichne dann den Graphen der Funktion. Beschreibe, wie sich der Graph der Sinusfunktion verändert hat.

α	−90°	−45°	0°	45°	90°	135°
$\sin\alpha$						
$f_n(\alpha)$						

Schwingungen

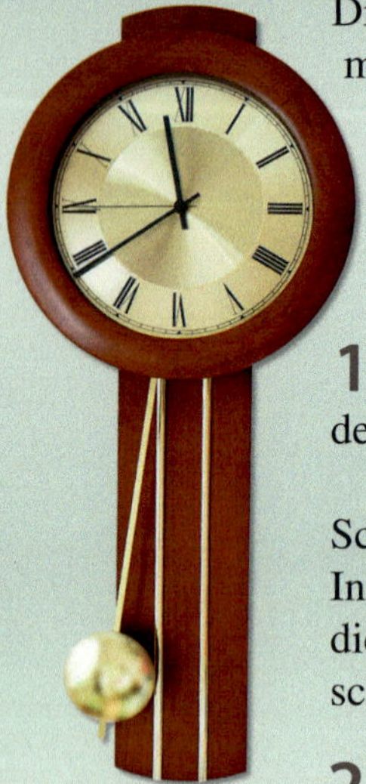

Die Schwingungen des Pendels einer Wanduhr lassen einen Zusammenhang mit der Sinusfunktion nicht sofort vermuten.
Lässt man allerdings einen mit Sand gefüllten Becher über einem bewegten Blatt Papier pendeln, wird der Zusammenhang sofort deutlich.

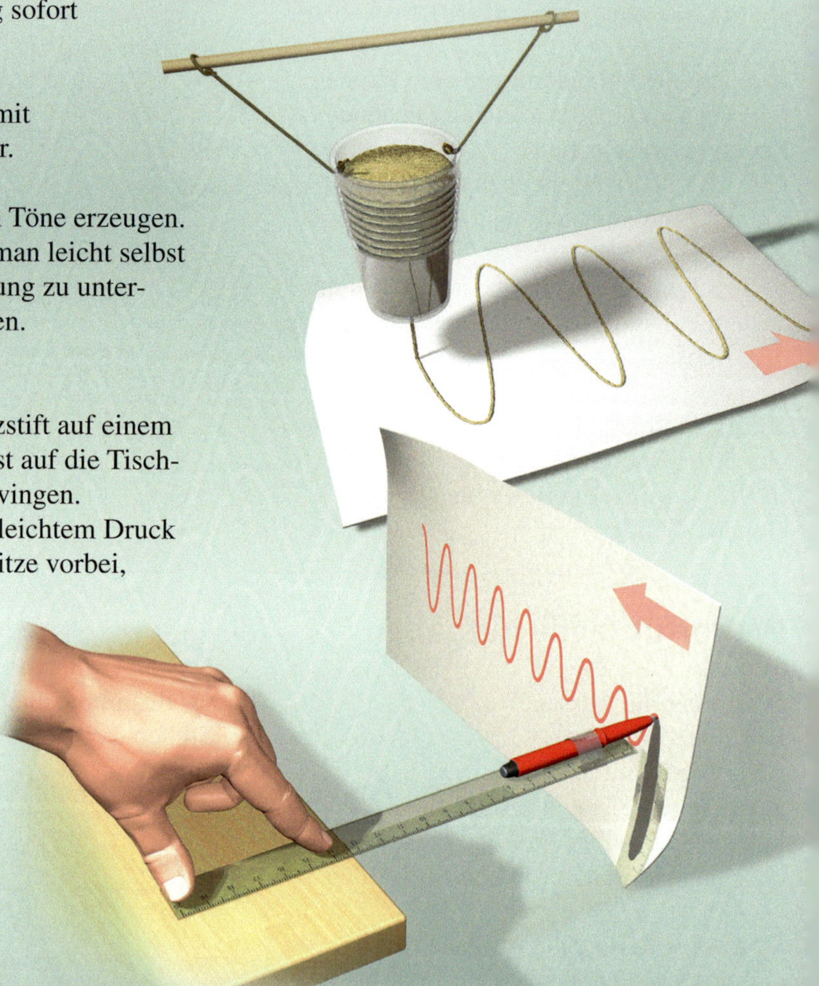

1 Erkläre das Experiment mit dem pendelnden Sandbecher.

Schwingungen können auch Töne erzeugen. In einem Experiment kann man leicht selbst die entsprechende Schwingung zu unterschiedlichen Tönen aufzeigen.

2 Arbeitet zu zweit.
Befestigt einen weichen Filzstift auf einem Lineal, drückt das Lineal fest auf die Tischplatte und lasst es dann schwingen.
Zieht ein Blatt Papier unter leichtem Druck an der schwingenden Filzspitze vorbei, sodass die Schwingung aufgezeichnet wird.
a) Experimentiert und beschreibt eure Beobachtungen.
b) Verändert die schwingende Lineallänge und vergleicht die entstehenden Töne sowie die entsprechenden Schreibspuren.
Wie ändert sich die Schreibspur, wenn der Ton leiser wird?

Die maximale Auslenkung der Tonkurve nennt man auch Amplitude.

3 Ergänze den Satz: „Je größer die Amplitude, desto … der Ton."

4 Die Lautstärke wird in Phon gemessen. Häufig hört man aber auch die Angabe Dezibel.
a) Informiere dich, was man unter beiden Einheiten genau versteht und was sie unterscheidet.
b) Recherchiere, was man unter Hörschwelle und Schmerzschwelle versteht und wo sie bei einem Menschen liegen. Vergleiche auch mit Tieren wie zum Beispiel einem Hund.

Methode: Bogenmaß

Den Winkel im Bogenmaß anzugeben, hilft beim Zeichnen und Rechnen.

Zeichnen mit einer Parabelschablone
Zeichnet man die Sinusfunktion, dann steht auf der x-Achse kein Gradmaß mehr.

1. Schritt: Zeichne die beiden Achsen.

2. Schritt: Lege die Schablone mit der geraden Seite an. Markiere 0, π, und 2π.

3. Schritt: Drehe die Schablone. Innen ist eine Kurve für die Sinusfunktion. Lege die Schablone an den Nullpunkt und zeichne die Kurve nach.

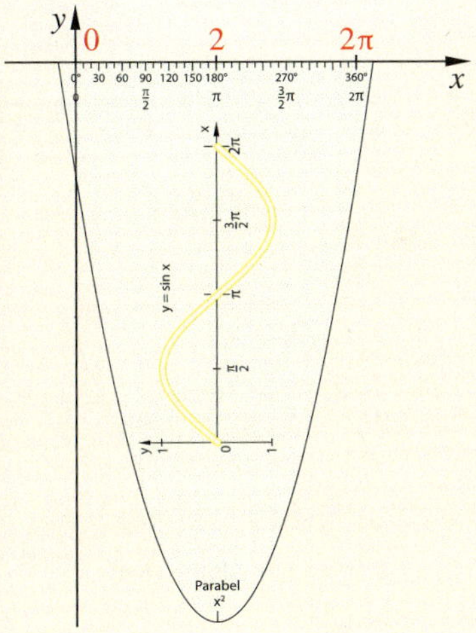

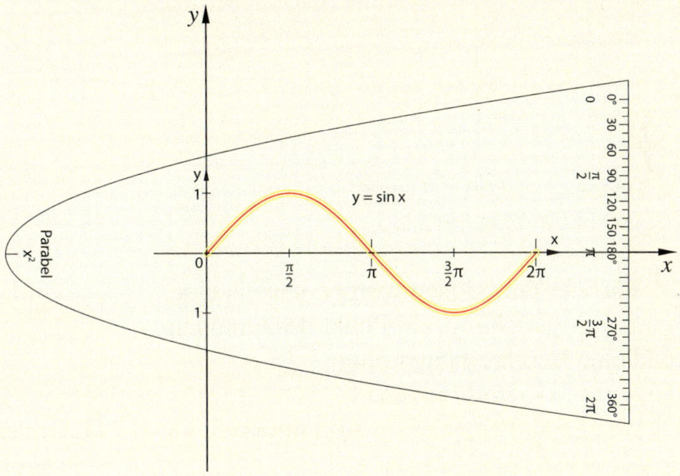

Rechnen
Der Einheitskreis hat den Umfang 2π.
Das Bogenmaß entspricht der Bogenlänge b eines Kreisausschnitts mit dem entsprechenden Winkel α.
Ein wichtiger Wert ist $90° = \frac{\pi}{2}$.

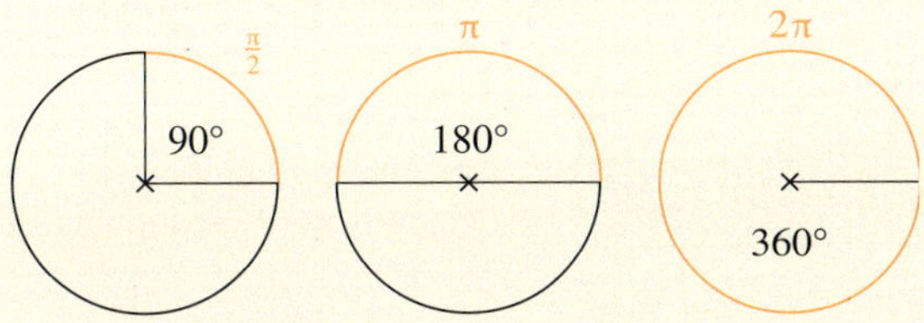

1 Starte mit der Gleichung $90° = \frac{\pi}{2}$. Forme so um, dass das du das folgende Gradmaß im Bogenmaß als Bruch mit π im Zähler schreiben kannst.

BEISPIEL geg.: 18° $\quad 90° = \frac{\pi}{2} \quad | : 5$

$18° = \frac{\pi}{10}$

a) 30° b) 45° c) 270° d) 10°
e) 50° f) 70° g) 20° h) 405°

2 Rechne in das Gradmaß um. Starte mit der Gleichung $90° = \frac{\pi}{2}$.

BEISPIEL geg.: 5π $\quad 90° = \frac{\pi}{2} \quad | \cdot 10$

$900° = 5\pi$

a) π b) 2π c) 3π d) $\frac{\pi}{4}$
e) $\frac{\pi}{3}$ f) $\frac{\pi}{5}$ g) $\frac{2}{3}\pi$ h) $\frac{3}{5}\pi$

3 Verwende die Gleichung $\frac{\alpha}{360°} = \frac{b}{2\pi}$. Rechne jeweils in das andere Maß um.

BEISPIEL geg.: $b = 11{,}2$ $\quad \frac{\alpha}{360°} = \frac{11{,}2}{2\pi} \quad | \cdot 360°$

$\alpha = 360° \cdot \frac{11{,}2}{2\pi}$

$\alpha \approx 642°$

a) $b = 19$ b) $\alpha = 23{,}2°$ c) $b = 0{,}8$
d) $\alpha = 49{,}7°$ e) $b = 1{,}73$ f) $\alpha = 777°$

Vermischte Übungen

1 Begründe, ob die folgende Zuordnungen Funktionen sind.

a) Jeder Schülerin und jedem Schüler wird die Person zugeordnet, die unmittelbar links davon sitzt.

b)

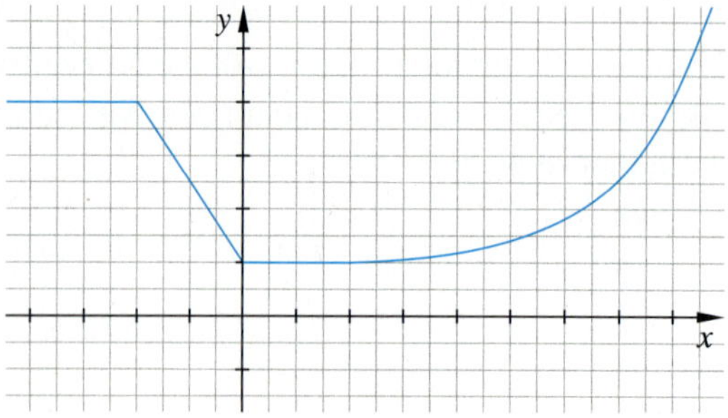

c) $f(x) = x^2$, wenn $x < 1$ und
$f(x) = x + 1$, wenn $x \geq 1$

2 Für vier Funktionen wurden jeweils eine Funktionsgleichung, ein Punkt des Graphen und eine Beschreibung notiert.
Arbeitet in Vierergruppen.

a) Welche Karten gehören zusammen?

$f(x) = 3x + 2$

Eine Zahl wird mit sich selbst multipliziert. Das Produkt wird geviertelt.

$R(4|4)$

$Q(3|11)$

$f(x) = 1{,}5x + 2{,}5$

$P(5|10)$

Der Flächeninhalt eines Quadrats wird verdoppelt.

Für eine Taxifahrt zahlt man 2,50 € Grundgebühr und 1,50 € pro km.

$f(x) = 2x^2$

Das Dreifache der Zahl wird um 2 erhöht.

$S(2{,}5|12{,}5)$

$f(x) = 0{,}25x^2$

b) Zeichnet jede der Funktionen.

c) Erstellt selbst solche Karten für lineare oder quadratische Funktionen.
Denkt euch eine Funktionsgleichung aus, findet eine Wortvorschrift, gebt einen Punkt des Graphen an und erstellt eine kleine Wertetabelle.

3 Begründe, ob die Vorgänge periodisch sind. Beschreibe die Periode.

a) Fahrt einer Rolltreppe

b) Sommerferien für Schulen

4 Handelt es sich bei den Abbildungen um Graphen periodischer Funktionen?
Falls ja, bestimme die Periode.
Falls nein, begründe.

a)

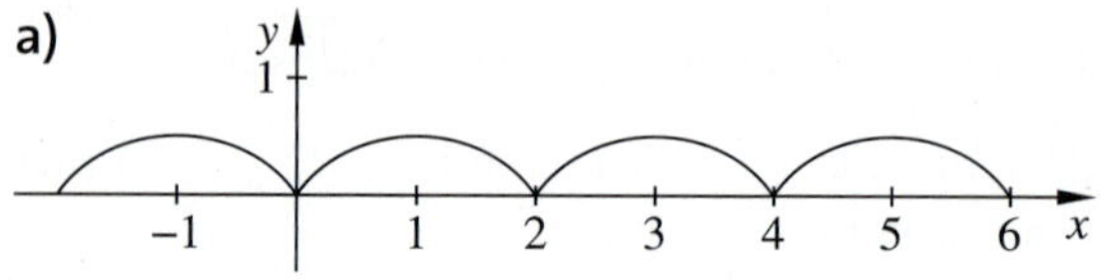

b)

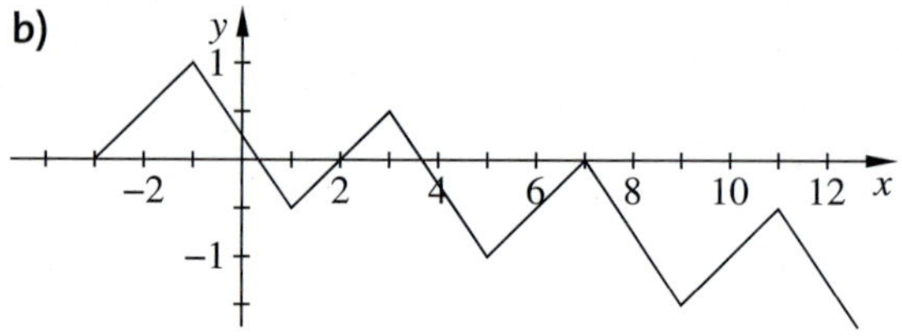

c)

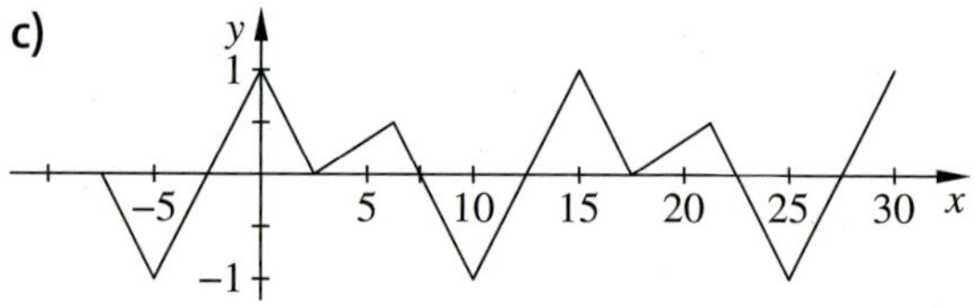

5 Gib die Funktionswerte an, ohne den Taschenrechner zu benutzen.

a) sin 0°
b) sin 180°
c) sin (−360°)
d) sin (−270°)
e) sin 900°
f) sin 810°
g) sin (−720°)
h) sin (−450°)

6 Gib mindestens zwei Winkel α an, die die Gleichung erfüllen.

a) $\sin 50° = \sin \alpha$
b) $\sin 95° = \sin \alpha$
c) $\sin 0° = \sin \alpha$
d) $\sin 280° = \sin \alpha$
e) $\sin (-90°) = \sin \alpha$
f) $\sin (-5°) = \sin \alpha$

7 Ist die Aussage wahr oder falsch? Begründe, ohne den Taschenrechner zu verwenden.

a) $\sin 20° = -\sin 20°$
b) $\sin 40° = -\sin (-40°)$
c) $\sin 50° = \sin (-310°)$
d) $\sin 70° = \sin 250°$

8 Gib für den gegebenen Wert mindestens zwei passende Winkel an.

a) $\sin \alpha = 0{,}707$
b) $\sin \alpha = 0{,}766$
c) $\sin \alpha = -0{,}866$
d) $\sin \alpha = -1{,}8$
e) $\sin \alpha = -0{,}1736$
f) $\sin \alpha = 0{,}035$

9 Erkläre, wie die Funktion aus der Sinusfunktion entstanden ist.
Skizziere den Graphen im Intervall −180° bis 360°.

a) $f(\alpha) = 2{,}5 \sin\alpha$ b) $g(\alpha) = -5 \sin\alpha$
c) $h(\alpha) = -0{,}4 \sin\alpha$ d) $i(\alpha) = 0{,}6 \sin\alpha$

10 Bestimme jeweils den Faktor a für die Funktion $f(\alpha) = a \sin\alpha$.

a)
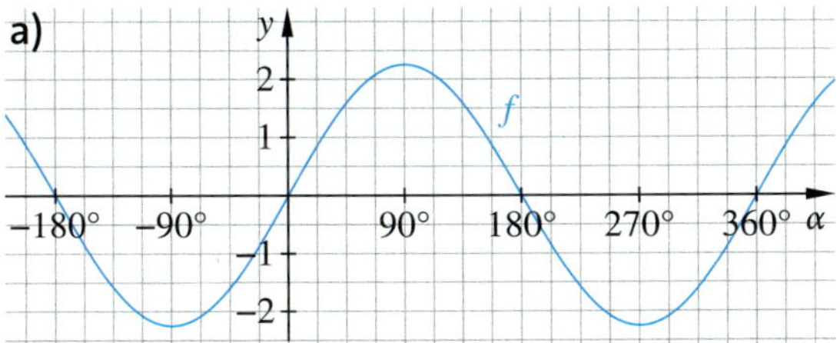

b)
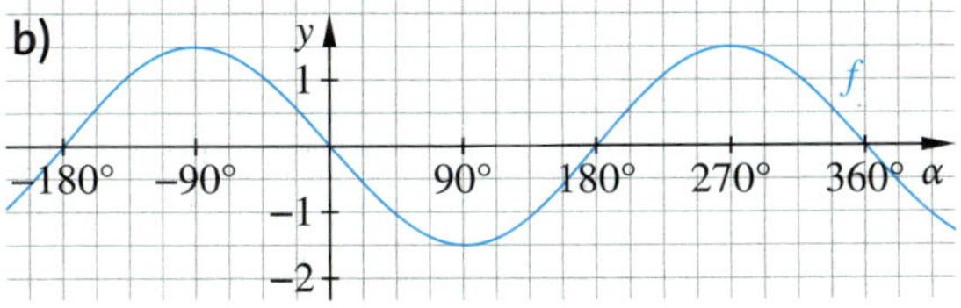

11 Berechne den Faktor a für die Funktion $f(\alpha) = a \sin\alpha$.

a) $f(30°) = 7$ b) $f(270°) = -2{,}4$
c) $f(45°) = 1{,}3$ d) $f(135°) = -4$

12 Bestimme die Funktionsgleichung und zeichne den Graphen.

a) Die Sinusfunktion wird …
① um den Faktor 2 in Richtung der y-Achse gestreckt.
② um den Faktor $\frac{1}{4}$ in Richtung der y-Achse gestaucht und an der x-Achse gespiegelt.

b) Verändere nun die lineare Funktion $f(x) = x$ und die quadratische Funktion $g(x) = x^2$ mit den Vorschriften ① und ②.

13 Untersuche, wie sich die Graphen von Funktionen verändern.
Beschreibe, die Veränderung zu f.

a) $f(x) = x$ und $g(x) = ax$ für $a = 3$; 0,25; −2 und −0,75
b) $f(x) = x^2$ und $g(x) = ax^2$ für $a = 3$; 0,25; −2 und −0,75
c) $f(\alpha) = \sin\alpha$ und $g(\alpha) = a \sin\alpha$ für $a = 3$; 0,25; −2 und −0,75

14 Erstelle eine Übersicht zum Thema „Formveränderung von Funktionen durch einen Faktor“.

15 Stelle die Bewegung der Straßenwalze durch eine Funktion dar.
Beschreibe dein Vorgehen.

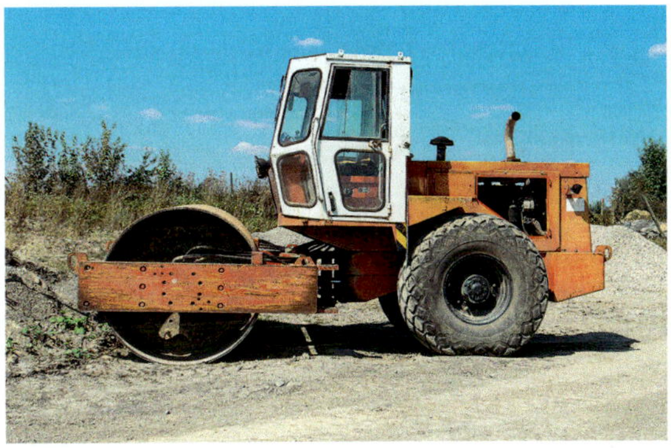

16 In Hamburg wird mehrmals täglich der Wasserstand der Elbe gemessen.
Die Tabelle zeigt einige Pegelstände in m.

Zeit	Pegel	Zeit	Pegel	Zeit	Pegel
6:00	355	15:00	454	0:00	688
7:00	486	16:00	408	1:00	632
8:00	579	17:00	367	2:00	565
9:00	637	18:00	345	3:00	505
10:00	673	19:00	430	4:00	455
11:00	681	20:00	545	5:00	404
12:00	638	21:00	614	6:00	364
13:00	569	22:00	664	7:00	339
14:00	506	23:00	695	8:00	397

a) Trage die Messwerte in ein Koordinatensystem ein. Nenne charakteristische Funktionsstellen.
b) Beschreibe den Verlauf des Graphen im Vergleich zur Funktion $f(x) = \sin x$.
c) Wann ist mit dem nächsten Hoch- bzw. Niedrigwasser zu rechnen?
Beschreibe dein Vorgehen.

17 Gib für x mindestens zwei Winkel im Gradmaß und die zugehörigen Werte im Bogenmaß an.

a) $\sin x = -1$ b) $\sin x = -0{,}5$
c) $\sin x = 0{,}9511$ d) $\sin x = 0{,}5878$
e) $\sin x = 0{,}9848$ f) $\sin x = 0{,}8660$

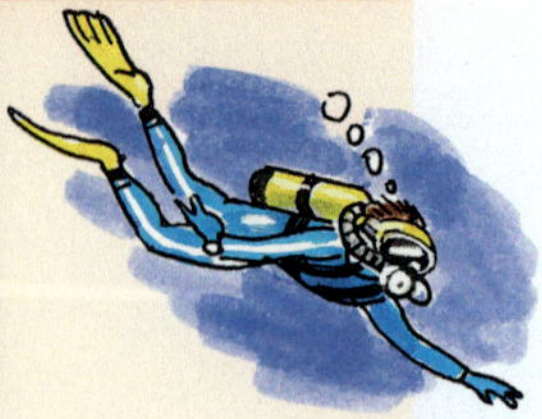

Schallschwingungen

Schwingungen in einem hörbaren Frequenzbereich nennt man Schall.
Töne sind Schallschwingungen mit einer festen Frequenz, das heißt, dass sich ihre Werte in festen Zeitabständen immer wiederholen.
Schallschwingungen können durch Sinuskurven beschrieben werden.

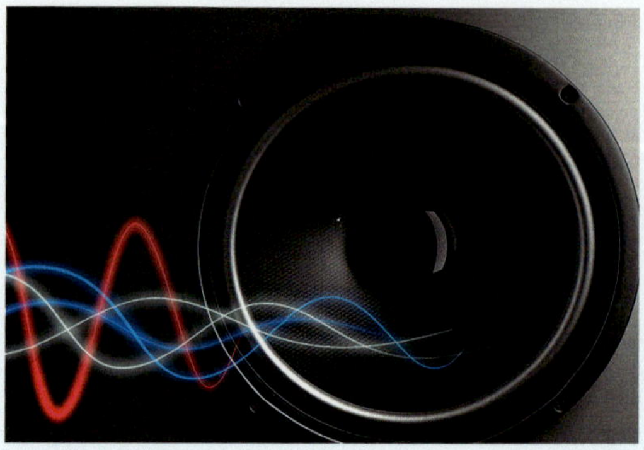

Hohe und tiefe Töne haben unterschiedliche Schwingungsbilder:

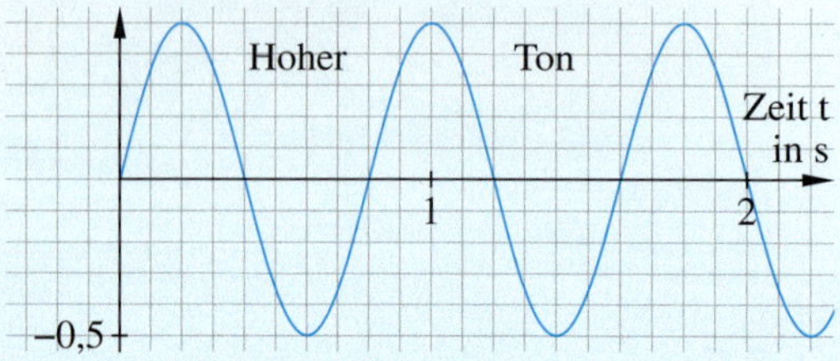

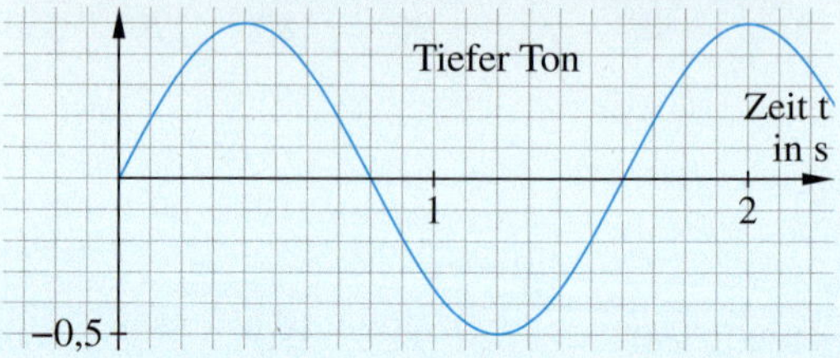

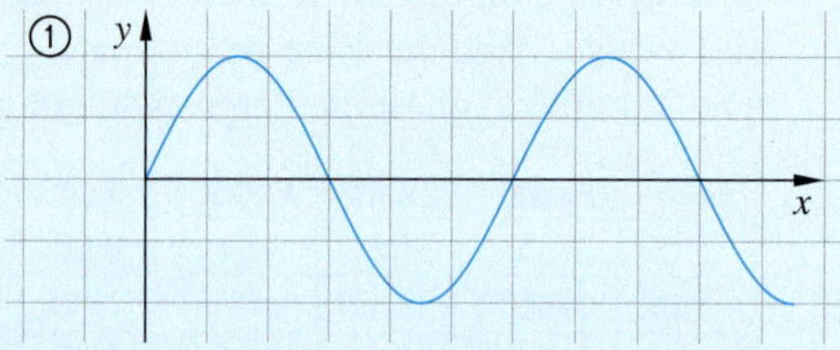

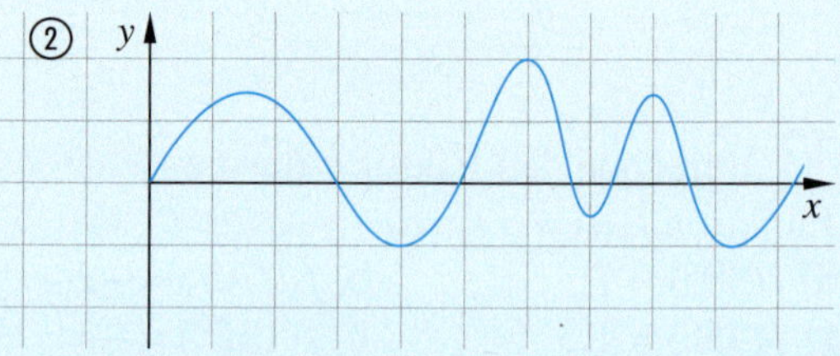

a) Welcher der beiden Graphen ① oder ② zeigt die Schallschwingung eines Tons? Begründe.

b) Übertrage die Abbildung ① in dein Heft und ergänze die Werte an den Achsen so, dass es sich um den Graphen der Sinusfunktion handelt.

c) Gib die Periode des dargestellten hohen und des dargestellten tiefen Tons an.

d) Richtig oder falsch? Begründe.
Je mehr Schwingungen pro Sekunde, desto höher der Ton.

Laute Töne haben eine größere Amplitude. Das ist die Differenz zwischen dem größten und dem kleinsten y-Wert. Je größer die Amplitude, desto höher die Lautstärke.

e) Bestimme die Amplitude des dargestellten hohen und des dargestellten tiefen Tons. Welcher der Töne ist lauter?

f) Skizziere die Funktion ② in dein Heft. Beschrifte die y-Achse so, dass die Amplitude 6 ist.

g) Skizziere ein Schwingungsbild eines Tons, der die Periode 4 s hat und eine Amplitude von 10. Beschreibe, wie du vorgehst.

Alles klar?

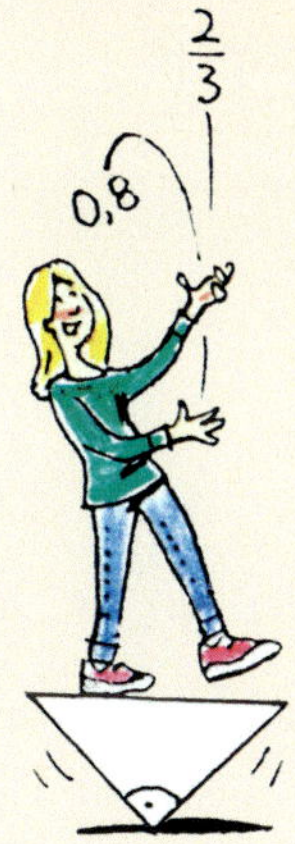

Entscheide, ob die Aussagen richtig oder falsch sind.
Begründe deine Entscheidung im Heft und korrigiere gegebenenfalls.

1 Die Sinusfunktion

a) Die Abbildung zeigt den Graphen einer periodischen Funktion.

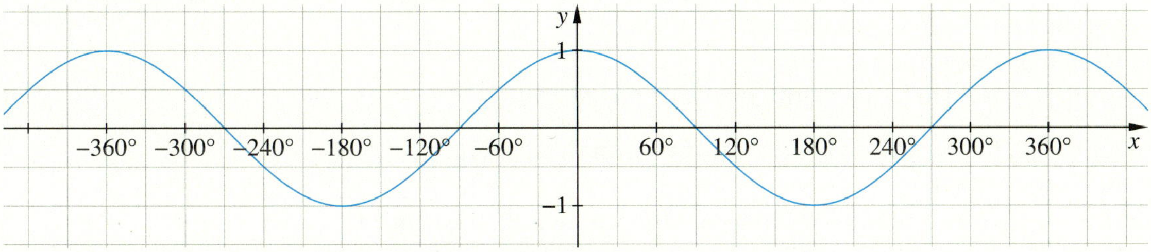

b) Die Periode der dargestellten Funktion ist 180°.

c) Die Abbildung zeigt den Graphen der Sinusfunktion.

d) Der Graph der Sinusfunktion ist achsensymmetrisch zur y-Achse.

e) Für beliebige Winkel α gilt: $\sin \alpha = \sin (\alpha + 360°)$.

f) Für beliebige Winkel α gilt: $\sin \alpha = \sin (-\alpha)$.

g) Der Winkel $\alpha = 500°$ ist eine Nullstelle der Sinusfunktion.

h) Der Wertebereich der Sinusfunktion ist $-1 \leq \sin \alpha \leq 1$.

2 Funktionen der Form $f(\alpha) = a \sin \alpha$

a) Der Graph der Funktion $f(\alpha) = 5 \sin \alpha$ entspricht dem Graphen der Sinusfunktion, gestreckt um den Faktor 5 in Richtung der y-Achse.

b) Der Graph ① zeigt die Funktion $f(\alpha) = 0{,}5 \sin \alpha$.

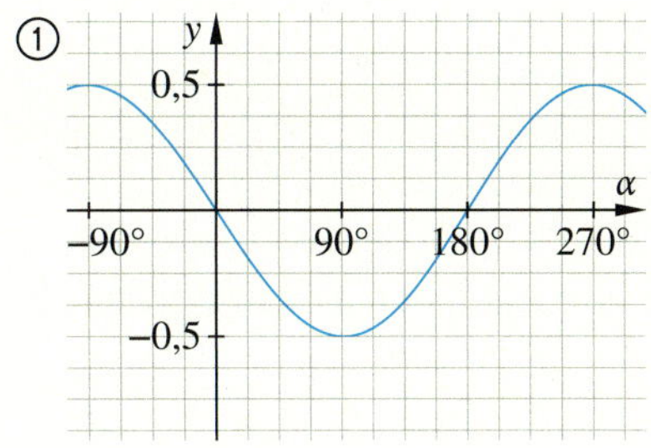

c) Die Graphen von $f(\alpha) = 3{,}5 \sin \alpha$ und $f(\alpha) = -4 \sin \alpha$ haben dieselbe Periode.

d) Hat der Faktor a in $f(\alpha) = a \sin \alpha$ ein negatives Vorzeichen, dann ist der Graph gestaucht.

e) Den Faktor a in $f(\alpha) = a \sin \alpha$ kann man aus den Nullstellen direkt ablesen.

f) Eine Funktion $f(\alpha) = a \sin \alpha$ hat den Funktionswert $f(60°) = 2$.
Dann beträgt der Faktor a ungefähr 2,31.

g) Der Graph der Funktion $f(\alpha) = a \sin \alpha$ verläuft in dem gezeichneten Bereich oberhalb der x-Achse (siehe ②).
Der Faktor a muss daher positiv sein.

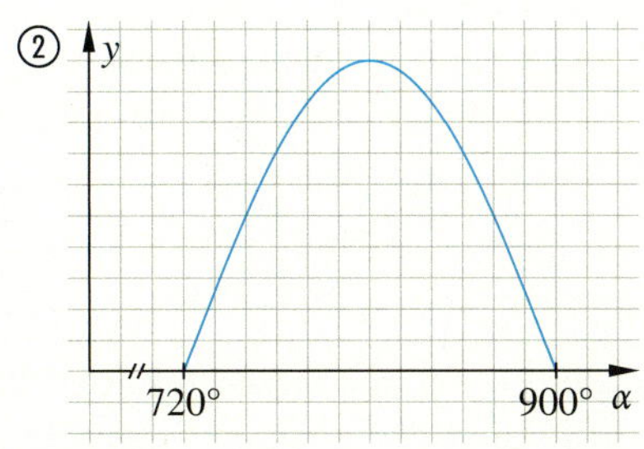

BEACHTE
Die Lösungen zu den Aufgaben auf dieser Seite sowie dazu passende Trainingsaufgaben findest du ab Seite 182.

Zusammenfassung

→ Seite 62

Die Sinusfunktion

Die Sinusfunktion ist eine **periodische** Funktion. Immer nach dem gleichen Abstand, der sogenannten **Periode**, wiederholt sich ihr Funktionswert . Die Länge ihrer Periode beträgt im Gradmaß **360°** bzw. im Bogenmaß $\mathbf{2\pi}$.

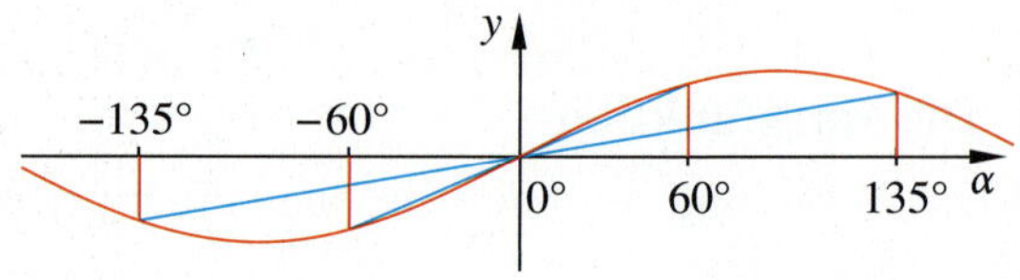

Es gilt: $\sin \alpha = \sin (\alpha + k \cdot 360°)$ für jede ganze Zahl k.

Der Graph der Sinusfunktion ist **punktsymmetrisch** zum Ursprung:
$\sin (-\alpha) = -\sin \alpha$.
Alle Funktionswerte der Sinusfunktion liegen zwischen -1 und 1.
Die Nullstellen sind ganzzahlige Vielfache von 180°:
$\sin (k \cdot 180°) = 0$, für jede ganze Zahl k.

→ Seite 66

Funktionen der Form $f(\alpha) = a \sin \alpha$

Die Funktion $\boldsymbol{f(\alpha) = a \sin \alpha}$ ist periodisch.
Die Periode ist dabei wie bei der Sinusfunktion gleich 360°.
Die Änderung hängt vom Faktor a ab. Der Wertebereich ist $-a \le a \sin \alpha \le a$.

$a > 1$:
Der Graph der Sinusfunktion wird in Richtung der y-Achse gestreckt.

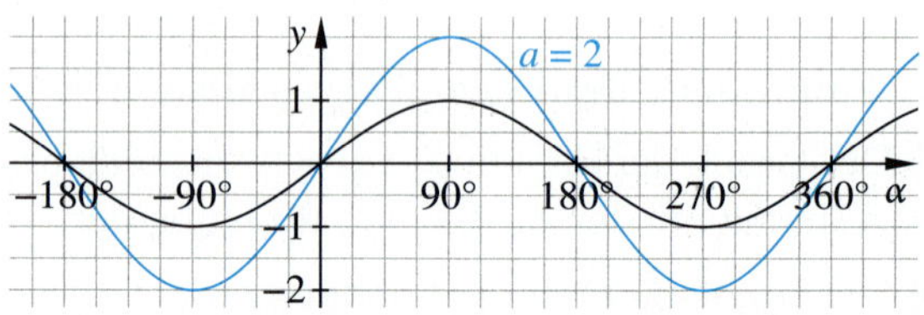

$1 > a$ und $a > 0$:
Der Graph der Sinusfunktion wird in Richtung der y-Achse gestaucht.

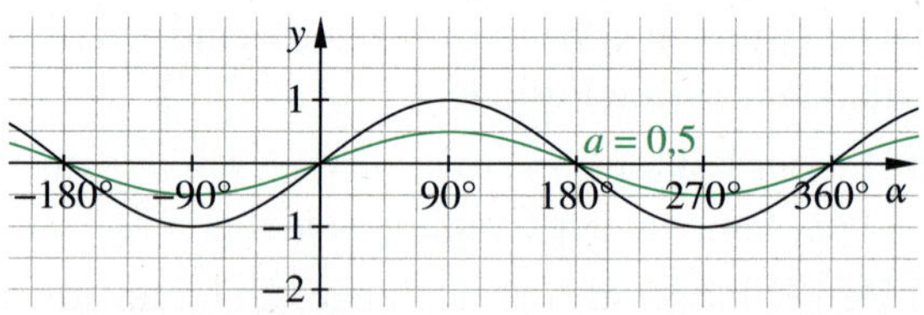

$0 > a$ und $a > -1$:
Der Graph der Sinusfunktion wird in Richtung der y-Achse gestaucht und der Graph wird an der x-Achse gespiegelt.

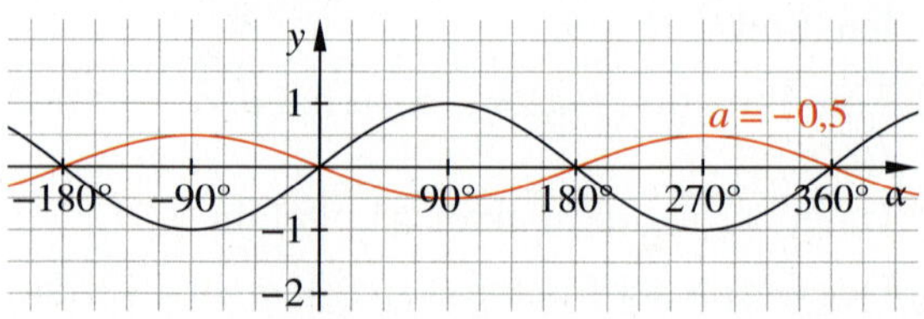

$-1 > a$:
Der Graph der Sinusfunktion wird in Richtung der y-Achse gestreckt und der Graph wird an der x-Achse gespiegelt.

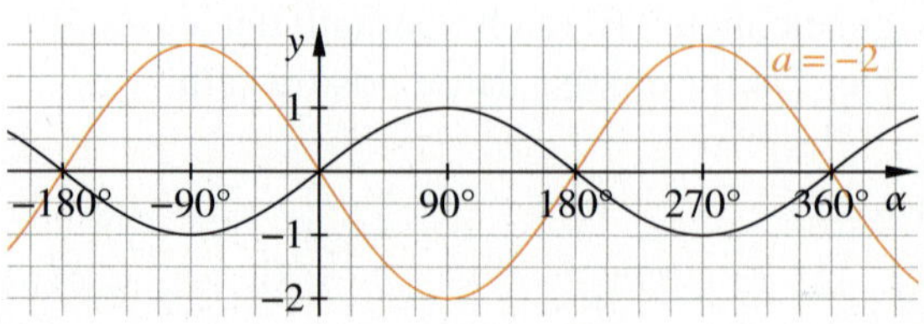

Trigonometrie im allgemeinen Dreieck

Im Alltag kommen nicht nur rechtwinklige Dreiecke vor. Bei Vermessungen ist es dabei manchmal leichter Winkel zu messen als Seitenlängen, zum Beispiel weil die Gebiete wie Berge oder Meere schlecht zugänglich sind.

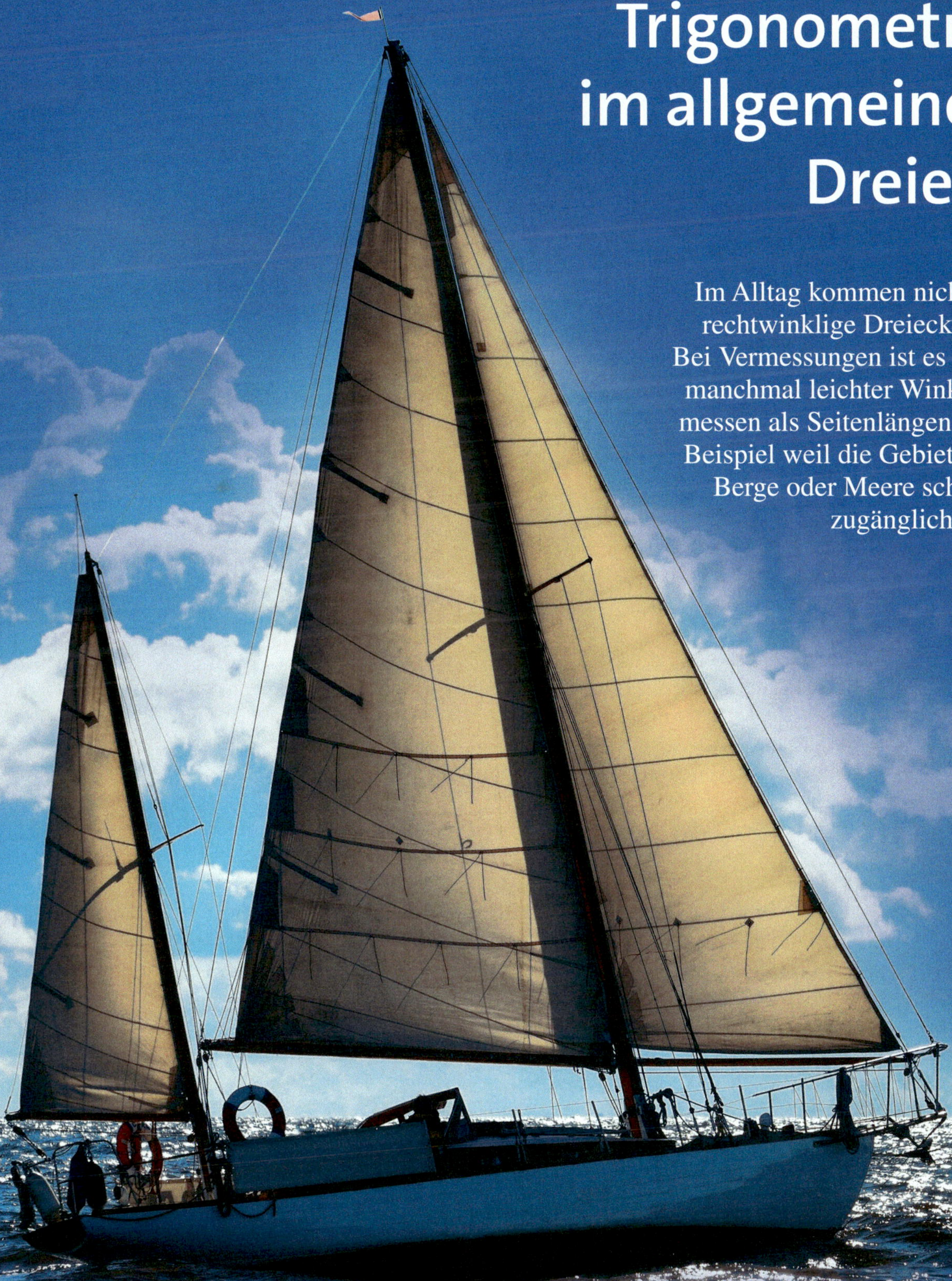

In diesem Kapitel lernst du, wie man Trigonometrie auch in allgemeinen Dreiecken anwenden kann. Damit kann man zum Beispiel den Flächeninhalt des Segels bestimmen, wenn man nur die untere Seitenlänge sowie die beiden Winkel daran gemessen hat.

Noch fit?

1 Begründe, welche Sätze stimmen und welche nicht.
① In einem rechtwinkligen Dreieck gibt es keine stumpfen Winkel.
② Der Satz des Pythagoras gilt für beliebige Dreiecke.
③ In einem Parallelogramm halbieren die Geraden die Innenwinkel.

2 Gib Ankathete, Gegenkathete und Hypotenuse des Winkels an. Stelle die jeweils zugehörige Formel für den Sinus, den Kosinus und den Tangens des Winkels auf.

a)
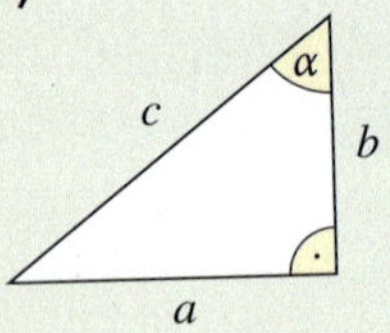

b)
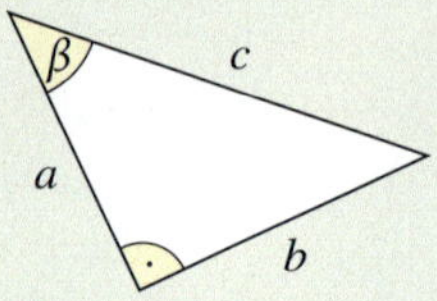

c)
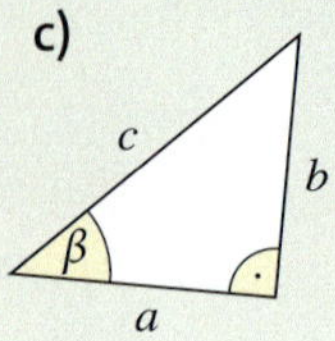

d)
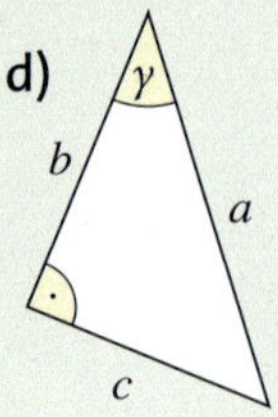

3 Berechne den Flächeninhalt der folgenden Dreiecke.
a) Dreieck mit $c = 6\,\text{cm}$ und $h_c = 4{,}5\,\text{cm}$
b) Dreieck mit $b = 1{,}5\,\text{cm}$ und $h_b = 5\,\text{cm}$
c) Dreieck mit $a = 3\,\text{cm}$, $b = 4\,\text{cm}$, $c = 5\,\text{cm}$ und $\gamma = 90°$

4 Konstruiere ein Dreieck ABC mit $a = 5{,}5\,\text{cm}$, $b = 7{,}0\,\text{cm}$, $\gamma = 90°$.
a) Zeichne die Höhe h_c ein und miss die Hypotenusenabschnitte.
b) Berechne die Länge der Hypotenuse und vergleiche mit deinen gemessenen Werten.
c) Berechne die Größe des Innenwinkels α mit Hilfe von Sinus und Kosinus. Miss nach.
d) Berechne den Umfang und den Flächeninhalt des Dreiecks.

5 Berechne den Sinus und den Kosinus folgender Winkel. Runde auf Tausendstel.
a) $\alpha = 24°$ **b)** $\beta = 78°$ **c)** $\gamma = 90°$ **d)** $\delta = 50°$ **e)** $\varepsilon = 42°$

6 Gib die Größe des Winkels an. Runde auf Zehntel. Nutze bei deinem Taschenrechner die Tastenfolge **2nd** **sin**, **Shift** **sin** oder **INV** **sin** (je nach Modell).
a) $\sin\alpha = 0{,}6$ **b)** $\cos\beta = 0{,}8746$ **c)** $\sin\gamma = 0{,}26$
d) $\cos\alpha = \frac{3}{4}$ **e)** $\cos\beta = \frac{4}{5}$ **f)** $\sin\gamma = \frac{15}{17}$

7 Löse die linearen Gleichungssysteme.

I $y = 4x - 2$	I $-2x + y = 3$	I $x + 4y = -3$
II $y = 2x$	II $y = 3x + 5$	II $x + 3y = -2$

Bunt gemischt

1. Erläutere den Begriff „Kongruenz“.
2. Stelle den Satz des Pythagoras für ein rechtwinkliges Dreieck ABC mit $\beta = 90°$ auf.
3. Wie viele Nullstellen hat die quadratische Funktion $f(x) = 0{,}5x^2 + 0{,}2$?
4. Gib die Gleichung einer linearen Funktion an, die parallel zu $y = f(x) = -2x + 0{,}5$ verläuft.
5. Wie lautet die allgemeine Formel, um das Volumen von Prismen zu berechnen?

Der Sinussatz

Erforschen und Entdecken

1 Dennis und Thomas sollen den Flächeninhalt der parallelogrammförmigen Seiten des „Dockland“ in Hamburg an der Elbe bestimmen.
Sie wissen, dass die Grundseite des Gebäudes 86 m lang ist. Die Gesamtlänge beträgt mit überragender Spitze 132 m. Zudem besitzt das Dockland einen Neigungswinkel von 24°.
Dennis und Thomas diskutieren, wie sie den Flächeninhalt des Gebäudes bestimmen.

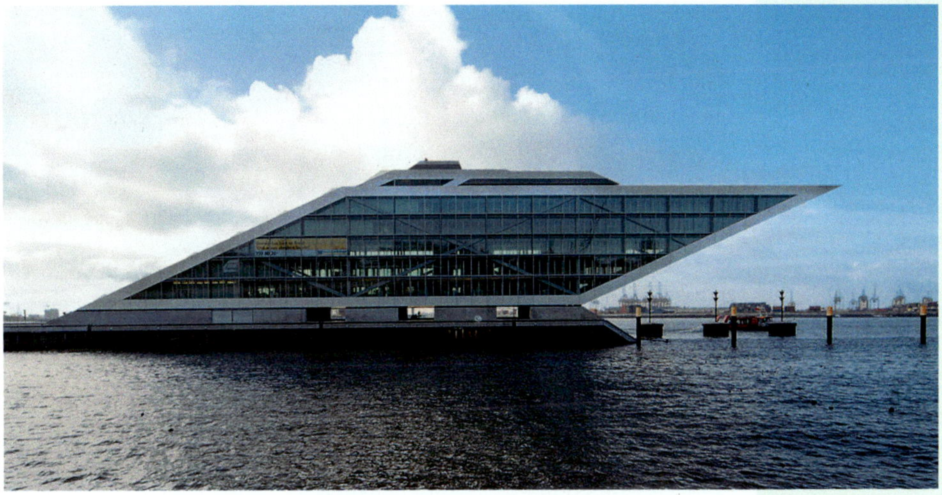

Setze ihren Dialog fort. Berechne anschließend den Flächeninhalt. Stellt eure Dialoge und Ergebnisse in der Klasse vor.

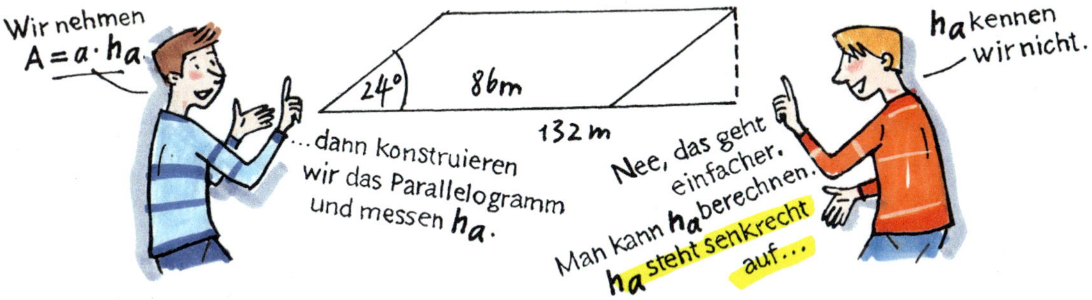

2 Erkunde besondere Verhältnisse in Dreiecken. Zeichne dazu folgende Dreiecke.
Du kannst sie ins Heft oder mit einer dynamischen Geometrie-Software zeichnen.
① $a = 5\,\text{cm}$, $b = 6\,\text{cm}$, $\gamma = 90°$
② $a = c = 4\,\text{cm}$, $\alpha = 50°$
③ $a = b = c = 6\,\text{cm}$
④ beliebiges Dreieck
Übertrage die Tabelle in dein Heft und vervollständige sie.
Berechne so viel wie möglich.
Miss dann noch fehlende Größen in deinen Zeichnungen nach.
Was fällt dir auf? Vergleicht anschließend eure Ergebnisse im Klassenverband.

Dreieck	a	b	c	α	β	γ	$\sin\alpha$	$\sin\beta$	$\sin\gamma$	$\frac{a}{\sin\alpha}$	$\frac{b}{\sin\beta}$	$\frac{c}{\sin\gamma}$
①	5 cm	6 cm				90°						
②	4 cm		4 cm	50°								
③	6 cm	6 cm	6 cm									
④												

Lesen und Verstehen

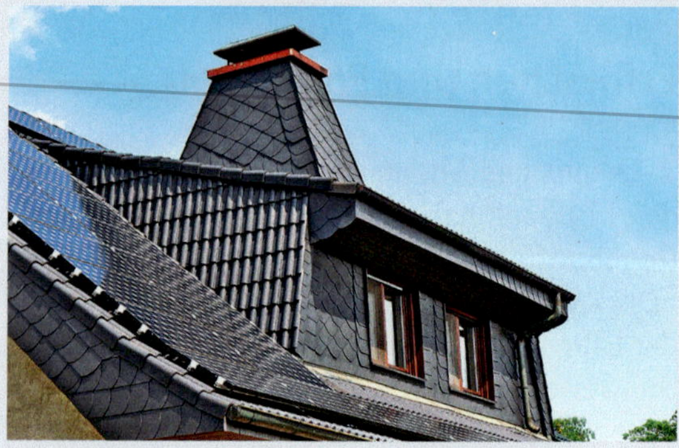

Für ein Einfamilienhaus ist eine Dachgaube geplant.
Wie lang ist die Sparrenlänge b?

Das Dreieck wird durch die Höhe h_c in zwei rechtwinklige Dreiecke geteilt.
Die Gleichungen für den Sinus lauten dann:

I $\sin\alpha = \frac{h_c}{b}$ und

II $\sin\beta = \frac{h_c}{a}$

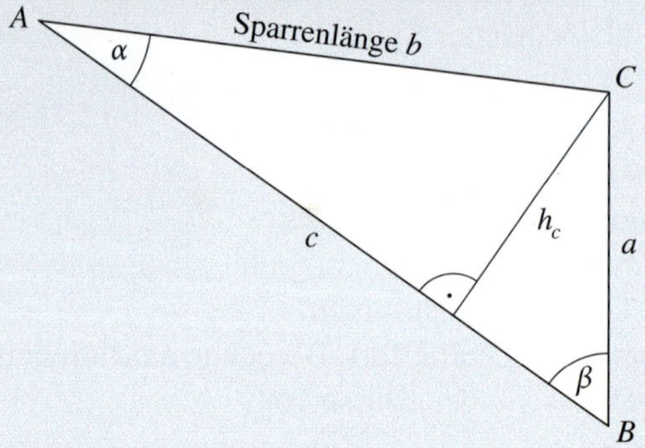

Löst man beide Gleichungen nach h_c auf, ergibt sich folgendes Gleichungssystem:

I' $h_c = b \cdot \sin\alpha$

II' $h_c = a \cdot \sin\beta$

II' = I' $a \cdot \sin\beta = b \cdot \sin\alpha \quad | : \sin\alpha$

$\frac{a}{\sin\alpha} \cdot \sin\beta = b \quad | : \sin\beta$

$\frac{a}{\sin\alpha} = \frac{b}{\sin\beta}$

BEACHTE
Durch Umformen des Sinussatzes erhält man:
$\frac{\sin\alpha}{a} = \frac{\sin\beta}{b} = \frac{\sin\gamma}{c}$

Sinussatz

In jedem Dreieck sind die Quotienten aus einer Seitenlänge und dem Sinuswert des gegenüberliegenden Winkels gleich groß.

$$\frac{a}{\sin\alpha} = \frac{b}{\sin\beta} = \frac{c}{\sin\gamma}$$

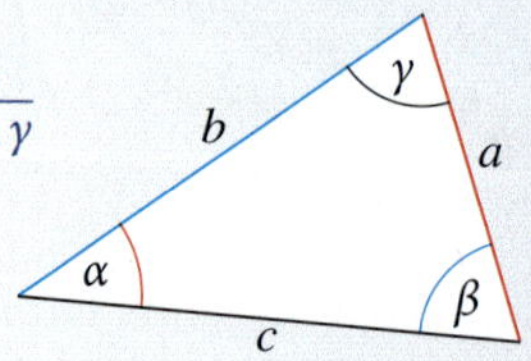

BEISPIEL 1

Der Zimmermann hat die Größen $a = 1{,}5\,\text{m}$, $\alpha = 30°$ und $\beta = 55°$ gemessen. Er möchte nun die Sparrenlänge b berechnen.

$\frac{a}{\sin\alpha} = \frac{b}{\sin\beta}$

$\frac{1{,}5\,\text{m}}{\sin 30°} = \frac{b}{\sin 55°} \quad | \cdot \sin 55°$

$1{,}5\,\text{m} \cdot \frac{\sin 55°}{\sin 30°} = b$

$2{,}46\,\text{m} \approx b$

Die Sparrenlänge beträgt ungefähr 2,46 m.

Auch der Flächeninhalt lässt sich nun auf eine andere Art berechnen. Man setzt dafür die Gleichung **I'** $h_c = b \cdot \sin\alpha$ in die Formel für den Flächeninhalt $A = \frac{1}{2} \cdot c \cdot h_c$ ein.
Man erhält: $A = \frac{1}{2} \cdot c \cdot b \cdot \sin\alpha$.

Der Flächeninhalt eines allgemeinen Dreiecks ist gleich der Hälfte des Produkts zweier Seitenlängen und dem Sinus des eingeschlossenen Winkels. Es gilt:

$A = \frac{1}{2} bc \cdot \sin\alpha$ oder

$A = \frac{1}{2} ac \cdot \sin\beta$ oder

$A = \frac{1}{2} ab \cdot \sin\gamma$

BEISPIEL 2

Für die Seitenfläche der Gaube hat man die Größen $\gamma = 95°$, $a = 1{,}5\,\text{m}$ und $b = 2{,}46\,\text{m}$.

$A = \frac{1}{2} \cdot a \cdot b \cdot \sin\gamma$;

$A = \frac{1}{2} \cdot 1{,}5\,\text{m} \cdot 2{,}46\,\text{m} \cdot \sin 95° \approx 1{,}84\,\text{m}^2$

Die Seitenfläche der Gaube ist etwa $1{,}84\,\text{m}^2$ groß.

Basisaufgaben

1 Berechne die gesuchte Seitenlänge mit dem Sinussatz.

a) $a = 3\,\text{cm}$, $\alpha = 70°$, $\beta = 30°$, gesucht: b

b) $b = 5\,\text{cm}$, $\beta = 40°$, $\gamma = 110°$, gesucht: c

c) $c = 9\,\text{cm}$, $\gamma = 60°$, $\alpha = 80°$, gesucht: a

2 Berechne die gesuchte Winkelgröße mit dem Sinussatz.

a) $a = 11\,\text{cm}$, $\alpha = 20°$, $b = 8\,\text{cm}$, gesucht: β

b) $b = 7\,\text{cm}$, $\beta = 100°$, $c = 5\,\text{cm}$, gesucht: γ

c) $c = 2\,\text{cm}$, $\gamma = 30°$, $a = 4\,\text{cm}$, gesucht: α

3 Berechne die markierte Größe.

a)

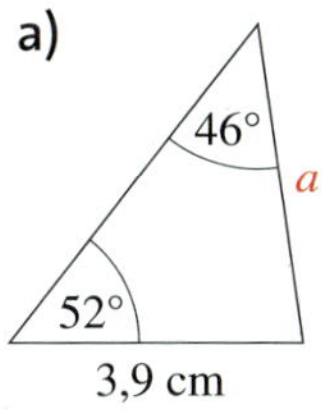

b)

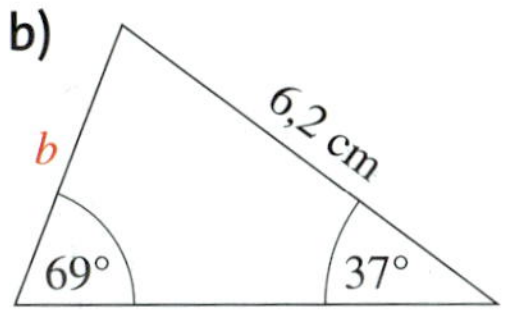

c)

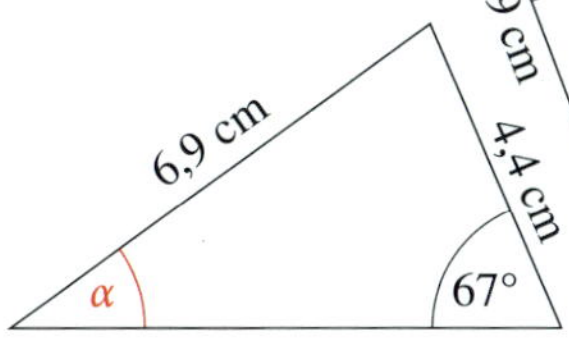

d)

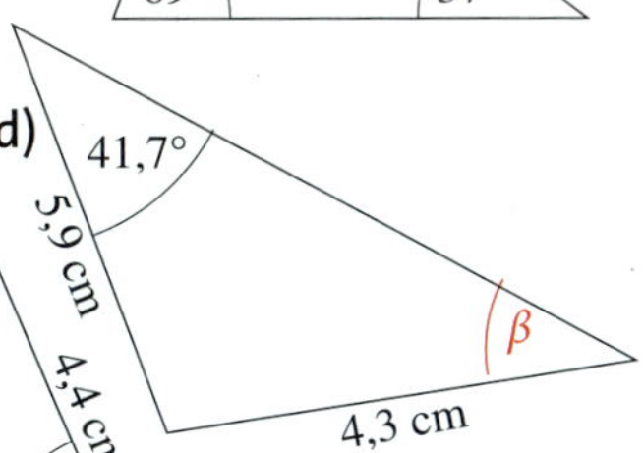

4 Skizziere im Heft. Zeichne die Höhe ein, die man mit dem Sinus des Winkels bestimmen kann. Berechne dann die Höhe des Dreiecks und den Flächeninhalt.

a)

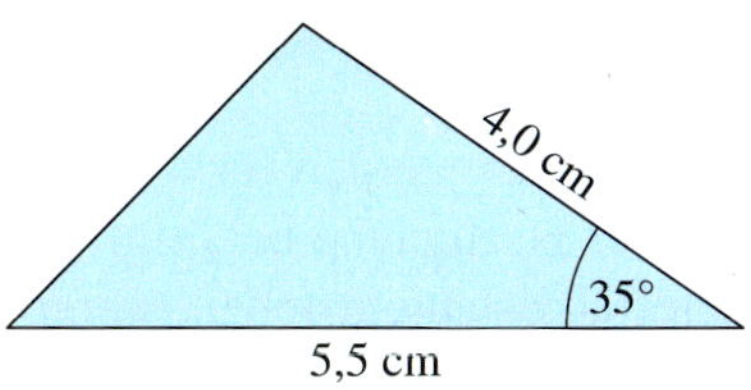

b)

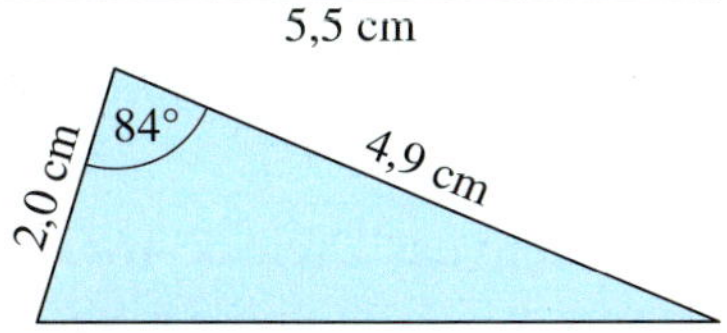

5 Berechne den Flächeninhalt des Dreiecks *ABC*.

a) $a = 4\,\text{cm}$, $b = 7\,\text{cm}$, $\gamma = 35°$

b) $a = 5{,}8\,\text{cm}$, $c = 8{,}4\,\text{cm}$, $\beta = 62°$

c) $b = 7{,}4\,\text{cm}$, $c = 4{,}5\,\text{cm}$, $\alpha = 100°$

6 Berechne den Flächeninhalt des Parallelogramms.

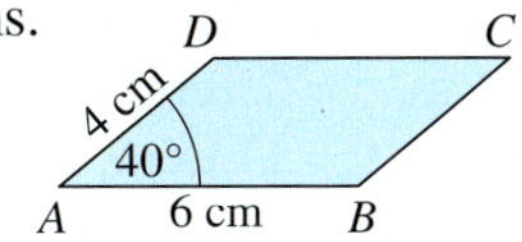

7 Skizziere im Heft und zeichne die Höhe h_b ein. Berechne diese auf zwei Wegen. Gib dann den Flächeninhalt an.

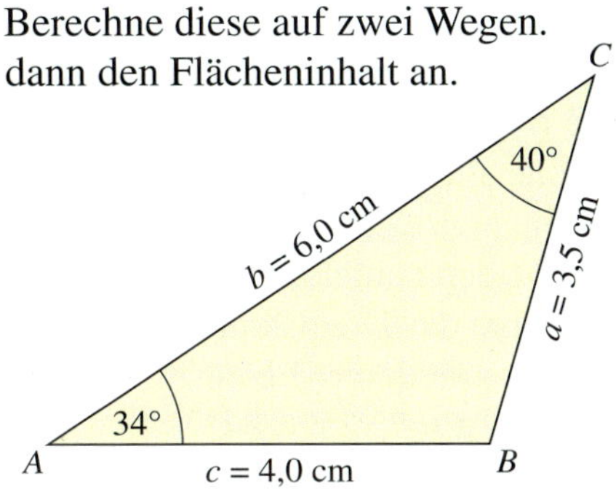

8 Fertige eine Planfigur an. Berechne die Länge der in Klammern angegebenen Seite im Dreieck *ABC*.

a) $a = 6{,}1\,\text{cm}$, $\alpha = 36°$, $\gamma = 47°$ [c]

b) $b = 7{,}5\,\text{cm}$, $\alpha = 122°$, $\beta = 35°$ [a]

c) $a = 5{,}4\,\text{cm}$, $\alpha = 82°$, $\beta = 75°$ [b]

d) $c = 10\,\text{cm}$, $\alpha = 51°$, $\gamma = 107°$ [a]

e) $b = 3{,}8\,\text{cm}$, $\beta = 72°$, $\gamma = 54°$ [c]

9 Im Dreieck *ABC* mit $a = 5\,\text{cm}$, $b = 7\,\text{cm}$ und $\alpha = 36°$ sollen Hannes und Marlene den Winkel β berechnen.

Hannes

$\frac{a}{\sin\alpha} = \frac{b}{\sin\beta}$ | $\cdot \sin\beta$

$\frac{a \sin\beta}{\sin\alpha} = b$ | $\cdot \sin\alpha$

$a \sin\beta = b \sin\alpha$ | $: a$

$\sin\beta = \frac{b \sin\alpha}{a}$

$\sin\beta = \frac{7\,\text{cm} \cdot \sin 36°}{5\,\text{cm}}$

$\beta \approx 55°$

Marlene

$\frac{a}{\sin\alpha} = \frac{b}{\sin\beta}$

$\sin\beta = \frac{b \sin\alpha}{a}$

$\sin\beta = \frac{7\,\text{cm} \cdot \sin 36°}{5\,\text{cm}}$

$\sin\beta \approx 0{,}82$

$\beta \approx 55°$

a) Beschreibe jeweils das Vorgehen mit eigenen Worten. Marlenes Methode nennt man Kreuzprodukt.

b) Vergleiche die Methoden. Welche gefällt dir besser? Begründe.

c) Berechne α mit dem Kreuzprodukt, wenn $\beta = 72°$, $b = 7\,\text{cm}$ und $a = 5\,\text{cm}$ beträgt.

BEACHTE
zu Aufgabe 9:
Marlene rechnet mit dem **Kreuzprodukt**.
Dies ist eine verkürzte Form, eine Gleichung $\frac{a}{b} = \frac{c}{d}$ nach einer Variable aufzulösen.

Beispiel 1
$\frac{a}{b} = \frac{c}{d}$
$c = \frac{a \cdot d}{b}$

Beispiel 2
$\frac{a}{b} = \frac{c}{d}$
$d = \frac{b \cdot c}{a}$

BEACHTE
Die Lösungen zu Aufgabe 10 ergeben in der richtigen Reihenfolge den Namen einer Stadt in Deutschland. In welchem Bundesland liegt diese Stadt?
14,1° (A); 19,1° (E); 21,9° (I); 23,8° (S); 42,7° (R)

10 Fertige eine Planfigur an.
Berechne die Größe des in Klammern angegebenen Winkels im Dreieck *ABC*.

a) $a = 4{,}0\,\text{cm}$, $c = 5{,}3\,\text{cm}$, $\gamma = 64°$ [α]
b) $a = 4{,}9\,\text{cm}$, $b = 11{,}9\,\text{cm}$, $\beta = 115°$ [α]
c) $b = 8{,}8\,\text{cm}$, $c = 3{,}7\,\text{cm}$, $\beta = 129°$ [γ]
d) $a = 7{,}9\,\text{cm}$, $b = 4{,}1\,\text{cm}$, $\alpha = 51°$ [β]
e) $b = 4{,}2\,\text{cm}$, $c = 8{,}1\,\text{cm}$, $\gamma = 28°$ [β]

11 Betrachte jeweils das Dreieck und gehe wie folgt vor:
① Berechne alle fehlenden Seitenlängen und Winkelgrößen.
② Berechne den Umfang und Flächeninhalt.
③ Konstruiere das Dreieck und vergleiche mit deiner Lösung.

a) $a = 8{,}2\,\text{cm}$, $\alpha = 72°$, $\beta = 54°$
b) $b = 55{,}0\,\text{m}$, $a = 24{,}5\,\text{m}$, $\beta = 104{,}5°$
c) $a = 22{,}5\,\text{cm}$, $c = 32\,\text{cm}$, $\gamma = 74{,}2°$
d) $c = 3{,}53\,\text{km}$, $\beta = 22{,}3°$, $\gamma = 106{,}8°$
e) $b = 5{,}8\,\text{cm}$, $c = 8{,}0\,\text{cm}$, $\gamma = 62°$

12 Berechne die in Klammern stehenden Größen beim gleichschenkligen Trapez.

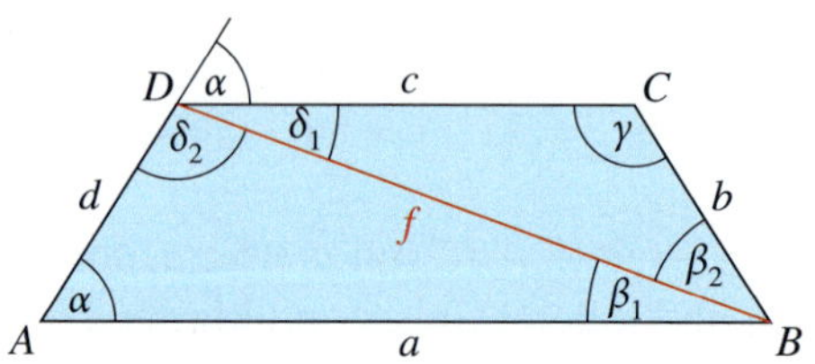

a) $\alpha = 56°$, $\beta_1 = 24°$, $d = 2{,}4\,\text{cm}$ [a und f]
b) $f = 7{,}9\,\text{cm}$, $\delta_1 = 38°$, $\beta_2 = 74°$ [b und c]
c) $f = 8{,}4\,\text{cm}$, $b = 5{,}3\,\text{cm}$, $\gamma = 124°$ [c und a]

13 Gegeben ist das Parallelogramm *ABCD*.

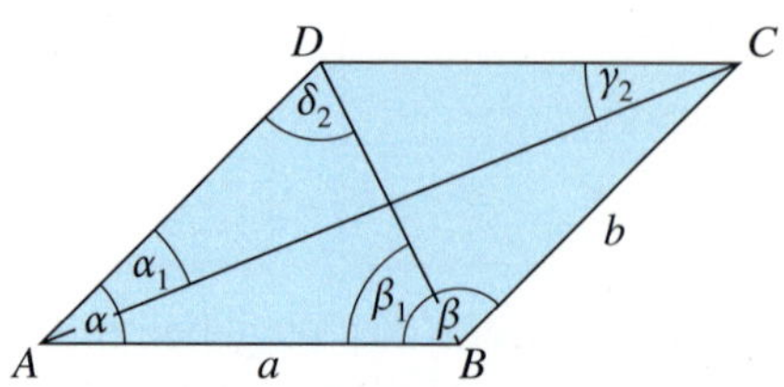

Bestimme die in Klammern stehenden Größen. Notiere dabei dein Vorgehen.

a) $\overline{BD} = 7{,}2\,\text{cm}$, $\beta_1 = 35°$, $\delta_2 = 71°$ [a, b]
b) $\overline{AC} = 13\,\text{cm}$, $\alpha_1 = 14°$, $\gamma_2 = 10°$ [a, b]
c) $b = 6{,}1\,\text{cm}$, $\overline{AC} = 18{,}5\,\text{cm}$, $\beta = 147°$ [a]

14 Im Zuge von Straßenbauarbeiten soll vom Grundstück der Familie Schmidt ein dreieckiges Stück Land abgetrennt werden.

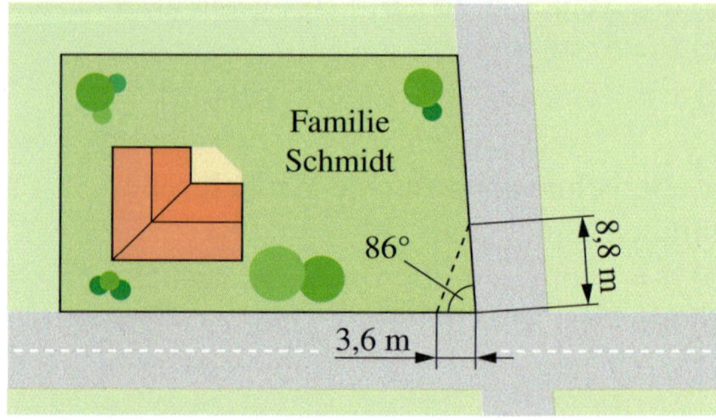

Welchen Betrag erhält Familie Schmidt, wenn pro m^2 Fläche eine Entschädigung von 12 € gezahlt wird?

15 Eine Dachgaube soll an den Seiten mit Schieferplatten verkleidet werden.

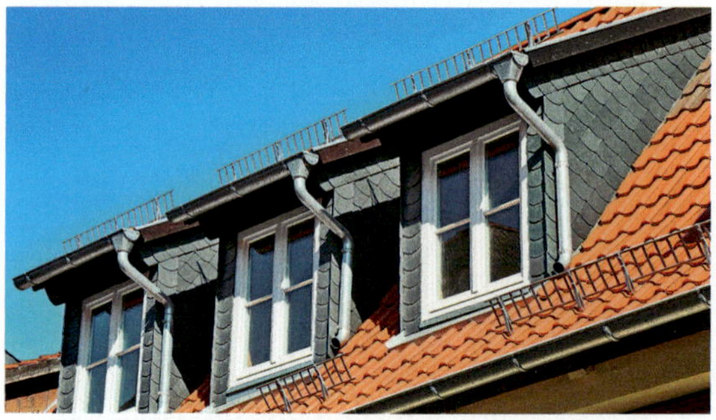

Bekannt sind die Höhe an der Fensterseite mit 1,60 m, die Länge entlang des eigentlichen Hausdaches mit 3,87 m und der Winkel zwischen Fensterseite und eigentlichem Hausdach mit 40°.
Wie viel m^2 Schiefer werden für die Verkleidung der Dachgaube benötigt?
Welche Materialkosten entstehen, wenn Schiefer 134 € pro m^2 kostet und man mit 10 % Verschnitt rechnet?

16 Konstruiere das Dreieck *ABC* mit $a = 6{,}4\,\text{cm}$, $c = 7{,}5\,\text{cm}$ und $\beta = 99°$.

a) Schätze den Flächeninhalt des Dreiecks und berechne ihn anschließend. Vergleiche dein Ergebnis.
b) Wie ändert sich der Flächeninhalt des Dreiecks, wenn alle Seitenlängen verdoppelt (verdreifacht) werden?

Weiterführende Aufgaben

17 Am Rand einer Kleinstadt soll ein Gebiet für Eigenheime erschlossen werden. Es hat die Form eines Dreiecks mit den Seitenlängen 780 m und 860 m. Diese Seiten schließen einen Winkel von 54,2° ein.
45 % der Fläche werden für Straßen, Gehwege und Grünflächen verplant.

a) Wie viele ha umfasst das gesamte Gebiet?
Hinweis: $1\,\text{ha} = 10\,000\,\text{m}^2$

b) Wie viele Eigenheime können entstehen, wenn die durchschnittliche Grundstücksgröße $800\,\text{m}^2$ beträgt?

18 Erkläre die Formel zur Berechnung des Flächeninhalts eines rechtwinkligen Dreiecks ($\gamma = 90°$) als Spezialfall der Formel $A = \frac{1}{2}ab \cdot \sin\gamma$.

19 Erkläre, warum sich der Flächeninhalt einer Raute mit $A = a^2 \cdot \sin\alpha$ berechnen lässt.

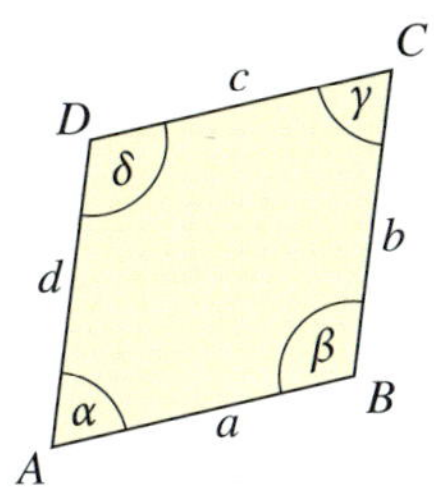

20 Ein Haus soll gestrichen werden. Wie viel m² müssen bei der Frontfläche berücksichtigt werden?
Die Fenster und Türen werden nicht mit einberechnet.

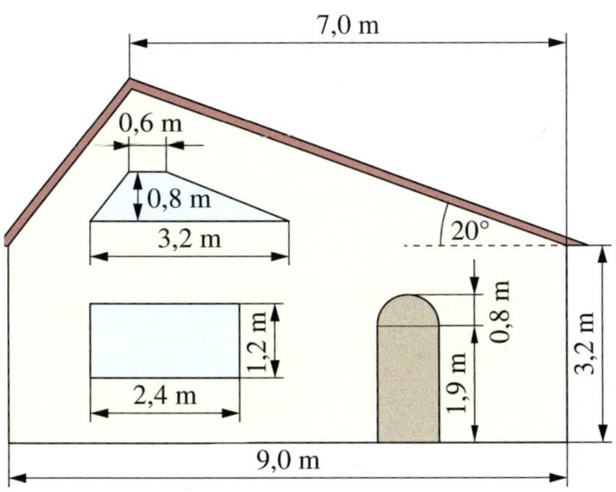

21 Eine Versandverpackung ist 61,0 cm lang. Ihre Grundfläche besteht aus einem gleichseitigen Dreieck mit einer Seitenlänge von 13,9 cm.
Wie groß ist das Volumen?

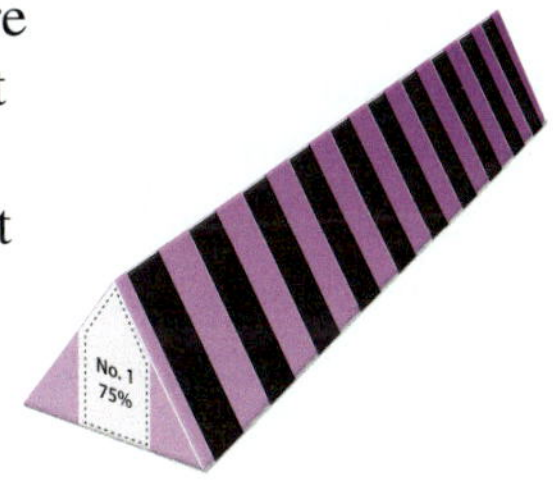

22 Von einer geraden Pyramide mit quadratischer Grundfläche sind $\overline{BS} = 5\,\text{cm}$ und $\varepsilon = 60°$ bekannt.

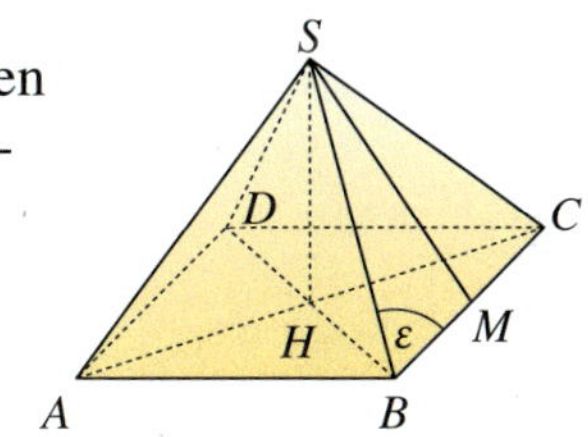

a) Berechne den Mantelflächeninhalt.

b) Berechne den Oberflächeninhalt.

c) Gib das Volumen an.

23 Berechne den Flächeninhalt des Sechsecks. Miss benötigte Längen und Winkel nach.

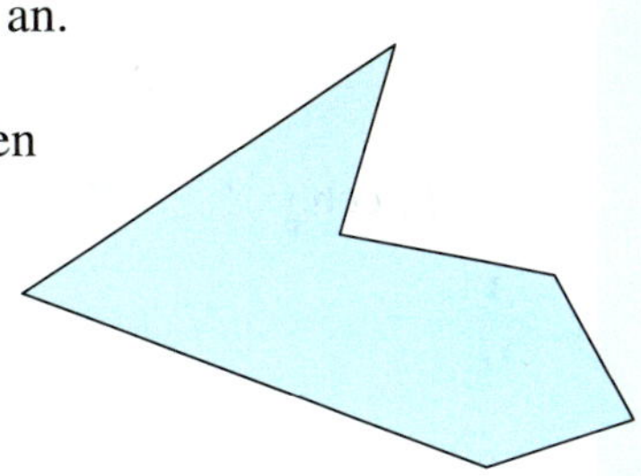

24 Landwirt Armin verkauft 10 % seines rautenförmigen Ackers an die Gemeinde. Er möchte dafür ein gleichschenkliges Dreieck seines Grundstücks an der Straßenkreuzung abtrennen. Wie lang sind die Schenkel des gleichschenkligen Dreiecks?

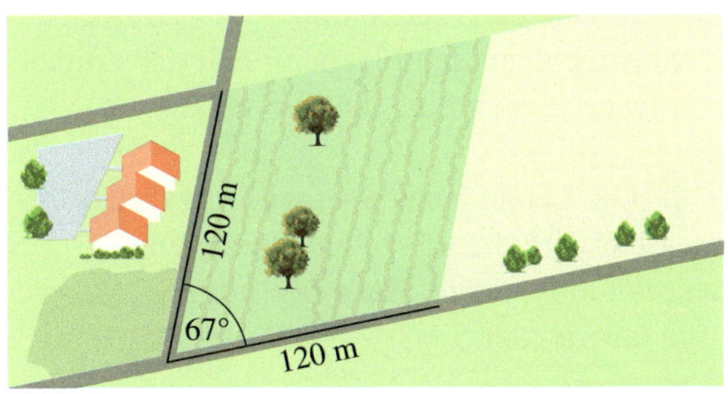

25 Ermittle den Flächeninhalt des Dreiecks $ABCD$. Berechne dann alle fehlenden Größen.

a) $b = 6{,}8\,\text{cm}$, $c = 6{,}4\,\text{cm}$, $\alpha = 42°$

b) $c = 6{,}5\,\text{cm}$, $b = 3{,}4\,\text{cm}$, $\alpha = 58°$

c) $a = 45\,\text{cm}$, $c = 60\,\text{cm}$, $\beta = 38°$

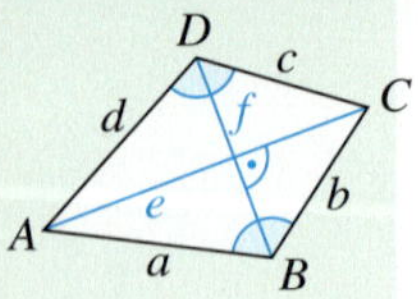

26 Gegeben ist ein Drachenviereck $ABCD$ mit der Diagonalen e.
Fertige eine Skizze an und beschrifte den Drachen vollständig.

a) Gegeben sind $\alpha = 72°$, $b = 8{,}5\,\text{cm}$ und $a = 5{,}1\,\text{cm}$. Berechne γ, β und e.

b) Gegeben sind $c = 2{,}5\,\text{cm}$, $e = 11{,}5\,\text{cm}$ und $\beta = 115°$. Berechne α, γ und d.

27 In einem Stadtplan beschreiben die Karl-Marx-Straße, die Hermannstraße und die Flughafenstraße annähernd ein Dreieck.

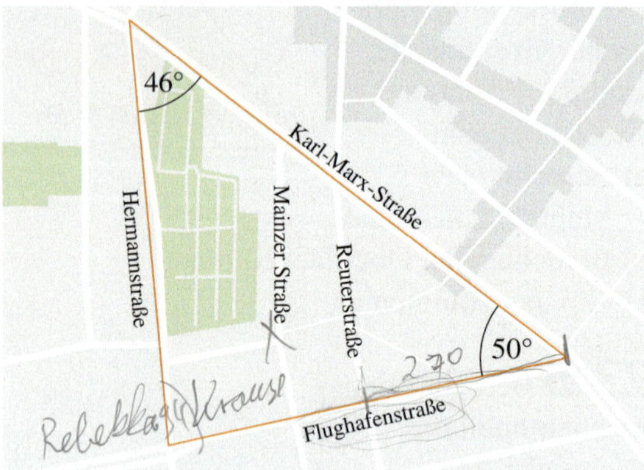

a) Der Straßenabschnitt in der Karl-Marx-Straße ist etwa 800 m lang. Wie lang ist die Flughafenstraße zwischen Hermannstraße und Karl-Marx-Straße?

b) Läuft man die Flughafenstraße von der Karl-Marx-Straße bis zur Reuterstraße sind das ca. 270 m. Man biegt in etwa in einem Winkel von 85° ein.
Wie lang ist die Reuterstraße?

c) Berechne den Flächeninhalt des Dreiecks. Schätze dann den Flächeninhalt der grünen Fläche. Beschreibe dein Vorgehen.

28 Die Länge eines Sees ist nicht direkt messbar. Um die Länge zu berechnen, wurden drei andere Maße bestimmt.
Wie lang ist der See?

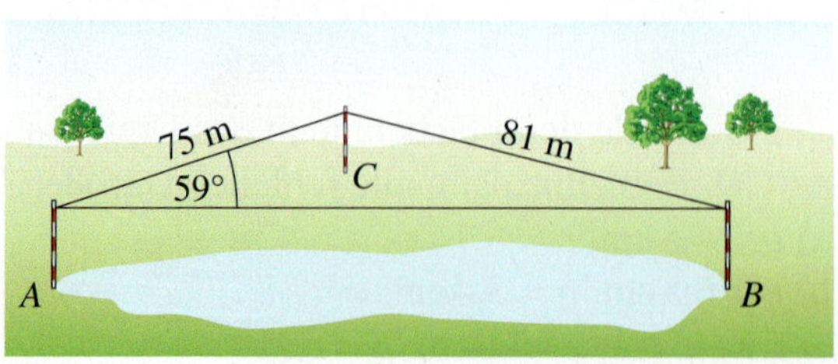

29 Ein Schiff fährt in 9 km Entfernung an einem Leuchtturm vorbei. Der Peilwinkel zwischen der Fahrtrichtung und dem Leuchtturm beträgt 85°. Nach einer halben Stunde beträgt der Peilwinkel 122°.

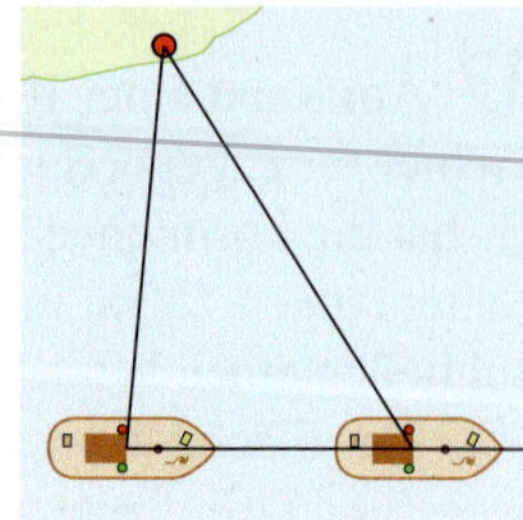

a) Bestimme, wie weit das Schiff in der halben Stunde gefahren ist.

b) Mit welcher Durchschnittsgeschwindigkeit ist das Schiff gefahren? Gib sie in Knoten an. ($1\,\frac{\text{km}}{\text{h}} = 0{,}54$ Knoten)

30 Die größere Kuhherde soll mehr Platz haben. Sollte der Landwirt die Weiden tauschen?

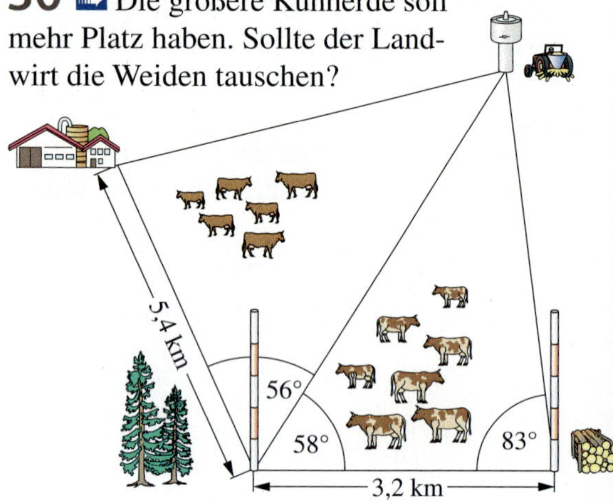

31 Um die Höhe eines Gebäudes zu bestimmen, reicht es, den Winkel α zu messen. Kann man jedoch die Länge der Strecke s nicht messen, setzt man eine Messlatte auf das Gebäude und misst zusätzlich den Winkel β.

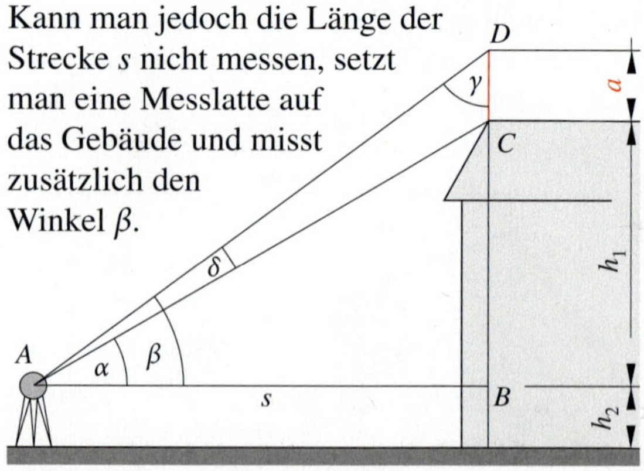

Berechne die Gebäudehöhe h.

a) $\alpha = 72°$, $\beta = 76{,}5°$, $a = 4\,\text{m}$, $h_2 = 1{,}5\,\text{m}$

b) $\alpha = 68{,}3°$, $\beta = 71{,}4°$, $a = 5\,\text{m}$, $h_2 = 1{,}5\,\text{m}$

c) $\alpha = 68{,}3°$, $\beta = 71{,}4°$, $a = 4\,\text{m}$, $h_2 = 1{,}4\,\text{m}$

Der Kosinussatz

Erforschen und Entdecken

1 Arbeitet in Gruppen. Von fünf Dreiecken sind jeweils drei Größen gegeben.

① $a = 6\,\text{cm}$, $\alpha = 37°$, $\beta = 62°$ ② $a = 6\,\text{cm}$, $c = 7\,\text{cm}$, $\alpha = 37°$

③ $c = 7\,\text{cm}$, $\alpha = 37°$, $\beta = 62°$ ④ $b = 5\,\text{cm}$, $c = 7\,\text{cm}$, $\alpha = 37°$

⑤ $a = 6\,\text{cm}$, $b = 5\,\text{cm}$, $c = 7\,\text{cm}$

a) Zeichnet zu allen Dreiecken Planfiguren und markiert die gegebenen Größen farbig.

b) Bei welchen Dreiecken könnt ihr alle Seitenlängen und Winkelgrößen leicht bestimmen? Gebt jeweils an, was bei diesen Dreiecken gegeben ist und wie die gegebenen Stücke zueinander liegen. Beschreibt zusätzlich, wie ihr die fehlenden Größen bestimmt.

c) Was ist bei den Dreiecken gegeben, bei denen die Berechnung der fehlenden Stücke nicht oder nur über viele verschiedene Rechenschritte möglich ist?

2 Carports sind offene Garagen. Der Carport im Bild besteht aus Holzpfeilern, die ein Holzdach tragen. Die Pfeiler bilden mit dem Dach einen Winkel von 80°. Ein schräger Stützbalken bildet mit dem Pfeiler und dem Dach ein unregelmäßiges Dreieck.
Wie wird bei der Planung die kürzere Länge c des Kopfbandes berechnet?

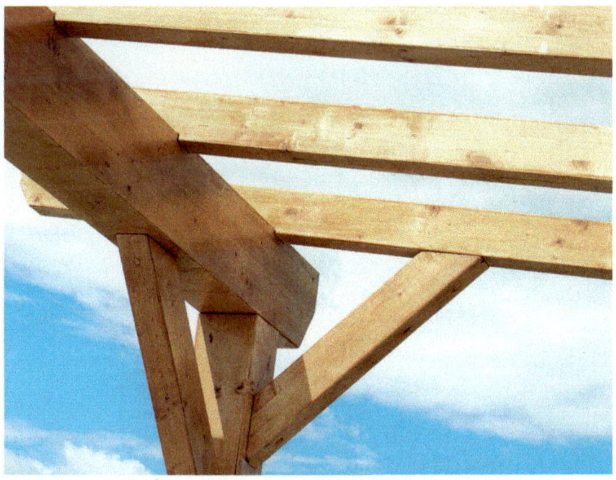

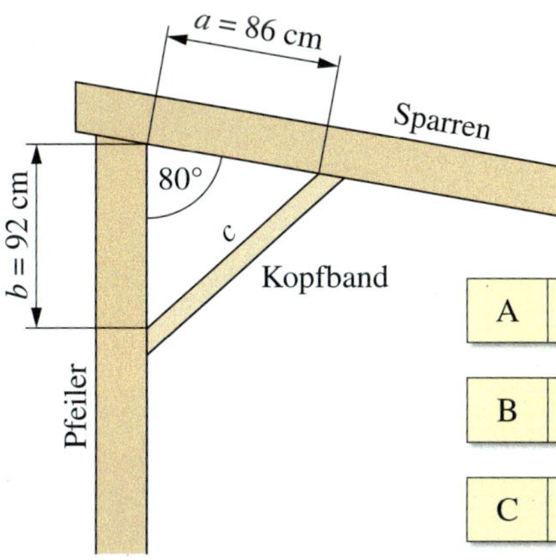

a) Warum kann man mit dem Sinussatz die Seite c nicht berechnen?

b) Skizziere das Dreieck des Carports im Heft und kennzeichne die Seiten a, b und den eingeschlossenen Winkel γ farbig. Zeichne zusätzlich die Höhe h_a ein, die das Dreieck in zwei rechtwinklige Teildreiecke und die Seite a in die Abschnitte a_1 und a_2 zerlegt.

c) Ordne den Lösungsschritten ① bis ⑤ die Gleichungen rechts in der richtigen Reihenfolge zu.

① Gib für die Zerlegung der Seite a eine Formel an. Forme sie nach a_2 um.

② Stelle in beiden Teildreiecken eine Formel für h_a^2 mit dem Satz des Pythagoras auf. Setze beide Formeln gleich.

③ Ersetze a_2 mit der unter ① aufgestellten Formel. Löse die gesamte Gleichung nach c^2 auf. Nutze die binomischen Formeln, um sie soweit wie möglich zusammenzufassen.

④ Neben c^2 bleibt als unbekannte Größe a_1. Man kann a_1 mit Hilfe der Formel für $\cos\gamma$ im rechtwinkligen Teildreieck ersetzen.

⑤ Fertig ist die Formel, mit der die Seitenlänge c berechnet werden kann.

A	$h_a^2 = b^2 - a_1^2$
B	$c^2 = a^2 + b^2 - 2aa_1$
C	$a_1 = b \cdot \cos\gamma$
D	$b^2 - a_1^2 = c_2 - (a - a_1)^2$
E	$a = a_1 + a_2$
F	$c^2 = a^2 + b^2 - 2ab \cdot \cos\gamma$
G	$a_2 = a - a_1$
H	$c^2 = b^2 - a_1^2 + a^2 - 2aa_1 + a_1^2$
I	$\cos\gamma = \frac{a_1}{b}$
J	$h_a^2 = c^2 - a_2^2$
K	$b^2 - a_1^2 = c^2 - a_2^2$

Lesen und Verstehen

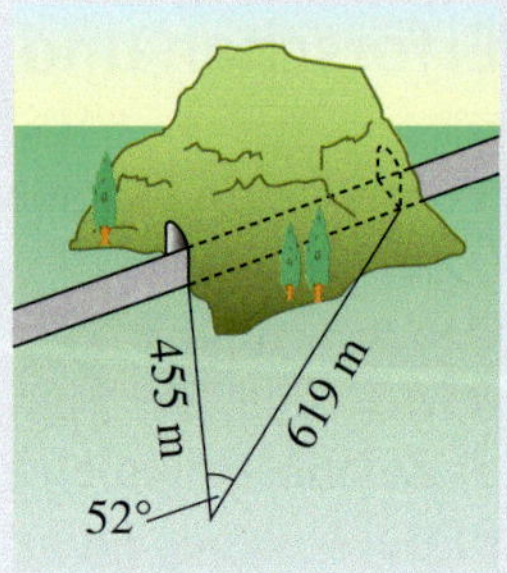

Ein Tunnel wird durch einen Berg geplant. Wie lang wird der Tunnel sein? Die Tunnellänge lässt sich nicht direkt messen, sondern nur berechnen. Dafür misst man von einer weiter entfernten Stelle die Streckenlänge zum Anfangspunkt und zum Endpunkt des Tunnels und bestimmt den eingeschlossenen Winkel.
Zur Berechnung hilft der Sinussatz nicht weiter. Am Beispiel des Tunnels wird gezeigt, wie man das Dreieck in rechtwinklige Dreiecke zerlegen und so eine allgemeine Formel zur Berechnung herleiten kann.

Herleitung des Kosinussatzes

Berechnet werden soll die Seitenlänge a.

Die Höhe h_c wird eingezeichnet.
Die Dreiecke ADC und BCD haben die Höhe h_c gemeinsam.

Im Dreieck ADC gilt: I $h_c^2 = b^2 - q^2$
Im Dreieck BCD gilt: II $h_c^2 = a^2 - (c - q)^2$

Die Gleichungen werden gleichgesetzt:

I = II $b^2 - q^2 = a^2 - (c - q)^2$

$b^2 - q^2 = a^2 - c^2 + 2cq - q^2 \quad | + q^2$

$b^2 = a^2 - c^2 + 2cq$

$a^2 = b^2 + c^2 - 2cq$

q ist die zweite Unbekannte und kann ersetzt werden:
$\cos\alpha = \frac{q}{b}$, also $q = b \cdot \cos\alpha$

Einsetzen in die Gleichung ergibt:
$a^2 = b^2 + c^2 - 2bc \cdot \cos\alpha$

BEISPIEL 1

gegeben: $\alpha = 52°$,
$b = 455$ m,
$c = 619$ m
gesucht: a

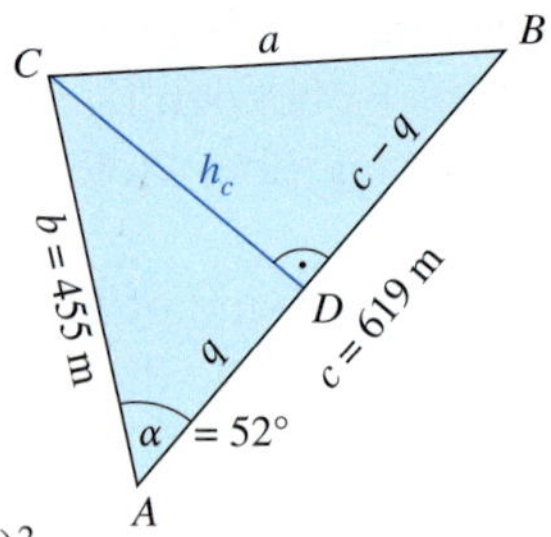

I $h_c^2 = 455^2 - q^2$
II $h_c^2 = a^2 - (619 - q)^2$

I = II:

$455^2 - q^2 = a^2 - (619 - q)^2$

$455^2 - q^2 = a^2 - 619^2 + 2 \cdot 619 \cdot q - q^2 \quad | + q^2$

$455^2 = a^2 - 619^2 + 1238 \cdot q$

$a^2 = 455^2 + 619^2 - 1238 \cdot q$

q kann ersetzt werden durch:
$\cos 52° = \frac{q}{455}$, also $q = 455 \cdot \cos 52°$

Einsetzen in die Gleichung ergibt:
$a^2 = 455^2 + 619^2 - 1238 \cdot 455 \cdot \cos 52°$
$a^2 \approx 243\,390{,}05$; also $a \approx 493{,}35$
Der Tunnel ist ca. 493,35 m lang.

Würde man von einem anderen Punkt aus die Entfernung zum Tunneleingang und -ausgang messen, so kann sich ein stumpfwinkliges Dreieck ergeben. Mit Hilfe der Höhe, die evtl. außerhalb des Dreiecks liegt, und der Berechnung der rechtwinkligen Dreiecke gelangt man ebenfalls zum Kosinussatz, da aufgrund der Beziehungen am Einheitskreis Folgendes gilt: $\cos\alpha = -\cos(180° - \alpha)$.
Unabhängig von der Dreiecksart und der gewählten Höhe haben wir eine gemeinsame Beziehung erhalten, die die Berechnung mit Hilfe rechtwinkliger Dreiecke überflüssig macht.

Kosinussatz

In jedem Dreieck gilt:
$a^2 = b^2 + c^2 - 2bc \cdot \cos\alpha$
$b^2 = a^2 + c^2 - 2ac \cdot \cos\beta$
$c^2 = a^2 + b^2 - 2ab \cdot \cos\gamma$

BEISPIEL 2

gegeben: $a = 4$ cm, $b = 6$ cm, $\gamma = 48°$
gesucht: c
$c^2 = a^2 + b^2 - 2ab \cdot \cos\gamma$
$c^2 = (4\,\text{cm})^2 + (6\,\text{cm})^2 - 2 \cdot 4\,\text{cm} \cdot 6\,\text{cm} \cdot \cos 48°$
$c^2 \approx 19{,}88$ cm, also $c \approx 4{,}5\,\text{cm}^2$
Die Seite c ist ca. 4,5 cm lang.

Basisaufgaben

1 Berechne die Länge der dritten Seite im Dreieck ABC mit dem Kosinussatz.

a) $b = 4{,}9\,\text{cm}$, $c = 8{,}5\,\text{cm}$, $\alpha = 62°$
b) $a = 7{,}1\,\text{cm}$, $c = 11{,}8\,\text{cm}$, $\beta = 18°$
c) $a = 3{,}7\,\text{cm}$, $b = 8{,}5\,\text{cm}$, $\gamma = 56°$

2 Berechne die fehlende Seitenlänge mit dem Kosinussatz. Begründe auch, warum du diesen anwenden kannst.

a)

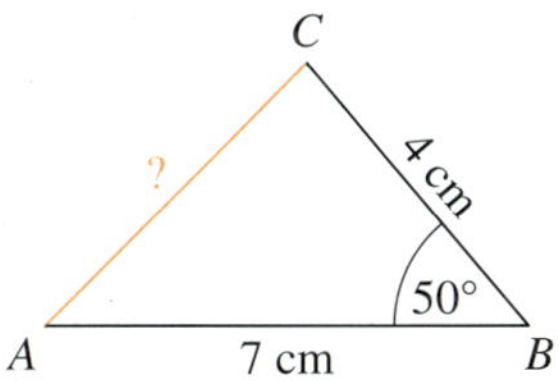

b)

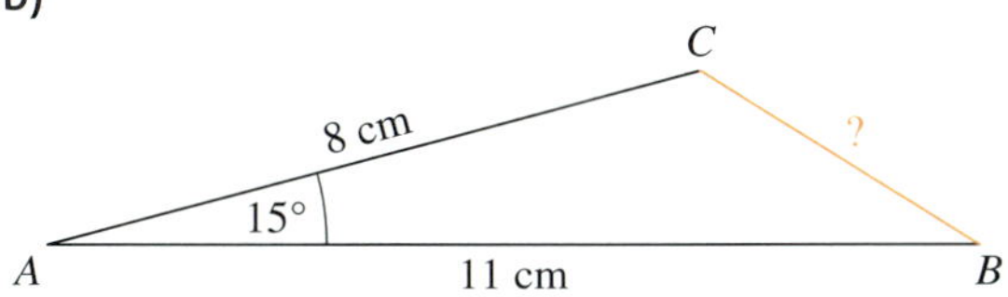

c)

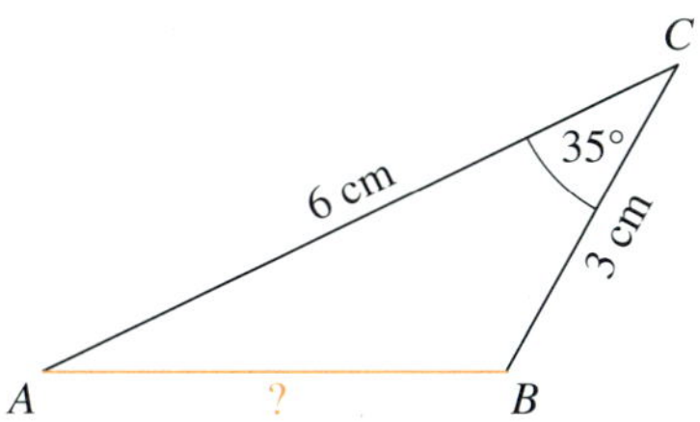

3 Für einen Eisenbahntunnel wurden von einem Beobachtungspunkt aus die Entfernungen zu den Tunnelöffnungen sowie der von diesen Strecken eingeschlossene Winkel bestimmt.
Entnimm der Skizze die nötigen Maße.

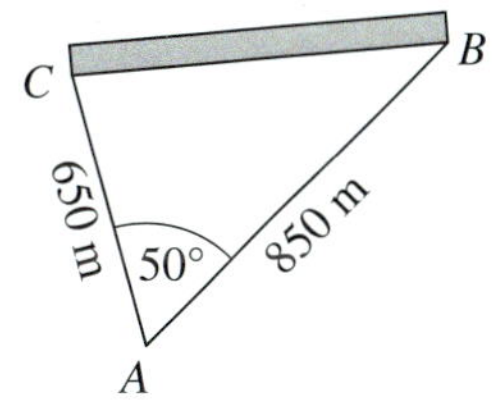

a) Wie lang ist der Tunnel?
b) Ein Zug fährt mit $67\,\frac{\text{km}}{\text{h}}$. Wie lange dauert die Fahrt durch den Tunnel?

4 In einem Landschaftspark soll eine Brücke über einen See gebaut werden. Mit Hilfe der angegebenen Messwerte wird der Abstand der Peilstäbe berechnet.

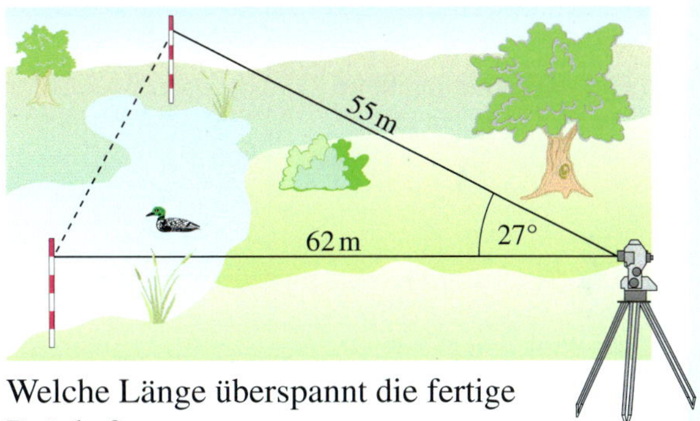

Welche Länge überspannt die fertige Brücke?

Weiterführende Aufgaben

5 Berechne die Länge der fehlenden Seite im Viereck $ABCD$.

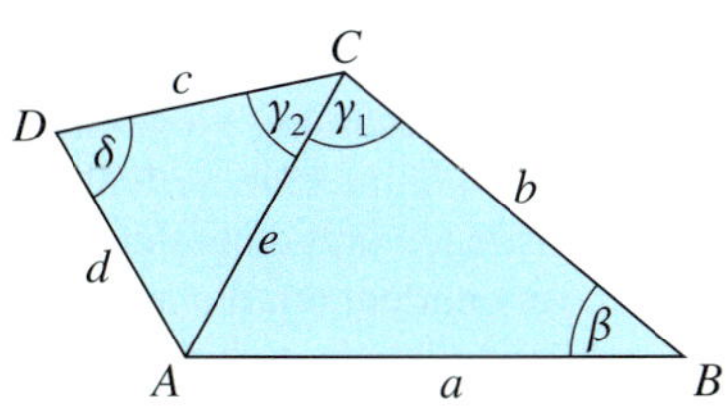

a) $a = 7{,}4\,\text{cm}$, $b = 4{,}7\,\text{cm}$, $c = 4{,}2\,\text{cm}$, $\beta = 39°$, $\gamma_2 = 50°$
b) $b = 7{,}1\,\text{cm}$, $c = 4{,}3\,\text{cm}$, $d = 3{,}3\,\text{cm}$, $\gamma_1 = 103°$, $\delta = 134°$
c) $a = 5{,}6\,\text{cm}$, $b = 7{,}3\,\text{cm}$, $d = 2{,}4\,\text{cm}$; $\beta = 25°$, $\gamma_2 = 40°$, $\delta = 60°$

6 Für einen Rundwanderweg im Wald sollen zwei Schutzhütten mit einem geraden Weg verbunden werden. Von der Gaststätte „Wilder Eber“ erreicht man die Schutzhütten auf geraden Wegen, die 4,3 km bzw. 3,4 km lang sind. Die Wege schließen einen Winkel von 38° ein. Wie lang wird der Rundweg nach Fertigstellung des Verbindungsweges sein?

7 Berechne die Länge der fehlenden Seite, die anderen Winkel, den Umfang und den Flächeninhalt des Dreiecks ABC.

a) $b = 4{,}0\,\text{cm}$, $c = 6{,}4\,\text{cm}$, $\alpha = 112°$
b) $a = 8{,}7\,\text{cm}$, $c = 10{,}0\,\text{cm}$, $\beta = 59°$
c) $a = 4{,}8\,\text{m}$, $b = 8{,}0\,\text{m}$, $\gamma = 109°$

BEACHTE
Man kann mit Hilfe des Kosinussatzes auch gesuchte Innenwinkel bei drei gegebenen Seitenlängen berechnen. Dazu wird der Kosinussatz umgestellt:
$\cos\alpha = \frac{b^2 + c^2 - a^2}{2bc}$
$\cos\beta = \frac{a^2 + c^2 - b^2}{2ac}$
$\cos\gamma = \frac{a^2 + b^2 - c^2}{2ab}$

Methode: Brauche ich den Sinussatz oder den Kosinussatz?

Die Frage, ob man bei der Berechnung den Sinussatz oder den Kosinussatz verwenden soll, hängt davon ab, was man gegeben hat. Man kann dabei dieselben Fälle wie bei der Konstruktion von Dreiecken unterscheiden.

gegeben	Beispiel	weitere Rechnung
SWS (jede Konstruktion führt zum gleichen Dreieck)	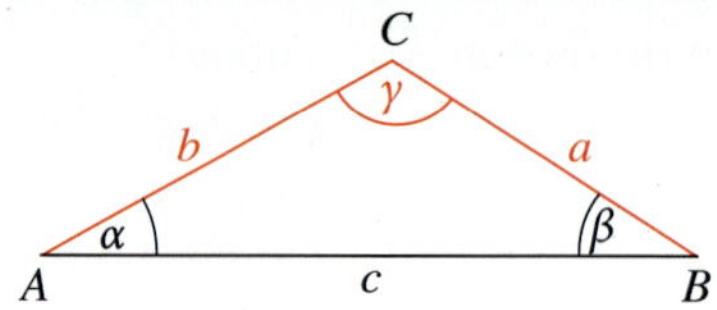	mit **Kosinussatz** die fehlende Seite berechnen im Beispiel: c
WSW (jede Konstruktion führt zum gleichen Dreieck)	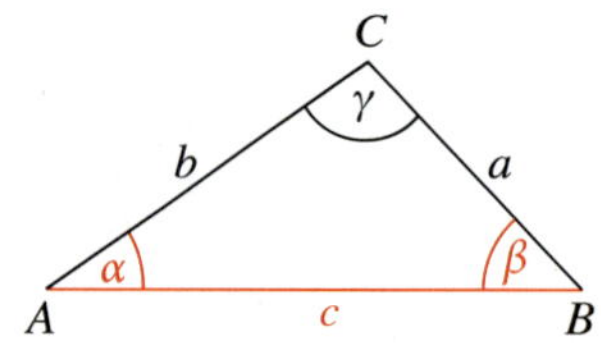	mit **Innenwinkelsumme** den fehlenden Winkel berechnen, dann mit **Sinussatz** die fehlenden Seiten berechnen im Beispiel: γ und a, b
SWW (jede Konstruktion führt zum gleichen Dreieck)	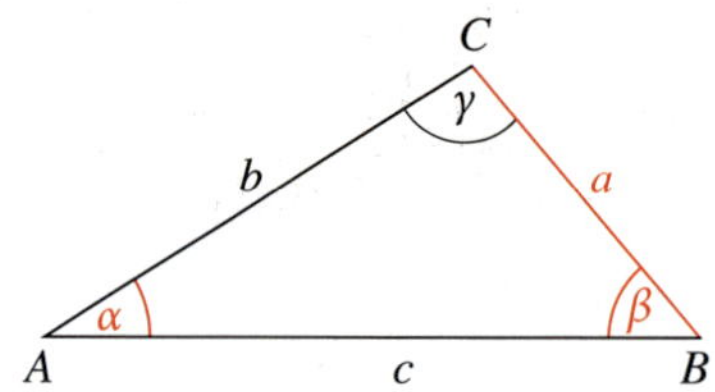	mit **Sinussatz** die weitere Seite berechnen im Beispiel: b
SSW der Winkel liegt der längeren Seite gegenüber (jede Konstruktion führt zum gleichen Dreieck)	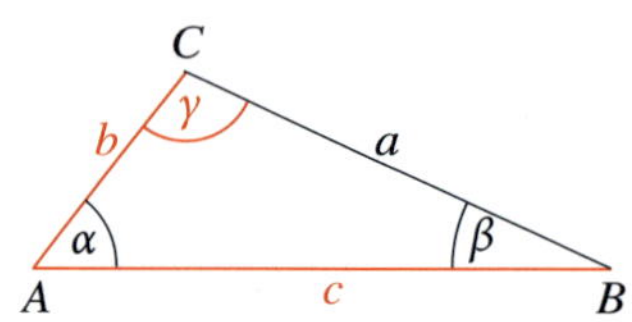	mit **Sinussatz** den weiteren Winkel berechnen im Beispiel: β
SSW der Winkel liegt der kürzeren Seite gegenüber (zwei Dreiecke möglich)	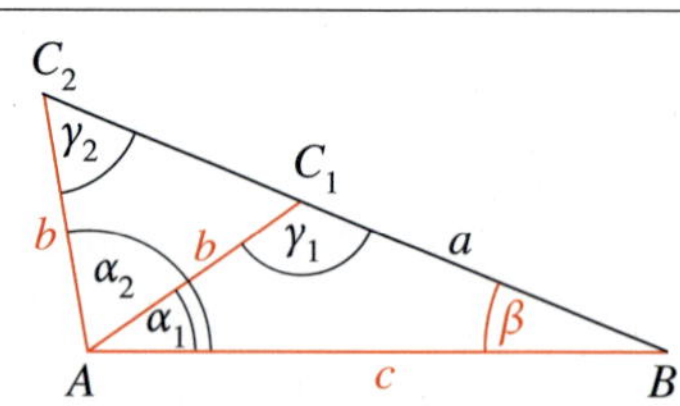	mit **Sinussatz** den weiteren Winkel berechnen (es gibt zwei Lösungen, eine größer als 90° und eine kleiner als 90°) im Beispiel: γ_1 und γ_2
WWW (unendlich viele Dreiecke möglich)	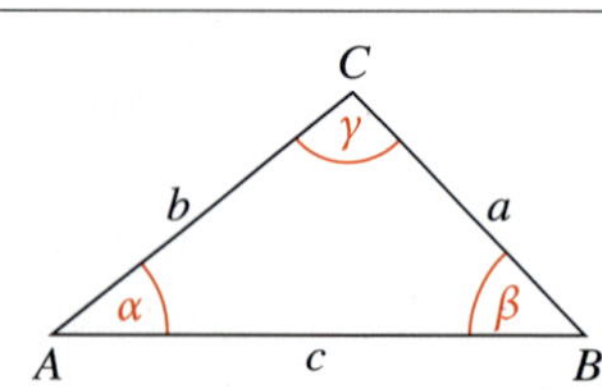	keine Rechnung möglich, Man könnte eine Seitenlänge festlegen und dann den Sinussatz verwenden, um die anderen Seitenlängen zu berechnen.
SSS (jede Konstruktion führt zum gleichen Dreieck)	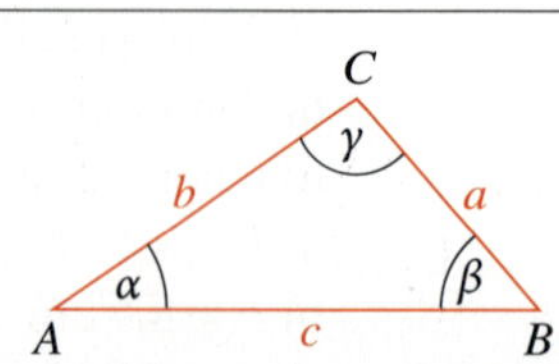	mit **Kosinussatz** einen Winkel berechnen

1 Erstelle erst eine Planfigur. Ordne dann den Fall zu (z. B: SWS). Gib dann an, ob du den Sinussatz oder den Kosinussatz zur Berechnung verwenden musst.

a) gegeben: a, c, β gesucht: b
b) gegeben: c, γ, α, gesucht: a
c) gegeben: a, β, γ: gesucht: c
d) gegeben: a, b, β, gesucht α

2 Für ein Dreieck sind die die Seitenlängen a und c sowie die Winkelgröße α gegeben. Nun wurden Schritt für Schritt die fehlenden Werte bestimmt.
(Hinweis: Für jeden Schritt sind die orangen Werte gegeben und das Blaue gesucht.)

a)

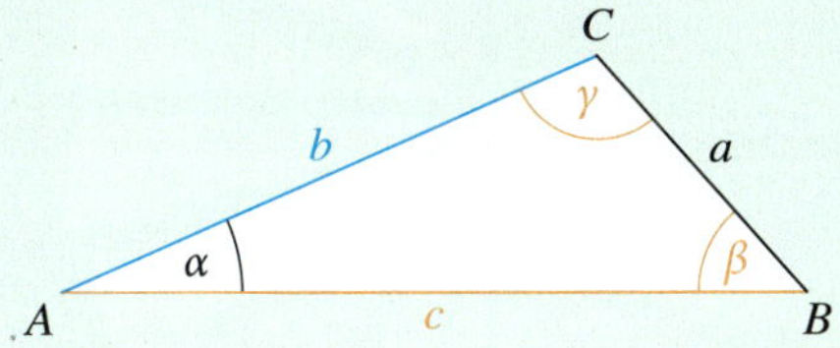

b)

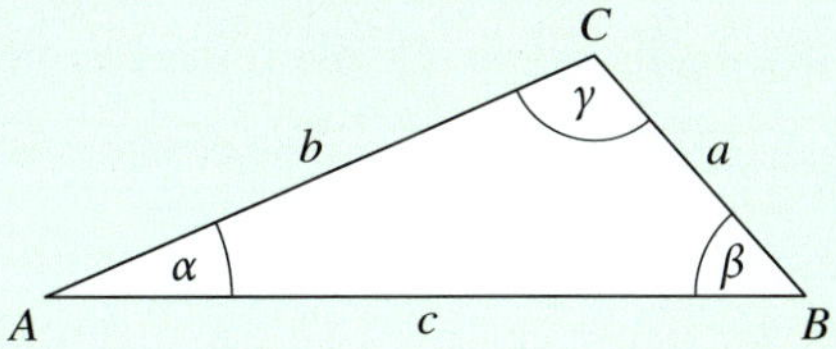

c)

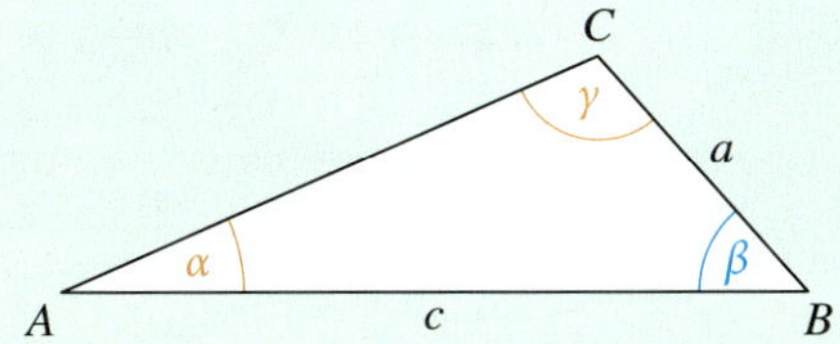

d)

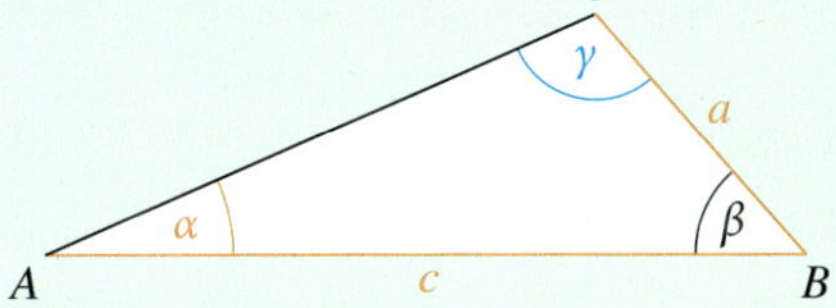

a) Sortiere die Bilder nach der Reihenfolge.
b) Gib für jeden Schritt an, welcher Satz verwendet wurde.
c) Beschreibe eine andere Möglichkeit, um alle fehlenden Werte zu bestimmen.

3 Berechne die fehlenden Seitenlängen. Wie gehst du vor?

a)

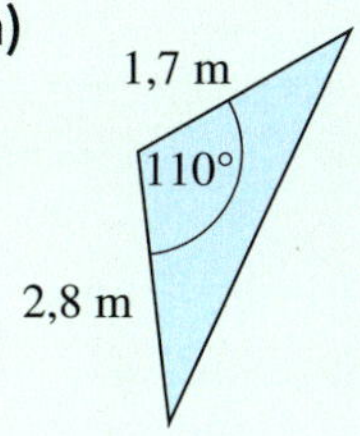

b)

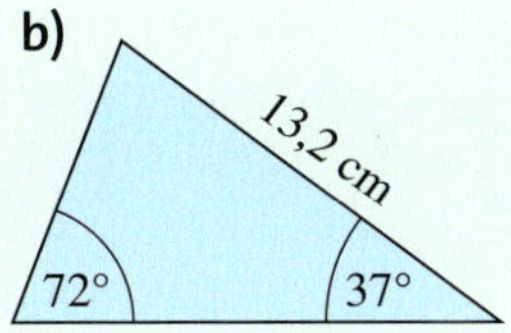

c)

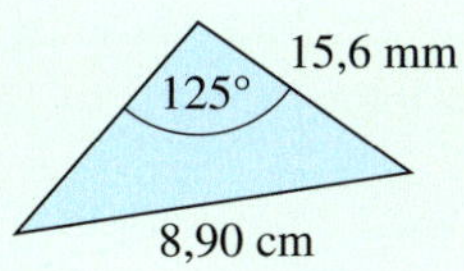

4 Berechne alle fehlenden Seitenlängen und Winkelgrößen im Dreieck ABC. Konstruiere anschließend das Dreieck. Prüfe durch Messen, ob du richtig gerechnet hast.

a) $a = 31{,}3\,\text{cm}$, $\alpha = 34°$, $\beta = 70°$
b) $c = 8{,}5\,\text{cm}$, $a = 6{,}3\,\text{cm}$, $\beta = 57°$
c) $a = 10{,}3\,\text{cm}$, $b = 12{,}4\,\text{cm}$, $\beta = 68°$
d) $a = 4{,}30\,\text{dm}$, $b = 7{,}8\,\text{cm}$, $\gamma = 92°$

5 Für den Dachboden eines Hauses, hat man die Maße wie in der Skizze gemessen.

a) Berechne die Länge d der zweiten Dachhälfte.
Welchen Satz verwendest du?
b) Berechne die Höhe des Dachbalkens e.
Beschreibe dein Vorgehen.

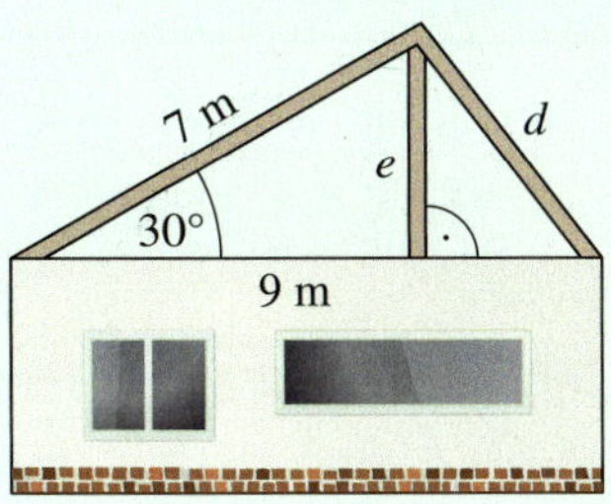

Treppenbau

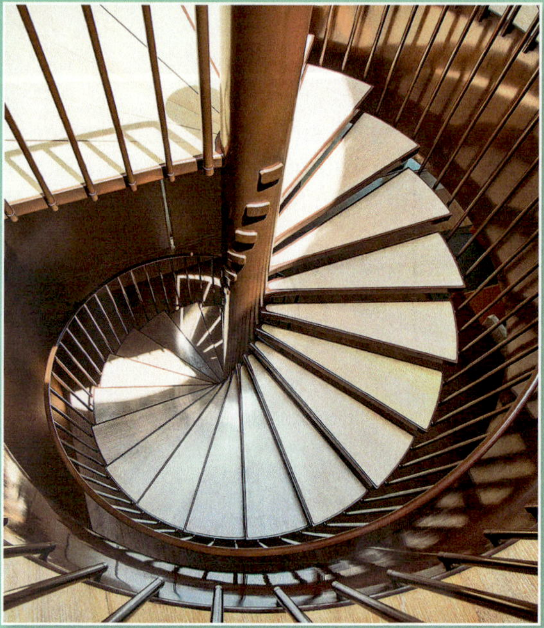

In vielen Gebäuden findet man dekorative Holztreppen, die in die einzelnen Etagen führen. Oftmals sind diese Treppen Einzelstücke und sie wurden nach den Wünschen des Bauherren oder gemäß der baulichen Gegebenheiten angefertigt.
Die ersten Entwürfe zum Treppenverlauf fertigt der Architekt an. Er plant die Raumhöhe und legt fest, wo die Treppe enden soll. Dort wird ein Ausschnitt in die Geschossdecke eingepasst.
Eine Treppenstufe aus Holz ist ca. 45 mm dick. Verläuft die Treppe entlang einer geraden Strecke, so sind die Stufen rechteckig. Entlang einer Biegung, einer sogenannten Wendelung, können die Stufen unterschiedliche Grundflächen haben. Meist sind es Trapeze oder allgemeine Vier- und n-Ecke.

Die Treppe muss genau in das Gebäude eingepasst werden. Da beim Bau Unregelmäßigkeiten auftreten können, kann sich der Treppenbauer nicht allein auf die Planskizze des Architekten verlassen. Er misst mit Hilfe eines Lasermessgerätes den Abstand von drei Punkten zueinander und errechnet aus den Werten die zugehörigen Winkel. Zur Berechnung der Winkel wendet er den Kosinussatz an.

Nachdem die tatsächlichen Maße bestimmt wurden, wird mit Hilfe eines Computerprogramms die Treppe entworfen.

①

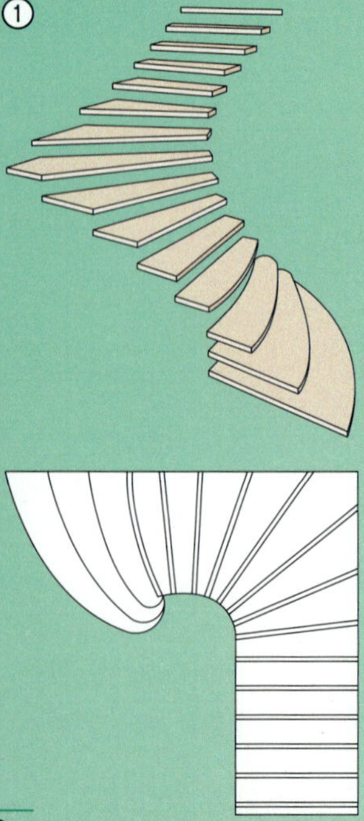

②

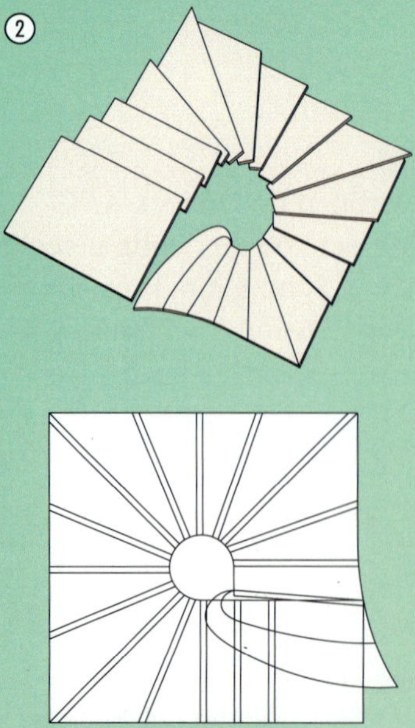

1 Um die tatsächlichen Maße für die Treppe zu ermitteln, wurden drei Messpunkte gekennzeichnet und angepeilt. Die Messwerte sind in der Skizze angegeben.
Prüfe anhand der Messwerte, ob der geplante rechte Winkel tatsächlich 90° beträgt.

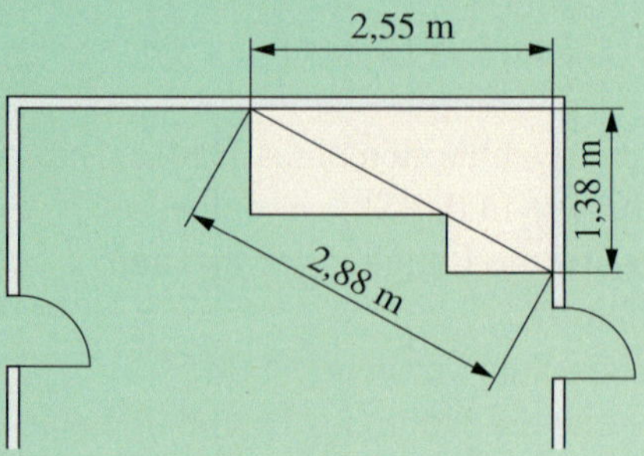

2 In einem Einfamilienhaus soll eine Holztreppe vom Erdgeschoss in das erste Obergeschoss führen. Die Treppe verläuft mit einer 90°-Wendelung. Folgende Stufen werden für die Treppen benötigt:

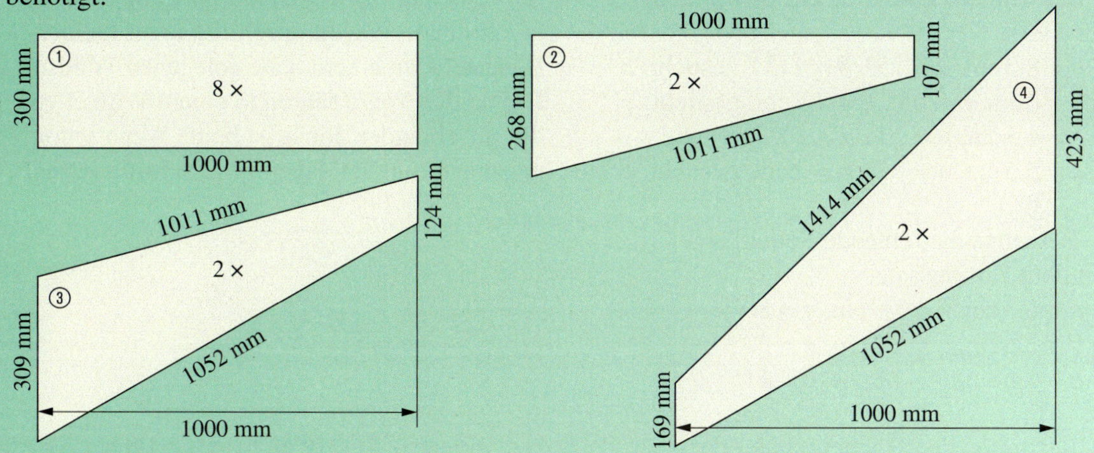

a) Berechne den Flächeninhalt der Vierecke ① bis ④.

b) Die Stufen sollen aus 45 mm dicken Buchenholzplatten angefertigt werden. Wie hoch sind die Materialkosten für alle Treppenstufen, wenn 1 m^3 Buchenholz 2200 € kostet? Berechne zunächst das Volumen der einzelnen Stufentypen.

c) Vor der Auslieferung der Treppe muss die Transportmasse berechnet werden. Die Dichte von Buchenholz beträgt $650 \frac{kg}{m^3}$. Wie groß ist die Transportmasse aller 14 Treppenstufen?

d) Zum Schutz des Holzes werden die Stufen lackiert. Pro m^2 Oberfläche rechnet man mit ca. 160 g Nasslack. Wie viel kg Nasslack werden für die Stufen benötigt, wenn der Lack in zwei Schichten aufgetragen wird?

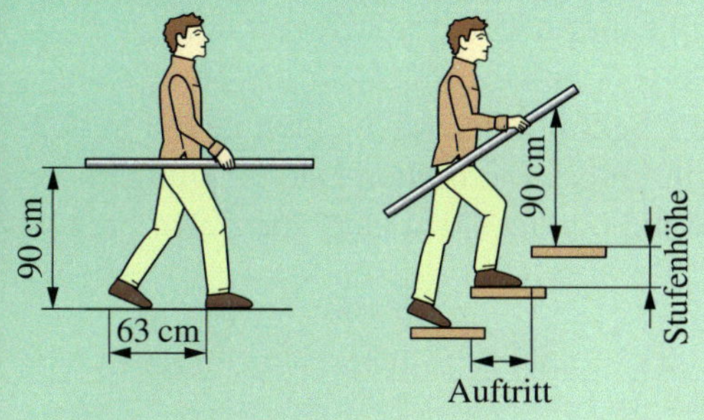

Treppen sollen sicher und bequem begehbar sein. Daher muss beim Bau der Treppe die Schrittlängenregel beachtet werden.
Eine Treppe wird als angenehm empfunden, wenn die Summe aus doppelter Stufenhöhe und Auftritt unserer Schrittlänge entspricht:
2 Stufenhöhen + 1 Auftritt = Schrittlänge

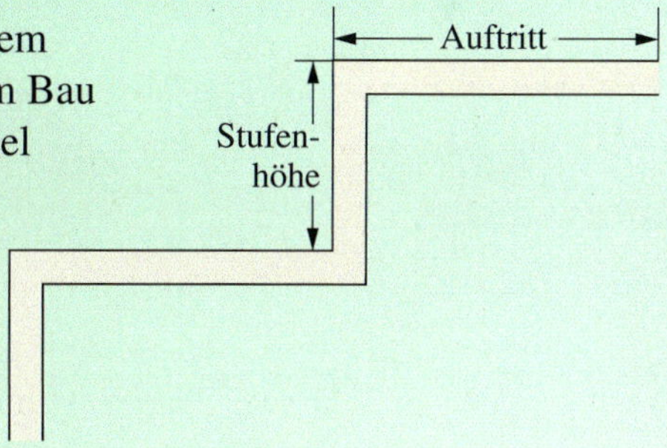

3 In Wohnhäusern hat es sich bewährt, für die Stufenhöhe etwa 18 cm zu wählen.
Gehe von einer Schrittlänge von 63 cm aus.
Ermittle die Neigung eines dazugehörenden Treppengeländers in Prozent und Grad.

4 Die Schrittlänge eines Erwachsenen beträgt je nach Körpergröße 59 cm bis 65 cm.
Für die Schrittlängenregel gilt somit: $59\,cm \leq 2 \cdot \text{Stufenhöhe} + \text{Auftritt} \leq 65\,cm$

a) Gib drei Beispiele für Treppen an, die nach der Schrittlängenregel bequem begehbar sind. Wähle dazu jeweils unterschiedliche Werte für Stufenhöhe und Auftritt. Diskutiert untereinander, ob wirklich jede dieser Treppen bequem begehbar ist.

b) Überprüfe in deiner Umgebung, ob man die genannte Regel beim Bau von Treppen beachtet hat.

Vermischte Übungen

1 Berechne die fehlende Größe mit dem Sinussatz.

a) $a = 8{,}3\,\text{cm}$, $\alpha = 35°$, $\beta = 115°$, gesucht: b
b) $b = 6\,\text{cm}$, $\beta = 65°$, $c = 2{,}5\,\text{cm}$, gesucht: γ
c) $c = 4{,}5\,\text{cm}$, $\gamma = 70°$, $\alpha = 40°$, gesucht: a
d) $a = 5{,}5\,\text{cm}$, $\alpha = 75°$, $b = 2\,\text{cm}$, gesucht: β

2 Berechne die fehlende Seitenlänge mit dem Kosinussatz.

a) $a = 6{,}3\,\text{cm}$, $b = 7{,}9\,\text{cm}$, $\gamma = 80°$
b) $b = 2{,}6\,\text{cm}$, $c = 6{,}1\,\text{cm}$, $\alpha = 30°$
c) $a = 5{,}6\,\text{cm}$, $c = 4{,}8\,\text{cm}$, $\beta = 115°$

3 Bestimme den Flächeninhalt des Dreiecks ABC.
Beschreibe dein Vorgehen.

a) $a = 7{,}2\,\text{cm}$, $c = 5{,}8\,\text{cm}$, $\alpha = 37°$
b) $a = 58\,\text{cm}$, $b = 85\,\text{cm}$, $\beta = 81°$
c) $b = 0{,}15\,\text{m}$, $c = 0{,}22\,\text{m}$, $\gamma = 22°$

4 Berechne den Flächeninhalt des Drachens. Verwende dabei die Eigenschaften von Drachenvierecken.

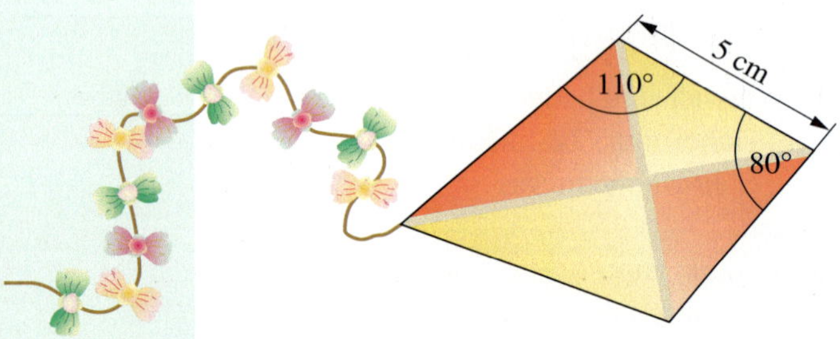

5 Das Trapez ist gleichschenklig. Die Größen sind dabei $a = 9{,}5\,\text{cm}$, $b = 5{,}2\,\text{cm}$ und $\alpha = 71{,}4°$.

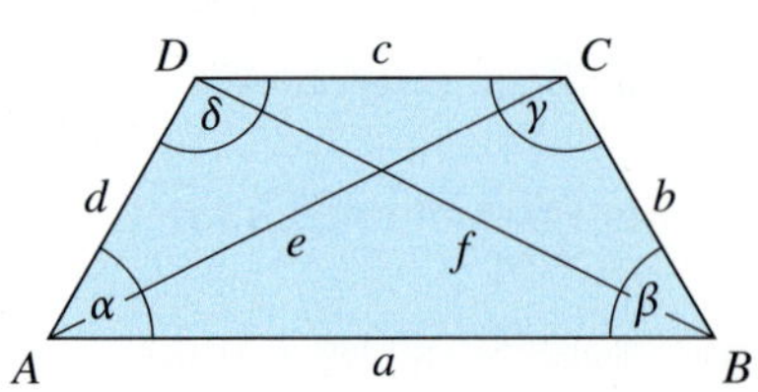

a) Bestimme die Länge der Seite d und die fehlenden Winkelgrößen.
b) Berechne die Längen der Diagonalen.
c) Bestimme die Seitenlänge c.
d) Berechne den Flächeninhalt.

6 Von einem Dorf gelangt man auf zwei geradlinigen Wegen jeweils zu einer kleinen Badestelle an einem nahe gelegenen Waldsee. Die beiden Wege führen in einem Winkel von 46° auseinander. Jonas ist beide Wege schon gegangen und hat dabei seine Schritte gezählt.

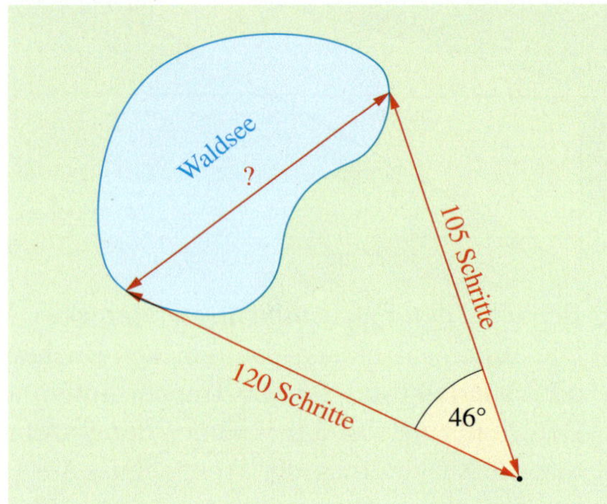

Von der einen Badestelle aus kann man die Badestelle am anderen Ufer sehr gut erkennen. Jonas meint nun, dass die Entfernung zwischen den beiden Badestellen kleiner ist als jeweils die Entfernung zwischen Dorf und Badestelle. Ist sein Eindruck richtig? Begründe.

7 Herr Schmidt baut sich einen neuen Schuppen mit unterschiedlichen Dachneigungen. Der Schuppen ist 7,0 m lang und 5,2 m breit.

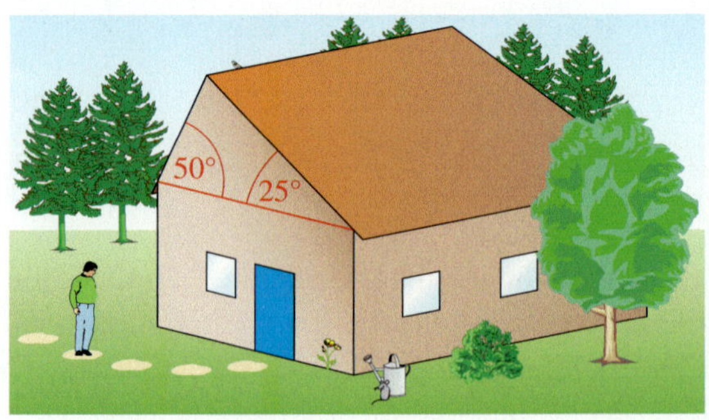

a) Wie lang müssen die Dachsparren sein, wenn sie an beiden Seiten jeweils 60 cm überstehen?
b) Ein Quadratmeter Dachziegel kostet 30 €. Mit welchen Materialkosten muss Herr Schmidt für das Eindecken des Daches rechnen?

8 Auf einer ebenen Straße werden zwei Punkte A und B im Abstand von 200 m markiert. Von dort wird jeweils die Spitze eines Berges angepeilt.

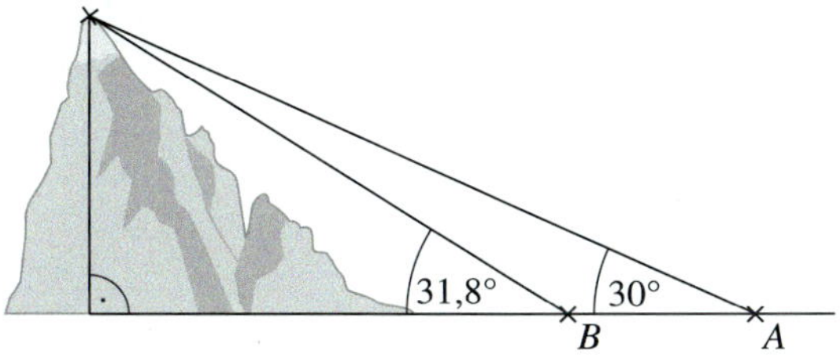

Wie hoch ist der Berg, wenn die Straße 172 m über dem Meeresspiegel verläuft?

9 Ein beliebtes Urlaubsziel ist die Insel Teneriffa mit dem hoch aufragenden Vulkan Pico de Teide. Ein Segler sieht den Berg unter einem Höhenwinkel von 21,9°.

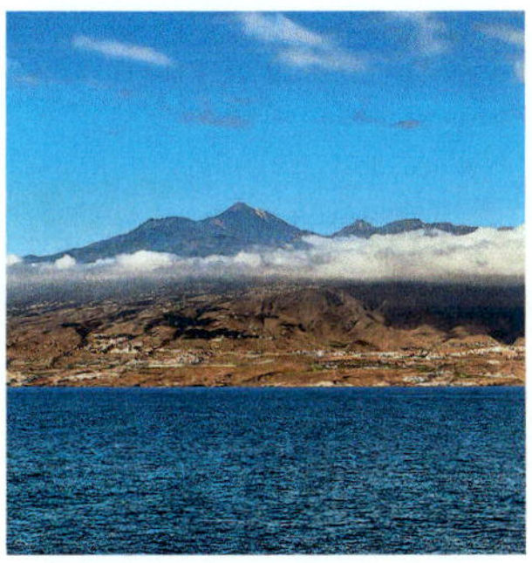

Eine Seemeile (1852 m) weiter misst er nochmals und ermittelt einen Höhenwinkel von 26,7°. Ermittle aus diesen Angaben die Höhe des Pico de Teide. Vergleiche dann mit der echten Höhe, die du recherchierst. Womit kann man eventuelle Unterschiede erklären? Diskutiert darüber in der Klasse.

10 Ein Grundstück soll vermessen werden. Dazu wird das Grundstück von einem Punkt A, der außerhalb des Grundstücks liegt, angepeilt.
Die Vermessung ergibt folgende Werte:

$\overline{AE_1} = 45{,}4\,\text{m}$
$\overline{AE_2} = 35{,}2\,\text{m}$
$\overline{AE_3} = 55{,}9\,\text{m}$
$\overline{AE_4} = 60{,}1\,\text{m}$
$\sphericalangle BAE_1 = 43{,}2°$
$\sphericalangle E_2AB = 45{,}7°$
$\sphericalangle E_3AB = 17{,}1°$
$\sphericalangle BAE_4 = 14{,}9°$

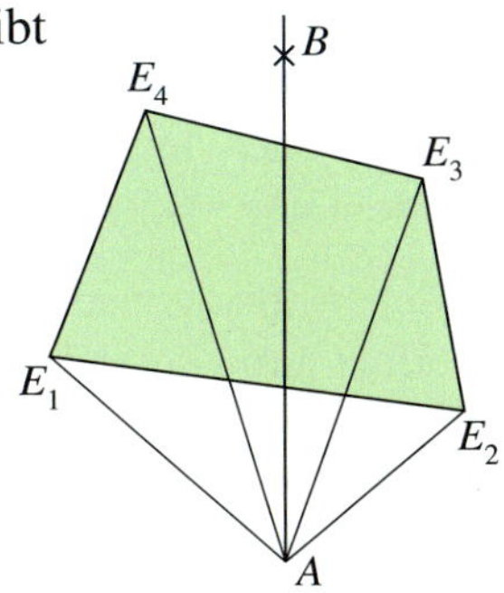

a) Berechne den Flächeninhalt.
b) Bestimme den Umfang.

11 Das Bermudadreieck ist ein Seegebiet im westlichen Atlantik. Es wurde durch mysteriöse Vorfälle bekannt. Seit Jahrhunderten sollen in diesem Dreieck ungewöhnlich viele Schiffe und Flugzeuge spurlos verschwunden sein.
Die Eckpunkte des Dreiecks werden durch Miami in Florida, San Juan in Puerto Rico und die Bermudainseln gebildet.

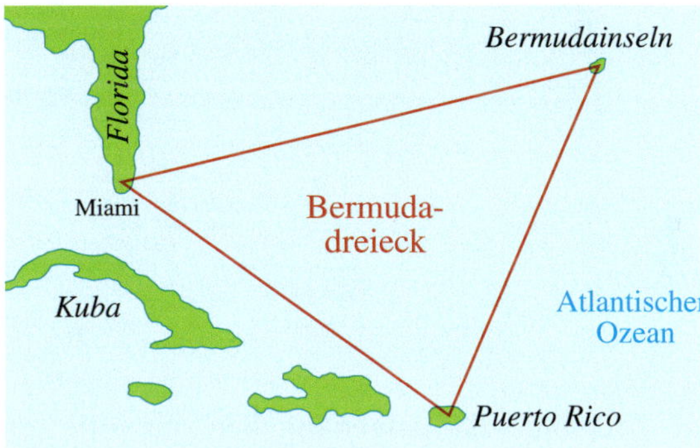

Miami ist 1600 km von den Bermudainseln entfernt. Die Bermudainseln liegen in einer Entfernung von 1500 km von Puerto Rico. Der Winkel bei den Bermudainseln hat eine Größe von 45,4°.

a) Wie groß ist die Entfernung zwischen Miami und Puerto Rico?
b) Berechne die Fläche des Bermudadreiecks.
c) Arbeitet in Gruppen. Informiert euch über das „Teufelsdreieck" und stellt ähnliche Aufgaben wie oben dazu.

12 Über einen Fluss hinweg wurde von zwei verschiedenen Stellen an der einen Uferseite ein Baum auf der anderen Seite des Ufers angepeilt.
Wie breit ist der Fluss?

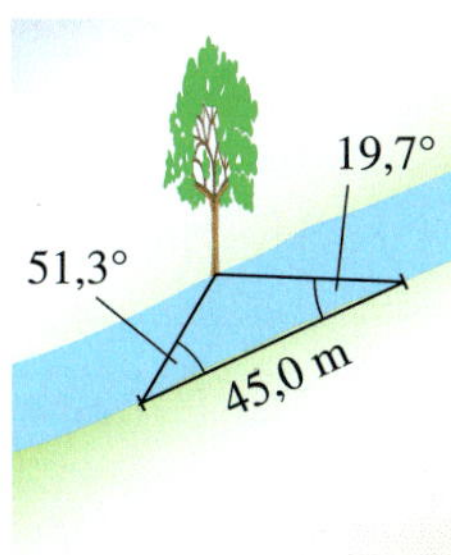

13 Ein Dreieck ABC mit der Seite $c = 6\,\text{cm}$ und dem Winkel $\beta = 56°$ hat den Flächeninhalt $A = 15{,}06\,\text{cm}^2$.
Bestimme alle fehlenden Seitenlängen und Winkel.

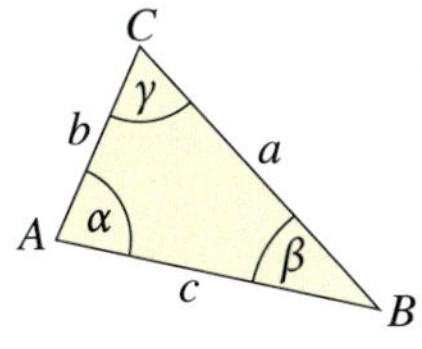

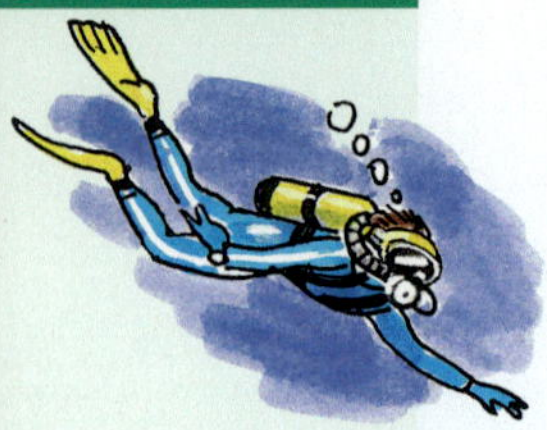

Parkplatzerweiterung

Der Betreiber des Parkplatzes hat festgestellt, dass seine derzeitige Fläche zu klein ist. Er möchte sein Gelände gerne bis zum Fluss erweitern. Derzeit sind beide Gebiete noch eingezäunt.

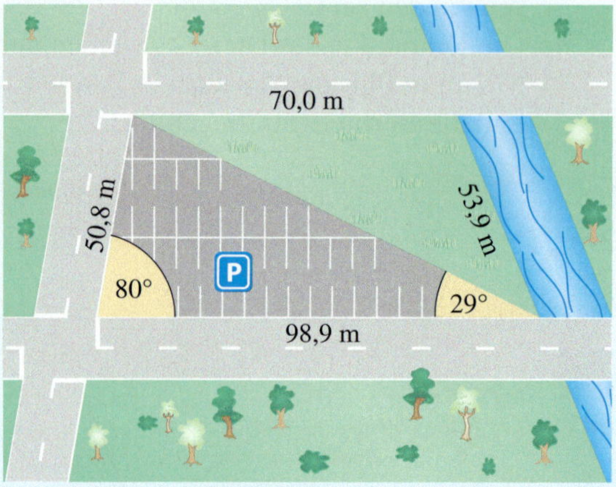

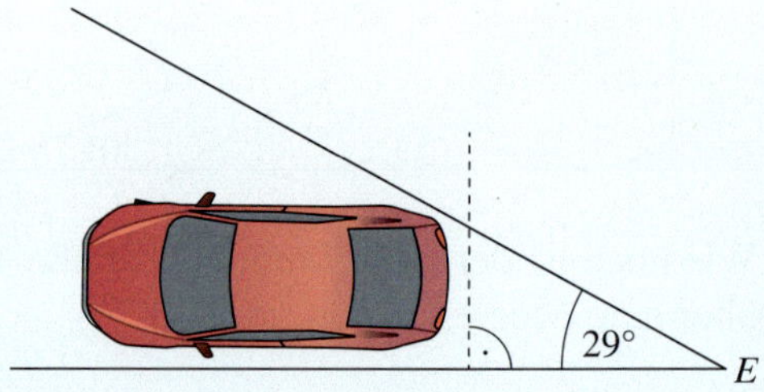

a) Runde die Längenangaben sinnvoll. Zeichne dann das Dreieck für den derzeitigen Parkplatz maßstäblich in dein Heft. Gib den Maßstab an.

b) Begründe ohne Rechnung, ob derzeit der Zaun um den Parkplatz oder der Zaun um die grüne Fläche länger ist.

c) Berechne die Gesamtlänge des Zaunes um den derzeitigen Parkplatz.

d) Der Betreiber ärgert sich, dass man derzeit die Ecken nicht zum Parken nutzen kann. Wenn ein Auto wie in der Skizze bis ganz in die Ecke fährt bleibt noch Platz frei. Bestimme den Inhalt der Fläche den man derzeit nicht nutzen kann. Verwende eine Autobreite von 2,25 m.

e) Ein Autofahrer meint: „Man veschwendet zu viel Platz, wenn man wie in der Skizze einparkt. Wenn ich zu beiden Zäunen denselben Abstand lasse, dann bleiben weniger als 4 m^2 frei.“
Erstelle eine Skizze zum Vorschlag des Autofahrers. Das Auto soll 2,25 m breit sein. Überprüfe, ob die Aussage des Autofahrers stimmen kann.

f) Der Betreiber kauft die grüne Fläche und erweitert so seinen Parkplatz.
Bestimme den Flächeninhalt des Parkplatzes vor und nach der Erweiterung.
Gib die Änderung des Flächeninhalts auch in Prozent an.

g) Der Betreiber hat sich dazu bereit erklärt, dass die Parkfläche nach der Erweiterung einen Abstand von 10 m zum Fluss einhält. Berechne, um wie viel Quadratmeter damit die Gesamtfläche sinkt.
Gib außerdem den Umfang der freigelassenen Fläche an, wenn der Fluss mit der unteren Straße einen Winkel von 70° einschließt.

Alles klar?

Entscheide, ob die Aussagen richtig oder falsch sind.
Begründe deine Entscheidung im Heft und korrigiere gegebenenfalls.

1 Sinussatz

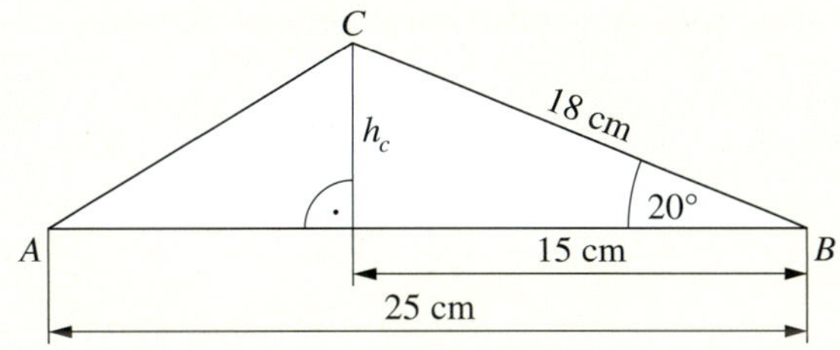

a) Im skizzierten Dreieck gilt die Gleichung:
Höhe $h_c = \sin 20° \cdot 15\,\text{cm}$

b) Im abgebildeten Dreieck kann man die Höhe h_c auch mit dem Kosinus berechnen.

c) Für das abgebildete Dreieck gilt
$A = \frac{1}{2} \cdot 18\,\text{cm} \cdot 25\,\text{cm} \cdot \sin 20° \approx 77\,\text{cm}^2$.

d) Sind in einem Dreieck ABC der Winkel α und die Seitenlänge c gegeben, dann kann man den Flächeninhalt berechnen.

e) Der Sinussatz sagt aus, dass im Dreieck der Quotient von Seitenlänge und gegenüberliegendem Winkel immer gleich ist.

f) In einem rechtwinkligen Dreieck mit der Hypotenuse a gilt $\sin \alpha = \sin 90° = 1$.
Somit ist $a = \frac{a}{\sin \alpha}$ und nach dem Sinussatz gilt dann $a = b = c$.

g) Wenn in einem Dreieck die Seite a dreimal so lang ist wie die Seite b, dann ist der Sinus von α dreimal so groß wie der Sinus von β.

h) Im skizzierten Dreieck gilt:
$\frac{5{,}3\,\text{cm}}{\sin 30°} = \frac{6{,}8\,\text{cm}}{\sin 40°} = \frac{10\,\text{cm}}{\sin 110°}$

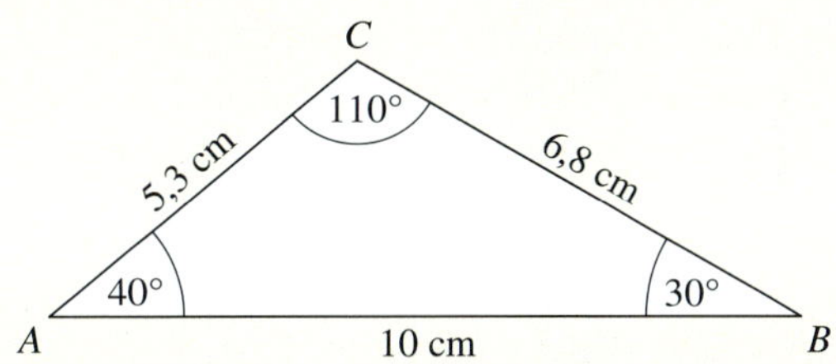

i) Hat man in einem Dreieck die Seitenlängen a und b gegeben und den Winkel γ, dann kann man alle weiteren Seiten und Winkel mit dem Sinussatz berechnen.

2 Kosinussatz

a) Der Kosinussatz gilt nur für rechtwinklige Dreiecke.

b) Im rechtwinkligen Dreieck mit der Hypotenuse γ gilt $\cos \gamma = 0$.
Stellt man den Kosinussatz für c auf, dann entsteht $a^2 + b^2 = c^2$.

c) Im skizzierten Dreieck ist die fehlende Seitenlänge 18,78 cm lang.

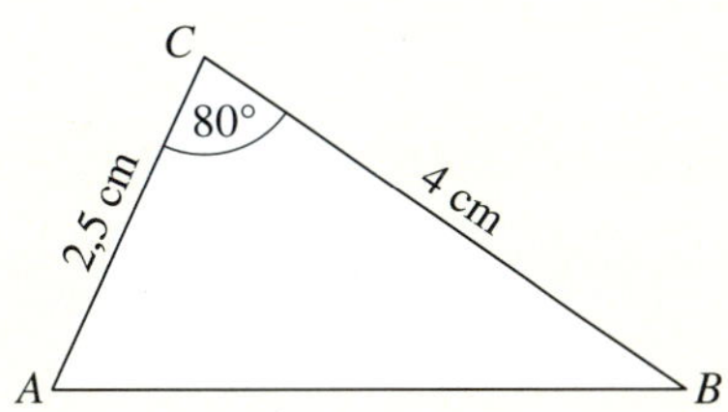

d) Der Kosinussatz hilft weiter, wenn man in einem Dreieck zwei Seiten und den eingeschlossenen Winkel kennt.

e) Stellt man den Kosinussatz auf, dann erhält man eine quadratische Gleichung. Diese hat zwei Lösungen und daher ist die Seitenlänge nicht eindeutig.

f) Wenn man den Kosinussatz aufstellen kann, dann kann man durch den Sinussatz und die Innenwinkelsumme ebenfalls alle fehlenden Größen bestimmen.

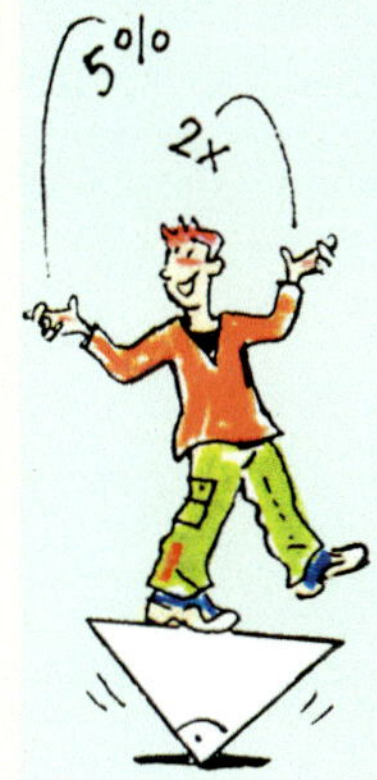

BEACHTE
Die Lösungen zu den Aufgaben auf dieser Seite sowie dazu passende Trainingsaufgaben findest du ab Seite 184.

Zusammenfassung

→ Seite 78

Der Sinussatz

In jedem Dreieck sind die Quotienten aus einer Seitenlänge und dem Sinuswert des gegenüberliegenden Winkels gleich groß.

Es gilt:

$\frac{a}{\sin\alpha} = \frac{b}{\sin\beta} = \frac{c}{\sin\gamma}$

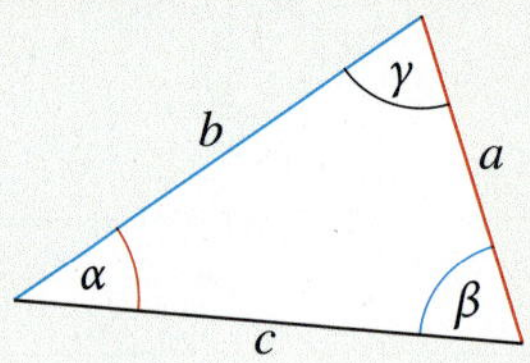

Um die Länge a einer Brücke bei der Planung zu bestimmen, wurden die Entfernung $b = 1{,}4\,\text{km}$ und die Winkel $\alpha = 45°$, $\beta = 40°$ gemessen.
Dann wird der Sinussatz angewendet.

$\frac{a}{\sin\alpha} = \frac{b}{\sin\beta}$

$\frac{a}{\sin 45°} = \frac{1{,}4\,\text{km}}{\sin 40°} \qquad | \cdot \sin 45°$

$a = \frac{1{,}4\,\text{km} \cdot \sin 45°}{\sin 40°} \approx 1{,}54\,\text{km}$

Die Brückenlänge wird etwa 1,54 km betragen.

Ist die Höhe eines Dreiecks bekannt, so kann der Flächeninhalt des Dreiecks mit Hilfe folgender Formel berechnet werden:

$A = \frac{1}{2}c \cdot h_c$ (bzw. $A = \frac{1}{2}a \cdot h_a$; $A = \frac{1}{2}b \cdot h_b$).

Berechne den Flächeninhalt eines Dreiecks mit $b = 6{,}5\,\text{cm}$ und $h_b = 4{,}0\,\text{cm}$.

$A = \frac{1}{2}b \cdot h_b = \frac{1}{2} \cdot 6{,}5\,\text{cm} \cdot 4\,\text{cm} = 13\,\text{cm}$

Der Flächeninhalt beträgt $13\,\text{cm}^2$.

Ist die Höhe des Dreiecks nicht bekannt, so kann diese über trigonometrische Beziehungen berechnet werden.
Somit kann der Flächeninhalt wie folgt bestimmt werden:

$A = \frac{1}{2}bc \cdot \sin\alpha$ oder

$A = \frac{1}{2}ac \cdot \sin\beta$ oder

$A = \frac{1}{2}ab \cdot \sin\gamma$

Bestimme den Flächeninhalt eines Dreiecks mit $b = 20\,\text{m}$, $c = 32\,\text{m}$ und $\alpha = 63°$.

$A = \frac{1}{2}bc \cdot \sin\alpha$

$A = \frac{1}{2} \cdot 20\,\text{m} \cdot 32\,\text{m} \cdot \sin 63°$

$A \approx 285{,}1\,\text{m}^2$

Der Flächeninhalt des Dreiecks beträgt ungefähr $285\,\text{m}^2$.

→ Seite 84

Der Kosinussatz

In jedem Dreieck gilt:

$a^2 = b^2 + c^2 - 2bc \cdot \cos\alpha$

$b^2 = a^2 + c^2 - 2ac \cdot \cos\beta$

$c^2 = a^2 + b^2 - 2ab \cdot \cos\gamma$

Berechne die Länge der Seite c des Dreiecks ABC mit $a = 4\,\text{cm}$, $b = 6\,\text{cm}$, $\gamma = 48°$.
Skizze:

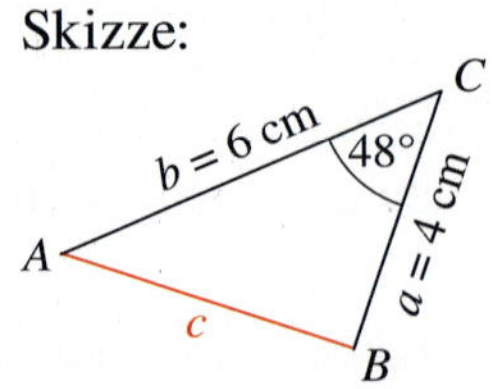

$c^2 = a^2 + b^2 - 2ab \cdot \cos\gamma$

$c^2 = 4^2 + 6^2 - 2 \cdot 4 \cdot 6 \cdot \cos 48°$

$c^2 \approx 19{,}88$; also $c \approx 4{,}5$

Die Seite c ist ca. 4,5 cm lang.

Potenzgesetze

Erkältungen und Grippen werden durch Viren ausgelöst. Ein Rhinovirus hat einen Durchmesser von etwa 25 Nanometern und ein Volumen von $8{,}2 \cdot 10^{-24}\,m^3$. Eine Milliarde Viren wären zusammen gerade mal $8{,}2 \cdot 10^{-15}\,m^3$ groß.

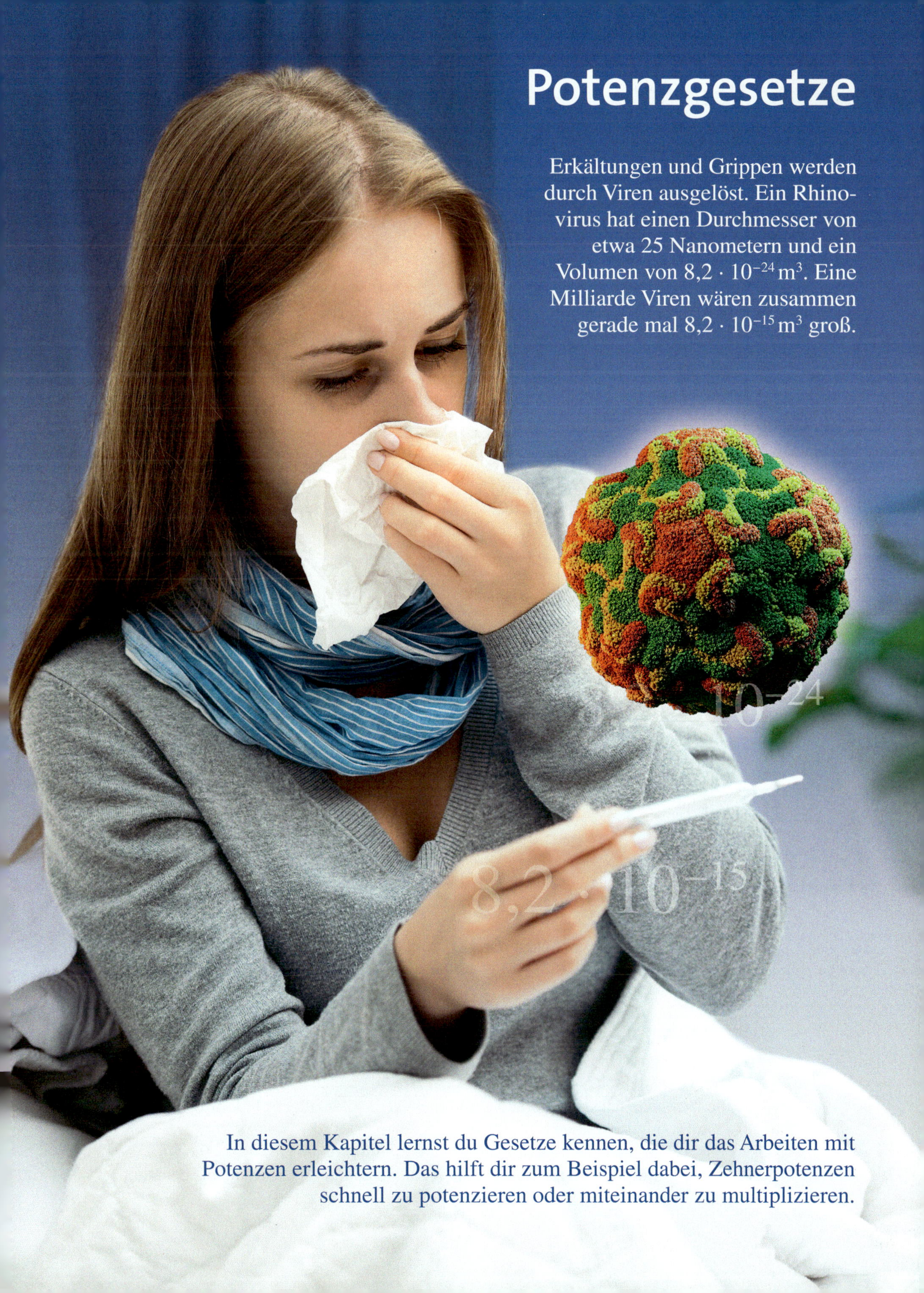

In diesem Kapitel lernst du Gesetze kennen, die dir das Arbeiten mit Potenzen erleichtern. Das hilft dir zum Beispiel dabei, Zehnerpotenzen schnell zu potenzieren oder miteinander zu multiplizieren.

Noch fit?

1 Ordne Kantenlängen und Volumen von Würfeln einander zu.

30 cm | 0,027 dm^3 | 0,000 027 dm^3 | 3 m | 27 dm^3 | 3 cm | 3 mm | 27 000 dm^3

2 Berechne mit dem Taschenrechner. Runde auf Hundertstel.

a) $2{,}4^3 + 1{,}3^2 - 0{,}2^4$ **b)** $\sqrt{4{,}5} + \sqrt{12{,}6} + \sqrt{8{,}1}$ **c)** $1{,}7^3 + \sqrt[3]{14{,}6} + 1{,}5 \cdot 3$

d) $\sqrt[3]{4{,}5 + 11{,}1} + 6{,}7$ **e)** $2{,}6 - 7{,}6^5 + \sqrt{6400}$ **f)** $5{,}3^4 - \sqrt{1{,}9 + 15{,}8}$

3 Vereinfache die Terme durch Ausklammern.

a) $ab + ac + a^2 + a^2bc$ **b)** $x^2y^2z + xyz^2$ **c)** $35xy + 7xz + 42xyz$

d) $7{,}5ab + 3ac - 9bc$ **e)** $\frac{1}{3}x^2y + \frac{2}{6}x^2y^2$ **f)** $144uv^2 - 12u^2v - 72uv^2$

4 Ergänze die Wertetabellen im Heft.

a)

x	0,1	1		2			12,5
$f(x) = x^2$			2,89		30,25	121	

b)

x	0,001	2,7			10,1	100,1	1000,01
$f(x) = 2{,}7x$			22,95	24,3027			

c)

x	1	5	6				
$f(x) = 2{,}5x^2$				140,625	250	1000	1210

d)

x	1	2				7,1	
$f(x) = 2{,}5x + 4$			11,5	15,25	18		29

5 Löse die quadratischen Gleichungen.

a) $x^2 + 42 = 91$ **b)** $x^2 + 3x = 0$ **c)** $x^2 + x - 20 = 0$

d) $x^2 - 21 = 4x$ **e)** $x^2 + 14x = -48$ **f)** $x^2 = 4{,}5 - 8{,}5x$

6 Subtrahiert man von einer Zahl x die Zahl 4 und multipliziert diese Differenz mit der Zahl x, so erhält man 12. Gib x an. Findest du mehrere Möglichkeiten?

7 Addiert man zu einer Zahl x die Zahl 6 und multipliziert die Summe mit dem Vierfachen der Zahl, so erhält man 288. Wie lautet x?

Bunt gemischt

1. Zeichne eine Urne mit Kugeln darin. Die Wahrscheinlichkeit eine rote Kugel zu ziehen soll 0,375 sein.
2. Schätze, wie lange man braucht, um die Nachnamen aller Schülerinnen und Schüler deiner Schule aufzuschreiben.
3. Für welche Variable x ist der Term $(-x + 2)^2$ am größten: $x = 4$, $x = 0$ oder $x = -4$?
4. Gib alle Körperarten an, für die man π zur Berechnung des Volumens benutzt.

Potenzen und Wurzeln (Wiederholung)

Erforschen und Entdecken

1 Hier wird verglichen.

Der Kinofilm war nur 0,1 Kilominuten lang.

Der Vorspann dauerte 2000 Zentiminuten.

Elias hat 200 Millionen Mikroeuro auf seinem Konto.

Der reichste Mann seiner Stadt besitzt gerade mal 0,2 Gigaeuro.

Eine Schnecke schafft eine Geschwindigkeit von drei Milliarden Nanometer pro Stunde.

Eine Gazelle dagegen schafft lediglich eine Geschwindigkeit von 0,08 Megameter pro Stunde.

a) Finde alle Einheiten, die in den oben stehenden Texten genannt werden. Welche Einheiten werden im Alltag nicht verwendet?
b) Warum erscheint jeweils eine Größenangabe viel größer als die andere? Begründe.
c) Die Angaben in den Texten stimmen. Schreibe sie in gebräuchlichen Einheiten. Wandle sie dafür um oder begründe eine Schätzung.
d) Erfinde andere Vergleiche in dieser Art.

2 Um zu prüfen, ob die Potenzen von Zahlen richtig berechnet wurden, kann man auf die Endziffer, also die letzte Ziffer achten.

BEISPIEL 17 (Endziffer 7), $17^2 = 289$ (Endziffer 9), $17^3 = 4913$ (Endziffer 3)

Endziffer der Zahl	Endziffer des Quadrats der Zahl	Endziffer der dritten Potenz der Zahl
2	4	8
5	5	5
7	9	3

a) Erweitere die Tabelle mit allen Endziffern von Zahlen. Beschreibe dein Vorgehen.
b) Christian rechnet: „$14^3 = 2746$“. Begründe ohne Taschenrechner, ob das Ergebnis stimmt.
c) Erkläre ohne Taschenrechner, welche Endziffer $2{,}7^3$ haben muss.

3 Betrachtet man die Hautoberfläche durch ein Mikroskop, dann werden sehr kleine Dinge größer dargestellt. Elektronenmikroskope vergrößern dabei wesentlich stärker als Lichtmikroskope.

a) Ergänze die Tabelle im Heft.

	Vergrößerung	
Original	1000-fach	2 000 000-fach
0,02 mm	20 mm	40 000 mm
1,5 mm		
	10^{-5} m	
		4 cm

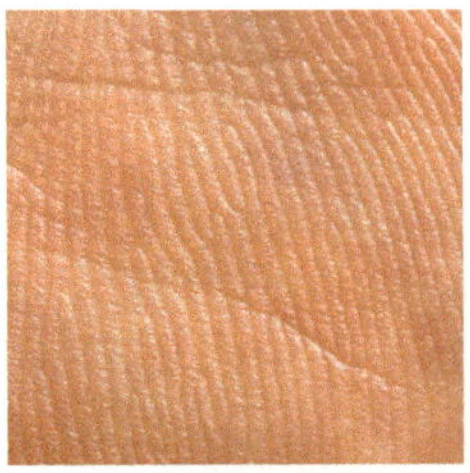

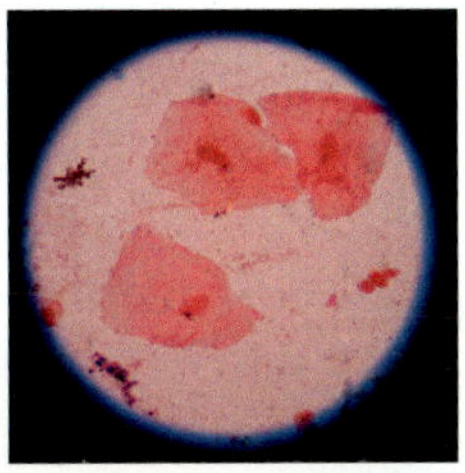

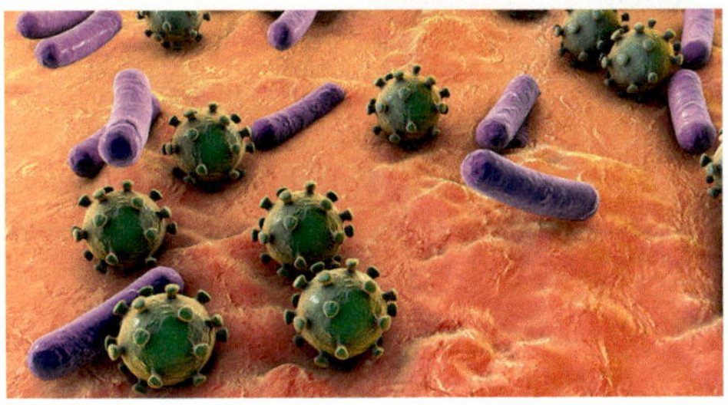

b) Eine Bakterie ist $5 \cdot 10^{-6}$ m breit. Sie soll durch die Vergrößerung etwa 5 mm breit werden. Welche Vergrößerung ist notwendig?
c) Erkläre, warum man nicht immer die größtmögliche Vergrößerung wählen kann, um ein Objekt durch ein Mikroskop zu beobachten.

Lesen und Verstehen

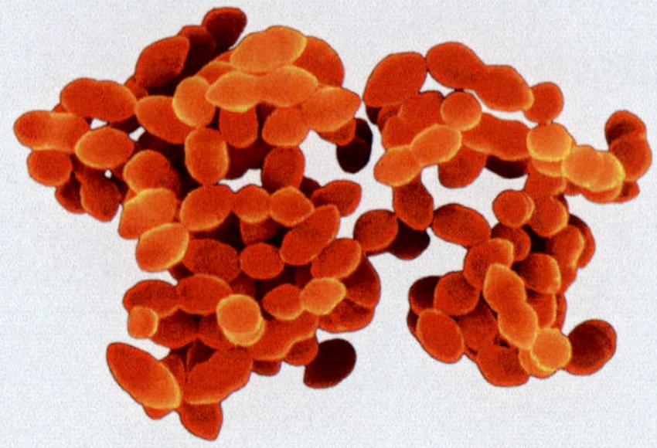

Kugelförmige Bakterien haben einen mittleren Radius von 75 Nanometern. Auch wenn sie nicht ganz die Form einer Kugel haben, kann man ihr Volumen näherungsweise so berechnen.
Bei einem Schulprojekt werden Ballons mit Wasser gefüllt und danach Modelle der Bakterien erstellt. Die Ballons sind dabei gut formbar.

Das mehrmalige Multiplizieren einer Zahl mit sich selbst nennt man **Potenzieren**.

$\underbrace{a \cdot a \cdot \ldots \cdot a}_{n \text{ Faktoren}} = a^n$

Basis, Exponent: $a^n = c$ — Potenz, Wert der Potenz

Für negative Exponenten gilt $a^{-n} = \frac{1}{a^n}$, wenn $a \neq 0$.

BEISPIEL 1

$(-4)^5$

Basis: – 4, Exponent: 5

$(-4)^5 = (-4) \cdot (-4) \cdot (-4) \cdot (-4) \cdot (-4)$
$= -1024$

Wert der Potenz: -1024

$10^{-3} = \frac{1}{10^3} = 0{,}001$

Vorsilben wie z. B. Giga oder Nano helfen, sehr große oder sehr kleine Zahlen abzukürzen.

Eine Potenz mit der Basis 10 heißt **Zehnerpotenz**.
In der **wissenschaftlichen Schreibweise** wird eine Zahl in einen Faktor und eine Zehnerpotenz zerlegt. Dabei ist der Faktor größer oder gleich eins und kleiner als 10.
Einheitenvorsätze stehen für Zehnerpotenzen:

BEISPIEL 2

$10^3 = 1000$; $10^{-5} = \frac{1}{100\,000}$

$21\,045 = 2{,}1045 \cdot 10^4$

$0{,}004\,08 = 4{,}08 \cdot 10^{-3}$

75 Nanometer $= 75 \cdot 10^{-9}\,\text{m} = 7{,}5 \cdot 10^{-8}\,\text{m}$

75 Nanometer = 0,075 Mikrometer

= 0,000 075 Millimeter

Zehnerpotenz	10^{12}	10^9	10^6	10^3	10^2	10^1	10^{-1}	10^{-2}	10^{-3}	10^{-6}	10^{-9}
Einheitenvorsatz	Tera	Giga	Mega	Kilo	Hekto	Deka	Dezi	Zenti	Milli	Mikro	Nano

BEACHTE
Volumen einer Kugel:
$V = \frac{4}{3}\pi r^3$
umgestellt:
$r = \sqrt[3]{\frac{3 \cdot V}{4\pi}}$

Eine kugelförmige Bakterie hat ein Volumen von $\frac{4}{3}\pi \cdot (0{,}000\,075)^3\,\text{mm}^3 \approx 1{,}8 \cdot 10^{-12}\,\text{mm}^3$.
Man bräuchte also 10^{12} Bakterien, das sind eine Billion, um ein Volumen von $1{,}8\,\text{mm}^3$ zu füllen.
Beim Projekt in der Schule wurden die Wasserballons mit 5 ℓ Wasser gefüllt ($5\,\ell = 5\,\text{dm}^3$).

Die ***n*-te Wurzel** einer positiven Zahl c ist die positive Zahl, die als n-te Potenz c hat.
Sie wird mit $\sqrt[n]{c}$ bezeichnet.

↓ n-te Wurzel
$\sqrt[n]{c} = a$ ← Wert der Wurzel
↑ Radikand (darf nicht negativ sein)

BEISPIEL 3

$\sqrt[4]{81} = 3$, denn $3^4 = 81$

Radikand: 81, Wert der vierten Wurzel: 3

$\sqrt[3]{(-8)}$ nicht lösbar, da -8 negativ.

$r = \sqrt[3]{\frac{3 \cdot 5}{4\pi}}\,\text{dm} \approx 1{,}1\,\text{dm}$

1,1 dm sind 110 Millionen Nanometer. Das Modell der Schule hat also mehr als das Millionenfache des echten Radius.

Basisaufgaben

1 Nenne die Basis und den Exponenten.
a) 3^4 b) 4^{-3} c) $(-3)^{(-4)}$ d) $(-4)^3$

2 Benenne erst den Radikanden. Bestimme dann den Wert der Wurzel im Kopf.
a) $\sqrt{81}$ b) $\sqrt{0{,}64}$ c) $\sqrt[3]{27}$ d) $\sqrt[12]{1}$

3 Nenne die Zehnerpotenz, die zwischen den beiden Zahlen liegt.
a) 88 und 109 b) 10 109 und 234 865
c) 0,008 und 0,06 d) 0,0006 und 0,0038

4 Berechne mit dem Taschenrechner.
a) $\sqrt[3]{1{,}030301}$ b) $1{,}48^4$ c) $0{,}25^{-6}$
d) $\sqrt[4]{311{,}1696}$ e) $(-2{,}8)^6$ f) $\sqrt[5]{-12}$

5 Ordne nach der Größe.

8^4	-3^5	$\sqrt[3]{2197}$	4^3
$(-2)^7$	$-\sqrt{121}$	$(-6)^2$	$\sqrt{529}$

6 Starte mit der Zahl 14 (299; 3187). Ziehe mit dem Taschenrechner nacheinander immer wieder die Wurzel.
Wie oft musst du die Wurzel ziehen, bis das Ergebnis kleiner als 1,1 ist?

7 Schreibe die Potenzen als Produkt. Worin liegt der Unterschied?
a) $4v^3$ und $(4v)^3$
b) $a \cdot 5^2$ und $(a \cdot 5)^2$
c) $-x^6$ und $(-x)^6$
d) $\frac{b^4}{3}$ und $\left(\frac{b}{3}\right)^4$

8 Schreibe als Potenz. Findest du mehrere Möglichkeiten?
a) 1000 b) 216 c) 196
d) $\frac{1}{81}$ e) $\frac{121}{144}$ f) 0,000001
g) 0,0256 h) 729 i) 343

9 Schreibe in Dezimalschreibweise.
a) $1{,}098 \cdot 10^5$ b) $2{,}8971 \cdot 10^{-9}$
c) $8{,}44 \cdot 10^{12}$ d) $9{,}106 \cdot 10^{-5}$
e) $2{,}1314 \cdot 10^8$ f) $4{,}5738 \cdot 10^{-8}$

10 Begründe, warum die Zahlen nicht in der wissenschaftlichen Schreibweise gegeben sind. Schreibe dann richtig.
a) $11 \cdot 10^{-4}$ b) $0{,}6 \cdot 10^8$ c) $2{,}4 \cdot 8^4$

11 Schreibe in der wissenschaftlichen Schreibweise.
a) 275 000 b) 16 800 000 000
c) 134 756 008 d) 0,000 186
e) 0,000 000 94 f) 164,8645
g) 28 945,015 h) 101,001

12 Wandle in Gramm um.
a) 85 Mikrogramm b) 35 Nanogramm
c) 3,4 Milligramm d) 12,7 Mikrogramm

13 Schreibe in der Einheit Hertz.
a) 25 Megahertz b) 162 Terahertz
c) 3,4 Gigahertz d) 12,78 Megahertz

14 In den Tank des Lasters passen 160 Hektoliter Milch.

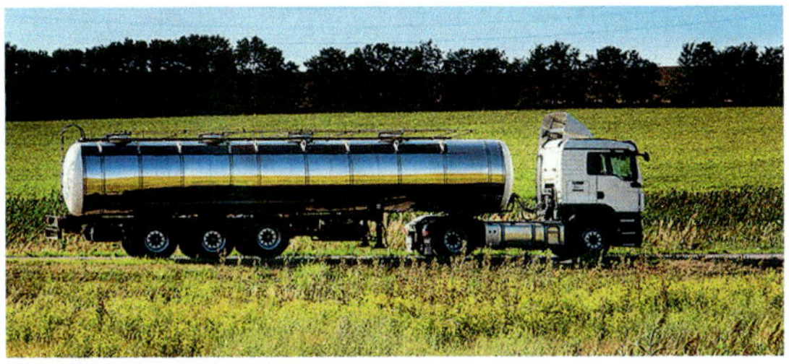

a) Gib das Volumen in Litern an.
b) Bestimme die Anzahl von 500 ml-Milchkartons, die man damit füllen kann.

15 Ein Prisma kann das Licht in seine Farben zerlegen. Bei einer Wellenlänge zwischen 585 nm (Nanometern) und 620 nm ist das Licht orange.

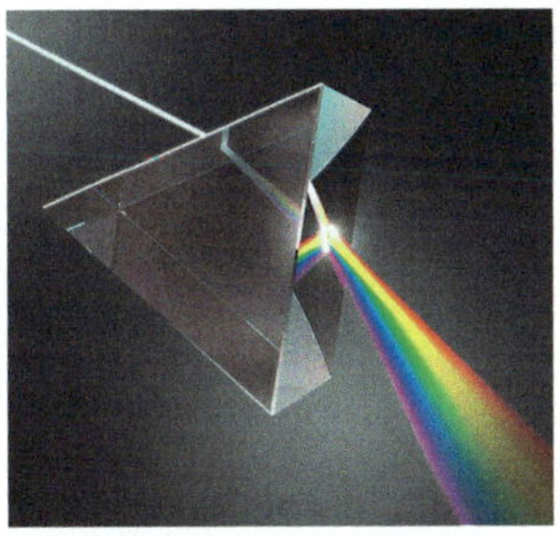

a) Gib die Wellenlänge in m und cm an.
b) Recherchiere die Wellenlängen der anderen Farben. Gib diese dann ebenfalls in m und cm an.

Weiterführende Aufgaben

16 Die folgenden Zahlen sind Werte von Potenzen der Form a^3. Welche Endziffer muss a haben? Überlege zunächst und begründe deine Annahme. Überprüfe dann mit Hilfe des Taschenrechners.

a) 4913 b) 1728 c) 2197
d) 15 625 e) 6859 f) 1331
g) 39 304 h) 287 496 i) 21 952

17 Ordne die passenden Kärtchen einander zu. Verwende nicht den Taschenrechner, sondern schätze begründet ab.

$3{,}4^3$ $4{,}5^2$ $1{,}9^4$ $2{,}6^6$ $5{,}1^3$

20,25 308,915 776 132,651 39,304 13,0321

18 Bestimme erst den Wert unter der Wurzel. Berechne dann im Kopf.

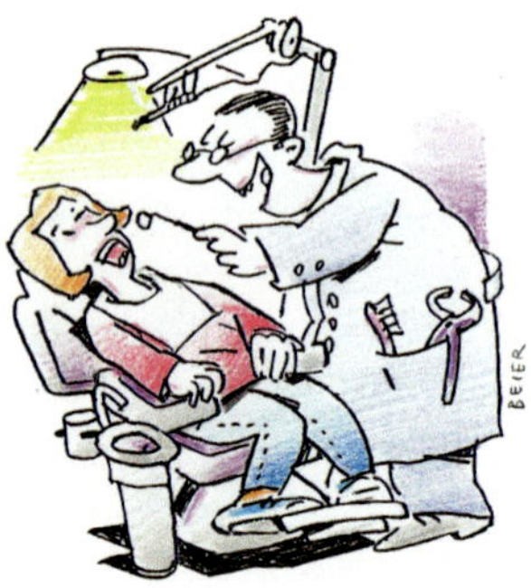

a) $\sqrt{4 \cdot 25}$
b) $\sqrt{10 \cdot 40}$
c) $\sqrt{125 : 5}$
d) $\sqrt{3 \cdot 120 + 1}$
e) $\sqrt[3]{8 \cdot 25 + 4^2}$

19 Beschreibe jeweils die Zahlen.

a) Für welche Zahlen ist die Quadratzahl (Quadratwurzel) …
① größer als eins? ② kleiner als eins?
③ genau eins? ④ negativ?
b) Untersuche nun die Kubikzahl (Kubikwurzel) auf diese Eigenschaften.
c) Untersuche die n-te Potenz (n-te Wurzel) auf diese Eigenschaften.

20 Nenne jeweils drei Zahlen, die dazwischen liegen.

a) zwischen $1{,}2 \cdot 10^3$ und $1{,}3 \cdot 10^3$
b) zwischen $1{,}23 \cdot 10^8$ und $3{,}41 \cdot 10^8$
c) zwischen $-9{,}8 \cdot 10^{-4}$ und $-9{,}7 \cdot 10^{-4}$
d) zwischen $8{,}4 \cdot 10^{-7}$ und $7{,}6 \cdot 10^{-6}$

21 Rechne die Einheit schrittweise um.

a) 1,32 kg erst in g, dann in Nanogramm
b) 3,5 Mikrometer erst in m, dann in km
c) 8,9 Gigahertz erst in Hertz, dann in Megahertz

22 Rechne in die Einheit um, die in Klammern steht.

a) 4 Mikrometer (Zentimeter)
b) 26 Megawatt (Kilowatt)
c) 0,35 Terahertz (Kilohertz)
d) 97,6 Nanometer (Dezimeter)

23 Betrachte das Quadrat und den Würfel.

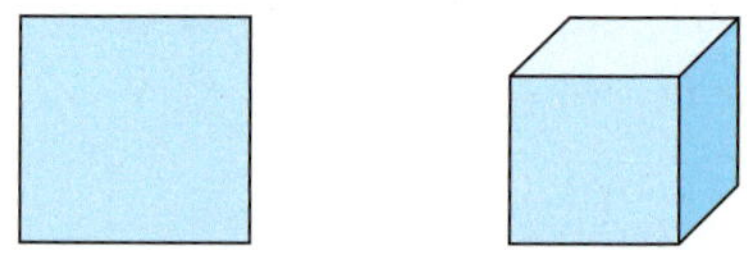

$A = 32\,400\,\text{mm}^2$ $V = 5{,}832\,\text{dm}^3$

Ist das Quadrat so groß wie eine Seitenfläche des Würfels? Begründe.

24 Vedin meint: „$\sqrt[3]{1\,\text{km}} = 1$ Dekameter, denn 1 km = 1000 m, 1 Dekameter = 10 m und $\sqrt[3]{1000} = 10$.“
Begründe, ob Vedin Recht hat.

25 Bei der Herstellung deines Mathematikbuchs wurden mehrere Buchseiten auf einem sehr großen Bogen Papier gedruckt. Anschließend wurde der Bogen insgesamt dreimal halbiert, bis die einzelnen Teile die Größe der Doppelseite 106/107 hatten.

a) Skizziere, wie solch ein großer Druckbogen geteilt wird. Schreibe die Anzahl der entstandenen Seiten als Potenz.
b) Wie groß ist solch ein Bogen Papier, der in der Druckerei benutzt wird? Miss dazu die Seitenlängen des Buches.

26 Eine Wattstunde bedeutet, dass eine Stunde lang eine Leistung von 1 Watt erbracht wird. Überprüfe, ob folgende Aussage stimmen kann:
„Wenn ein Kraftwerk jederzeit 1400 Megawatt schafft, dann sind das in einem Jahr 12 Milliarden Kilowattstunden.“

Potenzgesetze

Erforschen und Entdecken

1 Jeweils drei gelbe und zwei grüne Kärtchen gehören zu einer Fünfergruppe.

- $\frac{6 \cdot 6 \cdot 6 \cdot 6 \cdot 6}{6 \cdot 6 \cdot 6}$
- $(a^m)^n$
- a^{m+n}
- 6^{15}
- 6^8
- a^{m-n}
- $\frac{6^5}{6^3}$
- $6^5 \cdot 6^3$
- $6 \cdot 6 \cdot 6 \cdot 6 \cdot 6 \cdot 6 \cdot 6 \cdot 6 \cdot 6 \cdot 6 \cdot 6 \cdot 6 \cdot 6 \cdot 6 \cdot 6$
- $\frac{a^m}{a^n}$
- 6^2
- $a^m \cdot a^n$
- $(6^5)^3$
- $a^{m \cdot n}$
- $6 \cdot 6 \cdot 6 \cdot 6 \cdot 6 \cdot 6 \cdot 6 \cdot 6$

a) Findet die Fünfergruppen. Vergleicht eure Einteilungen untereinander und begründet eure Entscheidungen.

b) Hinter den drei grünen Paaren mit den Variablen stecken Gesetze. Erläutert sie mit Hilfe der zugeordneten Beispiele und fasst sie in eigene Worte.

2 Berechne mit Hilfe des Taschenrechners. Überprüfe, ob ein „=" gesetzt werden kann.

① $4^3 \cdot 5^3$ ___ $4 \cdot 5^3$ ② $6^4 \cdot 7^4$ ___ $(6 \cdot 7)^4$ ③ $10^2 \cdot 10^3$ ___ 10^6

④ $2^5 \cdot 3^2$ ___ $(2 \cdot 3)^7$ ⑤ $5^4 \cdot 2^4$ ___ $(5 + 2)^4$ ⑥ $10^3 \cdot 10^5$ ___ 10^8

❶ $\frac{6^5}{3^2}$ ___ $\left(\frac{6}{3}\right)^3$ ❷ $\frac{5^2}{7^2}$ ___ $\frac{5}{7^2}$ ❸ $\frac{10^4}{10}$ ___ $\left(\frac{10}{10}\right)^3$

❹ $\frac{9^3}{6^3}$ ___ $\left(\frac{9}{6}\right)^3$ ❺ $\frac{8^2}{6^2}$ ___ $(8 - 6)^2$ ❻ $\frac{10^5}{10^2}$ ___ 10^3

a) Überprüfe anhand weiterer Beispiele, ob Regeln vorliegen. Formuliert sie in eigenen Worten.

b) Erarbeite aus deinen Beobachtungen je eine Formel für die Multiplikation und die Division von Potenzen. Benutze in den Formeln die Variablen a und b.

BEACHTE
Summen, Differenzen, Produkte und Quotienten im Exponenten müssen bei der Eingabe in den Taschenrechner in Klammern gesetzt werden. Bsp.: 10^{5+4} wird eingegeben als [1] [0] [x^y] [(] [5] [+] [4] [)].

3 Fülle die Wertetabellen aus und zeichne die zugehörigen Graphen. Berechne die Werte mit Hilfe des Taschenrechners. Was fällt dir auf?

n	1	2	3	4	5	6	7	8
2^n				16				

n	1	2	3	4	5	6	7	8
$\frac{1}{2^n}$		0,25						

n	1	2	3	4	5	6	7	8
2^{-n}	0,5							

n	1	2	3	4	5	6	7	8
$\left(\frac{1}{2}\right)^{-n}$			8					

Lesen und Verstehen

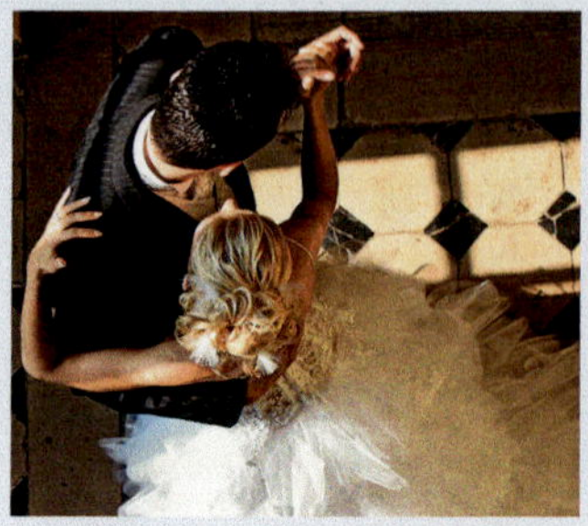

Bei einer Hochzeit eröffnet das Brautpaar den Tanz. Dann werden die Gäste nach dem Schneeballprinzip auf die Tanzfläche geholt: In der zweiten Runde teilt sich das Brautpaar und jeder tanzt mit einem neuen Partner. Dann trennen sich diese Paare wieder usw. Nach drei Runden sind $2 \cdot 2 \cdot 2 = 2^3 = 8$ Leute auf der Tanzfläche. Nach weiteren zwei Runden sind es 32 Leute, denn $32 = 2 \cdot 2 \cdot 2^3 = 2^5$.

Gesetze für Potenzen mit gleicher Basis:

Potenzen mit gleicher Basis werden **multipliziert**, indem man die Exponenten addiert und die Basis beibehält.
Es gilt $a^m \cdot a^n = a^{m+n}$.

BEISPIEL 1

$$5^3 \cdot 5^4 = \underbrace{5 \cdot 5 \cdot 5}_{3\text{ Faktoren}} \cdot \underbrace{5 \cdot 5 \cdot 5 \cdot 5}_{4\text{ Faktoren}} = 5^{3+4} = 5^7$$
$$= 78\,125$$

Potenzen mit gleicher Basis werden **dividiert**, indem man die Exponenten subtrahiert und die Basis beibehält.
Es gilt $a^m : a^n = \frac{a^m}{a^n} = a^{m-n}$ für $a \neq 0$.

Daraus ergibt sich

$a^{-n} = \frac{1}{a^n}$ und $a^0 = 1$
Außerdem gilt: $a^1 = a$.

BEISPIEL 2

$$8^5 : 8^3 = \frac{8 \cdot 8 \cdot 8 \cdot 8 \cdot 8}{8 \cdot 8 \cdot 8} = 8^{5-3} = 8^2$$

$10^2 : 10^5 = 10^{2-5} = \mathbf{10^{-3}}$ ebenso gilt

$$10^2 : 10^5 = \frac{10 \cdot 10}{10 \cdot 10 \cdot 10 \cdot 10 \cdot 10}$$
$$= \frac{1}{10 \cdot 10 \cdot 10} = \frac{\mathbf{1}}{\mathbf{10^3}} = 0{,}001,$$ also gilt

$$10^{-3} = \frac{1}{10^3}$$

$4^0 = 1$ und $3^1 = 3$

Für die Basis Null gelten Besonderheiten: $0^1 = 0$, aber 0^0 ist nicht definiert.

Potenzen werden **potenziert**, indem man die Basis mit dem Produkt der Exponenten potenziert. Es gilt $(a^m)^n = a^{m \cdot n}$.

BEISPIEL 3

$$(5^2)^4 = 5^2 \cdot 5^2 \cdot 5^2 \cdot 5^2$$
$$= \underbrace{(5 \cdot 5) \cdot (5 \cdot 5) \cdot (5 \cdot 5) \cdot \overbrace{(5 \cdot 5)}^{2\text{ Faktoren}}}_{4\text{ Faktoren}}$$
$$= 5^{4 \cdot 2} = 5^{2 \cdot 4} = 5^8$$

Gesetze für Potenzen mit gleichem Exponenten:

Potenzen mit gleichen Exponenten werden **multipliziert**, indem man die Basen multipliziert und das Produkt mit dem Exponenten potenziert.
Es gilt $a^m \cdot b^m = (a \cdot b)^m$.

BEISPIEL 4

$$6^4 \cdot 7^4 = 6 \cdot 6 \cdot 6 \cdot 6 \cdot 7 \cdot 7 \cdot 7 \cdot 7$$
$$= 6 \cdot 7 \cdot 6 \cdot 7 \cdot 6 \cdot 7 \cdot 6 \cdot 7$$
$$= (6 \cdot 7)^4 = 42^4 = 3\,111\,696$$

Potenzen mit gleichen Exponenten werden **dividiert**, indem man die Basen dividiert und den Quotienten mit dem Exponenten potenziert.
Es gilt $a^m : b^m = \frac{a^m}{b^m} = \left(\frac{a}{b}\right)^m$ für $b \neq 0$.

BEISPIEL 5

$$6^5 : 3^5 = \frac{6 \cdot 6 \cdot 6 \cdot 6 \cdot 6}{3 \cdot 3 \cdot 3 \cdot 3 \cdot 3} = \frac{6}{3} \cdot \frac{6}{3} \cdot \frac{6}{3} \cdot \frac{6}{3} \cdot \frac{6}{3} = \frac{6^5}{3^5}$$
$$= \left(\frac{6}{3}\right)^5 = 2^5 = 32$$

Basisaufgaben

1 Schreibe das Produkt als eine Potenz.

a) $4^5 \cdot 4^6$
b) $7^5 \cdot 7^2$
c) $(-3)^5 \cdot (-3)^2$
d) $(-2{,}5)^3 \cdot (-2{,}5)^8$
e) $1{,}8^3 \cdot 1{,}8^5$
f) $\left(\frac{1}{2}\right)^1 \cdot \left(\frac{1}{2}\right)^4$
g) $2^7 \cdot 2^{-4}$
h) $(-7)^4 \cdot (-7)^0$

2 Berechne den Wert der Potenz.

a) $2^3 \cdot 2^7$
b) $3^2 \cdot 3^3$
c) $5^4 \cdot 5^{-2}$
d) $10^4 \cdot 10^3$
e) $0{,}1^2 \cdot 0{,}1^3$
f) $(-4)^2 \cdot (-4)^3$
g) $\left(-\frac{1}{2}\right)^3 \cdot \left(-\frac{1}{2}\right)^{-1}$
h) $1{,}5^5 \cdot 1{,}5^{-2}$
i) $4^0 \cdot 4^3$

3 Schreibe den Quotienten als eine Potenz.

a) $\frac{2^9}{2^5}$
b) $\frac{(-5)^4}{(-5)^2}$
c) $\left(\frac{2}{3}\right)^7 : \left(\frac{2}{3}\right)^4$
d) $\frac{8^9}{8^5}$
e) $1{,}7^5 : 1{,}7^2$
f) $12^8 : 12^6$

4 Berechne den Wert der Potenz.

a) $\frac{3^5}{3^3}$
b) $\frac{7^4}{7^2}$
c) $0{,}1^7 : 0{,}1^4$
d) $4^2 : 4^{-3}$
e) $625 : 5^2$
f) $4^7 : 64$
g) $\left(\frac{1}{3}\right)^4 : \left(\frac{1}{3}\right)^2$
h) $5^3 : 5^5$

5 Schreibe als einen Quotienten.

BEISPIEL $7^{-5} = \frac{1}{7^5} = \frac{1}{16\,807}$

a) 15^{-2}
b) 9^{-3}
c) 7^{-6}
d) 29^{-1}
e) 36^{-2}
f) 2^{-16}

6 Schreibe als eine Potenz mit negativem Exponenten.

a) $\frac{1}{2^6}$
b) $\frac{1}{4^7}$
c) $\frac{1}{3^5}$
d) $\frac{1}{10^2}$
e) $\frac{1}{2{,}4^3}$
f) $\frac{1}{1{,}4^2}$

7 Schreibe als eine Potenz mit negativem Exponenten.

BEISPIEL $\frac{1}{343} = \frac{1}{7^3} = 7^{-3}$

a) $\frac{1}{32}$
b) $\frac{1}{81}$
c) $\frac{1}{121}$
d) $\frac{1}{625}$
e) $\frac{1}{1000}$
f) $\frac{1}{1600}$
g) $\frac{1}{256}$
h) $\frac{1}{289}$
i) $\frac{1}{2025}$

8 Berechne mit Hilfe des Potenzgesetzes. Überlege vorher, ob der Wert kleiner oder größer als eins sein wird.

a) $(2^3)^2$
b) $-(2^4)^3$
c) $(4^2)^{-3}$
d) $(-2^3)^{-4}$
e) $((-2)^3)^{-4}$
f) $(0{,}1^{-3})^2$
g) $(2^{-3})^{-2}$
h) $(1{,}5^{-2})^{-2}$
i) $(0{,}8^2)^1$

9 Betrachte die Potenzen.

5^2	5^3	5^4	5^5
5^6	5^7	5^8	5^9

Finde alle Paare von Potenzen, sodass…

a) wenn man sie multipliziert, das Ergebnis mit dem Exponenten 7 geschrieben werden kann.
b) wenn man sie dividiert, das Ergebnis mit dem Exponenten 2 geschrieben werden kann.

10 Berechne mit Hilfe des Potenzgesetzes.

BEISPIEL $5^4 \cdot 6^4 = (5 \cdot 6)^4 = 30^4 = 810\,000$

a) $3^3 \cdot 4^3$
b) $2^5 \cdot 10^5$
c) $0{,}5^4 \cdot 16^4$
d) $2^{-3} \cdot 6^{-3}$
e) $(-3)^5 \cdot (-1)^5$
f) $2{,}7^3 \cdot (-2)^3$
g) $\left(\frac{1}{4}\right)^2 \cdot \left(\frac{2}{5}\right)^2$
h) $(-3)^3 \cdot (1{,}5)^3$

11 Berechne mit Hilfe des Potenzgesetzes.

BEISPIEL $36^4 : 6^4 = (36 : 6)^4 = 6^4 = 1296$

a) $81^3 : 9^3$
b) $(-63)^5 : 9^5$
c) $4{,}5^4 : 3^4$
d) $55^{-3} : 5{,}5^{-3}$
e) $\left(\frac{4}{5}\right)^3 : \left(\frac{6}{10}\right)^3$
f) $0{,}1^{-2} : 0{,}01^{-2}$
g) $2^5 : 5^5$
h) $1^{-3} : 4^{-3}$

BEACHTE
Die Lösungen zu Aufgabe 11 ergeben in der richtigen Reihenfolge den Namen einer Stadt in Deutschland. In welchem Bundesland liegt diese Stadt?
$-16\,807$ (Ü); $0{,}001$ (N); $0{,}01$ (E); $0{,}010\,24$ (R); $\frac{64}{27}$ (B); $5{,}0625$ (R); 64 (G); 729 (N)

12 Berechne mit Hilfe der Potenzgesetze.

a) $7^2 \cdot 3^2$
b) $5^2 \cdot (-6)^2$
c) $-5^3 \cdot \left(\frac{1}{2}\right)^3$
d) $0{,}1^3 \cdot 0{,}01^3$
e) $(2^3)^2 \cdot 3^6$
f) $7^2 \cdot 0{,}1^2$
g) $4^4 : 2^4$
h) $625 : 25^2$
i) $\frac{15^3}{5^3}$
j) $4^{-2} \cdot 2^{-2}$
k) $33^7 : 11^7$
l) $5^2 \cdot 4^{4-2}$
m) $1{,}5^3 \cdot 1{,}5^2$
n) $\left(\frac{1}{3}\right)^2 : \left(\frac{1}{3}\right)^4$
o) $4^7 : 4^{-4}$
p) $(-5)^5 \cdot (-5)^0$
q) $((2{,}5)^2)^3$
r) $((0{,}2)^2)^5$

13 Verändere eine Zahl in der Aufgabe $3^5 \cdot 7^4$ so, dass du ein Potenzgesetz anwenden kannst.
Gibt es mehrere Möglichkeiten?

14 Überprüfe und füge im Heft ein =, > oder < ein.

a) $3^3 + 2^3 \;\square\; 5^3$
b) $7^4 - 5^4 \;\square\; 2^4$

Weiterführende Aufgaben

15 Überprüfe anhand der folgenden Beispiele, ob die Regel $a^m \cdot a^n = a^{m+n}$ auch für mehr als zwei Faktoren gilt. Setze im Heft ein „=“ oder ein „≠“ und erkläre anschließend das Ergebnis.

a) $3^2 \cdot 3^5 \cdot 3^3$ □ 3^{10}
b) $2^4 \cdot 2^2 \cdot 2^5$ □ 2^{11}
c) $4^1 \cdot 4^3 \cdot 4^2 \cdot 4^5$ □ 4^{11}
d) $5^{10} \cdot 5^0 \cdot 5^4$ □ 5^{14}

16 Schreibe das Produkt als eine Potenz.

a) $a^2 \cdot a^5$
b) $u^3 \cdot u^{15}$
c) $\left(\frac{1}{3}\right)^5 \cdot \left(\frac{1}{3}\right)^a$
d) $\left(\frac{2}{x}\right)^7 \cdot \left(\frac{2}{x}\right)^5$
e) $2^x \cdot 2^y$
f) $5^3 \cdot 5^{-z}$
g) $b^7 \cdot b^v$
h) $\left(\frac{m}{3}\right)^5 \cdot \left(\frac{m}{3}\right)^{-4}$
i) $4^3 \cdot 4^4 \cdot 4^5$
j) $q^3 \cdot q^{-6} \cdot q^2$

17 Schreibe als Produkt zweier Potenzen.

a) 3^{2+4}
b) $(-7)^{5+2}$
c) a^{x+y}
d) 4^8
e) -2^6
f) $(-5)^9$
g) a^{3n+1}
h) a^{4+x}
i) a^{11}

18 Schreibe den Quotienten als eine Potenz.

a) $2{,}3^u : 2{,}3^v$
b) $\frac{a^{47}}{a^{36}}$
c) $\frac{2^3}{2^{-5}}$
d) $\frac{x^y}{x^{-y}}$
e) $a^x : a^2$
f) $5^v : (-5^v)$
g) $\left(\frac{2}{3}\right)^a : \left(\frac{2}{3}\right)^b$
h) $x^{-z} : x$

19 Löse die Klammern auf.

a) $(3^2)^4$
b) $(a^6)^3$
c) $\left(\frac{1}{5}\right)^4$
d) $(a^{-2})^6$

20 Schreibe als Bruch.

BEISPIEL $2^{-z} = \frac{1}{2^z}$

a) 10^{-a}
b) v^{-3}
c) u^{-x}
d) 3^{-2y}
e) a^{-3b}
f) x^{-yz}

21 Übersetze und berechne.

a) Potenziere die 2. Potenz von 5 mit 3.
b) Potenziere 3 mit 4 und dividiere das Ergebnis durch 3 hoch 5.
c) Potenziere 4 mit 4. Bilde dann das Produkt aus 2 und 2 und potenziere es mit –5. Multipliziere zum Schluss beide Terme miteinander.

22 Ordne passende Kästchen einander zu.

a^{2+4} | $\frac{1}{a^2}$ | a^{2-4} | a^{-2} | $a^2 : a^4$ | a^6 | $a^2 \cdot a^4$

23 Sortiere die drei Potenzen einer Farbe der Größe nach. Beginne mit dem kleinsten Wert.

1^0 | -10^0 | $0{,}5^6$ | 1^{-2} | -10^5 | $0{,}5^{-3}$ | 1^2 | -10^2 | $0{,}5^{-2}$

24 Finde jeweils gleichwertige Terme.

$\frac{1}{b} \cdot \frac{1}{a^{-2}}$ | $\frac{b^3}{a^2}$ | $a^2 \cdot b^{-1}$ | $\frac{(a \cdot b)^2}{b^{-3}}$ | $\frac{(ab)^3}{a^5}$ | $\frac{a^2}{b}$ | $a^2 \cdot b^5$

25 In einem Bus fahren sieben Kinder. Jedes Kind hat sieben Rucksäcke. In jedem Rucksack sind sieben große Katzen. Jede große Katze hat sieben kleine Katzen. Wie viele Beine befinden sich im Bus?

26 Bringe die einzelnen Karten in die richtige Reihenfolge. Zeige so, dass gilt: $a^{-n} = \frac{1}{a^n}$
Bei der Beweisführung gilt:
$p, q, n \in \mathbb{N}$ und $q > p$ und $-n = p - q$.

a^{-n}

$= \frac{1}{a^n}$

$= a^{p-q}$

$= \frac{1}{\underbrace{a \cdot a \ldots \cdot a}_{n\text{-mal}}}$

$= \frac{\overbrace{a \cdot a \ldots \cdot a}^{p\text{-mal}}}{\underbrace{a \cdot a \ldots \cdot a}_{q\text{-mal}}}$

$= a^p / a^q$

27 Berechne und setze das richtige Zeichen (<; >; =) in die Lücke.

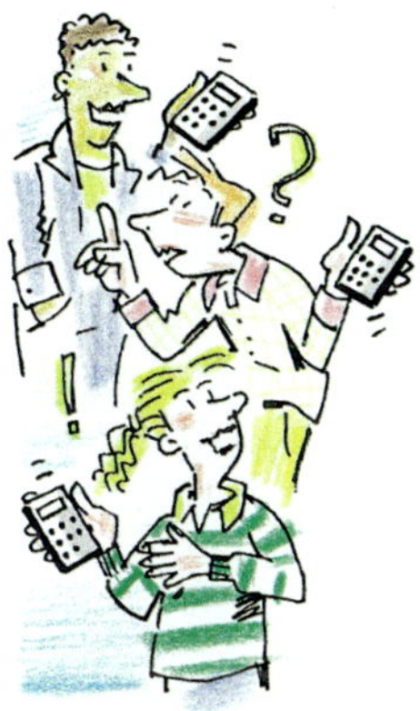

a) $5^3 \cdot 20^3$ ___ 10^4
b) $(2^{-3})^2$ ___ $(2^{-2})^3$
c) $4^{-3} \cdot 4^3$ ___ 20^0
d) 32^2 ___ 2^{11}
e) 100^{-3} ___ 10^2
f) $(4^2 \cdot 3^2)^3$ ___ 144^2
g) $24^2 : 6^2$ ___ $4^2 \cdot 2^0$
h) $-(2^4)^3$ ___ $((-2)^4)^{-3}$

28 Vereinfache und berechne, falls möglich.

a) $3 \cdot 4^2 + 2 \cdot 4^2$ b) $7 \cdot 36 + 3 \cdot 6^2$
c) $10^5 - 10^3$ d) $6 \cdot x^3 \cdot x^4$
e) $-20y^3 \cdot y^4 \cdot y^{-1}$ f) $10^{3+a} \cdot 10^{3-a}$
g) $x^8 \cdot \frac{1}{x^5}$ h) $5^{-2} \cdot 6^{-2} \cdot 7^{-2}$

29 Berechne mit Hilfe der Potenzgesetze.

a) $4^2 \cdot 3^2$ b) $4^2 \cdot (-3)^2$
c) $(-3)^3 \cdot \left(\frac{1}{2}\right)^3$ d) $0{,}01^3 \cdot 0{,}001^3$
e) $(4^3)^2 \cdot 3^6$ f) $5^2 \cdot 0{,}1^2$
g) $6^4 : 3^4$ h) $\frac{10^3}{5^3}$
i) $8^{-2} \cdot 4^{-2}$ j) $6^2 \cdot 4^{4-2}$
k) $4^5 \cdot 2^3 \cdot 2^2$ l) $16^5 : (4^{10} : 4^5)$

30 Hat die Gleichung $a^4 = -81$ eine Lösung? Begründe.

31 Ist das möglich? Begründe.

a) $x^3 = -8$ b) $x^6 = -64$
c) $x^3 = \frac{1}{3}$ d) $x^3 = -\frac{1}{8}$
e) $x^3 = 0{,}01$ f) $x^4 = -0{,}0016$

32 Löse die Gleichungen.

a) $1024 = x^5$ b) $3 \cdot x^4 = 768$
c) $2 \cdot x^{-3} = \frac{1}{4}$ d) $x^2 - 2{,}25 = 0$
e) $x^5 = 32^4$ f) $17^2 + 13^2 = 58 + x^2$
g) $-x^3 = -3375$ h) $x \cdot \sqrt{x} = 343$
i) $6^2 \cdot x = 4^2$ j) $81 - 3^3 = x + 3^2$
k) $81 - 3^2 = x + 3^3$ l) $\frac{8^{-3}}{8^2} \cdot x = 8^{-1}$

33 Berechne in einer Tabelle die Potenzen $(a + a)^2$ und $(a \cdot a)^2$ für $a = 1$; $a = 0{,}5$; $a = -2$ und $a = 10$. Vergleiche die Werte.
Formuliere eine Regel, für welche Werte von a die Potenz der Summe größer ist als die Potenz des Produkts.

34 Zwei Potenzen haben beide den Exponenten 4. Die Summe der Basen ist 9. Das Produkt der beiden Potenzen ist 104 976. Bestimme die beiden Potenzen durch Probieren.
Stellt euch gegenseitig weitere solcher Aufgaben.

35 Richtig oder falsch?

a) Wenn die Basis positiv ist, so ist jede Potenz wieder positiv.
b) Wenn der Exponent negativ ist, so ist die Potenz negativ.
c) Wenn der Exponent negativ ist, so ist die Potenz kleiner als eins.
d) Wenn die Basis negativ ist, so ist die Potenz negativ.
e) Wenn die Basis und der Exponent negativ sind, so ist die Potenz positiv.
f) Wenn die Basis negativ und der Exponent gerade ist, so ist die Potenz positiv.

36 Gib in den Taschenrechner ein. Beschreibe deine Beobachtungen.

a) $64^{\frac{1}{2}}$ b) $144^{\frac{1}{2}}$ c) $64^{\frac{1}{3}}$
d) $125^{\frac{1}{3}}$ e) $81^{\frac{1}{4}}$ f) $32^{\frac{1}{5}}$

37 Bringe die einzelnen Rechenschritte in die richtige Reihenfolge.
Zeige so, dass gilt: $\left(\frac{a}{b}\right)^{-1} = \frac{b}{a}$

$\left(\frac{a}{b}\right)^{-1}$ | $\frac{b}{a}$ | $1 \cdot \frac{b}{a}$ | $\frac{1}{\frac{a}{b}}$ | $1 : \frac{a}{b}$

38 Sonja betrachtet die Zahlenfolge $0^3 = 0$; $0^2 = 0$; $0^1 = 0$ und schlussfolgert, dass auch $0^0 = 0$ gilt.
Christoph ist anderer Meinung. Er betrachtet die Reihe $3^0 = 1$; $2^0 = 1$; $1^0 = 1$ und behauptet, dass $0^0 = 1$ sei.

a) Überprüfe mit dem Taschenrechner.
b) Erkläre, wie Sonja und Christoph auf ihre verschiedenen Ergebnisse kommen.
c) Begründe, warum 0^0 nicht definiert ist. Benutze hierfür das Potenzgesetz $a^m : a^n = \frac{a^m}{a^n} = a^{m-n}$.

Fußball im Kleinen

Fußbälle haben ihre Gestalt im Laufe der Zeit geändert.

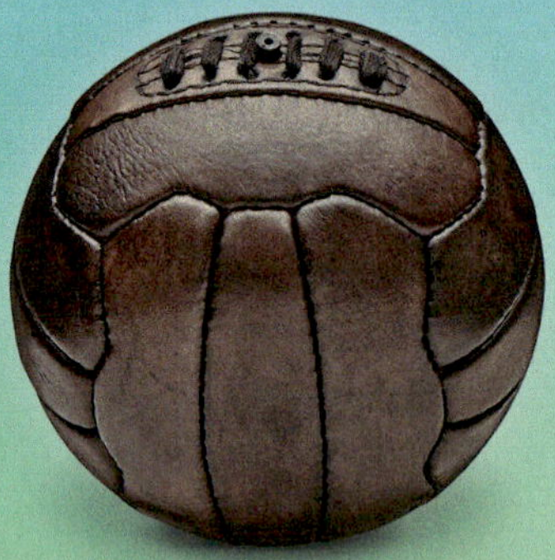

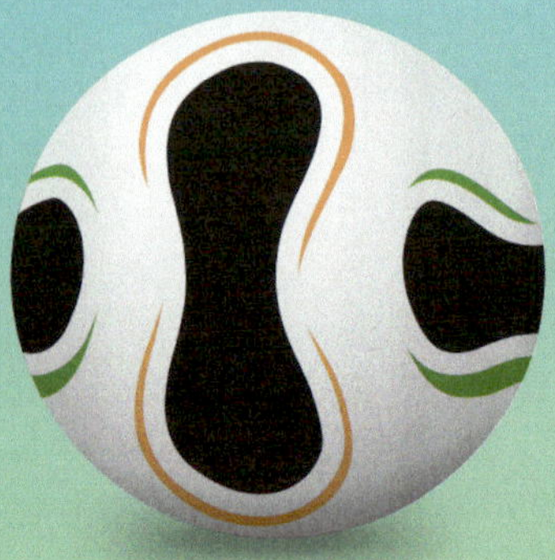

Moderne Fußbälle werden aus wenigen Bestandteilen („Propellern") zusammengeklebt. Davor bestanden Fußbälle aus Sechsecken und Fünfecken. In der Chemie wurde ein Teilchen entdeckt, dass genau diesen Aufbau hat, das sogenannte Buckminster-Fulleren. Es wird auch C_{60}-Molekül genannt. Im Modell sieht es so aus:

C_{60}-Molekül im Modell:

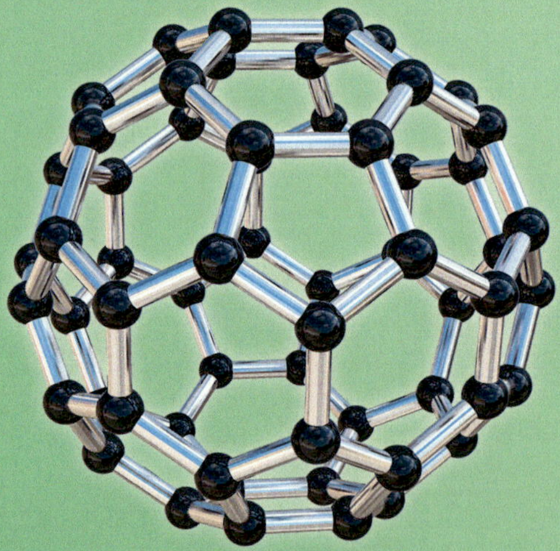

passender Fußball:

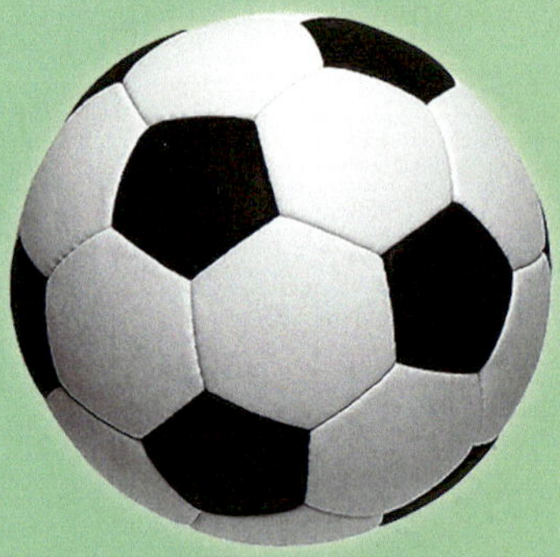

1 Ein C_{60}-Molekül hat einen Durchmesser von 0,7 Nanometern.

a) Gib den Durchmesser in Metern mit einer Zehnerpotenz an.

b) Ein Fußball hat einen Durchmesser von 22 cm. Wievielmal größer als der Durchmesser des C_{60}-Moleküls ist er?

c) Begründe, wie groß ein Spieler sein müsste, der mit dem C_{60}-Molekül als Ball spielen könnte. Welche Maße hätte ein passendes Tor dazu?

d) Vereinfachend kann man sich das C_{60}-Molekül als eine Kugel vorstellen. Bestimme den Oberflächeninhalt und das Volumen eines C_{60}-Moleküls. Gib diesen dann in zwei verschiedenen Einheiten an. Vergleiche danach mit dem Oberflächeninhalt und dem Volumen eines echten Fußballs.

2 In der Chemie wird für kleine Teilchen die Einheit u für die atomare Atommasse verwendet. Dabei gilt: $1\,u \approx 1{,}66 \cdot 10^{-27}\,kg$.

a) Gib die Einheit u auch in g, t und mg an.

b) Berechne den fehlenden Wert: 1 kg = ☐ u.

c) Ein C_{60}-Molekül besteht aus 60 Kohlenstoffatomen. Ein Kohlenstoffatom hat eine Masse von 12 u. Bestimme die Masse eines C_{60}-Moleküls in u und in kg.

d) Ein Fußball hat eine Masse von 450 g. Wie viel Mal schwerer ist ein Fußball im Vergleich zum C_{60}-Molekül?

3 Recherchiert zu dem Thema C_{60}-Molekül und präsentiert euer Ergebnis in der Klasse. Die möglichen Themen könnten sein:

① Warum heißen C_{60}-Moleküle auch Buckminster-Fullerene? Wie häufig kommen diese Teilchen vor und wie kann man sie herstellen? Gibt es noch andere Teilchen, die wie Gegenstände aussehen oder lustige Formen annehmen?

② Wie werden moderne Fußbälle hergestellt? Warum wurde die klassische Form geändert? Welche Vorteile bieten moderne Fußbälle? Vergleicht auch die Zeit für die Herstellung, den Materialeinsatz und den Preis von modernen und älteren Modellen.

③ Wie kann man ein Modell eines C_{60}-Moleküls herstellen? Wie viele Teile braucht man jeweils? Beschreibt weitere Eigenschaften der Form. Gebt auch einen Maßstab an. Wenn ihr nicht genügend Teile habt, dann probiert zunächst die Sechsecke herzustellen.

4 Ein anderes Fulleren ist das C_{70}-Molekül. Es besteht aus 70 Kohlenstoffatomen und hat eher die Form eines Rugbys.

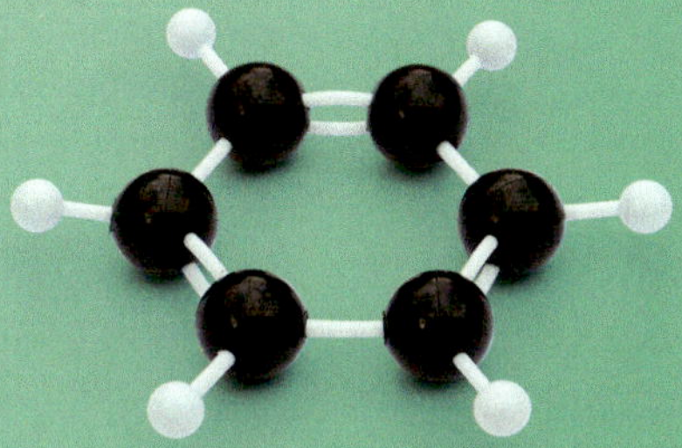

a) Bestimme mit den Angaben aus Aufgabe 2 c) die Masse des C_{70}-Moleküls. Vergleiche mit der Masse eines Rugbys (ca. 420 g).

b) Ein C_{60}-Molekül besteht aus 20 Sechsecken und 12 Fünfecken. Ein C_{70}-Molekül besteht aus 12 Fünfecken und x Sechsecken. Bestimme die Anzahl x der Sechsecke. Beschreibe dein Vorgehen.

C_{70}-Molekül:

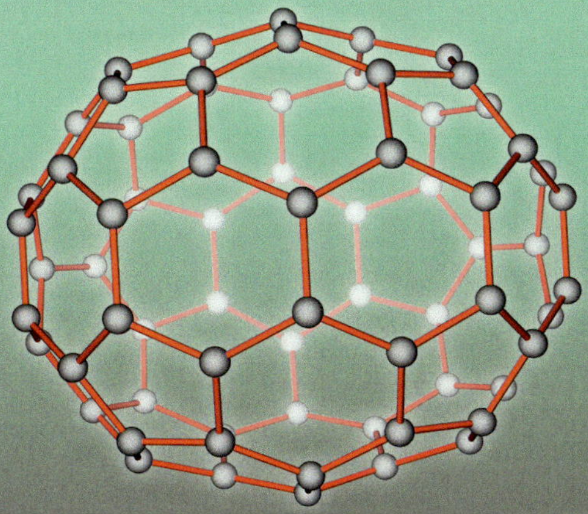

Rugby:

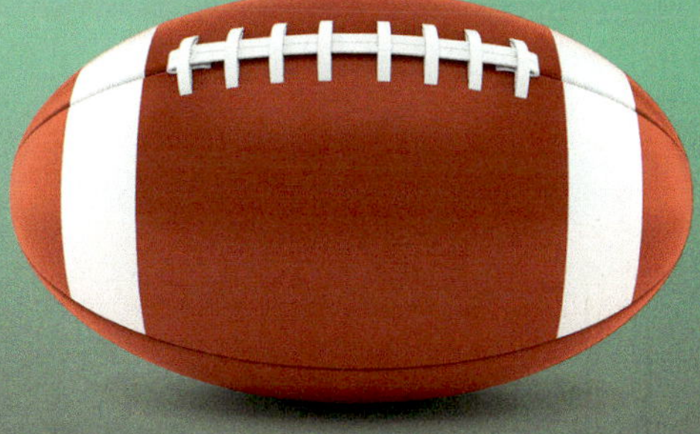

Vermischte Übungen

1 Schreibe als Dezimalbruch.
Runde anschließend auf Millionen.

a) $5{,}2 \cdot 10^6$ b) $4{,}56 \cdot 10^7$
c) $7{,}575 \cdot 10^8$ d) $8{,}3921 \cdot 10^9$

2 Schreibe als Dezimalbruch.
Runde anschließend auf Hundertstel.

a) $3{,}78 \cdot 10^{-2}$ b) $9{,}99 \cdot 10^{-1}$
c) $8{,}64 \cdot 10^{-3}$ d) $5{,}67768 \cdot 10^2$

3 Runde erst die Wurzel auf Hundertstel.
Rechne dann mit dem gerundeten Wert.

BEISPIEL $2 \cdot \sqrt{15}$; Erst: $\sqrt{15} \approx 3{,}87$
Dann: $2 \cdot 3{,}87 = 7{,}74$

a) $4 \cdot \sqrt{11}$ b) $1{,}5 \cdot \sqrt{8}$
c) $3 \cdot \sqrt{17}$ d) $4 \cdot \sqrt[3]{35} - 5$
e) $1{,}1 + \sqrt[4]{122}$ f) $-11{,}2 + 4 \cdot \sqrt[5]{81}$
g) $25{,}2 - \sqrt[6]{635}$ h) $-\sqrt[7]{94775} \cdot 4 + 347{,}6$

4 Begründe, ob die Sätze richtig oder falsch sind.

a) Die Quadratwurzel jeder natürlichen Zahl ist eine natürliche Zahl.
b) Es gibt nur zwei natürliche Zahlen, deren vierte Potenz jeweils kleiner als 100 ist.
c) Die dritte Potenz einer geraden Zahl ist wieder gerade.

5 Zeichne eine Strecke $\overline{AB}$ mit einer Länge von 20 cm ins Heft.
Markiere A als 0 und B als 10^5.
Wo liegt dann 10^3?

6 Ordne den Umrechnungen eine passende Zehnerpotenz zu.

BEISPIEL $cm^3 \rightarrow m^3$ entspricht 10^{-6}

cm → m
$cm^2 \rightarrow m^2$
m → mm
ml → ℓ
mm → cm
dm → km
$dm^3 \rightarrow m^3$
$m^2 \rightarrow cm^2$
$cm^2 \rightarrow mm^2$

7 Bei der Umrechnung von m^3 in andere Volumeneinheiten werden bestimmte Zehnerpotenzen verwendet.

a) Welche Zehnerpotenzen kommen als Umrechnungsfaktoren vor?
b) Begründe, warum der Faktor 10^4 nicht vorkommen kann.

8 Ein Silberatom hat einen Atomradius von ca. $1{,}44 \cdot 10^{-10}$ m.
Wie viele Silberatome müsste man theoretisch aneinander legen, bis eine Kette von einem Meter entsteht?
Notiere das Ergebnis in der wissenschaftlichen Schreibweise.

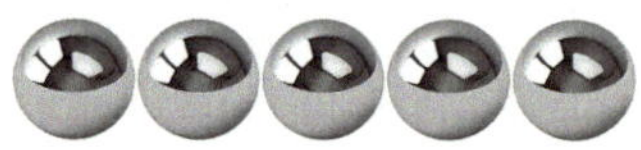

9 Die Erde bewegt sich mit einer durchschnittlichen Geschwindigkeit von $3 \cdot 10^4 \frac{m}{s}$ um die Sonne.
Wie viele Kilometer legt die Erde in 365 Tagen zurück?

10 Pro Stunde wächst ein menschlicher Zehennagel etwa $1{,}2 \cdot 10^{-3}$ mm.
Wie lange dauert es, bis er um 1 mm gewachsen ist?

11 In die kleinere Propangasflasche passen 5 kg Gas, in die größere 8 kg.
Das Propangas wiegt etwa 0,42 kg pro Liter.

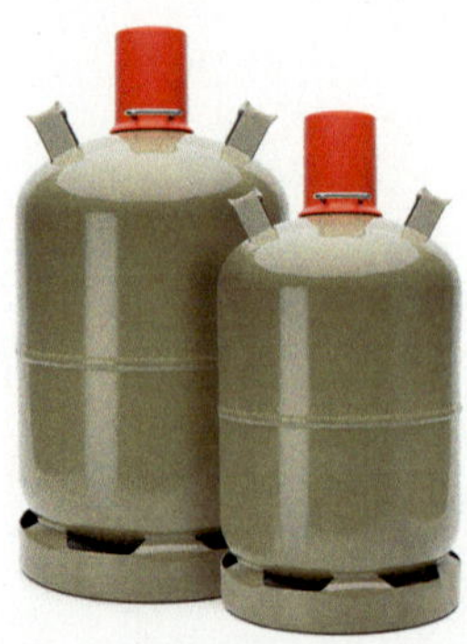

a) Wie viel wiegt ein Hektoliter Propangas?
b) Wie viele Liter Propangas sind jeweils in einer Flasche?

12 Wende die Potenzgesetze an. Gib den Einheitenvorsatz des Ergebnisses an.

a) $10^2 \cdot 10^{-3}\,m$ **b)** $10^{-2} \cdot 10^{-4}\,m$
c) $10^8 : 10^5\,m$ **d)** $10^2 : 10^4\,m$

13 Berechne mit Hilfe des Potenzgesetzes. Überlege vorher, ob der Wert kleiner oder größer als eins sein wird.

a) $(5^3)^2$ **b)** $-(3^4)^3$ **c)** $(6^2)^2$
d) $((-2)^4)^2$ **e)** $(5^2)^{-3}$ **f)** $(-8^3)^{-4}$
g) $((-7)^3)^{-4}$ **h)** $(0{,}01^{-3})^2$ **i)** $(3^{-3})^{-2}$

14 Boris meint: „Wenn ich ein Objekt $2 \cdot 10^{-3}$-mal so groß darstelle, dann ist es kleiner als vorher. Da $2 \cdot 10^{-3} = \frac{2}{1000} = \frac{1}{500}$, ist die Darstellung 500-mal so klein wie das Original."

a) Begründe, ob Boris Recht hat.
b) Beschreibe wie Boris, was passiert, wenn man ein Objekt $4 \cdot 10^{-4}$-mal so groß darstellt wie das Original.

15 Prüfe, ob die Rechnungen stimmen. Korrigiere gegebenenfalls.

a) $2{,}4 \cdot 10^3 \cdot 4 \cdot 10^{-4} = 2{,}4 \cdot 4 \cdot 10^3 \cdot 10^{-4} = 9{,}6 \cdot 10^{-1}$
b) $1{,}2 \cdot 10^4 \cdot 5 \cdot 10^5 = 6 \cdot 10^8$
c) $3 \cdot 10^{-7} \cdot 1{,}6 \cdot 10^3 = 4{,}6 \cdot 10^{-4}$
d) $5{,}2 \cdot 10^{-9} \cdot 2{,}3 \cdot 10^{-5} = 1{,}196 \cdot 10^{-13}$
e) $1{,}9 \cdot 10^{-6} \cdot 5{,}4 \cdot 10^{-2} = 1{,}026 \cdot 10^{-5}$

16 Die Originale wurden verkleinert oder vergrößert. Ergänze die fehlenden Lücken im Heft.

Original	Veränderung	Bild
$4 \cdot 10^{-6}\,m$	$\cdot\,10^3$	
$1{,}9 \cdot 10^{-5}\,m$	$\cdot\,3 \cdot 10^{-4}$	
	$\cdot\,2 \cdot 10^6$	$4{,}4 \cdot 10^{-2}\,m$
	$\cdot\,1{,}6 \cdot 10^{-3}$	$7{,}8 \cdot 10^2\,m$
$6 \cdot 10^{-9}\,m$		$9{,}6 \cdot 10^{-1}\,m$
$4{,}5 \cdot 10^{11}\,m$		$4{,}95 \cdot 10^{-2}\,m$

17 Löse die Klammern auf.

a) $(a^m + a^n)^2$ **b)** $(a^m - a^n)^2$
c) $(a^m + a^n) \cdot (a^m - a^n)$
d) $(a^n + b^n)^2$ **e)** $(a^n - b^n)^2$
f) $(a^n + b^n) \cdot (a^n - b^n)$

18 Der Durchmesser der Erde beträgt etwa $1{,}3 \cdot 10^7\,m$, der Durchmesser eines Lymphozyten ist etwa $7 \cdot 10^{-6}\,m$.

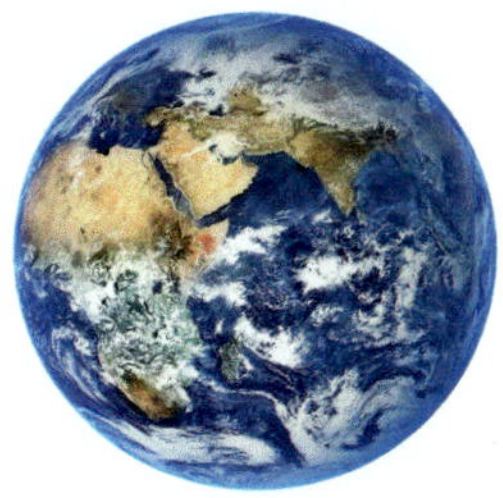

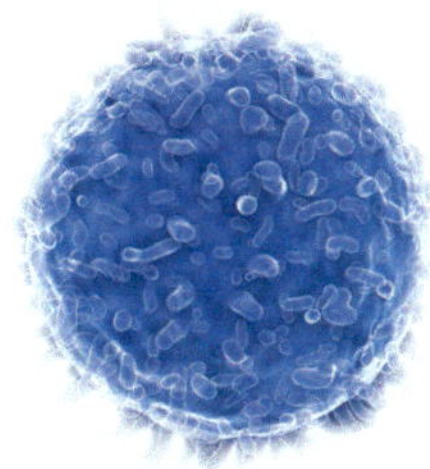

a) Gib beide Angaben auch in cm und Nanometern an.
b) Gib die Maßstäbe an, mit denen die Erde und der Lymphozyt hier im Buch dargestellt sind. Beschreibe dein Vorgehen.
c) Angenommen, die Erde wäre mit einem Durchmesser von 15 cm dargestellt. Welche Größe hätte der Lymphozyt in der gleichen Darstellung?

19 In jedem Schritt wurde mit einer anderen Zahl multipliziert. Bestimme diese jeweils.

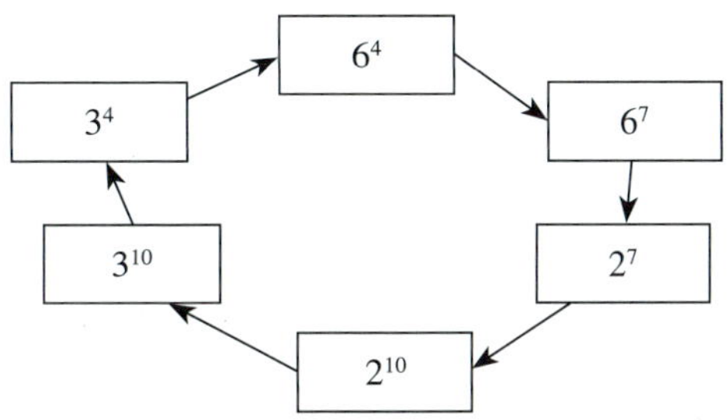

20 Gib mehrere Möglichkeiten von zwei Potenzen an, …

a) deren Produkt 16 ist.
b) deren Quotient 27 ist.
c) deren Produkt −128 ist.
d) deren Quotient −343 ist.

21 Finde die beschriebenen Zahlen.

a) Eine Zahl wird quadriert. Danach wird sie mit drei potenziert und dann noch einmal mit 4 potenziert. Das Ergebnis lautet 282 429 536 481.
b) Eine Zahl wird mit −3 potenziert. Danach wird sie quadriert und dann noch mit −3 potenziert. Das Ergebnis ist 262 144.

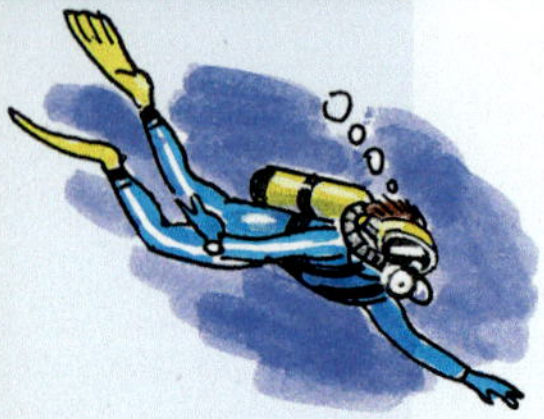

Apfelernte

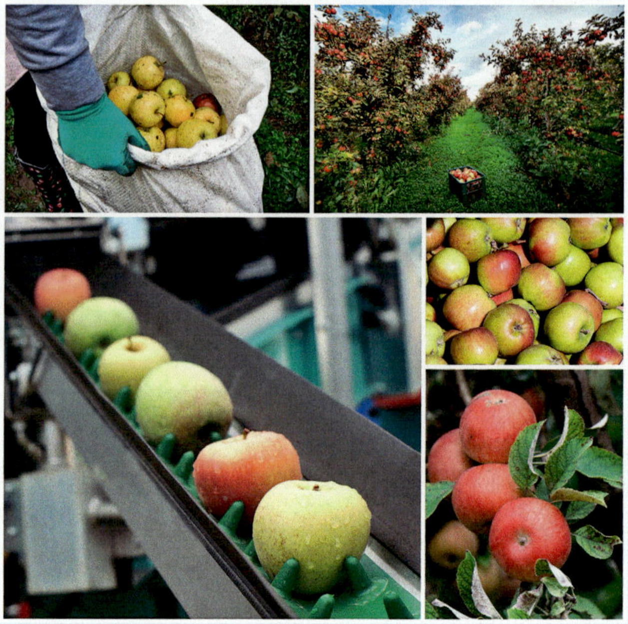

Äpfel sind das Lieblingsobst der Deutschen.
Laut Amt für Statistik war 2014 das Rekorderntejahr in Brandenburg. Es wurden 28 900 Tonnen Äpfel geerntet. Das waren etwa 116 Millionen Stück.

Im Internet findet man noch weitere Zahlen:

> In Brandenburg wurden 2014 ca. 320 Dezitonnen je Hektar geerntet. Dabei weist Brandenburg eine Anbaufläche von ca. 840 Hektar auf.

a) Berechne, wie viel ein geernteter Apfel im Schnitt gewogen hat. Gib in g, kg und t an.

b) Ein Apfel hat im Schnitt einen Durchmesser von 8 cm. Bestimme, wie hoch alle geernteten Äpfel übereinander gestapelt wären. Gib die Höhe in cm, m und km an.

c) Stelle dir vor, man könnte alle geernteten Äpfel als Würfel stapeln. Wie viele Äpfel lägen jeweils in einer Reihe?

---

d) Nimm an, dass die Anbaufläche tatsächlich 840 Hektar betrug. Wie viele Tonnen Äpfel wurden dann pro Quadratkilometer geerntet?

e) Welche Gesamtmasse der geernteten Äpfel ergibt sich aus dem Internetartikel? Vergleiche mit der tatsächlich geernteten Masse.

f) Ein Apfel enthält pro 100 g ungefähr 2 Mikrogramm Jod und 0,49 mg Vitamin E. Bestimme die Menge an Jod und Vitamin E in allen geernteten Äpfeln zusammen.

---

g) Ein Apfel enthält pro 100 g eine Energiemenge von 272 Kilojoule. Ein Mensch soll am Tag etwa 2000 Kilokalorien zu sich nehmen. Dabei gilt 1 Kalorie = 4,184 Joule. Bestimme die Anzahl von Tagen, die sich ein Mensch von der Rekordernte ernähren könnte.

h) Schätze, wie viele Kerne ein Apfel im Schnitt enthält. Nimm an, man pflanzt alle Kerne ein und es wachsen aus allen Kernen Bäume. Man erntet nach 20 Jahren wieder einen Apfel pro Baum und pflanzt wiederum alle Kerne ein. Dies macht man alle 20 Jahre. Man erntet dabei von jedem Baum einen Apfel und pflanzt dessen Kerne. Bestimme die Anzahl an Bäumen, die man auf diese Art und Weise nach 100 Jahren erhalten würde.

$\frac{x + y}{2}$

Alles klar?

Entscheide, ob die Aussagen richtig oder falsch sind.
Begründe deine Entscheidung im Heft und korrigiere gegebenenfalls.

1 Potenzen und Wurzeln (Wiederholung)

a) Der Exponent einer Potenz gibt an, wie viele gleiche Faktoren es gibt.

b) Bei $\sqrt[4]{26}$ ist die Zahl 4 der Radikand.

c) Die Umkehrrechnung zu $\sqrt[5]{142} = x$, ist $x^5 = 142$.

d) Es gilt $(-4)^3 = -64$, aber $\sqrt[3]{-64}$ ist nicht definiert.

e) Die Kantenlänge des Würfels beträgt 30 cm.

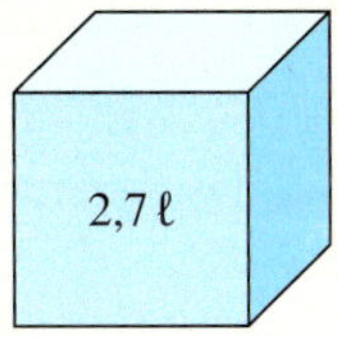

f) Die folgenden Zahlen sind alle in der wissenschaftlichen Schreibweise gegeben:
$1{,}88 \cdot 10^5$; $9{,}4 \cdot 10^{-4}$; $5{,}2 \cdot 10^{11}$; $7{,}62 \cdot 10^{-24}$

g) Ist der Exponent der Zehnerpotenz −4, dann wird das Komma um 4 Stellen nach links verschoben.

h) Man soll die Kärtchen so sortieren, dass die Vorsätze sich nur durch das Vorzeichen ihres Exponenten unterscheiden. Dann bleibt Tera allein übrig.

Mega | Kilo
Milli | Nano | Giga
Tera | Mikro

i) Die Gewichte wiegen zusammen 54,5 kg.

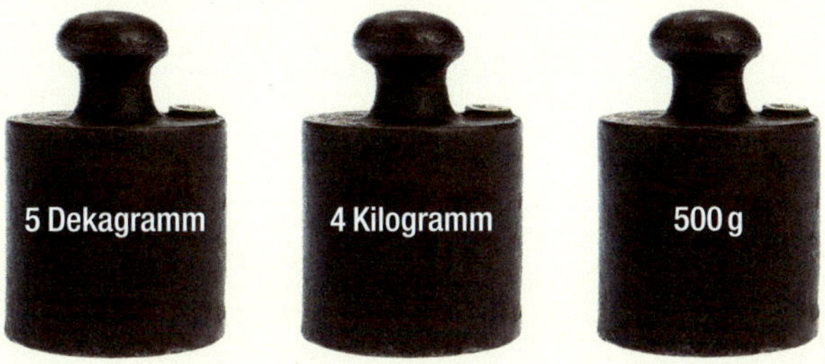

2 Potenzgesetze

a) $4^7 \cdot 4^3 = 4^4 = 256$

b) $3^3 : 3^{-2} = 3^5 = 243$

c) Potenziert man eine Zahl $x \neq 0$ mit -1, so entspricht das Ergebnis dem Quotienten $\frac{1}{x}$.

d) $(2^3)^5 = 2^{15} = 32\,768$

e) $v \cdot v \cdot v \cdot u \cdot u \cdot u = v^3 \cdot u^3 = v \cdot u^3$

f) $7^3 \cdot 3^3 = 10^3 = 1000$

g) $2^0 \cdot 4^0 = 3^0 \cdot 5^0$

h) $6^6 : 3^6 = 64$

i) Die Potenzgesetze gelten auch, wenn die Basis null ist.

j) $(1{,}2 \cdot 10^2)^3 = 1{,}2^3 \cdot 10^5$

k) Durch ein Mikroskop mit 2000-facher Vergrößerung konnte ein Teilchen mit 4 mm gemessen werden. In Wahrheit ist das Teilchen damit 2 Mikrometer groß.

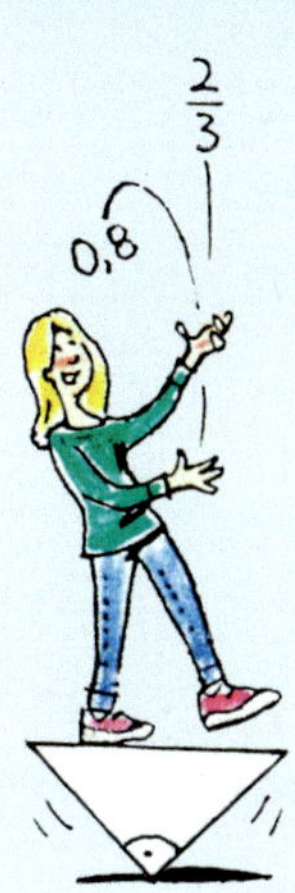

BEACHTE
Die Lösungen zu den Aufgaben auf dieser Seite sowie dazu passende Trainingsaufgaben findest du ab Seite 186.

Zusammenfassung

→ Seite 98

Potenzen und Wurzeln

Ein Produkt aus gleichen Faktoren schreibt man kürzer als Potenz.
Die Basis gibt den Faktor a an, der Exponent die Anzahl der Faktoren.
Wird eine Zahl $a \neq 0$ mit 0 potenziert, so ist das Ergebnis 1, also $a^0 = 1$.
Für $a \neq 0$ gilt: $a^{-n} = \frac{1}{a^n}$

$\underbrace{a \cdot a \cdot \ldots \cdot a}_{n \text{ Faktoren}} = a^n$

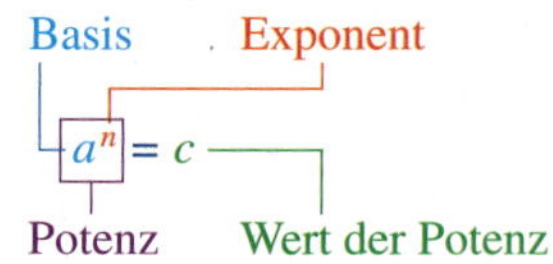

Die Umkehrung des Potenzierens ist das Wurzelziehen.

$a^n = c \quad | \; n\text{-te Wurzel ziehen}$
$a = \sqrt[n]{c}$

In der **wissenschaftlichen Schreibweise** wird eine Zahl in ein Produkt aus einem Faktor und einer Zehnerpotenz zerlegt. Der erste Faktor ist größer oder gleich eins und kleiner als zehn.

$86\,000\,000\,000 = 8{,}6 \cdot 10^{10}$
5 Millionen $= 5 \cdot 10^6$
43 Milliarden $= 4{,}3 \cdot 10^{10}$
$0{,}0076 = 7{,}6 \cdot 10^{-3}$

Bei Zahlen mit Betrag zwischen 0 und 1 ist der Exponent der Zehnerpotenz negativ.

$0{,}000\,000\,000\,041\,2 = 4{,}12 \cdot 10^{-11}$

→ Seite 102

Potenzgesetze

Potenzen mit gleicher Basis werden
- **multipliziert**, indem man die Exponenten addiert und die Basis beibehält.
  $a^m \cdot a^n = a^{m+n}$
- **dividiert**, indem man die Exponenten subtrahiert.
  $a^m : a^n = \frac{a^m}{a^n} = a^{m-n}$ für $a \neq 0$

$5^3 \cdot 5^4 = 5^7$
$4^{-2} \cdot 4^6 = 4^4$

$3^7 : 3^2 = \frac{3^7}{3^2} = 3^5$
$(-6)^{-4} : (-6)^8 = (-6)^{-12}$

Potenzen werden **potenziert**, indem man die Basis mit dem Produkt der Exponenten potenziert.
$(a^m)^n = a^{m \cdot n}$

$(2^5)^3 = 2^{15}$
$(8^2)^{-3} = 8^{-6}$
$(7^{-1})^{-1} = 7^1 = 7$

Potenzen mit gleichen Exponenten werden
- **multipliziert**, indem man die Basen multipliziert und das Produkt mit dem Exponenten potenziert.
  $a^m \cdot b^m = (a \cdot b)^m$
- **dividiert**, indem man die Basen dividiert und den Quotienten mit dem Exponenten potenziert.
  $a^m : b^m = \frac{a^m}{b^m} = \left(\frac{a}{b}\right)^m$ für $b \neq 0$

$3^4 \cdot 5^4 = 15^4$
$(-2)^3 \cdot 6^3 = (-12)^3$
$5^{-2} \cdot 4^{-2} = 20^{-2}$

$8^3 : 4^3 = \frac{8^3}{4^3} = 2^3$
$(-2)^5 : 4^5 = \left(-\frac{1}{2}\right)^5 = -\frac{1}{2^5}$
$3^{-2} : 6^{-2} = \left(\frac{3}{6}\right)^{-2} = \left(\frac{1}{2}\right)^{-2} = 2^2$

Wachstum

Jedes Leben beginnt mit einer einzigen Zelle, die sich nach und nach immer wieder teilt. Beim Menschen beginnt die Zellteilung sofort nach der Befruchtung der Eizelle. Nach ca. 30 Stunden ist die erste Teilung abgeschlossen. Aus den zwei Zellen entstehen vier, nach ca. drei Tagen sind es bereits 16 Zellen. So wächst das neu entstandene Leben immer weiter …

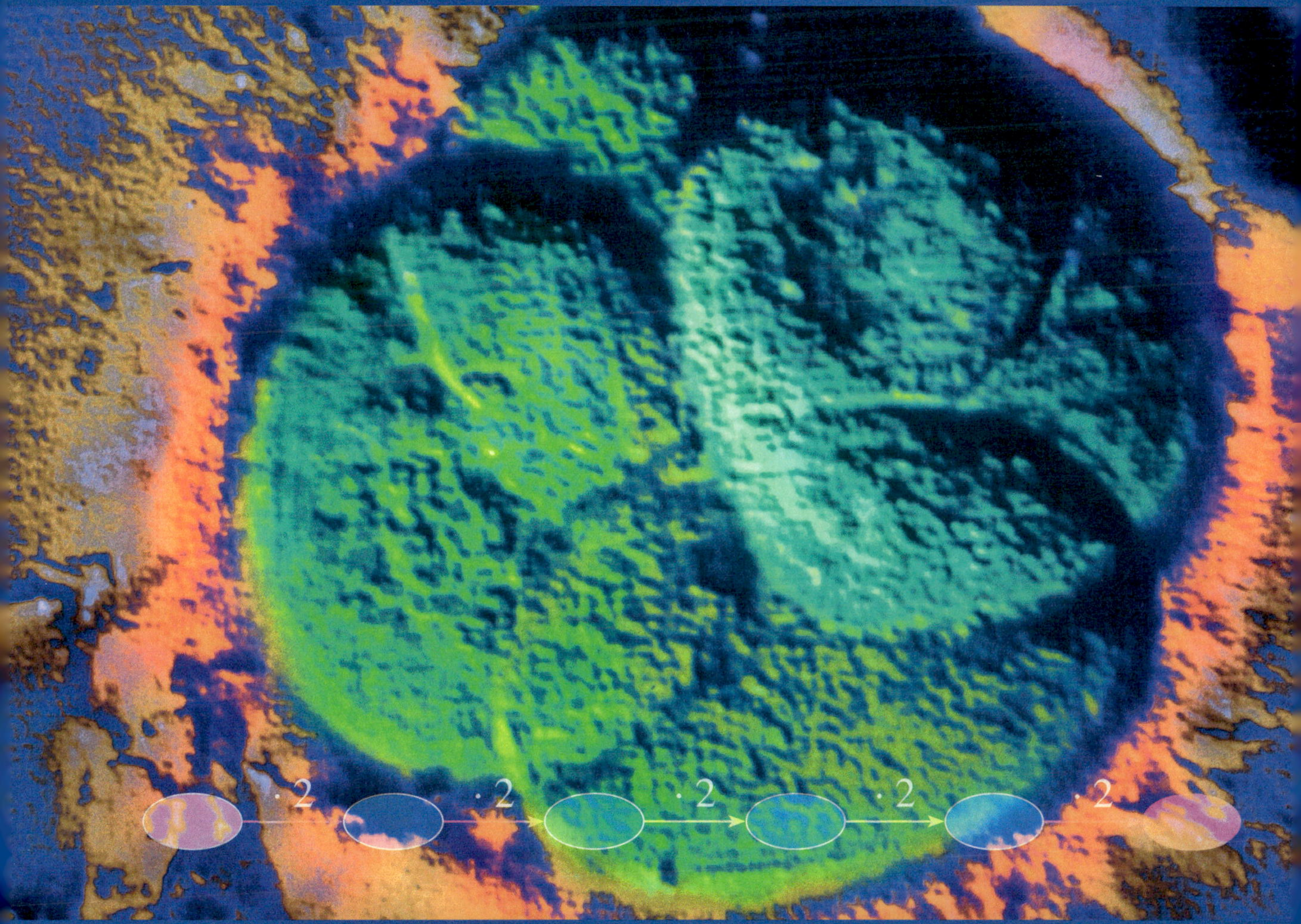

In diesem Kapitel lernst du verschiedene Arten von Wachstum kennen. Zum Beispiel wachsen Bakterien und zerfallen radioaktive Elemente exponentiell. Du erfährst, wie man Graphen und Daten in Tabellen auf positives und negatives Wachstum untersucht. Darüber hinaus lernst du, zwischen linearem und exponentiellem Wachstum zu unterscheiden und zukünftige Werte zu berechnen.

Noch fit?

1 Berechne den fehlenden Wert im Kopf.

a) 10 % von 50 € b) $\frac{1}{2}$ von 2500 m c) 50 % von 230 Schülern
d) $\frac{3}{4}$ von 10 000 m e) $\frac{1}{8}$ von 16 Kuchenstücken f) 2 % von 500 kg

2 Löse die Gleichung.

a) $3 + x = 17$ b) $5x - 6 = 19$ c) $7 - x = 3$
d) $5 + 0{,}4x = 30$ e) $4x + 3 = 2x$ f) $\frac{1}{x} = 8$

3 Betrachte die fünf Graphen der linearen Funktionen.

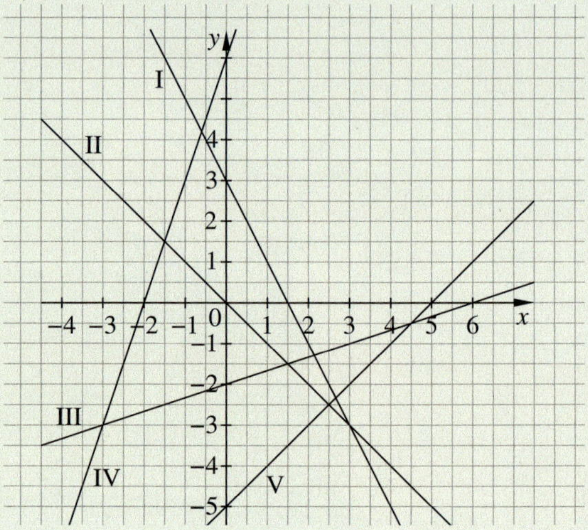

a) Gib die allgemeine Gleichung einer linearen Funktion an.
b) Notiere die Funktionsgleichungen zu den fünf Graphen.
c) Welche Graphen haben eine negative Steigung?
Wie ist das an der Zeichnung erkennbar und woran sieht man das in der Gleichung? Beschreibe.
d) Welcher Graph hat die größte Steigung und woran sieht man das in der Gleichung?
e) Zeichne die Graphen zu folgenden Funktionsgleichungen in dein Heft:
① $f_1(x) = 2x + 5$ ② $f_2(x) = 1{,}5x - 3$ ③ $f_3(x) = -\frac{1}{2}x + 4{,}5$

4 Berechne den Wert der Potenzen.

a) 3^4 b) 5^3 c) 6^4 d) $3{,}7^3$ e) $0{,}01^5$ f) $0{,}35^6$

5 Einige Kleidungsstücke aus der Winterkollektion werden im Februar 30 % billiger angeboten. Berechne die reduzierten Preise. Die ursprünglichen Preise lauten:

a) Jacke: 98 € b) Skianzug: 235 € c) Pullover: 65 €
d) Mantel: 189 € e) Handschuhe: 8 € f) Schal: 12 €

6 Ein Automobilkonzern bietet 4000 € Preisnachlass auf alle Modelle beim Kauf eines Neuwagens. Berechne den Preisnachlass in Prozent.
Die ursprünglichen Preise lauten:

a) Kombi: 28 500 € b) Van: 32 400 € c) Cabrio: 31 700 €

Bunt gemischt

1. Berechne die Quadrate der Zahlen 11 bis 20.
2. Die mittlere Entfernung von der Erde zum Mond beträgt $3{,}84401 \cdot 10^8$ m = ☐ km.
3. Das Volumen einer Kugel berechnet man nach der folgenden Formel: ☐
4. Berechne den Wert der Funktion $f(x) = x^2 + 5$ für $x = 3$ und $x = -2$.
5. Rechne die Angaben in die Einheit um, die in Klammern steht.
① 1730 m (km) ② 525 t (kg) ③ 180 min (h) ④ 250 ml (ℓ)

Absolutes und prozentuales Wachstum

Erforschen und Entdecken

1 Schafft eine Firma Maschinen, Büromöbel, Personenkraftwagen oder Ähnliches an, so wird der Wert dieser Anschaffung in der Buchhaltung erfasst. Diese Anschaffungen verlieren aber mit der Zeit an Wert. Diese Entwicklung wurde von der Buchhaltung festgehalten und ist im Graphen rechts dargestellt.

a) Wie teuer war die Neuanschaffung?

b) Wie viel ist sie nach 2 (4) Jahren noch wert?

c) Bestimme den Wert für das 7. Jahr (10. Jahr).

d) Die Firma spricht von „konstantem Wertverlust“. Erkläre, was damit gemeint ist. Wie hoch ist dieser Wertverlust?

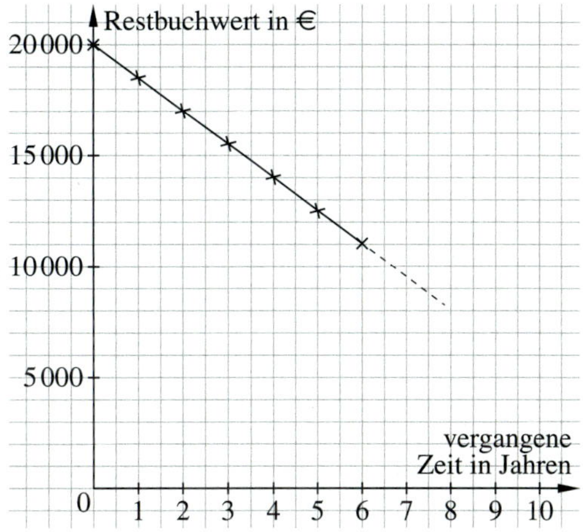

2 Die Grafik zeigt die Entwicklung des genutzten Datenvolumens im Mobilfunk in Deutschland von 2008 bis 2015.

a) In welchem Jahr lag der größte Zuwachs in Prozent vor?

b) Wann war der zahlenmäßig größte (geringste) Zuwachs zu verzeichnen?

c) Bestimme die absoluten (also zahlenmäßigen) Zuwächse von 2010 bis 2011 und von 2014 bis 2015.
Vergleiche die Angaben in Prozent mit den absoluten Zahlen.
Was fällt dir auf?
Welche Angaben hältst du für aussagekräftiger? Diskutiert untereinander und begründet eure Meinungen.

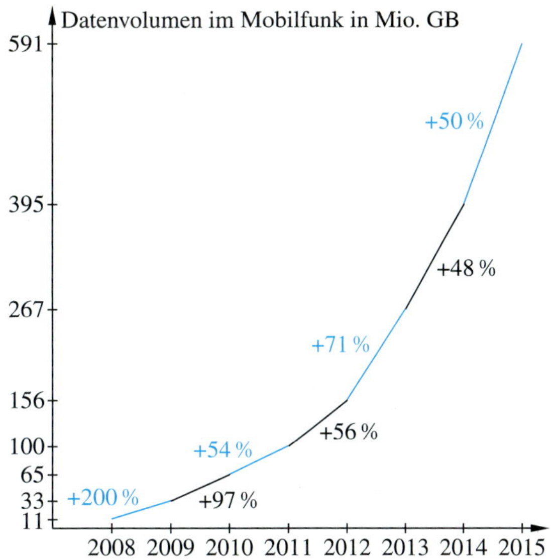

3 Ein Süßwarenhersteller erhöht den Inhalt seiner Verpackungen um 14,3 %.
Die alte Verpackung enthielt 175 g. Wie viel Gramm enthält die neue Verpackung?
Maya hat folgendermaßen gerechnet:

$175\,g \cdot 1{,}143 = 200{,}025\,g$

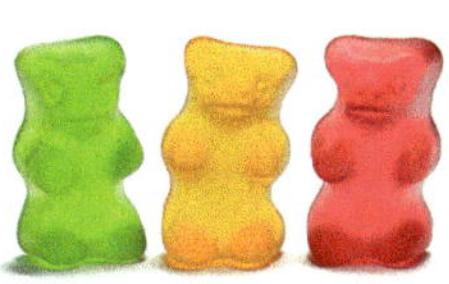

Die Berechnung über eine Zuordnungstabelle sieht so aus:

Anteil	Masse
100 %	175 g
1 %	1,75 g
114,3 %	200,025 g

a) Erkläre Mayas Rechenweg. Wo erkennt man hier den Prozentsatz?
Wie hängen die beiden Lösungswege zusammen?
Welchen Weg würdest du wählen?

b) Mit welchem Faktor müsste Maya multiplizieren, wenn sich die Verpackungsgröße um 42,8 % auf 250 g erhöht? Überprüfe durch eine Rechnung.

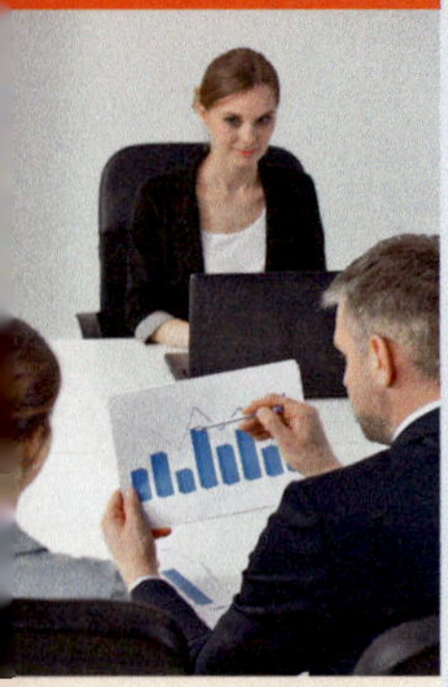

Lesen und Verstehen

Eine Firma stellt ihre Jahresumsätze in einem Diagramm dar. So erkennt man leicht Zuwächse (positives Wachstum) und Abnahmen (negatives Wachstum). Im Diagramm stehen die Umsätze in absoluten Zahlen.

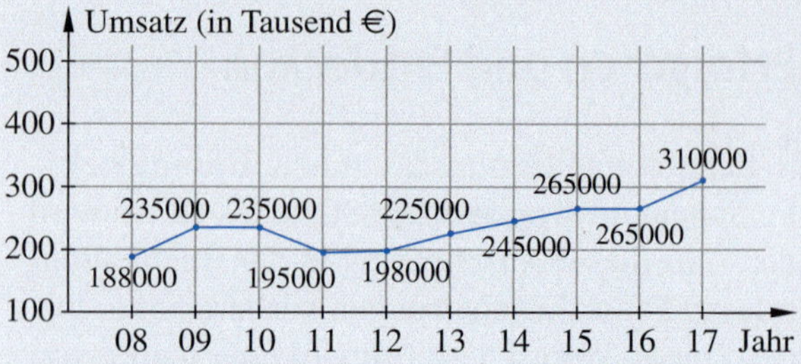

Bei **positivem Wachstum** (Zunahme) ist (in gleichen Zeitspannen) der folgende Wert immer größer als der vorherige Wert.
$x_1 < x_2$ (Jahr) und $f(x_1) < f(x_2)$ (Umsatz)

Bei **negativem Wachstum** (Abnahme) ist (in gleichen Zeitspannen) der folgende Wert immer kleiner als der vorherige Wert.
$x_1 < x_2$ (Jahr) und $f(x_1) > f(x_2)$ (Umsatz)

Beim **absoluten Wachstum** werden Zunahme oder Abnahme in **absoluten Zahlen** angegeben.

Lineares Wachstum liegt vor, wenn sich in gleichen Zeitspannen der folgende Wert immer um den gleichen Wert a verändert. Für $a > 0$ handelt es sich um positives lineares Wachstum (lineare Zunahme). Für $a < 0$ handelt es sich um negatives lineares Wachstum (lineare Abnahme).

Lineares Wachstum lässt sich durch eine Funktion der Form $f(x) = a \cdot x + w_0$ beschreiben. Dabei ist w_0 der Ausgangswert zu Beginn des Wachstumsprozesses.

BEISPIEL 1
Von 2013 bis 2015 liegt (positives) lineares Wachstum vor. Der Umsatz der Firma stieg pro Jahr um $a = 20\,000$ €.
Dabei wird der Umsatz im Jahr 2013 als Ausgangswert festgesetzt, also ist hier $w_0 = 225\,000$ €.
$f(0) = 20\,000\text{ €} \cdot 0 + 225\,000\text{ €} = 225\,000\text{ €}$
$f(1) = 20\,000\text{ €} \cdot 1 + 225\,000\text{ €} = 245\,000\text{ €}$
$f(2) = 20\,000\text{ €} \cdot 2 + 225\,000\text{ €} = 265\,000\text{ €}$
(neuer Wert = Zuwachs · Jahre + Ausgangswert)

Beim **prozentualen Wachstum** werden Zunahme oder Abnahme **in Prozent** angegeben.

BEACHTE
Man kann auch erst p % und dann q berechnen: 2011 sank der Umsatz um 40 000 €.
$\frac{-40\,000\text{ €}}{235\,000\text{ €}} \approx -17\,\%$
$q \approx 1 - 0{,}17 = 0{,}83$

Prozentuales Wachstum wird mit der **Wachstumsrate p %** ausgedrückt.

Aus der Wachstumsrate ergibt sich der **Wachstumsfaktor q** mit
$\boldsymbol{q = 1 + p\,\% = 1 + \frac{p}{100}}$.

Bei positivem Wachstum ist $q > 1$, bei negativem Wachstum gilt $0 < q < 1$.
Für die Berechnung des nachfolgenden Wertes w_1 ergibt sich die Gleichung
$w_1 = w_0 \cdot q$.

BEISPIEL 2
2018 erwartet die Firma 8 % mehr Umsatz:
$q = 1 + 8\,\% = 1 + 0{,}08 = 1{,}08$;
für w_{2018} folgt $w_{2018} = w_{2017} \cdot 1{,}08 = 310\,000\text{ €} \cdot 1{,}08 = 334\,800\text{ €}$; Es wird ein Umsatz von 334 800 € erwartet.

Der Umsatz für 2010 betrug 235 000 €, für 2011 betrug er 195 000 €.
$w_{2011} = w_{2010} \cdot q$, also $q = \frac{w_{2011}}{w_{2010}}$
$q = \frac{195\,000\text{ €}}{235\,000\text{ €}} \approx 0{,}83$.
$q = 1 - 0{,}17 = 1 - 17\,\%$
$p\,\% = -17\,\%$
Der Wachstumsfaktor betrug $q \approx 0{,}83$, die Wachstumsrate betrug $p\,\% \approx -17\,\%$.

Basisaufgaben

1 Betrachte die Diagramme.

①

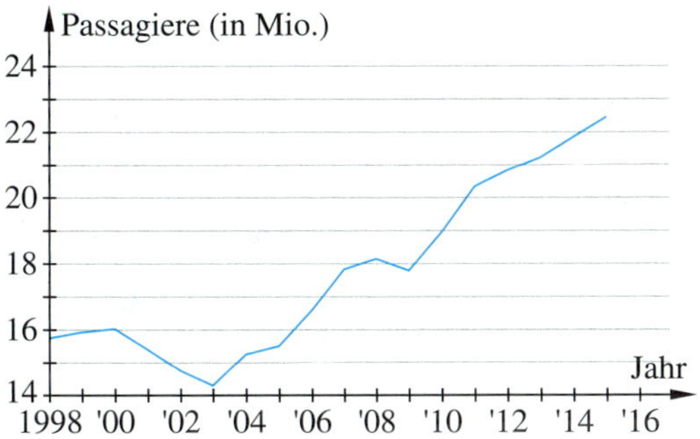

②

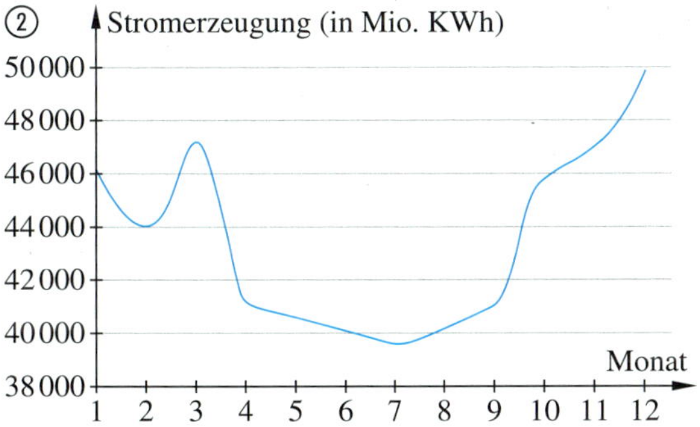

③

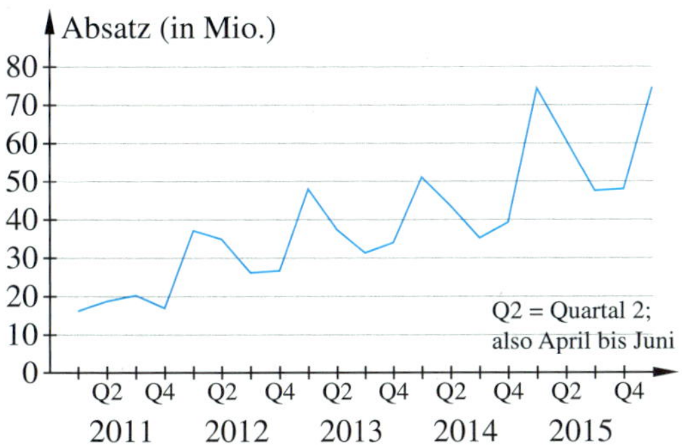

a) Beantworte für jedes Diagramm: In welchen Zeiträumen liegt negatives Wachstum vor?

b) Betrachte die Diagramme ① und ②. Gib an, in welchen Teilbereichen lineares Wachstum vorliegt.

c) Wähle ein Diagramm aus und finde mögliche Ursachen für den Zuwachs bzw. die Abnahme der Werte.

2 Stelle folgende Daten in einem geeigneten Diagramm dar. Wo liegt positives, wo liegt negatives Wachstum vor?

x	1	2	3	4	5	6
y	1,5	4	6,5	6	4	2

3 Die Tabelle zeigt jeweils die Anzahl der Schülerinnen und Schüler für verschiedene Schulformen in Berlin und Brandenburg.

Jahrgang	ISS BLN	OS BRB	GeS BRB
14/15	58 181	40 640	17 302
15/16	55 900	40 718	18 088
16/17	57 042	41 564	19 079

a) Berechne die absoluten Zunahmen und Abnahmen von 14/15 bis 16/17.

b) Runde auf Tausender. Wo liegt dann lineares Wachstum vor?

4 Welche Tabelle zeigt lineare Zunahme und welche zeigt lineare Abnahme?

a)

Jahr	2015	2016	2017	2018
Betrag in €	65 000	75 000	85 000	95 000

b)

Jahr	2015	2016	2017	2018
Betrag in €	65 000	55 000	50 000	40 000

c)

Jahr	2015	2016	2017	2018
Betrag in €	65 000	59 000	53 000	47 000

5 Erstelle zwei Tabellen wie in Aufgabe 4. Starte jeweils mit 50 000 € und trage ein:

a) lineare Zunahme um 4000 €

b) lineare Abnahme um 4000 €

6 Übertrage die Tabelle ins Heft und ergänze wie in der ersten Zeile.

Wachstumsrate p%	Wachstumsfaktor q
Zunahme um 5 %	$1 + \frac{5}{100} = 1 + 0{,}05 = 1{,}05$
Zunahme um 12 %	
Abnahme um 10 %	
Abnahme um 3 %	
	1,26
	0,85
Zunahme um 1,4 %	
Abnahme um 2,5 %	
	0,988
	1,08
	0,925

Methode: Berechnung des Wachstumsfaktors q und des Ausgangswerts w_0

Bei prozentualem Wachstum gilt: $w_1 = w_0 \cdot q$
Dabei steht w_0 für den Ausgangswert und w_1 für den folgenden Wert.

Wenn für einen Wachstumsprozess zwei aufeinanderfolgende Werte gegeben sind, so kann man daraus den Wachstumsfaktor q errechnen. Dazu setzt man die bekannten Werte in die Formel ein und löst nach q auf.

BEISPIEL 1
Gegeben: $w_0 = 25\,000$ € und $w_1 = 26\,250$ €
Dann ist $26\,250\text{ €} = 25\,000\text{ €} \cdot q \quad | : 25\,000\text{ €}$
$1{,}05 = q$ Es gab also eine Zunahme um 5 %.

Ebenso kann man den Ausgangswert w_0 berechnen, wenn q und w_1 bekannt sind.

BEISPIEL 2
Gegeben: $w_1 = 32\,400$ Verkäufe, Wachstumsfaktor $q = 0{,}9$ (also eine Abnahme)
Dann ist $32\,400 = w_0 \cdot 0{,}9 \quad | : 0{,}9$
$36\,000 = w_0$ Im Vorjahr gab es noch 36 000 Verkäufe.

Weiterführende Aufgaben

7 Mit Wachstumsraten kann man berechnen, wie sich die Einwohnerzahl in einem Land oder weltweit entwickelt.
In Deutschland lag die jährliche Wachstumsrate von 2016 auf 2017 bei 0,7 %.
a) Gib den Wachstumsfaktor q an.
b) Im Jahr 2017 lebten ca. 82,8 Millionen Menschen in Deutschland.
Wie viele waren es 2016?

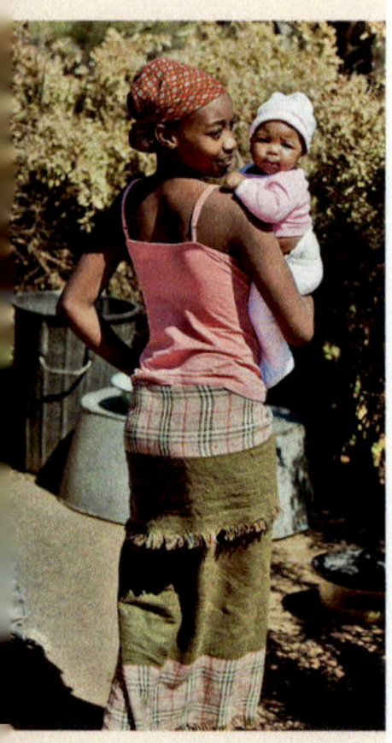

8 Mitte 2016 lebten in Äthiopien 101,7 Mio. Menschen. Ein Jahr davor waren es 99,6 Mio. Menschen.
Welcher Wachstumsfaktor q ergibt sich?
Wie hoch ist die Wachstumsrate in %?
Beschreibe, wie man beides berechnet.

9 Auf ein Konto wurden 3400 € eingezahlt. Nach einem Jahr sind daraus 3453,04 € geworden.
a) Ermittle den Wachstumsfaktor q und den Zinssatz.
b) Wie viel Geld wäre nach drei weiteren Jahren auf dem Konto?

10 Auf einem Sommerfest wird Kiba für 2 € pro Glas verkauft.
Die Gäste bestellen unterschiedlich viele Gläser. x steht für die Anzahl der Gläser.

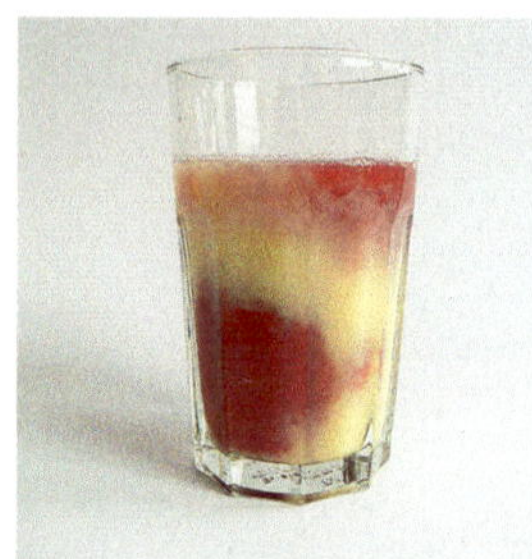

a) Die Funktionsgleichung für den Preis lautet: $f(x) = 2x$. Um was für eine Funktion handelt es sich?
b) Zeichne ein Säulendiagramm zu dieser Gleichung für $x = 0; 1; \ldots; 10$.
c) Gib den Zuwachs der Säulen jeweils in Prozent an. Was fällt dir auf?

11 Zwei Sportvereine hatten 2014 beide jeweils noch 500 Mitglieder. Verein A verlor 60 Mitglieder pro Jahr. Verein B verlor 10 % seiner Mitglieder pro Jahr.
Vergleiche die Mitgliederzahlen bis 2018.
Stelle die Entwicklung in einem gemeinsamen Säulendiagramm dar.

Exponentielles Wachstum

Erforschen und Entdecken

1 Fabian hat zum 10. Geburtstag von seinem Opa 40 000 € bekommen. Er darf das Geld allerdings bis zum 18. Geburtstag nicht verwenden. Deshalb wurde es mit 2 % Zinsen angelegt. Eine Ausnahme gibt es jedoch: Fabian darf jährlich die Zinsen von seinen Eltern abheben lassen und für Feiertage ausgeben, wenn er möchte. Das möchte Fabian am liebsten auch tun, der Bankberater rät ihm aber, die Zinsen nicht abheben zu lassen.

a) Wie viel Zinsen könnte Fabian in den 8 Jahren insgesamt abheben lassen?

b) Der Bankberater zeigt Fabian die Tabelle rechts: So würde sich sein Kapital entwickeln, wenn er die Zinsen auf dem Konto lässt und dadurch jedes Jahr Zinseszinsen erhält.
Fülle die Tabelle weiter aus und vergleiche den Zinsgewinn bei beiden Varianten.

c) Diskutiert über die Vor- und Nachteile der Varianten. Wofür würdet ihr euch entscheiden? Begründet.

Laufzeit in Jahren	Kapital zu Beginn	Zinsen	Kapital am Ende
1	40 000 €	800 €	40 800 €
2	40 800 €	816 €	41 616 €
3	41 616 €		
4			
5			
6			
7			
8			

EINNERE DICH
Zinseszinsen entstehen, wenn Zinsen weiter angelegt werden und wiederum Zinsen erbringen.

2 Übertrage die drei Tabellen in dein Heft. Berechne die fehlenden Werte im Kopf und notiere die Ergebnisse.

①

$2 \cdot 0$	$2 \cdot 1$	$2 \cdot 2$	$2 \cdot 3$	$2 \cdot 4$	$2 \cdot 5$	$2 \cdot 6$	$2 \cdot 7$

②

2^0	2^1	2^2	2^3	2^4	2^5	2^6	2^7

③

$\left(\frac{1}{2}\right)^0$	$\left(\frac{1}{2}\right)^1$	$\left(\frac{1}{2}\right)^2$	$\left(\frac{1}{2}\right)^3$	$\left(\frac{1}{2}\right)^4$	$\left(\frac{1}{2}\right)^5$	$\left(\frac{1}{2}\right)^6$	$\left(\frac{1}{2}\right)^7$

Ⓐ
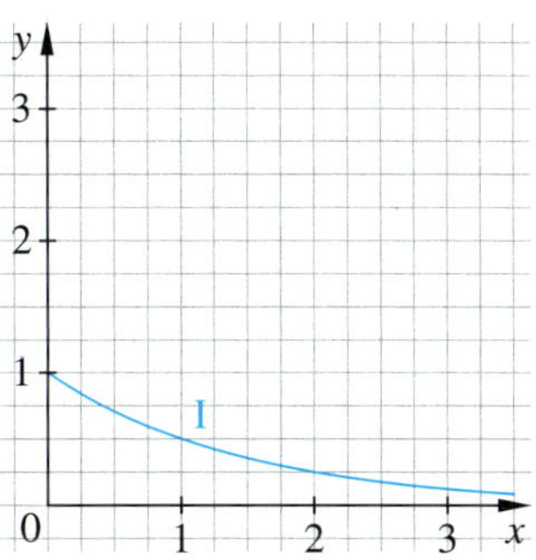

Ⓑ
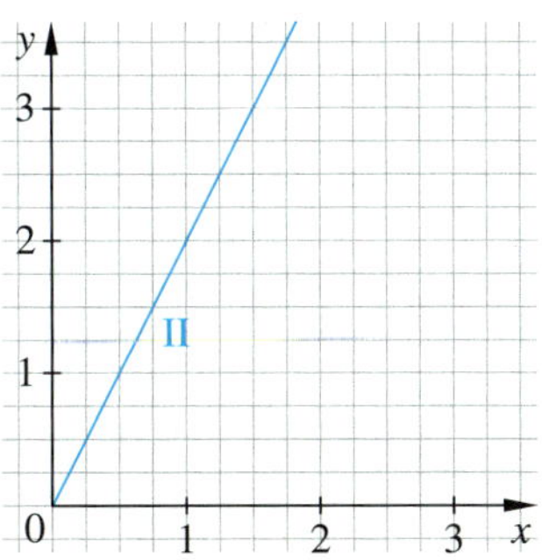

Ⓒ
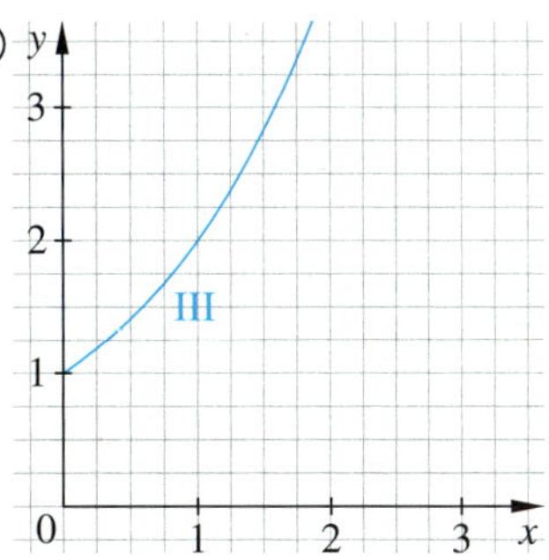

$f(x) = 2^x$
$f(x) = 2x$
$f(x) = \left(\frac{1}{2}\right)^x$

a) Ordne den Tabellen die verschiedenen Funktionsvorschriften aus der Randspalte und die zugehörigen Funktionsgraphen zu.

b) Beschreibe den Verlauf der einzelnen Funktionsgraphen im Vergleich zueinander. Wo liegt positives Wachstum und wo negatives Wachstum vor?

c) Ist der Verlauf in den Funktionsvorschriften schon erkennbar? Begründe.

d) Beschreibe passende Situationen zu den Funktionen.

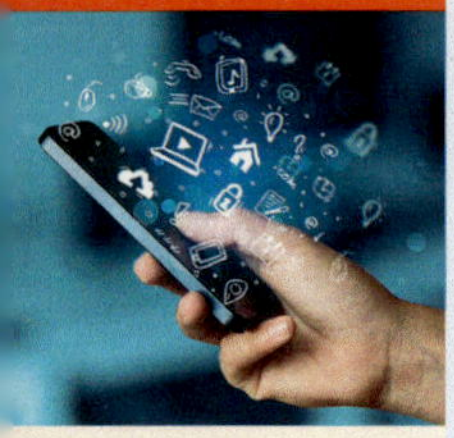

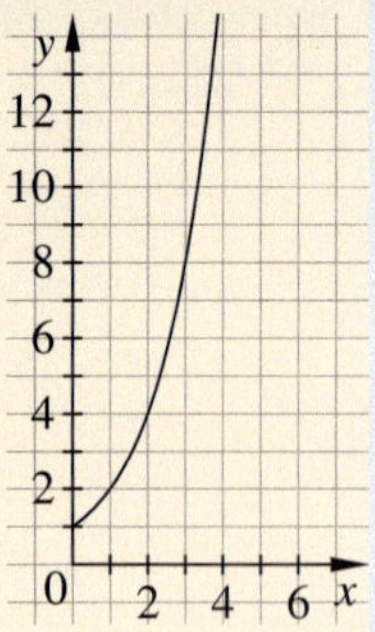

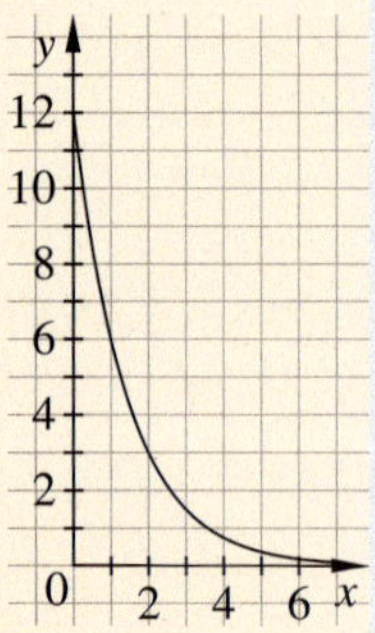

Lesen und Verstehen

Die Firma Mokitia hat ein neues Smartphone mit ungeahnten Möglichkeiten entwickelt und auf den Markt gebracht. Es ist heiß begehrt und sein Absatz entwickelt sich rasant. Er wächst um monatlich 15 %. Gleichzeitig sind die heutigen Smartphones ohne diese ungeahnten Möglichkeiten nicht mehr so gefragt und ihr Absatz nimmt monatlich um 4 % ab.

Wenn ein Ausgangswert in gleich bleibenden Zeitspannen mit einem konstanten Faktor q multipliziert wird, so spricht man von **exponentiellem Wachstum**.
Es gilt:
$\boldsymbol{w_1 = w_0 \cdot q}$
Dabei steht w_0 für den Ausgangswert und w_1 für den folgenden Wert.

Wenn für den Wachstumsfaktor $\boldsymbol{q > 1}$ gilt, liegt **exponentielle Zunahme** vor.

Gilt für den Wachstumsfaktor $\boldsymbol{0 < q < 1}$, liegt **exponentielle Abnahme** vor.

Bei $q = 1$ erfolgt keine Änderung.

BEISPIEL 1
neue Geräte (exponentielle Zunahme)

Monat	September	Oktober	November
Absatz	5,3 Mio.	6,095 Mio.	7,009 Mio.

+ 15 % · 1,15 (September → Oktober); + 15 % · 1,15 (Oktober → November)

$w_{\text{Okt}} = 5{,}3 \text{ Mio.} \cdot 1{,}15 = 6{,}095 \text{ Mio.}$

alte Geräte (exponentielle Abnahme)

Monat	September	Oktober	November
Absatz	89,7 Mio.	86,11 Mio.	82,67 Mio.

– 4 % · 0,96 (September → Oktober); – 4 % · 0,96 (Oktober → November)

$w_{\text{Nov}} = 86{,}11 \text{ Mio.} \cdot 0{,}96 = 82{,}67 \text{ Mio.}$

Der Wachstumsfaktor q und die Wachstumsrate $p\%$ stehen in folgendem Zusammenhang:

$q = 1 + p\,\% = 1 + \frac{p}{100}$ (Zunahme)
bzw.
$q = 1 - p\,\% = 1 - \frac{p}{100}$ (Abnahme)

BEISPIEL 2
$q = 1 + 15\,\% = 1 + 0{,}15 = 1{,}15$
$q = 1 - 4\,\% = 1 - 0{,}04 = 0{,}96$

Bei einem konstanten Wachstumsfaktor q wächst bzw. sinkt eine Größe w_0 nach x gleichen Zeitspannen auf die Größe $f(x)$, wobei gilt:
$\boldsymbol{f(x) = w_0 \cdot q^x}$
Diese Funktion $f(x)$ heißt **Exponentialfunktion**.

BEISPIEL 3
Für die neuen Geräte gilt: $f(x) = 5{,}3 \text{ Mio.} \cdot 1{,}15^x$
x steht für die Anzahl der Monate nach September, Januar ist damit $x = 4$.
$f(4) = 5{,}3 \text{ Mio.} \cdot 1{,}15^4 \approx 9{,}27 \text{ Mio.}$
Im Januar werden es 9,27 Mio. neue Geräte sein.
Für die alten Geräte gilt:
$f(x) = 89{,}7 \text{ Mio.} \cdot 0{,}96^x$

BEISPIEL 4
Ausgehend von den Absatzzahlen von September lassen sich die Werte sowohl für die Zukunft als auch für die Vergangenheit in einem Schritt berechnen.
Dabei ist $q = 1{,}15$ und $w_0 = 5{,}3$ Mio.

Monat	Juli	September	Oktober	November	Februar
Absatz in Mio.	$f(-2) = 4{,}008$	$f(0) = 5{,}300$	$f(1) = 6{,}095$	$f(2) = 7{,}009$	$f(5) = 10{,}660$
Gleichung	$f(-2) = w_0 \cdot q^{-2}$	$f(0) = w_0 \cdot q^0$	$f(1) = w_0 \cdot q^1$	$f(2) = w_0 \cdot q^2$	$f(5) = w_0 \cdot q^5$

Basisaufgaben

1 Ergänze die Tabellen im Heft.

a)

Monat	September	Oktober	November
Absatz	6570		

+ 10 % · 1,1   + 10 % · 1,1

b)

Jahr	2016	2017	2018
Umsatz	6570		

– 8 % · 0,92   – 8 % · 0,92

2 Handelt es sich in der Tabelle um exponentiellen Zuwachs um 4%, um exponentiellen Zuwachs um 5% oder um keinen exponentiellen Zuwachs? Begründe.

a)

Jahr	2014	2015	2016	2017
Euro	75 000	78 750	82 687,50	86 821,88

b)

Jahr	2014	2015	2016	2017
Euro	82 000	85 280	88 691,20	92 238,85

3 Was liegt vor: eine exponentielle Abnahme um 5 %, eine exponentielle Abnahme um 4 % oder keine exponentielle Abnahme?

a)

Jahr	2014	2015	2016	2017
Euro	36 000	34 200	33 470	30 104

b)

Jahr	2014	2015	2016	2017
Euro	32 000	30 720	29 491,20	28 311,55

4 Übertrage die Tabelle unten viermal in dein Heft und ergänze sie mit …

a) einer exponentiellen Zunahme um 5 %.
b) einer exponentiellen Zunahme um 6 %.
c) einer exponentiellen Abnahme um 3 %.
d) einer exponentiellen Abnahme um 12 %.

Jahr	2014	2015	2016	2017
Euro	55 000			

5 Erstelle zwei Tabellen wie in Aufgabe 4. Starte jeweils mit 6000 € und trage ein:

a) exponentieller Zuwachs um 7 %
b) exponentielle Abnahme um 7 %

6 Welche Funktionsvorschriften beschreiben lineares und welche exponentielles Wachstum? Begründe.
Gib jeweils auch den Ausgangswert an.

a) $f_1(x) = 2x$ b) $f_2(x) = 1{,}4^x$
c) $f_3(x) = 5 \cdot 0{,}6^x$ d) $f_4(x) = -2x + 7$

7 Übertrage die Tabellen in dein Heft, ergänze sie und zeichne jeweils die zugehörigen Graphen direkt darunter.
Ordne dann die Begriffe aus der Randspalte den Graphen und Wertetabellen zu.

a)

x	0	1	2	3	4
$f(x) = 2 \cdot 1{,}2^x$					

b)

x	0	1	2	3	4
$f(x) = -2x$					

c)

x	0	1	2	3	4
$f(x) = 10 \cdot 0{,}7^x$					

exponentielles Wachstum

lineares Wachstum

positives Wachstum

negatives Wachstum

8 Ein Kapital von 5000 € wird mit 3 % pro Jahr verzinst. Jährlich werden die Zinsen gutgeschrieben und bleiben auf dem Konto.

Zeitpunkt	**Kapital**
zu Beginn	5000 €
nach 1 Jahr	5150 €
nach 2 Jahren	
nach 3 Jahren	
…	

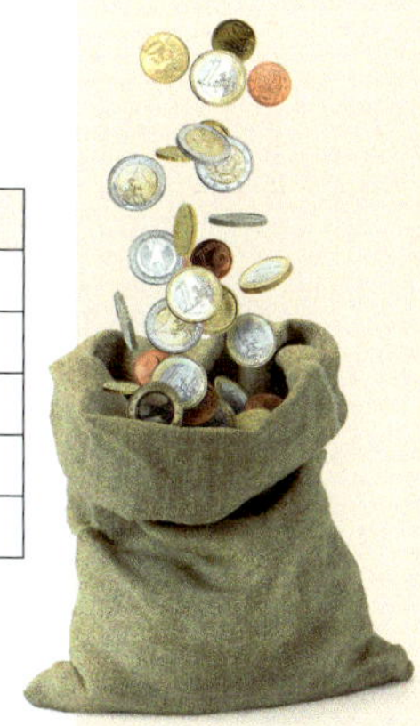

a) Wie lautet der Wachstumsfaktor q?
b) Wie hoch ist das Kapital nach 5 Jahren? Ergänze die Tabelle im Heft.
c) Auf welchen Betrag ist das Kapital nach 10 Jahren angewachsen? Gib den Term zur Berechnung an und berechne in einem Schritt.
d) Stelle den Zuwachs des Kapitals in einem Koordinatensystem dar.
e) Angenommen, die Zinsen wären jedes Jahr ausgezahlt worden. Wie viel weniger Zinsen wären es nach 10 Jahren gewesen?

Weiterführende Aufgaben

9 Ordne die Begriffe lineares Wachstum oder exponentielles Wachstum zu.

a) Eine Schale Erdbeeren kostet 2,50 €. David kauft drei Schalen.

b) Für 2000 € Kapital bekommt man im ersten Jahr Zinsen in Höhe von 40 €. Im zweiten Jahr sind insgesamt 80,80 € Zinsen auf dem Konto. Im dritten Jahr betragen die gesamten Zinsen 122,42 €.

c) Eine Kerze brennt über 12 Stunden, bis sie von alleine erlischt.

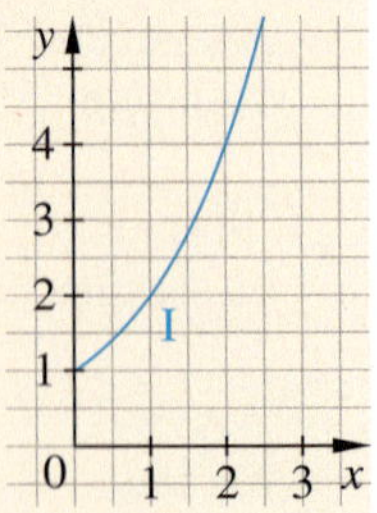

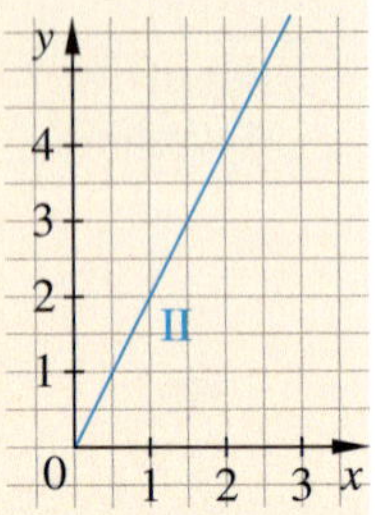

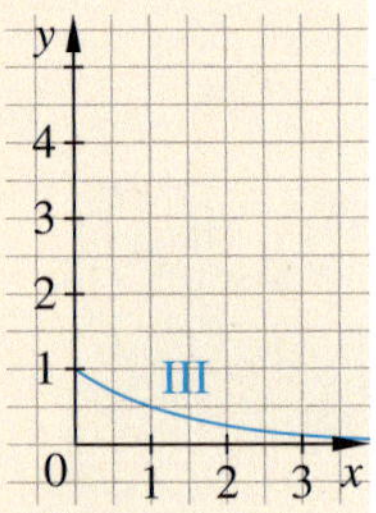

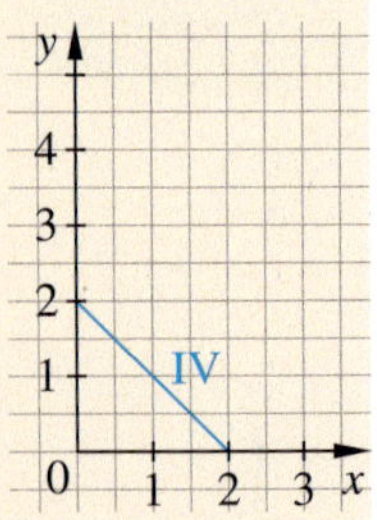

10 Erstelle eine Übersicht zu den verschiedenen Wachstumsarten. Stelle dazu lineares und exponentielles Wachstum einander gegenüber.

a) Nenne jeweils ein Beispiel und stelle die typischen Eigenschaften anschaulich dar.

b) Ordne die vier Graphen aus der Randspalte der jeweiligen Wachstumsart zu.

c) Bei welchen Graphen bzw. Bereichen handelt es sich um negatives, bei welchen um positives Wachstum?

11 Laut Angabe der „Deutschen Stiftung Weltbevölkerung" lebten 2016 auf der Erde ca. 7,418 Mrd. Menschen. Die jährliche Wachstumsrate betrug ca. 1,2 %.

a) Wie viele Menschen leben nach diesen Zahlen 2017 (2020, 2025) auf der Erde?

b) Wie viele Menschen waren es nach diesen Zahlen im Jahr 2000?

12 Ein Stahlblock wird zur Bearbeitung auf eine Temperatur von 950 °C erhitzt. Er kühlt stündlich um den gleichen prozentualen Anteil ab. Nach einer Stunde hat er noch eine Temperatur von 779 °C.

a) Berechne den Wachstumsfaktor q.

b) Welche Temperatur hat der Stahlblock nach fünf Stunden?

c) Nach wie vielen Stunden hat der Stahlblock Zimmertemperatur? Probiere.

13 Im Jahr 2016 lebten in China 1,379 Mrd. Menschen, im Jahr 2006 waren es 1,314 Mrd. Wie hoch war der jährliche Wachstumsfaktor?

14 Starte bei 5000. Welcher Wert wird nach fünf Schritten erreicht? Rechne in einem Schritt und notiere jeweils die zugehörige Rechnung.

a) lineare Abnahme um je 55

b) prozentuale Zunahme um je 7 %

c) prozentuale Abnahme um je 4,5 %

d) lineare Zunahme um je 260

15 Anfang des Jahres 2014 begann die Ausbreitung des Ebola-Fiebers in mehreren Staaten Westafrikas. Bereits Ende Oktober überstieg die Zahl der Ebola-Kranken die Marke von 10 000. Nach Angaben der Weltgesundheitsorganisation WHO verdoppelte sich die Zahl der Ebola-Infektionsfälle alle drei bis vier Wochen.

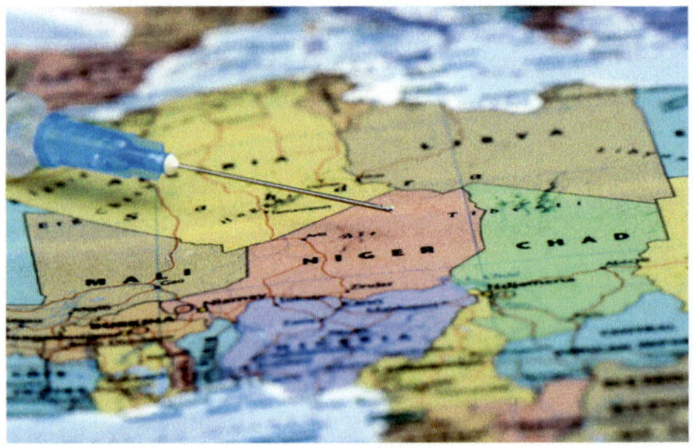

Die Tabelle gibt die Zahl der Infektionsfälle von Mai bis September 2014 an:

Monat	Mai	Juni	Juli	Aug.	Sept.
Zahl der Infektionsfälle	239	418	760	1711	4293

a) Stelle die Daten aus der Tabelle in einem Koordinatensystem dar.

b) Selina behauptet, dass die Zahl der Ebola-Infektionsfälle exponentiell wächst. Stimmt das? Begründe.

c) Die Punkte (5|239) und (8|1711) liegen auf dem Graphen einer Exponentialfunktion. Berechne den Wachstumsfaktor und den Anfangswert. Gib die Funktionsvorschrift an.

d) Prognostiziere mit Hilfe der Vorschrift aus c) die Zahl der Infektionsfälle für Oktober, November und Dezember.

Bakterienwachstum und radioaktiver Zerfall

Erforschen und Entdecken

1 Betrachte die Kärtchen und kläre Begriffe, die dir unbekannt sind.

verdoppeln | Radioaktivität | $f(x) = w_0 \cdot 2^x$ | Zerfall

Halbwertszeit | halbieren | Wachstum | Escherichia coli

alt neu

$f(x) = w_0 \cdot 0{,}5^x$ | Bakterien | Verdopplungszeit | Uran | Zellteilung | Isotope

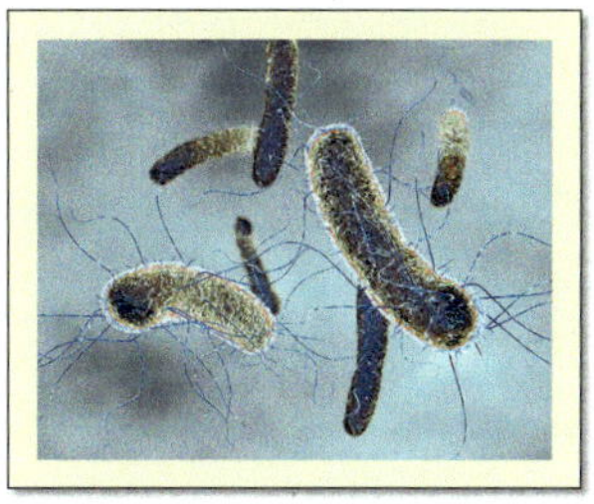

a) Ordne die Begriffe in zwei Gruppen an.
b) Beschreibe die beiden Gruppen, die du gebildet hast. Versuche, die Zusammenhänge innerhalb der beiden Gruppen zu erklären.
c) Beschreibe, was die jeweilige Funktionsgleichung aussagt.

2 *Rätselfrage:* Auf einem See wachsen Seerosen, die ihre Anzahl jährlich verdoppeln. Nach acht Jahren ist der halbe See zugewachsen.
Wie lange dauert es noch, bis der ganze See damit bedeckt ist?
Die meisten Leute beantworten die Frage folgendermaßen: „In weiteren acht Jahren ist der See zugewachsen."
a) Wie lautet die richtige Antwort?
b) Wo ist der Denkfehler bei der oben genannten Antwort?
c) Gib eine Funktionsgleichung an, mit der dieses Phänomen berechnet werden kann, wenn zu Beginn 1 m² mit Seerosen bedeckt ist.
Wofür stehen x und $f(x)$ in der Gleichung?
d) Wie viele Quadratmeter waren nach drei Jahren bedeckt?
e) Wie groß ist die Gesamtfläche des Sees?

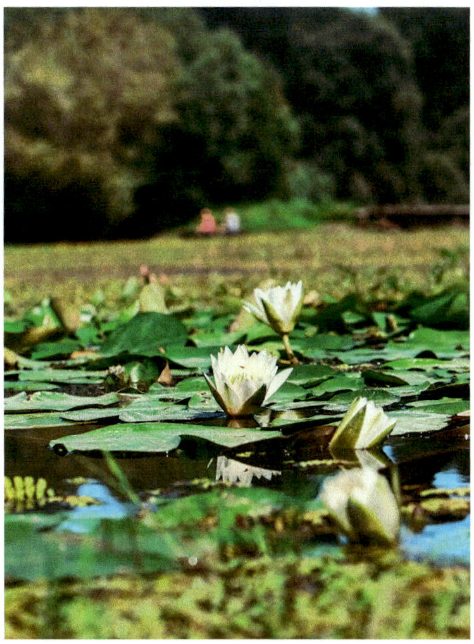

3 Untersuche die beiden Funktionen $f(x) = 2^x$ und $g(x) = 0{,}5^x$.
a) Lege für $f(x)$ und $g(x)$ jeweils eine Wertetabelle an.
b) Zeichne die zugehörigen Funktionsgraphen in ein gemeinsames Koordinatensystem. Vergleiche den Verlauf der beiden Graphen miteinander.
c) Überprüfe deine Zeichnung mit Hilfe eines Funktionenplotters.

Lesen und Verstehen

Bakterienwachstum und radioaktiver Zerfall lassen sich durch spezielle Exponentialfunktionen beschreiben. Diese Exponentialfunktionen zeichnen sich durch ihren Wachstumsfaktor q aus.

BEACHTE
Salmonellen sind Bakterien. Sie kommen z. B. in rohen Eiern oder abgestandenem Wasser vor und können Krankheiten hervorrufen.

Viele Bakterien bestehen aus nur einer Zelle. Bei der Vermehrung teilt sie sich in zwei Zellen. Teilung und Zellwachstum dauern je nach Bakterienart eine bestimmte Zeit.
Diese Zeitspanne nennt man Verdopplungszeit.

Nach jeder Verdopplungszeit hat sich die Anzahl der Bakterien verdoppelt.
Die zugehörige Funktionsgleichung lautet $\boldsymbol{f(x) = w_0 \cdot 2^x}$.
Der Wachstumsfaktor ist $q = 2$.
Der Exponent x gibt die Anzahl der Verdopplungszeiten an.
w_0 ist der Anfangswert für $x = 0$.

BEISPIEL 1
Salmonellen verdoppeln sich ca. alle 20 min.
Ihre Anzahl nimmt exponentiell zu.

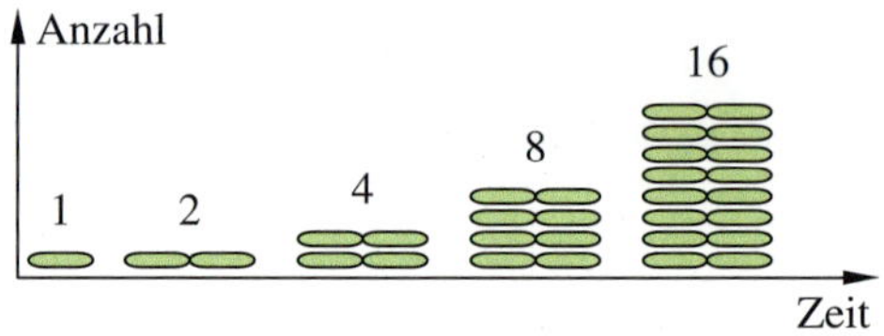

In einer Speiseprobe wurden zu Beginn einer Untersuchung 120 Salmonellen gefunden.
Die Tabelle zeigt, wie die Salmonellenanzahl zu einer bestimmten Zeit berechnet werden kann.

Zeit (in min)	**−40**	**−20**	**0**	**20**	**40**	**50**
Anzahl der Verdopplungszeiten *x*	$\frac{-40}{20} = -2$	−1	0	1	2	2,5
Bakterienzahl $f(x) = 120 \cdot 2^x$	$f(-2)$ $= 120 \cdot 2^{-2}$ $= 30$	$f(-1)$ $= 120 \cdot 2^{-1}$ $= 60$	$f(0)$ $= 120 \cdot 2^{0}$ $= 120$	$f(1)$ $= 120 \cdot 2^{1}$ $= 240$	$f(2)$ $= 120 \cdot 2^{2}$ $= 480$	$f(2{,}5)$ $= 120 \cdot 2^{2{,}5}$ $= 679$

Radioaktive Stoffe wandeln sich in andere Stoffe um. Dabei zerfällt die Hälfte ihrer Atomkerne nach einer bestimmten Zeit.
Diese Zeitspanne nennt man Halbwertszeit.

Nach jeder Halbwertszeit hat sich die Anzahl der radioaktiven Atomkerne halbiert. Die zugehörige Funktionsgleichung lautet $\boldsymbol{f(x) = w_0 \cdot 0{,}5^x}$.
Der Wachstumsfaktor ist 0,5.
x gibt die Anzahl der Halbwertszeiten an.

BEISPIEL 2
Nach 10 min gibt es nur noch die Hälfte der Atomkerne von ^{13}N.
Ihre Anzahl nimmt exponentiell ab.

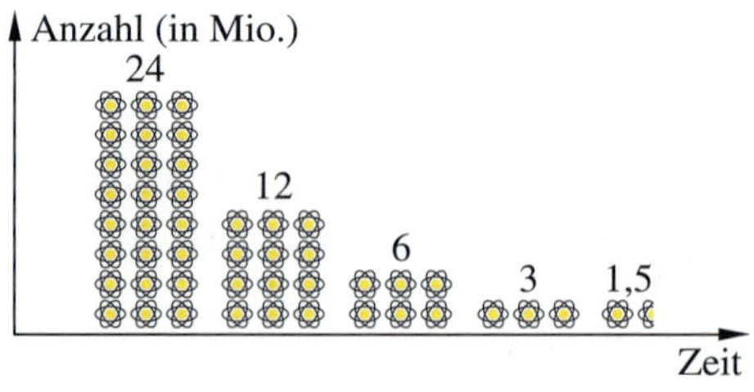

Zu Beginn einer Messung liegen 6 g radioaktiver Stickstoff ^{13}N vor. Die Atomkerne von ^{13}N zerfallen. Somit nimmt die Masse des radioaktiven Stickstoffs wie in der Tabelle ab.

Zeit (in min)	**−20**	**−10**	**0**	**10**	**20**	**25**
Anzahl der Halbwertszeiten *x*	$\frac{-20}{10} = -2$	−1	0	1	2	2,5
Masse (in g) $f(x) = 6 \cdot 0{,}5^x$	$f(-2)$ $= 6 \cdot 0{,}5^{-2}$ $= 24$	$f(-1)$ $= 6 \cdot 0{,}5^{-1}$ $= 12$	$f(0)$ $= 6 \cdot 0{,}5^{0}$ $= 6$	$f(1)$ $= 6 \cdot 0{,}5^{1}$ $= 3$	$f(2)$ $= 6 \cdot 0{,}5^{2}$ $= 1{,}5$	$f(2{,}5)$ $= 6 \cdot 0{,}5^{2{,}5}$ $\approx 1{,}1$

Basisaufgaben

1 Das radioaktive Element Protactinium hat eine Halbwertszeit von ca. 1 min.

a) Stelle die Anzahl der Atomkerne für die ersten 7 Minuten in einem Diagramm dar. Beginne bei 1000 Atomkernen.

b) Wie groß ist die Wachstumsrate q pro Minute?

c) Wie viele Atomkerne liegen nach 8 min (10 min) noch vor?

2 Die Verdopplungszeit des Bakteriums *Treponema pallidum* ist je nach äußeren Faktoren verschieden. Verwende eine Verdopplungszeit von 10 Stunden bzw. 5 Stunden. Stelle das Anwachsen der Anzahl der Bakterien bis 30 Stunden nach Beginn in jeweils einer Tabelle dar. Zu Beginn liegen jeweils 23 Erreger vor.

3 Der Erreger *Mycobacterium tuberculosis* kann beim Menschen, aber auch bei Tieren die Lungenkrankheit Tuberkulose hervorrufen.
Die Vermehrung dauert bei dieser Bakterienart relativ lange. Die Verdopplungszeit beträgt 18 Stunden.

a) In einer Probe wurden 44 Erreger gezählt. Lege eine Tabelle an und trage die Anzahl der Bakterien nach den ersten drei Verdopplungszeiten ein.

b) Wie viele Erreger enthielt die Probe zwei Verdopplungszeiten vor Beginn der Messung?

c) Informiere dich über die Krankheit und ihre Verbreitung. In welchen Ländern tritt sie noch auf? Was wird getan, um eine Ausbreitung zu verhindern?

Weiterführende Aufgaben

4 Eines der am besten erforschten Lebewesen ist das Bakterium *Escherichia coli* (*E. coli*). *E. coli* ist ein natürlicher Darmbewohner, kann aber auch Erkrankungen hervorrufen. *E. coli* verdoppelt sich nach 20 min. Eine Probe mit *E. coli*-Bakterien wird im Labor untersucht. Nach drei Stunden befinden sich 768 000 Bakterien in der Probe.

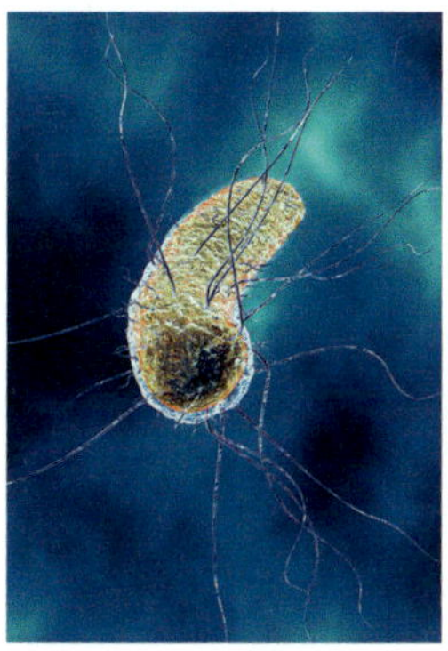

a) Wie viele Bakterien waren es zu Untersuchungsbeginn?

b) Wie viele waren es 80 Minuten vor Untersuchungsbeginn?

c) Wie viele Bakterien enthält die Probe 24 Stunden nach Untersuchungsbeginn? Gehe davon aus, dass genügend Nährstoffe für die Bakterien vorhanden sind.

d) Wie viel Zeit ist ungefähr vergangen, wenn die Bakterienzahl 10 000 überschreitet? Schätze ab.

5 Milchsäurebakterien sind in Milchprodukten wie z. B. Joghurt oder Käse zu finden. Sie bewirken, dass die Milch sauer wird. Je nach Temperatur liegen ihre Verdopplungszeiten zwischen 20 min und 60 min.

a) Wie viele Bakterien sind nach zwei (zwölf) Stunden aus einem einzigen Bakterium entstanden? Berechne die Anzahl der Bakterien bei einer Verdopplungszeit von 40 min.

b) Wie hoch ist die Bakterienzahl nach acht Stunden bei einer Verdopplungszeit von 50 min? Beschreibe, wie du den Exponenten ermittelst.

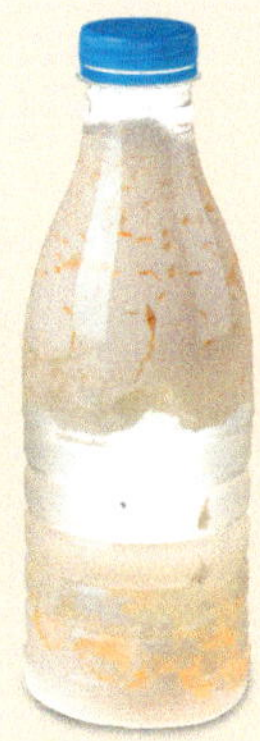

6 Zu Beginn einer Messung liegen 5 g radioaktives Francium ^{223}Fr vor. Die Halbwertszeit von ^{223}Fr beträgt ca. 22 min.

a) Wie viel Gramm ^{223}Fr enthält die vorliegende Probe nach 110 min?

b) Auf wie viel Gramm hat sich die Masse nach fünf Stunden reduziert? Schreibe die zugehörige Funktionsgleichung auf.

Altersbestimmung mit Hilfe der Radiocarbon-Methode

Die Höhlenmalereien im Hintergrund stammen aus den Drakensbergen in Südafrika.

Die Eigenschaften von radioaktivem Kohlenstoff werden in der Archäologie zur Altersbestimmung genutzt. Mit Hilfe der sogenannten Radiocarbon-Methode (lat. radio für „strahlen“, carboneum für „Kohlenstoff“) kann das Alter von Fundstücken berechnet werden. Z. B. ließ sich das Alter der Höhlenmalerei im Hintergrund auf 2000 Jahre berechnen.

Die Radiocarbon-Methode basiert auf den folgenden vier Voraussetzungen:

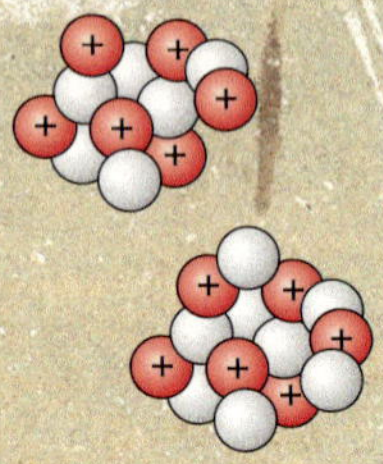

1. Kohlenstoff (C) liegt in verschiedenen Formen vor

Jedes C-Atom enthält im Kern sechs positiv geladene Teilchen, die Protonen. Zusätzlich gibt es neutrale Teilchen, die Neutronen. Fast 99 % der C-Atome besitzen sechs Neutronen, es gibt aber auch C-Atome mit z. B. acht Neutronen.
Atomkerne, die sich durch die Anzahl ihrer Neutronen voneinander unterscheiden, nennt man **Isotope**. Sie werden nach der Anzahl ihrer Kernteilchen benannt. Es gibt z. B. ^{12}C und ^{14}C. ^{14}C ist radioaktiv. Seine Atomkerne zerfallen und senden dabei Strahlung aus.

2. ^{12}C und ^{14}C stehen in einem konstanten Verhältnis zueinander

Radioaktives ^{14}C wird in der Atmosphäre ständig neu gebildet. Es entsteht bei der Reaktion von Luftstickstoff mit Neutronen, die durch kosmische Strahlung freigesetzt werden. Andererseits zerfallen ständig radioaktive ^{14}C-Kerne. Neubildung und Zerfall gleichen sich aus. Daher ist der Anteil von ^{14}C in der Atmosphäre konstant.
Das Verhältnis von ^{14}C und ^{12}C beträgt ca. $1 : 10^{12}$. Auf ein radioaktives ^{14}C-Atom kommen also ca. 1 Billion ^{12}C-Atome. Ein Gramm Kohlenstoff eines Lebewesens enthält ca. $5 \cdot 10^{10}$ ^{14}C-Atome.

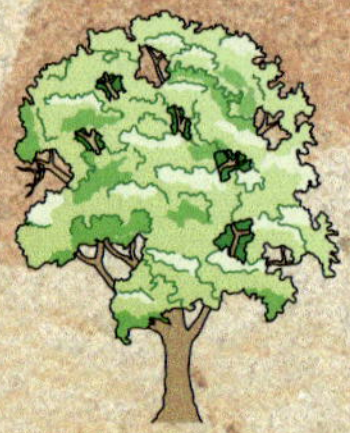

3. Radioaktives ^{14}C ist in allen Kohlenstoffverbindungen enthalten

^{14}C ist auch ein Bestandteil von Kohlenstoffdioxid (CO_2). Grüne Pflanzen nehmen CO_2 bei der Fotosynthese aus der Luft auf. Somit enthalten Pflanzen radioaktives ^{14}C. Über die Nahrungskette wird ^{14}C auch von Menschen und Tieren aufgenommen. Aber nicht nur Lebewesen enthalten ^{14}C, sondern auch alle pflanzlichen und tierischen Produkte.

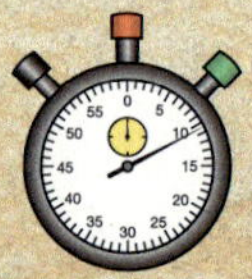

4. Die Kohlenstoff-Stoppuhr wird aktiviert

In einem lebenden Organismus entspricht das Verhältnis zwischen ^{14}C und ^{12}C genau dem der Atmosphäre. Stirbt das Lebewesen, so wird kein neues ^{14}C mehr aufgenommen und die „^{14}C-Stoppuhr“ beginnt zu laufen. Durch den radioaktiven Zerfall nimmt der Anteil des ^{14}C mit der Zeit immer weiter ab. Somit ist der ^{14}C-Anteil am gesamten Kohlenstoff des Lebewesens ein Maß für den Zeitpunkt des Sterbens. Die Halbwertszeit von ^{14}C beträgt ca. 5730 Jahre. Mit der Tabelle kann das Alter von Fundstücken bestimmt werden.

Zeit in Jahren	0	5730	11 460	30 000
Anzahl *x* der Halbwertszeiten	0	1	2	$\frac{30000}{5730} \approx 5{,}24$
Aktivität in %: $f(x) = 100 \cdot 0{,}5^x$	100	$100 \cdot 0{,}5^1 = 50$	$100 \cdot 0{,}5^2 = 25$	$100 \cdot 0{,}5^{5,24} = 2{,}65$

1 Im brandenburgischen Dallgow-Döberitz wurde beim Neubau einer Kita im Jahr 2016 eine germanische Siedlung entdeckt. Dabei gruben die Archäologen auch alte Holzpfosten aus. Die Wissenschaftler ermittelten mit der Radiocarbon-Methode, dass ein Baum 2500 Jahre alt war und die Siedlung etwas 500 vor Christus entstanden sein muss.

a) Bestimme die Anzahl der Halbwertszeiten von ^{14}C, die seit dem Bau vergangen sind.

b) Berechne die Aktivität, die die Wissenschaftler gemessen haben.

2 Das Turiner Grabtuch halten gläubige Katholiken für das Tuch, in dem Jesus nach der Kreuzigung begraben wurde. Mit Hilfe der ^{14}C-Analyse untersuchten 1988 drei unabhängige Institute aus Zürich, Oxford und Arizona die Echtheit des Tuches.

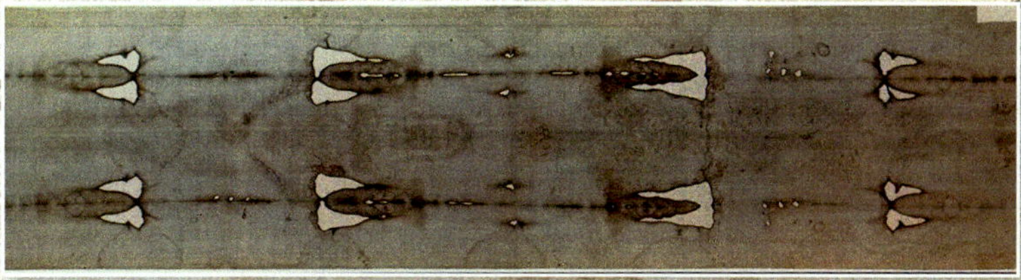

a) Wie hoch hätte die Aktivität des ^{14}C in Prozent sein müssen, damit das Tuch tatsächlich ein Grabtuch Jesu hätte sein können?

b) Die drei Institute stellten Aktivitäten von 91,6 %, 93 % und 92,3 % des üblichen Anteils fest. In welchem Jahrhundert muss der Stoff gewebt worden sein?

c) Die erste gesicherte Erwähnung des Grabtuches fällt in das Jahr 1357. Passt dies mit den Untersuchungsergebnissen zusammen?

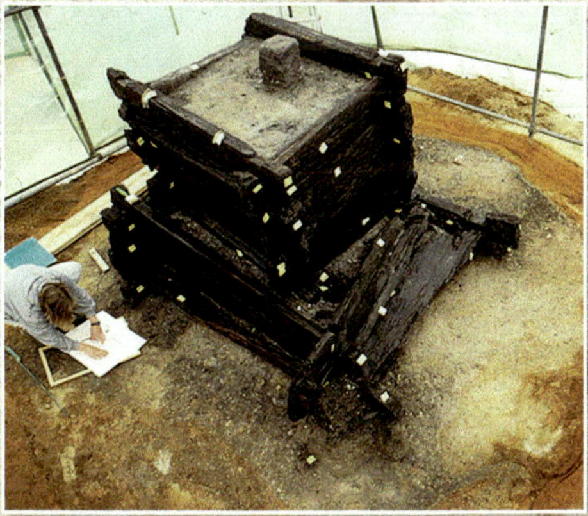

3 Nahe der nordrhein-westfälischen Stadt Erkelenz wurde im Jahr 1991 der älteste erhaltene Holzbau der Welt freigelegt. Zum Bau des Brunnens wurde Eichenholz verwendet.
Wissenschaftler ermittelten im Eichenholz mit Hilfe der Radiocarbon-Methode eine Aktivität von 42 % eines noch lebenden Baums.

a) Ermittle durch Probieren, wie viele Halbwertszeiten vergangen sind, seit die Eichen gefällt wurden.

b) In welchem Jahrhundert wurde der Brunnen ungefähr errichtet?

4 Im Jahr 1991 haben Wanderer in den Ötztaler Alpen eine Gletscherleiche gefunden. Der Fundort brachte der Leiche sehr schnell den Namen Ötzi.
Mit Hilfe der Radiocarbon-Methode wurde das Alter von Ötzi bestimmt.
Demnach war der Fund ca. 5200 Jahre alt.

a) Wie viele ^{14}C-Atome lagen in einem g Kohlenstoff dieses Leichnams noch vor?

b) Wie viele Atome werden noch nach insgesamt 10 000 Jahren vorliegen?

c) Wie alt ist ein Organismus ungefähr, wenn noch 10 % der ursprünglichen ^{14}C-Atome vorliegen? Erläutere deinen Lösungsweg.

5 Rechts abgebildet ist der Backenzahn eines Wollhaarmammuts. Die Aktivität des Kohlenstoffs im Zahn wurde in einem Labor untersucht. Das errechnete Alter des Zahns beträgt 20 000 Jahre.

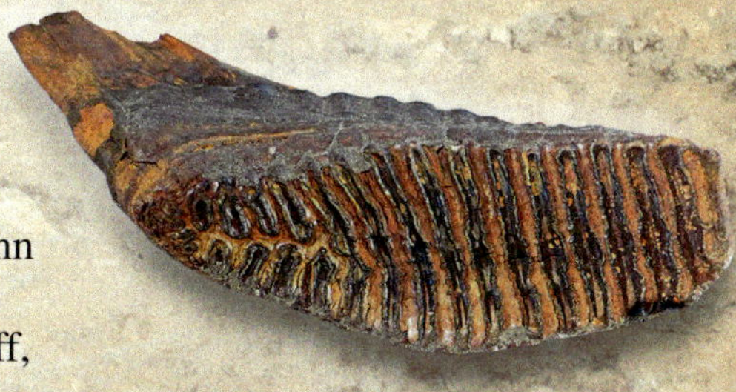

a) Wie hoch war die Aktivität des Kohlenstoffs im Backenzahn im Vergleich zu einem lebenden Zahn?

b) Bestimme die Anzahl der ^{14}C-Atome, die in 1 g Kohlenstoff, entnommen aus diesem Zahn, noch vorhanden sind.

Übersicht der Funktionsarten

Lineare Funktionen

- Funktionsgleichung: $f(x) = ax + b$
- Gerade durch den Punkt $P(0|b)$, mit der Steigung a
- für $a > 0$ erfolgt lineare Zunahme (Funktion steigt)
- für $a < 0$ erfolgt lineare Abnahme (Funktion fällt)
- Nullstelle: genau eine für $a \neq 0$, $x_0 = -\frac{b}{a}$

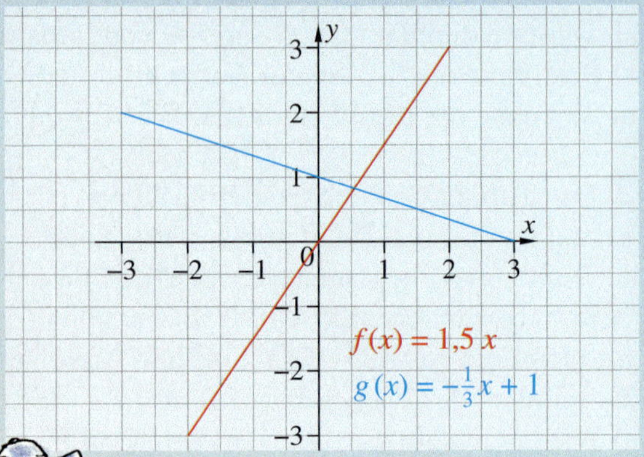

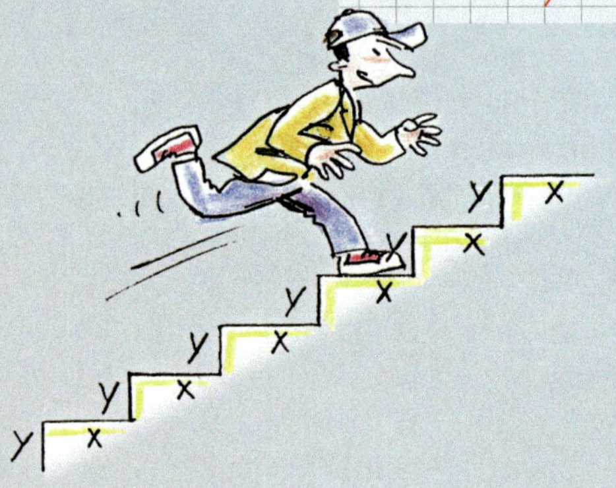

Exponentialfunktionen

- Funktionsgleichung: $f(x) = w_0 \cdot q^x$
  w_0 ist der Anfangswert eines Wachstumsprozesses,
  q ist der Wachstumsfaktor, $q > 0$
- für $q > 1$ erfolgt exponentielle Zunahme
- für $0 < q < 1$ erfolgt exponentielle Abnahme
- Nullstellen: gibt es nicht

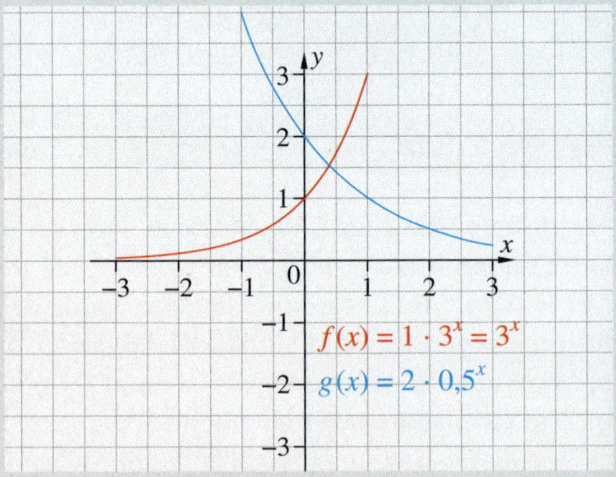

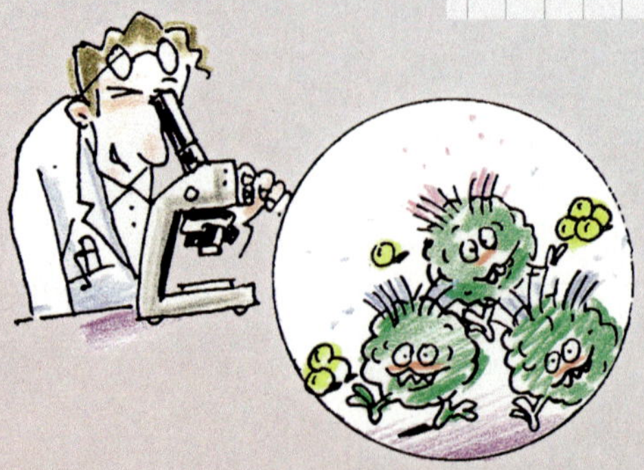

Quadratische Funktionen

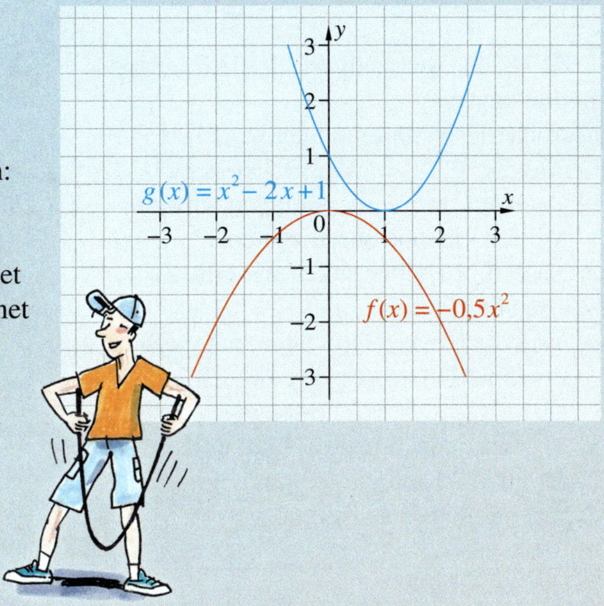

- Funktionsgleichung:
  $f(x) = ax^2 + bx + c,\ a \neq 0$
- Funktionsgleichung in Scheitelpunktform:
  $f(x) = a\,(x + d)^2 + e$
- Parabel durch den Scheitelpunkt $S(-d|e)$
- für $a > 0$ ist die Parabel nach oben geöffnet
- für $a < 0$ ist die Parabel nach unten geöffnet
- Nullstellen: keine, eine oder zwei, je nach Öffnungsrichtung und Lage des Scheitelpunkts

Trigonometrische Funktion: Sinusfunktion

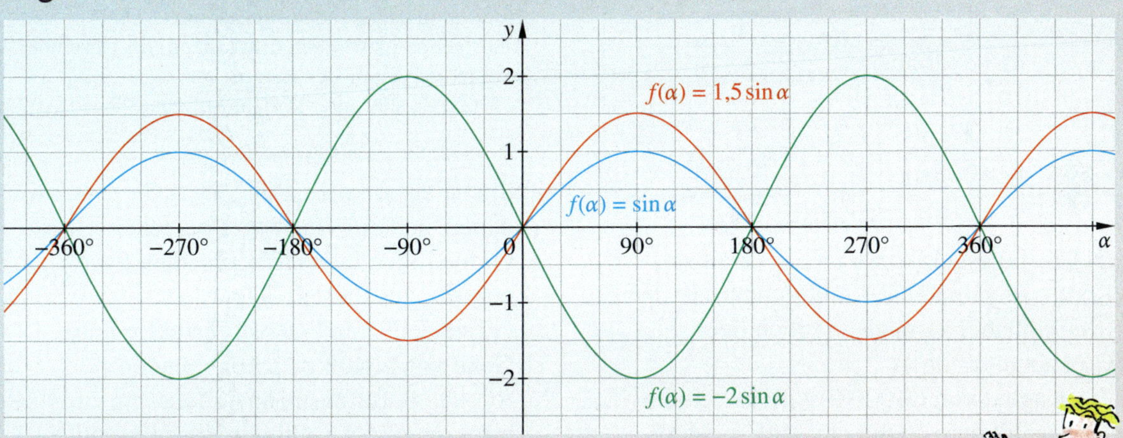

- Funktionsgleichung: $f(\alpha) = \sin \alpha$
- Veränderte Form: $f(\alpha) = a \sin \alpha$
- Periodische Funktion mit Periode 360°
- Punktsymmetrisch zum Koordinatenursprung $(0|0)$
- Nullstellen: unendlich viele, $k \cdot 180°$, k ist eine ganze Zahl

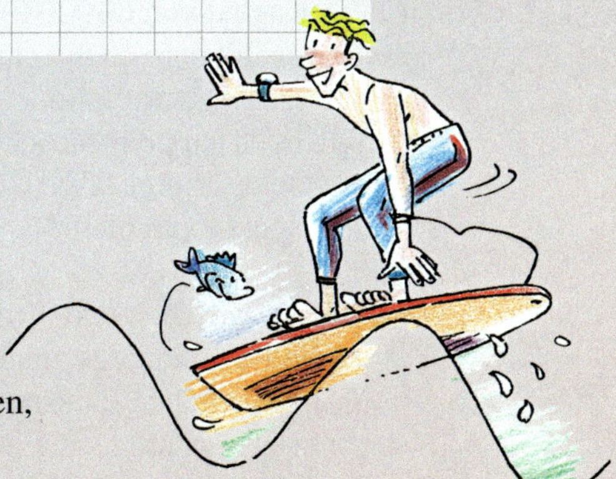

1 Arbeitet in Gruppen. Erweitert die Übersicht über die Funktionsarten, indem ihr noch weitere Eigenschaften vergleicht. Zum Beispiel:
- Definitionsbereich und Wertebereich
- Schnittpunkte mit der y-Achse
- Einfluss des Faktors a (bzw. w_0) auf Stauchung und Streckung der Funktion

Vermischte Übungen

BEACHTE
Die Lösungen zu Aufgabe 1 ergeben in der richtigen Reihenfolge den Namen einer Stadt in Deutschland. In welchem Bundesland liegt diese Stadt?
0,015 625(L); 6,25 (K); 960 (E); 125 000,125 (I)

1 Welche Startzahl erfüllt die folgenden Bedingungen?

a) Nach vier Verdopplungen wird 100 erreicht.

b) Nach nur drei Verdopplungen wird die Million um eins überschritten.

c) Nach fünf Halbierungen wird die 30 erreicht.

d) Nach sechs Verdopplungen lautet das Ergebnis 1.

2 Ergänze jede Tabelle einmal mit linearem Wachstum und einmal mit exponentiellem Wachstum.

a)

x	1	2	3	4	5
y	2	4			

b)

x	1	2	3	4	5
y	10	100			

c)

x	1	2	3	4	5
y	500	450			

3 Ein Tagesgeldkonto ist ein verzinstes Konto. Es gibt keine Kündigungsfrist, der Kontoinhaber kann also täglich über sein Guthaben verfügen.
Ein Kapital von 60 000 € wird auf einem Tagesgeldkonto angelegt. Der Zinssatz beträgt 1,8 % pro Jahr.
Wie hoch sind die Zinsen insgesamt, wenn das Geld für drei Jahre (fünf Jahre) auf dem Tagesgeldkonto bleibt?

4 In asiatischen und afrikanischen Ländern ist die Bevölkerungszunahme meist größer als in westlichen Industrieländern. Die höchste Wachstumsrate verzeichnete 2016 der Südsudan mit 4,02 %. Dort lebten zu dieser Zeit 12,043 Mio. Einwohner.

a) Berechne nach diesen Vorgaben die voraussichtliche Bevölkerungszahl für die Jahre 2017 bis 2020 und 2030.

b) Wie viele Menschen lebten nach diesen Zahlen 2006 im Südsudan?

5 Der folgende Artikel wurde 2008 im Internet veröffentlicht.

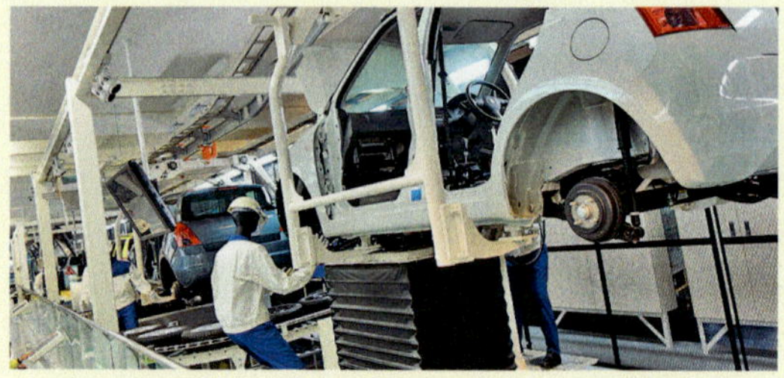

Das magere Autojahr

Im Gesamtjahr 2007 fiel die Nachfrage nach Neuwagen dem Verband [der Automobilindustrie] zufolge in Deutschland um 9 % auf 3,149 Mio. Fahrzeuge. Als Ursachen gelten neben der Mehrwertsteuererhöhung auch die Klimadebatte und die allgemeine Teuerung, speziell die hohen Benzinpreise.

Die Autoindustrie erreichte beim Export und der Produktion dagegen neue Rekordwerte. Drei von vier Autos gehen inzwischen ins Ausland. Im Dezember ging jedoch auch der Export zurück und lag mit 284 900 Pkw 2 % unter Vorjahresniveau.

Quelle: manager-magazin.de

a) Suche aus dem Text alle Werte heraus, mit denen sich ein Wachstum berechnen lässt. Ordne ihnen die entsprechenden Fachbegriffe aus diesem Kapitel zu.

b) Gib jeweils den Wachstumsfaktor q an.

c) Gehe von einem gleichbleibenden Rückgang für das nächste Jahr aus und berechne die Anzahl der Neuzulassungen in Deutschland in 2008.

d) Recherchiere im Internet (z. B. beim VDA), ob sich die Anzahl der Neuzulassungen wirklich entwickelt hat wie in c).

6 In einer Thermoskanne befindet sich heißes Wasser mit einer Temperatur von 85 °C. Stündlich nimmt die Temperatur des Wassers in der Kanne um ca. 5 % ab.

a) Bestimme den Wachstumsfaktor q. Stelle eine passende Funktionsgleichung zur Berechnung der Temperatur auf.

b) Welche Temperatur hat das Wasser nach vier Stunden?

c) Bestimme grafisch, wann das Wasser bis auf Raumtemperatur abgekühlt ist.

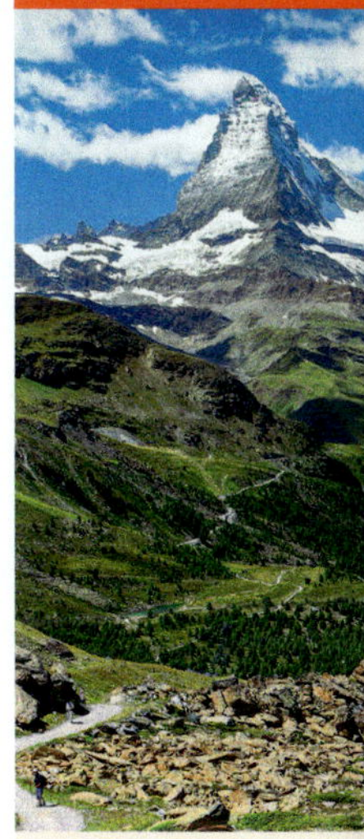

7 Wie lautet die Funktionsgleichung zur Temperaturabnahme der Flüssigkeit?

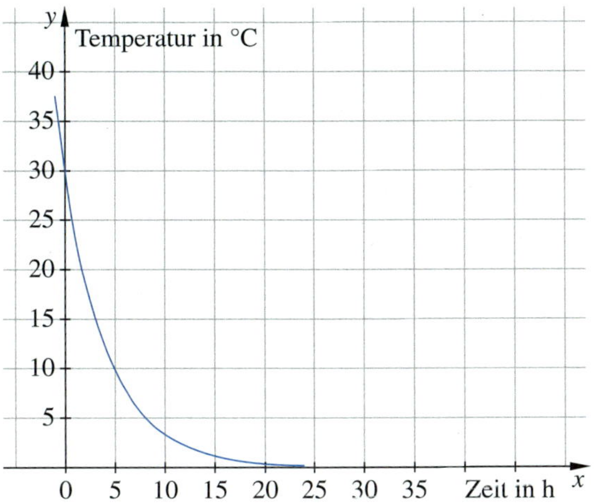

8 Zu Beginn einer Messung liegen 24 g radioaktives Kupfer ^{64}Cu vor.
Übertrage die Tabelle in dein Heft und fülle die entsprechenden Felder aus.

Zeit (in h)	−26	−13	**0**	13	26	45
Anzahl der Halbwertszeiten		−1	**0**			
Masse (in g)			**24**	12		

9 Eine kleine Tasse Espresso (30 ml) enthält ungefähr 40 mg Koffein. Nach dem Trinken dauert es etwa 45 min, bis die gesamte Koffeinmenge in der Blutbahn aufgenommen ist. Das Koffein wird dann in Stoffwechselprozessen abgebaut. Die biologische Halbwertszeit von Koffein liegt bei gesunden Erwachsenen zwischen 2,5 Stunden und 4,5 Stunden.

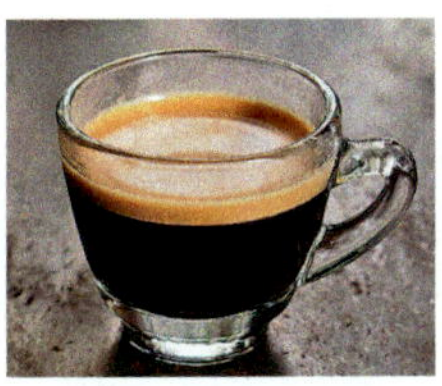

a) Berechne die mittlere Halbwertszeit von Koffein im Blutkreislauf. Diese soll für die weiteren Berechnungen genutzt werden.
b) Wie viel mg Koffein ist 4 h 15 min nach dem man getrunken hat noch im Körper enthalten?
c) Bis zu welcher Uhrzeit kann Espresso getrunken werden, wenn um 22:00 Uhr nur noch 10 mg Koffein im Blut enthalten sein sollen?

10 Beim Bergsteigen kann man feststellen, dass die Temperatur abnimmt, je höher man kommt. Pro 100 Höhenmeter sinkt die Temperatur um etwa 0,6 °C. Hauptursache dafür ist die Entfernung von der Erdoberfläche, die Wärme speichert und dann wieder ausstrahlt.
a) Stelle die Abnahme der Temperatur im Koordinatensystem bis 1000 m Höhe dar. Die Temperatur auf Meereshöhe (0 m) soll 20 °C betragen.
b) Um welche Art von Wachstum handelt es sich? Begründe.
c) Gib eine Funktionsgleichung an.
d) Auf 1500 m Höhe wird eine Temperatur von 7 °C gemessen. Wie viel Grad Celsius sind es dann in 650 m Höhe?

11 Führt den Bierschaumversuch in Dreiergruppen durch. Entnehmt das Versuchsmaterial und die Vorbereitung der Randspalte. Tragt eure Messdaten in eine Tabelle ein:

Zeit (in s)	0	10	20	30	40	…
Höhe (in cm)						

Wenn ihr soweit vorbereitet seid, gießt das Bier in das Glas. Messt sofort die Höhe der Schaumkrone und wiederholt die Messung in einem Rhythmus von 10 s, bis der Schaum nicht mehr oder fast nicht mehr da ist.

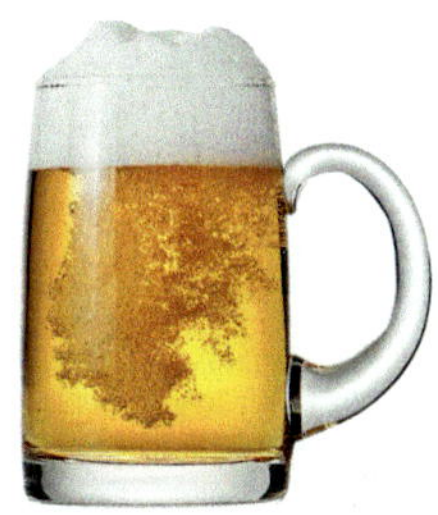

a) Übertragt eure Werte in ein Koordinatensystem. Verbindet die einzelnen Werte zu einem Graphen.
b) Findet eine Funktionsgleichung, die dem Kurvenverlauf annähernd entspricht. Beschreibt euer Vorgehen.
Wie seid ihr mit eventuellen Schwierigkeiten umgegangen?
c) Ermittelt für eure Biersorte den Wachstumsfaktor q bezogen auf 10 s.
d) Bestimmt die Halbwertszeit für den Zerfall des Bierschaumes. Vergleicht euren Wachstumsfaktor und eure Halbwertszeit mit anderen Gruppen.

Versuchsmaterial:
- verschiedene Sorten alkoholfreies Bier
- ein Bierglas mit zylindrischer Form
- ein langes Lineal
- eine Stoppuhr
- Stift und Papier

Vorbereitung:
Verteilt untereinander die Aufgaben „Höhe messen", „Zeit messen" und „Messdaten notieren".

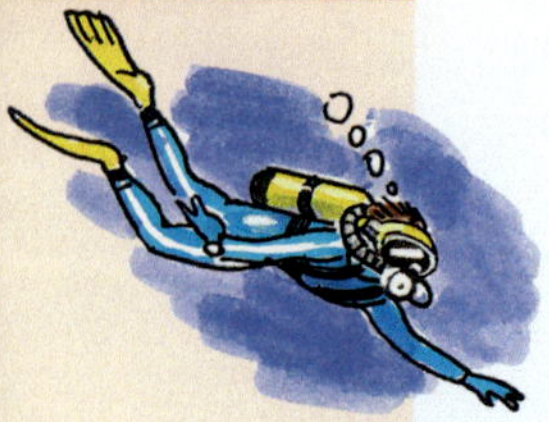

In der Schuldenfalle

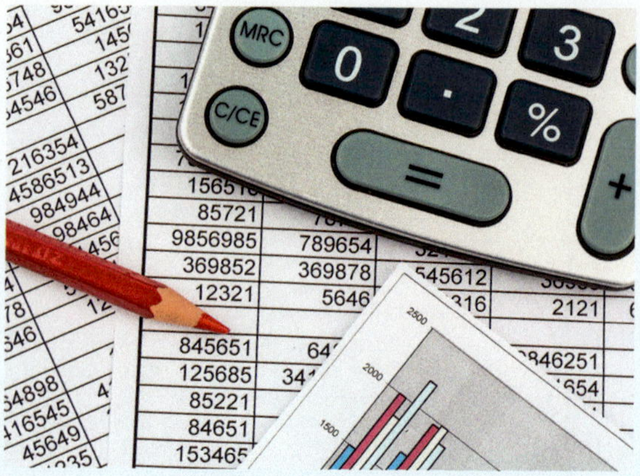

Wenn man bei einer Bank einen Kredit aufnehmen möchte, so prüft die Bank vorher, ob dieser Kredit später auch zurückgezahlt werden kann. Das liegt im Interesse der Bank und es schützt den Kreditnehmer vor zu viel Schulden. Anders bei Ratenkäufen: Dabei vereinbart man z. B. mit einem Technikgeschäft eine Rückzahlung für ein erworbenes Produkt.
Bei solchen Ratenkäufen geht es den Unternehmen vor allem darum, ihre Produkte zu verkaufen. So kann man z. B. einen Fernseher erwerben, ohne dass jemand darauf achtet, ob man die Rückzahlungen überhaupt leisten kann.

Falls die Banken keinen Kredit geben, so kann man sich dennoch bei privaten Anbietern Geld leihen. Private Anbieter nutzen aber unter Umständen eine Notsituation aus und verleihen Geld zu überhöhten Zinsen. Wenn der Zinssatz mindestens doppelt so hoch ist wie marktüblich, dann spricht man von **Wucherzinsen**.

a) Berechne die Jahreszinsen für einen Kredit über 2000 € zu einem Zinssatz von 7,9 %.

b) Ein Kredit über 1500 € zu 7,0 % soll nach einem Jahr abbezahlt sein.
Welche monatliche Rate muss gezahlt werden?

c) Stefan hat für seine erste eigene Wohnung über Ratenkäufe Folgendes angeschafft:
Bett: 349 € zu 1,9 % Schrank: 269 € zu 1,5 %
Fernseher: 629 € zu 2 % Hifi-Anlage: 498 € zu 0,7 %
Die Finanzierung läuft über 12 Monate. Wie viel zahlt Stefan insgesamt monatlich?

d) Begründe, warum Möbelhäuser oder Technikgeschäfte bei Ratenkäufen einen günstigeren Zinssatz anbieten als Banken.

e) Frau A nimmt einen Kredit über 5000 € zu einem Zinssatz von 5,9 % auf.
Herr B nimmt einen Kredit über 5000 € zu einem Zinssatz von 11,8 % auf.
Wie viel Zinsen fallen jeweils für ein Jahr an? Vergleiche.

f) Herr C leiht 6000 € zu einem Wucherzinssatz von 13,9 % pro Jahr und zahlt drei Jahre lang nichts zurück. Auf welchen Betrag sind die Schulden dann angewachsen?

g) Beschreibe: Warum kann sich jemand dazu gezwungen sehen, einen Kredit zu einem Wucherzinssatz aufzunehmen?

h) Frau D leiht 8000 € zu einem Wucherzinssatz von 14,5 % pro Jahr und kann nichts zurückzahlen. Wann sind ihre Schulden auf mindestens das Doppelte angewachsen?

i) Max sagt: „Bei einer Null-Prozent-Finanzierung kann es gar nicht zu einer Überschuldung kommen, da ja keine Zinsen gezahlt werden."
Nimm dazu Stellung und begründe deine Meinung.

Alles klar?

Entscheide, ob die Aussagen richtig oder falsch sind.
Begründe deine Entscheidung im Heft und korrigiere gegebenenfalls.

1 Absolutes und prozentuales Wachstum

a) Die Graphen in der Randspalte verzeichnen alle eine Zunahme.

b) Der mittlere Graph in der Randspalte zeigt eine lineares Wachstum mit dem Ausgangswert $w_0 = 0$ und der festen Änderung $a = 1$.

c) Der Graph zur Funktionsgleichung $f(x) = 3x + 4$ wächst linear.

d) In der Tabelle rechts wird eine lineare Zunahme dargestellt.

Monat	Oktober	November	Dezember
Absatz (in €)	5,200 Mio.	5,720 Mio.	6,292 Mio.

+ 10 % · 1,1   + 10 % · 1,1

e) Wenn sich der Absatz von Dezember bis Januar weiter so wie in der Tabelle entwickelt, dann wird der Absatz im Januar über 7 Mio. betragen.

f) Unterhalb der Tabelle steht der Wachstumsfaktor $q = 10\,\%$ und die Wachstumsrate $p\,\% = 1{,}1$.

2 Exponentielles Wachstum

a) Bei einer exponentiellen Abnahme verringert sich der Ausgangswert immer um den gleichen Wert.

b) Der Graph zur Funktionsgleichung $f(x) = 2x^2$ wächst exponentiell.

c) Der obere und der untere Graph in der Randspalte stellen ein exponentielles Wachstum dar.

d) In den letzten drei Jahren hat eine Firma jährlich 10 % weniger Umsatz gemacht. Von anfänglich 90 000 € sank der Umsatz in den drei Jahren auf nur noch 65 610 €.

e) Es dauert 25 Jahre, bis sich ein Kapital von 10 000 € bei einem Zinssatz von 2,7 % pro Jahr verdoppelt hat.

f) Im Jahr 2016 leben 208 Mio. Menschen in Brasilien. Im Jahr 2050 werden es 238 Mio. Menschen sein. Der jährliche Wachstumsfaktor q beträgt demnach 1,144.

g) Ende 2016 lebten 38,3 Mio. Menschen in Uganda. Die Wachstumsrate betrug 3,24 %. Also lebten dort fünf Jahre zuvor nur 32,66 Mio. Menschen.

3 Bakterienwachstum und radioaktiver Zerfall

a) Berechnet man das Wachstum von Bakterien, so ist der Wachstumsfaktor $q = 0{,}5$. Bei der Berechnung der Anzahl der Atomkerne beim radioaktiven Zerfall ist $q = 2$.

b) Salmonellen haben eine Verdopplungszeit von 20 min. Also sind nach einer Stunde achtmal so viele Erreger in einer Probe wie zu Beginn der Messung.

c) Protactinium zerfällt mit einer Halbwertszeit von etwa einer Minute. Wenn zu Beginn einer Messung 5000 Atomkerne vorliegen, so sind es schon nach 5 min nur noch weniger als 500 Atomkerne.

d) Der Graph in der Abbildung könnte das Wachstum eines Bakteriums zeigen.

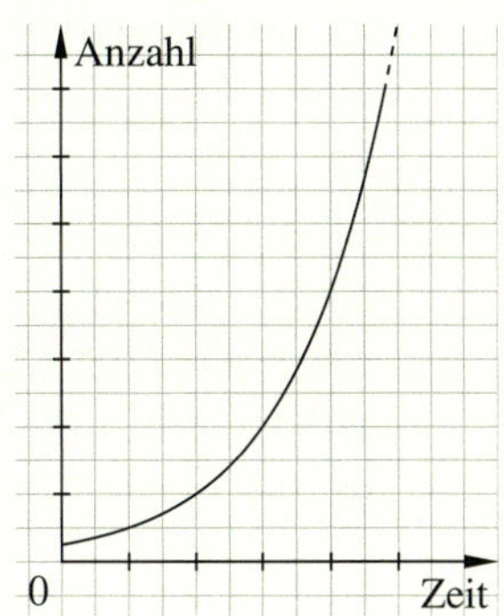

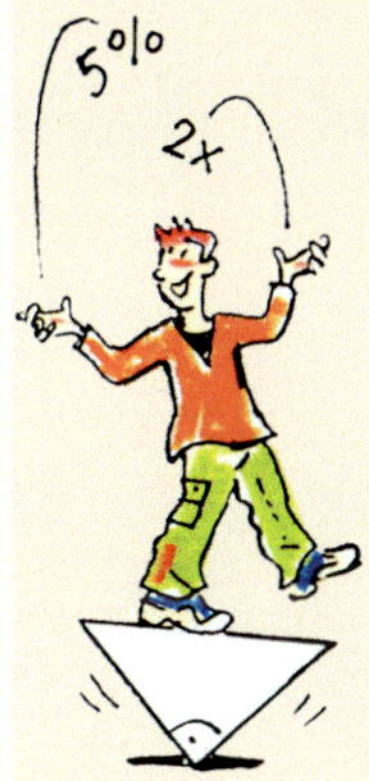

BEACHTE
Die Lösungen zu den Aufgaben auf dieser Seite sowie dazu passende Trainingsaufgaben findest du ab Seite 188.

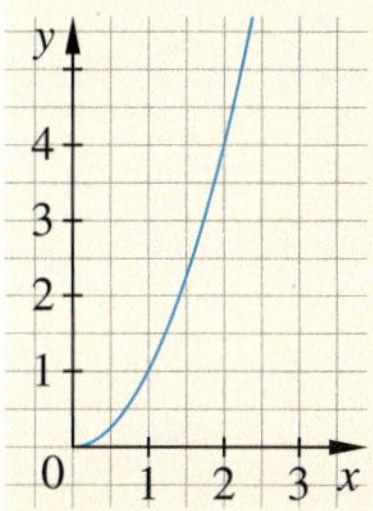

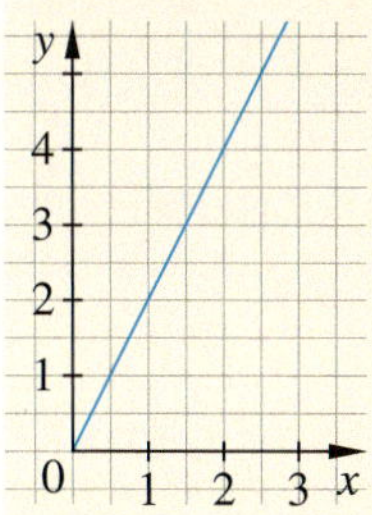

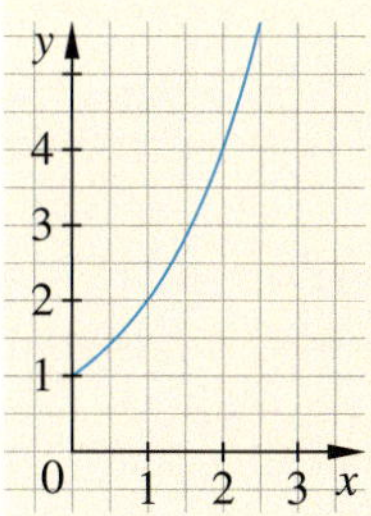

Zusammenfassung

→ Seite 116

Absolutes und prozentuales Wachstum

Wachstum kann in absoluten Zahlen angegeben werden. Ändert sich der Anfangswert w_0 je Zeitspanne immer um den gleichen Wert a, liegt **lineares Wachstum** vor: $\boldsymbol{f(x) = ax + w_0}$

In einen Sportverein mit 100 Mitgliedern treten pro Jahr 20 neue Mitglieder ein.
$f(0) = 20 \cdot 0 + 100 = 100$
$f(1) = 20 \cdot 1 + 100 = 120$
$f(7) = 20 \cdot 7 + 100 = 240$

Wachstum kann auch in Prozent angegeben werden.

Die Mietkosten in Höhe von 800 € für das Vereinshaus steigen pro Jahr um 2 %.
$800\,€ \cdot (1 + 2\,\%) = 800\,€ \cdot \left(1 + \frac{2}{100}\right)$
$= 800\,€ \cdot 1{,}02 = 816\,€$

→ Seite 120

Exponentielles Wachstum

Wenn sich eine Größe in gleich bleibenden Abständen um einen konstanten Wachstumsfaktor q ändert, so spricht man von **exponentiellem Wachstum**.
Es gilt:
$w_1 = w_0 \cdot q$
(w_0 Ausgangswert; w_1 folgender Wert; Wachstumsfaktor $q = 1 + p\,\%$ bzw. $1 - p\,\%$)

Wenn für den Wachstumsfaktor $\boldsymbol{q > 1}$ gilt, liegt **exponentielle Zunahme** vor.
Gilt für den Wachstumsfaktor $\boldsymbol{0 < q < 1}$, liegt **exponentielle Abnahme** vor.

exponentielle Zunahme

Monat	September	Oktober	November
Absatz	5,3 Mio.	6,095 Mio.	7,009 Mio.

· 1,15 · 1,15

$w_{Okt} = 5{,}3$ Mio. $\cdot\ 1{,}15 = 6{,}095$ Mio.

exponentielle Abnahme

Monat	September	Oktober	November
Absatz	89,7 Mio.	86,11 Mio.	82,67 Mio.

· 0,96 · 0,96

$w_{Nov} = 86{,}11$ Mio. $\cdot\ 0{,}96 = 82{,}67$ Mio.

Nach x gleichen Zeitspannen wächst bzw. sinkt eine Größe w_0 auf die Größe $f(x)$, wobei gilt:
$\boldsymbol{f(x) = w_0 \cdot q^x}$ Diese Funktion nennt man **Exponentialfunktion**.

→ Seite 124

Bakterienwachstum und radioaktiver Zerfall

Beim Bakterienwachstum verdoppelt sich die Anzahl der Bakterien nach einer **Verdopplungszeit**. Mit $\boldsymbol{q = 2}$ ergibt sich die Gleichung: $\boldsymbol{f(x) = w_0 \cdot 2^x}$.
x = Anzahl der Verdopplungszeiten

Salmonellen haben eine Verdopplungszeit von ca. 20 min. In dieser Zeit verdoppelt sich ihre Anzahl. Bei guten Bedingungen enthält eine Probe mit 60 Salmonellen nach 80 min bereits 960 Bakterien:
80 min : 20 min = 4
$f(4) = 60 \cdot 2^4 = 960$.

Beim radioaktiven Zerfall halbiert sich die Anzahl der radioaktiven Atomkerne nach einer **Halbwertszeit**. Mit $\boldsymbol{q = 0{,}5}$ ergibt sich die Gleichung: $\boldsymbol{f(x) = w_0 \cdot 0{,}5^x}$.
x = Anzahl der Halbwertszeiten

Die Halbwertszeit des Elements Cäsium liegt bei etwa 30 Jahren. Liegen zu Beginn 2 g dieses Stoffes vor, so sind es nach 90 Jahren nur noch 0,25 g:
90 Jahre : 30 Jahre = 3
$f(3) = 2\,\text{g} \cdot 0{,}5^3 = 0{,}25\,\text{g}$.

Mathematatik im Beruf

Welcher Beruf passt zu dir?
Bist du handwerklich oder eher technisch interessiert?
Wäre ein sozialer Beruf etwas für dich oder besser ein kaufmännischer?

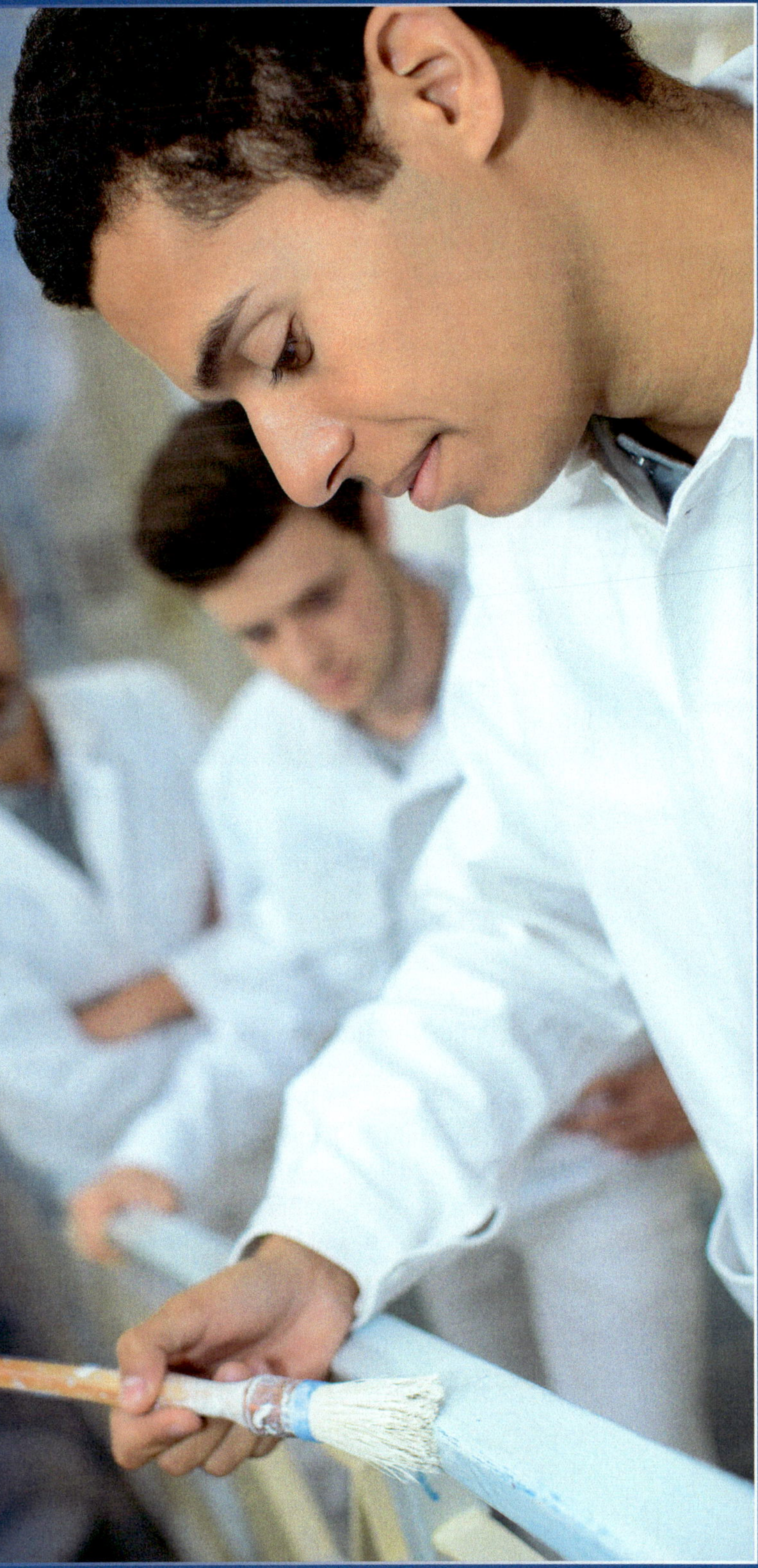

Größere Betriebe und Behörden laden zu Berufseingangstests ein, um unter verschiedenen Bewerbern auszuwählen.

Tipps und Beispiele dazu findest du auf den nächsten Seiten. Danach werden sechs verschiedene Berufsgruppen kurz vorgestellt.

Jeweils passend dazu findest du Mathematik-Aufgaben, die dir in diesem Beruf begegnen können.

Tipps und Hinweise

1. Gezielt bewerben

Bevor du dich auf einen Ausbildungsplatz bewirbst, solltest du versuchen, deine Stärken und Schwächen sowie deine Neigungen möglichst genau einzuschätzen. Nur dann ist es dir möglich, die Berufe herauszufinden, für die du wegen deiner Voraussetzungen besonders geeignet bist. Folgende Fragen solltest du dir stellen:

- Habe ich ein besonderes Talent oder eine besondere Begabung?
- In welchen Bereichen liegen meine Stärken?
- Wofür bin ich überhaupt nicht geeignet bzw. was fällt mir schwer?
- Welche Erfahrungen oder Qualifikationen habe ich bereits gesammelt?
- Stimmen meine Fähigkeiten mit meinen Interessen überein?
- Wie sieht mein Wunsch-Arbeitsplatz aus (Arbeitszeit, Aufstiegschancen, ...)?
- Welches Berufsfeld kommt für mich in Frage?

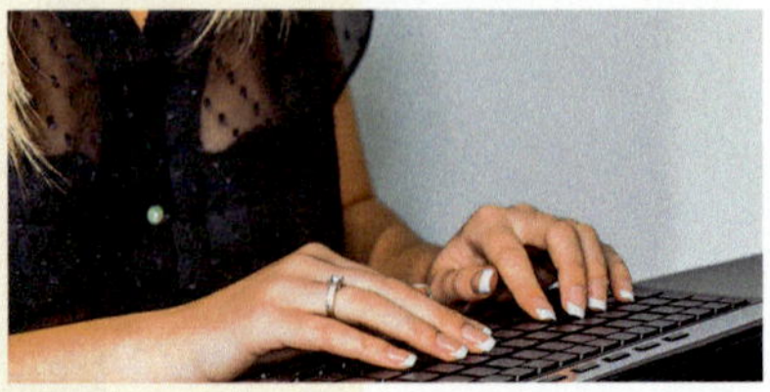

Nach dem Berufseingangstest werden verschiedene Ausbildungsberufe vorgestellt. Der Schwerpunkt liegt dabei auf den mathematischen Inhalten, die zur Ausübung des Berufs beherrscht werden sollten.
Diese Informationen können dir beim Bewerbungsgespräch und einem möglichen Berufseingangstest helfen. Denn abgefragt werden in der Regel Kenntnisse, die im jeweiligen Beruf eine Rolle spielen.

2. Vorbereitung

Dem Bewerber werden häufig schulähnliche schriftliche Prüfungen vorgelegt. Darauf kann man sich vorbereiten.
Informiere dich zunächst, welche Kenntnisse für den angestrebten Ausbildungsberuf besonders wichtig sind. Vielleicht ist ein Auszubildender oder ein Mitarbeiter bereit, dir Auskunft darüber zu geben, was in den Vorjahren abgefragt wurde und auf welche Kenntnisse besonders großer Wert gelegt wird.
Überprüfe dann selbstkritisch, inwieweit du über diese Kenntnisse verfügst. Schließe deine Wissenslücken durch intensives Üben. Übungsmaterial bietet unter anderem die Agentur für Arbeit an.

3. Beim Test

Beachte in der Testsituation vor allem Folgendes:

- Lies dir die Aufgabenstellungen sorgfältig durch.
- Löse zunächst die Aufgaben, die du sicher beherrscht.
- Halte dich nicht zu lange mit der Lösung einer Aufgabe auf.
- Bleibe ruhig! Die Zeit zum Lösen der Aufgaben ist häufig sehr knapp kalkuliert. So wollen die Arbeitgeber sehen, wie die Bewerber in stressigen Situationen reagieren. Die Bedingungen sind aber für alle Bewerber gleich.

4. Literatur

Besorge dir Literatur zu Bewerbungsschreiben und Einstellungstests. Du kannst auch im Internet nachschauen, wie man sich richtig bewirbt und was man unbedingt beachten muss.

- Berufseingangstest Mathematik problemlos, Cornelsen Verlag.
- Mein Job! Mustergültig bewerben – Überzeugende Bewerbungsunterlagen, Deutscher Sparkassenverlag.
- Orientierungshilfe zu Auswahltests, Bundesanstalt für Arbeit.

Berufseingangstest

1 Berechne.
a) 24 857 + 3501
b) 28 601 – 9098
c) 18 024 + 2475 + 13 + 8790
d) 2347 · 24
e) 41 656 : 8
f) 30 516 : 12
g) 28 + 12 : 4

2 Leila möchte an ihrem Geburtstag in der Klasse Schokoriegel verteilen. Sie hat 28 Mitschüler, die jeweils zwei Riegel erhalten sollen und sechs Lehrer, die jeweils einen Riegel bekommen sollen. In einer Tüte befinden sich zwölf Schokoriegel.
Wie viele Tüten muss Leila kaufen?

3 Berechne.
a) 18,36 + 16,54
b) 3,92 + 0,8
c) 7,25 – 2,75
d) 2 – 0,19
e) 4,25 · 4
f) 2,6 · 0,5
g) 18,6 : 6
h) 17,22 : 3

4 Ergänze die fehlenden Zahlen in den Zahlenfolgen.
a) 4, 8, 12, 16, ___, ___
b) 2, 5, 8, 11, ___, ___
c) 38, 33, 28, 23, 18, ___, ___
d) 1, 2, 4, 7, 11, 16, ___, ___
e) 3, 6, 8, 16, 18, ___, ___
f) 0, 1, 1, 2, 3, 5, 8, ____, ___

5 Rechne in die angegebene Einheit um.
a) 8 cm (mm)
b) 70 cm (dm)
c) 2,5 km (m)
d) 4500 m (km)
e) 5000 kg (t)
f) 6000 g (kg)
g) 7 t 300 kg (kg)
h) 6 kg 500 g (kg)
i) 7 € 49 ct (€)
j) 5 € (ct)
k) 2 min (s)
l) 300 min (h)

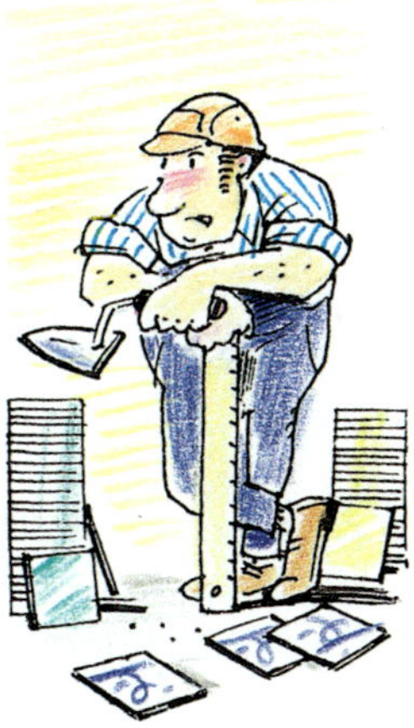

6 Bestimme die fehlenden Werte.

	p%	*G*	*W*
a)	50 %	800 €	
b)	4 %	300 kg	
c)		50 m	20 m
d)		200 Schüler	8 Schüler
e)	10 %		8 ha
f)	2 %		5 Stück

7 Frau Clausen hat 5000 € mit einem Zinssatz von 2 % bei einer Bank angelegt.
a) Berechne die Zinsen für ein Jahr.
b) Wie hoch sind die Zinsen im Folgejahr? Berücksichtige den Zinseszinseffekt.

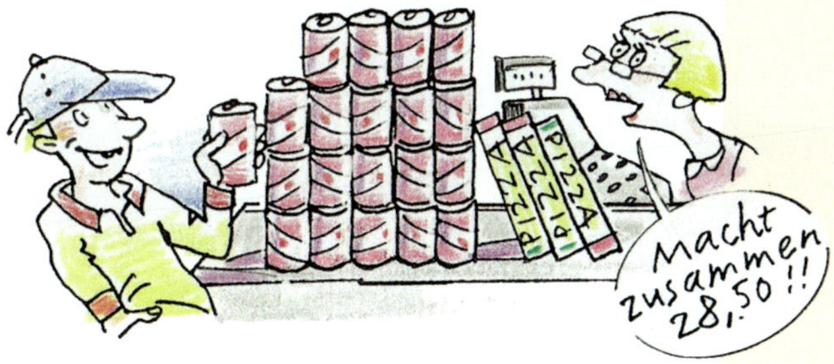

8 Eine Angestellte verdient brutto 2600 €.
a) Vom Bruttogehalt wird ein Arbeitnehmeranteil von 27,25 % für Sozialversicherungen abgezogen. Wie hoch ist der Betrag, der abgezogen wird?
b) Nach einer Gehaltserhöhung erhält die Angestellte brutto 2652 €. Um wie viel Prozent ist ihr Gehalt erhöht worden?

9 Bei der Bürgermeisterwahl erhielt Herr Wal 60 % der Stimmen. Damit wurde er von 3480 Bürgern gewählt.
a) Wie viele Bürger haben bei der Wahl ihre Stimme abgegeben?
b) Gegenkandidat Hansen erhielt 1160 Stimmen. Berechne den Prozentsatz.

10 Simon rechnet sich aus, dass er für einen Urlaub von 14 Tagen jeden Tag 42,00 € Taschengeld zur Verfügung hat.
Wie viel Euro kann er täglich ausgeben, wenn er mit dem gleichen Betrag genau drei Wochen Urlaub machen möchte?

11 Die Ausbesserungsarbeiten an einer Straße können von 18 Arbeitern in 25 Tagen erledigt werden.

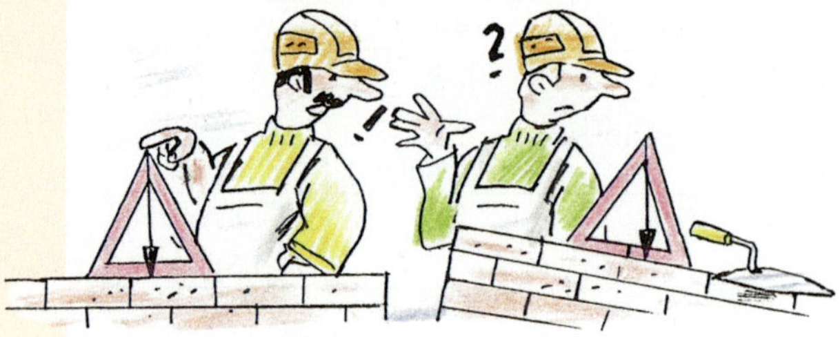

Wie lange würden 15 Arbeiter für die gleiche Arbeit benötigen?

12 Bei einer Durchschnittsgeschwindigkeit von 160 $\frac{km}{h}$ legt ein Zug eine bestimmte Strecke in vier Stunden zurück.

a) Welche Zeit benötigt ein Autofahrer bei einer Durchschnittsgeschwindigkeit von 80 $\frac{km}{h}$ für dieselbe Strecke?

b) Wie lange braucht der Zug, wenn er seine Geschwindigkeit um 20 $\frac{km}{h}$ erhöht?

13 Ein Laptop kostet 599 €. Bei Barzahlung bietet der Verkäufer einen Preisnachlass von drei Prozent.

a) Wie hoch ist der Preisnachlass in €?

b) Wie viel kostet der Laptop bei Barzahlung?

14 Ein Kreis hat einen Radius von 9 cm.

a) Berechne seinen Umfang.

b) Bestimme den Flächeninhalt des Kreises.

c) Besitzt ein Kreis mit doppeltem Radius auch den doppelten Umfang? Begründe.

15 Ein Dreieck hat die Seitenlängen: $a = 8$ cm, $b = 6$ cm und $c = 10$ cm. Ist das Dreieck rechtwinklig? Begründe deine Meinung.

16 Das Volumen einer quadratischen Pyramide wird nach der Formel $V = \frac{a^2 \cdot h}{3}$ berechnet.
Mit welchem der folgenden Terme ermittelt man die Länge der Höhe h?

① $\frac{V \cdot a^2}{3}$ ② $\frac{V \cdot 3}{a^2}$

③ $\frac{3 \cdot a^2}{V}$ ④ $\frac{3}{a^2 \cdot V}$

17 Ein Schwimmbecken hat eine Breite von 8 m und eine Länge von 15 m. Es ist 2 m tief.

a) Bestimme das Volumen des Schwimmbeckens.

b) Wie viel Kubikmeter Wasser enthält das Becken, wenn es bis 20 cm unterhalb des Randes mit Wasser gefüllt ist?

c) Wie hoch steht das Wasser, wenn sich 180 m^3 Wasser im Becken befinden?

18 Ein Landwirt besitzt ein rechteckiges Feld. Das Feld hat einen Flächeninhalt von 480 000 m^2 und ist 600 m lang.

a) Wie breit ist das Feld?

b) Mit seiner Bewässerungsanlage erreicht der Landwirt 75 % des Feldes. Wie groß ist die Fläche, die nicht bewässert wird?

19 1 kg Lachs kostet 19,99 €. Frau Meier kauft 650 g Lachs. Wie viel bezahlt sie?

20 Bestimme das Volumen der folgenden Verpackungen.

a) 15 cm hohe Pyramide mit quadratischer Grundfläche und Seite $a = 8$ cm

b) 12 cm hoher Kegel mit $r = 5$ cm

c) 10 cm hoher Zylinder mit $r = 4$ cm

d) Kugel mit $d = 10$ cm

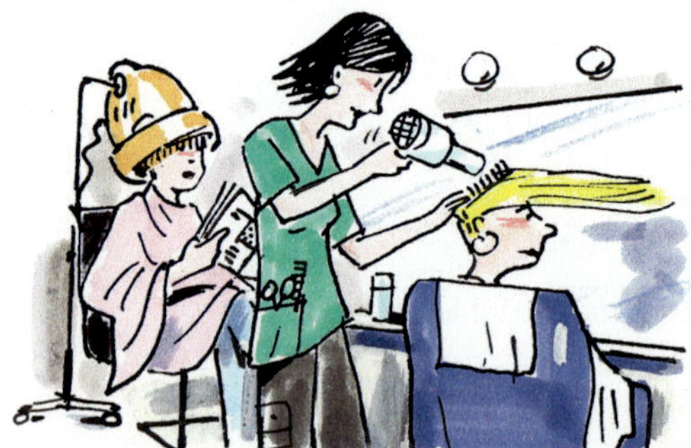

21 Löse die Gleichungen.

a) $5x - 4 = 26$

b) $7x + 11 = 3x + 35$

c) $3(4x - 5) = 10x + 9$

22 In zwei Kisten sind 87 kg Äpfel verpackt. In der einen Kiste sind 11 kg Äpfel mehr als in der anderen Kiste. Wie viel Kilo Äpfel sind in der kleineren Kiste?

23 Finde das Ergebnis durch Schätzen.

a) 3520 + 8274 + 9102 = ?

① 19 986 ② 20 896
③ 1986 ④ 2896

b) 8345 − 354 = ?

① 791 ② 891
③ 7991 ④ 8991

c) 5001 · 1990 = ?

① 9959 ② 99 590
③ 995 990 ④ 9 951 990

d) 55 : 0,22 = ?

① 2,5 ② 25
③ 250 ④ 2500

24 Welcher der vier Körper kann aus der Faltvorlage gebildet werden?

a)

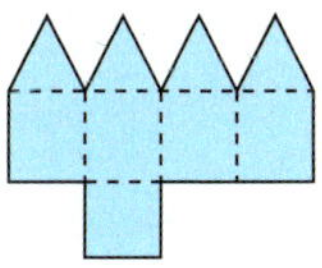

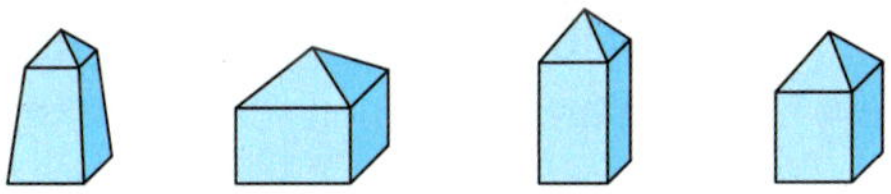

① ② ③ ④

b)

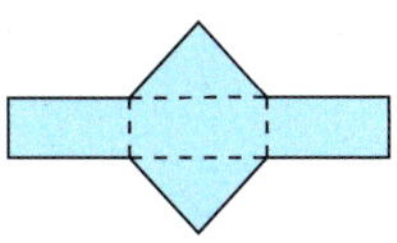

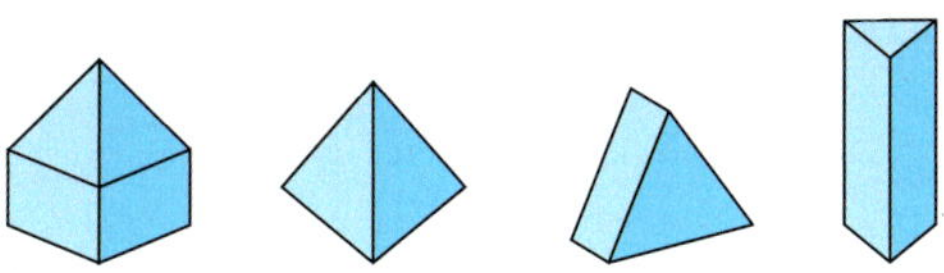

① ② ③ ④

c)

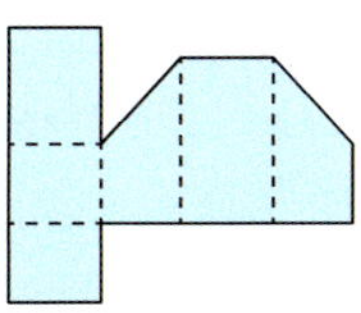

① ② ③ ④

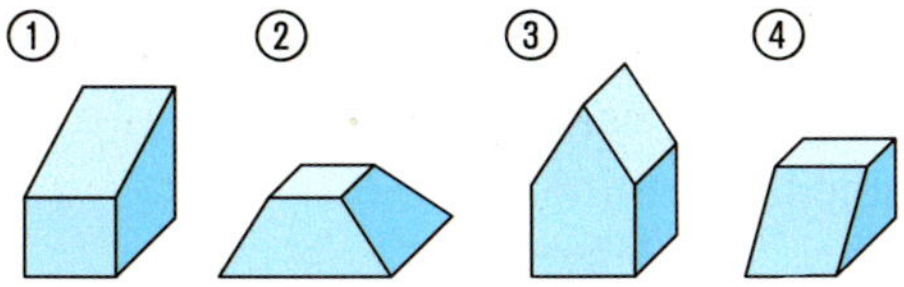

25 Betrachte das Schaubild.

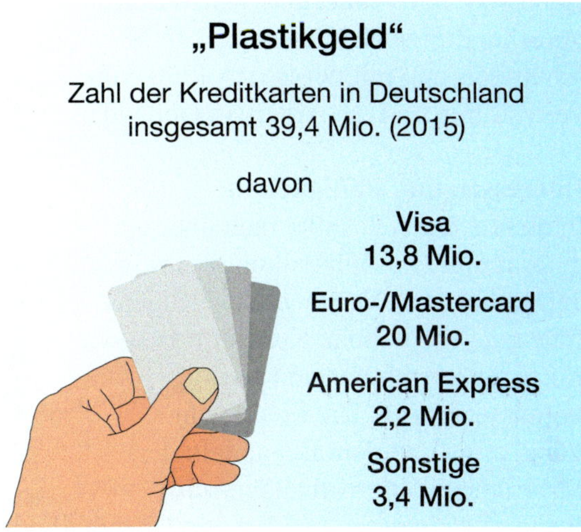

a) Wie hoch war der Marktanteil von Visa im Jahr 2015?

① ca. 3,5 % ② ca. 7 %
③ ca. 35 % ④ ca. 70 %

b) Im Jahr 2014 besaßen 19,3 Mio. Deutsche eine Eurocard bzw. eine Mastercard. Um wie viel Prozent ist die Anzahl bis zum Jahr 2015 gestiegen?

① um ca. 0,7 % ② um ca. 3,6 %
③ um ca. 7 % ④ um ca. 36 %

26 Ein Versandunternehmen wirbt mit folgender Anzeige:

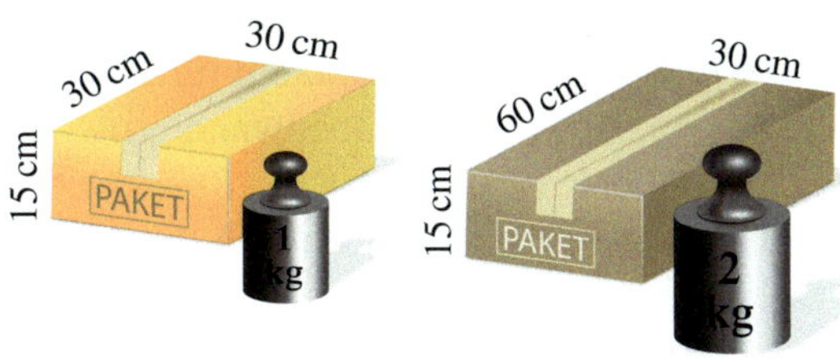

	bis 1 kg	bis 2 kg
kleines Paket	3 €	4 €
großes Paket	5 €	6 €

a) Berechne das Volumen der zwei Pakete.

b) Paul hat fünf Bände einer Jugendbuchserie in einem Versandhandel verkauft. Nun muss er die Bücher verschicken. Jedes Buch ist 14 cm breit, 20 cm hoch, 3 cm dick und wiegt 350 g. Wie viel muss Paul bezahlen? Begründe deine Antwort.

Handwerk

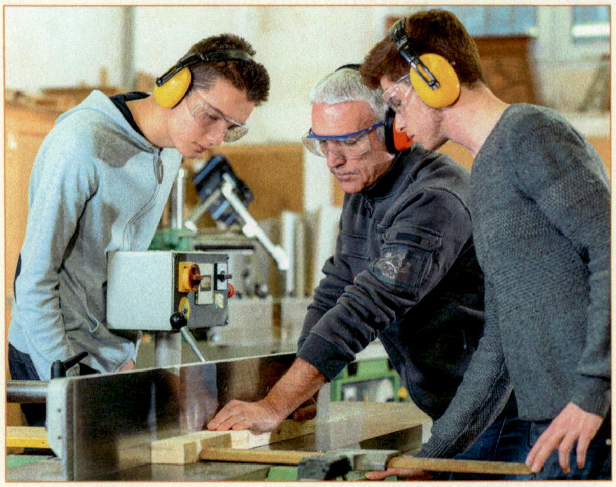

Handwerk bezeichnet eine ganze Berufsbranche. Einige Handwerksberufe beschäftigen sich mit der Bearbeitung von Werkstoffen und der Arbeit an Gebäuden.

Interessen und Fähigkeiten:
In diesem Bereich sollte man über ein gutes räumliches Vorstellungsvermögen und technisches Verständnis verfügen. Eine gute körperliche Konstitution sowie Körperbeherrschung sind wichtige Voraussetzungen. Die Freude am Verarbeiten und dem Behandeln der Materialien sollte vorhanden sein.
Weitere Fähigkeiten wie Schwindelfreiheit oder kreative Fähigkeiten (beim Erstellen von Skizzen oder beim Bearbeiten des Materials) hängen von dem konkreten Berufswunsch ab.

Ausbildungsdauer und Voraussetzungen:
Die Ausbildung dauert drei Jahre. Rechtlich ist keine bestimmte Vorbildung festgeschrieben.

Beispiele von konkreten Tätigkeiten

Maler/in und Lackierer/in: Sie gestalten, beschichten, färben und bekleiden Innenwände, Decken, Böden und Fassaden von Gebäuden. Sie halten Objekte aus den unterschiedlichsten Materialien instand.
Im Ausbildungsbetrieb lernen die Auszubildenden unter anderem, …
- wie man Beschichtungen durch Streichen, Rollen und Spritzen ausführt,
- wie Tapezier- und Klebearbeiten durchgeführt werden,
- wie vorbeugende Holz- und Bautenschutzmaßnahmen durchgeführt werden
- wie Natursteine, Mauerwerk und Betonoberflächen gereinigt werden.

Maurer/in: Sie stellen Rohbauten für Wohn- und Geschäftsgebäude her. Sie betonieren Fundamente, Außen- und Innenwände sowie Geschossdecken oder montieren Wände aus Fertigteilen.
Im Ausbildungsbetrieb lernen die Auszubildenden unter anderem, …
- Baupläne vor Baubeginn zu prüfen,
- wie eine Baustelle eingerichtet wird (z. B. Bereitstellung von Geräten und Materialien),
- wie man Verschalungen aus Holz baut, in die Einlagen aus Stahl einfügt werden,
- wie man Innen- und Außenputz und Dämmstoffe anbringt.

Tischler/in: Sie stellen Möbel, Türen und Fenster aus Holz her. Dazu müssen sie sägen, hobeln und schleifen, Furniere verarbeiten und die Holzoberflächen behandeln. Sie setzen Türen und Fenster ein oder führen Innenausbauten durch.
Im Ausbildungsbetrieb lernen die Auszubildenden unter anderem, …
- welche Werkzeuge, Geräte und Maschinen es gibt und wie sie gehandhabt werden,
- welche verschiedenen Holzarten und Holzwerkstoffe es gibt und wie man sie bearbeitet,
- was beim Anfertigen von Skizzen, Plänen und Zeichnungen zu beachten ist,
- wie man technische Unterlagen liest und den Materialbedarf ermittelt.

1 Im Arbeitszimmer soll Bodenbelag verlegt werden. Das Arbeitszimmer ist 2,5 m breit und 4,0 m lang.
a) Berechne den Flächeninhalt des Arbeitszimmers.
b) Der Bodenbelag kostet 23 € pro Quadratmeter. Hinzu kommen 145 € Arbeitskosten. Rechne mit einem Verschnitt von 10 %.
Welchen Preis muss man für das Verlegen des Bodenbelags bezahlen?

2 Das Wohnzimmer ist 2,80 m hoch, 4,00 m lang und 5,50 m breit.
Wegen einer Tür, eines Fensters und eines Heizkörpers müssen 14 m² der Wandfläche nicht tapeziert werden. Eine Tapetenrolle ist 50 cm breit und 10 m lang.
Wie viele Tapetenrollen benötigt man mindestens, um die Wandfläche zu tapezieren?
Wie viele Rollen sollten sicherheitshalber gekauft werden?

3 Es muss die Decke in der Küche gestrichen werden. Die Küche ist 3,50 m lang, 3,00 m breit und 2,80 m hoch.
Der Hersteller der Farbe gibt an, dass man pro Quadratmeter Fläche 150 ml Farbe benötigt.
a) Bestimme die Farbmenge, die für die Decke benötigt wird.
b) Der Malermeister weist seine Auszubildende Sybille an, die Farben weiß und grau im Verhältnis 4 : 1 zu mischen, damit die Deckenfarbe nicht zu hell wird. Welche Menge an weißer und grauer Farbe benötigt sie, wenn sie 1700 ml Farbe anmischen möchte?

4 Berechne mit dem Satz des Pythagoras die Länge der Beine des Holzschemels.

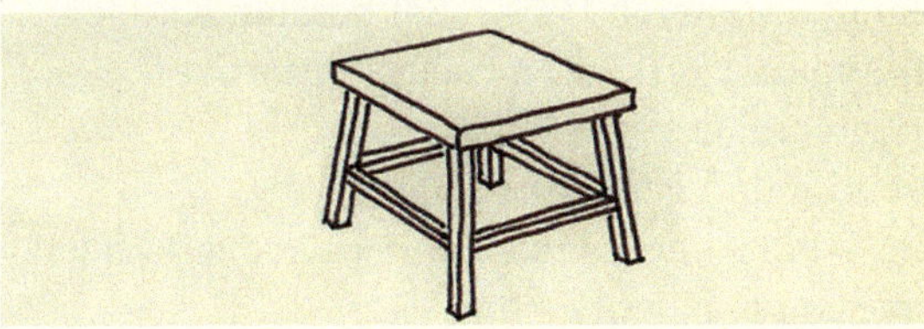

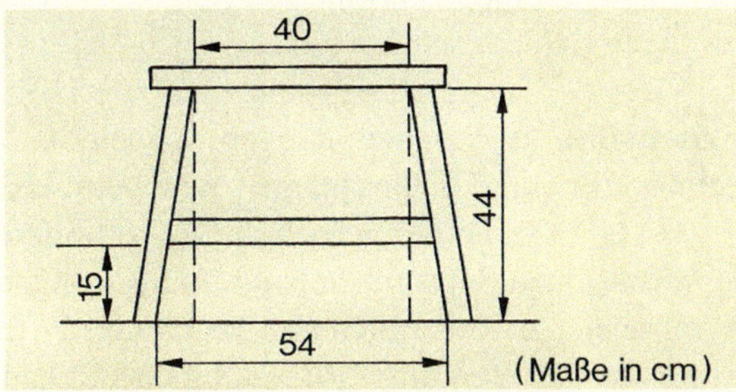

5 Ein Haus erhält ein Satteldach. Die Handwerker haben den Dachstuhl fast fertig gebaut. Nun müssen Dachdecker das Dach mit Ziegeln bedecken. Die Höhe vom Boden bis zum Dachfirst beträgt 6 m.
a) Wie viel Quadratmeter Dachpappe werden zur Abdeckung des Dachstuhls mindestens benötigt?
b) Wie viele Ziegel werden mindestens benötigt, wenn pro Quadratmeter 15 Stück verlegt werden? Runde sinnvoll.

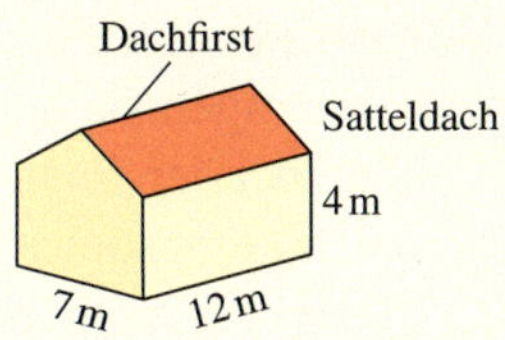

6 Ein Einfamilienhaus hat ein Satteldach. Die Breite b beträgt 12 m, die Höhe h des Daches beträgt 5,5 m. Wie lang sind die Dachsparren s?

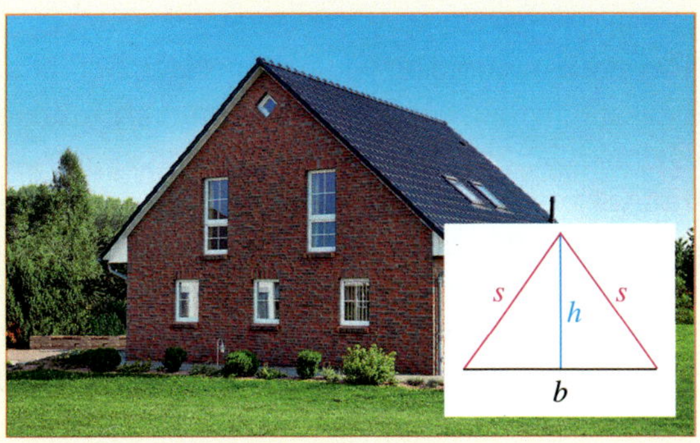

7 Eine Leiter wird an eine senkrechte Wand in einer Höhe von 1,5 m angelehnt.
Sie steht 0,8 m von der Wand entfernt.
Wie lang ist die Leiter?

Körper

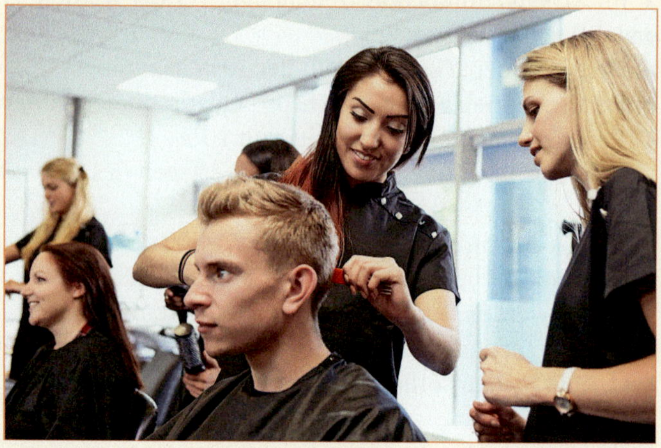

Einige Berufe beschäftigen sich mit der Pflege des Körpers und der Beratung von Kunden dabei.

Interessen und Fähigkeiten:
Für den Umgang mit Kunden sind sozial-beratende Fähigkeiten erforderlich. Dabei ist es wichtig, sich in Personen hineinversetzen zu können. Außerdem sollte man ein Interesse an praktischen und kreativen Tätigkeiten haben. Eine weitere Voraussetzung ist eine gute Auge-Hand-Koordination. Für konkrete Berufe ist außerdem eine gute körperliche Konstitution notwendig (z. B. für das Durchführen von Übungen mit Patienten oder für das Arbeiten im Stehen) sowie die Fähigkeit lange konzentriert zu arbeiten.

Ausbildungsdauer und Voraussetzungen:
Die Ausbildung dauert drei Jahre. Rechtlich ist keine bestimmte Vorbildung festgeschrieben. Bei Physiotherapeuten/innen stellen die Betriebe aber in der Regel Auszubildende mit einem mittleren Schulabschluss ein.

Beispiele von konkreten Tätigkeiten

Friseur/in: Sie waschen, pflegen, schneiden, färben und frisieren Haare. Sie beraten Kunden bei ihrer Frisur, der Haarpflege sowie beim Haarstyling und verkaufen Haarpflegeartikel.
Im Ausbildungsbetrieb lernen die Auszubildenden unter anderem, …

- mit welchen Substanzen Haar und Kopfhaut gereinigt und gepflegt werden,
- mit welchen Präparaten und Techniken (Wickeln, Wellen) Frisuren gestaltet werden können,
- was bei der Beratung, Betreuung und Behandlung von Kunden wichtig ist,
- wie Geräte und Werkzeuge gereinigt und desinfiziert werden.

Kosmetiker/in: Sie helfen Kunden bei der Schönheitspflege und führen diese auch durch. Dabei reinigen sie die Haut und arbeiten mit Cremes oder Make-ups. Außerdem beraten sie Kunden bei der Auswahl und dem Kauf von Pflegeprodukten.
Im Ausbildungsbetrieb lernen die Auszubildenden unter anderem, …

- wie man den Hauttyp der Kunden einschätzt,
- wie man Maniküren und Pediküren durchführt sowie Nägel lackiert und schützt,
- wie man Wimpern und Augenbrauen färbt und in Form bringt.

Physiotherapeut/in: Sie helfen Patienten dabei, nach Krankheiten oder Unfällen wieder beweglicher zu werden. Außerdem unterstützen sie ältere Menschen dabei, im Alter ihre Gelenkigkeit nicht zu verlieren.
Im Ausbildungsbetrieb lernen die Auszubildenden unter anderem, …

- wie man Therapiepläne festlegt und Therapien mit Einzelnen oder Gruppen gestaltet,
- welche aktive Übungsformen es mit und ohne Sportgeräte gibt (z. B. auch Atemübungen),
- wie man Menschen zum eigenständigem Durchführen der Übungen motivieren kann,
- wie man mit Massagen oder Wärmetherapien Patienten helfen kann.

1 Die Geschäftsführerin des „Salon Locke“ berechnet für das Schneiden von halblangem Haar einen Nettopreis von 28,00 € und für die Fertigstellung der Frisur mit dem Föhn 18,00 €. Die Auszubildene Janine soll die Preisliste schreiben und jeweils 19 % Mehrwertsteuer aufschlagen.
Welchen Preis notiert sie für „Schneiden und Föhnen (halb lange Haare)“? Runde sinnvoll.

2 Janine hat notiert, welche Tätigkeiten sie durchschnittlich wie lange täglich ausführt.

Zuschauen	1,5 h
Waschen	1,5 h
Föhnen, Frisieren	1 h
Schneiden	15 min
Makeup	45 min
Wegräumen, Reinigen, Fegen, Farben mischen etc.	3 h

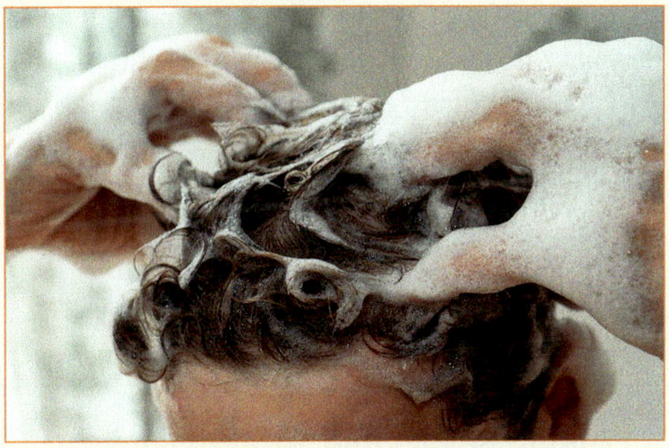

a) Gib die Zeiten jeweils in Prozent an.
b) Janine hofft, dass sich die Zeit für das Schneiden bald auf 30 % erhöht. Welcher Zeit entspricht das?

3 Im Berufskolleg lernt man, eine Haarspülung aus einfachen Zutaten herzustellen. Wie viel ml Wasser sind in einem Liter der Haarspülung enthalten?

HAARSPÜLUNG
20 ml Bienenhonig
250 ml warmes Wasser
5 ml Obstessig
Den Honig im warmen Wasser auflösen.
Dann den Obstessig zugeben.
Sofort verbrauchen, nicht aufbewahren.

4 In vielen Friseursalons und Kosmetikstudios erhalten die Angestellten Provision für verkaufte Produkte.
Eine Angestellte hat im letzten Monat Waren im Wert von 500 € umgesetzt.
Sie bekam 75 € Provision.
Wie viel Provision erhält sie bei einem Warenumsatz von 300 €?

5 In der Ausbildung ist die Vergütung vom 1. bis zum 3. Ausbildungsjahr gestaffelt. Die Tabelle zeigt die monatliche Ausbildungsvergütung für Kosmetiker/innen (brutto, Stand 2017).
a) Volkan bekommt in seinem Ausbildungsbetrieb (Handel) 685 € brutto im ersten Lehrjahr. Wie viel Prozent sind das bezogen auf die höchste Ausbildungsvergütung aus der Tabelle (765 €)?
b) Volkan soll 20 % seines Bruttogehalts zu Hause als Kostgeld abgeben. Wie viel zahlt er im ersten Ausbildungsjahr monatlich an seine Eltern?
c) Wie viel Prozent liegen die Ausbildungsvergütungen im Handwerk jeweils unter den niedrigsten im Handel?

1. Ausbildungsjahr:
615 € bis 765 € (Handel)
300 € (Handwerk)

2. Ausbildungsjahr:
670 € bis 865 € (Handel)
400 € (Handwerk

3. Ausbildungsjahr:
790 € bis 995 € (Handel)
550 € (Handwerk)

6 An den Schulen für Physiotherapie gab es 2016 insgesamt 21 516 Auszubildende. Davon waren 13 537 weiblich. Welchem Anteil entspricht das?

Lebensmittel

Einige Berufe befassen sich mit der Herstellung von Lebensmitteln.

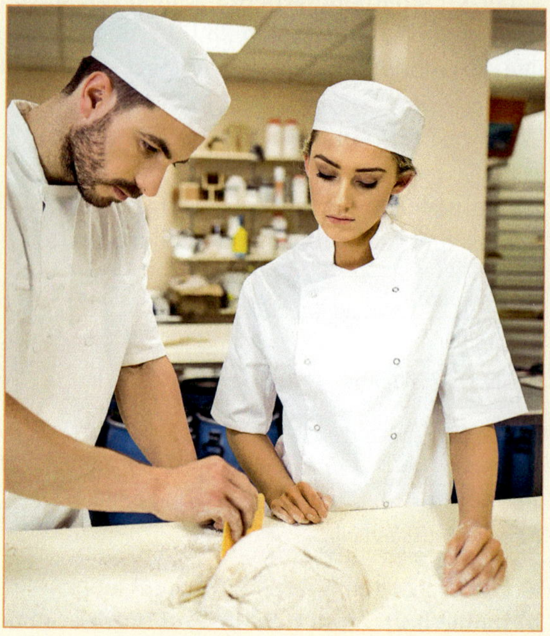

Interessen und Fähigkeiten:
Man sollte Interesse an praktisch-konkreten Tätigkeiten haben. Dabei ist ein sensibler Umgang mit Lebensmitteln sehr wichtig, sei es auf Hygiene zu achten oder nichts zu verschwenden. Außerdem sollte man sich für kreativ-gestaltende Tätigkeiten interessieren und eine gute Hand-Augen-Koordination besitzen. Eine gute körperliche Konstitution ist notwendig sowie die Bereitschaft sehr früh mit der Arbeit zu beginnen.

Ausbildungsdauer und Voraussetzungen:
Die Ausbildung dauert 3 Jahre. Rechtlich ist keine bestimmte Vorbildung festgeschrieben.

Beispiele von konkreten Tätigkeiten

Bäcker/in: Sie backen Brote und Brötchen und stellen weitere Backwaren her. Dabei muss das Endprodukt so präsentiert werden, dass man Lust hat, es zu kaufen und zu essen.
Im Ausbildungsbetrieb lernen die Auszubildenden unter anderem, …
- welche Hygiene-, Sicherheits- und Gesundheitsvorschriften es gibt,
- wie man die Backrezepte in der Praxis für sehr große Mengen umsetzt,
- wie man mit Hefe umgeht,
- was bei der Herstellung der unterschiedlichen Teige zu beachten ist,
- wie man die Backöfen bedient.

Fleischer/in: Sie verarbeiten Fleisch und bereiten Fleischprodukte zum Verkauf oder für die Lieferung an Firmen vor.
Im Ausbildungsbetrieb lernen die Auszubildenden unter anderem, …
- wie man die Fleischqualität erkennt und wie man diese erhält (z. B. auch beim Verpacken und Konservieren),
- wie man Fleisch fachgerecht zerteilt, kocht, räuchert und würzt, um daraus Produkte wie Würstchen oder Schnitzel herzustellen,
- wie man Kunden beim Umgang, Lagern und Kochen mit Fleisch berät.

Konditor/in: Sie stellen unter anderem Torten, Kuchen, Pralinen, Gebäck und Speiseeis her. Dabei ist exaktes Arbeiten sehr wichtig, weil das Produkt optisch ansprechend sein muss.
Im Ausbildungsbetrieb lernen die Auszubildenden unter anderem, …
- wie man Torten anfertigt,
- worauf man bei der Herstellung von Füllungen und Cremes achten sollte,
- welche Dekortechniken es gibt,
- wie man Rohstoffe und Erzeugnisse sachgerecht aufbewahrt.

1 Für 12 Pfannkuchen benötigt man nach einem Grundrezept:

600 g Mehl,
40 g Hefe,
75 g Zucker,
4 Eigelb,
100 g Butter,
0,25 ℓ Milch.

In der Bäckerei sollen 75 Pfannkuchen hergestellt werden. Berechne die Mengen der benötigten Zutaten.

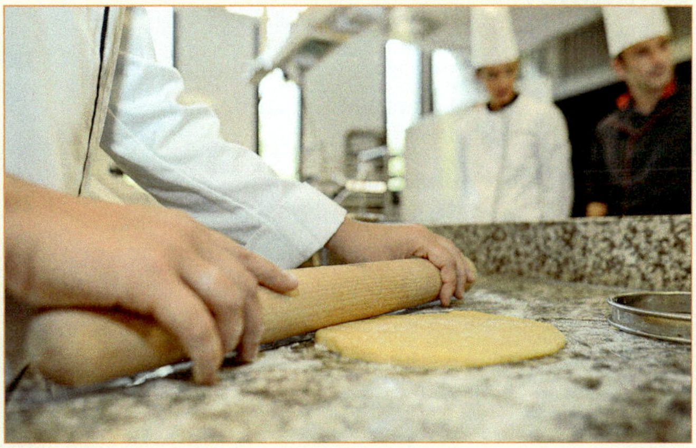

2 Die folgende Aufgabe wird manchmal in der Berufsschule gestellt:
Ein Betrieb bestellt in deiner Konditorei Pralinenmischung. Insgesamt sollen 1500 Pralinen hergestellt werden. In der Mischung sollen dreimal so viele Trüffelpralinen wie Marzipanpralinen und doppelt so viele Nusspralinen wie Marzipanpralinen enthalten sein.
Wie viele Trüffel-, Nuss- und Marzipanpralinen müssen hergestellt werden?
Löse die Aufgabe, indem du die Tabelle in dein Heft überträgst und dort ergänzt.

1. Variable festlegen	Anzahl Marzipanpralinen: x
2. Terme bilden	Anzahl Trüffelpralinen: $3x$ Anzahl Nusspralinen: ______
3. Gleichung aufstellen 4. Gleichung lösen	x + ____________________ = 1500 → Anzahl Marzipanpralinen: __________
5. Lösung prüfen	→ Anzahl Trüffelpralinen: __________ → Anzahl Nusspralinen: __________ Probe:
6. Antwortsatz formulieren	Es müssen ____ Marzipanpralinen, _____ Trüffelpralinen und ____ Nusspralinen hergestellt werden.

3 Im Ausbildungsbetrieb hat Elias 2000 g Teigmasse für Brötchen hergestellt. Er soll daraus Brötchen backen, die 60 g wiegen.
Sein Chef sagt: „Drei Viertel der Kunden nimmt Brötchen mit Körnern, ein Viertel Brötchen ohne Körner.“
Wie viele Brötchen sollte Elias mit beziehungsweise ohne Körner backen?

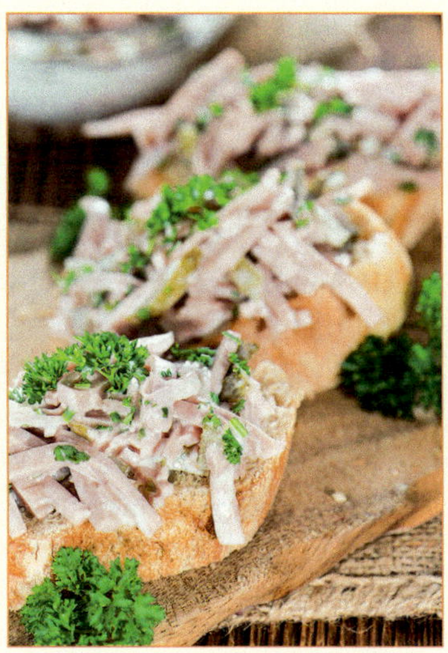

4 Während ihrer Ausbildung bei einer Fleischerei soll Thea 100 kg Fleischsalat in Becher abfüllen. In der Fleischerei werden 250-g-Becher und 500-g-Becher abgefüllt und an andere Filialen weitergeliefert. Thea soll doppelt so viele Becher mit 500 g Fleischsalat wie mit 250 g Fleischsalat füllen.
Wie viele 250-g-Becher und wie viele 500-g-Becher sollte Thea füllen? Nutze das Schema von Aufgabe 2.

Beratung

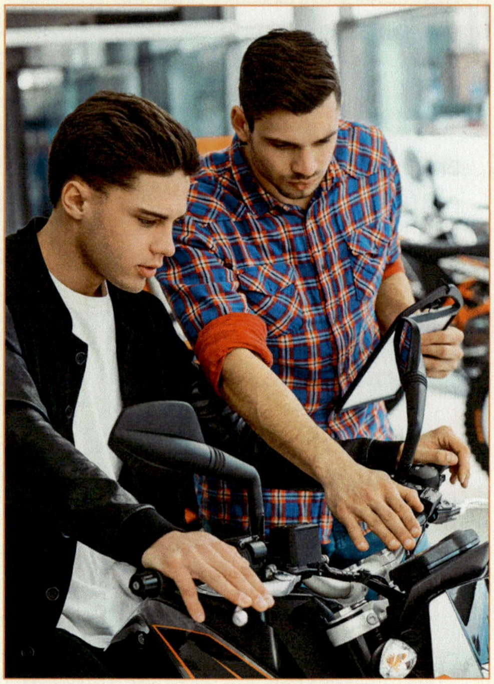

Bei einigen Berufen geht es vor allem darum, die Kunden bei Kaufentscheidungen zu beraten.

Interessen und Fähigkeiten:
Für diesen Bereich ist Kundenkontakt sehr wichtig. Daher sollte es einem leicht fallen, auf Menschen zuzugehen und ihnen freundlich und aufmerksam zu begegnen. Wegen der Besonderheiten von Kunden sollte man auch mit Konfliktsituationen gut umgehen können. Bei den Gesprächen ist es außerdem sehr wichtig, konzentriert auf Details zu achten. Ein Interesse an organisatorischen Tätigkeiten ist hilfreich. Auch das rechnerische Denken sollte gut ausgebildet sein.

Ausbildungsdauer und Voraussetzungen:
Die Ausbildung als Verkäufer/in dauert zwei Jahre. Allerdings kann man nach bestandener Abschlussprüfung noch ein weiteres Ausbildungsjahr absolvieren und sich zur Kauffrau bzw. zum Kaufmann im Einzelhandel qualifizieren. Die Betriebe stellen in der Regel Ausbildungsanfänger/innen im Verkauf mit mittlerem Schulabschluss ein.
Die Ausbildung als Bankkauffrau/mann dauert drei Jahre. Dabei wird ein mittlerer Schulabschluss vorausgesetzt, etwa drei Viertel haben sogar Hochschulreife.

Beispiele von konkreten Tätigkeiten

Bankkauffrau/mann: Sie beraten Kunden in Geldangelegenheiten. Sie informieren über Geldanlagen und Kreditvergaben und wickeln den Zahlungsverkehr für die Kunden ab. Darüber hinaus führen sie Kontrollen im Rechnungswesen durch.
Im Ausbildungsbetrieb lernen die Auszubildenden unter anderem, …
- Beratungs- und Verkaufsgespräche mit Kunden zu planen, durchzuführen und nachzubereiten sowie Anfragen von Kunden zu beantworten und Aufträge zu bearbeiten,
- wie sie Kunden über Anlagen in Wertpapieren beraten und welche Chancen und Risiken solche Anlagen mit sich bringen,
- die rechtlichen und wirtschaftlichen Voraussetzungen für Kreditaufnahmen zu prüfen und unter Berücksichtigung der Risiken Entscheidungen vorzubereiten.

Verkäufer/in: Sie verkaufen Waren und auch Dienstleistungen. Sie beraten ihre Kunden, kassieren und nehmen Reklamationen entgegen. Außerdem kümmern sie sich um die Ausstattung ihres Verkaufsraums. Sie nehmen Waren an und sortieren sie, zeichnen Preise aus und räumen die Waren in Regale ein.
Im Ausbildungsbetrieb lernen die Auszubildenden unter anderem, …
- wie man den Bestand der Waren prüft, Qualitätskontrollen durchführt und was bei der Bestellung von Waren zu beachten ist,
- wie man mit dem Kassensystem umgeht und welche verschiedenen Zahlungsmethoden (z. B. mit Kreditkarten) es gibt,
- welche Besonderheiten es beim Umtausch und der Reklamation gibt.

1 Eine Verkäuferin muss eine Bestellung aufgeben: Damen-Jeans, Preis pro Stück 39,90 €
- Größen 36, 38 und 40 jeweils 8-mal
- Größen 42, 44 und 46 jeweils 5-mal

a) Wie viele Jeans soll sie insgesamt bestellen? Wie teuer wird die Bestellung?

b) Ist die Zuordnung *Anzahl der Jeans* → *Preis in Euro* proportional oder antiproportional? Begründe.

2 Weil bei einem Kleid ein kleiner Fehler im Stoff erkennbar ist, gewährt die Ladeninhaberin einer Kundin einen Preisnachlass von 20 %. Das Kleid kostete ursprünglich 79 €. Welchen Betrag muss die Kundin jetzt zahlen?

3 Welche Aussagen zum Kontoauszug rechts sind richtig?

① Das Konto war vor dem Eingang der Gehaltszahlung überzogen.

② Am 04.05. ist das Konto nicht mehr überzogen.

③ Für das Konto wird ab dem 03.05. der Dispositionskredit in Anspruch genommen.

Auszug 14		Währung: EUR
Datum des Kontoauszugs: 04.05.		alter Kontostand: – 413,29
01.05.	Gehaltszahlung	+ 1024,48
01.05.	Miete	– 327,35
02.05.	Auszahlung Geldautomat	– 150,00
02.05.	Versicherung	– 34,00
03.05.	Fitnessstudio Beitrag	– 49,99

4 Eine Kundin möchte ein Auto für 14 000 € kaufen und dies in Raten abzahlen. Es gibt drei Angebote.

Angebot A:	2 Jahre zurückzahlen, monatliche Rate 625 €
Angebot B:	4 Jahre zurückzahlen, monatliche Rate 320 €
Angebot C:	6 Jahre zurückzahlen, monatliche Rate 240 €

a) Bestimme die Zinsen, die jeweils bei dem Angebot gezahlt werden müssen.

b) Welches Angebot würdest du der Kundin raten? Was müsstest du vielleicht noch wissen?

5 Ein Kunde möchte 35 000 € für 5 Jahre anlegen. Es gibt drei Varianten:

Kapital zu Beginn	Zinssatz	Zinsen bleiben auf dem Konto	Zinsen werden jährlich entnommen	Kapital zu jeder Zeit verfügbar	Kapital nach 5 Jahren
35 000 €	2 %	×			
35 000 €	1,6 %		×		
35 000 €	0,3 %			×	

a) Berechne das Kapital nach fünf Jahren in den ersten beiden Varianten.

b) Warum kann das Kapital nach fünf Jahren in der dritten Variante nicht angegeben werden?

c) Warum ist der Zinssatz in der dritten Variante geringer?

6 In der mündlichen Abschlussprüfung soll ein Kundengespräch geführt werden. Für das Fachwissen und das Verkaufsgeschick werden jeweils höchstens 100 Punkte vergeben. In der Gesamtwertung zählt die Punktzahl für das Fachwissen zu 40 %, die Punktzahl für das Verkaufsgeschick zu 60 %.

a) Im letzten Jahr hat Hilke die Prüfung absolviert. Für ihr Fachwissen bekam sie 80 Punkte, für ihr Verkaufsgeschick 75 Punkte.
Als Gesamtwertung erhielt Hilke: $80 \cdot 0{,}4 + 75 \cdot 0{,}6 = 77$.
Erkläre die Rechnung.

b) Man braucht 50 Punkte in der Gesamtwertung, um die Prüfung zu bestehen. Hat Ron mit 100 Punkten im Fachwissen und 15 Punkten im Verkaufsgeschick bestanden?

Technik

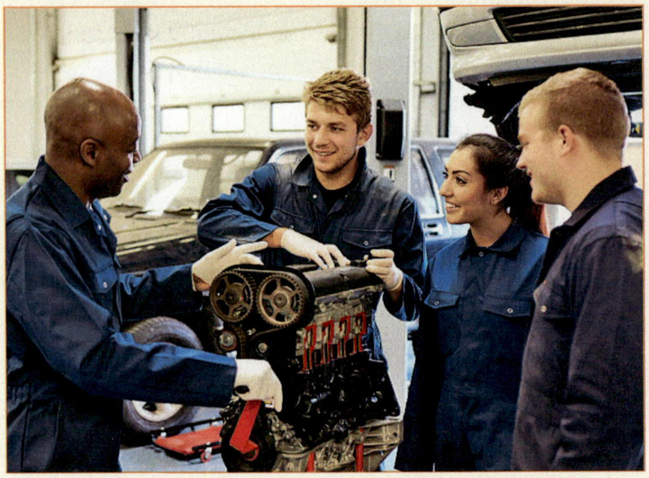

Einige Berufe beschäftigen sich mit der Anfertigung, Wartung und Reparatur von technischen Geräten und Anlagen.

Interessen und Fähigkeiten:
In diesem Bereich ist eine gute Auge-Hand-Koordination wichtig. Beim Arbeiten muss man sehr achtsam und sorgfältig vorgehen können. Ein Interesse für technische Vorgänge und praktische Tätigkeiten sollte man mitbringen. Zudem sollte man auch gern theoretisch-abstrakte Tätigkeiten ausführen wie z. B. Planen von optimalen Rohrverläufen und Berechnen des Materialbedarfs. Häufig kann man sich innerhalb der Ausbildung noch auf ein bestimmtes Gebiet spezialisieren.

Ausbildungsdauer und Voraussetzungen:
Die Ausbildung dauert 3,5 Jahre. Die Betriebe stellen überwiegend Ausbildungsanfänger/innen mit einem mittleren Schulabschluss ein. Für Anlagenmechaniker/innen in Handwerksbetrieben wird aber in der Regel kein mittlerer Schulabschluss gefordert.

Beispiele von konkreten Tätigkeiten

Anlagenmechaniker/in in Sanitär-, Heizungs-, Klimatechnik: Sie sorgen u. a. dafür, dass Wasser über Rohre transportiert und erhitzt wird.
Im Ausbildungsbetrieb lernen die Auszubildenden unter anderem, …
- wie man den Rohrverlauf sinnvoll plant und Rohre verschiedenster Materialien kürzt, biegt und verbindet, um Rohre zu verlegen,
- wie man die Grundlagen in einem Rohbau für spätere Badewannen, Duschen oder Heizkörper legt und wie man diese montiert,
- wie man einen Durchlauferhitzer oder eine moderne Heizungsanlage installiert.

Elektroniker/in: In der Fachrichtung Energie- und Gebäudetechnik planen sie elektrotechnische Anlagen von Gebäuden sowie deren Energieversorgung und Infrastruktur.
Sie installieren die Anlagen, nehmen sie in Betrieb und warten oder reparieren sie bei Bedarf.
Im Ausbildungsbetrieb lernen die Auszubildenden unter anderem, …
- wie Stromkreise und Schutzmaßnahmen festgelegt werden,
- wie man Beleuchtungssysteme und Betriebssysteme installiert und konfiguriert,
- wie Leitungen und Kabel verlegt werden.

Kraftfahrzeugmechatroniker/in: In der Fachrichtung Pkw-Technik kümmern sie sich um die elektrischen, mechanischen und weiteren Systeme von Autos.
Im Ausbildungsbetrieb lernen die Auszubildenden unter anderem, …
- wie man die technischen Geräte in Autos instand hält und wartet,
- wie man den Status der verschiedenen Systeme im Auto mit Messgeräten ermittelt,
- wie man die Fahrtüchtigkeit von Autos bestimmt,
- wie man einzelne Komponenten und Teile repariert.

1 Die Preise für Reparaturen berechnen sich in Sandras Ausbildungsbetrieb durch eine Anfahrtspauschale von 35 € (brutto) und einen Stundenlohn von 40 € (brutto).

a) Übertrage die Wertetabelle ins Heft und fülle sie dort aus.

Zeit in h	1	2	3	…
Kosten in €				

b) Zeichne den Graphen der Funktion *Zeit (in h)* → *Kosten (in €)*.
Es soll gelten: 1 h ≙ 1 cm, 100 € ≙ 1 cm

c) Gib die Funktionsgleichung an.

d) Für einen Reparaturauftrag werden 3,5 Stunden eingeplant.
Wie hoch sind die voraussichtlichen Kosten?

2 Aus der Grafik kannst du zwei Angebote verschiedener Zulieferfirmen für Kupferrohre (Stückpreis und Lieferpauschale) entnehmen.

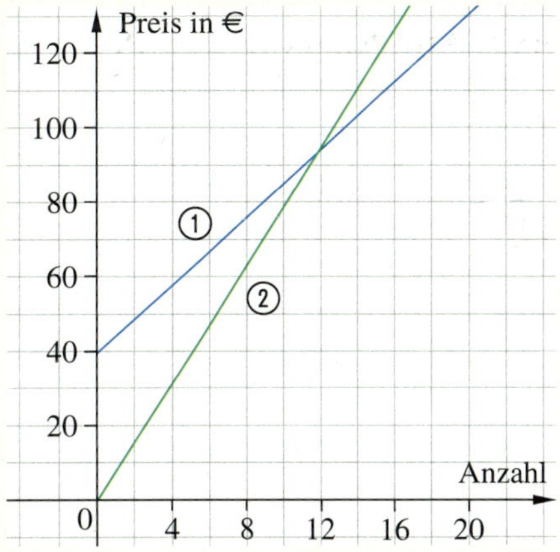

a) Welcher Graph rechts gehört zu welcher Funktionsgleichung?
$f(x) = 7{,}80x$
$g(x) = 4{,}50x + 39{,}60$
Erkläre, wofür die Zahlen 7,80; 4,50 und 39,60 dabei stehen.

b) Sandra soll 14 Kupferrohre bestellen.
Für welches Angebot sollte sie sich entscheiden? Begründe.

3 Das Ohmsche Gesetz lautet $U = R \cdot I$.
Darin kommen folgende Größen vor (Tabelle rechts):

Name	Bezeichnung	Einheit
Spannung	U	Volt
Widerstand	R	Ohm
Stromstärke	I	Ampere

Stelle das Ohmsche Gesetz nach der gesuchten Größe um und berechne die fehlende Größe.

	Spannung U	Widerstand R	Stromstärke I
a)		604 Ohm	1,7 Ampere
b)	730 Volt		3,3 Ampere
c)	374 Volt	22 Ohm	

4 Alte Kühlschränke haben einen Energieumsatz von 360 kWh pro Jahr. Dies verursacht Stromkosten in Höhe von ca. 90 €. Ein neuer Kühlschrank verbraucht lediglich 124 kWh im Jahr. (Betrachtet wird ein Fassungsvermögen von 300 ℓ.)

a) Wie viel Stromkosten kann man mit einem neueren Kühlschrank pro Jahr sparen?

b) Man geht davon aus, dass ein Kühlschrank 10 Jahre im Betrieb ist. Wie hoch ist das Sparpotential für die gesamte Zeit?

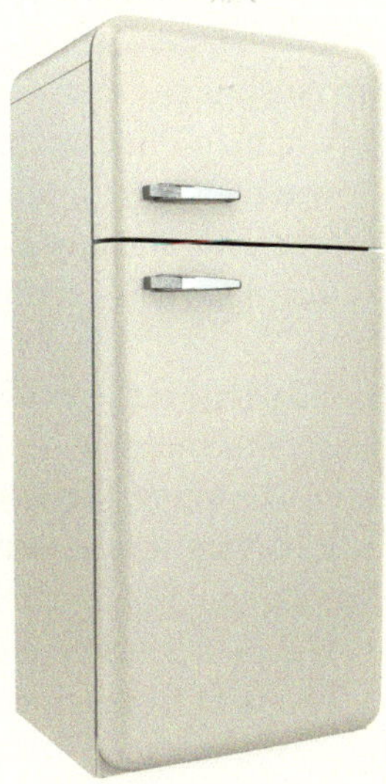

5 Vor 3 Jahren hatte ein Auto noch einen Neupreis von 25 900 €.
Laut Schwacke-Liste ist der Restwert noch 21 500 €.

a) Welchen Wertverlust in Prozent hatte das Auto?

b) Nach Begutachtung des Wagens werden noch 15 % des Restwerts abgezogen und dies als Angebotspreis für den Gebrauchtwagen ins Internet gestellt.
Wie hoch ist dieser Angebotspreis?

Natur

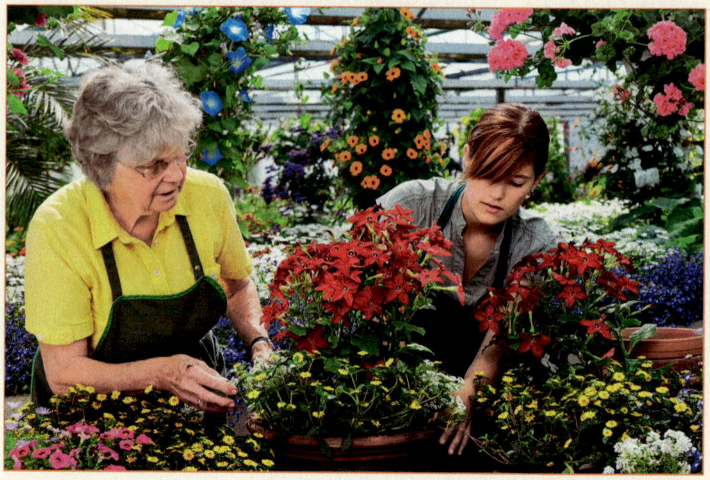

In einigen Berufen steht der Umgang mit Pflanzen und Tieren im Mittelpunkt.

Interessen und Fähigkeiten:
Man sollte Freude an der Natur haben und mit ihr sorgsam und nachhaltig umgehen. Dazu ist es wichtig, sehr umsichtig und sorgfältig zu arbeiten. Außerdem sind handwerkliche Fähigkeiten und körperliche Fitness notwendig. Für den Einsatz von Maschinen (für Landwirt/in) oder für Reparaturmaßnahmen (Forstwirt/in) sollte ein technisches Verständnis vorhanden sein. Die Arbeit findet größtenteils im Freien statt.

Ausbildungsdauer und Voraussetzungen:
Die Ausbildung dauert 3 Jahre. Die Betriebe stellen überwiegend Auszubildende mit mittlerem Schulabschluss ein.

Beispiele von konkreten Tätigkeiten

Forstwirt/in: Sie kümmern sich um Waldgebiete und Baumschulen oder verwalten diese.
Im Ausbildungsbetrieb lernen die Auszubildenden unter anderem, …
- was bei der Bearbeitung verschiedener Böden zu beachten ist,
- wie man in Baumschulen Bäume züchtet und diese Setzlinge im Wald einpflanzt,
- wie man Bäume sicher fällt und die Stämme schonend abtransportiert und lagert,
- wie man Bäume vor Insekten oder Wild schützt,
- welche anderen Nutzungsmöglichkeiten es für Wälder gibt (z. B. Erholungsgebiete).

Gärtner/in: In der Fachrichtung Garten- und Landschaftsbau gestalten sie die Umwelt nach Plänen von Landschaftsarchitekten. Sie bauen, pflegen, sanieren und bepflanzen Außenanlagen, insbesondere Grünanlagen aller Art.
Im Ausbildungsbetrieb lernen die Auszubildenden unter anderem, …
- wie man Pflanzen bestimmt und deren Qualität beurteilt,
- wie man Schädigungen an Pflanzen feststellt und Pflanzenschutzmaßnahmen durchführt,
- wie man Standorte für Gehölze vorbereitet und Pflanzungen durchführt,
- wie man Wasseranlagen (z. B. Teiche oder Wasserläufe) erstellt.

Landwirt/in: Sie erzeugen land- und tierwirtschaftliche Produkte. Zudem wickeln sie die Geschäftsvorgänge in landwirtschaftlichen Betrieben ab.
Im Ausbildungsbetrieb lernen die Auszubildenden unter anderem, …
- wie Nutztiere gefüttert und betreut werden,
- welche vorbeugenden Maßnahmen es gegen Tierkrankheiten gibt,
- wie man Maschinen für die Bodenbearbeitung, Saat und Ernte bedient,
- wie man Bodenuntersuchungen durchführt und den Nährstoffgehalt des Bodens ermittelt.

1 Eine Baumschule ist in drei Felder zerlegt.
a) Welche Form haben die Felder 1, 2 und 3?
b) Berechne den Flächeninhalt der drei Felder sowie die Größe des gesamten Grundstücks.
c) Zeige, dass die linke Grundstücksgrenze von Feld 2 ca. 361 m lang ist.
d) Berechne den Umfang des gesamten Grundstücks.
e) Auf Feld 3 wurden neue Bäume gepflanzt. Die Bäume haben einen Pflanzabstand von ca. 4 m. Wie viele Bäume können auf Feld 3 gepflanzt werden?

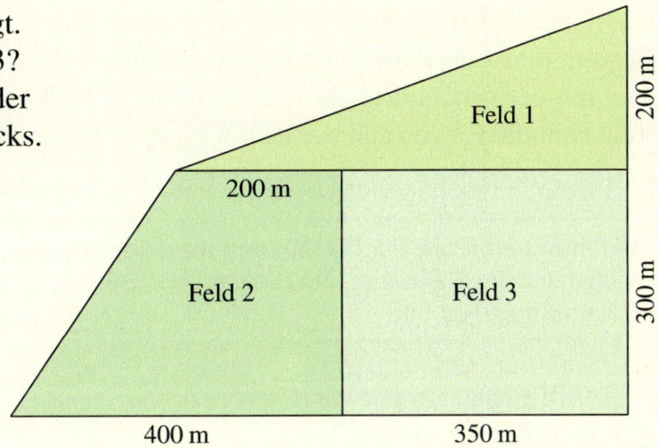

2 Auf dem Grundstück der Gärtnerei steht ein Treibhaus. Es ist 12 m breit und 50 m lang.
a) Berechne den Inhalt der Grundfläche.
b) Auf einem Achtel der Grundfläche werden Kräuter angepflanzt. Wie groß ist diese Fläche?
c) Auf 60 % der Grundfläche werden Balkonpflanzen angepflanzt. Wie groß ist diese Fläche?

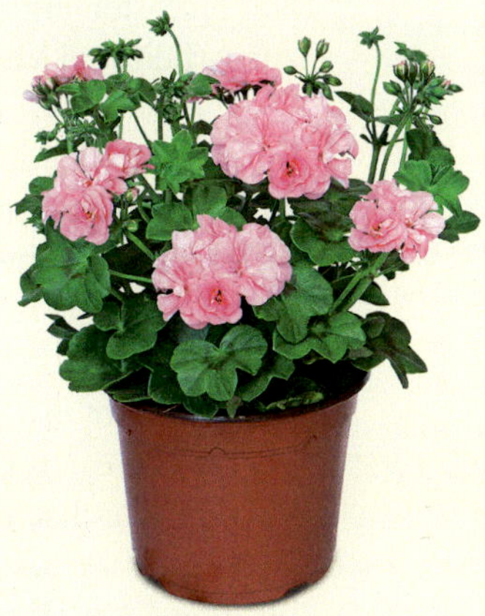

3 Ein Kunde bestellt in der Gärtnerei 20 Geranien zum Stückpreis von 2,90 € und acht Strauchrosen zum Stückpreis von 6,90 €. Er erhält einen Rabatt von 5 %.
a) Zeige durch eine Rechnung, dass der Kunde 107,54 € bezahlen muss.
b) Pflanzen werden mit einem Mehrwertsteuersatz von 7 % besteuert. Berechne, wie viel Mehrwertsteuer die Gärtnerei bei einem Rechnungsbetrag von 107,54 € (inklusive Mehrwertsteuer) an das Finanzamt abführen muss.

4 Früher gaben Kühe ca. 8 Liter Milch pro Tag. Das ist die Menge, die ein Kälbchen benötigt, um heranwachsen zu können.
Heutzutage hingegen gibt eine Milchkuh etwa 20 Liter Milch pro Tag.
Insgesamt werden in Deutschland jährlich 30 Milliarden Liter Milch erzeugt.
a) Berechne die jährliche Milchleistung einer Milchkuh.
b) Wie viele Kühe leben ungefähr in Deutschland?
c) Um welchen Anteil ist die Milchleistung einer Kuh im Vergleich zu früher gestiegen?

5 Herr Paessens baut auf einem drei Hektar großen Feld Mais als Futter für seine Tiere an.
Der Ernteertrag ist vom Wetter abhängig und liegt zwischen sechs und zehn Tonnen pro Hektar.
Wenn Herr Paessens den Mais kaufen würde, dann müsste er ca. 175 € pro Tonne Mais zahlen.
Herr Paessens hat folgenden Kosten:

Saatgut	160 € pro ha
Dünger und Pflanzenschutz	450 € pro ha
Maschineneinsatz und Arbeitskosten	400 € pro ha

Lohnt sich der Maisanbau für Herrn Paessens?

Die erste eigene Wohnung

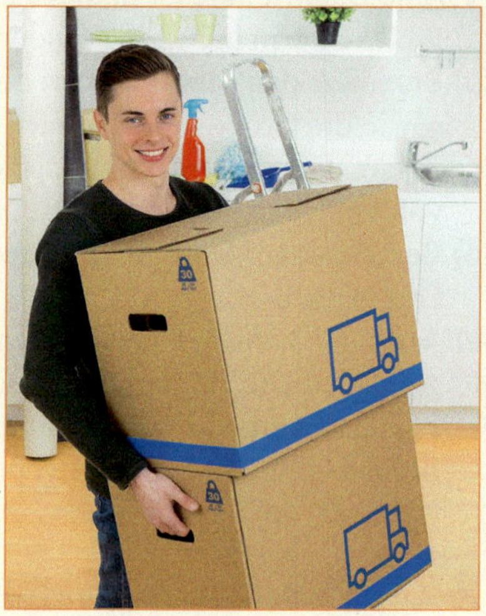

Beginnt man eine Ausbildung an einem anderen Ort oder ist man mit der Ausbildung fertig und startet in die Berufswelt, stellt sich die Frage nach der ersten eigenen Wohnung.

In Anzeigen tauchen viele Begriffe auf.

> Wohnung am Park nur 30 Minuten ins Zentrum!
> 42,5 m²; 250 € Kaltmiete, Nebenkosten: 75 €;
> 3 Kaltmieten Kaution

Es ist hilfreich, sich gut vorzubereiten:

- **Was zahle ich vorher?**
  Hier zahlt man 3 Kaltmieten, also 750 € Kaution. Dazu kommen Ausgaben für z. B. Umzug, Möbel, Geschirr oder Renovierung (z. B. Tapezieren, Teppich verlegen).
- **Was zahle ich dann?**
  Die Kaltmiete plus Nebenkosten ist die Warmmiete. Die beträgt hier 325 € im Monat. Eventuell gibt es noch weitere Kosten (z. B. für Strom, Kabelanschluss), die nicht in den Nebenkosten enthalten sind. Dazu muss man noch weitere Dinge bedenken wie Fahrtkosten zur Arbeit und Versicherungen (z. B. Hausrat, Haftpflicht).

1 Informiere dich im Internet oder im Mieterverein darüber, …

a) wofür die Kaution verwendet wird.

b) wie hoch die Kaltmiete in deiner Stadt ist.

c) welche Posten man für die Nebenkosten in deiner Stadt bedenken sollte.

2 Über Mietspiegel kann man sich informieren, welche Kaltmiete im Schnitt zu zahlen ist. Im Internet gibt es folgende Übersicht für eine Stadt.

a) Vergleiche die Kaltmiete in der Anzeige oben mit den Durchschnittsmieten.

b) Bestimme die Kaltmiete die man in dieser Stadt für eine 72 m²-Wohnung im Schnitt zahlen müsste.

c) Mara zahlt für ihre 55 m²-Wohnung in der Stadt 450 €. Kann das stimmen?

d) Gib Gründe an, warum es in dieser Stadt für 40 m²-Wohnungen doch enorme Unterschiede in der Miethöhe geben könnte.

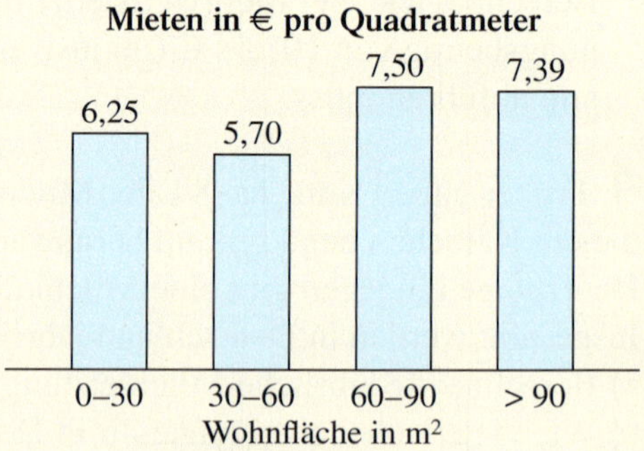

3 Außer der Miete hat man noch weitere Kosten im Monat. Eine Faustformel besagt, dass man sich eine Miete leisten kann, die etwa ein Drittel des Nettolohns entspricht. Matt bekommt 1050 € netto im Monat und möchte eine 50-m²-Wohnung kaufen. Wie hoch kann der Quadratmeterpreis sein, wenn man die Faustformel benutzt?

4 Erstellt eine Liste mit Punkten, für die weitere Kosten entstehen, wenn man alleine wohnt. Denkt auch an Kosten, die vielleicht nicht jeden Monat auftreten. Beispiele stehen auf den Kärtchen. Überlegt auch, wie man einen Überblick über seinen Ausgaben behalten kann.

Rundfunkgebühr | Versicherungen | Reparaturen in der Wohnung | Waschmittel | Internet

Vorbereitung auf die zentrale Prüfung

In diesem Kapitel kannst du zwei Beispiele für Prüfungen bearbeiten, die so ähnlich wie eine zentrale Prüfung sind. Danach gibt es weitere Aufgaben, um dich auf die Prüfung vorzubereiten.

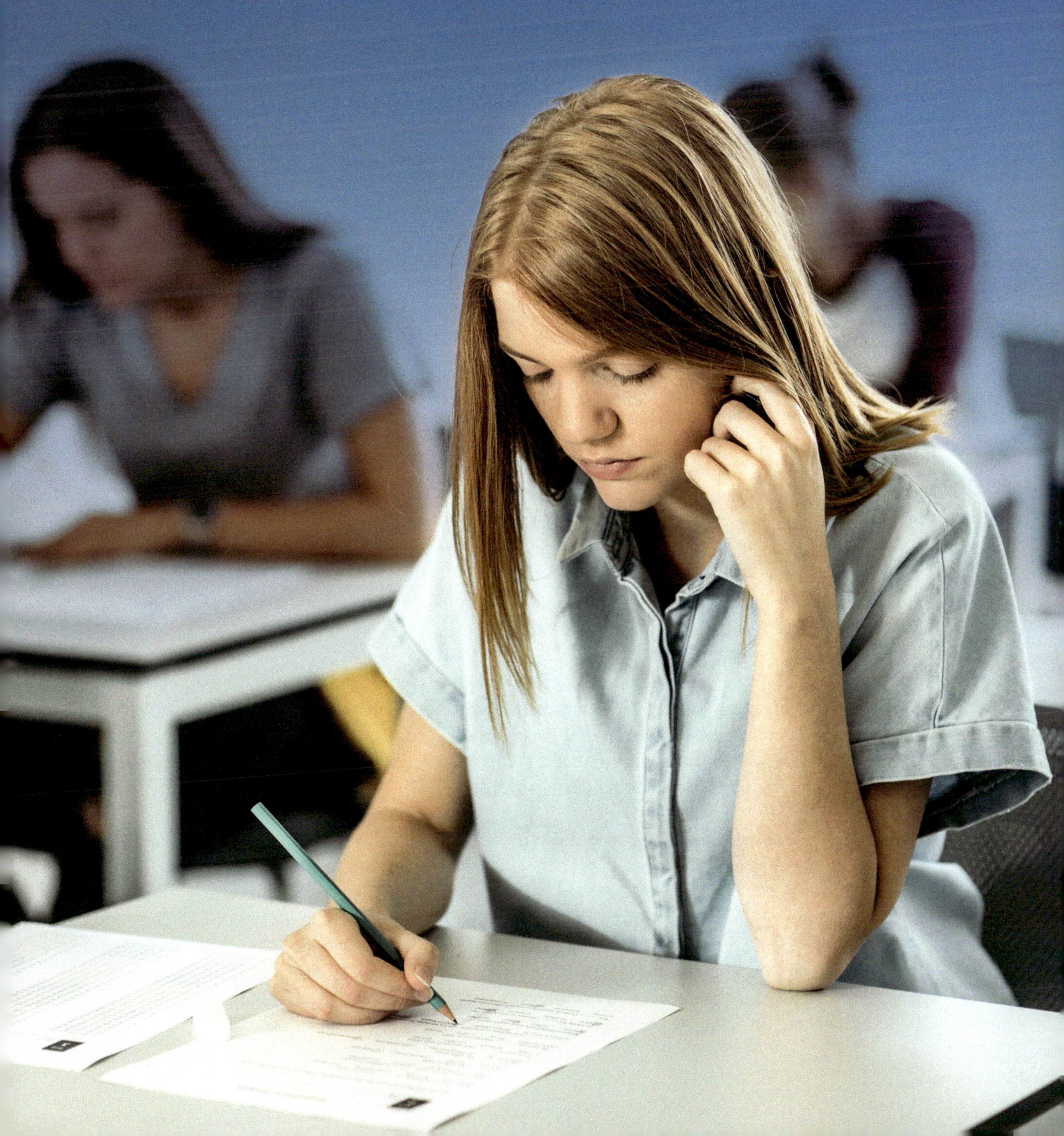

Was erwartet mich in der zentralen Prüfung?

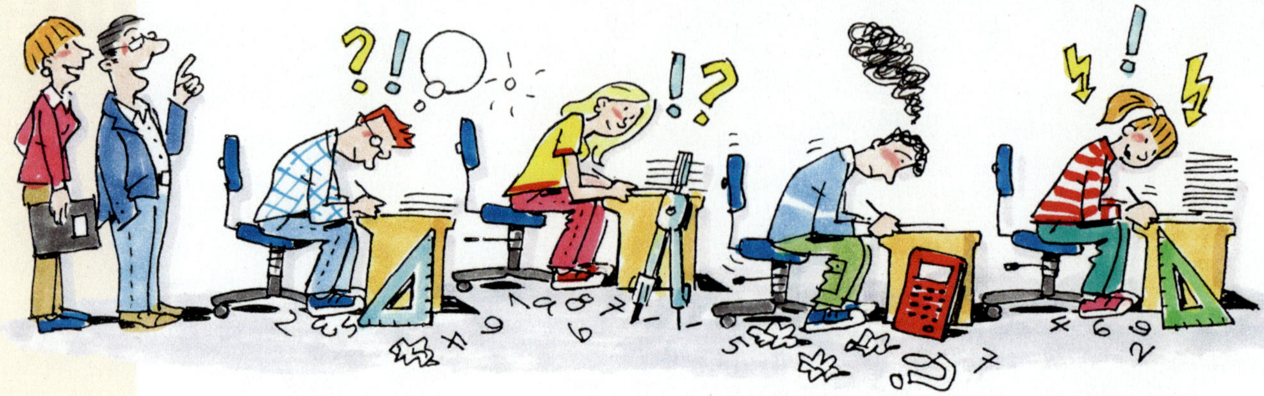

Am Ende der Jahrgangsstufe 10 erfolgt in einigen Fächern eine zentrale Abschlussprüfung. Diese Prüfung kann mit einer Landesmeisterschaft im Sport verglichen werden, bei der sich die Sportler gezielt auf die einzelnen Disziplinen vorbereiten müssen. Damit jeder die gleichen Chancen hat, bearbeiten alle dieselben Aufgaben. Auch ihre Leistungen werden an denselben Maßstäben gemessen, schließlich gilt für die zentrale Prüfung wie auch im Sport „Fair Play“.

Eine gut geplante Vorbereitung ist sehr sinnvoll, da sich die zentrale Prüfung von einer normalen Klassenarbeit unterscheidet. Zum Beispiel sind die Aufgaben umfangreicher und komplexer. Deshalb steht für die Bearbeitung auch mehr Zeit zur Verfügung. In der Mathematikprüfung sind es 7 Aufgaben in 135 Minuten. In den Aufgaben werden verschiedene Themen aus allen Jahrgangsstufen behandelt.

Wie bereite ich mich am besten darauf vor?
Hilfreich ist ein kontinuierliches Training unter ähnlichen Bedingungen wie in der Prüfung. Die folgenden Aufgaben können dir dabei helfen. Es ist nicht zwingend notwendig, sie der Reihe nach zu bearbeiten.
Bevor du die Ergebnisse mit den Lösungen am Ende des Buches vergleichst, solltest du die Aufgabe vollständig bearbeitet haben.

Bei der zentralen Prüfung unterscheidet sich die erste Aufgabe von den weiteren:
- Die **Aufgabe 1** enthält die **Basisaufgaben**. Beim Lösen zeigst du, dass du über grundlegende mathematische Fähigkeiten und Fertigkeiten verfügst.
- Die **Aufgaben 2 und danach** sind komplexer. Jede Aufgabe enthält Teilaufgaben, die zu einem verbindenden Thema gestellt werden.

Bei der Bearbeitung können nicht programmierbare, nicht grafikfähige Taschenrechner, die Formelsammlung, Kurvenschablonen sowie Zeichengeräte benutzt werden.

An den Aufgaben stehen immer Punktzahlen. Orientiere dich an diesen. Wenn du merkst, dass du für eine Aufgabe lange brauchst und es nur wenige Punkte gib, dann beginne lieber eine neue Aufgabe.
Besprich vorher auch mit deiner Lehrerin oder deinem Lehrer, ob du alle Aufgaben bearbeiten musst und ob es vielleicht Zusatzpunkte gibt.

Prüfungsbeispiel 1

Aufgabe 1: Basisaufgaben (10 Punkte)

a) Geben Sie den Median der Daten an: 5 min, 12 min, 3 min, 8 min, 19 min. **(1 P)**

b) Bestimmen Sie die Größe des Winkels α. **(1 P)**

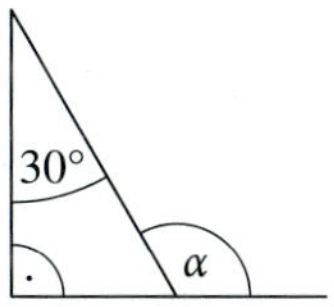

c) Berechnen Sie den Wert des Terms $a \cdot b^2 + c$ für $a = 5$, $b = 4$ und $c = -19$. **(1 P)**

d) Von 80 Kunden haben heute 48 mit Karte bezahlt. Geben Sie den Anteil in Prozent an. **(1 P)**

e) Eine lineare Funktion geht durch den Punkt (3|4). Geben Sie eine mögliche Funktionsgleichung an. **(1 P)**

f) Eine Maschine schneidet eine Stoffbahn in 75 cm lange Streifen.
Geben Sie an, wie viele Streifen aus einer 31,5 m langen Stoffbahn entstehen. **(1 P)**
Ⓐ 36 Ⓑ 39 Ⓒ 42 Ⓓ 45

g) Welcher dieser Körper hat das größte Volumen? **(1 P)**
Ⓐ Kugel 4 m^3 Ⓑ Prisma 4500 cm^3 Ⓒ Kegel 4600 dm^3 Ⓓ Pyramide 49 000 mm^3

h) Geben Sie an, welche Aussage wahr ist. **(1 P)**
Ⓐ $-1{,}75^2 > 0$ Ⓑ $(-1{,}75)^2 < 0$ Ⓒ $-(-1{,}75)^2 > 0$ Ⓓ $-(-1{,}75^2) > 0$

i) In verschiedenen Kisten liegen rote und blaue Kugeln. Es wird eine Kugel gezogen.
In welcher Kiste liegt die Wahrscheinlichkeit, eine blaue Kugel zu ziehen, bei 60 %? **(1 P)**
Ⓐ 8 Rote, 16 Blaue Ⓑ 32 Rote, 48 Blaue Ⓒ 18 Rote, 42 Blaue Ⓓ 22 Rote, 28 Blaue

j) Die Normalparabel wurde wie abgebildet verschoben. Geben Sie die richtige Funktionsgleichung an. **(1 P)**
Ⓐ $f(x) = (x - 2)^2 + 3$ Ⓑ $f(x) = (x + 3)^2 - 2$
Ⓒ $f(x) = (x - 3)^2 + 2$ Ⓓ $f(x) = (x + 3)^2 + 2$

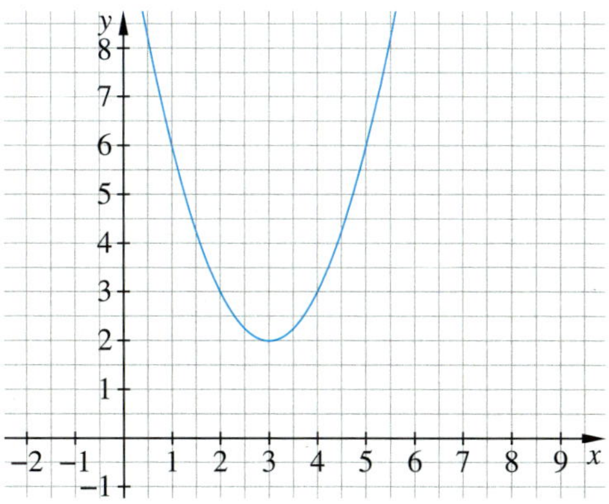

Aufgabe 2: Vasen (6 Punkte)

Eine Firma stellt Vasen her, die die Form eines Prismas mit dreieckiger Grundfläche haben. Die Vase ist 30 cm hoch und hat ein Volumen von 7500 cm^3.

a) Weisen Sie nach, dass man 7 Liter Wasser in die leere Vase gießen kann, ohne dass diese überläuft. **(1 P)**
b) Bestimmen Sie den Flächeninhalt des Bodens der Vase. **(1 P)**
c) Eine andere Vase hat ebenfalls die Form eines Prismas mit dreieckiger Grundfläche. Die Grundfläche beträgt dort 50 cm^2 und die Vase ist 20 cm hoch mit Wasser gefüllt. Berechnen Sie das Volumen des Wassers. Geben Sie dieses Volumen in einer geeigneten Einheit an. **(2 P)**
d) Eine andere Vase hat die Form eines Zylinders mit einem Durchmesser von 15 cm und einer Höhe von 20 cm. Berechnen Sie, wie viel Liter Wasser man in diese Vase füllen kann. **(2 P)**

Aufgabe 3: Vereine (6 Punkte)

In einem Ort gibt es vier Ortsteile.

Ortsteil	Nord	Süd	Ost	West
Einwohnerzahl	1000	1400	4400	1200

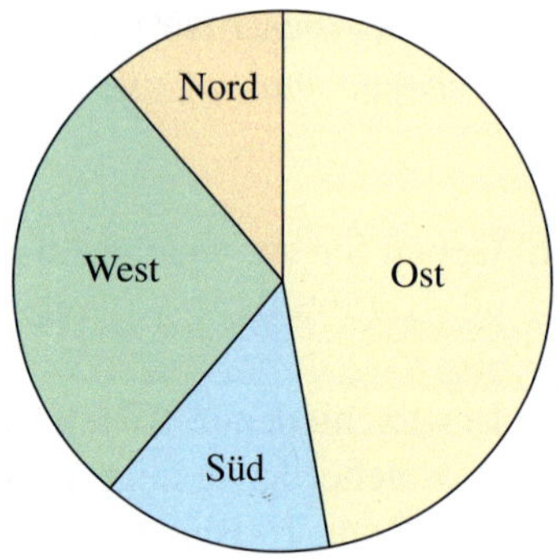

a) Bestimmen Sie die gesamte Einwohnerzahl des Ortes und die durchschnittliche Einwohnerzahl eines Ortsteils. **(1 P)**
b) Begründen Sie, warum das Kreisdiagramm nicht zu den Zahlen der Tabelle gehören kann. **(1 P)**
c) Stellen Sie die prozentualen Anteile der Einwohner der Ortsteile in einem Säulendiagramm dar. **(2 P)**
d) Der Anteil der Jugendlichen beträgt im Ortsteil Nord 22,4 %, in Süd 25 %, in Ost 22,5 % und in West 25 %. Bestimmen Sie die Anzahl der Jugendlichen im gesamten Ort. **(2 P)**

Aufgabe 4: Leuchttürme (6 Punkte)

Ein Schiff wird von drei verschiedenen Leuchttürmen zu einem Zeitpunkt angepeilt.
Entnimm die Werte der Skizze.

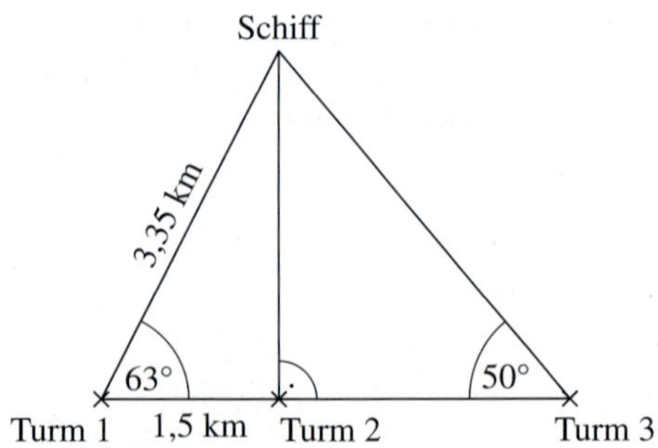

a) Unter welchem Sichtwinkel sind die Leuchttürme 1 und 2 vom Schiff aus sichtbar? **(1 P)**
b) Wie groß ist die Entfernung zwischen Leuchtturm 2 und dem Schiff zum Zeitpunkt der Messung? **(2 P)**
c) Wie weit ist das Schiff von Leuchtturm 3 zum Zeitpunkt der Messung entfernt? **(2 P)**
d) Geben Sie die Geschwindigkeit des Schiffes an, das für eine 22,5 km lange Strecke 240 Minuten benötigt. **(1 P)**

Aufgabe 5: Taktik (6 Punkte)

Beim Fußball spielen 11 Spieler in einer Mannschaft. Je nach Taktik gibt es unterschiedlich viele Spieler auf den Positionen: Torwart, Abwehrspieler, Mittelfeldspieler und Stürmer. Bei einem Jugendturnier werden zwei Taktiken benutzt. Die Tabelle zeigt jeweils die Anzahl der Spieler auf der Position. Es gibt keine Auswechselspieler.

Taktik	Torwart	Abwehrspieler	Mittelfeldspieler	Stürmer
A	1	4	3	3
B	1	3	5	2

a) Bei einem Turnier spielen x Mannschaften Taktik A und y Mannschaften spielen Taktik B. Stellen Sie einen Term auf, der die Gesamtanzahl der Stürmer angibt. **(1 P)**

b) An einem anderen Turnier nehmen 16 Teams teil. Jedes Team spielt entweder Taktik A oder Taktik B. Es gibt 70 Mittelfeldspieler.
Geben Sie die Anzahl der Teams an, die die jeweilige Taktik spielen. **(2 P)**

c) Aus einer Mannschaft, die Taktik B spielt, werden zufällig zwei Spieler zum Interview ausgewählt. Geben Sie die Wahrscheinlichkeit dafür an, dass beide Spieler Abwehrspieler sind. **(3 P)**

Aufgabe 6: Die Tasche (9 Punkte)

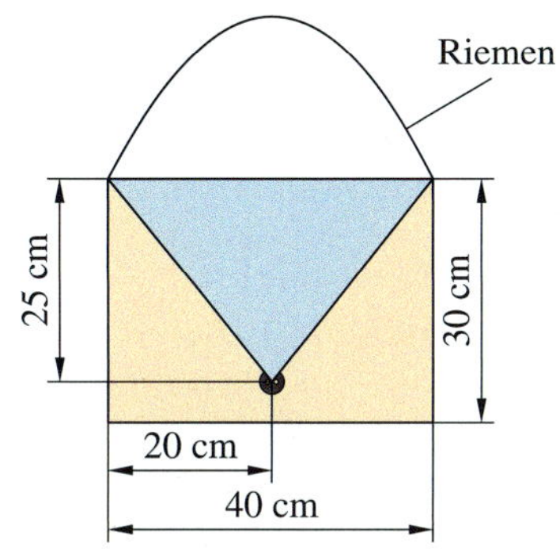

Eine neue Tasche wird an einem Riemen getragen. Klappt man sie zu, dann wird die Vorderseite von einem Dreieck verdeckt.

a) Geben Sie an, wie viel Prozent der Vorderfläche einer zusammengeklappten Tasche vom Dreieck verdeckt wird. **(3 P)**

Der Riemen kann durch die Funktionsgleichung $f(x) = -\frac{1}{20}(x - 20)^2 + 50$ beschrieben werden.

b) Geben Sie die Funktionswerte von $f(x)$ für $x = 0$ und $x = 40$ an.
Beschreiben Sie, was die zugehörigen Punkte bei der Tasche bedeuten. **(2 P)**

c) Bestimmen Sie den Scheitelpunkt der Funktion $f(x)$.
Beschreiben Sie möglichst genau, was dieser Punkt für die Tasche bedeutet. **(2 P)**

d) Drei Taschen werden nebeneinandergestellt.
Beschreiben Sie, wie die drei Scheitelpunkte der Riemen zueinander liegen. Der Scheitelpunkt der ersten Tasche soll allgemein mit $(a|b)$ beschrieben werden. **(2 P)**

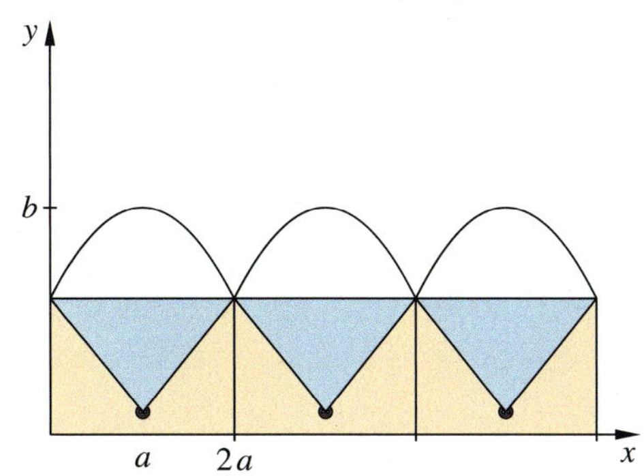

Prüfungsbeispiel 2

Aufgabe 1: Basisaufgaben (10 Punkte)

a) In einem Laden gibt es folgende Produkte.
Geben Sie das pro kg teuerste Produkt an. **(1 P)**

Äpfel 1 kg für 3,99 €
Trauben 200 g für 90 ct
Rüben 5 kg für 19,99 €

b) In einem Dreieck sind zwei Innenwinkel mit $\beta = 23°$ und $\gamma = 80°$ gegeben.
Bestimmen Sie die Größe des fehlenden Winkels. **(1 P)**

c) 5 Stühle und 2 Tische wiegen zusammen 25 kg. 2 Stühle und 1 Tisch dagegen nur 11 kg.
Geben Sie die Masse eines Stuhles an. **(1 P)**

d) Geben Sie die Funktionsgleichung einer quadratischen Funktion an, die durch den Punkt $(2|12)$ verläuft. **(1 P)**

e) Bestimmen Sie die Spannweite der Datenreihe:
12 €; 16 €; 10 €; 28 €; 34 €; 11 €; 31 €; 17 €. **(1 P)**

f) Aus der Urne wird eine Kugel gezogen.
Ermitteln Sie die Wahrscheinlichkeit, eine weiße Kugel zu ziehen. **(1 P)**

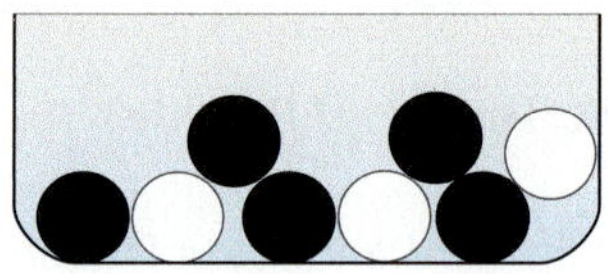

g) Frau Pfeifer fährt um 15:35 Uhr mit dem Fahrrad los. Sie fährt 35 min zum Bahnhof.
Nach weiteren 10 min kommt die Bahn. Diese fährt 1 h 45 min.
Geben Sie die Uhrzeit an, zu der Frau Pfeifer mit der Bahn ankommt. **(1 P)**
Ⓐ 17:55 Uhr Ⓑ 18:00 Uhr Ⓒ 18:05 Uhr Ⓓ 18:15 Uhr

h) Das Netz wird zu einem Würfel gefaltet.
Geben Sie die wahre Aussage an. **(1 P)**
Ⓐ Fläche (1) liegt gegenüber von Fläche (5).
Ⓑ Fläche (2) liegt gegenüber von Fläche (6).
Ⓒ Fläche (3) liegt gegenüber von Fläche (6).
Ⓓ Fläche (5) liegt gegenüber von Fläche (3).

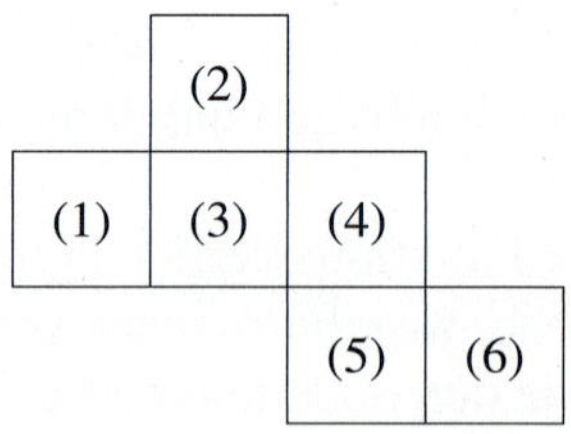

i) Eine Stadt hatte vor 10 Jahren noch 500 000 Einwohner, heute sind es 625 000 Einwohner.
Um wie viel Prozent ist die Einwohnerzahl angestiegen? **(1 P)**
Ⓐ 10 % Ⓑ 25 % Ⓒ 50 % Ⓓ 75 %

j) Eine 100 m lange Strecke wurde maßstäblich mit 5 cm Länge gezeichnet. **(1 P)**
Geben Sie den verwendeten Maßstab an.
Ⓐ 1 : 2000 Ⓑ 1 : 500 Ⓒ 1 : 200 Ⓓ 1 : 5000

Aufgabe 2: Garten (7 Punkte)

Ein Mähroboter soll in Zukunft den Rasen mähen.

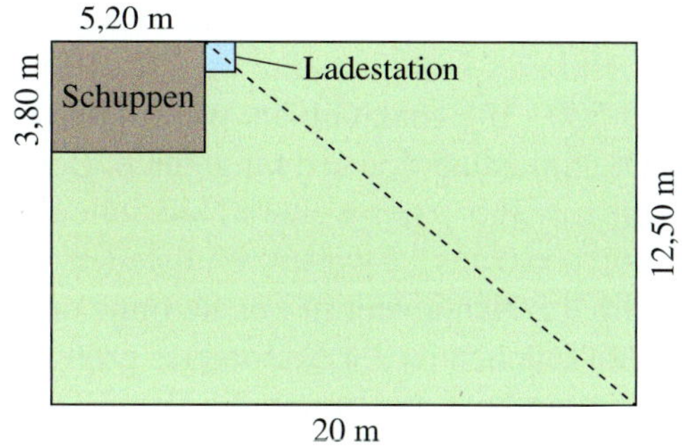

a) Damit der Mähroboter funktioniert, muss um die gesamte zu mähende Fläche ein Induktionsdraht verlegt werden. Wie lang muss dieser Draht sein? **(2 P)**

b) Wenn der Akku des Mähroboters fast leer ist, fährt er selbstständig zur Ladestation. Der dafür benötigte Rückholdraht muss von der entferntesten Stelle über das Grundstück zur Ladestation verlaufen (siehe gestrichelte Linie in der Skizze). Geben Sie die Länge für diesen Draht an. **(2 P)**

c) Der Mähroboter kann in zwei Stufen schnell und langsam arbeiten. In Stufe „schnell“ schafft er $100\,m^2$ in einer Stunde, in Stufe „langsam“ schafft er $60\,m^2$ in einer Stunde. Wie lange braucht der Mähroboter jeweils in der Stufe, um den ganzen Rasen zu mähen? **(2 P)**

d) Für einen anderen Garten möchte Herr Azouni einen Mähroboter und Drähte kaufen. Der Mähroboter kostet 599 €, der Induktionsdraht 3,35 € pro Meter und der Rückholdraht 5,25 € pro Meter. Geben Sie ein Beispiel für Längen von Induktionsdraht und Rückholdraht an, sodass der Roboter insgesamt zwischen 700 € und 800 € kostet. **(1 P)**

Aufgabe 3: Leseratten (7 Punkte)

Tina und Maja lesen beide gerne dieselben Bücher, aber unterschiedlich schnell. Tina schafft 25 Seiten am Tag und Maja nur 20 Seiten am Tag.

a) Maja hat diesmal 3 Tage früher angefangen ein Buch von 500 Seiten zu lesen. Geben Sie an, nach wie vielen weiteren Tagen beide gleich viele Seiten gelesen haben. **(2 P)**

b) Ein Buch hat 800 Seiten. Geben Sie an, wie viele Tage Maja früher anfangen muss zu lesen, damit beide das Buch am selben Tag durchgelesen haben. **(2 P)**

c) Übertragen Sie das Koordinatensystem in Ihr Heft. Beschriften Sie die Achsen so, dass die Funktionsgraphen zum Lesetempo von Tina und Maja gehören, wobei Tina 6 Tage später zu lesen anfängt. Geben Sie an, nach wie vielen Seiten beide gleich viel gelesen haben. **(3 P)**

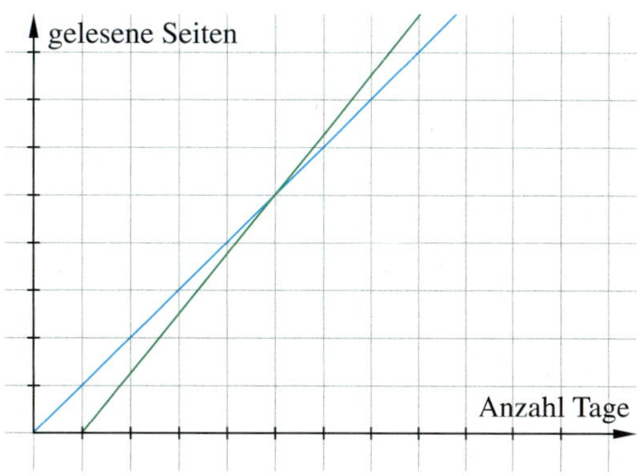

Aufgabe 4: Klein und schnell (7 Punkte)

Ein Nanometer sind 10^{-9} m und ein Terahertz sind 10^{12} Hertz.

a) Gib 4,5 Terahertz in Hertz an, ohne eine Potenz zu benutzen. **(1 P)**
b) Sichtbares Licht hat eine Frequenz von 500 Terahertz. Das heißt, in einer Sekunde schwingt es $500 \cdot 10^{12}$-mal. Gib an, wie oft das Licht in einer Stunde schwingt. **(2 P)**
c) Die Sinusfunktion schwingt auch. Beginnt man bei $\alpha = 0$, dann hat die Sinusfunktion bis $\alpha = 360°$ zwei weitere Nullstellen. Gib den Winkel an, bis zu dem die Sinusfunktion von $\alpha = 0$ aus 12 weitere Nullstellen hat. **(1 P)**
d) Gib 9,2 Nanometer in km an, ohne eine Potenz zu benutzen. **(1 P)**
e) Ein Teilchen ist 3,4 Nanometer groß und wird in einem Mikroskop angeschaut, sodass es 1 cm groß ist. Bestimme die Vergrößerung. **(2 P)**

Aufgabe 5: Seetang (6 Punkte)

Seetang ist eine Art Alge, die in getrockneter und gerösteter Form auch gegessen wird.

a) 100 g Seetang werden geerntet und enthalten 90 g Wasser. Nach dem Trocknen sind es noch 15 g Wasser. Bestimmen Sie, wie viel Prozent des Wassers verdunstet sind. **(2 P)**

Seetang wächst sehr schnell. Bei einer Art wurde ein Flächenwachstum entdeckt, dass mit der Funktion $y = 100 \cdot 1{,}3^n$ beschrieben werden kann. Dabei steht n für die Anzahl der Monate. Zu Beginn wird eine Fläche von $100\,\text{cm}^2$ abgedeckt.

b) Um wie viel Prozent wächst die Fläche jeden Monat? **(1 P)**
c) Geben Sie an, nach wie vielen Monaten die Fläche erstmals mehr als dreimal so groß wie am Anfang ist. **(1 P)**
d) Der Seetang deckt nun am Anfang eine Fläche von $250\,\text{cm}^2$ ab. Bestimmen Sie die Fläche, die nach 3 Monaten abgedeckt wird. **(2 P)**

Aufgabe 6: Seepyramide (8 Punkte)

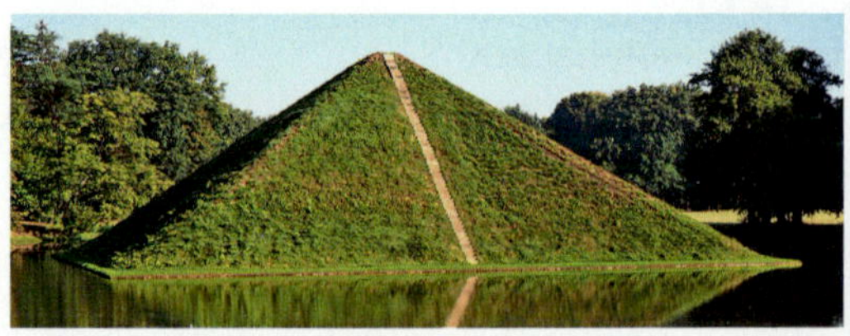

Im Schlosspark Branitz in Cottbus gibt es eine sogenannte Seepyramide. Sie ist 13 m hoch und hat eine Grundkante von 35 m.

a) Zeichnen Sie ein Schrägbild der Pyramide. Geben Sie den verwendeten Maßstab an. Markieren Sie die Höhe und die Grundkante. **(2 P)**
b) Die Seitenflächen der Pyramide werden wie im Bild begrünt. Geben Sie eine Gleichung an, mit der diese Fläche berechnet werden kann. Benennen Sie dabei auch, wofür die Variablen stehen. **(1 P)**
Ⓐ $4\,h_a \cdot a$ Ⓑ $2\,h_a \cdot a + a^2$ Ⓒ $2\,h_a \cdot a$ Ⓓ $4\,h_a \cdot a + a^2$
c) Bestimmen Sie die Menge Erde, die für die Pyramide herangeschafft werden musste. **(2 P)**
d) Die Pyramide wiegt in etwa 4250 t. Geben Sie die Kantenlänge eines Würfels aus Beton an, der dieselbe Masse hat. $1\,\text{m}^3$ Beton wiegt dabei 2 t. **(3 P)**

Aufgaben zum Trainieren

A Multiple Choice

Für jede Aufgabe gibt es genau eine richtige Lösung.

1 Subtrahiere: $-26 - 34$

a) -60 b) -8
c) 8 d) 60

2 Berechne: $7 + 3 \cdot 5$

a) 50 b) 22
c) 20 d) 2

3 Welcher Bruch liegt zwischen $\frac{1}{3}$ und $\frac{1}{2}$?

a) $\frac{7}{12}$ b) $\frac{4}{7}$
c) $\frac{1}{4}$ d) $\frac{2}{5}$

4 Multipliziere: $\frac{3}{8} \cdot 2$

a) $\frac{6}{16}$ b) $\frac{3}{16}$
c) $\frac{3}{4}$ d) $\frac{3}{8}$

5 Addiere: $\frac{3}{4} + \frac{5}{6}$

a) $\frac{8}{10}$ b) $\frac{19}{12}$
c) $\frac{15}{24}$ d) $\frac{8}{6}$

6 Multipliziere: $0{,}05 \cdot 20$

a) 0,1 b) 1
c) 10 d) 100

7 Rechne 0,08 km um.

a) 800 mm b) 800 cm
c) 800 dm d) 800 m

8 Wie viel sind 3 kg und 50 g?

a) 350 g b) 3050 g
c) 3500 g d) 3,50 kg

9 Rechne $1\frac{1}{4}$ h in Minuten um.

a) 125 min b) 115 min
c) 85 min d) 75 min

10 Welche Breite hat das geschlossene Mathematikbuch in etwa?

a) 2 mm b) 2 cm
c) 2 dm d) 2 m

11 Wie groß ist ungefähr die Fläche eines Fußballplatzes?

a) 70 000 dm^2 b) 7000 m^2
c) 70 ha d) 7 km^2

12 Wie viel Prozent sind 2 von 5 DVDs?

a) 2 % b) 20 %
c) 25 % d) 40 %

13 Wie viel € sind 8 % von 500 €?

a) 40 € b) 50 €
c) 800 € d) 4000 €

14 Max kauft eine Jeans im Angebot für 40 €. Gegenüber dem alten Preis spart er 10 €.
Um wie viel Prozent wurde der Preis für die Jeans gesenkt?

a) 10 % b) 20 %
c) 25 % d) 40 %

15 Vereinfache den Term: $6x - (3x + 9)$

a) $3x + 9$ b) $3x - 9$
c) $9x + 9$ d) $9x - 9$

16 Löse die Klammer auf: $4(3x + 8)$

a) $44x$ b) $20x$
c) $12x + 8$ d) $12x + 32$

17 Multipliziere aus: $(2x - 6)^2$

a) $4x^2 + 36$ b) $4x^2 - 36$
c) $4x^2 - 24x + 36$ d) $4x^2 - 12x + 36$

18 Drei Brötchen kosten 0,72 €. Wie viel kosten dann zwei Brötchen?

a) 0,36 € b) 0,48 €
c) 0,52 € d) 1,08 €

19 Ein Futtervorrat für 3 Pferde reicht 8 Tage. Wie lange reicht er für vier Pferde?

a) 3 Tage b) 6 Tage
c) 16 Tage d) 24 Tage

20 Welche Größe hat der Winkel α?

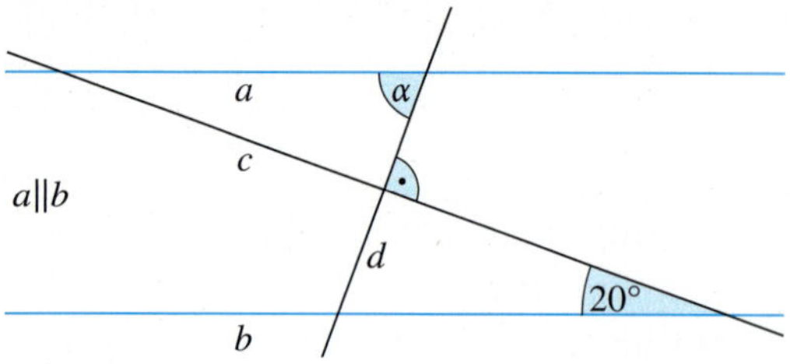

a) 20° b) 40°
c) 70° d) 90°

21 Eine Pyramide hat eine quadratische Grundfläche mit einer Seitenlänge von 10 cm. Die Pyramide ist 12 cm hoch.
Wie groß ist ihr Volumen?

a) $40\,cm^3$ b) $120\,cm^3$
c) $400\,cm^3$ d) $1200\,cm^3$

22 Wie lang ist die Diagonale eines Rechtecks mit den Seitenlängen $a = 6\,cm$ und $b = 8\,cm$?

a) 7 cm b) 8 cm
c) 9 cm d) 10 cm

23 Wie groß ist der Flächeninhalt A eines Parallelogramms mit den Maßen $a = 5\,cm$, $b = 3\,cm$ und $h = 2\,cm$?

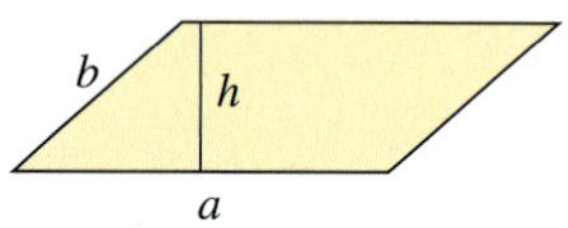

a) $A = 6\,cm^3$ b) $A = 5\,cm^2$
c) $A = 10\,cm^2$ d) $A = 15\,cm^2$

24 Wie lautet der y-Achsenabschnitt der Funktion $f(x) = 3x^2$?

a) 3 b) $\frac{1}{3}$
c) 0 d) 2

25 Durch welchen Punkt verläuft der Graph der Funktion $f(x) = \frac{3}{4}x - 1$?

a) $A(-1|0)$ b) $B(0|-1)$
c) $C\left(0\middle|\frac{3}{4}\right)$ d) $D\left(\frac{3}{4}\middle|0\right)$

26 Der Graph einer linearen Funktion verläuft durch die Punkte $P(-2|0)$ und $Q(4|3)$. Wie groß ist die Steigung a der Gerade?

a) $a = -2$ b) $a = -\frac{1}{2}$
c) $a = \frac{1}{2}$ d) $a = 2$

27 Welcher der folgenden Funktionsgraphen hat die Funktionsvorschrift $f(x) = (x-1)^2 - 2$?

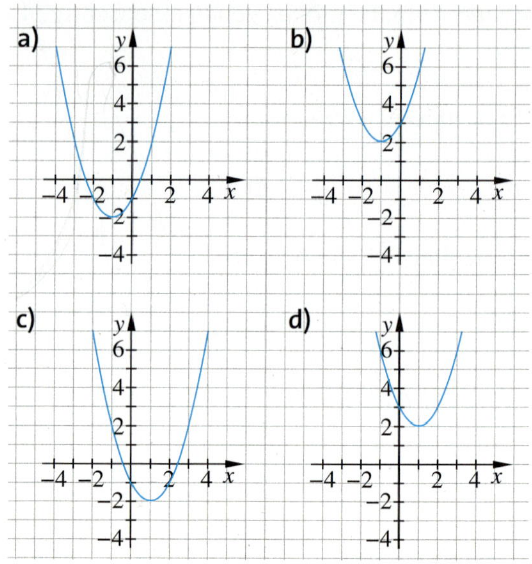

28 Schreibe in wissenschaftlicher Schreibweise: 0,000 041 2

a) $412 \cdot 10^{-4}$ b) $4{,}12 \cdot 10^{-5}$
c) $4 \cdot 10^{-5}$ d) $0{,}412 \cdot 10^{4}$

29 Schreibe ausführlich: $1{,}2 \cdot 10^{-3}$

a) 0,0012 b) 0,12
c) 12 d) 1200

30 Löse das Gleichungssystem $x - 3y = 4$ und $x + y = 0$.

a) $x = 1$ und $y = -1$ b) $x = -1$ und $y = 1$
c) $x_1 = 1$ und $y_1 = -1$, $x_2 = -1$ und $y_2 = 1$ d) Es gibt keine Lösung.

31 In einer Urne befinden sich 4 rote und 2 schwarze Kugeln. Es wird einmal gezogen. Wie groß ist die Wahrscheinlichkeit, eine rote Kugel zu ziehen?

a) 2 b) $\frac{1}{2}$
c) $\frac{2}{3}$ d) $\frac{2}{4}$

32 Ein Würfel wird insgesamt zweimal geworfen. Wie groß ist die Wahrscheinlichkeit, zwei ungerade Zahlen zu werfen?

a) 2 % b) 25 %
c) 50 % d) 75 %

B Grundlegende Aufgaben

1 Ordne die Zahlen nach ihrer Größe. Beginne mit der kleinsten Zahl.

a) 0,34	-4	0,6	$\frac{3}{10}$	$-6{,}2$
b) -2	$(-2)^2$	2^{-2}	-2^2	3^{-2}
c) 2^{10}	$\frac{1}{5}$	0,5	4^{-1}	10^2

2 Notiere in der angegebenen Maßeinheit.

a) 7 m = ▢ mm **b)** 0,7 cm = ▢ dm **c)** 0,07 km = ▢ m
d) 600 kg = ▢ t **e)** 0,06 t = ▢ kg **f)** 7 kg 70 mg = ▢ mg
g) 45 min = ▢ h **h)** $\frac{1}{4}$ h = ▢ s **i)** 25 200 s = ▢ h

3 Finde passende Angaben und ergänze sie in deinem Heft.

a) 10 s < ▢ < $\frac{1}{2}$ min < ▢ < 1 min 30 s < ▢ < 160 s < ▢
b) ▢ < 0,7 kg < ▢ < 1800 g < ▢ < 2 kg 250 mg < ▢ < $\frac{1}{4}$ t
c) 60 mm < ▢ < 7 cm < ▢ < 0,9 dm < ▢ < 1 m < ▢

4 Ergänze die Maßeinheit im Heft.

- Der Weltrekord im Weitsprung der Männer liegt bei 8,95 ▢.
- Dackel Waldemar wiegt 8,5 ▢.
- Die Entfernung zwischen Köln und Berlin beträgt 578 ▢. Mit dem Auto braucht man für die Strecke ca. 6 ▢.
- Ein Apfel wiegt etwa 200 ▢. Er kostet 29 ▢.
- Die Wohnung von Familie Müller hat eine Fläche von 72 ▢.

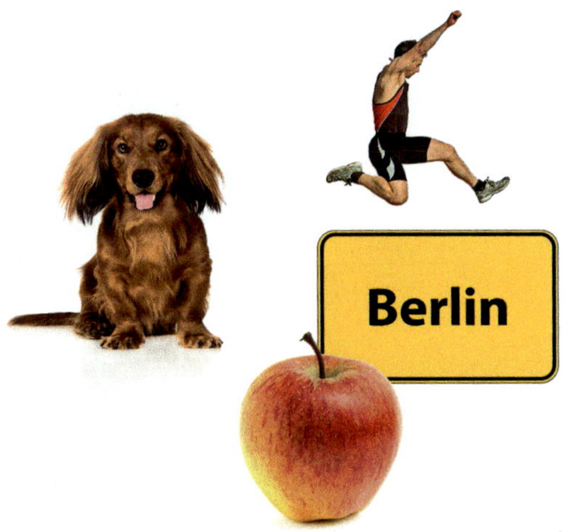

5 Ergänze die Sätze.

- 5 von 25 Jugendlichen der Klasse 10a haben als Lieblingsfach Mathematik angegeben. Das sind ▢ % der Jugendlichen der Klasse.
- 8 % von 700 Menschen sind ▢ Menschen.
- Der Preis eines T-Shirts wurde um 20 % reduziert und es kostet jetzt 16 Euro. Dann kostete es vorher ▢.

6 Betrachte das rechtwinklige Dreieck ABC.

a) Zeige rechnerisch, dass die Seite $\overline{BC}$ etwa 4 cm lang ist.
b) Berechne die Länge der Seite $\overline{AC}$.
c) Bestimme den Flächeninhalt des Dreiecks ABC.

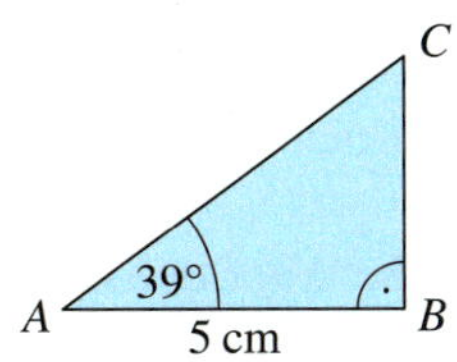

7 Berechne das Volumen des Körpers.

a) Zylinder mit einem Radius von 12 cm und einer Höhe von 20 cm
b) Kegel mit einem Radius von 6 cm und einer Höhe von 10 cm
c) quadratische Pyramide mit einer 8 cm langen Grundkante und einer Höhe von 12 cm

8 Übertrage die Graphen der Funktionen *f* und *g* in dein Heft.

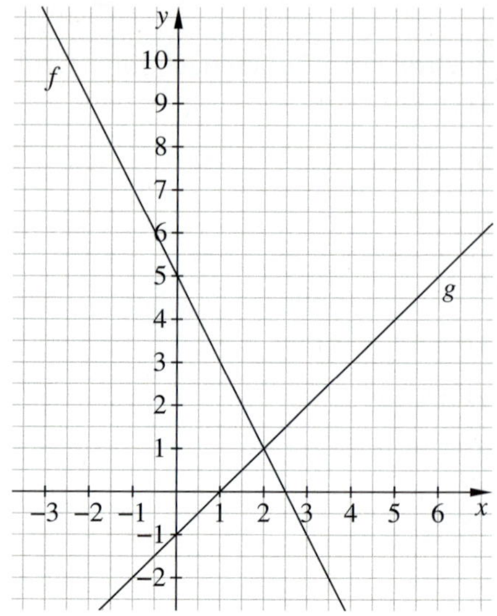

a) Entscheide, ob die folgenden Aussagen richtig oder falsch sind:
① Der Graph der Funktion *f* verläuft durch den Punkt $(1|3)$.
② Der Graph der Funktion *g* schneidet die *x*-Achse im Punkt $(-1|0)$.
③ Die Graphen von *f* und *g* schneiden sich im rechten Winkel.
④ Die Funktionsvorschrift von *f* lautet $f(x) = 5x - 2$.
b) Lies den Schnittpunkt von *f* und *g* ab.
c) Zeichne in das Koordinatensystem in deinem Heft eine Gerade *h*, die parallel zum Funktionsgraphen von *g* durch den Punkt $P(-1|2)$ verläuft.
Gib die Funktionsgleichung der Geraden *h* an.

9 Übertrage die Figur rechts in dein Heft.
a) Berechne den Flächeninhalt der gelben Fläche.
b) Berechne die Länge der Seite *x*.

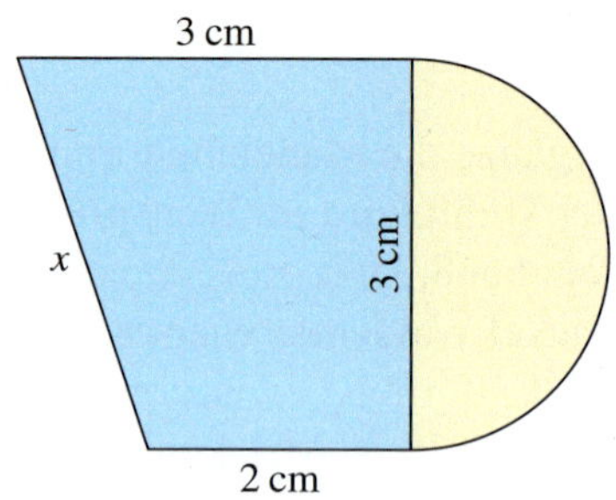

10 Berechne das Volumen der Körper.

a)

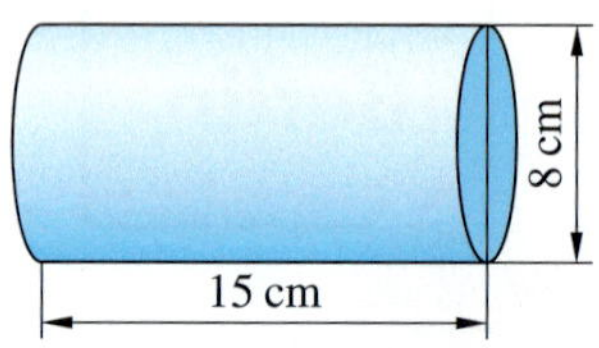

b)

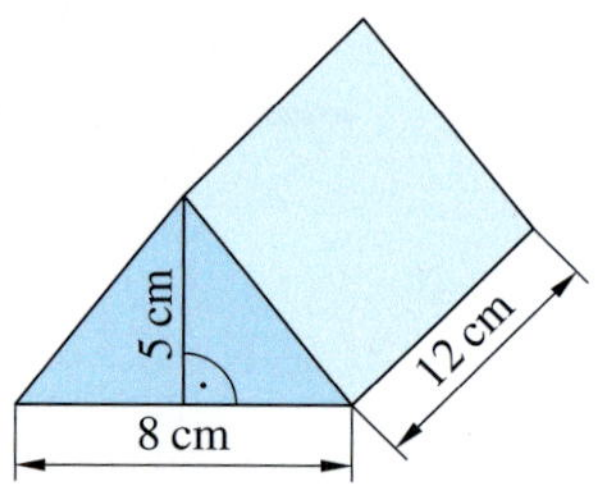

11 Boris dreht das Glücksrad rechts.
a) Mit welcher Wahrscheinlichkeit dreht Boris ein blaues Feld?
b) Wie groß ist die Wahrscheinlichkeit, dass das gedrehte Feld nicht grün ist?
c) Auf einem anderen Glücksrad mit 20 Feldern liegt die Wahrscheinlichkeit „gelb“ zu drehen bei 20 %. Wie viele Felder des Glücksrads sind gelb?

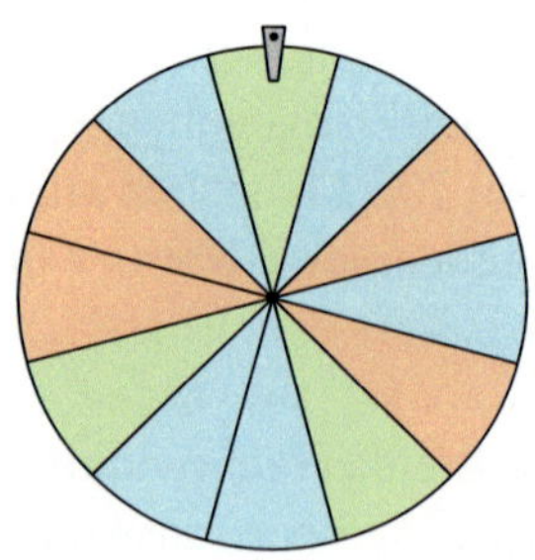

12 In einem Behälter befinden sich 5 rote, 3 schwarze und 2 weiße Kugeln.
a) Wie hoch ist die Wahrscheinlichkeit, beim ersten Zug eine schwarze Kugel zu ziehen?
b) Wie groß ist die Wahrscheinlichkeit, beim ersten Zug keine weiße Kugel zu ziehen?

13 Eine quaderförmige Getränkeverpackung ist 20 cm hoch, 13 cm lang und 10 cm breit. Auf der Packung steht, dass sie 2,5 ℓ Saft enthält.
Kann die Aussage richtig sein? Begründe mit einer Rechnung.

C Komplexe Aufgaben

1 Golf

Die Flugbahn eines Golfballs kann annähernd durch eine Parabel beschrieben werden.

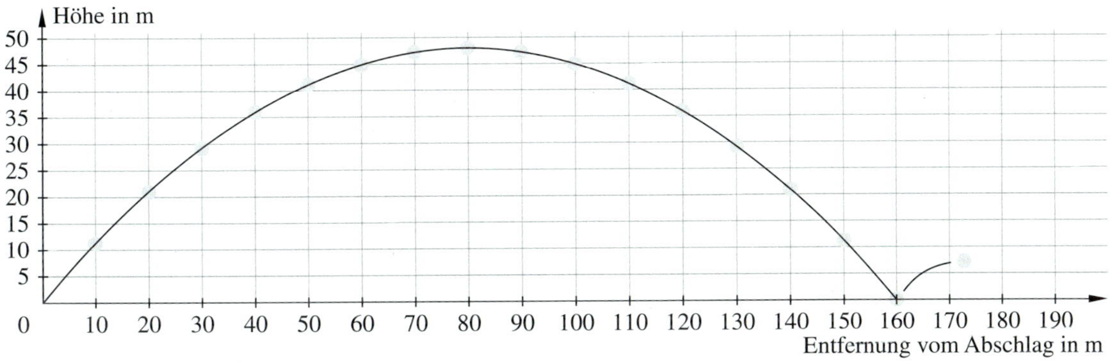

a) Lies anhand der Flugkurve die maximale Höhe des Golfballs ab.

b) In welcher Entfernung vom Abschlag trifft der Golfball auf dem Boden auf?

c) Finde heraus, welche der folgenden Funktionsgleichungen zu der Flugparabel des Golfballs gehört.
Begründe, weshalb alle anderen Funktionsgleichungen nicht zum dargestellten Graphen passen können.

① $f(x) = 0{,}05x^2$ ② $f(x) = -0{,}05x^2$

③ $f(x) = -0{,}0075x^2 + 1{,}2x$ ④ $f(x) = 0{,}0075x^2 - 1{,}2x$

d) Gib die Funktionsgleichung der Flugparabel in Scheitelpunktform an.

Ein Golf-Anfänger muss das Abschlagen erst trainieren. Er schlägt den Ball noch weniger weit und hoch. Zu Beginn seines Trainings kann die Flugbahn seines Golfballs durch die Gleichung $f(x) = -0{,}015x^2 + 1{,}2x$ beschrieben werden.

e) In welcher Höhe befindet sich der Golfball, wenn er 30 m vom Abschlag entfernt ist?

f) Berechne, in welcher Entfernung vom Abschlag der Golfball auf dem Boden auftrifft.

g) Bestimme die maximale Höhe des Golfballs während des Flugs. Gib an, in welcher Entfernung vom Abschlag der Golfball die maximale Höhe erreicht.

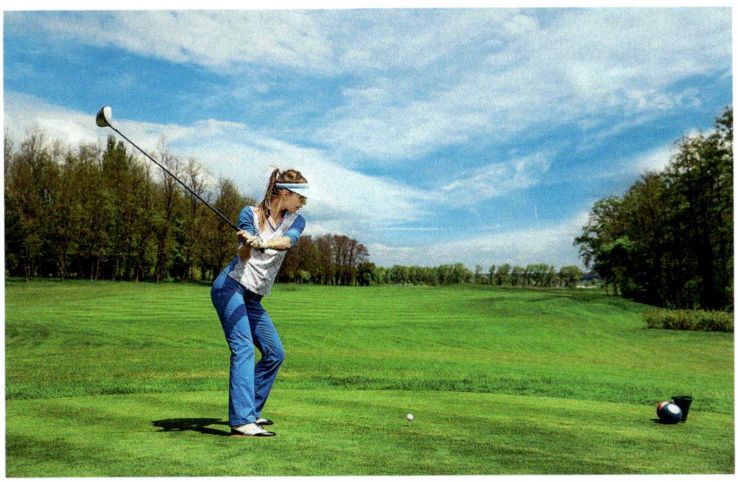

2 Luftdruck

Der Luftdruck ist nicht an jedem Ort der Erde gleich. Er nimmt mit steigender Höhe rasch ab. Pro Kilometer Höhe sinkt der Luftdruck um 12 %. Auf Meereshöhe herrscht ein Luftdruck von durchschnittlich 1013 hPa (Hektopascal).
Der Luftdruck kann mit einem Barometer (Luftdruckmesser) gemessen werden.
Die Einheit des Luftdrucks wurde nach dem französischen Mathematiker und Physiker Blaise Pascal (1623–1662) benannt.

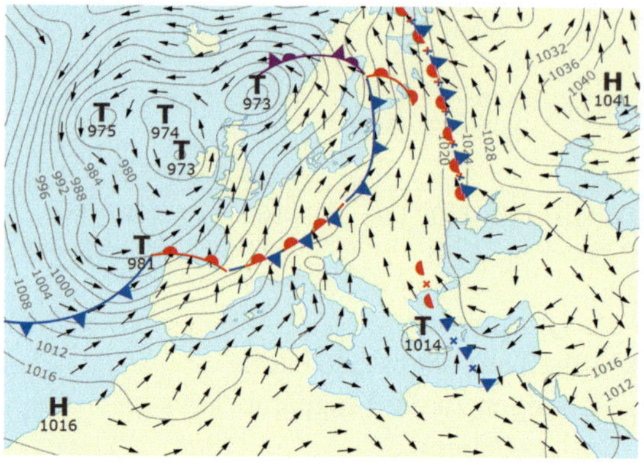

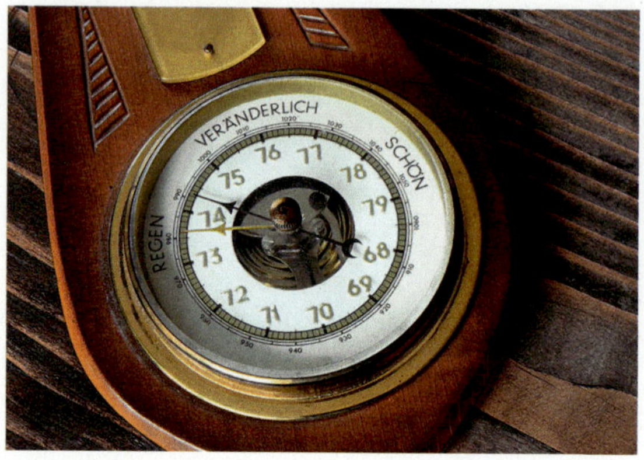

a) Berechne den Luftdruck in einer Höhe von 2 km.

b) Mit der Funktionsgleichung $f(x) = 1013 \cdot 0{,}88^x$ kann man den Luftdruck in Hektopascal berechnen, wenn Verhältnisse herrschen wie oben beschrieben.
Welche Bedeutung hat die Variable x in dieser Gleichung?
Erkläre, wie der Wachstumsfaktor von 0,88 berechnet wurde.

c) Der Mount Everest ist mit einer Höhe von 8848 m der höchste Berg der Erde.
Mit welchem Luftdruck kann man auf seiner Spitze ungefähr rechnen?

d) Stelle die Entwicklung des Luftdrucks für eine Höhe von bis zu 5 Kilometern in einem geeigneten Koordinatensystem dar.

e) Bei einem Luftdruck von 1013 hPa hat die Luftsäule, die auf einen Quadratmeter Boden drückt, eine Masse von etwa $1{,}013 \cdot 10^7$ g.
Rechne die Angabe in Tonnen um.

3 Dänische Flagge

Die dänische Nationalflagge, der „Dannebrog“, ist die älteste Flagge Europas.
Sie zeigt ein weißes Kreuz auf rotem Grund.
Die Größe der Flagge kann variieren, die Proportionen der einzelnen Längen sind aber meistens gleich.
Die Abbildung zeigt den häufigsten Aufbau der dänischen Flagge.

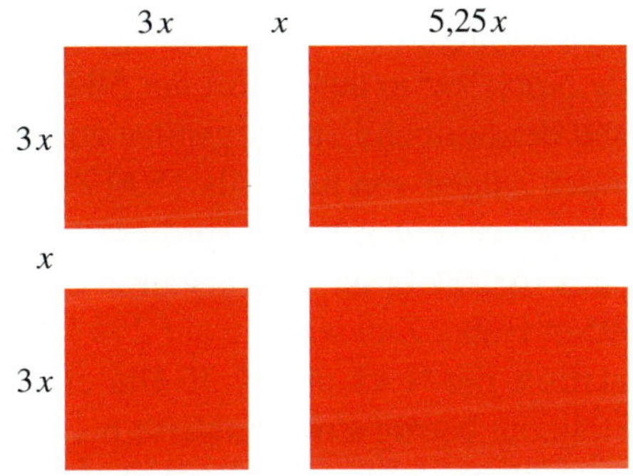

a) Welche Länge und welche Breite hat die Flagge, wenn die Streifenbreite $x = 4\,\text{cm}$ ist?

b) Bestätige durch eine Rechnung, dass der Flächeninhalt des weißen Kreuzes $244\,\text{cm}^2$ beträgt, wenn die Streifenbreite $x = 4\,\text{cm}$ ist.

c) Bestimme den prozentualen Anteil der Fläche des weißen Kreuzes an der dänischen Flagge. Die Streifenbreite x soll wieder 4 cm betragen.

d) Henning meint: „Der Anteil der Fläche des weißen Kreuzes an der gesamten Fläche ist unabhängig von der Streifenbreite x immer gleich.“
Ist Hennings Aussage richtig? Begründe durch eine Rechnung.

Eine sehr große dänische Flagge hat einen Flächeninhalt von $10{,}36\,\text{m}^2$.

e) Bestimme die Streifenbreite x des Kreuzes in dieser Flagge.

f) Zeige durch eine Rechnung, dass die Flagge 3,7 m lang und 2,8 m breit ist.

g) Im 19. Jahrhundert waren die Proportionen der unterschiedlich großen Felder nur ungefähr vorgeschrieben. Das Verhältnis der Länge zur Breite des roten Rechtecks oben rechts in der Flagge musste aber größer als 6 : 4 sein und durfte ein Verhältnis von 7 : 4 nicht überschreiten.
Zeige, dass die damalige Regel eingehalten wird, wenn der obigen Aufbau verwendet wird.

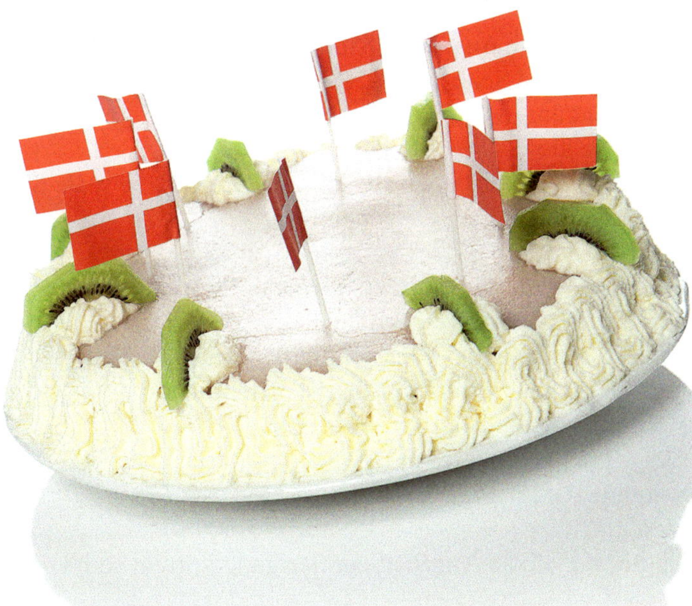

4 Drahtseilakt

Ohne Sicherung und Balancierstange hat der Artist Freddy Nock 995 m auf einem nur 50 Millimeter dicken Tragseil der Seilbahn zur Zugspitze zurückgelegt. Unter den Augen von mehr als 1500 Zuschauern startete der Schweizer seinen Weltrekordversuch am 20. August 2011 um 16:10 Uhr an der Talstation der Gletscherbahn in 2595 m Höhe. Ziel war die auf 2943 m Höhe gelegene Bergstation, die Nock um 17:30 Uhr erreichte. Die Steigung betrug streckenweise bis zu 57 Prozent. Das Dreieck modelliert den Weltrekordversuch.

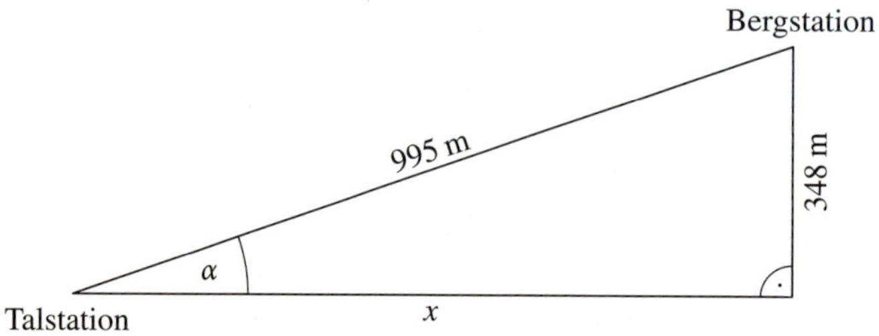

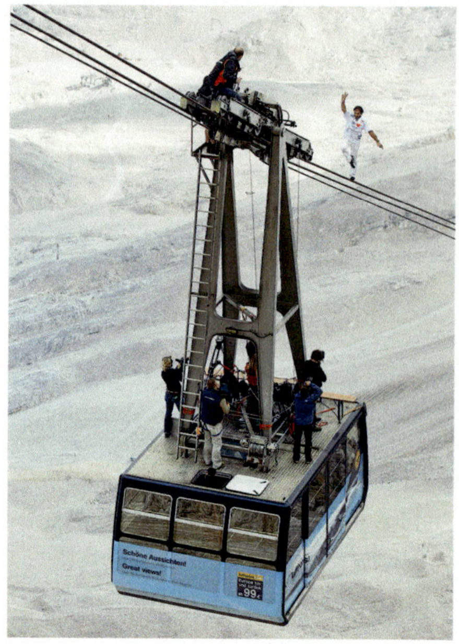

a) Wie lange brauchte Freddy Nock, um die Zugspitze zu erreichen?
b) Berechne die Durchschnittsgeschwindigkeit, mit der der Schweizer auf dem Tragseil unterwegs war.
c) Erkläre, wie die Angabe 348 m im Dreieck oben zustande gekommen ist.
d) Zeige, dass die Seite x etwa 932 m lang ist. Gib dann die durchschnittliche Steigung in Prozent an.
e) Berechne die Größe des Steigungswinkels α.
f) Erkläre, warum das oben abgebildete Dreieck die reale Situation nicht korrekt darstellt, sondern die Situation nur modelliert.

Die Aktion bildete den Auftakt zu Nocks Projekt „Sieben Rekorde in sieben Tagen“. Der zweite Weltrekordversuch fand an der Feldkogel-Bahn in Ebensee (Österreich) statt. Für diesen längsten und höchsten Seillauf mit konstanter Steigung hat Freddy Nock folgende Daten zur Streckführung veröffentlicht:

- Höhenunterschied 1110 m
- Länge (des Seils) 2917 m
- Steigung 41,2 % bis 52,5 %

g) Überprüfe, ob die Angaben zur Steigung korrekt sein können.

5 Mit Quadern würfeln

Bei vielen Spielen werden Würfel mit (meist sechs) gleich großen Seitenflächen benutzt. Es gibt aber auch Würfel mit unterschiedlich großen Seitenflächen. Die Abbildung zeigt das Netz eines solchen Würfels.

a) Begründe, warum es sich beim Werfen eines quaderförmigen „Würfels" **nicht** um ein Laplace-Experiment handelt.

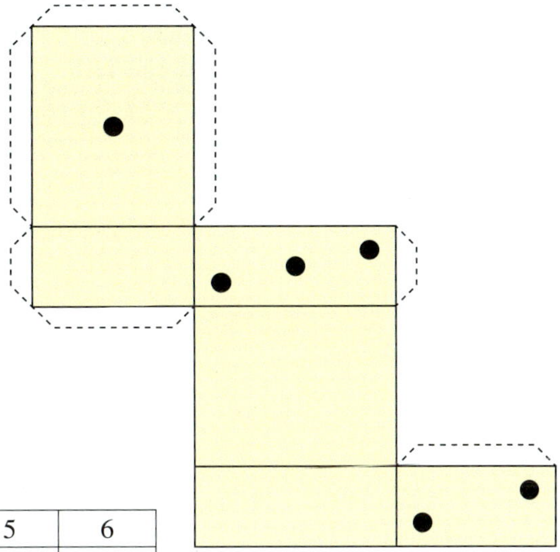

Um zu ermitteln, wie groß die Wahrscheinlichkeit für das Werfen der Augenzahlen mit dem quaderförmigen Würfel ist, hat Paul 600-mal gewürfelt und die Ergebnisse notiert.

Augenzahl	1	2	3	4	5	6
Anzahl Würfe	189	27	85	31	176	92

b) Berechne die relative Häufigkeit für das Werfen einer „1".

c) Übertrage das Netz des Quaders in dein Heft.
Ergänze die fehlenden Augenzahlen auf den Seiten des Quaders, sodass sie zu der obigen Tabelle passen.

Der Hersteller des „Würfels" gibt die Wahrscheinlichkeiten für das Werfen der Augenzahlen wie folgt an:

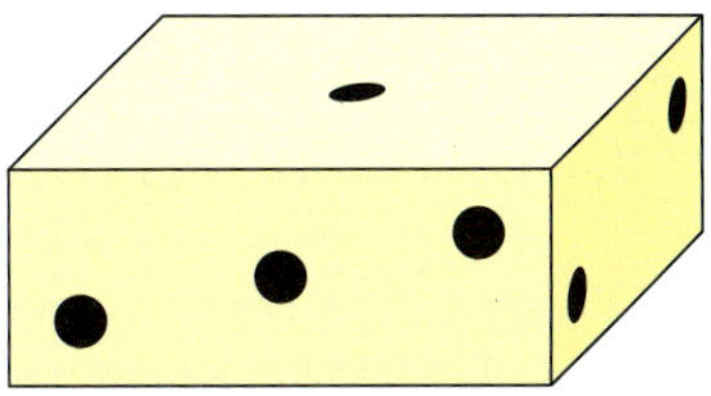

Augenzahl	1	2	3	4	5	6
Wahrscheinlichkeit	30 %	5 %	15 %	5 %	30 %	15 %

d) Können die Angaben des Herstellers richtig sein?
Begründe deine Antwort.

Nimm für die folgenden Teilaufgaben an, dass die Angaben des Herstellers richtig sind.

e) Um das Spiel zu gewinnen, muss Janine mit einem Wurf eine „5" oder eine „6" würfeln.
Wie groß ist die Wahrscheinlichkeit, dass ihr das gelingt?

f) Wie hoch ist die Wahrscheinlichkeit, dass Janine bei zweimaligem Werfen zunächst eine „3" und dann eine „2" würfelt?

g) Tom behauptet: „Die Wahrscheinlichkeit einen Pasch zu werfen, ist beim Quaderwürfel und bei einem normalen Würfel gleich."
Ist Toms Aussage richtig? Begründe deine Antwort.

6 Wandertag

Die Klasse 10 b wandert zu einem 12 km entfernten Freibad. Der Verlauf der Wanderung ist vereinfacht im Diagramm dargestellt:

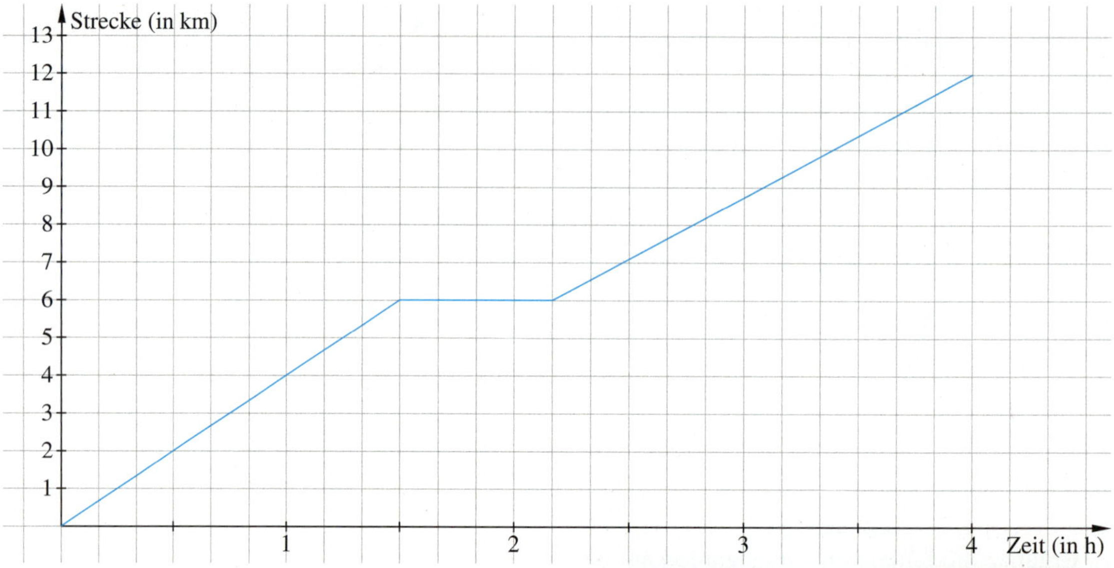

a) Übertrage das Koordinatensystem mit dem Graphen in dein Heft.

b) Wie weit läuft die Klasse in der ersten Stunde?

c) Begründe mit Hilfe des Graphen, dass die Klasse eine Pause gemacht haben muss. Gib die Länge der Pause an.

d) Wann kommt die Klasse am Freibad an, wenn sie um 8.15 Uhr losläuft?

e) Gib die Durchschnittsgeschwindigkeit (in $\frac{\text{km}}{\text{h}}$) der Klasse für die ersten sechs Kilometer an.

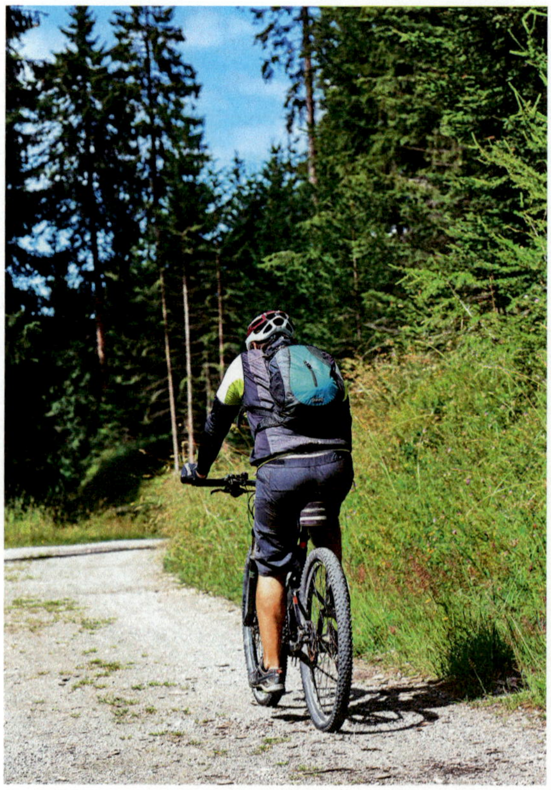

Nach 1,5 h merkt Merle, dass sie ihren Bikini vergessen hat. Sie ruft ihren Vater an, der sich sofort auf sein Fahrrad setzt und mit einer Durchschnittsgeschwindigkeit von 15 $\frac{\text{km}}{\text{h}}$ zum Rastplatz fährt.

f) Zeichne die Fahrt des Vaters als Graph in das Koordinatensystem ein.

g) Erreicht der Vater Merle noch am Rastplatz? Begründe deine Antwort.

7 Autovermietung

Herr Fedinger möchte einen PKW mieten. In der Tabelle sind die Konditionen der beiden Tarife aufgelistet, die ihm zur Auswahl stehen.

Tarif City	Tarif Regio
Grundpreis: 25 €	Grundpreis: 40 €
zusätzlich 0,60 € pro gefahrenen km	zusätzlich 0,40 € pro gefahrenen km

a) Ergänze im Heft die Wertetabelle für den Tarif City und den Tarif Regio:

	km	0	10	25	30			80	100
Miet-kosten	Tarif City					46 €	55 €		
	Tarif Regio								

b) Stelle für beide Tarife jeweils einen Term auf, mit dem sich die Mietkosten in Abhängigkeit der gefahrenen km berechnen lassen.

c) Zeichne jeweils den Funktionsgraphen zu der Vorschrift *gefahrene Strecke → Mietkosten* für die Tarife City und Regio in ein gemeinsames Koordinatensystem.

d) Welchen Tarif kannst du Herrn Fedinger empfehlen, wenn er mit dem Mietwagen eine Strecke von 40 km zurücklegen möchte? Begründe deine Empfehlung.

e) Berechne den prozentualen Anteil des Grundpreises an den Gesamtkosten für beide Tarife, wenn Herr Fedinger 40 km fährt.

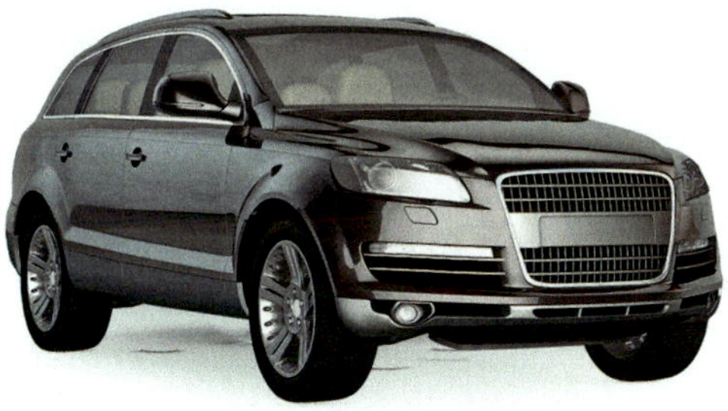

Die Autovermietung hat die Daten von 2400 Kunden gesammelt, um eine Statistik zu erstellen.

f) Entnimm dem Kreisdiagramm, wie viel Prozent der Kunden 24 Jahre alt oder jünger waren.

g) 15 % der Kunden waren zwischen 46 und 55 Jahre alt. Berechne die Anzahl der Kunden in dieser Altersspanne.

h) 45 % der Kunden mieteten ein Modell der Standardklasse, 25 % ein Modell der Luxusklasse, 20 % einen SUV und alle anderen einen Minibus. Stelle die Angaben in einem Kreisdiagramm dar.

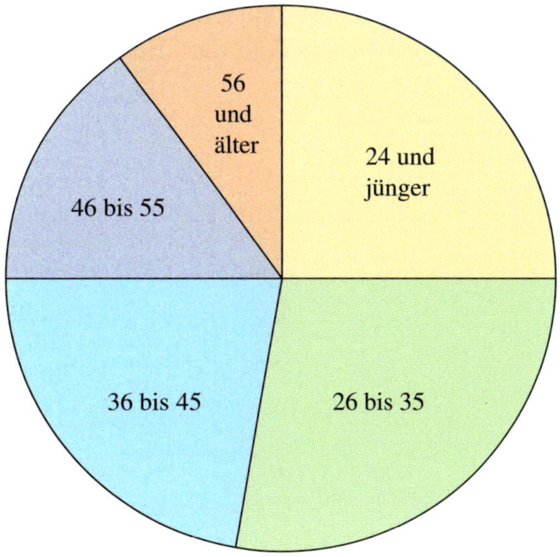

8 Getränkeverpackungen

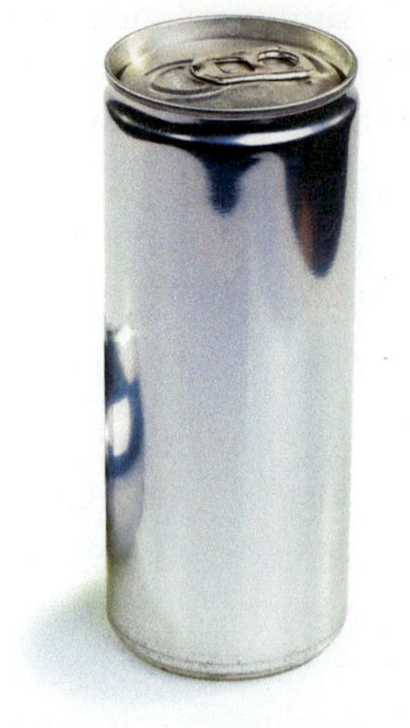

In einer zylinderförmigen Getränkedose mit einem Durchmesser von 5,4 cm und einer Höhe von 15,5 cm soll Saft verkauft werden.

a) Berechne das Volumen der Dose.

b) Zeige, dass der Oberflächeninhalt der Dose etwa $309\,cm^2$ beträgt.

c) Die Dose wird aus Weißblech hergestellt. Bei der Produktion der Dose rechnet man für Falzstellen und Verschnitt mit einem Mehrverbrauch von 20 %. Berechne, wie viel Weißblech für die Produktion einer Dose benötigt wird.

d) Judith hat einen 17 cm langen Strohhalm. „Da habe ich aber Glück", sagt Judith. „Der Strohhalm kann in keinem Fall in die Dose rutschen, nicht mal, wenn er schräg steht." Überprüfe, ob Judiths Aussage richtig ist. Begründe deine Antwort.

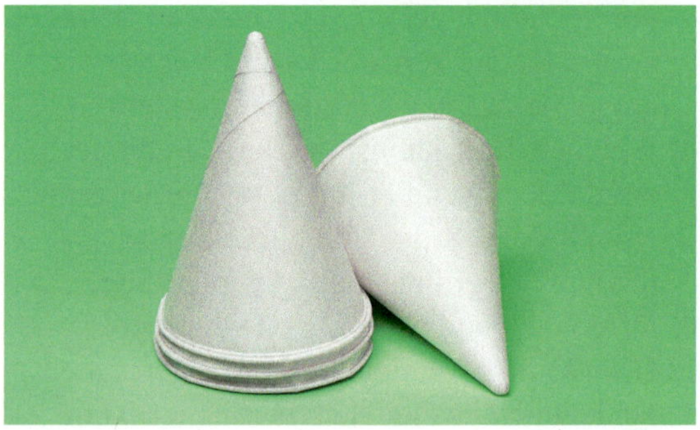

Umweltfreundlicher als Dosen aus Weißblech sind Becher aus Papier.
Solche Becher findet man beispielsweise in manchen Geschäften, in denen Kunden aus Wasserspender Wasser zapfen können. Man verwendet kegelförmige Becher, damit die Becher nicht in den Regalen abgestellt werden.
Ein Becher mit einem Durchmesser von 8 cm fasst maximal 0,15 ℓ Wasser.

e) Berechne die Höhe des Bechers.

f) Ein großer Wasserspender hat ein Volumen von 18,9 ℓ. Nimm an, dass die Papierbecher immer zu 90 % gefüllt werden. Wie viele Becher können dann insgesamt mit dem Inhalt des Wasserspenders gefüllt werden?

g) Welche der drei Abbildungen stellt die Füllhöhe h des Bechers im zeitlichen Verlauf bei konstantem Wasserzulauf dar? Begründe deine Entscheidung.

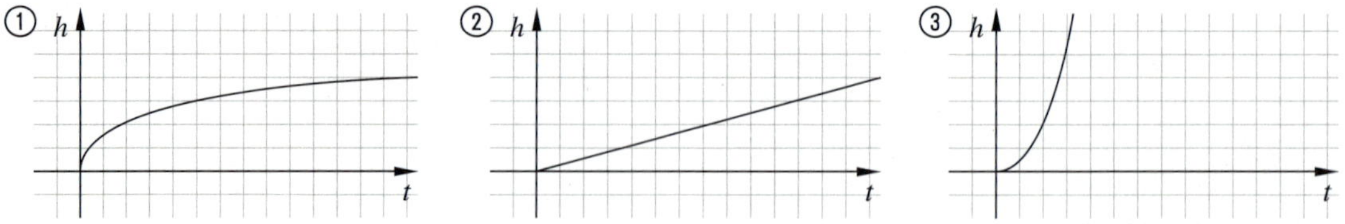

9 Im Zirkus

In einem Zirkuszelt sind die Sitze in Kreisen rund um die Manege angeordnet. Der erste Kreis, direkt an der Manege, hat 37 Sitze. Alle folgenden Sitzreihen haben jeweils vier Platze mehr als die Reihe davor: Der zweite Kreis hat also 41 Sitze, der dritte 45 usw. Insgesamt gibt es 10 Reihen.

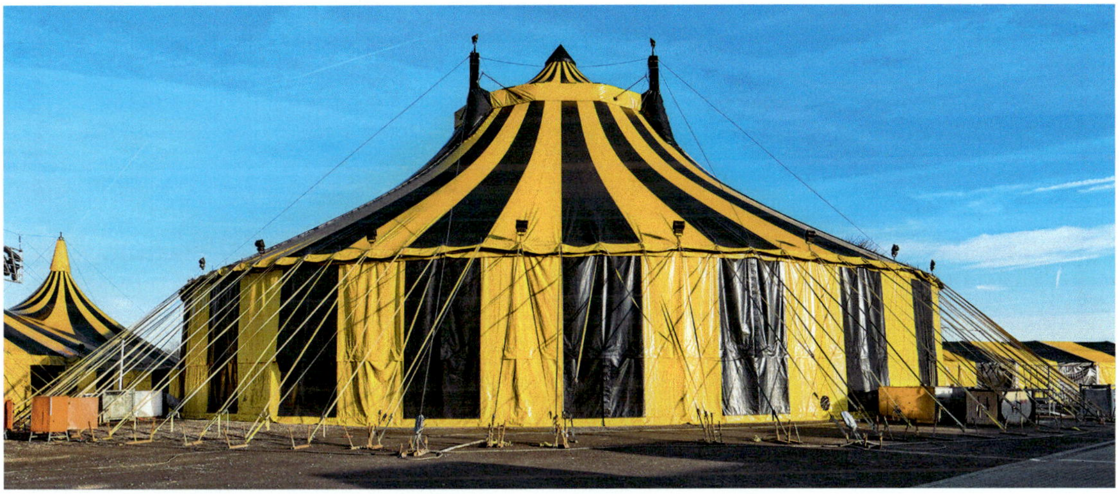

a) Celina meint: „Die Anzahl der Sitzplätze ist in jeder Reihe ungerade.“
Ist die Aussage von Celina richtig? Begründe deine Antwort.

b) Berechne die Anzahl der Sitze in der fünften Reihe.

c) Die Anzahl der Sitze in der Reihe n ($n = 1, 2, 3, \ldots, 10$) kann man als Term angeben.
Welcher der folgenden Terme gibt die Anzahl der Sitze in der n-ten Reihe an?
① $4 + 37n$ ② $4n + 37n$ ③ $37 + 4(n - 1)$ ④ $(37 + 4) \cdot (n - 1)$

d) Zeige, dass es in den Reihen 1 bis 5 insgesamt 225 Plätze gibt und in den Reihen 6 bis 10 insgesamt 325 Plätze.

e) Die Karten in den ersten fünf Reihen kosten 19 € pro Person, alle anderen Karten 14,50 € pro Person. Berechne die Einnahmen einer ausverkauften Vorstellung.

f) Die Tageseinnahmen belaufen sich auf 5007 €. Insgesamt wurden 300 Eintrittskarten verkauft. Wie viele Personen saßen in den Reihen 1 bis 5, wie viele in den Reihen 6 bis 10?

Die Manege des Zirkus hat einen Durchmesser von 13 m.

g) Berechne den Flächeninhalt der Manege.

h) Zeige, dass der Umfang der Manege etwa 41 m beträgt.

i) Clown Pippo fährt mit seinem Rad über den Manegenrand. Er fährt mit einer Geschwindigkeit von $7 \frac{\text{km}}{\text{h}}$.
Wie lange benötigt er für fünf Runden?

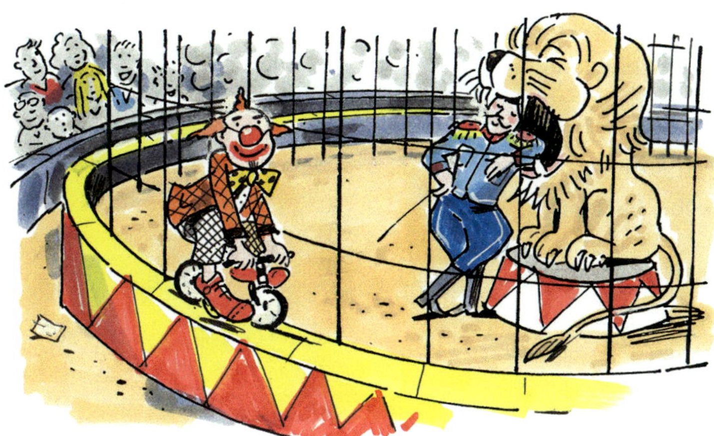

10 Elfmeterschießen

In einer Studie wurden 626 Elfmeter untersucht:
Einige gingen am Tor vorbei, bei den anderen wurde festgehalten, in welchen Bereich des Tores der Schütze getroffen hat.
Dazu wurde das Tor in 15 gleich große Rechtecke eingeteilt.

16 Schüsse 16 Treffer	10 Schüsse 100 % Treffer	10 Schüsse 10 Treffer	5 Schüsse 100 % Treffer	17 Treffer 100 % Treffer
58 Schüsse 91,4 % Treffer	28 Schüsse 14 Treffer	21 Schüsse 84 % Treffer	18 Schüsse 14 Treffer	39 Treffer 84,8 % Treffer
163 Schüsse 81 % Treffer	38 Schüsse 42,1 % Treffer	10 Treffer 62,5 % Treffer	30 Treffer 61,2 % Treffer	127 Treffer 111 Treffer

a) Der Abstand zwischen den Innenkanten der Pfosten eines Tores beträgt 7,32 m. Die Unterkante der Latte ist 2,44 m vom Boden entfernt. Berechne den Inhalt der Fläche, die von den Pfosten, der Latte und der Torlinie umschlossen wird.

b) Ordne den Begriffen „Anzahl Schüsse“, „Anzahl Treffer“ und „Anteil Treffer“ die mathematischen Begriffe „Prozentwert“, „Prozentsatz“ und „Grundwert“ zu.

c) In jedem der obigen Felder fehlt entweder die Angabe des Prozentsatzes, des Prozentwertes oder des Grundwertes. Berechne die fehlenden Werte in den drei Bereichen mit roter Schrift.

d) Ist die Aussage richtig, falsch oder ist mit Hilfe der Darstellung oben keine Entscheidung möglich?

① Wenn man den Ball 50 cm unter die Latte schoss, dann war er in jedem Fall ein Treffer.

② Wenn die Geschwindigkeit des Balles größer als 100 $\frac{km}{h}$ ist, dann kann der Elfmeter nicht gehalten werden, wenn der Ball auf das Tor geht.

③ Wenn man den Ball flach und vom Schützen aus gesehen links platziert, dann trifft man mit einer Wahrscheinlichkeit von ca. 61,5 %.

e) Sehr hart geschossene Elfmeter sind nach nur 0,3 Sekunden im Tor. Mit welcher Geschwindigkeit (in $\frac{km}{h}$) bewegt sich in diesem Fall der Ball auf den Torwart zu?

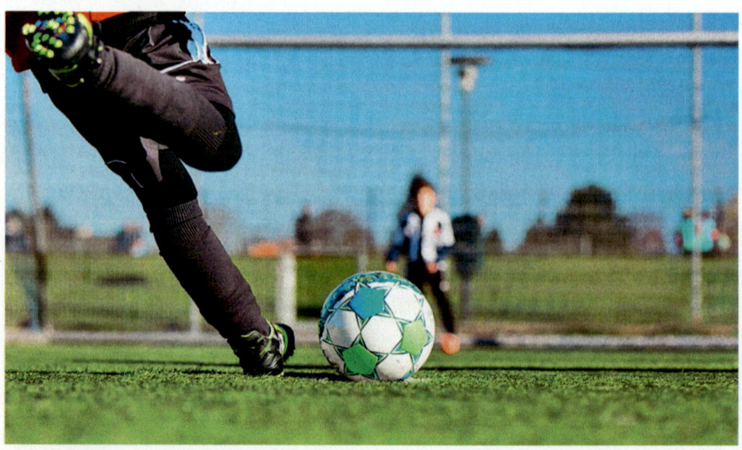

11 Kletterpark

Ein Kletterpark bietet die Möglichkeit, immer schwierigere Hindernisse zu meistern.

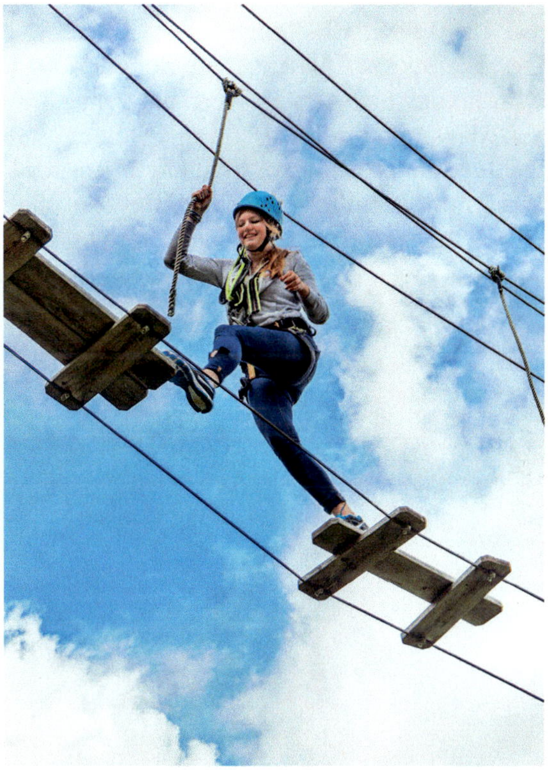

Das Ausleihen der Kletterausrüstung kostet 5 €. Pro Stunde sind zusätzlich 6 € zu zahlen.

a) Andrea muss einschließlich des Ausleihens der Kletterausrüstung 35 € bezahlen. Wie lange kann sie klettern?

b) Stelle einen Term für die Kosten bei x Kletterstunden auf, wenn auch die Kletterausrüstung ausgeliehen werden muss.

Der Kletterpark hat vier verschiedene Schwierigkeitsgrade. Wenn man die nächsten Hindernisse für zu schwierig hält, kann man jeweils über den Turm wieder nach unten klettern. Von oben betrachtet schließt der Klettergarten eine Wiese ein, auf der Veranstaltungen stattfinden. Die Wiese hat die Form eines gleichschenkligen Trapezes.

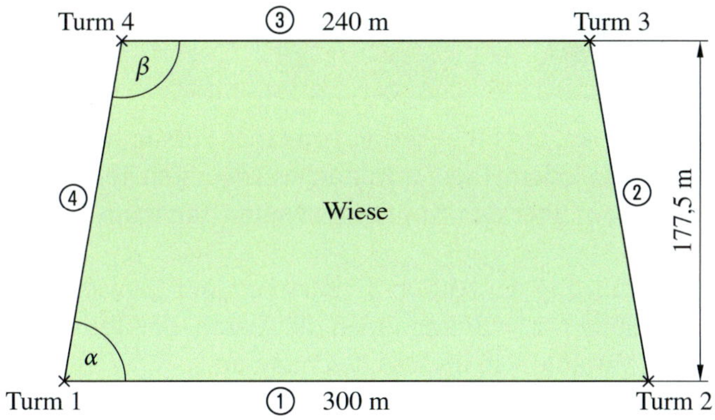

c) Berechne den Flächeninhalt der Wiese. Gib dann die Seitenlänge einer quadratischen Fläche an, die denselben Flächeninhalt hat.

d) Bestimme die Länge der Abschnitte ② und ④. Berechne dann die Gesamtlänge des Kletterparks.

e) Berechne die Größe der Sichtwinkel α und β der Türme.

f) Der Kletterpark kann in einem Koordinatensystem dargestellt werden. Gib die Koordinaten der Türme 2 und 3 an, wenn der Turm 1 der Nullpunkt ist.

12 Ice Bucket Challenge

Die „Ice Bucket Challenge“ im Sommer 2014 war eine Spendenkampagne, mit der auf die Nervenkrankheit ALS aufmerksam gemacht werden sollte. Weltweit übergossen sich Tausende von Menschen mit Eiswasser und stellten Videos der Aktionen auf soziale Netzwerke.
Die Idee der „Ice Bucket Challenge“ war denkbar einfach: Man gießt sich einen Eimer mit Wasser über den Kopf und bestimmt danach drei Personen, die innerhalb von 24 Stunden das Gleich tun. Außerdem sollten die Teilnehmer Geld an die ALS Association spenden.

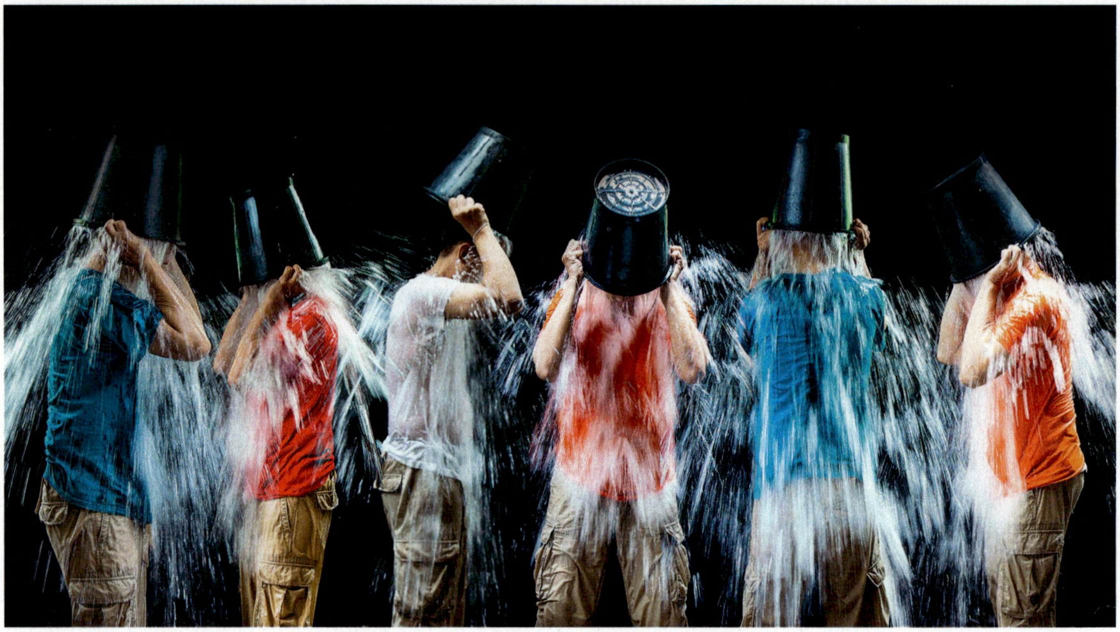

Nimm für die Berechnungen an, dass die Aktion von einer Person begonnen wurde und sich die Anzahl der Teilnehmer an jedem Tag verdreifacht. Am ersten Tag der Aktion schütteten sich also drei Personen Wasser über den Kopf, am zweiten Tag neun usw.

a) Zeige, dass sich am vierten Tag der Aktion 81 Personen mit Eiswasser übergossen.
b) Mit der Funktionsgleichung $f(x) = 3^x$ kann man die Anzahl der Teilnehmer ermitteln.
   Gib die Bedeutung der Variable x in dieser Gleichung an.
   Berechne den Funktionswert für $x = 0$ und gib die Bedeutung des Ergebnisses an.
c) Betrachte einen Zeitraum von fünf Tagen. Stelle die Anzahl der an dem Tag teilnehmenden Personen in einem geeigneten Koordinatensystem dar.
d) Nach wie vielen Tagen kommt der Tag, an dem mehr als 50 000 Personen an der „Ice Bucket Challenge“ teilnehmen? Löse durch Probieren und notiere deine Rechnung(en).
e) Jan berechnet, dass sich an dem Tag einen Monat (30 Tage) nach Beginn der Aktion etwa $2{,}06 \cdot 10^{14}$ Personen mit Eiswasser übergossen haben.
   Überprüfe Jans Ergebnis.
   Ist die berechnete Anzahl realistisch? Begründe deine Antwort.
f) Angenommen die Aktion wurde nicht von einer Person, sondern von einer Gruppe von fünf Personen begonnen. Mit welcher der folgenden Funktionsgleichungen kann dann die Zahl der Teilnehmer pro Tag ermittelt werden?
   ① $g(x) = 3 \cdot 5^x$ ② $g(x) = 3 + 5^x$ ③ $g(x) = 5 \cdot 3^x$ ④ $g(x) = 5 + 3^x$

Anhang

Lösungen zu *Alles klar?* mit passenden Trainingsaufgaben

Lösungen zu den Trainingsaufgaben, zu „Mathematik im Beruf“ und zu „Vorbereitung auf die zentrale Prüfung“

Stichwortverzeichnis

Bildverzeichnis

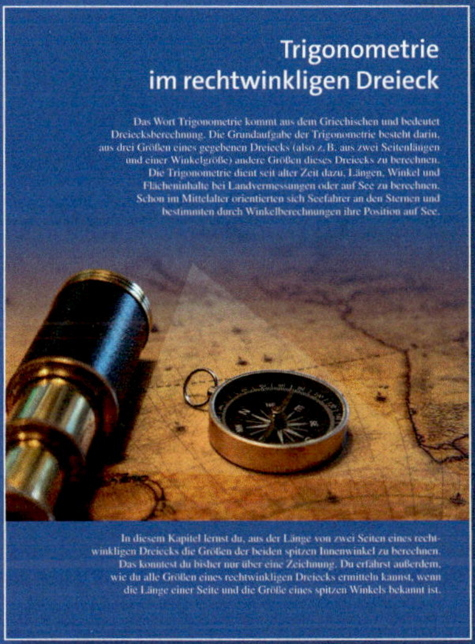

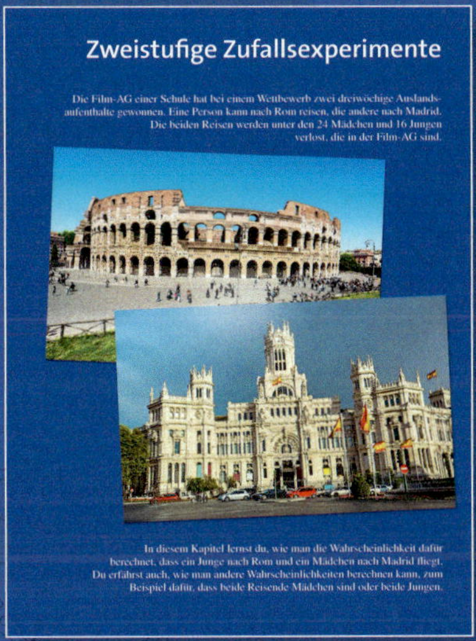

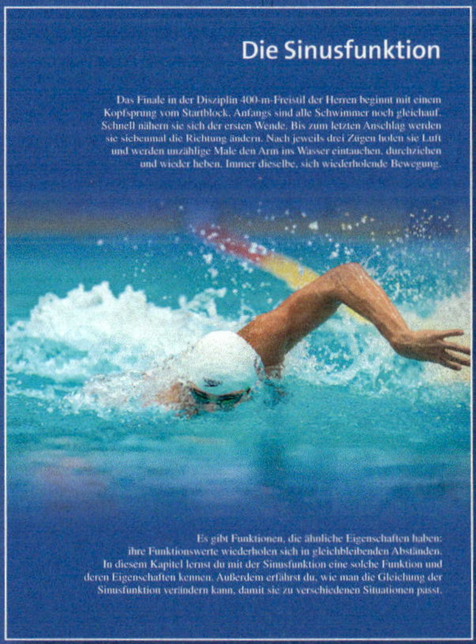

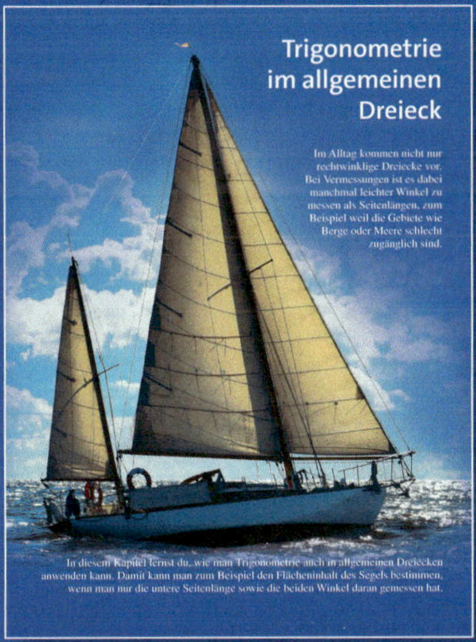

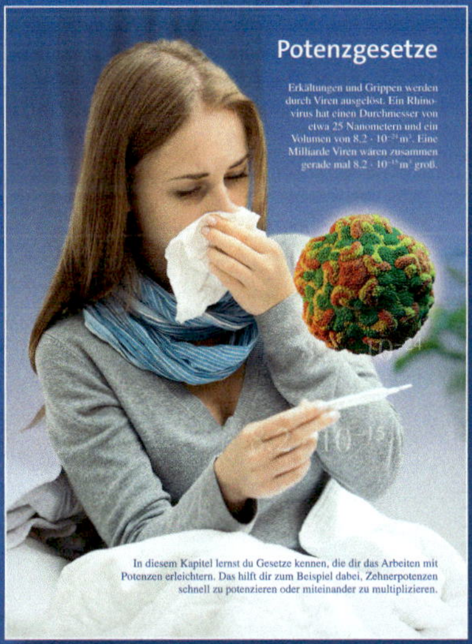

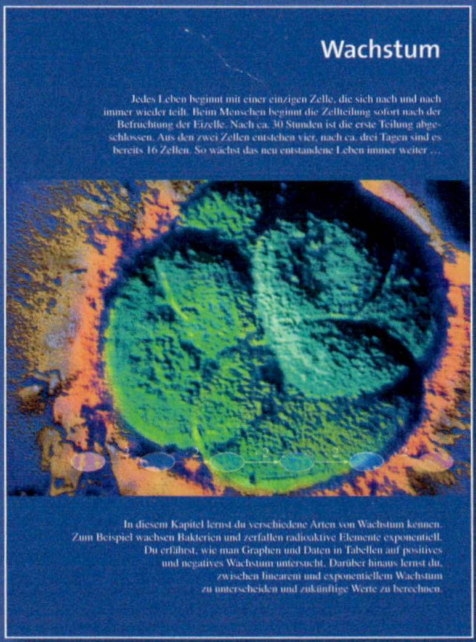

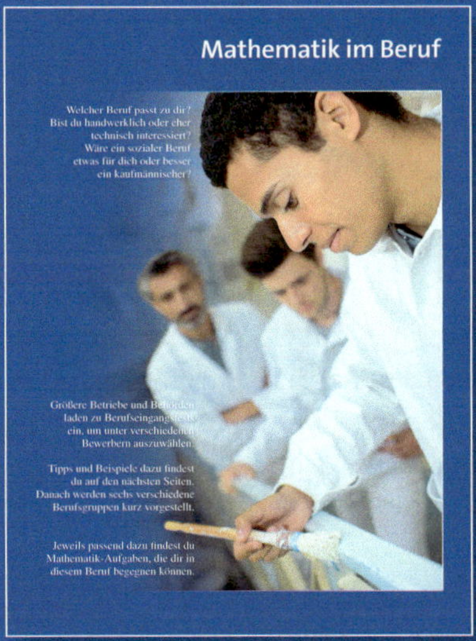

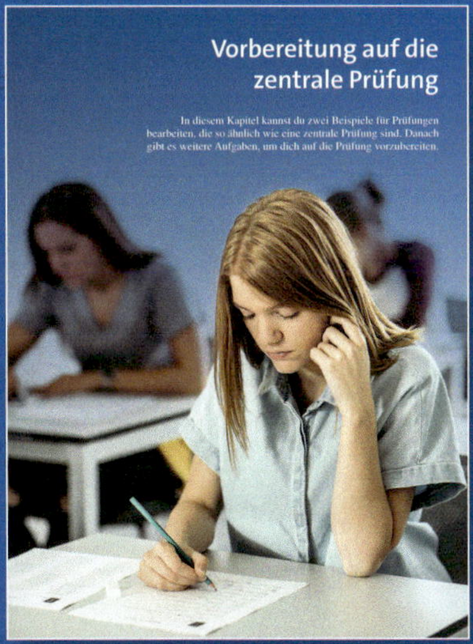

Trigonometrie im rechtwinkligen Dreieck

1 Seitenverhältnisse im rechtwinkligen Dreieck

a) Falsch, die Seite c ist die Hypotenuse. Die Gegenkathete von α ist die Seite a.

b) Richtig, denn die Ankathete von α ist die Kathete, die am Winkel α anliegt.

c) Falsch, der Sinus eines Winkels ist der Quotient aus der Gegenkathete des Winkels und der Hypotenuse. (Der Quotient aus der Ankathete des Winkels und der Hypotenuse ist der Kosinus des Winkels.)

d) Falsch, das Seitenverhältnis $\frac{b}{c}$ ist der Kosinus des Winkels α bzw. der Sinus des Winkels β. (Der Tangens von α ist der Quotient $\frac{a}{b}$.)

e) Richtig, denn die Steigung einer Strecke ist der Quotient aus Höhenunterschied (= Gegenkathete des Steigungswinkels) und Horizontalunterschied (= Ankathete des Steigungswinkels). Das entspricht dem Tangens des Steigungswinkels.

► Lies bei Schwierigkeiten auf Seite 10 nach. Bearbeite im Training die Aufgaben 1 bis 4.

2 Winkelberechnung mit sin, cos, tan

a) Falsch, in einem rechtwinkligen Dreieck kann man mit Hilfe von Sinus, Kosinus und Tangens alle Winkelgrößen und die fehlende Seitenlänge berechnen, wenn man zwei Seitenlängen kennt. (Wahlweise kann man auch den Satz des Pythagoras zur Berechnung der fehlenden Seitenlänge nutzen.)

b) Falsch, denn weil das Dreieck rechtwinklig ist, kennt man bereits zwei Winkelgrößen und kann die Größe des fehlenden Winkels mit dem Innenwinkelsummensatz (oder einfacher als Differenz von 90° und der bekannten Winkelgröße) berechnen.

c) Falsch, der Winkel α_1 lässt sich direkt mit dem Tangens berechnen. Man muss entweder erst die Länge der Diagonale e mit dem Satz des Pythagoras bestimmen oder den Tangens verwenden.

d) Richtig, denn $\tan \alpha_1 = \frac{5{,}5\,\text{cm}}{12\,\text{cm}} \approx 0{,}4583$, also $\alpha_1 \approx 24{,}6°$.

e) Richtig, denn die prozentuale Steigung beträgt $\frac{242\,\text{m}}{7200\,\text{m}} = 0{,}0336\ldots \approx 3{,}4\,\%$ und für den Steigungswinkel α gilt: $\tan \alpha \approx 0{,}0336$, also $\alpha \approx 1{,}9°$.

► Lies bei Schwierigkeiten auf Seite 14 nach. Bearbeite im Training die Aufgaben 5 bis 8.

3 Streckenberechnung mit sin, cos, tan

a) Richtig, denn $\sin 55° = \frac{a}{6{,}5\,\text{cm}}$, also $a \approx 0{,}8192 \cdot 6{,}5\,\text{cm} \approx 5{,}3\,\text{cm}$.

b) Falsch, denn $\tan 66° = \frac{7{,}2\,\text{cm}}{b}$, also $b \approx 7{,}2\,\text{cm} : 2{,}2460 \approx 3{,}2\,\text{cm}$.

c) Falsch, denn $\cos 50{,}8° = \frac{a}{3{,}5\,\text{cm}}$, also $a \approx 0{,}6320 \cdot 3{,}5\,\text{cm} \approx 2{,}2\,\text{cm}$.

d) Richtig, denn $1942\,\text{m} - 828\,\text{m} = 1114\,\text{m}$ und $\sin 13{,}25° = \frac{1114\,\text{m}}{s}$, also $s \approx 1114\,\text{m} : 0{,}2292 \approx 4860\,\text{m}$.

► Lies bei Schwierigkeiten auf Seite 18 nach. Bearbeite im Training die Aufgaben 9 und 10.

4 Körperberechnung mit Trigonometrie

a) Falsch, denn ein Zylinder hat keine Mantellinie. Bei einem Kegel bilden Höhe, Radius und Mantellinie ein rechtwinkliges Dreieck.

b) Richtig, denn mit dem Kosinus kann man die Mantellinie berechnen und mit dem Tangens die Höhe. Damit kann man den Oberflächeninhalt und das Volumen berechnen.

► Lies bei Schwierigkeiten auf Seite 26 nach. Bearbeite im Training die Aufgabe 11.

Training

Aufgabe 1: Gib jeweils den sin, cos und tan der Winkel α und β als Verhältnis an.

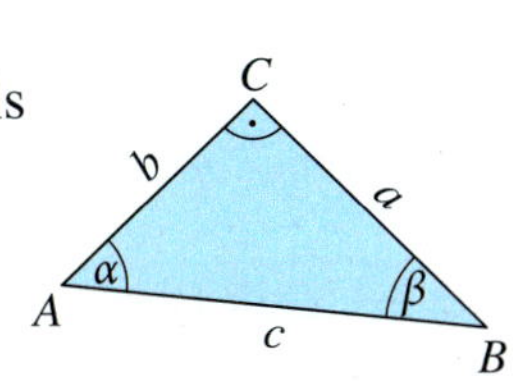

Aufgabe 2: Zeichne und miss dann die Größe des Steigungswinkels α.

a) Eine anspruchsvolle Skipiste hat ein durchschnittliches Gefälle von 40 %.

b) Eine Pistenraupe arbeitet auf Hängen mit einer Steigung bis 55 %.

Aufgabe 3: Gib jeweils die durchschnittliche Steigung in Prozent an.

a) Ein Sessellift überwindet auf einer horizontalen Strecke von 1,3 km einen Höhenunterschied von 600 m.

b) Mit einem Schlepplift können Skifahrer 500 m bergan fahren. Der Höhenunterschied zwischen Anfang und Ende beträgt 113,9 m. Nutze den Satz des Pythagoras.

Aufgabe 4: In einem rechtwinkligen Dreieck hat der Tangens eines Winkels den Wert eins.

a) Fertige eine passende Skizze an.

b) Gib die Längen von drei möglichen Seitenpaaren a und b an.

Aufgabe 5: Von einem rechtwinkligen Dreieck ($\gamma = 90°$) sind jeweils zwei Größen bekannt. Ergänze die Tabelle im Heft, runde jeweils auf eine Nachkommastelle.

	a	b	c	α	β
a)	3 cm		8 cm		
b)		30 cm		45°	
c)		12 cm			11°
d)	4 cm	5 cm			
e)			22 m	9°	
f)	7 mm				37°

Aufgabe 6: Ein Rechteck hat die Seitenlängen $a = 5$ cm und $b = 8$ cm. Erstelle eine Übersichtsskizze. Unter welchem Winkel schneiden sich die beiden Diagonalen? Gib den größeren der beiden Winkel an.

Aufgabe 7: Berechne die Winkel einer Raute mit einer Seitenlänge von 30 cm. Die Länge der kürzeren Diagonale beträgt 20 cm.

Aufgabe 8: Berechne die Länge der roten Seiten und die Größe der fehlenden Winkel.

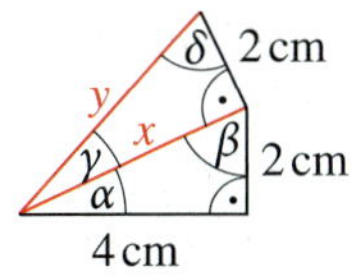

Aufgabe 9: Der Schatten eines Baumes hat eine Länge von 5,3 m. Zum Zeitpunkt der Messung hatte der Einfallswinkel der Sonnenstrahlen eine Größe von 47°. Berechne die Höhe des Baumes.

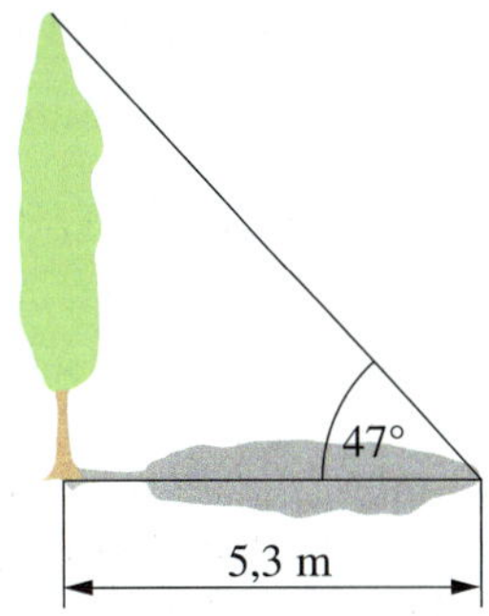

Aufgabe 10: Ein Schiff peilt beim Vorbeifahren zweimal einen Leuchtturm an. Erst beträgt der Peilwinkel zwischen der Fahrtrichtung und dem Schiff 90°. Nachdem das Schiff 4 km gefahren ist, ist der Peilwinkel 122°.

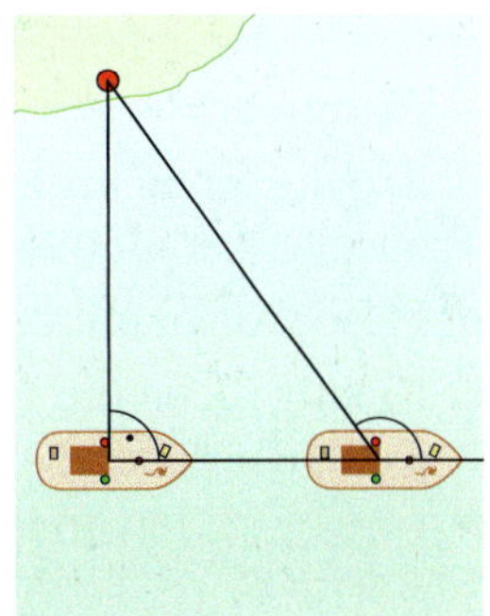

Berechne, wie weit das Schiff jeweils vom Leuchtturm entfernt ist.
Zeichne dann das Dreieck maßstäblich ins Heft und kontrolliere deine Rechenergebnisse durch Messungen.

Aufgabe 11: Bei einer Kunstaktion wurde ein großer Kegel aus Glas erstellt. Michael hat den Durchmesser mit 12 großen Schritten auf 8 m geschätzt. Er vermutet, dass der Anstiegswinkel 60° beträgt.
Verwende Michaels Schätzung.

a) Bestimme die Höhe und das Volumen des Kegels.

b) Wie groß ist die Mantelfläche des Kegels?

Zweistufige Zufallsexperimente

1 Zweistufige Zufallsexperimente darstellen

a) Richtig, denn bei jedem Teilexperiment sind vier unterschiedliche Ziffern möglich und $4 \cdot 4 = 16$.

b) Falsch, denn man muss die Anzahlen der Ergebnisse der Teilexperimente multiplizieren und $4 \cdot 6 = 24$. Also gibt es 24 Kombinationsmöglichkeiten.

c) Richtig, denn es gibt die Versuchsausgänge (blau/blau), (blau/rot), (blau/gelb), (rot/blau), (rot/rot), (rot/gelb), (gelb/gelb), (gelb/blau) und (gelb/rot).

d) Falsch, denn die Wahrscheinlichkeiten für das Ziehen einer roten Kugel $\left(\frac{2}{5}\right)$, für das Ziehen einer blauen Kugel $\left(\frac{1}{5}\right)$ und für das Ziehen einer gelben Kugel $\left(\frac{2}{5}\right)$ sind nicht alle gleich groß. Die Wahrscheinlichkeit für zwei rote Kugeln beträgt $\frac{2}{5} \cdot \frac{2}{5} = \frac{4}{25} = 16\,\%$.

e) Falsch, denn die Kombinationsmöglichkeit (blau/blau) kann es dann nicht geben. Es gibt nur acht unterschiedliche Versuchsausgänge.

► Lies bei Schwierigkeiten auf Seite 40 nach.
Bearbeite im Training die Aufgaben 1 und 2.

2 Pfadregel und Summenregel

a) Richtig, denn die Pfadregel besagt, dass sich die Wahrscheinlichkeit bei zweistufigen Zufallsexperimenten aus dem Produkt der Wahrscheinlichkeiten der einzelnen Teilergebnisse (hier jeweils $\frac{1}{6}$) ergibt.

b) Richtig, denn nach der Pfadregel gilt $P(\text{blau/blau}) = \frac{2}{5} \cdot \frac{1}{4} = \frac{2}{20} = \frac{10}{100} = 10\,\%$.

c) Falsch, denn bei Urne 1 gilt $P(\text{rot/rot})\ \frac{2}{5} \cdot \frac{2}{5} = \frac{4}{25} = 16\,\%$ und bei Urne 2 ist $P(\text{rot/rot}) = \frac{3}{5} \cdot \frac{3}{5} = \frac{9}{25} = 36\,\%$.

d) Richtig, denn nach der Summenregel ergibt sich die Wahrscheinlichkeit des Ereignisses aus der Addition der Wahrscheinlichkeiten $P(\text{blau/rot})$ und $P(\text{rot/blau})$.

e) Falsch, denn mit der Summenregel gilt $P(\text{blau}) = \frac{1}{2} \cdot \frac{1}{5} + \frac{1}{2} \cdot \frac{2}{5} = \frac{1}{10} + \frac{2}{10} = \frac{3}{10} \neq \frac{3}{5}$.

f) Richtig, denn die Wahrscheinlichkeit der einzelnen Teilergebnisse verändern sich nicht, wenn der Anteil blauer, roter und gelber Kugeln gleich bleibt.

► Lies bei Schwierigkeiten auf Seite 44 nach.
Bearbeite im Training die Aufgaben 3 bis 6.

Training

Aufgabe 1: Welche Situationen können als zweistufige Zufallsexperimente interpretiert werden?
Zeichne zu diesen Situationen jeweils ein Baumdiagramm.

① In einer Urne liegen grüne und blaue Kugeln. Es wird eine Kugel gezogen.
② In einer Urne liegen rote, gelbe und blaue Kugeln. Es werden gleichzeitig zwei Kugeln gezogen.
③ Man hat bei einem Textprogramm auf „Drucken“ gedrückt. Der Text kann grau oder farbig gedruckt worden sein und außerdem auf A3 oder A4.
④ Der Code für das Fahrradschloss ist eine Zahl zwischen 000 und 999.

Aufgabe 2: Wie viele Kombinationsmöglichkeiten gibt es?

a) Herr Meyer kann acht Hemden mit zwei Sakkos kombinieren.
b) Bei einem Zweigangmenü kann man aus fünf Haupt- und drei Nachspeisen auswählen.
c) Irina mischt aus zwei von acht Saftsorten ein Mixgetränk.
d) Die beiden ersten Kugeln bei der Ziehung der Lottozahlen sind gefallen (insgesamt 49 Kugeln).

Aufgabe 3: In einer Urne befinden sich drei schwarze und sieben weiße Kugeln. Es wird zweimal blind gezogen und die Kugel wird nach dem ersten Zug wieder zurückgelegt.

a) Zeichne ein passendes Baumdiagramm und trage die Wahrscheinlichkeiten ein.
b) Bestimme die Wahrscheinlichkeit, zwei weiße Kugeln zu ziehen.
c) Mit welcher Wahrscheinlichkeit wird mindestens eine schwarze Kugel gezogen?
d) Wie viele weiße Kugeln müssen noch in die Urne gegeben werden, damit die Wahrscheinlichkeit zwei weiße Kugeln zu ziehen gleich 64 % ist.
Löse durch Probieren.

Aufgabe 4: In einer Klasse sind 12 Jungen und 18 Mädchen. Der Lehrer wählt nach dem Zufallsprinzip zwei Jugendliche aus.

a) Zeichne ein zugehöriges Baumdiagramm.
b) Berechne die Wahrscheinlichkeit für die Auswahl von zwei Mädchen.
c) Berechne die Wahrscheinlichkeit für einen Jungen und ein Mädchen.
d) In einer anderen Klasse, die ebenfalls von 30 Jugendlichen besucht wird, ist die Wahrscheinlichkeit dafür, dass zwei Mädchen ausgewählt werden annähernd genauso groß wie die Wahrscheinlichkeit dafür, dass ein Junge und ein Mädchen ausgewählt werden. Wie viele Jungen und Mädchen besuchen die Klasse?

Aufgabe 5: Ein Multiple-Choice-Test besteht aus zwei Fragen mit je vier Antwortmöglichkeiten, von denen genau eine richtig ist.

a) Wie groß ist die Wahrscheinlichkeit, dass ein ahnungsloser Prüfling beide Antworten richtig errät?
b) Wie groß ist die Wahrscheinlichkeit, dass er mindestens eine Aufgabe richtig löst?
c) Der Tester möchte, dass die Wahrscheinlichkeit, beide Lösungen richtig zu raten, kleiner als 1 % ist. Wie viele Antwortmöglichkeiten müsste er bei den Fragen vorgeben? Finde mehrere Möglichkeiten.

Aufgabe 6: Erfinde Aufgaben oder gib Zufallsexperimente an, die zu den Baumdiagrammen passen.

a)

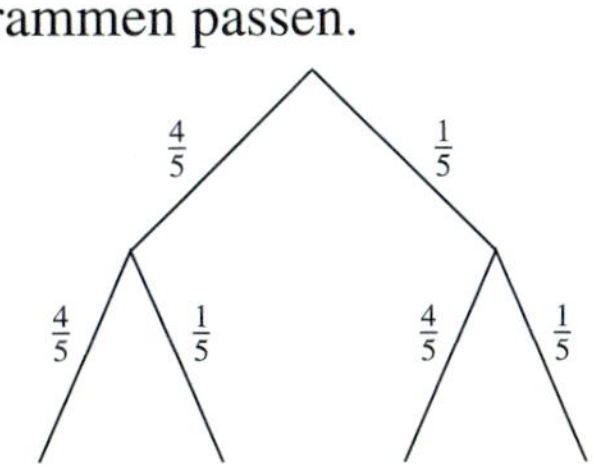

b)

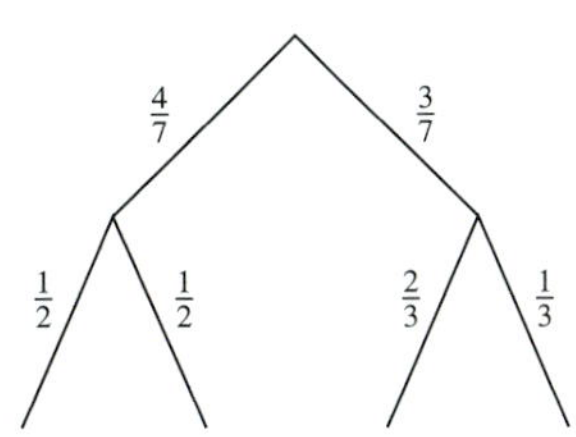

Die Sinusfunktion

1 Die Sinusfunktion

a) Richtig, denn die Funktionswerte wiederholen sich in gleichbleibenden Abständen.
b) Falsch, die Funktionswerte wiederholen sich in Abständen von 360°, also ist die Periode 360°.
c) Falsch, denn hier ist z. B. der Funktionswert an der Stelle 0 gleich 1, aber $\sin 0° = 0$. Hier ist der Graph der Kosinusfunktion dargestellt.
d) Falsch, der Graph der Sinusfunktion ist punktsymmetrisch zum Ursprung.
e) Richtig, denn die Sinusfunktion ist eine periodische Funktion mit der Periode 360°.
f) Falsch, es gilt $\sin\alpha = -\sin(-\alpha)$. (Z. B. ist $\sin 90° = 1$, aber $\sin(-90°) = -1$.)
g) Falsch, denn $\sin 500° \approx 0{,}64$ und nicht null. Außerdem sind nur ganzzahlige Vielfache von 180° Nullstellen der Sinusfunktion.
h) Richtig, denn die Sinusfunktion nimmt nur Werte zwischen −1 und 1 an.

► Lies bei Schwierigkeiten auf Seite 62 nach.
Bearbeite im Training die Aufgaben 1 bis 4..

2 Funktionen der Form $f(\alpha) = a \sin\alpha$

a) Richtig, denn 5 ist positiv und größer als 1. Daher wird der Graph der Sinusfunktion gestreckt.
b) Falsch, denn der Graph fällt von 0° bis 90° auf −0,5. Die Funktion $f(\alpha) = -0{,}5 \sin\alpha$ ist dargestellt.
c) Richtig, denn alle Funktionen der Form $f(\alpha) = a \sin\alpha$ haben die Periode 360°.
d) Falsch, ein negatives Vorzeichen bedeutet, dass der Graph der Sinusfunktion an der x-Achse gespiegelt wird. Der Graph wird gestaucht, wenn der Faktor zwischen −1 und 1 liegt.
e) Falsch, denn die Nullstellen sind bei allen Funktionen der Form $f(\alpha) = a \sin\alpha$ gleich, nämlich ganzzahlige Vielfache von 180°. Daher kann man dadurch den Faktor nicht ablesen. An einem Hochpunkt oder Tiefpunkt kann man es aber.
f) Richtig, denn für a gilt: $a = \frac{2}{\sin 60°} \approx 2{,}31$. (Man kann auch probieren: $2{,}31 \sin 60° \approx 2$.)
g) Richtig, denn bei 720° ist eine Periode zu Ende und die Funktion beginnt wieder wie bei 0°. Da die Funktion oberhalb der x-Achse verläuft, ist somit der Faktor a positiv.

► Lies bei Schwierigkeiten auf Seite 66 nach.
Bearbeite im Training die Aufgaben 5 bis 8.

Training

Aufgabe 1: Beschreibe jeweils, ob der Vorgang periodisch ist und welche Voraussetzungen dafür gelten müssen. Gib außerdem die Periode an.

a) Im Supermarkt wird mehrmals am Tag das Regal mit dem Obst aufgefüllt.
b) Eine Band spielt bei ihrer Tournee am 1. Juni in Leipzig, am 3. Juni in Berlin und am 6. Juni in Hamburg.
c) Sina spielt den Tennisball immer wieder gegen eine Wand.
d) Ein Zug fährt täglich ab 6 Uhr von München nach Berlin. Um 14 Uhr fährt er dann wieder zurück nach München.

Aufgabe 2: Ein Rasensprenger kann sich im Kreis drehen und spritzt dabei Wasser. Eine Runde lang sprüht er 1 m weit, die nächste Runde sprüht er 0,5 m weit und dann wieder 1 m weit und so weiter.

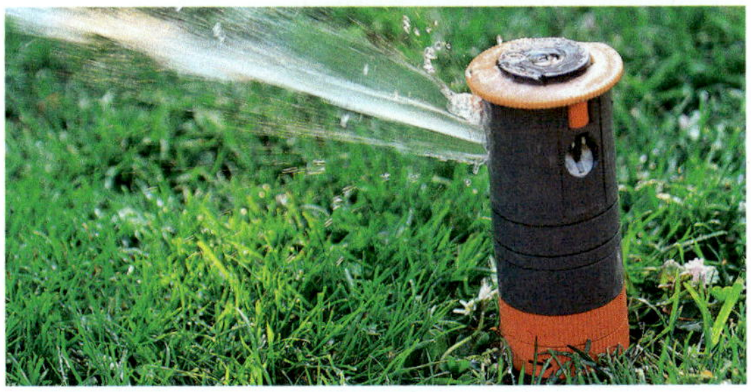

a) Begründe, ob der Vorgang periodisch ist. Gib gegebenenfalls die Periode an.
b) Wie weit sprüht der Rasensprenger in der 50. Runde? Begründe dein Vorgehen
c) Zeichne für $\alpha = 0$ bis $\alpha = 1440°$ die Funktion Winkel → Sprühweite in dein Heft. (Hinweis: Der Winkel steigt dabei weiter, z. B. 2. Runde von 360° bis 720°.)
d) Für welche Winkel α zwischen 0° und 720° stimmt der Funktionswert aus c) mit dem Sinus überein?

Aufgabe 3: Gib alle Winkel α aus dem Intervall von −360° bis 360° an, für die gilt:

a) $\sin \alpha = 0$
b) $\sin \alpha = 1$
c) $\sin \alpha = -1$
d) $\sin \alpha = 0{,}5$
e) $\sin \alpha = 0{,}7071$
f) $\sin \alpha = 0{,}9659$
g) $\sin \alpha = -0{,}8660$
h) $\sin \alpha = 1{,}3865$

Aufgabe 4: Finde mindestens einen weiteren Winkel mit dem gleichen Sinuswert. Der neue Winkel soll zwischen −360° und 360° liegen.

a) $\sin 20°$
b) $\sin 100°$
c) $\sin 230°$
d) $\sin 400°$
e) $\sin (-5°)$
f) $\sin (-180°)$

Aufgabe 5: Beschreibe den Verlauf der Graphen der Funktionen im Vergleich zur Sinusfunktion.

a) $f(\alpha) = 9 \sin \alpha$
b) $f(\alpha) = -\frac{1}{3} \sin \alpha$
c) $f(\alpha) = -1{,}5 \sin \alpha$
d) $f(\alpha) = \frac{2}{7} \sin \alpha$

Aufgabe 6: Führe die Veränderungen am Graphen der Sinusfunktion durch und gib die Funktionsvorschrift des neuen Graphen an.

a) Streckung in Richtung der y-Achse mit dem Faktor 3
b) Stauchung in Richtung der y-Achse mit dem Faktor $\frac{1}{4}$
c) Streckung in Richtung der y-Achse mit dem Faktor 6,2 und Spiegelung an der x-Achse
d) Stauchung in Richtung der y-Achse mit dem Faktor $\frac{10}{11}$ und Spiegelung an der x-Achse

Aufgabe 7: Vergleiche die Funktionen:
$f(\alpha) = 8 \sin \alpha$, $g(\alpha) = -8 \sin \alpha$,
$h(\alpha) = \frac{1}{8} \sin \alpha$, $i(x) = -\frac{1}{8} \sin \alpha$.
Begründe jeweils.
Welche Funktion hat …

a) den größten Funktionswert bei $\alpha = 45°$?
b) den kleinsten Funktionswert bei $\alpha = 110°$?
c) den größten Funktionswert bei $\alpha = 220°$?
d) den kleinsten Funktionswert bei $\alpha = 300°$?

Aufgabe 8: Tina hat die Funktionswerte einer Funktion $f(\alpha) = a \sin \alpha$ berechnet. Leider stimmt ein Funktionswert nicht. Gib den Faktor a an und berichtige den Fehler im Heft.

α	30°	70°	130°	250°
$f(\alpha)$	2,25	4,53	3,45	−4,23

Trigonometrie im allgemeinen Dreieck

1 Der Sinussatz

a) Falsch, denn man kann die Höhe h_c bestimmen mit $h_c = \tan 20° \cdot 15\,\text{cm}$ oder $h_c = \sin 20° \cdot 18\,\text{cm}$.

b) Falsch, denn die Höhe ist die Gegenkathete des Winkels. Somit hilft der Kosinus nicht, denn mit diesem kann man nur Ankathete und Hypotenuse berechnen.

c) Richtig, denn die Seiten mit den Längen 25 cm und 18 cm schließen einen Winkel von 20° ein. Somit kann man die Formel wie angegeben verwenden.

d) Falsch, denn die Angabe von nur einer Seite und einem Winkel reicht nicht aus, um den Flächeninhalt zu berechnen. Es gibt unendlich viele Dreiecke mit dieser Seitenlänge und diesem Winkel, die unterschiedlich groß sind.

e) Falsch, denn der Quotient aus der Seitenlänge und dem Sinus des gegenüberliegenden Winkels ist immer gleich.

f) Falsch, denn es gilt zwar $a = \frac{a}{\sin\alpha}$, aber damit gilt nach dem Sinussatz $a = \frac{b}{\sin\beta} = \frac{c}{\sin\gamma}$.
Durch den Sinus des Winkels muss noch geteilt werden (und der ist für β und γ nicht 1).

g) Richtig, denn durch den Sinussatz gilt $\frac{a}{\sin\alpha} = \frac{b}{\sin\beta}$.
Wenn nun $a = 3b$ ist, dann entsteht $\frac{3b}{\sin\alpha} = \frac{b}{\sin\beta}$ und durch umstellen erhält man $3\sin\beta = \sin\alpha$.

h) Richtig, denn die Seite mit der angegebenen Länge liegt immer gegenüber des Winkels, der verwendet wurde.

i) Falsch, da man nur einen Winkel gegeben hat, zu dem man die Seitenlänge nicht kennt, kann man den Sinussatz nicht anwenden (der Kosinussatz hilft hier weiter).

► Lies bei Schwierigkeiten auf Seite 78 nach.
Bearbeite im Training die Aufgaben 1 bis 8.

2 Der Kosinussatz

a) Falsch, denn der Kosinussatz gilt für jedes beliebige Dreieck.

b) Richtig, denn der Kosinussatz für c lautet: $c^2 = a^2 + b^2 - 2a \cdot b \cdot \cos\gamma$.
Da $\cos\gamma = 0$ ist, entsteht der Satz des Pythagoras daraus.

c) Falsch, denn mit dem Kosinussatz gilt: $c^2 = (4\,\text{cm})^2 + (2{,}5\,\text{cm})^2 - 2 \cdot 2{,}5\,\text{cm} \cdot 4\,\text{cm} \cdot \cos 80°$.
Somit gilt $c^2 \approx 18{,}78\,\text{cm}^2$. Man muss allerdings noch die Wurzel ziehen und erhält $c \approx 4{,}33\,\text{cm}$. Die Seite ist also etwa 4,33 cm lang.

d) Richtig, denn damit kann man die Seitenlänge der Seite bestimmen, die dem gegebenen Winkel gegenüberliegt.

e) Falsch, denn Seitenlängen müssen positiv sein. Somit erhält man mit dem Kosinussatz zwar zwei Lösungen, aber eine davon ist negativ und kann somit nicht die Seitenlänge sein.
Die Seitenlänge ist eindeutig.

f) Falsch, denn wenn man nur zwei Seiten und den eingeschlossenen Winkel gegeben hat, kann man nur den Kosinussatz aufstellen. Für den Sinussatz fehlt ein weiterer Winkel.

► Lies bei Schwierigkeiten auf Seite 84 nach.
Bearbeite im Training die Aufgaben 9 bis 11.

Training

Aufgabe 1: Berechne die fehlenden Winkelgrößen und Seitenlängen mit dem Sinussatz.

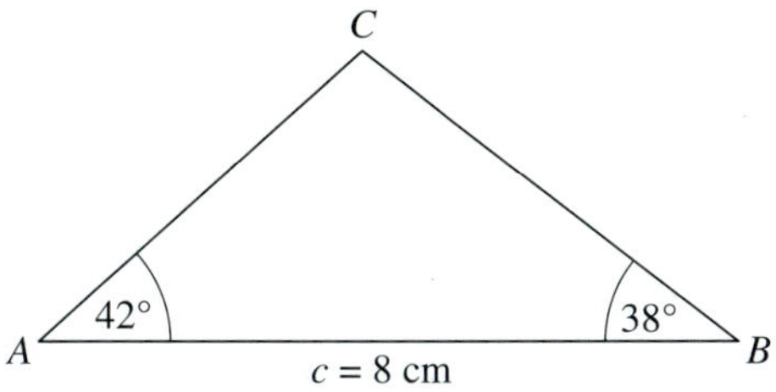

Aufgabe 2: Berechne die fehlenden Seitenlängen und Winkelgrößen des Dreiecks *ABC*.

a) $a = 9{,}6\,\text{cm}$, $\alpha = 82°$, $\beta = 40°$
b) $b = 65\,\text{m}$, $a = 23{,}2\,\text{m}$, $\beta = 107{,}4°$
c) $b = 6{,}1\,\text{cm}$, $c = 9\,\text{cm}$, $\gamma = 59°$

Aufgabe 3: Berechne den Flächeninhalt.

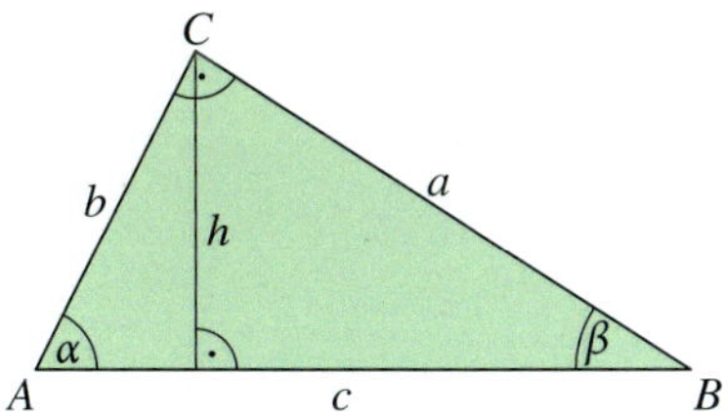

a) $\alpha = 33°$, $b = 14{,}8\,\text{cm}$
b) $\beta = 50°$, $a = 6{,}5\,\text{cm}$
c) $\alpha = 40°$, $c = 8\,\text{cm}$

Aufgabe 4: Berechne den Flächeninhalt des Dreiecks. Verwende dabei eine Formel (z. B. $A = \frac{1}{2}ab\,\sin\gamma$).

a) $a = 3\,\text{cm}$, $b = 5\,\text{cm}$, $\gamma = 40°$
b) $a = 2{,}6\,\text{cm}$, $c = 4{,}5\,\text{cm}$, $\beta = 53°$
c) $a = 4{,}8\,\text{cm}$, $b = 9\,\text{cm}$, $\gamma = 24°$
d) $b = 6{,}3\,\text{cm}$, $c = 3{,}9\,\text{cm}$, $\alpha = 96°$
e) $a = 11{,}5\,\text{cm}$, $b = 2\,\text{dm}$, $\gamma = 57°$

Aufgabe 5: Ein Dreieck hat einen Flächeninhalt von $14{,}1\,\text{cm}^2$. Der Winkel α beträgt 44° und Seite *b* ist 4 cm lang.
Wie lang ist die Seite *c*?

Aufgabe 6: Berechne den Flächeninhalt des Dreiecks *ABC*. Beginne mit dem Sinussatz.

a) $a = 9{,}3\,\text{cm}$; $c = 4{,}9\,\text{cm}$; $\alpha = 40°$
b) $a = 0{,}57\,\text{m}$; $b = 0{,}63\,\text{m}$; $\beta = 72°$
c) $b = 0{,}18\,\text{cm}$; $c = 32\,\text{cm}$; $\gamma = 25°$

Aufgabe 7: Aus der Entfernung wird die Spitze einer Pyramide angepeilt.
Alle Messergebnisse sind in der Abbildung angegeben. Berechne die Höhe der Pyramide.

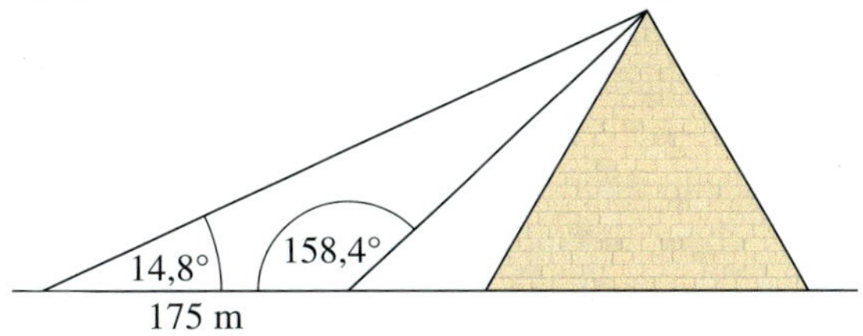

Aufgabe 8: Auf einem Hügel steht eine 3,50 m hohe Tanne. Von einem Ort unterhalb des Hügels sieht man den Fußpunkt der Tanne in einem Winkel von 3,5° und die Spitze der Tanne in einem Winkel von 3,9°.
Bestimme die Höhe des Hügels.

Aufgabe 9: Berechne die fehlende Seitenlänge.

a)

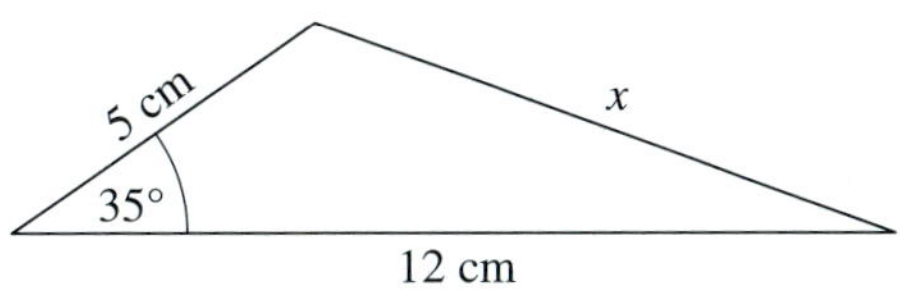

b)

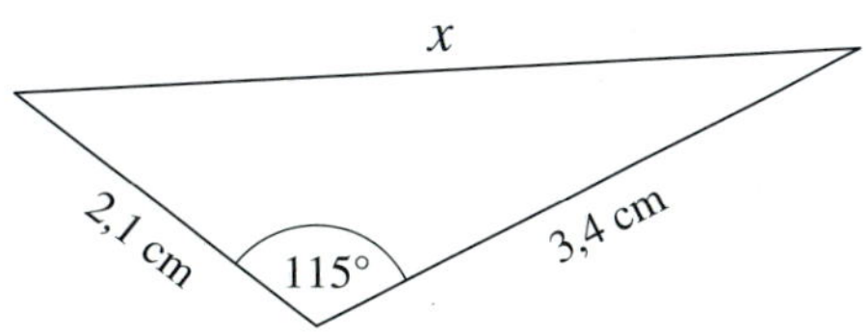

Aufgabe 10: Im Dreieck *ABC* sind $c = 5\,\text{cm}$ und $\alpha = 25°$ gegeben.
Begründe, welche Größen zum Dreieck passen könnten.

① $a = 3\,\text{cm}$, $b = 4\,\text{cm}$
② $a = 2{,}57\,\text{cm}$, $b = 6\,\text{cm}$
③ $a = 4{,}15\,\text{cm}$, $b = 7{,}15\,\text{cm}$

Aufgabe 11: Von einem Leuchtturm aus werden zwei Schiffe angepeilt. Das eine ist 7,5 km vom Leuchtturm entfernt, das andere 10 km. Der Peilwinkel beträgt 55°.
Wie weit sind die beiden Schiffe voneinander entfernt?

Potenzgesetze

1 Potenzen und Wurzeln (Wiederholung)

a) Richtig, denn der Exponent ist die Anzahl der Faktoren bei der Multiplikation. Die Faktoren sind dabei alle gleich der Basis.
b) Falsch, der Radikand ist 26. (Die 4 ist der Wurzelexponent und steht für 4-te Wurzel.)
c) Richtig, denn $\sqrt[5]{142}$ ist die Zahl, deren 5-te Potenz 142 ist.
d) Richtig, denn $(-4)^3 = (-4) \cdot (-4) \cdot (-4) = -64$. Da -64 aber negativ ist, kann man daraus nicht die Wurzel ziehen.
e) Falsch, denn 30 cm = 3 dm und $(3\,\text{dm})^3 = 27\,\text{dm}^3 = 27\,\ell$.
f) Richtig, denn der erste Faktor ist jeweils größer als 1 und kleiner als 10. Außerdem ist der zweite Faktor eine Zehnerpotenz.
g) Richtig, denn $10^{-4} = \frac{1}{10000} = 0{,}0001$. Multipliziert man eine Zahl mit 10^{-4}, wird also das Komma um 4 Stellen nach links verschoben wie bei 0,0001 auch.
h) Richtig, denn die Pärchen sind Kilo 10^3 und Milli 10^{-3}; Mega 10^6 und Mikro 10^{-6} sowie Giga 10^9 und Nano 10^{-9}. Tera 10^{12} bleibt übrig. (10^{-12} wäre Piko.)
i) Falsch, denn 5 Dekagramm = 50 g = 0,05 kg und 500 g = 0,5 kg. Die Gewichte wiegen zusammen 4,55 kg.

► Lies bei Schwierigkeiten auf Seite 98 nach.
Bearbeite im Training die Aufgaben 1 bis 5.

2 Potenzgesetze

a) Falsch, denn es gilt $4^7 \cdot 4^3 = 4^{7+3} = 4^{10} = 1\,048\,576$.
b) Richtig, denn $3^3 : 3^{-2} = 3^{3-(-2)} = 3^5 = 243$.
c) Richtig, es gilt $x^{-1} = \frac{1}{x^1} = \frac{1}{x}$ für $x \neq 0$.
d) Richtig, denn es gilt $(2^3)^5 = 2^{3 \cdot 5} = 2^{15} = 32\,768$.
e) Falsch, denn in der letzten Umformung fehlt die Klammer, es ist $v^3 \cdot u^3 = (v \cdot u)^3$.
f) Falsch, es gilt $7^3 \cdot 3^3 = (7 \cdot 3)^3 = 21^3 = 9261$. (Die Basen 7 und 3 wurden fälschlicherweise addiert statt multipliziert.)
g) Richtig, denn alle Faktoren haben den Wert 1, weil $a^0 = 1$ ist für $a \neq 0$.
h) Richtig, denn es gilt $6^6 : 3^6 = (6 : 3)^6 = 2^6 = 64$.
i) Falsch, denn zum Beispiel bei $a^m : a^n = a^{m-n}$ darf a nicht null sein. Man darf nämlich nicht durch null teilen.
j) Falsch, denn $(1{,}2 \cdot 10^2)^3 = 1{,}2^3 \cdot 10^{2 \cdot 3} = 1{,}2^3 \cdot 10^6$.
k) Richtig, denn $4\,\text{mm} = 4 \cdot 10^{-3}\,\text{m}$ und $4 \cdot 10^{-3} : 2000 = 2 \cdot (10^{-3} : 10^{-3}) = 2 \cdot 10^{-6}$.

► Lies bei Schwierigkeiten auf Seite 102 nach.
Bearbeite im Training die Aufgaben 6 bis 13.

Training

Aufgabe 1: Richtig oder falsch? Begründe.

a) Aus jeder Zahl kann eine Quadratwurzel gezogen werden.

b) Die Quadratwurzel aus einer Zahl ist immer kleiner als die Zahl selbst.

c) Es gibt Zahlen, deren dritte Potenz kleiner als die Zahl selbst ist.

Aufgabe 2: Ergänze den Satz im Heft: Wenn man von dem Volumen eines Würfels die dritte Wurzel zieht und dann davon die zweite Potenz bildet, dann erhält man …

Aufgabe 3: Auf das erste Feld eines Schachbretts wird eine bestimmte Anzahl von Reiskörnern gelegt. Von Feld zu Feld wird diese Anzahl verdoppelt.
Wie viele Reiskörner liegen auf dem ersten Feld, wenn …

a) auf dem 6. Feld 320 Reiskörner liegen?

b) auf dem 15. Feld 81 920 Reiskörner liegen?

c) auf dem 11. Feld 7168 Reiskörner liegen?

Aufgabe 4: Schreibe in der Einheit, die in Klammern steht. Nutze die wissenschaftliche Schreibweise.

a) 1 Milliarde Tonnen (t)

b) 27 Billionen Kilometer (km)

c) 2 Milligramm (in g)

d) 245 Gigabyte (Byte)

Aufgabe 5: Schreibe in der wissenschaftlichen Schreibweise.

a) 3 000 000

b) 46 000 000 000

c) 0,0006

d) 0,000 005 4

e) 56 Billionen 480 Milliarden

f) 25 Milliarden 58 Millionen

Aufgabe 6: Finde die falschen Ergebnisse und korrigiere diese im Heft.

a) $10^2 \cdot 10^{-3} = 10^{-1}$ b) $10^6 : 10^2 = 10^3$

c) $(10^3)^2 = 10^5$ d) $(10)^{-3} = \frac{1}{1000}$

e) $10^6 \cdot 10^{-6} = 1$ f) $10^4 + 10^2 = 10^6$

Aufgabe 7: Ergänze die fehlende Einheit im Heft.

a) $1\,\text{km} \cdot 10^{-6} = 1$ ▒ b) $1\,\text{cm} \cdot 10^3 = 100$ ▒

c) $1\,\text{km} : 10^5 = 1$ ▒ d) $1\,\text{mm} : 10^3 = 1$ ▒

Aufgabe 8: Vervollständige die Potenzgesetze im Heft und notiere jeweils ein Beispiel.

a) $a^m \cdot a^n =$ ▒ b) ▒ $= a^{m-n}$

c) ▒ $= (a \cdot b)^m$ d) ▒ $= \left(\frac{a}{b}\right)^m$

e) $(a^m)^n =$ ▒ f) $a^{-n} =$ ▒

Aufgabe 9: Vereinfache die Terme und berechne, falls möglich.

a) $16^3 \cdot 16^{-3}$ b) $10^8 \cdot 10^{-3}$

c) $1{,}4 \cdot 10^5 \cdot 10^{-3}$ d) $\frac{4{,}2 \cdot 10^7}{2{,}1 \cdot 10^3}$

e) $25^4 \cdot 25^{-5}$ f) $\frac{9^4}{3^8}$

Aufgabe 10: Übersetze in eine Rechnung und berechne dann.

a) Potenziere die dritte Potenz von drei mit zwei.

b) Potenziere acht mit fünf und teile das Ergebnis durch vier hoch fünf.

c) Multipliziere die dritte Potenz von fünf mit der vierten Potenz von fünf.

Aufgabe 11: Schreibe als Potenz.
Gib immer zwei Möglichkeiten an.

a) $\frac{1}{8}$ b) $\frac{1}{16}$ c) $\frac{1}{27}$ d) $\frac{1}{196}$

Aufgabe 12: Elias hat die Zahl 13 in seinen Taschenrechner eingegeben und immer wieder quadriert. Nachdem er viermal auf die Quadrattaste gedrückt hat, meint er: „Das Ergebnis ist nun 13^8."
Begründe, ob Elias Recht hat.

Aufgabe 13: Eine bestimme Bakterienart hat einen Durchmesser von etwa 3 Mikrometer. Arvid meint: „Damit sind 3000 Bakterien etwa 1 cm lang. So viele müsste man also sehen können."
Erkläre, ob Arvid Recht hat.
Bestimme auch das Volumen der 3000 Bakterien zusammen. Gehe auf das Volumen in deiner Argumentation ein.

Wachstum

1 Absolutes und prozentuales Wachstum

a) Richtig, denn alle Graphen steigen im gesamten Verlauf an. (Wenn man von einem x-Wert zum nächsthöheren geht, so steigen auch die entsprechenden y-Werte an.)

b) Falsch, denn die feste Änderung ist $a = 2$. Das erkennt man daran, dass der Graph von $(0|0)$ auf $(1|2)$ steigt. Der Graph stellt daher lineares Wachstum mit dem Startwert $w_0 = 0$ und der festen Änderung $a = 2$ dar.

c) Richtig, denn die feste Änderung ist 3, das heißt wenn x um eins größer wird, dann wird y immer um 3 größer.

d) Falsch, denn die Änderung in jedem Schritt ist verschieden (erst 0,520 Mio., dann 0,572 Mio.). Es handelt sich hier um prozentuales Wachstum.

e) Falsch, für den Absatz im Januar gilt bei gleich bleibender Entwicklung 6,292 Mio. $\cdot$ 1,1 = 6,9212 Mio.

f) Falsch, es ist genau umgekehrt: Der Wachstumsfaktor ist $q = 1{,}1$ und die Wachstumsrate ist $p\,\% = 10\,\%$.

► Lies bei Schwierigkeiten auf Seite 116 nach. Bearbeite im Training die Aufgaben 1 bis 3.

2 Exponentielles Wachstum

a) Falsch, bei einer exponentiellen Abnahme verringert sich der Wert immer um den gleichen prozentualen Anteil. (Bei einer Abnahme um den immer gleichen Wert spricht man von einer linearen Abnahme.)

b) Falsch, denn x ist bei $2x^2$ die Basis. Bei exponentiellem Wachstum steht aber x im Exponenten (z. B. $f(x) = 2 \cdot 2^x$ wäre exponentielles Wachstum).

c) Falsch, nur der untere Graph stellt exponentielles Wachstum dar. Der obere Graph zeigt die quadratische Funktion $f(x) = x^2$.

d) Richtig, denn 90 000 € $\cdot$ 0,9 $\cdot$ 0,9 $\cdot$ 0,9 = 65 610 €.

e) Falsch, nach 25 Jahre ist das Kapital auf 10 000 € $\cdot\ 1{,}027^{25} \approx$ 19 465 € angewachsen. Erst nach 27 Jahren hat es sich verdoppelt, denn 10 000 € $\cdot\ 1{,}027^{27} \approx$ 20 531 €.

f) Falsch, denn es muss $238 = 208 \cdot q^{34}$ gelten. Damit ergibt sich $q = 1{,}004$. (Hier wurde nur $\frac{238}{208} \approx 1{,}144$ gerechnet, aber nicht die 34. Wurzel aus 1,144 gezogen.)

g) Richtig, denn 32,66 Mio. $\cdot\ 1{,}0324^5 \approx$ 38,3 Mio.

► Lies bei Schwierigkeiten auf Seite 120 nach.
Bearbeite im Training die Aufgaben 3 und 4.

3 Bakterienwachstum und radioaktiver Zerfall

a) Falsch, es ist genau umgekehrt: Beim Bakterienwachstum ist $q = 2$ und beim radioaktiven Zerfall ist $q = 0{,}5$.

b) Richtig, eine Stunde entspricht drei Verdopplungszeiten und $f(3) = w_0 \cdot 2^3 = w_0 \cdot 8$.

c) Richtig, denn $5000 \cdot 0{,}5^5 \approx 156$.

d) Richtig, denn nach einer Zeitspanne hat sich der y-Wert jeweils verdoppelt.

► Lies bei Schwierigkeiten auf Seite 124 nach.
Bearbeite im Training die Aufgaben 5 und 6.

Training

Aufgabe 1: Neuwagen verlieren sehr schnell an Wert. Bei 15 000 km Laufleistung verliert ein Wagen im 1. Jahr etwa 25 % seines Werts. In den folgenden Jahren beträgt der Verlust etwa 6 % jährlich.

a) Ein Wagen kostete neu 18 000 €. Wie viel ist er nach einem Jahr (nach 2 Jahren; …; nach 5 Jahren) noch wert? Erstelle eine Wertetabelle und stelle die Wertentwicklung graphisch dar.

b) Ein gut gepflegter Wagen ist vier Jahre alt und 42 000 km gefahren. Er soll 65 % des ursprünglichen Preises kosten. Ist das ein gutes Angebot? Begründe.

Aufgabe 2: Ergänze die Tabellen im Heft.

a) lineare Zunahme um 35 000 €

Jahr	2014	2015	2016	2017
Euro	65 000			

b) lineare Abnahme um 35 000 €

Jahr	2014	2015	2016	2017
Euro			65 000	

c) prozentuale Abnahme um 5 %

Jahr	2014	2015	2016	2017
Euro		65 000		

d) prozentuale Zunahme um 5 %

Jahr	2014	2015	2016	2017
Euro				65 000

Aufgabe 3: Entscheide, ob lineares oder exponentielles Wachstum vorliegt. Bestimme, wenn möglich, den Wachstumsfaktor.

a)

x	0	1	2	3	4
y	100	180	324	583,2	1049,76

b)

x	0	1	2	3	4
y	10,5	8,5	6,5	4,5	2,5

c)

x	0	1	2	3	4
y	512	128	32	8	2

d)

x	0	1	2	3	4
y	0	1,5	6	13,5	24

Aufgabe 4: Die Tabelle zeigt die Einwohnerzahlen der fünf bevölkerungsreichsten Länder in 2015 und deren Prognosen für 2050.
Berechne die jährlichen Wachstumsraten, die der Prognose zugrunde liegen.

	2015	2050
China	1,376 Mio.	1,348 Mio.
Indien	1,311 Mio.	1,705 Mio.
USA	322 Mio.	389 Mio.
Indonesien	258 Mio.	321 Mio.
Brasilien	208 Mio.	238 Mio.

(Quelle: Vereinte Nationen, World Population Prospects: The 2015 Revision)

Aufgabe 5: Bei der Untersuchung eines Hähnchens werden 90 Salmonellen in einer Probe gefunden.
Die Anzahl der Bakterien verdoppelt sich im Labor alle 20 min.

a) Stelle das Anwachsen der Salmonellenzahl bis fünf Verdopplungszeiten nach Untersuchungsbeginn in einer Tabelle und in einem Diagramm dar.

b) Wie viele Salmonellen enthielt die Hähnchenprobe eine Verdopplungszeit vor Untersuchungsbeginn?

c) Berechne die Salmonellenzahl 5 Stunden nach Untersuchungsbeginn.

Aufgabe 6: Ab dem 12. März 2011 kam es im japanischen Kernkraftwerk Fukushima Daiichi zu einer Serie katastrophaler Unfälle.

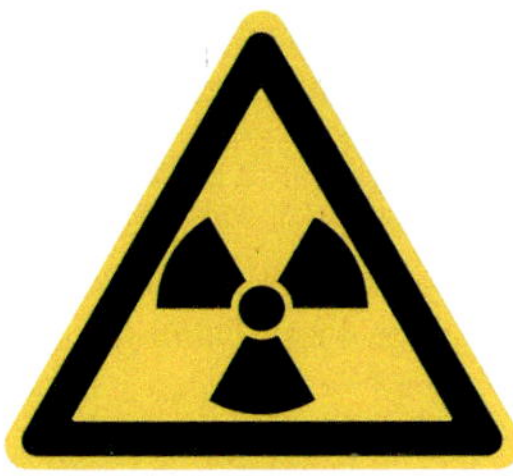

Dabei wurde u. a. das radioaktive Cäsium ^{137}Cs freigesetzt. Die Halbwertszeit von ^{137}Cs beträgt ca. 30,2 Jahre.

a) Wie lange wird es ungefähr dauern, bis die Aktivität unter 1 % liegt?

b) Wie viele Halbwertszeiten sind seit der Katastrophe vergangen?

c) Um wie viel Prozent ist die Radioaktivität des Cäsiums seitdem gesunken?

Lösungen zum Training

▶ Seite 179 Trigonometrie im rechtwinkligen Dreieck

1 $\sin\alpha = \frac{a}{c}$ $\quad\sin\beta = \frac{b}{c}$ $\quad\cos\alpha = \frac{b}{c}$
$\cos\beta = \frac{a}{c}$ $\quad\tan\alpha = \frac{a}{b}$ $\quad\tan\beta = \frac{b}{a}$

2 a) Zeichenübung rechtwinkliges Dreieck; z. B. mit Horizontalunterschied 10 cm und Höhenunterschied 4 cm; $\alpha \approx 21{,}8°$
b) Zeichenübung rechtwinkliges Dreieck; z. B. mit Horizontalunterschied 10 cm und Höhenunterschied 5,5 cm; $\alpha \approx 28{,}8°$

3 a) $m = \frac{0{,}6\,\text{km}}{1{,}3\,\text{km}} \approx 0{,}4615 = 46{,}15\,\%$
b) $h^2 = (500\,\text{m})^2 - (113{,}5\,\text{m})^2$ (Pythagoras), also $h \approx 486{,}85\,\text{m}$
$m \approx \frac{113{,}9\,\text{m}}{486{,}85\,\text{m}} \approx 0{,}2340 = 23{,}4\,\%$

4 a) Skizze
b) individuell; $a = b$

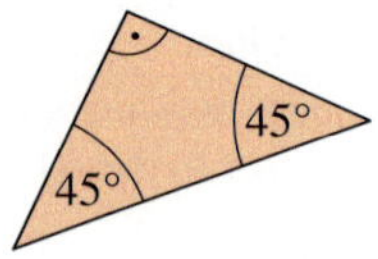

5

	a	b	c	α	β
a)	3 cm	**7,4 cm**	8 cm	**22,0°**	**68,0°**
b)	**30,0 cm**	30 cm	**42,4 cm**	45°	**45°**
c)	**61,7 cm**	12 cm	**62,9 cm**	**79,0°**	11°
d)	4 cm	5 cm	**6,4 cm**	**38,7°**	**51,3°**
e)	**3,4 m**	**21,7 m**	22 m	9°	**81,0°**
f)	7 mm	**5,3 mm**	**8,8 mm**	**53,0°**	37°

6 Für den kleineren Winkel α gilt:
$\tan\left(\frac{\alpha}{2}\right) = \frac{5\,\text{cm}}{8\,\text{cm}} = 0{,}625$, also $\alpha \approx 64°$
Dann misst der größere Winkel $180° - 64° = 116°$.

7 In der Raute soll α der kleinere und β der größere Winkel sein. Für den kleineren Winkel α gilt:
$\sin\left(\frac{\alpha}{2}\right) = \frac{10\,\text{cm}}{30\,\text{cm}}$, also $\frac{\alpha}{2} \approx 19{,}47°$ und $\alpha \approx 38{,}9°$.
Wegen $\alpha + \beta = 180°$ ist dann $\beta \approx 141{,}1°$.

8 $\alpha \approx 26{,}6°$; $\beta \approx 63{,}4°$; $x = \sqrt{20}\,\text{cm} \approx 4{,}5\,\text{cm}$;
$\gamma \approx 24{,}1°$; $\delta \approx 65{,}9°$; $y = \sqrt{24}\,\text{cm} \approx 4{,}9\,\text{cm}$

9 $\tan 47° = \frac{h}{5{,}3\,\text{m}}$, also $h \approx 5{,}68\,\text{m}$
Der Baum hat eine Höhe von etwa 5,68 m.

10 Es ergibt sich ein rechtwinkliges Dreieck mit den Winkeln $\alpha = 90°$, $\beta = 180° - 122° = 58°$ und $\gamma = 90° - 58° = 32°$ sowie einer Kathete mit der Länge 4 km. Dann gilt für die 1. Entfernung x:
$\tan 58° = \frac{x}{4\,\text{km}}$, also $x \approx 6{,}4\,\text{km}$.
Die 2. Entfernung erhält man zum Beispiel mit dem Satz des Pythagoras $y^2 = (6{,}4\,\text{km})^2 + (4\,\text{km})^2$, also $y \approx 7{,}6\,\text{km}$.
Oder man verwendet den Sinus: $\sin 32° = \frac{4\,\text{km}}{y}$.

11 a) $\tan 60° = \frac{h}{4\,\text{m}}$, also $h \approx 6{,}9\,\text{m}$
$V = \frac{1}{3}\pi \cdot (4\,\text{m})^2 \cdot 6{,}9\,\text{m} \approx 116\,\text{m}^3$
Der Kegel ist etwa 6,90 m hoch und hat ein Volumen von $116\,\text{m}^3$.
b) $\cos 60° = \frac{4\,\text{m}}{s}$, also $s = 8\,\text{m}$
$A_M = \pi r s = \pi \cdot 4\,\text{m} \cdot 8\,\text{m} \approx 101\,\text{m}^2$
Der Mantelflächeninhalt des Kegels ist etwa $101\,\text{m}^2$ groß.

▶ Seite 181 Zweistufige Zufallsexperimente

1 ① einstufiges Zufallsexperiment
② zweistufiges Zufallsexperiment; In Stufe 1 und in Stufe 2 gibt es jeweils die Möglichkeiten „rot“, „gelb“ und „blau“.
③ zweistufiges Zufallsexperiment; In Stufe 1 gibt es die Möglichkeiten „farbig“ und „grau“. In Stufe 2 gibt es die Möglichkeiten „A3“ und „A4“.
④ dreistufiges Zufallsexperiment (In jeder Stufe sind die ganzen Zahlen von 0 bis 9 möglich.)

2 a) $8 \cdot 2 = 16$ Kombinationsmöglichkeiten.
b) $5 \cdot 3 = 15$ Kombinationsmöglichkeiten.
c) $8 \cdot 7 : 2 = 28$ Kombinationsmöglichkeiten, wenn die Reihenfolge der Saftsorten keine Rolle spielt.
d) $49 \cdot 48 : 2 = 1176$ Kombinationsmöglichkeiten, weil die Reihenfolge der Kugeln egal ist.

3 a)

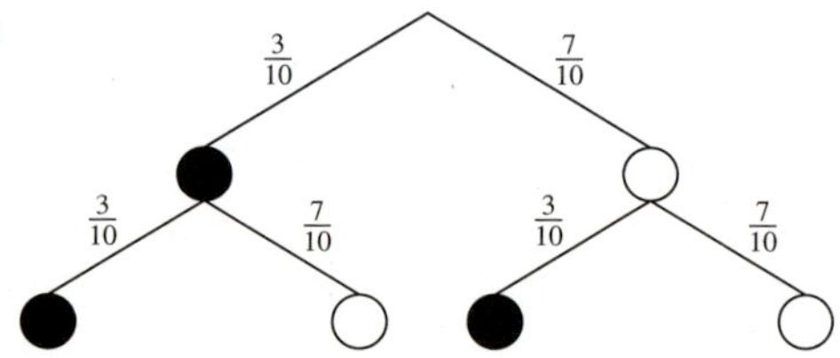

b) $P(\text{weiß/weiß}) = \frac{7}{10} \cdot \frac{7}{10} = \frac{49}{100} = 49\,\%$
Die Wahrscheinlichkeit beträgt 49 %.
c) Die Wahrscheinlichkeit beträgt 51 %.
Rechnung: $100\,\% - 49\,\% = 51\,\%$ oder
$\frac{3}{10} \cdot \frac{3}{10} + \frac{3}{10} \cdot \frac{7}{10} + \frac{7}{10} \cdot \frac{3}{10} = \frac{51}{100} = 51\,\%$
d) Es müssen noch 5 weiße Kugeln in die Urne gefüllt werden. Es sind dann 12 von 15 Kugeln in der Urne weiß und
$P(\text{weiß/weiß}) = \frac{12}{15} \cdot \frac{12}{15} = 0{,}64 = 64\,\%$.

4 a)

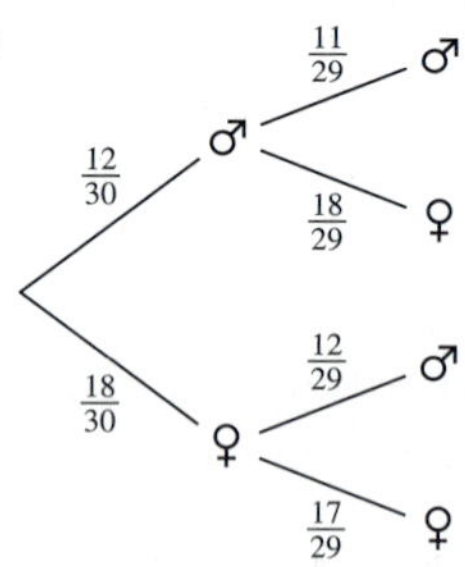

b) $P(\text{zwei Mädchen}) = \frac{18}{30} \cdot \frac{17}{29} = \frac{306}{870} \approx 35{,}2\,\%$
c) $P(\text{J/M + M/J}) = \frac{12}{30} \cdot \frac{18}{29} + \frac{18}{30} \cdot \frac{12}{29} = \frac{432}{870} \approx 49{,}7\,\%$
d) Eine exakt gleiche Wahrscheinlichkeit für die beiden Ereignisse ist nicht möglich. (Es sei denn, es sind nur Jungen in der Klasse.)
Die Wahrscheinlichkeit ist dann am nächsten, wenn in der Klasse 20 Mädchen und 10 Jungen sind.
$P(\text{zwei Mädchen}) = \frac{20}{30} \cdot \frac{19}{29} = \frac{38}{87}$
$P(\text{J/M oder M/J}) = \frac{10}{30} \cdot \frac{20}{29} + \frac{20}{30} \cdot \frac{10}{29} = \frac{40}{87}$

5 **a)** $\frac{1}{4} \cdot \frac{1}{4} = \frac{1}{16} = 6{,}25\,\%$

b) $\frac{1}{4} \cdot \frac{1}{4} + \frac{1}{4} \cdot \frac{3}{4} + \frac{3}{4} \cdot \frac{1}{4} = \frac{7}{16} = 43{,}75\,\%$

Mit einer Wahrscheinlichkeit von 43,75 % wird mindestens eine Aufgabe richtig beantwortet.

c) Bei zehn Antwortmöglichkeiten, von denen genau eine richtig ist, liegt die Wahrscheinlichkeit, beide Fragen durch Raten zu lösen, bei genau 1 %. Mögliche Anzahlen von Antworten sind z. B. 10 und 11; 11 und 11; 9 und 12; 8 und 13; 7 und 15; …

6 individuell verschieden

a) Beispiel: Ziehung aus einer Urne mit einer weißen und vier schwarzen Kugeln mit Zurücklegen

b) Beispiel: Ziehung aus einer Urne mit drei weißen und vier schwarzen Kugeln ohne Zurücklegen

▶ Seite 183 Die Sinusfunktion

1 **a)** Der Vorgang könnte periodisch sein. Dazu müssen die Zeitabstände, wann aufgefüllt wird, regelmäßig sein (z. B. alle 3 Stunden wird aufgefüllt oder jeden Tag wird zu denselben Uhrzeiten aufgefüllt). Die Periode hängt dann davon ab.

b) nicht periodisch

c) Der Vorgang könnte periodisch sein, wenn die Zeitabstände regelmäßig sind (z. B. wenn sie den Ball alle 3 Sekunden zurückspielt). Die Periode hängt dann davon ab.

d) Der Vorgang ist periodisch. Die Periode ist 1 Tag.

2 **a)** Er ist periodisch, denn alle 2 Runden beginnt der Vorgang von neuem. Die Periode ist 2 Runden (720°).

b) Er sprüht dann 0,5 m weit. In ungeraden Runden wird das Wasser 1 m weit gesprüht, in geraden Runden 0,5 m.

c)

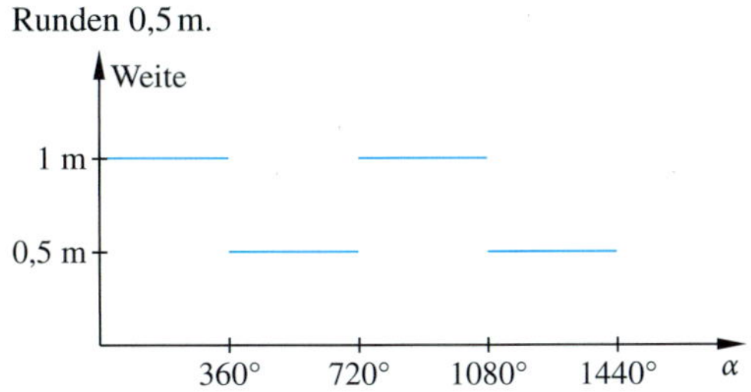

d) $f(90°) = 1 = \sin 90°$; $f(390°) = 0{,}5 = \sin 390°$; $f(510°) = 0{,}5 = \sin 510°$

Für die Winkel 90°; 390° und 510° stimmt der Funktionswert mit dem Sinus überein.

3 **a)** $\alpha = -360°, -180°, 0°, 180°, 360°$

b) $\alpha = -270°, 90°$

c) $\alpha = -90°, 270°$

d) $\alpha = -330°, -210°, 30°, 150°$

e) $\alpha = -315°, -225°, 45°, 135°$

f) $\alpha = -285°, -255°, 75°, 105°$

g) $\alpha = -120°, -60°, 240°, 300°$

h) existiert nicht

4 Mögliche Lösungen sind:

a) −340°, −200°, 160° **b)** −280°, −260°, 80°

c) −130°, −50°, 310° **d)** −320°, −220°, 40°, 140°

e) −175°, 185°, 355° **f)** −360°, 0°, 180°, 360°

5 Der Graph der Sinusfunktion wird …

a) um den Faktor 9 in Richtung der y-Achse gestreckt.

b) um den Faktor $\frac{1}{3}$ in Richtung der y-Achse gestaucht und an der x-Achse gespiegelt.

c) um den Faktor 1,5 in Richtung der y-Achse gestreckt und an der x-Achse gespiegelt

d) um den Faktor $\frac{2}{7}$ in Richtung der y-Achse gestaucht.

6 **a)** $f(\alpha) = 3 \sin \alpha$ **b)** $f(\alpha) = \frac{1}{4} \sin \alpha$

c) $f(\alpha) = -6{,}2 \sin \alpha$ **d)** $f(\alpha) = -\frac{10}{11} \sin \alpha$

7 **a)** f **b)** g **c)** g **d)** f

8 Der Faktor ist $a = 4{,}5$ und die Funktion lautet $f(\alpha) = 4{,}5 \sin \alpha$.

Der berichtigte Fehler ist: $f(70°) \approx 4{,}23$

▶ Seite 185 Trigonometrie im allgemeinen Dreieck

1 $\gamma = 100°$, Mit dem Sinussatz erhält man: $a \approx 5{,}44\,\text{cm}$; $b \approx 5{,}00\,\text{cm}$

2 **a)** $\gamma = 58°$; Mit dem Sinussatz erhält man: $b \approx 6{,}23\,\text{cm}$; $c \approx 8{,}22\,\text{cm}$

b) Mit dem Sinussatz erhält man: $\alpha \approx 19{,}91°$. Damit ist $\gamma \approx 52{,}69°$. Mit dem Sinussatz erhält man wiederum: $c \approx 54{,}18\,\text{m}$

c) Mit dem Sinussatz erhält man: $\beta \approx 35{,}52°$. Damit ist $\alpha \approx 85{,}48°$. Mit dem Sinussatz erhält man wiederum: $a \approx 10{,}47\,\text{cm}$

3 **a)** Es gilt $\sin \alpha = \frac{h}{b}$, also $h \approx 8{,}06\,\text{cm}$.
Außerdem gilt $\cos \alpha = \frac{b}{c}$, also $c \approx 17{,}65\,\text{cm}$.
Damit ist $A = \frac{1}{2} \cdot h \cdot c \approx 71{,}13\,\text{cm}^2$.

b) Es gilt $\sin \beta = \frac{h}{a}$, also $h \approx 4{,}98\,\text{cm}$.
Außerdem gilt $\cos \beta = \frac{a}{c}$, also $c \approx 10{,}11\,\text{cm}$.
Damit ist $A = \frac{1}{2} \cdot h \cdot c \approx 25{,}17\,\text{cm}^2$.

c) möglicher Lösungsweg:
Es gilt $\sin \alpha = \frac{a}{c}$, also $a \approx 5{,}14\,\text{cm}$.
Außerdem gilt $\cos \alpha = \frac{b}{c}$, also $b \approx 6{,}13\,\text{cm}$.
Damit ist $A = \frac{1}{2} \cdot a \cdot b \approx 15{,}75\,\text{cm}^2$.
(Alternativ: b berechnen und Formel $A = \frac{1}{2} \cdot b \cdot c \cdot \sin \alpha$ verwenden)

4 **a)** $4{,}82\,\text{cm}^2$

b) $4{,}67\,\text{cm}^2$

c) $8{,}79\,\text{cm}^2$

d) $12{,}22\,\text{cm}^2$

e) $96{,}45\,\text{cm}^2$

5 Es gilt: $A = \frac{1}{2} \cdot b \cdot c \cdot \sin \alpha$, also
$14{,}1\,\text{cm}^2 = \frac{1}{2} \cdot 4\,\text{cm} \cdot c \cdot \sin 44°$
Umgestellt ergibt sich $c \approx 10{,}15\,\text{cm}$.

6 **a)** Mit dem Sinussatz erhält man $\gamma \approx 19{,}80°$.
Damit ist $\beta \approx 120{,}20°$.
Somit ist $A = \frac{1}{2} \cdot a \cdot c \cdot \sin\beta \approx 19{,}69\,\text{cm}^2$.
b) Mit dem Sinussatz erhält man $\alpha \approx 59{,}37°$.
Damit ist $\gamma \approx 48{,}63°$.
Somit ist $A = \frac{1}{2} \cdot a \cdot b \cdot \sin\gamma \approx 0{,}13\,\text{m}^2$.
c) Mit dem Sinussatz erhält man $\beta \approx 0{,}14°$.
Damit ist $\alpha \approx 154{,}86°$.
Somit ist $A = \frac{1}{2} \cdot b \cdot c \cdot \sin\alpha \approx 1{,}22\,\text{cm}^2$.

7 Die Situation kann mit folgender Skizze beschrieben werden.

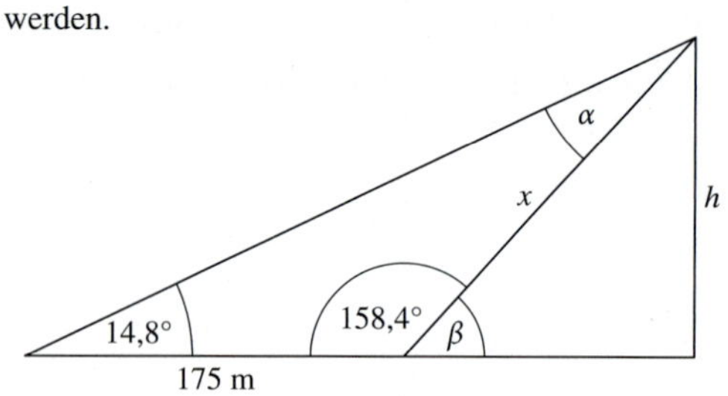

Es gilt $\alpha = 180° - 158{,}4° - 14{,}8° = 6{,}8°$.
Der Sinussatz ergibt $\frac{x}{\sin 14{,}8°} = \frac{175\,\text{m}}{\sin 6{,}8°}$, also $x \approx 377{,}55\,\text{m}$.
Außerdem ist $\beta = 180° - 158{,}4° = 21{,}6°$.
Damit gilt: $\sin 21{,}6° = \frac{h}{377{,}55\,\text{m}}$, also $h \approx 138{,}99\,\text{m}$.
Die Pyramide ist etwa 139 m hoch.

8 Die Situation kann mit folgender Skizze beschrieben werden.

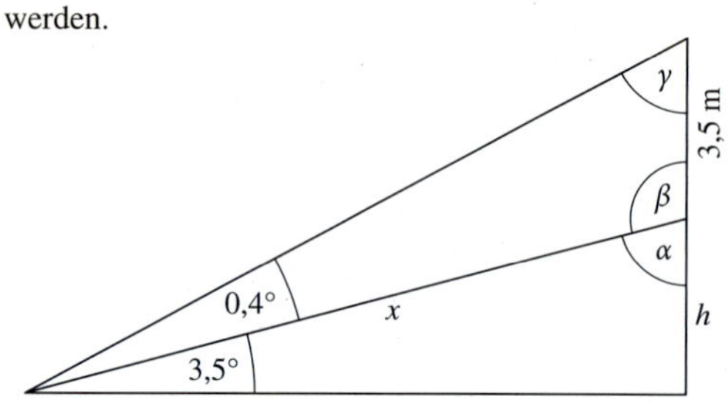

Es gilt $\alpha = 86{,}5°$ und damit $\beta = 93{,}5°$.
Somit ist $\gamma = 180° - 93{,}5° - 0{,}4° = 86{,}1°$.
Der Sinussatz im oberen Dreieck lautet:
$\frac{x}{\sin 86{,}1°} = \frac{3{,}5\,\text{m}}{\sin 0{,}4°}$, also $x \approx 500{,}18\,\text{m}$.
Im unteren Dreieck gilt: $\sin 3{,}5° = \frac{h}{500{,}18\,\text{m}}$,
also $h \approx 30{,}54\,\text{m}$.
Der Hügel ist etwa 30 m hoch.

9 Man kann jeweils direkt den Kosinussatz anwenden.
a) $x \approx 8{,}41\,\text{cm}$ **b)** $x \approx 4{,}69\,\text{cm}$

10 Es stimmt ②. Man kann jeweils den Kosinussatz $a^2 = b^2 + c^2 - 2bc\cos\alpha$ prüfen, indem man b, c und α einsetzt und a berechnet. Dies vergleicht man dann mit der gegebenen Länge von a.

11 Man kann direkt den Kosinussatz anwenden.
$x^2 = (7{,}5\,\text{km})^2 + (10\,\text{km})^2 - 2 \cdot 7{,}5\,\text{km} \cdot 10\,\text{km} \cdot \cos 55°$
$\approx 8{,}38\,\text{km}$
Die beiden Schiffe sind etwa 8,4 km voneinander entfernt.

▶ Seite 187 Potenzgesetze

1 **a)** Falsch, es ist nicht möglich, aus negativen Zahlen eine Quadratwurzel zu ziehen.
b) Falsch, das gilt nicht für Zahlen kleiner als 1.
c) Richtig, zum Beispiel 0,5 oder −2.

2 Man erhält den Flächeninhalt einer Seitenfläche (bzw. der Grundfläche).
Die dritte Wurzel des Volumens ist die Kantenlänge des Würfels. Die zweite Potenz der Kantenlänge ist der Flächeninhalt eines Quadrats mit dieser Seitenlänge.

3 **a)** 10 Reiskörner **b)** 5 Reiskörner
c) 7 Reiskörner

4 **a)** $10^9\,\text{t}$ **b)** $2{,}7 \cdot 10^{13}\,\text{km}$
c) $2 \cdot 10^{-3}\,\text{g}$ **d)** $2{,}45 \cdot 10^{11}$ Byte

5 **a)** $3 \cdot 10^6$ **b)** $4{,}6 \cdot 10^{10}$
c) $6 \cdot 10^{-4}$ **d)** $5{,}4 \cdot 10^{-6}$
e) $5{,}648 \cdot 10^{13}$ **f)** $2{,}5058 \cdot 10^{10}$

6 Die Ergebnisse in **a)**, **d)** und **e)** stimmen.
b) $10^6 : 10^2 = 10^4$
c) $(10^3)^2 = 10^6$
f) $10^4 + 10^2 = 10\,100$

7 **a)** mm **b)** dm **c)** cm
d) Mikrometer

8 **a)** a^{m+n}; Beispiel $3^2 \cdot 3^4 = 3^6$
b) $a^m : a^n$ oder $\frac{a^m}{a^n}$; Beispiel $3^5 : 3^2 = 3^3$
c) $a^m \cdot b^m$; Beispiel $3^2 \cdot 5^2 = (3 \cdot 5)^2 = 15^2$
d) $a^m : b^m$ oder $\frac{a^m}{b^m}$; Beispiel $\frac{3^2}{5^2} = \left(\frac{3}{5}\right)^2 = 0{,}6^2 = 0{,}36$
e) $a^{m \cdot n}$; Beispiel $(3^2)^4 = 3^8$
f) $\frac{1}{a^n}$; Beispiel $4^{-3} = \frac{1}{4^3} = \frac{1}{64}$

9 **a)** $16^0 = 1$ **b)** $10^5 = 100\,000$
c) $1{,}4 \cdot 10^2 = 140$ **d)** $2 \cdot 10^4 = 20\,000$
e) $25^{-1} = \frac{1}{25} = 0{,}04$ **f)** $\frac{(3^2)^4}{3^8} = \frac{3^8}{3^8} = 1$

10 **a)** $(3^3)^2 = 3^6 = 729$
b) $\frac{8^5}{4^5} = 2^5 = 32$
c) $5^3 \cdot 5^4 = 5^7 = 78\,125$

11 **a)** $\frac{1}{8} = 8^{-1} = 2^{-3} = \left(\frac{1}{2}\right)^3$
b) $\frac{1}{16} = 16^{-1} = 4^{-2} = \left(\frac{1}{4}\right)^2$
c) $\frac{1}{27} = 27^{-1} = 3^{-3} = \left(\frac{1}{3}\right)^3$
d) $\frac{1}{196} = 196^{-1} = 14^{-2} = \left(\frac{1}{14}\right)^2$

12 Elias hat Unrecht, denn er hat die Zahl 13^{16} erhalt.
Einmal gedrückt 13^2;
zweimal gedrückt $(13^2)^2 = 13^4$;
dreimal gedrückt $(13^4)^2 = 13^8$;
viermal gedrückt $(13^8)^2 = 13^{16}$

13 3 Mikrometer sind $3 \cdot 10^{-6}$ m, also sind 3000 Bakterien zusammen $9000 \cdot 10^{-6}\,m = 0{,}009\,m \approx 1$ cm lang.
Daher stimmt dieser Teil der Aussage.
Allerdings werden sich die Bakterien nicht hintereinander befinden, sondern verteilt. Daher ist es besser das Volumen anzuschauen. Bei einem Durchmesser von 3 Mikrometer ist das Volumen
$V = \frac{4}{3}\pi\,(1{,}5 \cdot 10^{-6})^3\,m^3 \approx 14 \cdot 10^{-18}\,m^3$.
Das sind $14 \cdot 10^{-12}\,cm^3$. 3000 Bakterien haben also ein Volumen von $4{,}2 \cdot 10^{-8}\,cm^3 = 4{,}2 \cdot 10^{-5}\,mm^3$.
Das ist zu klein, um es sehen zu können, zumal die Bakterien sich auch nicht alle auf einem Haufen befinden werden.

▶ Seite 189 Wachstum

1 a)

Jahre	0	1	2	3	4	5
Wert (in €)	18000	13500	12690	11928,6	11212,88	10540,11

b) Nach den Angaben in der Aufgabe hat der Wagen noch einen Wert von
$0{,}75 \cdot 0{,}94 \cdot 0{,}94 \cdot 0{,}94 \approx 0{,}623 = 62{,}3\,\%$ des Neupreises. Aber der Wagen ist gut gepflegt und weniger gefahren als der im üblichen Wertverlust angegeben, nämlich nur 42 000 km gegenüber $4 \cdot 15\,000$ km = 60 000 km.
Also wären 65 % des Neupreises gerechtfertigt.

2 a) lineare Zunahme um 35 000 €

Jahr	2014	2015	2016	2017
Euro	65 000	100 000	135 000	170 000

b) lineare Abnahme um 35 000 €

Jahr	2014	2015	2016	2017
Euro	135 000	100 000	65 000	30 000

c) prozentuale Abnahme um 5 %

Jahr	2014	2015	2016	2017
Euro	68 421,05	65 000	61 750	58 662,5

d) prozentuale Zunahme um 5 %

Jahr	2014	2015	2016	2017
Euro	56 149,44	58 956,92	61 904,76	65 000

3 a) exponentielles Wachstum mit $q = 1{,}8$
b) lineares Wachstum (Abnahme)
c) exponentielles Wachstum mit $q = 0{,}25$
d) keins von beiden (Es steckt die quadratische Funktion $1{,}5\,x^2$ dahinter.)

4 China: $1{,}376 \cdot q^{35} = 1{,}348$, also $q = \sqrt[35]{\frac{1{,}348}{1{,}376}}$
und $q = 0{,}9994$; $q = 1 + p\,\%$, also $p\,\% \approx -0{,}06\,\%$;
Indien: +0,75 %; USA: +0,54 %; Indonesien: +0,63 %; Brasilien: +0,39 %

5 a)

Verdoppl. z.	0	1	2	3	4	5
Zeit in min	0	20	40	60	80	100
Anzahl Salmonellen	90	180	360	720	1440	2880

und Zeichenübung Diagramm
b) 90 : 2 = 45
c) 5 Stunden entsprechen 15 Verdopplungszeiten.
$90 \cdot 2^{15} = 2\,949\,120$

6 a) $100\,\% \cdot 0{,}5^6 \approx 1{,}56\,\%$
$100\,\% \cdot 0{,}5^7 \approx 0{,}78\,\%$
Es dauert etwa 7 Halbwertszeiten, also etwas über 200 Jahre.
b) z. B. für 2018: 7 Jahre entsprechen $\frac{7}{30{,}2}$ $\approx 0{,}232$ Halbwertszeiten
(2019: $\frac{8}{30{,}2} \approx 0{,}265$; 2020: $\frac{9}{30{,}2} \approx 0{,}298$;
2021: $\frac{10}{30{,}2} \approx 0{,}331$; 2022: $\frac{11}{30{,}2} \approx 0{,}364$)
c) z. B. für 2018: um ca. $100\,\% - 100\,\% \cdot 0{,}5^{0{,}232} \approx 15\,\%$
(2019: ≈ 17 %; 2020: ≈ 19 %;
2021: ≈ 20,5 %; 2022: ≈ 22 %)

Lösungen zu „Mathematik im Beruf“

▶ Seite 137 Berufseingangstest

1 **a)** 28 358 **b)** 19 503 **c)** 29 302
d) 56 328 **e)** 5207 **f)** 2543
g) 31

2 $28 \cdot 2 + 6 \cdot 1 = 62$
Leila benötigt 62 Schokoriegel.
$62 : 12 = 5{,}1\overline{6}$
Leila muss sechs Packungen Schokoriegel kaufen.

3 **a)** 34,9 **b)** 4,72 **c)** 4,5
d) 1,81 **e)** 17 **f)** 1,3
g) 3,1 **h)** 5,74

4 **a)** 4, 8, 12, 16, **20**, **24** (+ 4)
b) 2, 5, 8, 11, **14**, **17** (+ 3)
c) 38, 33, 28, 23, 18, **13**, **8** (– 5)
d) 1, 2, 4, 7, 11, 16, **22**, **29** (+ 1, + 2, + 3, + 4, …)
e) 3, 6, 8, 16, 18, **36**, **38**
(Multiplikation mit zwei und Addition von zwei, im Wechsel)
f) 0, 1, 1, 2, 3, 5, 8, **13**, **21**
(Addition der beiden Vorgänger)

5 **a)** 8 cm = 80 mm **b)** 70 cm = 7 dm
c) 2,5 km = 2500 m **d)** 4500 m = 4,5 km
e) 5000 kg = 5 t **f)** 6000 g = 6 kg
g) 7 t 300 kg = 7300 kg **h)** 6 kg 500 g = 6,5 kg
i) 7 € 49 ct = 7,49 € **j)** 5 € = 500 ct
k) 2 min = 120 s **l)** 300 min = 5 h

6

	p %	*G*	*W*
a)	50 %	800 €	**400 €**
b)	4 %	300 kg	**12 kg**
c)	**40 %**	50 m	20 m
d)	**4 %**	200 Schüler	8 Schüler
e)	10 %	**80 ha**	8 ha
f)	2 %	**250 Stück**	5 Stück

7 **a)** $5000\,€ \cdot 0{,}02 = 100\,€$
Nach einem Jahr erhält Frau Clausen 100 € Zinsen.
b) $(5000\,€ + 100\,€) \cdot 0{,}02 = 5100\,€ \cdot 0{,}02 = 102\,€$
Im Folgejahr erhält Frau Clausen 102 € Zinsen.

8 **a)** $2600\,€ \cdot 0{,}2725 = 708{,}50\,€$
Es werden 708,50 € abgezogen.
b) $\frac{52\,€}{2600\,€} = 0{,}02 = 2\,\%$
Das Gehalt wurde um zwei Prozent erhöht.

9 **a)**

	Anzahl	Anteil	
: 6	3480	60 %	: 6
· 10	580	10 %	· 10
	5800	100 %	

Insgesamt haben 5800 Bürger an der Wahl teilgenommen.
b) $\frac{1160}{5800} = 0{,}2 = 20\,\%$
Gegenkandidat Hansen erhielt 20 % der Stimmen.

10

	Wochen	€ pro Tag	
· 1,5	2	42	: 1,5
	3	**28**	

Simon hat 28 € pro Tag zur Verfügung, wenn er drei Wochen Urlaub macht.

11

	Arbeiter	Tage	
: 1,2	18	25	· 1,2
	15	**30**	

15 Arbeiter würden 30 Tage für die Ausbesserungsarbeiten benötigen.

12

	Geschwindigkeit	Fahrtdauer	
: 2	160 $\frac{km}{h}$	4 h	· 2
· 2,25	80 $\frac{km}{h}$	**8 h**	: 2,25
	180 $\frac{km}{h}$	**≈ 3,6 h**	

a) Der Autofahrer benötigt bei einer Durchschnittsgeschwindigkeit von 80 $\frac{km}{h}$ genau 8 Stunden.
b) Mit einer Geschwindigkeit von 180 $\frac{km}{h}$ benötigt der Zug ca. 3,6 Stunden.

13 **a)** $599\,€ \cdot 0{,}03 = 17{,}97\,€$
Der Preisnachlass beträgt 17,97 €.
b) $599\,€ - 1797\,€ = 581{,}03\,€$
Der Laptop kostet 581,03 € nach Abzug der drei Prozent.

14 **a)** $u = 2 \cdot \pi \cdot r = 2 \cdot \pi \cdot 9\,\text{cm} \approx 56{,}55\,\text{cm}$
b) $A = \pi \cdot r^2 = \pi \cdot (9\,\text{cm})^2 \approx 254{,}47\,\text{cm}^2$
c) Ein Kreis mit einem doppelten Radius besitzt auch den doppelten Umfang.
Setzt man in die Formel zur Berechnung des Kreisumfangs den doppelten Radius ein, so erhält man die Gleichung
$u_{neu} = 2 \cdot \pi \cdot (2r) = 2 \cdot (2 \cdot \pi \cdot r) = 2 \cdot u_{alt}$.

15 Das Dreieck ist rechtwinklig, denn es gilt: $a^2 + b^2 = c^2$.
Die Seiten *a* und *b* sind die Katheten, *c* ist die Hypotenuse:
$(8\,\text{cm})^2 + (6\,\text{cm})^2 = 64\,\text{cm}^2 + 36\,\text{cm}^2 = 100\,\text{cm}^2 = (10\,\text{cm})^2$

16 ② ist richtig.
$V = \frac{a^2 \cdot h}{3}$ | · 3
$V \cdot 3 = a^2 \cdot h$ | : a^2
$\frac{V \cdot 3}{a^2} = h$

17 **a)** $V = 8\,\text{m} \cdot 15\,\text{m} \cdot 2\,\text{m} = 240\,\text{m}^3$
b) $V = 8\,\text{m} \cdot 15\,\text{m} \cdot (2\,\text{m} - 0{,}2\,\text{m})$
$= 8\,\text{m} \cdot 15\,\text{m} \cdot 1{,}8\,\text{m} = 216\,\text{m}^3$
c) $180\,\text{m}^3 = 8\,\text{m} \cdot 15\,\text{m} \cdot h$ | : (8 m · 15 m)
$\frac{180\,\text{m}^3}{120\,\text{m}^2} = h$
$1{,}5\,\text{m} = h$
Das Schwimmbecken ist bis zu einer Höhe von 1,5 m mit Wasser gefüllt.

18 a) $A = a \cdot b$
$480\,000\,\text{m}^2 = 600\,\text{m} \cdot b \quad |:600\,\text{m}$
$\frac{480\,000\,\text{m}^2}{600\,\text{m}} = b$
$800\,\text{m} = b$
Das Feld hat eine Breite von 800 m.

b) Es werden 100 % – 75 % = 25 % des Feldes nicht mit der Bewässerungsanlage erreicht:
$480\,000\,\text{m}^2 \cdot 0{,}25 = 120\,000\,\text{m}^2$
$120\,000\,\text{m}^2$ werden nicht bewässert.

19

	Masse	Preis	
: 1000	1000 g	19,99 €	: 1000
· 650	1 g	**0,01999 €**	· 650
	650 g	**≈ 12,99 €**	

Sie bezahlt 12,99 €.

20 a) $V = \frac{1}{3} \cdot (8\,\text{cm})^2 \cdot 15\,\text{cm} = 320\,\text{cm}^3$
b) $V = \frac{1}{3} \cdot \pi \cdot (5\,\text{cm})^2 \cdot 12\,\text{cm} \approx 314{,}16\,\text{cm}^3$
c) $V = \pi \cdot (4\,\text{cm})^2 \cdot 10\,\text{cm} \approx 502{,}65\,\text{cm}^3$
d) $V = \frac{4}{3} \cdot \pi \cdot (5\,\text{cm})^3 \approx 523{,}60\,\text{cm}^3$

21 a) $5x - 4 = 26 \quad |+4$
$5x = 30 \quad |:5$
$x = 6$
b) $7x + 11 = 3x + 35 \quad |-3x-11$
$4x = 24 \quad |:4$
$x = 6$
c) $3(4x-5) = 10x + 9 \quad |$ Klammer auflösen
$12x - 15 = 10x + 9 \quad |-10x+15$
$2x = 24 \quad |:2$
$x = 12$

22 $87\,\text{kg} = x + (x + 11\,\text{kg})$
$87\,\text{kg} = 2x + 11\,\text{kg} \quad |-11\,\text{kg}$
$76\,\text{kg} = 2x \quad |:2$
$38\,\text{kg} = x$
Die kleine Kiste enthält 38 kg Äpfel.
(Die große enthält 38 kg + 11 kg = 49 kg Äpfel.)

23 a) ② **b)** ③ **c)** ④ **d)** ③

24 a) ④ **b)** ③ **c)** ④

25 a) ③ **b)** ②

26 a) $V_{\text{klein}} = 30\,\text{cm} \cdot 30\,\text{cm} \cdot 15\,\text{cm} = 13\,500\,\text{cm}^3$
$V_{\text{groß}} = 60\,\text{cm} \cdot 30\,\text{cm} \cdot 15\,\text{cm} = 27\,000\,\text{cm}^3$
b) $m = 5 \cdot 350\,\text{g} = 1750\,\text{g} = 1{,}75\,\text{kg}$
Die Bücher passen von ihren Maßen her alle in ein kleines Paket. Paul zahlt also 4 €.

Seite 141 Handwerk

1 a) $A = 2{,}5\,\text{m} \cdot 4{,}0\,\text{m} = 10\,\text{m}^2$
Die Bodenfläche misst $10\,\text{m}^2$.
b) Flächeninhalt: $10\,\text{m}^2$, Verschnitt: $1\,\text{m}^2$
11 · 23 € + 145 € = 398 €.
Der neue Bodenbelag kostet insgesamt 398 €.

2 Inhalt der Wandfläche : $2 \cdot (2{,}80\,\text{m} \cdot 4{,}00\,\text{m} + 2{,}80\,\text{m} \cdot 5{,}50\,\text{m}) = 53{,}2\,\text{m}^2$; $53{,}2\,\text{m}^2 - 14\,\text{m}^2 = 39{,}2\,\text{m}^2$;
Es müssen $39{,}2\,\text{m}^2$ tapeziert werden.
Fläche einer Tapetenrolle: $0{,}5\,\text{m} \cdot 10\,\text{m} = 5\,\text{m}^2$;
$39{,}2\,\text{m}^2 : 5\,\text{m}^2 = 7{,}84$, also etwa 8 (besser 9) Rollen sollten gekauft werden.

3 a) $A = 3{,}5\,\text{m} \cdot 3{,}0\,\text{m} = 10{,}5\,\text{m}^2$
Der Inhalt der Deckenfläche beträgt $10{,}5\,\text{m}^2$.
10,5 · 150 ml = 1575 ml Farbe
Man benötigt 1575 ml Farbe.
b) 1700 ml : 5 = 340 ml sind ein Teil Farbe.
Sie mischt 4 · 340 ml = 1360 ml weiße Farbe mit 340 ml grauer Farbe.

4 $x^2 = (44\,\text{cm})^2 + \left(\frac{54\,\text{cm} - 40\,\text{cm}}{2}\right)^2$; $x \approx 44{,}55\,\text{cm}$
Die Länge der Beine beträgt ca. 44,6 cm.

5 a) Das Dach ist in der Mitte 6 m – 4 m = 2 m hoch.
Ansatz: $2^2 + 3{,}5^2 = x^2$
$4 + 12{,}25 = x^2$
$16{,}25 = x^2$
$x \approx 4{,}03$
$A = 2 \cdot 4{,}03 \cdot 12 = 96{,}72$
Es werden mindestens $96{,}72\,\text{m}^2$ Dachpappe benötigt.
b) 97 · 15 = 1455
Es werden mindestens 1455 Ziegel benötigt.

6 $s^2 = h^2 + \left(\frac{b}{2}\right)^2 = (5{,}5\,\text{m})^2 + \left(\frac{12\,\text{m}}{2}\right)^2 = 66{,}25\,\text{m}^2$
$s \approx 8{,}14\,\text{m}$; Die Dachsparren haben eine Länge von ca. 8,14 m.

7 $l^2 = (1{,}5\,\text{m}^2) + (0{,}8\,\text{m})^2$
$l = 1{,}7\,\text{m}$; Die Leiter hat eine Länge von 1,7 m.

Seite 143 Körper

1 Bruttopreis: $(28\,€ + 18\,€) \cdot \frac{119}{100} = 54{,}74\,€$
Ein sinnvoll gerundeter Preis wäre 55 €.

2 **a)**

Zuschauen	18,75 %
Waschen	18,75 %
Föhnen, Frisieren	12,5 %
Schneiden	3,125 %
Makeup	9,375 %
Wegräumen, Reinigen etc.	37,5 %

b) $8\,h \cdot 0{,}3 = 2{,}4\,h = 2\,h\,24\,min$

3 Die Beschreibung der Haarspülung zeigt, dass Wasser 250 ml von 275 ml insgesamt ausmacht.

	Menge Wasser in ml	Gesamtmenge in ml	
	250	275	
: 275	$\frac{250}{275}$	1	: 275
· 1000	$1000 \cdot \frac{250}{275} \approx 909$	1000	· 1000

In einem Liter Haarspülung sind etwa 909 ml Wasser enthalten.

4

	Provision in €	Warenumsatz in €	
	75	500	
: 5	15	100	: 5
· 3	45	300	· 3

Bei einem Warenumsatz von 300 € erhält sie 45 € Provision.

5 **a)** $\frac{685\,€}{765\,€} \approx 89{,}5\,\%$
Das sind 89,5 % der höchsten Vergütung.
b) $685\,€ \cdot 0{,}2 = 137\,€$
Er zahlt monatlich 137 € an seine Eltern.
c) 1. Ausbildungsjahr: $\frac{315\,€}{615\,€} \approx 51\,\%$
2. Ausbildungsjahr: $\frac{270\,€}{670\,€} \approx 40\,\%$
3. Ausbildungsjahr: $\frac{240\,€}{790\,€} \approx 30\,\%$

6 $\frac{13\,537}{21\,516} \approx 62{,}9\,\%$
Etwa 63 % der Auszubildenden in den Schulen für Physiotherapie waren weiblich.

Seite 145 Lebensmittel

1 Es müssen alle Angaben mit $\frac{75}{12}$ multipliziert werden.
3750 g = 3,75 kg Mehl; 250 g Hefe; 468,75 g Zucker; 25 Eigelb; 625 g Butter; 1,5625 ℓ Milch
Die Mengen von Zucker und Milch sollte man runden, z. B. 450 g Zucker und 1,5 ℓ Milch.

2 $x + 3x + 2x = 1500$
$6x = 1500 \quad |:6$
$x = \frac{1500}{6}$
$x = 250$
Die Pralinenmischung enthält 250 Marzipanpralinen,
$3 \cdot 250 = 750$ Trüffelpralinen und
$2 \cdot 250 = 500$ Nusspralinen.
Probe: $250 + 3 \cdot 250 + 2 \cdot 250$
$= 250 + 750 + 500 = 1500$

3 2000 g : 60 g ≈ 33,3. Es können 33 Brötchen gebacken werden. Drei Viertel wären 24,75 Brötchen und ein Viertel wären 8,25 Brötchen. Elias sollte daher 25 Brötchen mit Körnern und 8 Brötchen ohne Körner backen.

4 Anzahl 250-g-Becher: x
Anzahl 500-g-Becher: $2x$
$250x + 500 \cdot 2x = 100\,000$
$1250x = 100\,000 \quad |: 1250$
$x = 80$
Sie muss 80 von den 250-g-Bechern füllen und 160 von den 500-g-Bechern.
Probe: $80 \cdot 250 + 160 \cdot 500 = 20\,000 + 80\,000$
$= 100\,000$

▶ Seite 147 Beratung

1 a) $3 \cdot 8 + 3 \cdot 5 = 3 \cdot 13 = 39$
Sie soll insgesamt 39 Jeans bestellen.
$39 \cdot 39{,}90\,€ = 1556{,}10\,€$
Die Bestellung kostet 1556,10 €.

b) Die Zuordnung ist proportional.
Je mehr Jeans man bestellt, desto höher der Preis.
Der Proportionalitätsfaktor ist der Stückpreis.

2 $100\,\% - 20\,\% = 80\,\% = 0{,}8$
$79\,€ \cdot 0{,}8 = 63{,}20\,€$
Die Kundin muss 63,20 € bezahlen.

3 Die Aussage ① ist richtig, denn am Anfang waren −413,29 € auf dem Konto.
Die Aussage ② ist richtig, denn der Kontostand am 4. 5. beträgt:
$-413{,}29\,€ + 1024{,}48\,€ - 327{,}35\,€ - 150\,€ - 34\,€ - 49{,}99\,€ = 49{,}85\,€$
Die Aussage ③ ist falsch, denn am 3. 5. ist der Kontostand positiv und dadurch wird kein Dispositionskredit benötigt.

4 a) Durch die monatlichen Zahlungen kann man berechnen, wie viel die Kundin insgesamt bezahlen muss. Davon zieht man den Kaufpreis von 14 000 € ab und erhält so die Zinsen, die gezahlt werden müssen.
Angebot A: $24 \cdot 625\,€ - 14\,000\,€ = 1000\,€$
Angebot B: $48 \cdot 320\,€ - 14\,000\,€ = 1360\,€$
Angebot C: $72 \cdot 240\,€ - 14\,000\,€ = 3280\,€$
Für Angebot A zahlt man 1000 € Zinsen, für Angebot B 1360 € Zinsen und für Angebot C 3280 € Zinsen.

b) Für Angebot A zahlt man die wenigsten Zinsen aber auch die höchste monatliche Rate. Man müsste noch wissen, wie viel Geld die Kundin monatlich für einen Kredit ausgeben könnte. Auf der anderen Seite kann eine lange Laufzeit Planungsschwierigkeiten bedeuten. Vielleicht hat die Kundin in der Zukunft weniger Geld zur Verfügung und dann sind die Raten für sie zu hoch. Dies muss man mit der Kundin besprechen.

5 a) Variante 1: $35\,000\,€ \cdot 1{,}02^5 \approx 38\,642{,}83\,€$
Variante 2: $35\,000\,€ + 5 \cdot 0{,}016 \cdot 35\,000\,€ = 37\,800\,€$

b) Man weiß nicht, wie viel Geld während der 5 Jahre abgehoben werden.

c) Die Bank kann das erhaltene Geld nicht langfristig anlegen und selbst damit weiter Geld verdienen.

6 a) Die 80 Punkte für das Fachwissen wurden mit 40 % berücksichtigt, indem sie mit dem Faktor 0,4 multipliziert wurden. Die 75 Punkte für das Verkaufsgeschick gehen zu 60 % in die Gesamtwertung ein und wurden mit dem Faktor 0,6 multipliziert. Für die Gesamtwertung werden beide Produkte addiert.

b) $100 \cdot 0{,}4 + 15 \cdot 0{,}6 = 49$; Ron hat mit 49 Punkten die Prüfung nicht bestanden.

▶ Seite 149 Technik

1 a)

Zeit in h	1	2	3	4	5	6
Kosten in €	**75**	**115**	**155**	**195**	**235**	**275**

b)

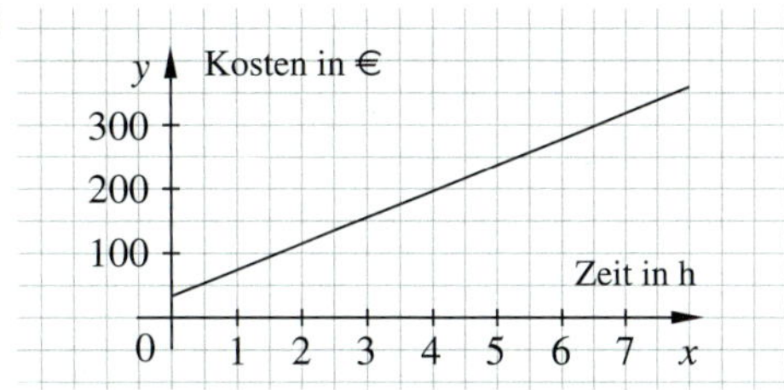

c) $f(x) = 40\,€ \cdot x + 35\,€$

d) $f(3{,}5) = 40\,€ \cdot 3{,}5 + 35\,€ = 175\,€$
Die voraussichtlichen Kosten betragen 175 €.

2 a) ① $g(x) = 4{,}50x + 39{,}60$
② $f(x) = 7{,}80x$
7,80 (€) steht für den Stückpreis des einen Anbieters.
4,50 (€) ist der Stückpreis und 39,60 (€) die Lieferpauschale des anderen Anbieters.

b) $g(14) = 4{,}50 \cdot 14 + 39{,}60 = 102{,}60$
$f(14) = 7{,}80 \cdot 14 = 109{,}20$
Sandra sollte sich für das Angebot ① entscheiden.

3 a) $U = 1026{,}8$ Volt

b) $R \approx 221{,}21$ Ohm

c) $I = 17$ Ampere

4 a)

	Energieumsatz in kWh	Kosten in €	
	360	90	
: 90	4	1	: 90
· 31	124	31	· 31

Man spart jährlich $90\,€ - 31\,€ = 59\,€$.

b) In 10 Jahren kann man 590 € sparen.

5 a) $25\,900\,€ - 21\,500\,€ = 4400\,€$
$\frac{4400\,€}{25\,900\,€} \approx 17\,\%$
Das Auto hatte einen Wertverlust von ca. 17 %.

b) $100\,\% - 15\,\% = 85\,\% = 0{,}85$
$21\,500\,€ \cdot 0{,}85 = 18{,}275\,€$
Der Angebotspreis beträgt 18,275 €.

▶ Seite 151 Natur

1 a) Feld 1: (rechtwinkliges) Dreieck; Feld 2: Trapez; Feld 3: Rechteck

b) Feld 1: $\frac{1}{2} \cdot 550\,m \cdot 200\,m = 55\,000\,m^2$

Feld 2: $\frac{1}{2} \cdot (400\,m + 200\,m) \cdot 300\,m = 90\,000\,m^2$

Feld 3: $350\,m \cdot 300\,m = 105\,000\,m^2$

insgesamt: $250\,000\,m^2$

c) $x^2 = 200^2 + 300^2$ (Pythagoras)

$x^2 = 40\,000\,m^2 + 90\,000\,m^2$

$x^2 = 130\,000\,m^2$, also $x \approx 361\,m$

d) Berechnung der fehlenden Seitenlänge x von Feld 1:

$(550\,m)^2 + (200\,m)^2 = x^2$

$302\,500\,m^2 + 40\,000\,m^2 = x^2$

$342\,500\,m^2 = x^2$

$x \approx 585\,m$

$u \approx 400\,m + 350\,m + 300\,m + 200\,m + 585\,m + 361\,m = 2196\,m$

e) 75 Reihen (maximal sind sogar 76 Reihen möglich, wenn man direkt auf der Grundstücksgrenze anpflanzt) à 88 Bäume = 6600 Bäume (oder 6688 Bäume bei Bepflanzung auf der Grundstücksgrenze)

2 a) $12\,m \cdot 50\,m = 600\,m^2$

b) $\frac{1}{8} \cdot 600\,m^2 = 75\,m^2$

c) $0{,}6 \cdot 600\,m^2 = 360\,m^2$

3 a) 58 € + 55,20 € = 113,20 €

0,95 · 113,20 € = 107,54 €

b)

	Anteil	Preis in €	
	107 %	107,54	
: 107	1 %	≈ 1,005	: 107
· 7	7 %	≈ 7,035	· 7

Es müssen 7,04 € an das Finanzamt bezahlt werden.

4 a) 365 · 20 ℓ = 7300 ℓ

Die jährliche Milchleistung beträgt 7300 ℓ.

b) 30 000 000 000 ℓ : 7300 ℓ = 4 109 589

In Deutschland leben ca. 4,1 Mio. Milchkühe.

c) $\frac{12}{8} = 1{,}5 = 150\,\%$

Die Milchleistung stieg um das 1,5-fache, also um 150 %.

5 Es reicht aus, die Kosten für 1 ha zu vergleichen. Auf einem Hektar wachsen etwa 6 bis 10 t Mais. Gekauft würde diese Menge 1050 € bis 1750 € kosten. Herr Paessens bezahlt dafür
160 € + 450 € + 400 € = 1010 €.
Also lohnt sich der Anbau.

▶ Seite 152 Die erste eigene Wohnung

1 a) Die Kaution ist dafür gedacht, dass der Vermieter abgesichert ist (gegen Schäden, die der Mieter verursacht oder gegen ausbleibende Mietzahlungen).

Der Vermieter muss die Kaution anlegen. Zieht der Mieter aus, bekommt er dieses Geld zurück (abzüglich der Kosten für Schäden etc.).

b) individuelle Recherche

c) individuelle Recherche, z. B. Müllabfuhr, Straßenreinigung, Rasenpflege

2 a) $250\,€ : 42{,}5\,m^2 \approx 5{,}88\,€$ pro m^2

Laut Übersicht zahlt man im Schnitt 5,70 € pro m^2 für diese Wohnungsgröße.

Die Wohnung ist also etwas teurer als der Durchschnitt.

b) 72 · 7,5 € = 540 €

Im Schnitt zahlt man 540 € Kaltmiete für eine 72 m^2 große Wohnung.

c) Das kann stimmen, denn die Übersicht gibt lediglich die Durchschnittsmiete an. Es kann aber niedrigere und höhere Mieten geben.

d) individuelle Begründung, z. B. Lage der Wohnung (Zentrum, außerhalb), Wohnung neben lauten Straßen oder Kraftwerken, Wohnungen direkt am Erholungsgebiet

3 Ein Drittel von 1050 € sind 350 €.

$350\,€ : 50\,m^2 = 7\,€$ pro m^2

Er kann sich einen Quadratmeterpreis von 7 € leisten.

4 individuell

Lösungen zu „Vorbereitung auf die zentrale Prüfung“

▶ Seite 155 Prüfungsbeispiel 1

1 a) 8 min
Begründung: In der geordneten Reihe steht 8 min an dritter Stelle, also in der Mitte.
b) 120°
Rechnung: Der fehlende Innenwinkel ist $180° - 90° - 30° = 60°$ und α ist der Nebenwinkel dazu, also $60° + \alpha = 180°$.
c) 61 Rechnung: $5 \cdot 4^2 - 19 = 61$
d) 60 % Rechnung: $\frac{48}{80} = 60\,\%$
e) mehrere Lösungen möglich, z. B. $f(x) = x + 1$ oder $f(x) = 2x - 2$
Man muss eine Funktionsgleichung $f(x) = ax + b$ angeben, sodass $f(3) = 4$, also $3a + b = 4$.
f) Ⓒ 42 Rechnung: 31,5 : 0,75 = 42
g) Ⓒ Kegel 4600 dm³
Rechnung: Umgerechnet in m³ ergibt sich Ⓐ 4 m³, Ⓑ 0,0045 m³, Ⓒ 4,6 m³, Ⓓ 0,000 049 m³.
h) Ⓓ $-(-1{,}75^2) > 0$
Rechnung: $-(-1{,}75^2) = 1{,}75^2$
i) Ⓑ 32 Rote, 48 Blaue
Rechnung: $\frac{48}{32 + 48} = \frac{48}{80} = 60\,\%$
j) Ⓒ $f(x) = (x - 3)^2 + 2$
Begründung: Der Scheitelpunkt liegt bei S (3|2).

2 a) Begründung: 7 Liter = 7 dm³ = 7000 cm³
Da 7000 cm³ kleiner als 7500 cm³ sind, sind 7 Liter weniger als das Volumen der Vase. Damit hat das Wasser darin Platz.
b) $A = 250\,\text{cm}^2$
Rechnung: 30 cm · 250 cm = 7500 cm³
c) 1000 cm³ = 1 Liter
Rechnung: 50 cm² · 20 cm · = 1000 cm³ und 1000 cm³ = 1 dm³ = 1 Liter
d) ca. 3,5 Liter
Rechnung: Radius r = 15 cm : 2 = 7,5 cm und $V = \pi \cdot (7{,}5\,\text{cm})^2 \cdot 20\,\text{cm} \approx 3534\,\text{cm}^3$.
3534 cm³ = 3,534 dm³ = 3,534 Liter

3 a) Es wohnen 8000 Einwohner insgesamt im Ort, also im Schnitt 2000 Einwohner pro Ortsteil.
b) mögliche Begründungen: Der Anteil von West macht im Kreisdiagramm etwa ein Viertel aus, in Wirklichkeit ist er aber weniger. oder: Der Anteil von Ost macht im Kreisdiagramm weniger als die Hälfte aus, in Wirklichkeit ist er aber mehr als die Hälfte.
c)
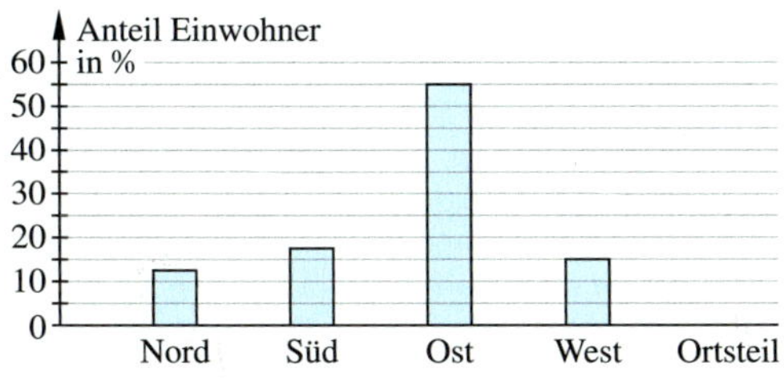

Anteile: Nord $\frac{1000}{8000} = 12{,}5\,\%$; Süd $\frac{1400}{8000} = 17{,}5\,\%$;
Ost $\frac{4400}{8000} = 55\,\%$; West $\frac{1200}{8000} = 15\,\%$;
Empfehlung: 2,5 % = 1 cm oder 2,5% = 1 mm

d) Es leben 1864 Jugendliche im Ort.
Rechnung: 0,224 · 1000 + 0,25 · 1400 + 0,225 · 4400 + 0,25 · 1200 = 1864

4 a) 27° Rechnung: 180° – 63° – 90° = 27°
b) rund 3 km
Lösung z. B. mit Satz des Pythagoras:
$x^2 + (1{,}5\,\text{km})^2 = (3{,}35\,\text{km})^2$
oder über Sinus:
$\sin 63° = \frac{x}{3{,}35\,\text{km}}$
c) rund 3,9 km
Lösung z. B. mit Sinussatz:
$\frac{x}{\sin 63°} = \frac{3{,}35\,\text{km}}{\sin 50°}$
d) $5{,}625\,\frac{\text{km}}{\text{h}}$
Rechnung: 240 min = 4 h und 22,5 : 4 = 5,625

5 a) $3x + 2y$
Begründung: Bei Taktik A gibt es 3 Stürmer (und x Teams spielen Taktik A) und bei Taktik B gibt es 2 Stürmer (und y Teams spielen Taktik B).
b) 5 Teams spielen Taktik A und 11 Teams spielen Taktik B.
Lösung durch Probieren oder durch Aufstellen und Lösen eines linearen Gleichungssystems: a Teams spielen Taktik A und b Teams spielen Taktik B;
I $a + b = 16$ (Anzahl Mannschaften);
II $3a + 5b = 70$ (Anzahl Mittelfeldspieler)
c) $\frac{3}{55} \approx 5{,}45\,\%$
Rechnung: Bei der Wahl des ersten Spielers gibt es 11 Spieler zur Auswahl und 3 davon sind Abwehrspieler $\left(\frac{3}{11}\right)$. Bei der Wahl des zweiten Spielers gibt es dann nur noch 10 Spieler zur Auswahl und 2 davon sind Abwehrspieler $\left(\frac{2}{10}\right)$.
Pfadregel: $\frac{3}{11} \cdot \frac{2}{10} = \frac{6}{110} = \frac{3}{55}$

6 a) rund 41,67 %
Lösungsweg z. B.:
Flächeninhalt Viereck: 40 cm · 30 cm = 1200 cm²;
Flächeninhalt Dreieck: $\frac{1}{2} \cdot 40\,\text{cm} \cdot 25\,\text{cm} = 500\,\text{cm}^2$;
$\frac{500}{1200} \approx 41{,}67\,\%$
b) $f(0) = 30$, $f(40) = 30$; Die Punkte (0|30) und (40|30) beschreiben die Punkte, an denen der Riemen an der Tasche angebracht ist: nach 0 cm Breite in 30 cm Höhe und nach 40 cm Breite in 30 cm Höhe.
c) $S(20|50)$; Das bedeutet, dass der Riemen nach 20 cm Breite in einer Höhe von 50 cm ist und dass 50 cm die größte Höhe ist. Da die Tasche 30 cm hoch ist, hat also der Riemen an der höchsten Stelle einen Abstand von 20 cm zur Tasche.
d) Die Scheitelpunkte können beschrieben werden durch $S_1(a|b)$, $S_2(3a|b)$ und $S_3(5a|b)$. Sie haben also alle denselben y-Wert und der x-Wert ist jeweils um $2a$ größer als davor. $2a$ ist dabei die Breite einer Tasche, denn der Scheitelpunkt wird jeweils in der Mitte der Breite der Tasche angenommen.

▸ Seite 158 Prüfungsbeispiel 2

1 **a)** Trauben
Begründung: Die Preise pro kg sind: Äpfel 3,99 €; Trauben 4,50 €; Rüben ca. 4,00 €.

b) $\alpha = 77°$
Rechnung: $180° - 23° - 80° = 77°$.

c) Ein Stuhl wiegt 3 kg.
Mögliche Vorgehen: Probieren, Gleichungssystem lösen, Schrittweise lösen (Zwischenschritt: 3 Stühle und 1 Tisch wiegen zusammen 14 kg.)

d) mehrere Lösungen möglich, z. B. $f(x) = x^2 + 8$ oder $f(x) = 4x^2 - 4$
Man muss eine Funktionsgleichung in der Form $f(x) = ax^2 + bx + c$ oder in der Form $f(x) = a(x + d)^2 + e$ angeben, sodass $f(2) = 12$.
Am einfachsten sind dabei Funktionen der Form $f(x) = ax^2 + c$ zu finden, mit $4a + c = 12$.

e) 24 €
Rechnung: 34 € ist der höchste Wert, 10 € ist der kleinste Wert und 34 € – 10 € = 24 €.

f) $\frac{3}{8} = 37{,}5\,\%$
Begründung: 3 von 8 Kugeln sind weiß.

g) Ⓒ 18:05 Uhr
Begründung: Um 16:10 Uhr ist sie am Bahnhof, um 16:20 Uhr kommt die Bahn und um 18:05 Uhr kommt sie an.

h) Ⓒ Fläche (3) liegt gegenüber von Fläche (6).
Begründung: Sich gegenüber liegen die Flächen (1) und (4), (2) und (5) sowie (3) und (6).

i) Ⓑ 25 %
Rechnung: $\frac{625000 - 500000}{500000} = \frac{125000}{500000} = \frac{1}{4} = 25\,\%$

j) Ⓐ 1 : 2000
Rechnung: 5 cm im Bild entsprechen 100 m = 10 000 cm im Original.
10 000 cm : 5 cm = 2000

2 **a)** 65 m
Rechnung: 12,50 m + 20 m + (12,50 m – 3,80 m) + 5,20 m + 3,80 m + (20 m – 5,20 m) = 2 · (12,50 m + 20 m) = 65 m

b) rund 19,37 m
Rechnung: Mit dem Satz des Pythagoras gilt $x^2 = (12{,}50\,\text{m})^2 + (20\,\text{m} - 5{,}20\,\text{m})^2$.

c) In der Stufe „schnell" braucht er etwa 2 Stunden und 18 Minuten und in der Stufe „langsam" braucht er etwa 3 Stunden und 50 Minuten.
Rechnung: Der Flächeninhalt des Rasens beträgt $(20\,\text{m} \cdot 12{,}50\,\text{m}) - (5{,}20\,\text{m} \cdot 3{,}80\,\text{m}) = 230{,}24\,\text{m}^2$.
Stufe „schnell": $\frac{230{,}24}{100} = 2{,}3024\,\text{h} \approx 2\,\text{h}\ 18\,\text{min}$;
Stufe „langsam": $\frac{230{,}24}{60} \approx 3{,}84\,\text{h} \approx 3\,\text{h}\ 50\,\text{min}$
Hinweis: Der Flächeninhalt für die Ladestation kann vernachlässigt werden.

d) mehrere Lösungen möglich z. B. 30 m Induktionsdraht und 10 m Rückholdraht. (Dann kostet der Roboter insgesamt 752 €.)
Die Drähte müssen zusammen zwischen 101 € und 201 € kosten. Steht i für die Länge des Induktionsdrahts in m und r für die Länge des Rückholdrahts in m muss also $3{,}35 \cdot i + 5{,}25 \cdot r$ zwischen 101 und 201 liegen.

3 **a)** Nach 12 weiteren Tagen haben beide gleich viel gelesen und zwar 300 Seiten.
(Dabei hat Maja 15 Tage gelesen, $15 \cdot 20 = 300$, und Tina 12 Tage, $12 \cdot 25 = 300$.)
Lösungswege: Probieren oder die Gleichung $20 \cdot (x + 3) = 25x$ lösen, wobei $20 \cdot (x + 3)$ Majas Seitenzahl beschreibt und $25x$ Tinas Seitenzahl.

b) Maja muss 8 Tage früher anfangen zu lesen.
Rechnung: Maja braucht 800 : 20 = 40 Tage und Tina braucht 800 : 25 = 32 Tage.

c)
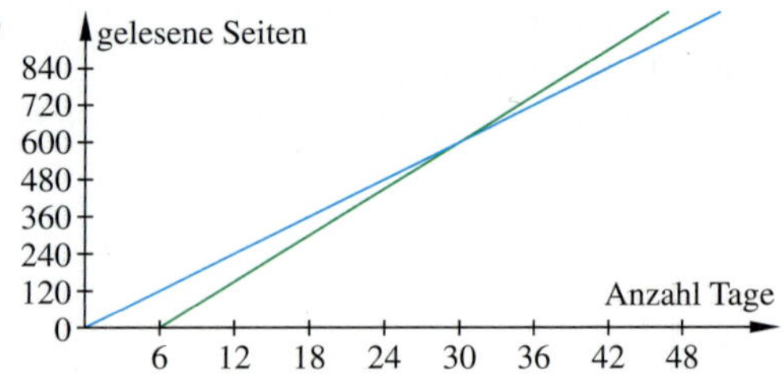

Nach 600 Seiten haben beide gleich viele Seiten gelesen.
Begründung: Da Tina 6 Tage später beginnt, muss für sie der grüne Graph gelten und der erste Strich auf der x-Achse 6 Tage markieren.
Die Beschriftung der y-Achse erfolgt durch die Anzahl der Seiten, die Maja in 6 Tagen schafft $6 \cdot 20$ Seiten = 120 Seiten.

4 **a)** 4,5 Terahertz = 4 500 000 000 000 Hertz
Rechnung: Das Komma wird um 12 Stellen nach rechts verschoben.

b) Es schwingt $1{,}8 \cdot 10^{18}$-mal in einer Stunde.
Rechnung: Eine Stunde hat 3600 Sekunden und $3600 \cdot 500 \cdot 10^{12} = 1\,800\,000 \cdot 10^{12} = 1{,}8 \cdot 10^{18}$.

c) Bis 2160° hat die Sinusfunktion 12 weitere Nullstellen.
Rechnung: Die Nullstellen sind ganzzahlige Vielfache von 180°. Daher ist die zwölfte weitere Nullstelle $12 \cdot 180° = 2160°$.

d) 9,2 Nanometer = 0,000 000 000 000 92 km
Rechnung: $9{,}2 \cdot 10^{-9}\,\text{m} = 9{,}2 \cdot 10^{-12}\,\text{km}$ und das Komma muss um 12 Stellen nach links verschoben werden.

e) Die Vergrößerung beträgt etwa $2{,}9 \cdot 10^6 = 2\,900\,000$.
mögliches Vorgehen: $1\,\text{cm} = 10^{-2}\,\text{m}$;
$\frac{1\,\text{cm}}{3{,}4\ \text{Nanometer}} = \frac{10^{-2}\,\text{m}}{3{,}4 \cdot 10^{-9}\,\text{m}} \approx 0{,}29 \cdot 10^7 = 2{,}9 \cdot 10^6$.

5 **a)** Es sind etwa 83,3 % des Wassers verdunstet.
Rechnung: $\frac{90\,\text{g} - 15\,\text{g}}{90\,\text{g}} = \frac{75\,\text{g}}{90\,\text{g}} \approx 83{,}3\,\%$

b) Sie wächst jeden Monat um 30 %.
Rechnung: Der Wachstumsfaktor ist 1,3 und $1{,}3 - 1 = 0{,}3 = 30\,\%$.

c) Nach 5 Monaten ist sie erstmals mehr als dreimal so groß wie am Anfang.
möglicher Lösungsweg: Probieren, wann $1{,}3^n$ größer als 3 wird. $1{,}3^4 \approx 2{,}9$; $1{,}3^5 \approx 3{,}7$

d) $549{,}25\,\text{cm}^2$ werden nach 3 Monaten abgedeckt.
Rechnung: Die neue Funktionsgleichung lautet nun $y = 250 \cdot 1{,}3^n$ und $250 \cdot 1{,}3^3 = 549{,}25$.

6 **a)** individuelles Schrägbild mit eingezeichneter Höhe und Grundkante (Seitenlänge der Grundfläche), empfohlener Maßstab 1 : 500. Dann ist im Bild die Höhe 2,6 cm und die Grundkante 7 cm groß.

b) Ⓒ $2h_a \cdot a$

Begründung: Die Mantelfläche wurde begrünt. Diese besteht aus 4 Dreiecken mit der Seitenhöhe h_a und der Grundseite a. Ein Dreieck hat den Flächeninhalt $\frac{1}{2}h_a \cdot a$. Alle vier Dreiecke zusammen haben einen Flächeninhalt von $4 \cdot \frac{1}{2}h_a \cdot a = 2h_a \cdot a$.

c) etwa 5308 m³

Rechnung: Das Volumen ist
$V = \frac{1}{3}a^2 \cdot h = \frac{1}{3}(35\,\text{m})^2 \cdot 13\,\text{m} \approx 5308\,\text{m}^3$.

d) Die Kantenlänge beträgt etwa 12,86 m.

mögliches Vorgehen:
Der Würfel hat ein Volumen von $4250 : 2 = 2125\,\text{m}^3$ und $\sqrt[3]{2125\,\text{m}^3} \approx 12{,}86\,\text{m}$.

▶ Seite 161 A Multiple Choice

1 a
2 b
3 d
4 c
5 b
6 b
7 c
8 b
9 d
10 c
11 b
12 d
13 a
14 b
15 b
16 d
17 c
18 b
19 b
20 c
21 c
22 d
23 c
24 c
25 b
26 c
27 c
28 b
29 a
30 a
31 c
32 b

▶ Seite 163 B Grundlegende Aufgaben

1 **a)** $-6{,}2 < -4 < \frac{3}{10} < 0{,}34 < 0{,}6$
b) $-2^2 < -2 < 3^{-2} < 2^{-2} < (-2)^2$
c) $\frac{1}{5} < 4^{-1} < 0{,}5 < 10^2 < 2^{10}$

2 **a)** 7000 mm **b)** 0,07 dm **c)** 70 m
d) 0,6 t **e)** 60 kg **f)** 7 000 070 mg
g) $\frac{3}{4}$ h **h)** 900 s **i)** 7 h

3 individuell, z. B.
a) 10 s < **20 s** < $\frac{1}{2}$ min < **1 min** < 1 min 30 s < **100 s** < 160 s < **5 min**
b) **500 g** < 0,7 kg < **1 kg** < 1800 g < **2 kg** < 2 kg 250 mg < **10 kg** < $\frac{1}{4}$ t
c) 60 mm < **6,5 cm** < 7 cm < **8 cm** < 0,9 dm < **9,5** cm < 1 m < **10 m**

4 8,95 m; 8,5 kg; 578 km; 6 h; 200 g; 29 Cent; 72 m²

5 20 %; 56; 20 €

6 **a)** $\tan 39° = \frac{\overline{BC}}{5\,\text{cm}}$; $\overline{BC} \approx 4{,}05\,\text{cm}$
b) $\cos 39° = \frac{5\,\text{cm}}{\overline{AC}}$; $\overline{AC} \approx 6{,}43\,\text{cm}$ (oder über Pythagoras und a))
c) $A = \frac{4{,}05\,\text{cm} \cdot 5\,\text{cm}}{2} \approx 10{,}13\,\text{cm}^2$

7 **a)** $V = \pi \cdot (12\,\text{cm})^2 \cdot 20\,\text{cm} \approx 9047{,}79\,\text{cm}^3$
b) $V = \frac{1}{3}\pi \cdot (6\,\text{cm})^2 \cdot 10\,\text{cm} \approx 376{,}99\,\text{cm}^3$
c) $V = \frac{1}{3} \cdot (8\,\text{cm})^2 \cdot 12\,\text{cm} \approx 256\,\text{cm}^3$

8 **a)** ① richtig; ②, ③ und ④ falsch
b) $S(2|1)$
c) Zeichnung im Koordinatensystem: Gerade durch $P(-1|2)$ und $(0|3)$; $h(x) = x + 3$

9 **a)** $A = \frac{1}{2}\pi \cdot (1{,}5\,\text{cm})^2 \approx 3{,}5\,\text{cm}^2$
b) $x^2 = (1\,\text{cm})^2 + (3\,\text{cm})^2$; $x \approx 3{,}16\,\text{cm}$

10 **a)** $V = \pi \cdot (4\,\text{cm})^2 \cdot 15\,\text{cm} \approx 753{,}98\,\text{cm}^3$
b) $V = \frac{1}{2} \cdot 8\,\text{cm} \cdot 5\,\text{cm} \cdot 12\,\text{cm} = 240\,\text{cm}^3$

11 **a)** $\frac{5}{12} = 41{,}7\,\%$ **b)** $\frac{9}{12} = \frac{3}{4} = 75\,\%$
c) 4 Felder

12 **a)** $\frac{3}{10} = 30\,\%$ **b)** $\frac{8}{10} = 80\,\%$

13 $V = 2600\,\text{cm}^3 = 2{,}6\,\ell > 2{,}5\,\ell$
Die Aussage kann richtig sein.

▶ Seite 165 C Komplexere Aufgaben

1 **a)** ca. 48 m
b) 160 m
c) Es passt ③. Denn es muss ein Minuszeichen vor x^2 stehen (Parabel nach unten geöffnet) und $f(160) = 0$ sein. Dies gilt nur für ③.
d) $f(x) = -0{,}0075\,(x - 80)^2 + 48$
e) in 22,5 m Höhe
f) nach 80 m
g) Scheitelpunktform:
$f(x) = -0{,}015\,(x - 40)^2 + 24$
Scheitelpunkt (40|24); Der Golfball hat also nach 40 m seine maximale Höhe von 24 m.

2 **a)** $1013 \cdot 0{,}88^2 \approx 784{,}5$ hPa
b) x ist die Höhe in km über der Meereshöhe. Pro km sinkt der Luftdruck um 12 % = 0,12. 1 − 0,12 = 0,88
c) etwas mehr als $1013 \cdot 0{,}88^9 = 320{,}6$ hPa (genau 326,9 hPa)
d) Zeichenübung passend zu (x in km, y in hPa):

x	0	1	2	3	4	5
y	1013	891,4	784,5	690,3	607,5	534,6

e) 10,13 t

3 **a)** Mit $x = 4$ cm ergibt sich eine Länge von 37 cm und eine Breite von 28 cm.
b) 12 cm · 4 cm + 4 cm · 28 cm + 21 cm · 4 cm = 244 cm²
oder: 4 cm · 28 cm + 4 cm · 37 cm − 4 cm · 4 cm
c) $A_{\text{Fahne}} = 28\,\text{cm} \cdot 37\,\text{cm} = 1036\,\text{cm}^2$
$\frac{244}{1036} \approx 23{,}55\,\%$
Das weiße Kreuz macht ca. 23,55 % der gesamten Flagge aus.
d) Seine Aussage ist richtig.
Jede Fahne hat einen Flächeninhalt von $7x \cdot 9{,}25x = 64{,}75x^2$. Das weiße Kreuz ist $15{,}25x^2$ groß. Der Anteil beträgt daher immer $\frac{15{,}25x^2}{64{,}75x^2} = \frac{15{,}25}{64{,}75} \approx 23{,}55\,\%$.
e) $64{,}75x^2 = 10{,}36\,\text{m}^2$; $x^2 = 0{,}16\,\text{m}^2$; $x = 0{,}4\,\text{m}$
Das Kreuz ist 40 cm breit.
f) 9,25 · 40 cm = 370 cm = 3,7 m;
7 · 40 = 280 cm = 2,8 m
g) $\frac{5{,}25x}{3x} = \frac{5{,}25}{3} = \frac{21}{12} = \frac{7}{4}$
Egal wie man also x wählt, es entsteht immer das Verhältnis 7 : 4, was erlaubt ist.

4 **a)** Er brauchte 1 h 20 min.
b) $\frac{995\,\text{m}}{80\,\text{min}} \approx 0{,}75\,\frac{\text{km}}{\text{h}}$
Er war durchschnittlich mit $0{,}75\,\frac{\text{km}}{\text{h}}$ unterwegs.
c) Sie entsteht als Differenz aus der Höhe der Bergstation und der Höhe der Talstation:
2943 m − 2595 m = 348 m
d) Satz des Pythagoras: $995^2 = x^2 + 348^2$; $x \approx 932$ m
Die durchschnittliche Steigung beträgt $\frac{348}{932} \approx 37{,}34\,\%$.
e) $\sin\alpha = \frac{348}{995}$; Steigungswinkel $\alpha \approx 20{,}47°$.
f) Das Seil der Seilbahn hängt durch und bildet keine gerade Strecke von der Talstation zur Bergstation. Es entsteht also in Wirklichkeit kein Dreieck.

g) $\sin\alpha = \frac{1110}{2917}$
Der Steigungswinkel α beträgt ca. 22,37°.
$\tan 22{,}37° \approx 41{,}2\,\%$
Die durchschnittliche Steigung liegt damit am unteren Rand der angegebenen Steigung. Wenn man bedenkt, dass die Situation durch ein rechtwinkliges Dreieck nur modelliert wurde (siehe f)), dann sollten die realen Steigungen sowohl oberhalb als auch unterhalb des berechneten Durchschnittswerts liegen und nicht nur oberhalb.

5 a) Da die Inhalte der Flächen unterschiedlich groß sind, fällt der Quader eher auf größere Seiten als auf kleinere. Die einzelnen Ergebnisse sind also nicht gleich wahrscheinlich.
b) $\frac{189}{600} = 31{,}5\,\%$
c) Im Feld unterhalb der 1 muss eine 4 stehen, im Feld unterhalb der 3 eine 5 und im Feld darunter eine 6.
d) Ja, denn für gegenüberliegende Seiten wird dieselbe Wahrscheinlichkeit angegeben und die Prozentzahlen passen ungefähr zu den Häufigkeiten in der oberen Tabelle.
e) $30\,\% + 15\,\% = 45\,\%$
f) $0{,}15 \cdot 0{,}05 = 0{,}0075 = 0{,}75\,\%$
g) Bei einem normalen Würfel ist die Wahrscheinlichkeit $\frac{1}{6}$ für einen Pasch.
Bei dem Quaderwürfel ergibt sich:
$P(\text{Pasch}) = P(1|1) + P(2|2) + P(3|3) + P(4|4) + P(5|5) + P(6|6) = 2 \cdot (0{,}09 + 0{,}0025 + 0{,}0225) = 0{,}23$
Bei dem Quaderwürfel ist die Wahrscheinlichkeit einen Pasch zu würfeln mit 23 % höher als bei einem normalen Spielwürfel ($\frac{1}{6} \approx 16{,}7\,\%$).
Toms Aussage stimmt also nicht.

6 a) Zeichenübung Koordinatensystem
b) 4 km
c) Der Graph verläuft in einem Abschnitt parallel zur x-Achse, die gelaufene Strecke nimmt nicht zu. Die Pause dauerte 40 min.
d) um 12:15 Uhr
e) $\frac{6\,\text{km}}{1{,}5\,\text{h}} = 4\,\frac{\text{km}}{\text{h}}$
f) Zeichenübung im Koordinatensystem:
Teil der Gerade durch $(1{,}5|0)$ und $(2{,}5|15)$
g) Ja, denn die Graphen schneiden sich noch bevor die Wanderung bei 2 h 10 min wieder losgeht.

7 a)

km	0	10	25	30	35	50	80	100
City (€)	25	31	40	43	46	55	73	85
Regio (€)	40	44	50	52	54	60	72	80

b) x: Anzahl der gefahrenen Kilometer
City: $y = 0{,}6x + 25$
Regio: $y = 0{,}4x + 40$
c)

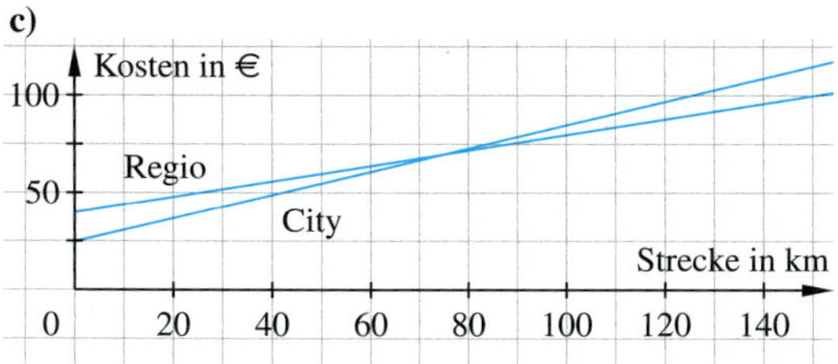

d) Der City-Tarif ist billiger, er kostet 49 €, der Regio-Tarif kostet 56 €.
e) City: $\frac{25}{49} \approx 51{,}0\,\%$
Regio: $\frac{40}{56} \approx 71{,}4\,\%$
f) 25 % sind 24 Jahre oder jünger.
g) $0{,}15 \cdot 2400 = 360$
360 Kunden waren zwischen 46 und 55 Jahren alt.
h) Zeichenübung Kreisdiagramm mit
Standard 162°; Luxus 90°;
SUV 72°; Minibus 36°

8 a) $V = \pi\,(2{,}7\,\text{cm})^2 \cdot 15{,}5\,\text{cm} \approx 354{,}98\,\text{cm}^3$
b) $A_O = 2\pi \cdot 2{,}7\,\text{cm} \cdot 18{,}2\,\text{cm} \approx 308{,}76\,\text{cm}^2 \approx 309\,\text{cm}^2$
c) $1{,}2 \cdot 309\,\text{cm}^2 = 370{,}8\,\text{cm}^2$
d) $x^2 = (5{,}4\,\text{cm})^2 + (15{,}5\,\text{cm})^2$; $x \approx 16{,}4\,\text{cm}$
Der 17 cm lange Strohhalm kann nicht in die Dose rutschen.
e) $150\,\text{cm}^3 = \frac{1}{3}\pi \cdot 16\,\text{cm}^2 \cdot h$; $h \approx 8{,}95\,\text{cm}$
f) $0{,}9 \cdot 0{,}15\,\ell = 0{,}135\,\ell$
$18{,}9\,\ell : 0{,}135\,\ell = 140$
Es können 140 Becher gefüllt werden.
g) ①, denn anfangs füllt sich der Becher sehr schnell, aber mit zunehmender Höhe vergrößert sich der Querschnitt und der Becher wird immer langsamer gefüllt.

9 a) Richtig, denn eine ungerade Zahl plus eine gerade ergibt immer eine ungerade Zahl.
b) 53 Sitze
c) ③
d) Reihe 1 bis 5:
$37 + 41 + 45 + 49 + 53 = 225$
Reihe 6 bis 10:
$57 + 61 + 65 + 69 + 73 = 325$
e) $225 \cdot 19\,€ + 325 \cdot 14{,}50\,€ = 8987{,}50\,€$
f) x: Anzahl der Personen in Reihe 1 bis 5
y: Anzahl der Personen in Reihe 6 bis 10
(I) $19x + 14{,}5y = 5007$
(II) $x + y = 300$, also $x = 300 - y$
(II) in (I) $19 \cdot 300 - 19y + 14{,}5y = 5007$; $y = 154$; $x = 146$
Es saßen 146 Personen in Reihe 1 bis 5 und 154 Personen in Reihe 6 bis 10.
g) $A = \pi \cdot (6{,}5\,\text{m})^2 \approx 132{,}73\,\text{m}^2$
h) $u = \pi \cdot 13\,\text{m} \approx 40{,}84\,\text{m} \approx 41\,\text{m}$
i) $5 \cdot 41\,\text{m} = 205\,\text{m}$
$v = \frac{s}{t}$, also $t = \frac{s}{v}$
$\frac{0{,}205\,\text{km}}{7\,\frac{\text{km}}{\text{h}}} \approx 0{,}0292857\,\text{h} \approx 1\,\text{min}\ 45\,\text{s}$

10 a) $A = 7{,}32\,\text{m} \cdot 2{,}44\,\text{m} = 17{,}8608\,\text{m}^2 \approx 17{,}86\,\text{m}^2$
b)

Anzahl Schüsse	Grundwert
Anzahl Treffer	Prozentwert
Anteil Treffer	Prozentsatz

c) 77,8 % ; 46 Schüsse; 132 Treffer
d) ① richtig; ② keine Entscheidung; ③ falsch
e) $t = 0{,}3\,\text{s} \approx 0{,}00008333\,\text{h}$
$s = 11\,\text{m} = 0{,}011\,\text{km}$
$v = \frac{0{,}011\,\text{km}}{0{,}00008333\,\text{h}} \approx 132\,\frac{\text{km}}{\text{h}}$

11 a) 5 Stunden

b) $6x + 5$

c) $A = \frac{240\,\text{m} + 300\,\text{m}}{2} \cdot 177{,}5\,\text{m} = 47\,925\,\text{m}^2$
Die Wiese hat einen Flächeninhalt von $47\,925\,\text{m}^2$.
$\sqrt{47\,925} \approx 218{,}92$; Eine quadratische Fläche mit einer Seitenlänge von etwa 219 m hätte denselben Flächeninhalt.

d) Da die Fläche ein gleichschenkliges Trapez ist, sind ② und ④ gleich lang.
Satz des Pythagoras:
$x^2 = (177{,}5\,\text{m})^2 + \left(\frac{300\,\text{m} - 240\,\text{m}}{2}\right)^2$
$x \approx 180\,\text{m}$; Die Abschnitte ② und ④ sind etwa 180 m lang. Insgesamt ist der Kletterpark 900 m lang.

e) Berechnung z. B.:
$\tan\alpha = \frac{177{,}5\text{m}}{30\,\text{m}}$; $\alpha \approx 80{,}4°$
$\alpha + \beta = 180°$, $\beta \approx 99{,}6°$
Die Sichtwinkel betragen 80,4° und 99,6°.

f) Turm 2 (300|0), Turm 3 (270|177,5)

12 a) $3 \cdot 3 \cdot 3 \cdot 3 = 81$

b) x gibt die Anzahl der Tage nach Beginn der Aktion an. $x = 3$ bedeutet zum Beispiel, dass man sich am dritten Tag befindet. $f(0) = 3^0 = 1$. Am 0. Tag, also am Anfang, hat also ein Mensch die Challenge gemacht.

c) Zeichenübung Koordinatensystem; die Punkte sind (0|1), (1|3), (2|9), (3|27), (4|81); (5|243)

d) Am zehnten Tag übertrifft man mit 59 049 Teilnehmern erstmals die Marke von 50 000.

e) $3^{30} \approx 2{,}06 \cdot 10^{14}$. Jans Ergebnis stimmt.
Die Zahl ist nicht realistisch, denn es wären mehrere Billionen Personen. Auf der Welt leben aber nur etwa 7 Milliarden.

f) ③ ist richtig, denn nur für ③ ist $g(0) = 5$.
Die weiteren Anzahlen sind 15, 45 usw.

Formelsammlung

Maß-einheiten

Länge

1 km = 1000 m
1 m = 10 dm
1 dm = 10 cm
1 cm = 10 mm

Fläche

$1\,m^2 = 100\,dm^2$
$1\,dm^2 = 100\,cm^2$
$1\,cm^2 = 100\,mm^2$
$1\,ha = 100\,a = 10\,000\,m^2$
$1\,a = 100\,m^2$

Volumen

$1\,m^3 = 1000\,dm^3$
$1\,dm^3 = 1000\,cm^3$
$1\,cm^3 = 1000\,mm^3$
Liter (ℓ)
$1\,\ell = 1000\,ml = 1\,dm^3$
$1\,ml = 1\,cm^3$

Masse

1 t = 1000 kg
1 kg = 1000 g
1 g = 1000 mg

Fächen und Körper

Dreieck

$A = \frac{c \cdot h_c}{2}$

$u = a + b + c$

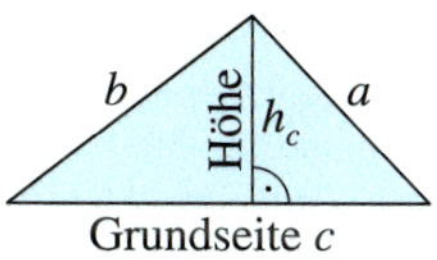

Satz des Pythagoras

Im rechtwinkligen Dreieck gilt:
$a^2 + b^2 = c^2$

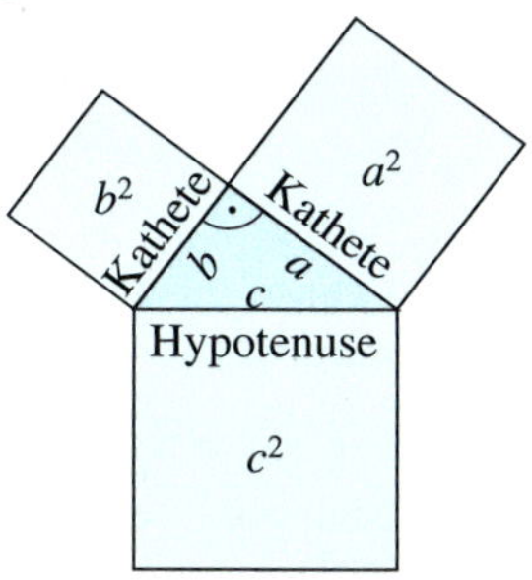

Quadratische Pyramide

$V = \frac{1}{3} \cdot A_G \cdot h = \frac{1}{3} \cdot a^2 \cdot h$

$A_M = 4 \cdot \frac{1}{2} \cdot a \cdot h_a = 2 \cdot a \cdot h_a$

$A_O = A_G + A_M$
$\quad = a^2 + 2 \cdot a \cdot h_a$

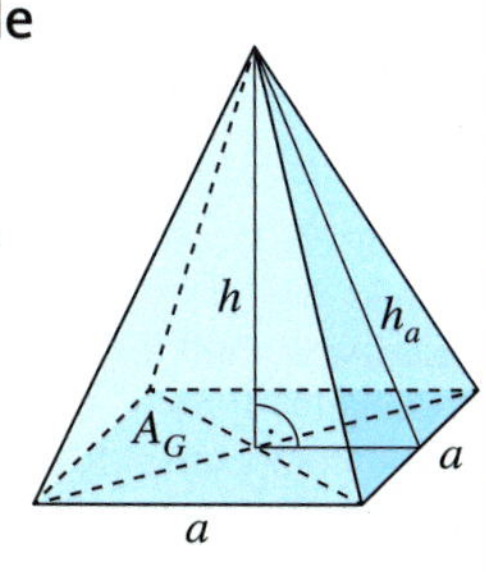

Kreis

$d = 2 \cdot r$

$A = \pi \cdot r^2 = \frac{\pi \cdot d^2}{4}$

$u = 2 \cdot \pi \cdot r = \pi \cdot d$

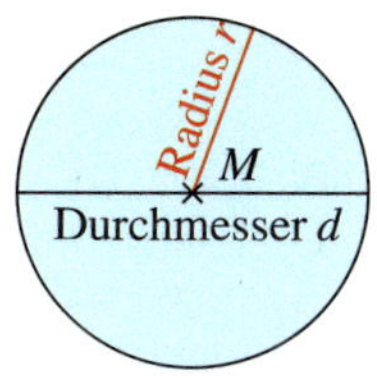

Zylinder

$V = A_G \cdot h = \pi \cdot r^2 \cdot h$

$A_M = u \cdot h = 2 \cdot \pi \cdot r \cdot h$

$A_O = 2 \cdot A_G + A_M$
$\quad = 2 \cdot \pi \cdot r^2 + 2 \cdot \pi \cdot r \cdot h$

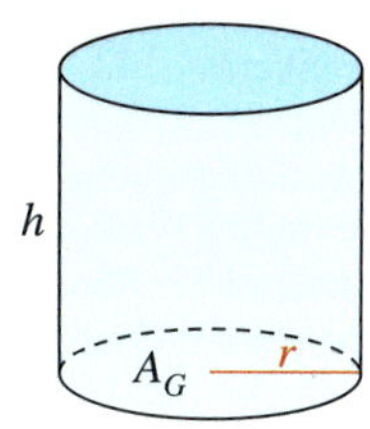

Kegel

$V = \frac{1}{3} \cdot A_G \cdot h = \frac{1}{3} \cdot \pi \cdot r^2 \cdot h$

$A_M = \pi \cdot r \cdot s$

$A_O = A_G + A_M$
$\quad = \pi \cdot r^2 + \pi \cdot r \cdot s$
$\quad = \pi \cdot r(r + s)$

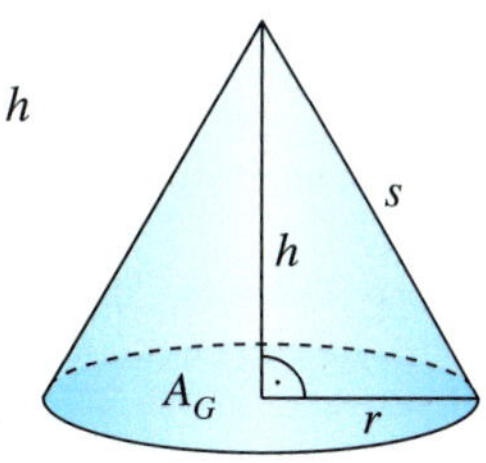

Kugel

$V = \frac{4}{3} \cdot \pi \cdot r^3$ $\qquad A_O = 4 \cdot \pi \cdot r^2$

Prozent- und Zinsrechnung

Prozentrechnung

G: Grundwert
W: Prozentwert $\qquad W = G \cdot p\,\% = \frac{G \cdot p}{100}$
p %: Prozentsatz

Zinsrechnung

K: Kapital
Z: Zinsen $\qquad Z = K \cdot p\,\% = \frac{K \cdot p}{100}$
p %: Zinssatz
Zeit $t = \frac{d}{360}$ für *d* Tage $\qquad Z = K \cdot p\,\% \cdot t$

Stichwortverzeichnis

Bildverzeichnis

Cover laif/Martin Kirchner
3 ob. li. Fotolia/Luftbildfotograf
3 ob. re. Shutterstock/Stefan Holm
3 Mi. li. hinten Fotolia/eyetronic
3 Mi. li. vorn Fotolia/Sergii Figurnyi
3 Mi. re. Fotolia/Aleksey Stemmer
4 ob. li. Fotolia/Alexander Raths
4 ob. re. Fotolia/auremar
4 Mi. li. picture-alliance/VEM
4 Mi. re. Fotolia/Lumina Images
7 Fotolia/Luftbildfotograf
9 picture alliance/Audi AG
10 Fotolia/Thorsten
13 ob. re. Fotolia/Maxim
13 Mi. re. Imago
13 un. re. Imago/Camera 4
15 Shutterstock/robcocquyt
16 ob. mi. Visum/Stefan Kiefer
16 Mi. mi. Fotolia/swisshippo
18 Fotolia/Christian Colista
19 Colourbox
20 ob. re. Fotolia/by-studio
20 Mi. re. Fotolia/JEFs-FotoGalerie.de
21 ob. re. „Eistüte" Fotolia/Jiri Hera
21 ob. re. „Kerze" Fotolia/Oleg Bannikov
21 ob. re. „Kugel" Fotolia/by-studio
21 ob. re. „Brühwürfel" Fotolia/emuck
22 Fotolia/nata_zhekova
23 Fotolia/GYNEX
24 Mi. li. Fotolia/flucas
24 un. re. Fotolia/Pixelbliss
25 Shutterstock/WitR
26 Fotolia/oxie99
28 ob. re. Shutterstock/Dennis Steen
28 Mi. li. Fotolia/Ammit
28 un. li. Fotolia/Andrea Wilhelm
28 un. re. Fotolia/Joachim Neumann
29 ob. re. Fotolia/Michael Rosskothen
29 Mi. mi. Fotolia/kinwun
30 Novespace
31 Shutterstock/Baloncici
32 Mi. mi. Fotolia/diez-artwork
32 Mi. re. Fotolia/Sven Krautwald
34 picture alliance/augenklick/firo
37 Mi. mi. hinten Fotolia/eyetronic
37 Mi. mi. vorn Fotolia/Sergii Figurnyi
38 Cornelsen/Heike Schulz
39 Fotolia/tunedin
42 ob. li. Fotolia/seen0001
42 Mi. li. Fotolia/seen0001
42 ob. re. Fotolia/apfelweile
43 (sämtliche Fotos) Cornelsen/Heike Schulz
47 Fotolia/Gina Sanders
48 Fotolia/JackF
49 Shutterstock/Anke van Wyk
50 Fotolia/D. S.
52 ClipDealer/Convisum
55 Shutterstock/Stefan Holm
57 Fotolia/zenstock
61 Cornelsen/Kerstin Kälberer
64 Fotolia/petra b.
65 Fotolia/H & C
66 Fotolia/Crin
68 Shutterstock/PhotographyByMK
71 Fotolia/PRILL Mediendesign
72 Fotolia/psdesign1
75 Fotolia/Aleksey Stemmer
77 VISUM/Wolfgang Steche
78 Fotolia/Kalle Kolodziej
80 Fotolia/Kara
83 Colourbox/M. Panchenko
88 Fotolia/naimonkew
91 Fotolia/dred2010
95 Mi. li. Fotolia/Alexander Raths
95 Mi. re. Shutterstock/306
97 Mi. mi. Shutterstock/Joy Tasa
97 Mi. re. Shutterstock GmbH/toeytoey
97 un. re. Shutterstock/Kateryna Kon
98 mauritius images/KunkelD
99 Mi. re. Fotolia/lanarusfoto
99 un. re. Fotolia/ktsdesign
102 Fotolia/Samoth
106 ob. li. Fotolia/stockedup
106 Mi. li. Fotolia/hawanafsu
106 Mi. re. Fotolia/Alekss
107 Mi. re. Shutterstock/Juriaan Wossink
107 un. li. Fotolia/Leonid Andronov
107 un. mi. Fotolia/Talaj
108 Mi. re. Fotolia/ptasha
108 un. re. Fotolia/by-studio
109 ob. mi. Fotolia/robert
109 ob. re. Fotolia/Juan Gärtner
110 Shutterstock/Budimir Jevtic
111 Fotolia/steinerpicture
113 picture-alliance/VEM
115 Fotolia/Schlierner
116 Fotolia/Photographee.eu
118 Mi. re. Cornelsen/Kerstin Kälberer
118 un. li. Fotolia/poco_bw
120 Fotolia/ra2studio
121 Fotolia/K.-U. Häßler
122 Fotolia/dk_photo
123 ob. re. Fotolia/Axel Kock
123 Mi. re. Fotolia/meteo021
125 Mi. li. Fotolia/Axel Kock
125 Mi. re. Shutterstock/indigolotos
126 Hintergrund Shutterstock/EcoPrint
127 ob. re. Shutterstock/Diego Barbieri
127 Mi. li. Amt für Bodendenkmalpflege im Rheinland/Andreas Frings
127 un. re. blickwinkel/fotototo
130 Fotolia/pp1mbp
131 ob. re. Fotolia/Bergfee
131 Mi. mi. Shutterstock/Chalermsak
131 Mi. re. Shutterstock/Ruslan Semichev
132 Fotolia/Gina Sanders
135 Fotolia/auremar
136 Fotolia/Gina Sanders
140 Fotolia/auremar
141 Fotolia/Bumann
142 Fotolia/Monkey Business
143 Fotolia/cirquedesprit
144 Fotolia/WavebreakmediaMicro
145 ob. re. Fotolia/goodluz
145 un. re. Fotolia/HandmadePictures
146 Fotolia/Nestor
148 Fotolia/Monkey Business
149 Fotolia/nerthuz
150 Fotolia/Ingo Bartussek
151 Fotolia/tsach
152 Fotolia/Picture-Factory
153 Fotolia/Lumina Images
160 Fotolia/imohn
163 ob. re. Fotolia/Stefan Schurr
163 Mi. mi. Fotolia/otsphoto
163 Mi. re. Fotolia/StockImages_AT
163 un. re. Fotolia/womue
165 Fotolia/alexsokolov
166 Fotolia/WF Seydlbast
167 Colourbox
168 Reuters/Michaela Rehle
170 Fotolia/Kara
171 Fotolia/Archmotion.net
172 ob. re. Fotolia/Lena Balk
172 Mi. re. Fotolia/design56
173 Fotolia/Blickfang
174 Fotolia/Mikkel Bigandt
175 Fotolia/ARochau
176 Shutterstock/wanphen chawarung
177 ob. li. Fotolia/Luftbildfotograf
177 ob. mi. hinten Fotolia/eyetronic
177 ob. mi. vorn Fotolia/Sergii Figurnyi
177 Mi. li. Shutterstock/Stefan Holm
177 Mi. mi. Fotolia/Aleksey Stemmer
177 Mi. re. Fotolia/Alexander Raths
177 Mi. re. re. Shutterstock/306
177 un. li. picture-alliance/VEM
177 un. mi. Fotolia/auremar
177 un. re. Fotolia/Lumina Images
183 Fotolia/Daniel Strauch
189 Fotolia/alona_s

Der Screenshot auf der Seite 21 wurde mit Microsoft® Excel® erstellt. Microsoft® Excel® ist ein eingetragenes Warenzeichnen der Microsoft Corporation.